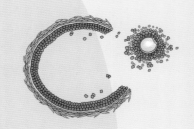

CLINICAL OVULATION
INDUCTION AND
OVARIAN STIMULATION

临床诱导排卵与卵巢刺激

主　编　刘嘉茵　陈子江

副主编　马　翔　颜军昊

编者名单　（按姓氏笔画排序）

丁　卫	丁玲玲	刁飞扬	马　翔	王　菁	王　琳
王慧源	刘金勇	刘培昊	刘嘉茵	孙　赟	李　艳
李　梅	杨晓玉	吴　畏	吴　洁	吴春香	沈鉴东
张　园	陈子江	周　炜	孟　艳	赵　涵	胡艳秋
冒韵东	侯　振	秦莹莹	袁　纯	夏彦恺	柴德春
钱　易	倪丽莉	徐嗣亮	高　彦	高姗姗	浦丹华
陶淑贞	黄　洁	黄秀丽	崔琳琳	崔毓桂	蒋春艳
覃莲菊	焦　雪	舒　黎	鲁　南	蔡令波	谭容容
颜军昊	魏代敏				

人民卫生出版社
·北　京·

图书在版编目（CIP）数据

临床诱导排卵与卵巢刺激 / 刘嘉茵，陈子江主编
. —北京：人民卫生出版社，2024.1（2024.3重印）
ISBN 978-7-117-35941-2

Ⅰ.①临…　Ⅱ.①刘…②陈…　Ⅲ.①诱导排卵②卵
巢－调节（生理）　Ⅳ.①R339.2

中国国家版本馆 CIP 数据核字（2023）第 253553 号

| 人卫智网 | www.ipmph.com | 医学教育、学术、考试、健康，购书智慧智能综合服务平台 |
| 人卫官网 | www.pmph.com | 人卫官方资讯发布平台 |

临床诱导排卵与卵巢刺激
Linchuang Youdao Pailuan yu Luanchao Ciji

主　　编：刘嘉茵　陈子江
出版发行：人民卫生出版社（中继线 010-59780011）
地　　址：北京市朝阳区潘家园南里 19 号
邮　　编：100021
E - mail：pmph @ pmph.com
购书热线：010-59787592　010-59787584　010-65264830
印　　刷：三河市宏达印刷有限公司
经　　销：新华书店
开　　本：889×1194　1/16　印张：26
字　　数：646 千字
版　　次：2024 年 1 月第 1 版
印　　次：2024 年 3 月第 2 次印刷
标准书号：ISBN 978-7-117-35941-2
定　　价：198.00 元

打击盗版举报电话：010-59787491　E-mail：WQ @ pmph.com
质量问题联系电话：010-59787234　E-mail：zhiliang @ pmph.com
数字融合服务电话：4001118166　E-mail：zengzhi @ pmph.com

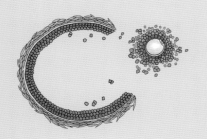

主编简介

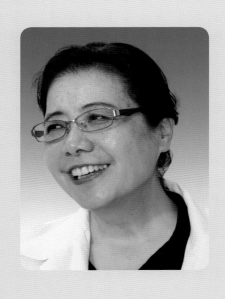

刘嘉茵

妇产科二级教授，主任医师，博士研究生导师，享受国务院政府特殊津贴。曾任南京医科大学第一附属医院生殖医学中心主任、生殖医学国家重点实验室副主任。从事妇产科学、生殖医学和辅助生殖技术临床、科研、教学40余年。

刘嘉茵教授是南京医科大学(原南京医学院)恢复高考后第一届77级医学本科生，毕业后留校就职于南京医科大学第一附属医院妇产科至今；1994年赴美国做访问学者，1996年回国工作。

1997年主持创建了南京医科大学(江苏省人民医院)临床生殖中心，带领团队经过近30年的努力，首例"试管婴儿"诞生；主持的生殖中心每年有约8 000个试管婴儿取卵周期的规模，是全国辅助生殖技术最全面的中心之一，各项临床指标均位于全国的先进列，相继获批省、部级重点学科，国家辅助生殖技术培训基地，2010年参与创建了生殖医学国家重点实验室。

主持多项国家自然基金的面上和重点项目，主持和参与了多项国家重大研发计划，在国内外专业期刊上发表论文200余篇，担任多部学术专著和教材的主编和副主编，获国家和省科技进步奖多项奖项。曾任中华医学会、中国医师协会等多个学会的副主任委员、常务委员、委员等兼职；主持研发的辅助生殖技术信息系统、推广的不孕不育病因筛查的临床路径、倡导的温和刺激方案和单胚胎移植辅助生育策略、创建的互联网＋生殖医学服务平台、创作的科普文艺作品等，在国内外业界产生了深远而积极的影响。

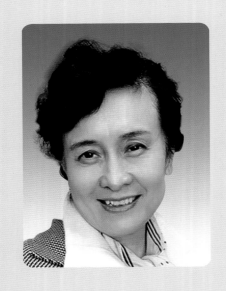

陈子江

中国科学院院士，山东大学讲席教授，主任医师。山东大学妇儿与生殖健康研究院院长，生殖医学与子代健康全国重点实验室首席科学家，国家辅助生殖与优生工程技术研究中心主任。任国际生殖协会联盟（IFFS）常务理事兼 IFFS 国际组织特使。

师从著名妇产科学家苏应宽教授，1989 年获医学博士学位。三十多年来，始终工作在妇产科生殖医学临床、科研和教学一线，立足国家人口健康重大战略需求，围绕生殖健康及出生缺陷重大临床和科学问题，深度揭示人类配子发生与早期胚胎发育规律，阐释 PCOS、POI 等生殖重大疾病的病因机制，针对生殖医学辅助生殖技术应用的疑点和新技术问题，牵头完成了系列多中心临床试验研究，产出了多项对生殖医学临床实践具有重大影响的成果，为不孕症防治和出生缺陷防控做出重要贡献。获得国际同行高度赞誉："中国已成为生育治疗临床研究的领导者。"主编及参编国家级规划教材《妇产科学》《生殖内分泌学》等专业书籍 10 余部。牵头制定了《不孕症诊断指南》和《多囊卵巢综合征中国诊疗指南》等 10 余项临床诊疗规范，推动了我国生殖疾病规范化诊疗的进程。作为导师，培养了百余名研究生。

先后主持完成国家重点研发计划、"973"项目、"863"计划、国家自然科学基金基础科学中心项目、国家自然科学基金重点项目等多项课题。以通信作者在国际高水平期刊 *N Engl J Med*、*Lancet*、*JAMA*、*Science*、*Nature*、*Cell*、*Nature Medicine*、*Nature Genetics*、*Cell Research* 等发表论文百余篇，连续多年入选爱思唯尔"中国高被引学者"。成果入选"2019 年度中国医学重大进展""2022 年度中国生命科学十大进展"。2023 年荣获国际雄激素过多 - 多囊卵巢综合征学会"Walter Futterweit 临床研究卓越奖"，入选妇产科学和内分泌与代谢两个领域全球前 2%"终身影响力顶尖科学家"和"2023 年度影响力顶尖科学家"。曾获全国创新争先奖、国家科学技术进步奖二等奖、何梁何利基金科学与技术进步奖、教育部科学技术进步奖一等奖、谈家桢生命科学成就奖、全国"五一"劳动奖章等奖励和荣誉。

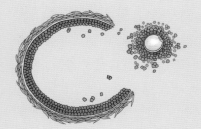

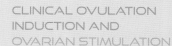
前　言

诱导排卵是一个很窄的话题,因为只限定于对育龄期女性的生育帮助,但是它也是一个极其宽广的话题,涵盖了女性从胎儿期至绝经期的生殖生理病理、不孕不育和人工助孕的内容,甚至涉及人类物种生殖进化的基本源头。

几个世纪以来,人们逐渐建立了女性卵巢排卵和生殖相关的科学理论,并且在临床上发展了一系列诱导排卵的助孕技术。随着科学技术日新月异的进步和现代社会生活方式的显著变化,排卵功能障碍的问题越来越成为生殖健康范畴中最重要的话题之一,也是不孕不育发生率最高的病因。诱导排卵是排卵功能障碍性不孕的主要解决途径,在临床上利用促排卵药物助孕已经有70年的历史。特别是近半个世纪以来,辅助生殖技术的迅猛发展,各种卵巢刺激的药物和方案层出不穷,相应的基础理论、临床研究和伦理法规也得到迅速的发展,影响着人们的生存哲学、生育观念和生活质量,也关系着子代安全和未来人类的生殖模式。

诱导排卵已经形成现代临床医学中非常系统和丰富的科学体系,包括卵巢排卵生理、排卵功能障碍的评估和诊疗、诱导排卵的机制和适应证、诱导排卵的药物和方案、卵巢刺激的并发症等内容。但是目前在临床上还没有很好界定诱导排卵(ovulation induction,OI)和卵巢刺激(ovarian stimulation,OS)的名词定义,通常理解为前者是指利用口服药物诱导内源性促性腺激素促卵泡生长,目标是一个主导卵泡的成熟;而后者则是利用外源性促性腺激素促进多卵泡生长,多为配合辅助生殖技术的多卵泡发育,也称为"控制性卵巢刺激(controlled ovarian stimulation,COS)"。在现行诱导排卵方案中,因为两种药物途径和方案常常是混合应用的,所以这两个名词也就被混杂交替使用了。

卵巢在体内不是一个孤立的器官,它受到年龄、中枢神经系统、其他内分泌腺体、全身免疫系统、环境因素等多个因素的强烈影响。对卵巢的基本生理学和解剖学的基础知识,是我们充分了解排卵功能障碍机制、掌握卵巢刺激原理、解决诱导排卵复杂问题的根本保证。一旦具备了这些深入而扎实的"基本功",无论多么异质性的临床表现,多么变化多端的用药方案,就会变得非常简单,制定的助孕策略就更加合理,患者的依从性和配合性就会更高。

现代的医学思想要求医生除了专业技能，还应该了解全面的健康知识和洞悉患者的身心体验，从"病本位"提升到"人本位"。诱导排卵和卵巢刺激与年龄、体重、心理、生活方式、遗传背景、环境暴露等因素息息相关，因此具有充分的知识储备和人文意识，也是诱导排卵成功的重要条件。具有这样的素质，我们就会清醒地认识到，诱导排卵和卵巢刺激技术还存在着学术争议、安全隐患、观念壁垒、知识空白，还有着巨大的、长远的、理性的发展空间，必须保持着开放态度和探索精神。

近年来国内外发表和出版了大量有关诱导排卵和卵巢刺激的科学文献和专业著作，以及各学术团体发布的共识和指南。但相对于中国迅猛增加的生殖医学和妇科内分泌专业人员，国内相关的专著较少。本书尝试系统地从基础到临床，从理论到实践，从历史到未来，全面介绍了女性性腺的生殖进化，卵泡卵母细胞发生发育的基础，诱导排卵的基本原理和学说；详细阐述了排卵功能障碍的种类和机制，诱导排卵的适应证和应用原则；特别致力于详尽和清晰地绘制了各种卵巢刺激的方案（本书插图均由主编绘制）；还非常实用地论述了卵巢刺激的关键节点和"故障"分析，可以说是一本关于诱导排卵和卵巢刺激的学术专著。

希望在诱导排卵的专题范围内，清晰、逻辑、基于证据和经验、图文并茂地全面描述相关的科学和临床问题，兼有学术性、实用性、先进性、文学性的独特气质，成为广大生殖医学和妇科内分泌临床工作者的亲密朋友，在不断探索和进步的道路上，陪伴成长。在此，也特别感谢徐嗣亮、吴晓芸为本书所做的文字整理工作。因篇幅限制，本书没有列出全部参考文献，且时间匆忙，撰写过程中肯定还有许多不足之处，本书出版之际，恳切希望广大读者在阅读过程中不吝赐教，欢迎发送邮件至邮箱 renweifuer@pmph.com，或扫描封底二维码，关注"人卫妇产科学"，对我们的工作予以批评指正，以期再版修订时进一步完善，更好地为大家服务。

主编

2023 年 12 月

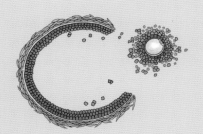

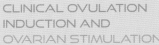
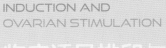
目　录

第八章

卵巢刺激的并发症 …………………………………………………… 379

CLINICAL OVULATION
INDUCTION AND
OVARIAN STIMULATION

临床诱导排卵与
卵巢刺激

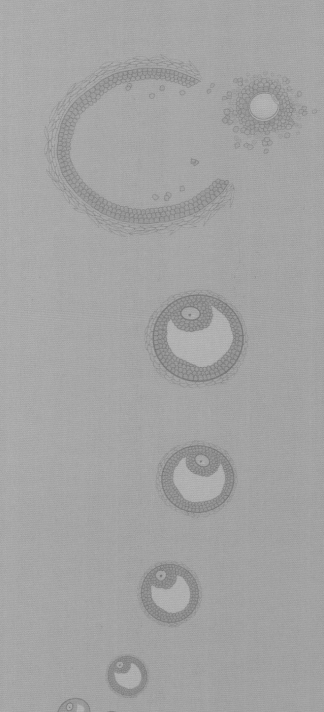

CLINICAL OVULATION INDUCTION

第一章

概　述

一、人类排卵的生殖进化

和所有地球上的生物体一样，人类和哺乳动物的进化也遵从了生命的两个基本法则：生存和繁衍。通过有性生殖传递着物种的基因信息，维持着种群保守的、低效的稳定繁育，被遗传和环境长久而持续地迭代和选择。人类是极少数的生殖年龄早于生存年龄结束的物种之一，特别明显地表现在女性的卵巢、卵泡和卵母细胞的生理特性上，这不仅是生物学进化的结果，还受社会学和生活方式变化的影响。

卵巢是一个极其活跃的性腺器官，伴随女性一生经历着复杂的、持续的、周期性的形态和功能变化，包括原始卵泡的形成和启动、卵泡生长和闭锁、类固醇生成、卵母细胞成熟、排卵和受精以及黄体形成和退化。几个世纪以来，这些生殖活动被广泛地观察和研究，人类的相关研究都是建立在对哺乳动物的大量探索的工作基础上的。近年来，随着生命科学领域的技术发展，通过多个高通量组学谱系的筛选、全基因组关联分析（genome wide association study，GWAS，连锁不平衡）、基因突变、灭活或增强效应的功能研究，在卵巢的卵泡发育和排卵机制的分子流行病学方面，有很多的发现和进展，丰富着人类生殖进化史的知识内容，但是仍然有大量未知的空白，等待着人类的探究和挖掘。

（一）人类卵泡的早期发育和启动

哺乳动物原始卵泡从女性胎儿卵巢的性索组织中依次形成，随后又依次排卵或死亡，这个过程连续不断，持续一生，直到耗尽原始卵泡池的最后一个卵母细胞。目前尚不清楚卵泡生长的顺序是否由卵泡形成的先后来决定。近年来，模式动物的基因功能研究，鉴定出一批与原始卵泡调控有关的因子，大多都是通过哺乳动物雷帕霉素靶蛋白（mammalian target of rapamycin，mTOR）及下游 PI3K/AKT 信号通路，激活或阻遏原始卵泡的启动和生长，并且与生殖寿命相关，形成生殖进化的拮抗性遗传多效性理论。

1. Hippo 信号通路　2013 年美国斯坦福大学的薛仁旺教授，在卵巢的体外研究中发现，抑制 Hippo 信号通路，可启动原始卵泡的生长。Hippo 通路的抑制引起 Yes 相关蛋白（TAP）的核易位（nuclear translocation）与转录增强相关结构域（transcriptional enhanced associate domain，TEAD）转录因子相互作用，导致多种细胞生长因子和凋亡抑制剂的表达，并通过 PI3K/AKT 通路激活剂进一步增强，与 Hippo 通路的抑制形成协同作用。继后，这个原始卵泡的生长激活机制被用在临床 IVA（体外激活）技术。

2. 抗米勒管因子　抗米勒管激素（anti-Müllerian hormone，AMH）属于 TGF-β 超家族的一种同源二聚糖蛋白。在雌性哺乳动物中，AMH 对原始卵泡的募集、小窦前卵泡的生长以及调节窦卵泡对卵泡刺激素（follicle stimulating hormone，FSH）的敏感性方面起着抑制作用，从而限制卵泡启动和排卵率，还可以调节卵泡雌激素合成。AMH 可能以物种依赖性的方式控制卵泡发育，不同种系卵泡发育的生长模式和 AMH 表达有关，猪的 AMH 表达比牛和人要少得多，卵巢内的卵泡发育似乎不受限制，每个周期有近 50 个卵泡被募集，一次多个产仔。而人的单卵泡发育规则非常依赖 AMH 的控制，每个周期仅有很少的窦卵泡被募集，在 AMH 基因突变的个体，卵泡疯狂生长，很快耗尽，卵巢提前衰竭。

多囊卵巢综合征（polycystic ovarian syndrome，

PCOS)的案例是另一个证据。PCOS 的选择性优势之一是卵巢衰老延迟,PCOS 全基因组关联分析(GWAS)支持这个推测,易感性的等位基因增加也与较高的 AMH 水平有关,由于高 AMH 水平抑制原始卵泡募集,卵巢储备被更有效地保存和利用。

3. 卵泡启动的关键转录因子

(1)Foxo3:在小鼠模型中,Foxo3 是首批经过充分实验证明的、与卵泡发育启动相关的转录因子,可阻止原始卵泡进入生长卵泡池中。卵母细胞中磷脂酰肌醇 -3- 羟激酶(phosphatidylinositol 3-hydroxy kinase,PI3K)-AKT 激酶信号通路的激活,导致 Foxo3 磷酸化,从细胞核转运到细胞质,以启动卵泡的生长。在卵母细胞中过表达 Foxo3,可保存衰老小鼠的原始卵泡池。Foxo3 在人类中的作用仍然存在争议,在一些研究中,发现它位于人类卵母细胞,但功能研究尚未发表,而在另一些研究中并未发现它在人类或灵长类的表达。

(2)PTEN:一个位于 10 号染色体上的磷酸化酶,可阻止 PI3K-AKT 信号通路中的 AKT 的活化,关闭卵母细胞启动。卵母细胞中特异性缺乏 PTEN 的小鼠中,整个原始卵泡池同时被激活并很快耗尽,导致卵巢过早衰竭。同样,在人类体外研究中证实,抑制 PTEN 可导致原始卵泡的激活。

(3)受体酪氨酸激酶(kit):也被证明是通过小鼠卵母细胞 PI3K 信号级联反应的关键激活剂。条件性敲除 kit 小鼠出生时,因为原始卵泡被阻止活化,卵母细胞完全不能受孕。相反,构建表达活性的 kit,则整个卵泡池在出生后立即被激活并耗尽。

(4)p27^Kip1(p27):一个通用型细胞周期蛋白依赖性激酶抑制剂(Cyclin-dependent kinase inhibitors,CDKI)家族的成员,也被证明在预防原始卵泡的过早激活方面起着重要作用。在 p27^Kip1 缺陷小鼠中,原始卵泡的过度激活导致卵泡池耗尽和卵巢早衰竭。

(5)mTORC1:雷帕霉素复合物 1(mechanistic target of rapamycin complex 1,mTORC1)是一种保守的丝氨酸 / 苏氨酸激酶信号通路,可根据生长因子和营养物质控制细胞生长、增殖、存活和自噬。原始卵泡发育依赖于至少 2 个 mTORC1 的下游靶标,激活卵母细胞中的 PI3K-AKT 级联反应。颗粒细胞中增强的 mTORC1 信号通路还可以促进卵母细胞 kitl 的表达,表明体细胞可与静息卵母细胞的对话协同,触发和启动卵泡活化。

(6)其他新鉴定的与卵泡和卵母细胞发育的调控基因还有:①转录因子 SP1:蛋白质 /Krüppel 样因子(Sp/KLF)转录因子家族的成员,位于颗粒细胞,参与细胞增殖和凋亡;②Ube2i:E2 SUMO 结合酶,缺陷小鼠的卵母细胞阻滞在 GV 期,破坏减数分裂成熟,并导致纺锤体异常;③C1QTNF3:C1q/ 肿瘤坏死因子相关蛋白 3,主要在大卵泡表达,缺陷小鼠的闭锁卵泡数量增加,损害晚期卵泡发生;④神经肽凤凰素及受体 GPR173:主要位于下丘脑,卵巢表达较少,在卵泡发生全过程位于颗粒细胞和卵母细胞中,显著增加细胞增殖和卵泡发育相关激素合成反应元件结合蛋白的表达;⑤αSNAP:可溶性 N- 乙基马来酰亚胺敏感因子(N-ethylmaleimide-sensitive factor,NSF)附着蛋白,在颗粒细胞表达并被 hCG 上调,可能参与颗粒细胞的发育和成熟。

4. 生育进化中的拮抗性遗传多效理论
mTOR 和 PI3K/AKT 信号转导途径的研究,证实了一个拮抗性遗传多效(antagonistic genetic pleiotropy)理论,是指单个基因或通路可以定义多个性状和功能,其中一个性状是有益的,而另一个性状则是有害的。在生育进化中,如果相同的基因或生物学途径,对青春期卵泡发育起促进作用,同时在更年期时通过加速卵泡耗竭终止生育能力,则符合拮抗性基因多效性的特征。

(1)mTOR 通路:目前研究证明,mTOR 信号途径是通过调节下丘脑 Kiss1 系统来决定青春期开始的,mTOR 的阻断导致啮齿动物的青春期促性腺轴的抑制和卵巢萎缩。而在成年期则发现了 mTOR 通路的相反效果,卵泡活性受到由结节性硬化症 1(tuberous sclerosis 1,TSC1)和 TSC2 组成的异源二聚体蛋白复合物的负调节,维持原始卵泡的休眠状态,周期性地启动卵泡生长,避免提前耗尽。在敲除小鼠模型中,缺乏任何一种 TSC 蛋白都会导致 mTOR 途径的过度激活,原始卵泡启动,早期卵泡加速衰竭。

(2)BRCA 突变:另一个与卵泡发育有关的拮抗性基因多效性的例子是 BRCA 突变。2015年 Day FR 团队对约 7 万名妇女进行了大规模基因组分析,乳腺癌易感性和 *BRCA1* 基因介导的DNA 修复有关。BRCA 突变是最知名和最具特征的家族性基因突变,导致乳腺癌和卵巢癌风险升高,乳腺癌的终身风险为 40%~85%,卵巢癌为16%~64%。然而,由于 BRCA 突变相对频繁,在进化中则被赋予了一些益处。高突变频率使女性BRCA 突变携带者表现出生育能力增强的适应性,以避免自然选择的淘汰,特别是在自然生育条件下。这种效应在当代长寿人群中最为明显,高生育率后的癌症暴露风险就显现出来。但在现代低生育率环境中,BRCA 突变的生育益处效应则并不明显,更多的节制生育的妇女活到基因有害影响的年龄,使当代人群癌症患病率升高。

(二)原始卵泡组装和卵巢重构

卵巢原始卵泡的组装是最早的生殖单元构成事件,在雌性胎儿 15~16 孕周时,生殖细胞和体细胞,即发育到进入减数分裂的卵母细胞,和来自卵巢表面的上皮细胞的一群前颗粒细胞,形成原始卵泡簇(囊),前颗粒细胞逐一将卵母细胞分别包绕,组装成 1 个卵母细胞和 1 层前颗粒细胞的原始卵泡。这个组装过程由很多的基因和环境因素调控,基因变异和调控错误都可能导致临床卵泡发育和排卵的异常。

1. 卵巢重构 在哺乳动物原始卵泡生成过程中,来自原始生殖细胞的卵母细胞和来自卵巢表面上皮细胞的前颗粒细胞,组装成一个卵泡单元,是未来卵泡发育和雌激素生成的基础。Vandormael-Pournin S 等人于 2015 年报道,卵母细胞突变候选基因 1(*Omcg1*)突变的雌性小鼠,因前 mRNA 剪接和转录减少以及 DNA 双链断裂,导致卵母细胞死亡,但阴道涂片呈周期性,青春期正常启动,甚至正常交配,表明仍然有颗粒细胞周期性产生雌二醇,这个研究首次提出,卵巢周期的雌激素生成和卵泡发育有分离的现象。

在 *Dazl*、*Fancd2*、生长分化因子 9(*GDF9*)和骨形成蛋白 15(*BMP15*)纯合突变的哺乳动物中,卵母细胞都不能发育,但是颗粒细胞却并不显著丢失,卵巢内由性索、导管、成簇的有内分泌功能细胞和各种内部和表面的实质细胞组成,显然出现了异常的卵巢组织重构。*GDF9* 和 *BMP15* 的突变,原始卵泡能组装,但卵母细胞和颗粒细胞生长不一致,继后卵母细胞死亡,只剩颗粒细胞结节,仍然有性激素的分泌。*Fancd2* 基因编码的 FANCD2 蛋白在 DNA 修复和减数分裂中起重要作用,通常在卵母细胞和颗粒细胞都表达。在基因敲除小鼠,出生时一些原始卵泡组装形成,3 个月后卵母细胞全部死亡,但是颗粒细胞仍然存活,卵巢出现各种形式的组织重构,一些被鉴定为恶性肿瘤(图 1-1)。

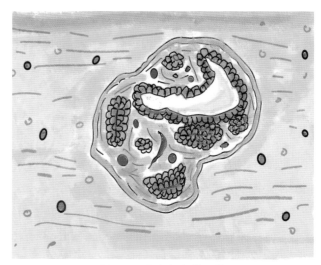

图 1-1 异常卵泡的重构

这些原始卵泡发育相关的基因突变,导致卵巢出现异常重构,失去卵母细胞的间质细胞和颗粒细胞之间协同,表达主要的类固醇生成酶和分泌性激素,其杂乱无章的重构可能是形成卵巢肿瘤的机制之一。

2. 多卵卵泡的形成 原始卵泡组装是每个卵泡内含一单个卵母细胞,这通常是哺乳动物和一些脊椎动物的进化规则,但在包括人类的真哺乳亚纲中,一个卵泡含多个卵母细胞的多卵卵泡的现象并不罕见。多卵卵泡的比例在各物种和各个体中存在差异。在负鼠卵巢内,一些单个卵泡可能包含高达 100 个卵母细胞;在猫的总卵泡中占 4%,在狗的卵泡中占 14%。在人类,多卵卵泡和多核卵母细胞在 98% 的 18~52 岁的妇女中见到,约占总卵泡群的 0.06%~2.44%。

形成多卵卵泡的机制有三个假说:①多核卵母细胞的分裂;②多个独立卵泡的融合;③在卵泡组装过程中前颗粒细胞包绕单个卵母细胞失败。第一个假说源自 Gougeon A 于 1981 年的报道,在人类观察到 1 个卵母细胞包含有 2 个生殖泡的现象,继后又有人在体外受精(in vitro fertilization,IVF)过程中发现 2 个卵母细胞的复合体,以及 2 个卵母细胞在 1 个透明带里。第二个假说基于人类卵巢的形态学观察,推测双卵卵泡可能由 2 个相邻的原始卵泡融合而成。最可能的是第三个假说,就是在早期前颗粒细胞组装原始卵泡时出现异常。有很多基因调控原始卵泡的组装,包括卵母细胞特异性的 *Figla*、*Nobox*、*Taf4b* 转录因子,卵母细胞特异性分泌的 BMP15 和 GDF9,颗粒细胞分泌的生长因子、激活素 / 卵泡素、神经营养因子、解聚素 Adam10 等,上述基因调控生殖细胞和前颗粒细胞的 Jagged/Notch 信号通路,在原始卵泡组装时生殖细胞和前颗粒细胞的对话机制中,起到至关重要的作用,提示多卵卵泡的形成,可能是与哺乳动物胎儿或新生儿卵巢局部的这种细胞对话的不平衡有关(图 1-2)。

哺乳动物胎儿卵巢内的雌二醇合成可能参与调节卵泡组装。雌激素可以通过 TGF-β 家族成员的途径来调控原始卵泡的形成。人们在野生鳄观察到的工业和环境雌激素对性腺的污染,推测植物雌激素和杀虫剂,特别是早期生命阶段暴露于合成雌激素(己烯雌酚),或拟雌激素的环境化合物,可能损伤原始卵泡组装,导致多卵卵泡的发生。暴露

于邻苯二甲酸二乙基己酯的小鼠模型也证实了雌激素受体 Esr2 和 Notch 信号通路的异常,导致病理性卵巢储备减少和多卵卵泡形成。

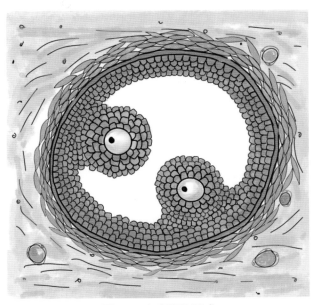

图 1-2 多卵卵泡形成

(三)卵泡的闭锁、自噬和坏死

雌性哺乳类动物出生时卵巢的原始卵泡数大大多于排卵的卵泡数,总数随着年龄的增长而减少。卵泡闭锁主要是凋亡半胱天冬酶依赖的程序性细胞死亡机制,但最近的研究证实了自噬(autophagy)和坏死机制的参与。自噬是一种从酵母到哺乳动物系统进化中高度保守的、关系细胞和能量稳态反应的生存机制,依赖溶酶体对受损的细胞成分和遗传物质进行分解和再循环。在卵巢内清除降解卵泡和黄体残余物,为原始卵泡的生长提供了所需的空间。在营养饥饿、缺氧、化疗等应激中,保护生殖细胞生存和适应,避免生殖细胞丢失。虽然自噬的主要功能是对细胞存活的挽救、修复、分化和应激适应,但在生理条件下,为维持健康的原始卵泡数量,也可能促进选择性的细胞自杀 / 死亡。因此,自噬机制是机体中既促生存又促死亡的一个平衡调节系统。

还有一种细胞死亡机制称为"坏死性病变"(necroptosis),是一种因受到极端的生理、机械或热应激而发生的意外细胞死亡,由肿瘤坏死因子

(tumor necrosis factor, TNF) 引发, 通过受体相互作用蛋白激酶以及混合谱系激酶结构域样蛋白发挥作用, 在功能上和自噬类似。

自噬调控是通过一些自噬前基因, 包括自噬相关基因 (Atg)、LC3II、BCII 和 BECN1, 和一些其他基因 AMPKα1、mTOR、AKT 等的复杂机制发生的。哺乳动物直系同源 Atg6 的 BECN1, 微管相关蛋白 1 轻链 3 的 LC3 Ⅱ 脂质, 是关键的自噬决定标记。自噬通过多种经典途径发生, PI3K/AKTmTOR 通路是调节颗粒细胞自噬的主要机制。自噬决定标记基因的异常调控或缺陷是导致生殖细胞过度丢失、原始卵泡储备破坏和不育的原因。

在哺乳动物细胞中, 自噬主要分为三种类型: 巨自噬、微自噬和伴侣蛋白介导的自噬。主要区别在于其降解机制。在巨自噬中, 大分子细胞质、长寿蛋白、受损的细胞器膜和整个细胞器, 在吞噬泡中形成自噬小体, 与溶酶体融合形成自噬溶酶体, 经过溶酶体降解和生物分子的再循环, 以保持稳态。在伴侣介导的自噬中, 通过伴侣热休克同源 70 复合物 (Hsc70 复合物) 与溶酶体膜蛋白 LAMP2A 结合而发挥自噬作用。目前, 高度特异性调控的自噬被称为选择性自噬, 并区分各种类型, 如前噬 (过氧化物酶体)、异噬 (病原体)、聚集 (蛋白质聚集)、糖噬 (糖原)、线粒体自噬 (线粒体) 等。除了基础水平的自噬, 化学 / 应激介导的自噬也影响卵泡发育。

卵泡细胞中, 自噬决定标记基因与凋亡标记基因呈共表达, 表明这两种类型的细胞死亡形式之间可能存在交流和互补。在漫长的卵泡发育的各个阶段, 约 99% 的生殖细胞会发生程序性凋亡和自噬诱导的细胞死亡。卵泡发育过程中, 异常 / 过度的凋亡和自噬导致生殖细胞丢失和原始卵泡池的破坏, 这可能与早期卵巢衰老、多囊卵巢综合征和原发性卵巢功能不全等疾病有关。因此, 避免异常的细胞凋亡和自噬, 可防止生殖细胞的消耗, 确保在卵巢生殖生命中有充足的生殖细胞可用。

(四) 诱导排卵与生殖进化

1. 诱导排卵与自然选择 在自然周期中, 卵泡的发育和募集是一个微调的生理事件, 由很多的自分泌、旁分泌和内分泌介质协调, 每个周期只产生单个排卵的卵母细胞。而在体外受精 (in vitro fertilization, IVF) 的卵巢刺激周期中, 卵巢受到高于生理阈值的外源性 FSH 的刺激, 以确保多个卵泡的发育。这种卵巢刺激推翻了单卵母细胞的自然选择机制, 通过药物和技术干预, 对卵母细胞施加选择压力。从进化的角度来看, 试管婴儿可以消除卵泡和卵母细胞自然选择的一些生物学障碍, 但只有经过较长时间, 评估未来几代试管婴儿后代的健康和生育状况, 才能充分判断其长期后果, 以及对人类物种生育进化的影响。预计 IVF 不太可能改变卵泡发育中最严格的进化规则, 确保总共一生只有约 0.005% 的卵母细胞通过严格的选择, 逃避闭锁和死亡, 成为可受精的卵母细胞。

2. 双胎与生殖寿命 英国生物银行数据的一项研究显示, 多胎与生殖寿命之间存在很强的联系, 其影响与吸烟者相当。诱导排卵和辅助生殖技术也是双胎妊娠的高发因素。研究表明, 单卵双胎和双卵双胞胎, 其早发性卵巢功能不全 (premature ovarian insufficiency, POI) 的风险较高。在调整了出生体重因素之后, 多胎与提早更年期之间的关联仍然显著。一项关于双卵双胎的 GWAS 研究表明, FSHB 基因邻近的 G 等位基因变异, 同时增加了双胎和提早绝经的风险。这种遗传共享 (shared genetics) 的结果与生育进化的预测是一致的, 即提早生殖衰老与高繁殖率, 与较低的后代质量及双胎特征共同进化。

3. 卵母细胞的染色体不稳定性 (chromosomal instability, CIN) 卵母细胞非整倍体的发病率在 35 岁后突然上升, 到 45 岁时达到 80%。非整倍体卵母细胞将不可避免地产生非整倍体胚胎, 导致种植失败、流产或胎儿染色体畸变。随着女性年龄的增长, 不断受到卵巢内氧化应激产物的影响, 卵母细胞减数分裂重组机制变得效率降低, 显著增加 21- 三体性的风险。通常卵母细胞中的减数分裂重组出错率就比较高, 加上低效的全基因组重组率也会增加,干扰姐妹染色单体的适时分离,导致胚胎的非整倍体结果。

然而,卵母细胞非整倍性的产生是多因素的,包括细胞周期调节紊乱、纺锤体形成异常、信号转导检查点缺失,以及姐妹染色单体之间的着丝粒内聚力受损等,使卵母细胞同源染色体分离错误。特异性纺锤体组装检查点对减数分裂控制失灵,不能在单个染色体错位时阻断减数分裂进展,导致非整倍体卵母细胞增多。

诱导排卵也是增加染色体重组率的因素之一。有报道,特别是大剂量促性腺激素的卵巢刺激,或高卵巢年龄的情况下,增加了染色体分离和重组频率,遗传稳定性有下降的风险。但是在临床观察中,该观点还存在争议。目前在诱导排卵和卵巢刺激的临床实践中,推荐的解决方案为个体化的适量刺激剂量和方案的设计,对高风险人群可以采用胚胎植入前非整倍体检测(preimplantation genetic testing for aneuploidy,PGT-A),需要进一步的高质量研究观察期长期的影响。

4. 卵母细胞的线粒体 线粒体是微生物与真核生物长期共生进化的产物。线粒体功能障碍与卵母细胞质量之间的关系已得到广泛论证。卵泡的生长发育和卵母细胞的减数分裂需要能量,线粒体动力学和代谢途径的改变会影响能量代谢。在生殖衰老的体外模型上,已经进行了内质网应激-线粒体钙超载的病理机制研究,证实线粒体功能与钙释放、电子呼吸链、氧化应激、自噬和蛋白质稳态相关联。线粒体缺陷小鼠的研究也发现,M II 卵母细胞中的纺锤体不稳定和染色体分离受损。

IVF 周期的临床研究,已经观察到卵母细胞和胚胎评分与线粒体指标的关系,随着年龄的增长,卵母细胞线粒体 DNA(mtDNA)含量而降低,基因缺陷率增加,活产率降低,但是仍然缺少非常一致的结果。在线粒体基因突变的病例中,卵母细胞线粒体移植的临床策略得到初步的探索,但是否能扩展到常规应用,目前还存在技术和伦理的限制。

5. 生殖干细胞 过去人们普遍认为,哺乳动物出生后卵巢中不会形成新的卵母细胞,女性的生育能力仅依赖于出生时卵母细胞的固定储备,直到更年期卵泡池完全耗尽。然而这一观点在近年来的一些前沿研究中面临挑战。研究表明,在成年卵巢中也存在各类生殖干细胞,能够在人类和各种哺乳动物中启动卵泡生成,但也随卵泡池耗竭而减少到极微。对女性生殖系干细胞(female germline stem cells,FGSCs)和小鼠卵原干细胞进行分析,证明它们在细胞行为和转录谱方面与精原干细胞具有共同特征。FGSCs 已被移植到成年小鼠和大鼠的卵巢中,产生了能够受精的成熟卵母细胞和健康后代。由此认为新发卵泡生成可补充小鼠卵泡池的储备。然而,目前对人类卵巢生殖干细胞的界定、临床应用价值和效率,还在研究和讨论之中,存在很大的争议。

还有很多研究,试图体外诱导 iPS 细胞、成纤维细胞、脂肪细胞、皮肤细胞等体细胞分化成卵细胞,成为新发的生殖细胞的来源,在小鼠已有子代产生,但是在人类并没有获得真正的具有生殖能力的卵母细胞,还在"类生殖细胞的"阶段徘徊,随着现代基因和生殖工程技术的迅速发展,未来很可能获得成功。

二、排卵功能障碍的机制研究进展

排卵功能障碍指无排卵或稀发排卵,其病因复杂,主要受到下丘脑-垂体-卵巢(hypothalamic-pituitary-ovarian,HPO)轴调控。HPO 轴是一个完整而协同的神经内分泌系统,下丘脑分泌促性腺激素释放激素(gonadotrophin releasing hormone,GnRH),促进垂体分泌促性腺激素,从而调节卵巢功能;同时,卵巢分泌性激素,负反馈调节下丘脑和垂体功能。HPO 轴的任何环节发生异常均可能导致排卵功能障碍,准确定位和明确排卵功能障碍的发病机制是有效治疗的前提。

世界卫生组织(World Health Organization,WHO)将排卵功能障碍分为 3 型,I 型:下丘脑垂体功能衰竭(hypothalamic pituitary failure),无内源性雌激

素生成,卵泡刺激素(follicle-stimulating hormone,FSH)水平正常或低下,约占排卵功能障碍的10%;Ⅱ型:下丘脑垂体功能障碍(hypothalamic pituitary dysfunction),有内源性雌激素生成,FSH水平正常,约占排卵功能障碍的85%;Ⅲ型:卵巢功能衰竭(ovarian failure),FSH水平升高。

(一)WHO Ⅰ型排卵功能障碍:下丘脑垂体功能衰竭

WHO Ⅰ型排卵功能障碍为低促性腺激素性性腺功能减退(hypogonadotropic hypogonadism,HH),通常表现为青春期发育延迟、原发或继发性闭经、不孕等。

GnRH先天性缺乏的特发性低促性腺激素性性腺功能减退症(idiopathic hypogonadotropic hypogonadism,IHH)是WHO Ⅰ型排卵功能障碍的最常见疾病。伴有嗅觉缺失的IHH被称为卡尔曼综合征(Kallmann syndrome),是胚胎发育过程中GnRH神经元从嗅板迁移失败的结果,这种疾病有多种遗传模式,可通过X连锁、常染色体显性、常染色体隐性或外显率可变的寡基因方式遗传,与该疾病相关基因包括ANOS1、NeLF等。

功能性下丘脑性闭经(functional hypothalamic amenorrhea,FHA)为继发性下丘脑性闭经,是GnRH分泌抑制导致黄体生成素(luteinizing hormone,LH)水平降低,进而影响雌激素水平,产生无排卵和闭经。GnRH分泌抑制可由心理压力、饮食失调、过度运动等导致。多种作用于中枢神经的神经递质参与HPO轴控制,如Kisspeptin。Kisspeptin是KISS1基因编码的多肽,由位于下丘脑的Kisspeptin/neurokinin B/dynorphin(KNDy)神经元分泌,可直接刺激GnRH神经元实现调控作用。研究证实外源性Kisspeptin可诱导下丘脑神经元分泌GnRH,促进促性腺激素释放。脂多糖诱导的免疫应激可下调雌性大鼠KISS1表达,进而降低下丘脑LH浓度。因此,压力等外界因素可能导致下丘脑神经核失调,影响KNDy神经元活动,Kisspeptin分泌减少,引起GnRH分泌异常,最终导致FHA。此外,遗传因素

也可能导致FHA易感,如调节GnRH个体发生和作用的基因(如KAL1、FGFR1、PROKR2、GNRHR)突变可能提高个体对应激源的敏感性。

WHO Ⅰ型排卵功能障碍的获得性病因还包括全垂体功能减退症,全垂体功能减退的病因包括组织坏死(继发于急性缺血或垂体卒中)、自身免疫性或感染性垂体炎、垂体腺瘤或邻近脑肿瘤压迫等。产后出血或头部创伤也可能暂时或永久的影响垂体前叶激素分泌。希恩综合征(Sheehan syndrome)即产后大出血休克,造成腺垂体前叶缺血坏死,进而导致腺垂体功能减退。

(二)WHO Ⅱ型排卵功能障碍:下丘脑垂体功能障碍

WHO Ⅱ型排卵功能障碍中,最常见的疾病为多囊卵巢综合征(polycystic ovary syndrome,PCOS)。PCOS是育龄期女性最常见的内分泌疾病,约影响6%~20%的女性。PCOS确切病因尚不明确,无法实现机制性治疗。PCOS发病是多种遗传和环境因素互相作用导致的结果,遗传因素包括多囊卵巢(polycystic ovarian morphology,PCOM)、高雄激素血症、胰岛素抵抗和胰岛素分泌缺陷的易感基因,环境因素包括产前雄激素暴露、胎儿发育不良、产后获得性肥胖等。一项最新全基因组研究证实18个重要基因位点与PCOS密切相关,包括LHCGR、THADA、ERBB4、GATA4等。

有研究认为,PCOS发病机制核心是雄激素分泌失调导致的功能性卵巢高雄激素血症(functional ovarian hyperandrogenism,FOH),因为约2/3的PCOS患者有功能典型的FOH,表现为17-羟孕酮对促性腺激素刺激的高反应性,剩余的PCOS患者2/3在抑制肾上腺雄激素分泌后,可检测到睾酮上升。该研究认为PCOS是FOH的一种形式,卵巢为PCOS的发病起源,而非仅是神经内分泌紊乱的目标器官。

此外,近期有研究强调了神经内分泌因素对PCOS发病的关键作用,根据大量雄激素诱导建立的PCOS动物模型的研究发现,下丘脑-垂体功能异常是多囊卵巢发病机制的中心环节,连接GnRH

神经元的 γ- 氨基丁酸异常可能是 PCOS 神经内分泌功能障碍的关键。另有研究表明,雄激素对大脑的作用,对 PCOS 的神经内分泌、生殖、代谢相关特征发展至关重要。

其他内分泌疾病如高催乳素血症、原发性甲状腺功能减退症造成的排卵功能障碍也属于 WHO Ⅱ型排卵功能障碍。高催乳素血症(hyperprolactinemia)是排卵功能障碍的常见原因,可引起高催乳素血症的疾病包括垂体前叶腺瘤、催乳素瘤、肾衰竭导致的催乳素清除异常等。高催乳素血症在许多层面抑制 HPO 轴,催乳素可直接作用于 GnRH 神经元,抑制 LH 合成,也可抑制雌二醇对 LH 的正反馈。此外,Kisspeptin 神经元表达催乳素受体,提示 Kisspeptin 可能介导高催乳素血症对 GnRH 分泌的抑制作用。研究表明,催乳素注射可抑制 Kisspeptin 和 GnRH 分泌,进而导致排卵功能障碍。

原发性甲状腺功能减退症(primary hypothyroidism)也可影响 HPO 轴的正常调节功能。过量促甲状腺素释放激素抑制 GnRH 释放;同时,甲状腺功能异常影响卵泡生成和卵母细胞质量。对于严重的甲状腺功能减退,升高的促甲状腺激素(thyroid-stimulating hormone, TSH)可导致催乳素释放增加,通过高催乳素血症造成排卵功能障碍。

(三)WHO Ⅲ型:卵巢功能衰竭

早发性卵巢不全(premature ovarian insufficiency, POI)指女性 40 岁前出现卵巢功能减退,以月经异常、血清 FSH 升高、雌激素水平波动性下降为特征。POI 的常见病因包括遗传因素、免疫因素、医源性因素等。20%~25% 的 POI 患者存在遗传因素,*BMP15*、*GDF9*、*PGRMC1*、*FMR1*、*FSHR* 等基因可能与 POI 发生有关。免疫因素也被认为可能与 POI 的发生发展有关,自身免疫性疾病在 POI 患者中比在一般人群中更为常见。医源性因素主要包括盆腹腔手术、放疗、化疗等,常用的化疗药物如烷化剂,通过对 DNA 的破坏造成细胞损伤,蒽环类、铂类化疗药物也表现出高卵巢功能衰竭风险。

总之,排卵功能障碍是一类复杂的异常,HPO

轴任一环节异常均可导致排卵功能障碍,目前其发病机制尚未完全明确,遗传、免疫、内分泌等多方面原因都可与排卵功能障碍有关。未来仍需进一步探索和明确各类排卵功能障碍的病因和机制,为排卵功能障碍的早期预防和机制性诊疗提供线索。

三、诱导排卵的定义和分类

诱导排卵和卵巢刺激是指采用药物,诱导和刺激卵巢内的卵泡发育,帮助不孕的女性获得生育的临床技术,通常也称为"促排卵"。在临床上被人为地划分为两个定义,概念上有所区别,但是随着临床助孕技术的丰富和发展,这两个名词的界限常常模糊不清,在不同的方案中被混用或联合应用。但是无论是怎样的应用场景,无论哪种方案,也无论方案的时间长短,诱导排卵和卵巢刺激都是建立在"周期"的概念之上的,也就是说一个诱导排卵周期或卵巢刺激周期只是针对本周期的排卵结果而言,其临床效应和成功的判断指标是获得预期的成熟卵泡数,或目标卵母细胞数,以期得到妊娠和活产,而没有严重的并发症发生。但从广义来说,诱导排卵和卵巢刺激应包括药物促卵泡生长、卵泡监测、扳机、黄体支持的完整过程。

1. **诱导排卵** 诱导排卵(ovulating induction, OI)是指对排卵功能障碍的不孕女性,应用口服或注射药物,诱导垂体内源性促性腺激素分泌,促使卵巢内主导卵泡生长、成熟和排卵,以期通过性交或人工授精的方式获得妊娠。通常 OI 的目标是单卵泡发育。目前常用的口服药物有来曲唑、克罗米芬、他莫昔芬等,诱导垂体 FSH/LH 的产生和分泌;注射药物主要是外源性促性腺激素制剂,包括人类绝经期促性腺激素(human menopausal gonadotropin, hMG)和 FSH。

2. **卵巢刺激** 卵巢刺激(ovarian stimulation, OS)是指在辅助生殖技术中,主要是体外受精及其衍生技术,应用外源性促性腺激素,刺激卵巢的多个主导卵泡发育,获得一定数量的卵母细胞,以期完成体外受精的助孕过程。但是目前在一些体外受精的微刺激方案中,也会联合应用口服的促排卵药,目标卵泡数也就是 1~2 个,所以定义不很清晰。

3. 控制性卵巢刺激　控制性卵巢刺激(controlled ovarian stimulation,COS)是近年来对卵巢刺激最广泛推荐的名词,有两个内在的含义。一是随着辅助生殖技术的发展,20 世纪 90 年代 GnRH 激动剂的问世,和近 20 余年 GnRH 拮抗剂的应用,在卵巢刺激方案中设计为降调抑制或拮抗的作用,阻断垂体来源的内源性 LH 峰值出现,避免卵泡提早排逸,因此称为“控制性”卵巢刺激。二是因为刺激多个卵泡发育的目标,在有效性和安全性的共识基础上,强调适量的、可控的刺激剂量,符合目标获卵数,以达到预期的成功和安全指标,这也是控制性卵巢刺激的内涵意义。

4. 控制性促超排卵　控制性促超排卵(controlled ovarian hyper-stimulation,COH)是 20 世纪 80 年代至 21 世纪初使用比较广泛的对卵巢刺激的描述。当时人们普遍认为,为了提高体外受精的妊娠率,获卵数越多越好,因此一度引发了很高的多胎妊娠和卵巢过度刺激综合征的并发症。经过数年并发症的困扰和生命代价,人们对卵巢刺激的认识,有了从生理到伦理的升华,不再强调“超”的理念,而转为合理和安全的刺激目标。因此近年来不再使用 COH 这个名词。

5. 卵巢刺激方案的分类　随着辅助生殖技术 40 年来的进步,不断有新的刺激药物和方案应用于临床,并得到研究和实践。多种卵巢刺激方案根据药物和作用机制的不同,为了更好地进行分类统计、分析和质控,通常将方案分为以下几大类(详细方案见第六章):

(1)长方案:通常指采用 GnRH 激动剂降调的刺激方案,包括黄体期长方案、超长方案、早卵泡期长方案等。

(2)拮抗剂方案:指采用 GnRH 拮抗剂的刺激方案,包括灵活拮抗剂方案、固定拮抗剂方案和克罗米芬联合的拮抗剂方案等。

(3)短方案:通常指在卵泡早期 GnRH 激动剂

和促性腺激素同时使用的降调刺激方案。

(4)高孕激素控制下的刺激方案(PPOS):指采用较大剂量黄体酮控制下的刺激方案,包括口服孕激素制剂的控制,或释放孕激素宫内节育器的控制等。

(5)微刺激方案:指使用低剂量促性腺激素(≤150U/d)的刺激方案,包括口服雌激素抑制剂克罗米芬和来曲唑的方案,通常也称微刺激(minimal stimulation);或低剂量促性腺激素(≤150U/d)的刺激,也称温和刺激(mild stimulation);或以上两类的混合刺激方案。但是目前国际上还未有严格的英文名称的定义和分类。

(6)自然周期:严格来说自然周期(nature cycle)不属于刺激周期,但是在人工助孕周期中,虽然不采用药物刺激卵泡生长,但一般还是会用到卵泡监测、扳机和黄体支持。改良自然周期(modified nature cycle)的区别在于,使用非常低剂量的促性腺激素,FSH 或 hMG 每天或隔天 75U 注射。

诱导排卵和卵巢刺激的定义和分类随着临床应用的进展,不断被赋予新的内容和诠释,需要我们与时俱进,关注发展和变化,保持用最专业的词汇和术语描述诱导排卵的事件。

四、诱导排卵药物和方案的发展历程

(一)诱导排卵药物的问世和市场化

近几十年来,促排卵药物及方案飞速进展,为卵巢刺激奠定了基础。1958 年,Gemzell 等成功从人脑垂体中提取卵泡刺激素(follicle stimulating hormone,FSH)并利用它诱导排卵,于 1960 年获得首例妊娠。当时,该治疗主要用于促性腺激素缺乏患者,后用于进行垂体切除术的女性。

这一巨大突破后,人们开始了对促性腺激素来源的探索。hMG 提取自绝经女性的尿液,1962 年 Lunenfeld 等报道了首例利用 hMG 诱导排卵后的妊娠。hMG 同时具有 FSH 和黄体生成素(luteinizing hormone,LH)活性,但早期 hMG 中的 FSH、LH 有效成分低,95% 以上蛋白是无活性污染物。随着纯化技术进展,杂质连同 LH 及 LH 样活性物质被去除,一些高纯度的尿源性 FSH(u-FSH)问世,仅含微量 LH 活性。20 世纪 70 年代后期,外源性促性腺激素开始用于治疗排卵功能障碍导致的不孕,旨在获得单卵泡发育,但使用较少,后随着体外受精(in vitro fertilization,IVF)等辅助生殖技术(assisted reproductive technology,ART)的引入,卵巢刺激原则发生改变,不再追求单卵泡发育,而是追求卵母细胞的最大产量,外源性 FSH 给药量增大。20 世纪 90 年代后期重组 FSH(r-FSH)制剂问世,其纯度接近 100%,由插入人类 FSH 的 α 和 β 亚基基因的中国仓鼠卵巢细胞产生。

克罗米芬(clomiphene citrate,CC),即枸橼酸氯米芬,是人工合成的非甾体药物,作用于下丘脑竞争雌激素受体,刺激内源性 FSH 和 LH 分泌;同时可能直接作用于卵巢,增加颗粒细胞对促性腺激素敏感性。CC 问世和市场化是研究者、医生、官方机构等共同努力的成果。1956 年,Palopoli 等合成了现在被称为枸橼酸氯米芬的化合物,1959 年这种化合物通过了专利申请。1961 年,Greenblatt 等首次发现 CC 可安全有效地应用于卵巢刺激。1967 年,CC 开始应用于临床,彻底改变了不孕症,尤其多囊卵巢综合征(polycystic ovary syndrome,PCOS)的治疗方法,CC 最初的适应证即治疗 PCOS 等排卵功能障碍。此后,CC 开始与促性腺激素联合使用,常用于增加不明原因不孕或人工授精患者优势卵泡数目,及提高黄体功能不足患者孕酮水平。CC 治疗简单、经济、有效,现仍处为一线诱导排卵药物。

芳香化酶抑制剂是一类较新的药物。1986 年一种新的化合物被合成,现称为来曲唑,是第三代芳香化酶抑制剂。来曲唑是一种非甾体、高选择性的口服芳香化酶抑制剂,能够可逆地与雌激素合成途径中的限速酶 P450 结合,抑制睾酮向雌激素转化,下调雌激素水平,增加 FSH 分泌。1993 年,来曲唑开始被用于动物的卵巢刺激。2001 年,Mitwally 和 Casper 首次将来曲唑用于诱导排卵。

芳香化酶抑制剂半衰期较短,对子宫内膜、子宫颈等雌激素靶器官/组织的不良影响少于 CC。临床随机对照试验(randomized control trial,RCT)发现 PCOS 患者中来曲唑诱导排卵的妊娠率、活产率显著高于 CC。此外,2 项临床研究比较了经由来曲唑、CC 诱导排卵和自然妊娠后分娩的新生儿的健康情况,分别纳入 911 名和 470 名新生儿,未发现使用来曲唑后新生儿出现先天性畸形风险升高。来曲唑尚未被批准用于不孕症治疗,但美国妇产科医学会建议将来曲唑作为 PCOS 患者无排卵性不孕的一线治疗。

20 世纪 70 年代,促性腺激素释放激素(gonadotrophin releasing hormone,GnRH)被分离出来,其结构也被建立,为 IVF 多种卵巢刺激方案奠定了基础。

(二)诱导排卵方案的发展

世界首个"试管婴儿"诞生于 1978 年,经由自然周期方案获得妊娠。早期 IVF 的争议在于应采取自然周期还是刺激多卵泡发育,以获得更好的临床结局。由于当时胚胎学技术发展的限制,自然周期方案被认为是一种低效方案,而多卵泡发育、获卵数目增加可改善临床结局。因此,外源性促性腺激素诱导排卵迅速取代了自然周期成为最常用方案,在很多年里,IVF 卵巢刺激主要以尽最大可能提高获卵数为目的,为达到该目的,大剂量促性腺激素被临床应用于卵巢刺激。

最初,hMG 和 CC 被用于刺激多卵泡发育,然而超生理水平雌激素的分泌促使 LH 峰提前,很难控制刺激周期的提前排卵和卵泡黄素化。1980 年,解决该困境的关键难点被攻破,即连续应用 GnRH 类似物可抑制 LH 峰和提前排卵。20 世纪 80 年代中期开始,GnRH 激动剂被用于控制性的卵巢刺激方案,即 GnRH 激动剂长方案,该方案可有效抑制早发 LH 峰,预防提前排卵。当时的研究发现,GnRH 激动剂方案在获卵数、获得胚胎数和妊娠结局方面都取得了良好效果,并可使取卵时间程序化安排,因此,GnRH 激动剂方案得到了广泛的应用。

然而,GnRH 激动剂方案周期较长,需要高剂量促性腺激素刺激和频繁卵泡监测,且卵巢过度刺激综合征(ovarian hyperstimulation syndrome,OHSS)风险较高。

随着生殖医学技术进步,尤其卵胞质内单精子注射(intracytoplasmic sperm injection,ICSI)技术的引入和胚胎培养技术的完善,辅助生殖技术的正常受精率、妊娠率等均有明显改善,生殖内分泌专家开始致力于降低多胎妊娠和 OHSS 等并发症风险,同时卵巢刺激的高成本也引发了关于卵巢刺激卫生经济学的思考。1996 年,Robert Edwards 首次提出应在 IVF 中进行更温和的卵巢刺激,以减轻患者经济负担,提高卵巢刺激的安全和效率。GnRH 拮抗剂方案在临床的应用逐渐增加,该方案在卵巢刺激过程中应用 GnRH 拮抗剂,有效预防 LH 峰提前出现。与激动剂长方案比较,拮抗剂方案显著降低了 OHSS 风险。

此外,生殖内分泌专家也逐渐认识到获卵数目与活产率并非简单的线性关系。一项大规模研究纳入 40 余万 IVF 周期,发现在获卵数不超过 15 枚时,活产率随着获卵数的增加而上升,在获卵数 15~20 枚活产率达到平台,获卵数超过 20 枚时活产率反而下降。遂提出控制性促排卵(controlled ovarian stimulation,COS)的概念,即为通过适当的卵巢刺激,获取适当数目的卵母细胞,选择优质胚胎移植入子宫腔。

自然周期、改良自然周期也逐渐回归人们的视野。自然周期基于卵泡的自然招募和选择,避免了外源性促性腺激素使用。根据国际温和刺激方案辅助生殖技术协会(International Society for Mild Approaches in Assisted Reproduction,ISMAAR)定义,自然周期方案指不使用任何药物,而改良自然周期则使用了部分药物以降低周期取消率,药物包括人绒毛膜促性腺激素(human chorionic gonadotropin,hCG)、FSH、hMG、GnRH 拮抗剂等。自然周期不需要进行药物注射,也不需要复杂的胚胎选择和胚胎冷冻,因而费用较低,对患者造成了心理压力较小,而自然周期方案周期取消率较高。

微刺激方案指在 GnRH 拮抗剂治疗周期中,以较低剂量(≤150U/d)FSH 或 hMG 诱导排卵,或者口服药如抗雌激素制剂或芳香化酶抑制剂单独使用,或与促性腺激素联合使用,以减少获卵数目。微刺激方案更为安全、经济,该方案妊娠率、活产率与传统方案相似,尽管其获卵数减少,但累计妊娠结局并无显著差异。

此外,一些较为新兴的方案如高孕激素状态下促排卵(progestin-primed ovarian stimulation,PPOS)方案、黄体期促排卵方案、双刺激方案、顺势方案等,都在临床上渐渐有了其应用空间。对患者充分评估并进行个体化卵巢刺激,已渐渐成为辅助生殖领域的主流和方向。

(刘嘉茵　陈子江　刘培昊)

参考文献

1. DAY FR, RUTH KS, THOMPSON DJ, et al. Large-scale genomic analyses link reproductive aging to hypothalamic signaling, breast cancer susceptibility and BRCA1-mediated DNA repair. Nat Genet, 2015, 47 (11): 1294-1303.

2. FRANASIAK JM, FORMAN EJ, HONG KH, et al. The nature of aneuploidy with increasing age of the female partner: a review of 15, 169 consecutive trophectoderm biopsies evaluated with comprehensive chromosomal screening. Fertil Steril, 2014, 101 (3): 656-663. e1.

3. WANG S, HASSOLD T, HUNT P, et al. Inefficient cross-over maturation underlies elevated aneuploidy in human female meiosis. Cell, 2017, 168 (6): 977-989. e17.

4. TRUMAN AM, TILLY JL, WOODS DC. Ovarian regeneration: the potential for stem cell contribution in the postnatal ovary to sustained endocrine function. Mol Cell Endocrinol, 2017, 445: 74-84.

5. ZOU K, YUAN Z, YANG Z, et al. Production of offspring from a germline stem cell line derived from neonatal

ovaries. Nat Cell Biol, 2009, 11 (5): 631-636.

6. ZHOU L, WANG L, KANG JX, et al. Production of fat-1 transgenic rats using a postnatal female germline stem cell line. Mol Hum Reprod, 2014, 20 (3): 271-281.

7. RUTH KS, PERRY JRB, HENLEY WE, et al. Events in early life are associated with female reproductive ageing: a UK Biobank study. Sci Rep, 2016, 6: 24710.

8. LOUWERS YV, VISSER JA. Shared genetics between age at menopause, early menopause, POI and other traits. Front Genet, 2021, 12: 676546.

9. LAISK T, TŠUIKO O, JATSENKO T, et al. Demographic and evolutionary trends in ovarian function and aging. Hum Reprod Update, 2019, 25 (1): 34-50.

10. MONGET P, MCNATTY K, MONNIAUX D. The crazy ovary. Genes (Basel), 2021, 12 (6): 928.

11. GERSHON E, DEKEL N. Newly identified regulators of ovarian folliculogenesis and ovulation. Int J Mol Sci, 2020, 21 (12): 4565.

12. BHARDWAJ JK, PALIWAL A, SARAF P, et al. Role of autophagy in follicular development and maintenance of primordial follicular pool in the ovary. J Cell Physiol, 2022, 237 (2): 1157-1170.

13. ROWE PJ, COMBAIRE FH, HARGREAVE TB, et al. WHO manual for the standardized investigation and diagnosis of the infertile couple. Cambridge, Mass: Cambridge University Press. 2001.

14. MIKHAEL S, PUNJALA-PATEL A, GAVRILOVA-JORDAN L. Hypothalamic-pituitary-ovarian axis disorders impacting female fertility. Biomedicines, 2019, 7 (1): 5.

15. ZHANG R, LINPENG S, LI Z, et al. Deficiency in GnRH receptor trafficking due to a novel homozygous mutation causes idiopathic hypogonadotropic hypogonadism in three prepubertal siblings. Gene, 2018, 669: 42-46.

16. XU N, KIM HG, BHAGAVATH B, et al. Nasal embryonic LHRH factor (NELF) mutations in patients with normosmic hypogonadotropic hypogonadism and Kallmann syndrome. Fertil Steril, 2011, 95 (5): 1613-1620. e1-7.

17. MORRISON AE, FLEMING S, LEVY MJ. A review of the pathophysiology of functional hypothalamic amenorrhoea in women subject to psychological stress, disordered eating, excessive exercise or a combination of these factors. Clin Endocrinol (Oxf), 2021, 95 (2): 229-238.

18. MECZEKALSKI B, NIWCZYK O, BALA G, et al. Stress, kisspeptin, and functional hypothalamic amenorrhea. Curr Opin Pharmacol, 2022, 67: 102288.

19. NAVARRO VM. Metabolic regulation of kisspeptin-the link between energy balance and reproduction. Nat Rev Endocrinol, 2020, 16 (8): 407-420.

20. PODFIGURNA A, B MECZEKALSKI. Functional hypothalamic amenorrhea: a stress-based disease. Endocrines, 2021, 2 (3): 203-211.

21. CARONIA LM, MARTIN C, WELT CK, et al. A genetic basis for functional hypothalamic amenorrhea. N Engl J Med, 2011, 364 (3): 215-225.

22. WALTERS KA, GILCHRIST RB, LEDGER WL, et al. New perspectives on the pathogenesis of PCOS: neuroendocrine Origins. Trends Endocrinol Metab, 2018, 29 (12): 841-852.

23. ROSENFIELD RL, EHRMANN DA. The pathogenesis of polycystic ovary syndrome (PCOS): the hypothesis of PCOS as functional ovarian hyperandrogenism revisited. Endocr Rev, 2016, 37 (5): 467-520.

24. MYKHALCHENKO K, LIZNEVA D, TROFIMOVA T, et al. Genetics of polycystic ovary syndrome. Expert Rev Mol Diagn, 2017, 17 (7): 723-733.

25. CALDWELL ASL, EDWARDS MC, DESAI R, et al. Neuroendocrine androgen action is a key extraovarian mediator in the development of polycystic ovary syndrome. Proc Natl Acad Sci U S A, 2017, 114 (16): E3334-E3343.

26. SURVEEN GHUMMAN. Principles and practice of controlled ovarian stimulation in ART. Springer New Delhi Heidelberg New York Dordrecht London. Springer India., 2015.

27. CHEN ZJ, TIAN QJ, QIAO J. Chinese expert consensus on premature ovarian insufficiency. Zhonghua Fu Chan Ke Za Zhi, 2017, 52 (9): 577-581.

28. QIN Y, JIAO X, SIMPSON JL, et al. Genetics of primary ovarian insufficiency: new developments and opportunities. Hum Reprod Update, 2015, 21 (6): 787-808.

29. JIAO X, KE H, QIN Y, et al. Molecular genetics of premature ovarian insufficiency. Trends Endocrinol Metab, 2018, 29 (11): 795-807.

30. ESHRE. Management of women with premature ovarian insufficiency. In://Guideline of the European society of human reproduction and embryology, 2015.

31. LUDWIG M, WESTERGAARD LG, DIEDRICH K, et al. Developments in drugs for ovarian stimulation. Best Pract Res Clin Obstet Gynaecol, 2003, 17 (2): 231-247.

32. YANG AM, CUI N, SUN YF, et al. Letrozole for female infertility. Front Endocrinol (Lausanne), 2021, 12: 676133.

33. FRANIK S, ELTROP SM, KREMER JA, et al. Aromatase inhibitors (letrozole) for subfertile women with polycystic ovary syndrome. Cochrane Database Syst Rev, 2018, 5 (5): CD010287.

34. AMER SA, SMITH J, MAHRAN A, et al. Double-blind randomized controlled trial of letrozole versus clomiphene citrate in subfertile women with polycystic ovarian syndrome. Hum Reprod, 2017, 32 (8): 1631-1638.

35. LEGRO RS, BRZYSKI RG, DIAMOND MP, et al. Letrozole versus clomiphene for infertility in the polycystic ovary syndrome. N Engl J Med, 2014, 371 (2): 119-129.

36. ROSE BI, BROWN SE. A review of the physiology behind letrozole applications in infertility: are current protocols optimal？ J Assist Reprod Genet, 2020, 37 (9): 2093-2104.

37. HOEGER K, VITEK W. Polycystic ovarian syndrome. In://Clinical Updates in Women's Health Care, vol. XV (4). Washington, DC: American College of Obstetricians and Gynecologists. 2016.

38. AMERICAN COLLEGE OBSTETRICIANS GYNECOLOGISTS. Prolog: reproductive endocrinology and infertility. 8th ed. Washington, DC: American College of Obstetricians and Gynecologists, 2020.

39. STEPTOE PC, EDWARDS RG. Birth after the reimplantation of a human embryo. Lancet, 1978, 2 (8085): 366.

40. CLAMAN P, DOMINGO M, GARNER P, et al. Natural cycle in vitro fertilization-embryo transfer at the University of Ottawa: an inefficient therapy for tubal infertility. Fertil Steril, 1993, 60: 298-302.

41. SUNKARA SK, RITTENBERG V, RAINE-FENNING N, et al. Association between the number of eggs and live birth in IVF treatment: an analysis of 400 135 treatment cycles. Hum Reprod, 2011, 26 (7): 1768-1774.

42. NARGUND G, FAUSER BC, MACKLON NS, et al. The ISMAAR proposal on terminology for ovarian stimulation for IVF. Hum Reprod, 2007, 22 (11): 2801-2804.

43. VON WOLFF M. The role of Natural Cycle IVF in assisted reproduction. Best Pract Res Clin Endocrinol Metab, 2019, 33 (1): 35-45.

44. NARGUND G, DATTA AK, FAUSER BCJM. Mild stimulation for in vitro fertilization. Fertil Steril, 2017, 108 (4): 558-567.

45. GUATAM N. ALLAHBADIA, YOSHIHARU MORIMOTO. Ovarian stimulation protocols.Springer New Delhi Heidelberg New York Dordrecht London: Springer India. 2016.

46. ROY HOMBURG.Ovulation induction and controlled ovarian stimulation：a practical guide. 2nd ed. Springer Cham Heidelberg New York Dordrecht London: Springer. 2014.

47. SURVEEN GHUMMAN.Principles and practice od controlled ovarian stimulation in ART. Springer New Delhi Heidelberg New York Dordrecht London: Springer. 2015.

一、体外受精卵巢刺激的"目标获卵数"

随着辅助生殖技术（assisted reproductive technologies，ART）的不断进步，卵巢刺激的理念也发生了很大的变迁，如何制订最合理的卵巢刺激方案，高效利用卵母细胞，达到单胎、足月、活产，降低并发症，已成为体外受精技术成功的标准和追求的目标。

纵观体外受精胚胎移植技术（in vitro fertilization and embryo transfer，IVF-ET）发展的历程，既往的"控制性促超排卵（Controlled ovarian hyperstimulation，COH）"，发展到近代的"控制性促排卵"（controlled ovarian stimulation，COS），生殖医学的教授和学者们最早在国际和国内提出了以"目标获卵数"为依据的个体化诱导排卵概念，从而提高卵母细胞利用率，降低卵巢过度刺激综合征（ovarian hyperstimulation syndrome，OHSS）风险。多年来学者们一直在问一个问题，一个取卵周期到底需要获得多少枚卵才算最合适呢？

（一）多少获卵最为理想

众所周知，体外受精技术的成功率是人们最为关注的焦点，卵巢刺激方案中的外源性促性腺激素（gonadotropins，Gns）的剂量是决定获卵数的最关键的因素。为了保障活产率，既往认为获得的卵母细胞数量越多，成功率也会更高。在20世纪90年代，卵巢刺激方案主要以"控制性超促排卵（COH）"为主，每周期的获卵数平均可达12~15枚甚至更多，卵巢过度刺激综合征的风险显著增加。因此，"试管婴儿之父"罗伯特·爱德华兹提出了"回归自然"的号召，呼吁减少用药，降低IVF并发症。

近些年来，随着IVF技术的发展与成熟，人们开始更多地关注人工助孕的安全性和舒适性，聚焦于"目标获卵数"，陆续发表了众多的研究。一项通过分析共400 135个IVF刺激周期的英国研究显示，当平均获卵数达15枚时，每移植周期的活产率达到最高，如果再增加获卵数也不会提高IVF的成功率。如果以每刺激周期的累计活产率为终点，研究显示患者获卵超过15枚时的累计活产率显著高于15枚或以下；获卵数与年龄显著相关，当女性年龄在41岁或以下，随着获卵数目增多，累计活产率随之增加。超过41岁后，累计活产率不再随着获卵数的增加而升高（图1-3）。另一项涉及15 000例年龄<40岁女性的多中心回顾性研究显示，当获卵超过20枚或以上时，累计活产率增加幅度有限（<5%），但OHSS发生率显著增加；获卵数超过7枚或以上，鲜胚移植活产率增加有限（<5%）。最近的一篇关于全胚冷冻周期的获卵数与累计活产率的研究也显示，对于<35岁或以下的年轻女性，获卵数与累计活产率正相关，然而当获卵数超过30枚，累计活产率增加不再显著。2022年在一项关于多囊卵巢综合征回顾性研究中发现，获卵数介于7~16枚之间时，鲜胚移植活产率最高，获卵超过15枚，可获得较高的累计活产率。

结合既往研究，在平衡患者OHSS风险和活产率关系基础上，可见如果以理想的累计活产率为研究终点时，建议目标获卵数不应超过15~20枚，如果鲜胚移植活产率为研究终点时，建议目标获卵数介于7~15枚之间。这也为我们提出一个问题，诱导排卵的目标卵子数为"15枚"是否比较合适？

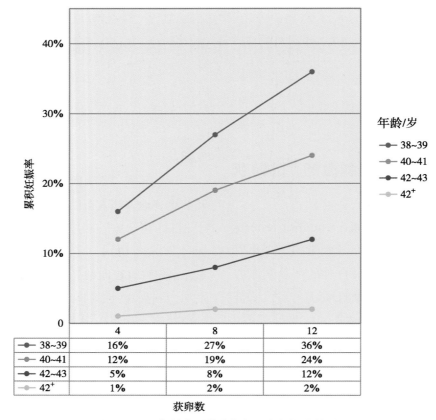

	4	8	12
● 38~39	16%	27%	36%
● 40~41	12%	19%	24%
● 42~43	5%	8%	12%
● 42⁺	1%	2%	2%

图 1-3　不同年龄人群获卵数与累积妊娠率的关系

［引用：Marta Devesa，Tur Rosa，Rodriguez Ignacio. CLBR and number of oocyte received in advanced aged women. Human Reproduction，2018，33（11）：2010-2017.］

（二）Gns 的刺激剂量与目标获卵数（参考第八章）

如何设计合适的 Gn 刺激剂量获得理想的目标卵子数一直是辅助生殖领域众多学者不断追求和探索的方向，精准评估每位患者的个体参数构成的一个综合评估系统尤为重要。其中年龄、AMH、AFC 及体重为最常用的重要评估指标。一项以（AMH × AFC）/ 患者年龄作为卵巢预测指数（ORPI）的研究，通过在 101 例接受 ICSI 助孕的患者夫妇进行验证，发现该指数在预测卵巢低反应状态（获卵<4 枚）具备较高的灵敏性和特异性，超过 4 枚或以上人群中可以较好地预测卵巢反应性和妊娠率。同年，La Marca A 等结合回顾性资料分析认为年龄、基础 FSH、AFC、AMH 与卵巢反应性密切相关，并建立了 Gn 启动量与目标获卵数的统计预测模型，通过年龄、AFC/AMH 与月经第 3 天的基础 FSH 水平交叉线性关系，决定 FSH 启动用药剂量。来自 2 项多中心的研究发现，无论高反应或低反应人群，采用标准化启动剂量（高反应 150U/d，低反应 225 或 450U/d）或个体化剂量，最终两组获得的累计活产率未见显著差异，然而个体化剂量可能存在卵巢低反应、取消率升高等风险，而标准化剂量显著增加 OHSS 风险；而另一项随机临床研究也提示基于 AMH 驱动的个性化 FSH 启动剂量较标准化 Gn 刺激启动剂量，并未提高最终的累计活产率。未来期待通过人工智能大数据分析设计获得"理想目标获卵数"的 Gn 启动刺激剂量的数据模型，为临床应用提供参考。

（三）卵母细胞的利用率

2008 年，一项由 Dr. Patrizio 教授主导的研究发现，尽管获卵数多的患者妊娠率随之增加，然而每卵母细胞的利用率却显著降低，究其原因是获卵多的患者属于年轻、卵巢反应好的人群,平均得到 1~2 枚胚胎即可获得妊娠,而剩余的多枚胚胎可能长期冻存在液氮罐内,造成胚胎及医疗资源的浪费。

因此,如何在一个刺激周期内获得最大的卵母细胞利用率呢？ 以<35 岁的标准人群为例,如果按照每卵母细胞实际获得的活产推算所有冷冻胚胎的潜在活产率,统计分析显示如果患者每周期平均获得 5 枚卵母细胞,每枚卵母细胞的活产率可达 12%,达到最高的利用率；随着获卵数增加,卵母细胞利用率下降,当获得 20 枚卵母细胞以上的时候,卵母细胞的利用率最低,约 1.7%。

2021 年一项针对温和刺激方案的回顾性研究也证实,<35 岁标准人群每周期平均获得 5 枚卵母细胞,每枚卵母细胞利用率可达 11.4%,当获卵>10 枚,卵母细胞利用率仅为 3.3%。基于以上理念,目前更多的学者提出以"目标获卵数"为依据的个体化卵巢刺激概念,兼顾活产和安全性及舒适性。

目前针对不同卵巢反应和不同的病因,如果以每周期的活产率/妊娠率为目标,建议：

1. 卵巢储备正常的年轻女性采用常规卵巢刺激方案,如果预期每取卵周期获得 80% 左右的累计活产率,建议目标获卵数 8~10 枚；如果采用温和或低剂量的卵巢刺激方案,目标获卵数 4~6 枚,可获得 50% 左右的累计活产率,提高了患者舒适度,降低药费,避免过多卵母细胞和胚胎浪费。

2. 高龄或卵巢储备减退、预期妊娠率较低的女性,如果常规卵巢刺激剂量不能妊娠,建议采用微刺激方案,目标获卵数 2~5 枚。江苏省人民医院生殖中心的数据显示 4 个周期微刺激方案累计妊娠率可达 46%。

3. 对于男方严重少弱精子症,或需要睾丸和附睾取精,或进行胚胎植入前遗传学诊断[植入前染色体结构重排检测(preimplantation genetic testing-structural rearrangement,PGT-SR)]的夫妇,为获得最大的胚胎利用率,建议目标获卵数预期在 15~20 枚。

(四)精准医疗技术实现的"目标获卵数"

随着医学遗传学科学和技术的发展,人类对基因组、功能基因组、蛋白质组、代谢组学等的研究日益深入,大数据和人工智能技术也更多地介入精准医学的发展。对卵巢刺激方案的精准化和个体化医疗技术,目前正以前所未有的速度迅猛进步。越来越多的与卵巢储备、卵巢反应、卵母细胞质量、卵巢刺激并发症相关的基因被发现和研究,并逐渐应用于临床；越来越多的证据证明,人卵巢对刺激药物和方案的反应,很大程度上取决于个体的基因型。既往观察卵泡刺激素、黄体生成素及其受体(FSHR、LHR、LHCGR)的特异性基因型对诱导排卵结果影响的研究发现,如果 FSHR(rs6166)中丝氨酸取代天冬酰胺,发现该基因型患者对 FSH 的抵抗更强,基础 FSH 水平更高,获卵数更少；而如果 FSHR(rs6155)中苏氨酸被丙氨酸取代,导致极性氨基酸变为非极性疏水氨基酸,减少一个潜在的 O-liked 糖基化位点,该基因型患者卵巢刺激时间更短；基础研究证实 FSHR(rs1394205)可调节 FSHR 蛋白质功能(A 位点可降低转录活性),AA 纯合子基因型的 FSH 消耗量更大。可见性腺激素及其受体的特定多态性可调节卵巢对外源性 FSH 的反应,促性腺激素及其受体的基因多态性(SNPs)会影响 IVF 控制性卵巢刺激(COS)结局,这些研究部分地解释了在 10%~15% 的基础 FSH 水平正常妇女中出现的"低反应(hypo-responders)"现象,未来基于药物、个体等基因组学方法似乎是一种颇具前景的精准医学诊疗方法,为实现"目标获卵数"提供了可能。

IVF 卵巢刺激的目标获卵数目前仅仅是一个概念,因为在实际工作中,我们还没有能力精准地控制目标患者的卵泡数,只能依靠有限的监测指标(如年龄、AMH、AFC、基础 FSH、体重和 BMI 等)和医生个人的经验,制订卵巢刺激的方案、药物和剂量。很多专家学者长期以来致力于精准测算合适的卵巢刺激剂量,以期得到目标获卵数,各种公式、算法、模型等都被尝试于目标获卵数的 Gns 剂量设计。无论未来的科学技术怎样发展,获得单胎、足月、活产、舒适的试管婴儿成功结局,始终是辅助生殖技术造福人类的初心。

二、高龄和卵母细胞衰老

随着社会发展和人口结构的改变,越来越多的夫妇选择推迟生育,增加了高龄孕育人群的比例,由此女性卵巢老化相关问题日益突出,也是目前生殖医学最具挑战的问题之一。卵巢老化是一种女性性腺的退行性改变,伴随着月经异常、排卵功能障碍、不孕、雌激素降低有关的生殖器官和全身系统的功能减退。有生理和病理的两类原因。生理原因和年龄的自然衰老有关,由遗传、环境共同决定。中国女性平均的自然绝经年龄为49岁,45岁以前绝经称为"提早绝经";40岁以前的绝经伴有上述卵巢衰老特征,是属于病理性的,称为"早发性卵巢功能不全/衰竭",由基因变异、医源性、免疫性等因素造成,很多属于原因不明。

卵巢功能减退的现象有多种命名:①卵巢储备减退(diminished ovarian reserve,DOR):是共同的临床特征,约占不孕妇女的10%,表现为年龄>40岁,或抗米勒管激素(AMH)水平低下(<0.5~1.1ng/ml),卵巢窦卵泡计数减少(<5~7个),基础FSH水平升高(>10~12U/L),包括年龄和病理原因,描述为一种卵巢储备的降低状态;②原发性卵巢功能不全/衰竭(primary ovarian insufficiency/premature ovarian failure,POI/POF):是指年龄<40岁,基础FSH>25~40U/L,伴有卵巢衰老和雌激素降低的临床表现;③卵巢低反应(poor ovarian responder,POR):描述为卵巢在常规或大剂量促性腺激素刺激下,无法有正常反应,获得<3枚成熟卵泡或获卵<3枚,其中有DOR的患者,也有非预期的卵巢低反应,常常与基因变异有关。

大多卵巢储备减退的患者因月经或不孕在妇科和生殖中心门诊就诊。近年来随着人口和生育问题的突显,高龄女性的生育问题以及卵母细胞衰老的机制和治疗方向,已成为临床生殖医学的热点和难点(图1-4)。

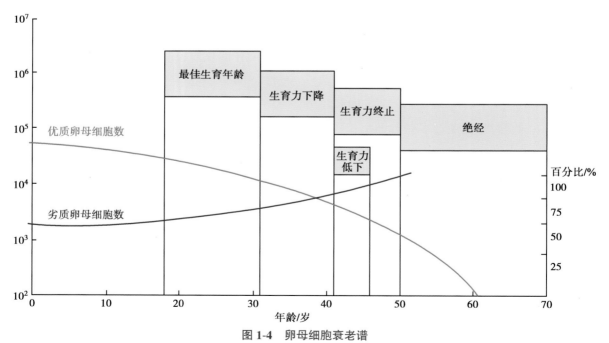

图1-4　卵母细胞衰老谱

[引用:HANSEN KR,KNOWLTON NS,THYER AC,et al. A new model of reproductive aging:the decline in ovarian non-growing follicle number from birth to menopause.Hum Reprod,2008,23(3):699-708.]

（一）卵母细胞衰老的主要机制

在细胞生理和病理衰老过程中，积累的DNA损伤在历经表观遗传变化、自噬和代谢失调的改变后，均会表现出衰老相关分泌表型（senescence associated secretory phenotype，SASP），进而引发染色体端粒缩短和线粒体功能障碍等机制的发展。卵母细胞是人体最大的细胞，属于生殖系细胞，它的衰老也同样呈多因素、多途径、多态性的表型，虽然具体机制尚未完全阐明，但依据目前研究主要包括以下几个方面（图1-5）：

1. 氧化应激系统的失衡　活性氧（reactive oxygen species，ROS）作为细胞事件过程中氧代谢的内源性产物，是高度反应性的含氧化合物，如超氧阴离子、过氧化氢等。正常情况下，细胞能够消除多余的ROS，维持细胞内蛋白质稳态。但随着年龄增长，线粒体功能下降，ROS产生增加和细胞抗氧化机制受损，造成ROS的累积，加重细胞氧化损伤，进一步促进ROS的产生，破坏线粒体功能，形成一个恶性循环。适量的ROS作为女性生殖生

理过程中的关键信号分子，参与了卵泡发育、排卵、黄体形成、早期胚胎发育、妊娠等各个环节的生物学事件。生理状态下，ROS经过细胞内促增殖信号转导的作用，增加卵母细胞的发育潜能；而病理条件下，ROS异常升高可加速卵母细胞老化。近年国内研究首次揭示，衰老过程中卵巢各种细胞衰老相关的氧化应激信号通路均发生改变，差异变化的基因多集中于卵母细胞、颗粒细胞、基质细胞中，也进一步证实了氧化应激损伤在卵巢衰老中的重要作用。

2. DNA损伤　随着年龄的增长，细胞核中的基因组会变得不稳定，DNA容易发生突变，染色体频繁发生畸变。主要原因是各种维持基因稳定性和修复基因的酶类表达水平下降。随着年龄的增长，修复DNA损伤的细胞机制变得不那么有效，导致DNA损伤、修复失效和突变累积。在卵母细胞中，这是导致卵母细胞非整倍体相关的质量下降、细胞凋亡加剧的关键因素，最终发生不孕和流产。

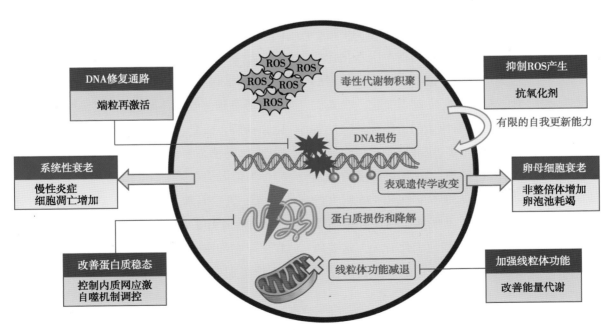

图1-5　卵母细胞衰老机制

端粒存在于真核生物的染色体末端,由串联DNA重复序列组成。它们与蛋白质和RNA分子协同作用,以保持染色体完整性。1991年,Harley等人发现体细胞染色体的端粒DNA会随细胞分裂次数增加而不断缩短。细胞DNA每复制一次端粒就缩短一段。而一些细胞,例如卵母细胞,拥有的端粒酶有助于延长端粒DNA。一项进行IVF助孕女性的研究表明,端粒长度也可以预测卵母细胞的数量,并与胚胎的非整倍体率相关。非整倍体胚胎的端粒DNA明显少于整倍体胚胎细胞,这显示了端粒在基因组稳定性中的重要作用。端粒长度和端粒酶活性和卵母细胞老化的相关性,为我们提供了一个研究卵巢功能减退机制及治疗的方向。

3. 表观遗传改变　在卵母细胞发生和早期胚胎发育过程中,建立适当的表观遗传修饰是生殖过程的一个关键步骤。组蛋白修饰,包括甲基化、乙酰化、泛素化等,都是重要的表观遗传修饰机制。研究表明,在衰老过程中,生殖细胞的基因会发生错误的表观遗传修饰,包括异常的DNA甲基化、组蛋白修饰和非编码RNA调控修饰等。DNA甲基化是最常见的表观遗传标记,以往的研究表明,老年小鼠的死胎率和胎儿畸形率明显高于年轻小鼠,与老年小鼠存在的卵母细胞DNA甲基化异常密切相关。与年轻动物相比,老年动物卵母细胞的基因表达和组蛋白乙酰化发生显著变化。在人类卵母细胞减数分裂过程中,组蛋白乙酰化缺陷的数量随着母亲年龄增长而增多,也导致染色体姐妹单体提早分离、同源染色体不分离等非整倍体的发生。一项研究对比了37~39岁女性和<36岁女性卵母细胞mRNA表达谱,发现细胞周期和蛋白质泛素化等生物过程与卵母细胞老化有关。这些研究结果均为卵母细胞老化相关的表观遗传改变提供充分证据。

4. 蛋白质损伤和降解　在卵母细胞发生的关键时期,蛋白质代谢失调可损伤卵母细胞质量。衰老的卵母细胞表现出特定蛋白质的表达增加,如纤原蛋白等。蛋白质合成对于卵母细胞的充分发育至关重要。内质网(endoplasmic reticulum,ER)为卵巢提供正确折叠的蛋白质以满足卵母细胞成熟需求。与年龄相关的氧化应激增加会干扰蛋白质折叠,导致卵巢内质网应激发生,启动未折叠蛋白反应(unfolded protein response,UPR),帮助恢复蛋白质稳态,但内质网应激的进一步发展和恶化则破坏这种稳态的维持,最终导致细胞凋亡。

细胞自噬是一种用于降解和回收未使用或损坏的细胞器及蛋白质的细胞系统,它对于维持细胞内稳态至关重要。研究者提出,自噬随细胞衰老而下降,与哺乳动物雷帕霉素靶蛋白(mTOR)激酶的激活有关,mTOR可抑制自噬并有助于调节衰老细胞中的SASP。最近有研究推测年龄增加也可能导致自噬相关基因甲基化的变化,进一步发生细胞中缺陷蛋白质和线粒体的数量增加。

5. 线粒体功能低下　线粒体是为细胞提供能量的细胞器,内质网-线粒体轴之间的钙离子释放,调控着线粒体的功能机制,在卵巢卵泡发育和早期胚胎发育中起着重要作用,为各种细胞事件的发生提供ATP能量。在卵巢衰老过程中,因内质网应激,钙离子大量释放,线粒体钙超载,线粒体DNA(mtDNA)的不稳定性会增加,细胞中mtDNA突变积累,尤其在卵母细胞中更为明显。另一方面,形态学和功能研究发现,衰老会影响细胞,尤其是卵母细胞的线粒体功能,导致线粒体肿胀、空泡化和碎裂。研究表明,ROS、线粒体融合、线粒体代谢改变、钙稳态失衡等多种线粒体动力学障碍都与卵母细胞老化有关。

6. 其他因素　研究提示老年小鼠的卵母细胞中慢性炎症相关的基因表达增加,提示微环境中炎症反应在卵巢衰老中也发挥作用。随着年龄的增长,低级别慢性炎症增加会加速年龄相关疾病的发展。研究表明,小鼠卵巢炎症会影响卵母细胞的数量和质量。而当导致小鼠炎症状态的因素被抑制时,巨噬细胞浸润减少,卵泡储备维持不变。在代谢综合征的女性,特别是肥胖患者,高胰岛素血症导致卵巢外在和内在炎症反应增加,并且随着年龄的增长而加重。

根据碳基应激理论,与年龄相关的卵母细胞质量和生育能力的下降与卵巢中促炎高级糖基化终末产物(advanced glycation end-products,AGEs)的形成和积累密切相关。AGEs 作为细胞内复杂的化学反应链的最终结果,也可由外源性因素引起,如饮食和吸烟。AGEs 可通过蛋白质损伤、氧化应激反应和卵巢炎症等途径降低卵母细胞发育潜能。一项系统综述显示糖尿病和多囊卵巢综合征(polycystic ovarian syndrome,PCOS)女性体内AGEs 的积累速度会加快。

(二)卵母细胞衰老的影响因素

卵母细胞衰老可以是与年龄有关的生理性卵巢老化,也可能是由一些病理因素,如遗传缺陷、微环境、自身免疫异常、医源性等原因造成。①遗传因素主要包括染色体异常、卵母细胞发育相关基因变异、线粒体 DNA 突变、基因后修饰和端粒长度的变化;②微环境因素包括氧化应激、晚期糖基化终末产物、激素调节等;③近年对自身免疫性疾病的研究也发现,免疫细胞的结构(基因变异)和功能(免疫系统失衡)异常,可能和卵巢衰老存在一定的共享和重叠机制;④医源性的因素也是一种常见的导致卵巢提前衰老的原因,手术、放化疗对卵巢的破坏,已经引起了行业内的高度关注,对性腺的生育力保存和保护已经进入常规的医疗服务项目,基础研究也在深入和广泛地开展;⑤其他因素还包括病毒和病原菌的感染、心理和精神卫生、环境的污染和暴露等,和卵巢老化相关的影响因素,得到全社会和医疗机构的重视,将会得到很快的成果和进展。

(三)对卵母细胞衰老的主要干预途径

目前高龄及卵巢老化女性的生育问题是现代临床生殖医学的难点和热点。迄今为止,尚无临床可行的技术来维持或逆转与高龄相关的卵巢功能障碍。辅助生殖技术是首先推荐的生育拯救方案,但是除了卵母细胞捐赠,卵母细胞衰老女性人工助孕的成功率显著低于卵巢储备正常的年轻不孕症患者。在过去几年中,卵母细胞衰老治疗领域取得了重要进展,临床前研究和即将进行的临床试验显示出未来改善女性生育能力的可行性。

目前临床上应用的干预途径主要包括以下几个方面:①抗氧化剂的辅助治疗:抗氧化剂目前已经在临床上常规使用,如辅酶 Q10、β- 烟酰胺单核苷酸(nicotinamide mononucleotide,NMN)、褪黑素、维生素 C、维生素 E 等;② DNA 修复:端粒酶激活剂白藜芦醇、N- 乙酰半胱氨酸(N-acetyl-L-cysteine,NAC);③改善蛋白质稳态:自噬激活剂雷帕霉素(抑制 mTORC-1);④加强线粒体功能:达沙替尼和槲皮素降低 mTOR 通路;⑤激素类:脱氢表雄酮(dehydroepiandrosterone,DHEA)、瘦素(Leptin)、生长激素(growth homone,GH)、免疫调节剂糖皮质激素;⑥热量限制类似物,如格华止;⑦表观遗传调节剂 SIRT1 激活剂(SIRT1720);⑧间充质干细胞应用等,均已在临床广泛研究和实践,尚需要基于人群的大样本、高质量的临床研究,提供更为可靠、科学、实用的改善方案的循证证据。

(四)高龄和 DOR 生育面临的挑战

虽然辅助生殖技术已被纳入作为高龄女性卵母细胞老化的替代解决方案,但辅助生殖技术(assisted reproductive technologies,ART)不能逆转女性生殖衰老,因此,即使使用体外受精(in vitro fertilization,IVF),妊娠结局也会受到年龄的负面影响。30 岁以后,IVF 周期成功的机会每年减少1.5% 左右。随着女性年龄的增长,卵母细胞质量逐渐下降,这也增加细胞非整倍体和自然流产的风险。如果使用供卵助孕,与免疫因素及子宫老化相关的胎盘受损和子宫血管内皮损伤也可能导致妊娠并发症,例如胎儿生长受限(fetal growth restriction,FGR)和先兆子痫的发生率增加。随着更精准的细胞老化生物标志物以及抗衰老治疗新靶点的探索,期待今后有安全有效的改善卵母细胞老化方法面世,甚至替代辅助生殖技术。

三、非生理剂量激素和胚胎发育源性机制

生殖激素的"非生理剂量"通常是描述超过正常的高水平的甾体激素状态。内分泌腺体的异常分泌、激素的替代和补充、诱导排卵和卵巢刺激及黄体支持等生殖内分泌的各环节,均涉及非生理剂量激素的产生和药物的应用。与正常的月经周期相比,卵巢刺激周期显著改变了子宫所暴露的激素环境,特别是体外受精助孕妊娠后,胚胎所处的宫内高激素环境,对于母婴安全和子代健康可能产生深远的影响,与未来子代的"发育源性疾病"存在潜在的关联,这是"多哈理论"向配子和胚胎期的进一步延展。国内黄荷凤院士团队通过多年的研究,逐步提出和建立了胚胎的发育源性理论,得到学界的高度关注。

(一)卵巢刺激的母胎界面改变

动物实验指出,超促排卵会使小鼠子宫容受性受损、胚胎发育潜能降低,从而导致着床率显著下降及植入后胚胎死亡率增高。学者将这一发现归因于卵巢刺激所导致的宫腔环境改变及胚胎异常染色体增加。不同方案 IVF 周期围产期结局的对比研究提示,与自然周期相比,促排卵周期的新生儿低出生体重、孕期缩短、小于胎龄儿风险增加,有学者指出这与妊娠早期母体的高雌二醇(E_2)环境有关,表明人体内非生理剂量激素的应用对于围产期结局也可能存在不利影响。

近期,有学者通过构建小鼠模型证明,卵巢刺激会使蜕膜中子宫自然杀伤(uterus natural killer,uNK)细胞密度显著下降,这可能会下调 uNK 相关的细胞因子分泌并影响胎盘血管生成,从而限制小鼠的胎儿生长,导致低出生体重的风险增加。一项关于子宫内膜组织学活检结果的研究显示,接受卵巢刺激后的子宫内膜发生显著改变,内膜中性粒细胞数量和激活状态上调,许多明显呈脱颗粒改变,表明暴露于非生理剂量激素的子宫内膜炎症环境增强,进一步研究显示,该改变在接受辅助生殖技术(ART)助孕后未妊娠女性中更加显著,提示内膜的炎症改变通过影响胚胎植入和母胎界面的构建,从而影响最终妊娠结局。

(二)卵巢刺激的宫内高甾体激素状态对子代的影响

一项前瞻性研究表明,超促排卵后的女性妊娠期非生理性高类固醇活性导致鲜胚移植后围产期不良结局的风险增加,其主要表现为新生儿出生体重的下降。有研究进一步表明,卵巢过度刺激综合征(OHSS)可能会导致后代智力水平、语言能力下降、心血管功能及甲状腺功能障碍的风险提高,提示宫腔内高 E_2 环境的暴露可能参与其潜在机制。此外,卵巢刺激导致的黄体功能不足、黄体缺失等情况,使孕妇体内血浆肾素和醛固酮活性在孕早期短暂升高,而血清松弛肽(relaxin)水平则显著下降,从而影响受孕女性的心血管功能,导致孕期子痫前期风险显著增加。

另有一前瞻性研究显示,卵巢刺激会导致早孕期睾酮水平上升。研究证明,雄激素过量不仅与不良妊娠结局有关,更可能对女性后代具有长期影响,宫内暴露于高雄激素可能会影响胚胎编程(embryonic programming),导致妊娠早期表观遗传学的改变,使暴露的女性后代青春期改变,更易患PCOS,多个动物实验均发现母体内高雄激素环境的暴露可能会诱发成年女性高血压病,并通过诱导雌性子代心肌细胞改变导致心肌肥大。

更多表观遗传学相关研究证明,女性妊娠前高雄激素血症可能使后代葡萄糖代谢紊乱风险增高,动物实验提示胚胎时期高 E_2 暴露也可能通过降低下丘脑胰岛素受体(insulin receptor,INSR)诱导雄性小鼠的胰岛素抵抗,但可以通过饮食干预重塑甲基化模式来逆转该趋势。

尽管如此,多项研究证明,对低生育力妇女而言,接受辅助生殖技术受孕女性的产科及围产期并发症风险无显著增加,因此,其与正常女性群体相比,相关风险的增加也可能归因于与不孕症相关的母体因素本身,而非卵巢刺激或辅助生殖技术

驱动。另有研究支持,与自然妊娠的儿童相比,辅助生殖技术(ART)后出生的儿童肥胖风险略有提高,而患心血管疾病或 2 型糖尿病的风险无明显差异。

(三)排卵功能障碍导致的母婴安全问题

女性排卵功能障碍是低生育力的一个重要原因。排卵功能障碍女性体内激素水平与正常生育力女性群体不同。WHO 将排卵功能障碍分为三种类型。低促性腺功能性排卵功能障碍(包括 WHO 1 型排卵障碍)引起雌激素水平下降,体内长期雌激素不足可能导致骨质疏松症(即骨密度降低)、情绪和认知障碍、性功能障碍以及加速心血管老化和随后的心血管疾病,如果不及时治疗,寿命将会缩短。而 WHO 2 型排卵功能障碍主要指 PCOS 女性,与肥胖、胰岛素抵抗和代谢综合征相关。这些妇女患 2 型糖尿病、高血压和心血管疾病的风险会明显增加。

多项研究表明,PCOS 患者发生妊娠糖尿病、子痫前期风险显著增加,其子代新生儿低血糖、早产、巨大儿、低 Apgar 评分(5 分钟 <7)、胎粪误吸发生率明显增高,儿童肥胖的累计发病率增加,女性子代青少年时期患 1 型糖尿病的风险增加。进一步研究显示,PCOS 群体中正常体重女性早产发生率、巨大儿的风险及子代的儿童期肥胖风险均显著低于超重女性。因此,对于患有 PCOS 的超重女性,孕前减重对于降低围产期不良结局的风险非常重要。

此外,在一项基于芬兰人口的全国性队列研究表明,即使排除了围产期问题,母亲患有 PCOS 仍与子代患有包括睡眠障碍、注意力缺陷 / 多动障碍和品行障碍、抽动障碍、智力残疾、自闭症谱系障碍、特定发育障碍、饮食失调、焦虑症、情绪障碍、其他行为和情绪障碍在内的多种神经精神疾病的风险增加有关。最近的一项纵向队列研究进一步指出,母亲患 PCOS 对于儿童患病率存在广泛的不利影响,并指出母体 PCOS 将 13 岁前儿童的总住院风险提高 1.32 倍,其中男孩和女孩住院率没有统计学差异。

(四)卵巢刺激并发症对母婴安全的影响

卵巢刺激的主要并发症包括卵巢过度刺激综合征(OHSS)和多胎妊娠,OHSS 是一种纯粹的医源性疾病,在宫腔内人工授精(IUI)和体外受精(IVF)的卵巢刺激过程中,轻度 OHSS 是很常见的,但由于其本身具有自限性,通常可期待治疗;中重度 OHSS 在很大程度上是可以预见并提前预防的,通常中重度 OHSS 一旦发生,需及时住院监测并控制疾病进展。

多胎妊娠会增加早产、先兆子痫、围产期发病率和死亡率,同时增加新生儿父母的心理及经济负担,需要通过控制排卵数、胚胎移植数预防。单胎脑瘫率为 0.2%,双胞胎为 1.2%,三胞胎为 4.5%。尤其是对于卵巢高反应人群,在诱导排卵和卵巢刺激的过程中,并发症风险过高时,取消周期是重要的预防措施之一。

在接受 IUI 助孕的女性中,诱导排卵的理想目标是 1~2 个优势卵泡发育,这可以在增加妊娠率的同时控制多胎妊娠和 OHSS 的风险。如果在有 3 个及以上直径 ≥14mm 的卵泡,则应终止该周期,以避免多胎妊娠,或可选择改行经阴道取卵后进行宫腔内配子移植(gamete intrautenine transfer, GIUT)或体外受精胚胎移植术(IVF-ET)。

(五)辅助生殖药物对子代安全的影响

近年来,在辅助生殖技术(ART)的帮助下出生的儿童数量一直在稳步增长,在发达国家占出生总数的 2%~5%,在我国约占 3.7%(2020 年)。与辅助生殖相关的药物安全问题也逐渐成为人们关注的焦点。卵巢刺激主要依靠外源性促性腺激素(Gn)及其他辅助药物实现。有早期研究表明,使用促排卵药物的女性患卵巢癌的风险增加 3 倍,也有报告认为诱导排卵没有增加卵巢恶性肿瘤的风险。有研究报告了使用促排卵药物尤其是尿促性腺激素(human menopausal gonadotropin,hMG)与卵巢交界性肿瘤的发病率增加有关,但与卵巢恶性肿瘤的发病率并无相关性。然而,近年来的报道并未观察到促排卵药物与卵巢癌风险增加有关。有研究指出,Gn 促排卵后新生儿畸形率与一般人群没有显著差异。胚胎检测技术逐渐普及以来,有研究证明了 Gn 用量与胚胎整倍体率无相关性,而另一些研究则发现卵巢刺激后子代的基因重组和交换增加,基因变异频率增加。

克罗米芬与 Gn 相比,多胎妊娠和 OHSS 等并发症风险显著降低。美国生殖医学协会(American Society for Reproductive Medicine,ASRM)于 2005 年发表的一份摘要对比了来曲唑促排卵后受孕与自然受孕的结果并得出结论:使用来曲唑诱导排卵与新生儿先天性心脏病和骨骼畸形风险增加有关。但在随后加拿大的多中心(5 个)研究表明,先天畸形或染色体异常的风险非常低。一项针对不孕妇女子代的回顾性分析,提示来曲唑与克罗米芬和自然受孕相比,两组间的子代畸形率无显著差异。一项荟萃分析总结了单独使用来曲唑或与其他药物诱导 PCOS 患者排卵的临床试验,证明来曲唑比枸橼酸氯米芬的活产率显著更高。高水平的循证证据支持来曲唑是 PCOS 人群诱导排卵的首选药物。

不孕女性承受着来自心理、身体及经济等各方面的压力,在选择助孕方式时,也面临着对于自身及子代安全性问题的担忧。未来的辅助生殖方式将会向更加安全、方便、舒适、低成本的方向发展。在排卵功能障碍和卵巢刺激导致的非生理性激素水平的子宫环境下,配子和胚胎源性的发育问题,关系到子孙万代的安全和健康,需要更深入和广泛的研究和探索。

四、遗传、环境因素对卵巢功能的影响

卵巢是雌性动物的生殖器官,也是重要的内分泌器官。卵巢的主要功能包括雌性配子的产生、成熟和释放,以及调节雌性类固醇和肽类激素的合成。女性生殖健康取决于卵巢功能的正常发育,卵泡是卵巢的功能单位,所有发育阶段的卵泡都会受到体内外因素的影响,从而对卵泡发育、卵母细胞成熟以及激素分泌产生影响。卵巢功能受损的标志为不良的生殖结果,导致排卵功能障碍、不孕、生育力下降、雌激素缺乏、卵巢功能早衰、内分泌紊乱等健康问题。常见的卵巢病变包括原发性卵巢功能不全(primary ovarian insufficiency,POI)、多囊卵巢综合征(polycystic ovarian syndrome,PCOS)、卵巢肿瘤等。损害卵巢功能的因素繁多,涉及遗传、环境、免疫、医源性因素等多方面。本章节着重从分子流行病学方面探讨常见卵巢病变发病机制中遗传与环境因素的作用。

(一)POI

POI 是指女性在 40 岁以前出现卵巢功能减退,主要表现为月经异常(闭经、月经稀发或频发)、促性腺激素水平升高(FSH>25U/L)、雌激素水平波动性下降。POI 的发病率为 1%~5%,且有日益增高的趋势,严重危害女性生殖能力和身心健康。目前半数以上的 POI 的发病原因不明确,已被证实的病因有遗传性和非遗传性因素,其中非遗传性因素包括免疫因素、医源性因素、环境因素等。有三种可能的机制参与 POI 的发展,细胞凋亡加速、卵泡成熟受阻和卵泡过早激活,均可导致功能性卵泡数量减少或加速闭锁。

1. **遗传因素**　遗传学缺陷是 POI 发病的重要原因,约占 20%~25%,常见的遗传学因素包括染色体异常和基因突变。POI 患者中,染色体异常在原发性闭经患者中占 50%,在继发性闭经患者中占 13%,以 X 染色体异常最为常见。POI 中 X 染色体异常主要包括 Turner 综合征、X- 三体综合征、X 染色体长臂或短臂缺失、X- 常染色体易位。

POI 患者常见的基因突变是 X 染色体上 FMR1 基因前突变,该突变是由 5′UTR 区域 CGG 三碱基重复异常导致,CGG 重复数在 55~199 时发生 POI 的风险增加。BMP15 为卵母细胞特异性生长因子,参与卵泡发育并调节卵巢颗粒细胞的生长与分化,X 染色体上 BMP15 的突变失活会诱发 POI。POI 患者的多数致病基因在临床病例中突变率一般<5%,单个基因临床诊断价值有限。

以往通过研究卵巢发育过程中的表达基因动物模型，筛选出一系列候选致病基因，包括参与原始生殖细胞迁移和增殖的 NANOS3，参与细胞死亡的 PGRMC1 和 FMR1，卵母细胞特异性转录因子 FIGLA 和 NOBOX，影响卵泡发生的其他转录因子 NR5A1、WT1 和 FOXL2，TGF-β 超家族的 BMP15 和 GDF9，以及激素和受体 FSHR、AMH 和 AMHR2 等。近年来，通过 GWAS 和以微阵列技术为基础的比较基因组杂交（array-CGH）方法，在更广泛的人群中发现了更多候选致病基因，包括参与 DNA 损伤修复和同源重组的 HR，参与减数分裂的 STAG3、SYCE1、SPIDR、PSMC3IP、HFM1、MSH4、MSH5、MCM8、MCM9、CSB-PGBD3、NUP107，参与 mRNA 转录和翻译的 eIF4ENIF1、KHDRBS 等。

在新一代测序（next generation sequencing，NGS）普及时代，将会有更多候选致病基因及突变被发掘，在明确 POI 发病机制的过程中，后续基因型和表型关联性的基础研究也尤为重要。

2. 环境因素　卵巢储备减退是 POI 的关键因素。除了不孕问题外，卵巢衰老期间类固醇激素缺乏对健康有深远影响。女性接触多种环境内分泌干扰物（endocrine disrupting chemicals，EDCs），包括双酚类化合物（如 BPA）、邻苯二甲酸酯类（如 DEHP）、全氟及多氟烷基物质（PFAS）（如 PFOA、PFOS）、有机氯杀虫剂（如甲氧氯、DDT）、二噁英类物质（如 TCDD）、植物雌激素（如染料木黄酮）、多氯联苯（PCBs）、药物（如 DES）等。这些 EDCs 已被证明靶向卵巢并对卵泡发生、卵泡/卵母细胞健康、类固醇生成产生不利影响，使 POI 的患病风险提高。

已有研究表明 BPA 的长期暴露会减少雌二醇分泌，加速卵泡募集，导致卵泡储备功能的迅速下降，且对不同发育阶段的卵泡都可产生损害作用。邻苯二甲酸酯类可减少卵泡储备，对有腔卵泡产生不良影响。

高暴露于 PFOA、PFOS 与 POI 患病风险增加相关，PFAS 能干扰卵巢卵泡和卵母细胞发育和类固醇激素产生，减少卵巢储备，其机制包括 PPAR 激活、细胞间隙连接通信中断、氧化应激和甲状腺激素干扰等。

PCBs 还与生殖衰老相关，临床研究报告显示，与未患 POI 女性相比，POI 患者血清中二噁英类多氯联苯（DL-PCBs）浓度更高，DL-PCBs 含量和 POI 患病风险之间存在剂量-反应关系。

在农业和家庭中使用的杀虫剂如 DDT、有机磷农药也被证实可对卵巢产生不利影响。一项病例对照研究结果显示，DDT 及其代谢产物水平较高的女性患 POI 的风险高于低水平女性。

个人护理用品中的抗菌剂三氯生（triclosan，TCS）也可能是卵巢储备异常的危险因素，研究表明尿 TCS 水平与窦卵泡计数成反比。

此外，吸烟等不良生活行为能显著降低卵巢储备，从而导致 POI 的发生。烟焦油中多环芳烃可通过芳香烃受体（aryl hydrocarbon receptor，AhR）发挥作用，动物实验证实其对后代的卵巢储备功能有害。

（二）PCOS

PCOS 是造成育龄女性无排卵性不孕的主要原因之一，临床特征以高雄激素、持续性无排卵、卵巢多囊样变为主。PCOS 是由遗传和环境因素引起的多因素疾病，其发病机制复杂，涉及类固醇的生成异常、胰岛素抵抗、促性腺激素失调等。

1. 遗传因素　PCOS 的家族聚集特点提示遗传因素在其发病机制中具有重要作用。目前已经发现多种与 PCOS 相关的致病基因，这些基因主要与类固醇激素合成、促性腺激素作用、胰岛素分泌以及炎症有关。遗传因素引起的下丘脑-垂体-卵巢轴改变可影响类固醇激素和促性腺激素的合成、转运和功能，进而导致 PCOS 卵巢功能障碍。

研究发现，CYP11A、CYP17、CYP19、AMH、AMHR、AR、FSHR、SHBR 等基因变异均与 PCOS 患者雄激素和促性腺激素失衡有关。胰岛素抵抗（insulin resistance，IR）和高胰岛素血症是 PCOS 患者的重要特征之一，且 IR 及其相关代谢异常在 PCOS 家族中具有聚集性,提示 IR 相关基因与 PCOS 发生密切相关,这些基因主要包括 INS、INSR、IRS、CAPN10 等。

慢性炎症是 PCOS 发生的关键病理基础之一,也与遗传易感基因有关,目前研究较多的炎症相关基因有 TNF、ILs 等。通过全基因组关联分析(GWAS)方法对中国 PCOS 人群进行研究,发现 2p16.3、2p21、9q33.3 三个区域内的多个 SNP 位点与 PCOS 具有强相关性,其中 LHCGR、THADA、DENND1A 相关性最为显著。此外,在欧洲人群 GWAS 研究中,发现 THADA、DENND1A 与 PCOS 显著相关,尽管在不同人群中报道的 SNP 位点不完全一致。

2. 环境因素 PCOS 的发生与环境因素有关,EDCs 和性激素之间的相互作用在 PCOS 的发病机制中发挥重要作用。有限的人群研究结果表明,PCOS 患者体内的 BPA、邻苯二甲酸酯类物质、PFAS、多氯联苯、有机氯农药、多环芳烃等 EDCs 的浓度升高。人群研究证实了 PCOS 女性的血清 BPA 水平与雄激素水平(总睾酮、游离睾酮、雄烯二酮、脱氢表雄酮硫酸盐)升高之间存在正相关关系,动物实验也表明一定剂量的 BPA 可使大鼠卵巢呈多囊样改变。BPA 对胰岛素信号通路、脂质代谢、卵巢类固醇生成和 HPO 轴功能的影响,是导致 PCOS 的主要机制。其中,BPA 通过模拟 17β-雌二醇的活性,在下丘脑-垂体水平干扰类固醇反馈和在卵巢干扰类固醇作用,从而抑制 HPO 轴的功能;BPA 还能使卵泡液中芳香化酶表达减弱,导致雌激素产生失调。

(三)卵巢癌

卵巢癌是女性生殖系统中病死率最高的恶性肿瘤,其病理类型包括上皮性卵巢癌(epithelial ovarian cancer,EOC)、生殖细胞肿瘤、性索间质瘤等,EOC 占总体卵巢癌的 80%。EOC 是世界上致死率极高的癌症,确诊后 5 年存活率为 46%。由于其无症状性质,约 75% 的患者在晚期才被诊断出来,此阶段相对存活率仅为 29%。近年来对卵巢癌发病机制研究的不断深入,卵巢癌的风险因素包括遗传学因素、终身排卵次数(未怀孕、月经初潮早、绝经年龄晚)、卵巢癌家族史、吸烟、良性妇科疾病(包括子宫内膜异位症、PCOS 和盆腔炎)、滑石粉的使用情况等。

1. 遗传因素 EOC 是一种由不同类型肿瘤组成的异质性疾病,临床病理特征具有很大差异。基于形态学和分子遗传学相关研究,EOC 被分为 I、II 型两大类。I 型肿瘤主要有低级别浆液性癌、黏液性癌、低级别子宫内膜样癌、透明细胞癌。I 型肿瘤通常局限在卵巢,遗传上较稳定,在不同的组织学细胞类型中具有特定的突变。这些突变针对特定的信号通路,包括 KRAS、BRAF、ERBB2、CTNNB1、PTEN、PIK3CA、ARID1A、PPPR1A 等,其中 KRAS、BRAF 和 ERBB2 突变发生在约 2/3 的低级别浆液性癌中。II 型肿瘤表现为乳头状癌、腺状癌和实性癌,根据主要类型可诊断为高级别浆液性癌、高级别子宫内膜样癌和未分化癌。II 型肿瘤在临床上通常就诊时处于晚期,具有侵袭性,TP53 基因突变频率接近 100%。其中高级别浆液性卵巢癌为最常见,其易感性与 BRCA1、BRCA2 以及其他双链 DNA 断裂修复基因的有害突变有关。BRCA1 和 BRCA2 具有转录调节、DNA 修复、诱导凋亡和肿瘤生长抑制作用,这些基因的失活可导致染色体数目或结构异常,从而促使癌症的发生。

2. 环境因素 环境中许多暴露因素与卵巢癌的发生有关。性激素水平的变化在卵巢癌的发生发展中起着重要作用,BPA 通过干扰类固醇激素的生成而导致性类固醇激素水平的失衡,影响性激素与激素信号通路的相互作用,从而促进卵巢癌细胞的增殖。壬基酚、辛基酚、甲氧氯、二苯甲酮-1 等也可通过雌激素信号通路刺激癌细胞增殖。人群研究结果表明,三嗪类除草剂、有机磷农药、有机氯农药等在人群中的暴露程度与卵巢癌的发生相关,职业暴露于除草剂、杀虫剂的女性患卵巢癌的风险提高。

卵巢功能和卵泡发育与遗传因素、环境因素

有着密切的关系,目前其导致卵巢毒性的信息仍有限,需进一步研究遗传、环境因素及其相互作用对卵巢功能的影响及作用机制。可从基因水平筛选易感人群,避免环境预感因素触发,为卵巢病变的预防及早期诊治、干预提供新思路,为促进女性健康作出贡献。

五、诱导排卵相关的临床研究

生殖医学作为独立的一门年轻的生命学科,从世界第一例体外受精婴儿出生算起,仅有 40 多年的历史。近年来众多的生殖生物学家、临床医学工作者、社会学家等,从人类早期生殖活动的视角,从配子和胚胎生理学机制的基础研究,到辅助生殖技术的不孕不育、人工助孕、生殖工程的临床实践,进行了大量探索性的工作,使这个学科获得了突飞猛进的发展,其中女性的卵巢/卵泡/卵母细胞的发生和发育、排卵功能障碍性疾病、诱导排卵和卵巢刺激的基础和临床是重要的核心内容。近半个世纪以来,大部分诱导排卵相关的临床研究,都主要关注于不孕人群的促排卵药物和方案、增加妊娠率和活产率、降低卵巢刺激相关的并发症、控制性超促排卵后胚胎移植策略以及评估促排卵对母体及子代的安全性等。在促排卵相关的临床研究中,常见的类型包括:随机对照试验、队列研究、真实世界研究、病例对照研究、系统评价和 Meta 分析等。

(一)随机对照试验

随机对照试验(randomized controlled trial,RCT)是临床研究的重要部分,合理设计、良好实施并规范报道的 RCT 可以为疾病的干预和治疗提供最高等级的循证医学证据。RCT 的设计遵循三个基本原则:随机化分组、设置对照组、盲法。正因为以上的设计原则,RCT 被公认为评价干预措施的金标准。

2014 年,Legro 等在一项多中心双盲 RCT 研究中比较 750 名 PCOS 患者使用来曲唑和克罗米芬促排卵后妊娠结局的差异,研究发现 PCOS 患者使用来曲唑促排卵活产率及排卵率更高。2015 年,

Diamond 等在另外一项多中心 RCT 研究中比较 900 名不明原因不孕女性使用促性腺激素、克罗米芬、来曲唑促排卵后妊娠结局的差异,结果显示来曲唑组多胎妊娠率显著低于促性腺激素组,但同时活产率也显著低于促性腺激素组;来曲唑组多胎妊娠率及活产率和克罗米芬组无显著差异。在体外助孕过程中,控制性超促排卵后胚胎移植策略一直是生殖领域的热点话题。陈子江院士团队在 2016 年及 2018 年分别进行了 2 项多中心 RCT 研究,发现在 PCOS 患者中冻胚移植活产率更高、卵巢过度刺激综合征(ovarian hyperstimulation syndrome,OHSS)风险显著降低,但子痫前期发生风险高;在排卵正常的女性中两组活产率无明显差异,但冻胚移植 OHSS 风险显著降低。这些高质量的 RCT 研究成果,都成为临床实践最重要的科学依据,引领着专业领域的技术和策略的走向,也成为行业标准,对指南的制定和更新提供了坚实的循证基础。

虽然 RCT 证据级别高,很多临床诊疗指南依靠 RCT 作为证据支持,但 RCT 也有一些不足。首先,RCT 有严格的纳入排除标准并且研究设计过于严格,真实世界要比 RCT 更复杂,通过 RCT 所得出的结果是否能外推到实际情况,有待开展真实世界研究去解决;另外,实施一个设计良好的多中心 RCT 需要足够的经费、强大的研究团队、临床资源和平台支持。并非所有的 RCT 都是完美的,如何看待及应用 RCT 的结果,需要谨慎对待。

(二)队列研究

队列研究也是一种重要的分析性流行病学的研究方法。选定暴露及未暴露于某因素的两组人群,随访观察一定的时间,比较两组人群某种事件的结局,从而判断该暴露因素与观测结局有无关联及关联大小。根据研究开始时是否已出现研究结局,队列研究可以分为前瞻性、回顾性以及双向性队列研究。

2015 年,Baker 等在一项回顾性队列研究中,纳入 231 815 个 IVF 周期,分析获卵数对活产率及

新生儿低出生体重发生率的影响,结果显示在移植2枚胚胎并获得单胎妊娠的自卵周期中,获卵数的增加和新生儿低出生体重的发生率升高有关。2017年,Weller等开展了一项大规模回顾性队列研究,纳入114 961名妊娠女性,整合Soroka医疗中心的4个数据库:用药、出生、住院和终止妊娠数据库,评估服用克罗米芬是否增加胎儿畸形发生风险,研究结果提示克罗米芬和胎儿畸形发生风险增加无相关性。2017年,Tatsumi等利用日本国家ART注册系统数据,纳入2011—2013年行新鲜单胚胎移植并获得临床妊娠的3 928例女性(792例来曲唑刺激周期、3 136例自然周期),评估来曲唑对妊娠及新生儿结局的安全性,结果显示来曲唑显著降低流产率,不增加胎儿严重先天畸形、不良妊娠及新生儿结局的发生风险。

为人口学和生殖健康的长期科学观察,世界各国都启动了不同规模的出生队列研究。2015年,"十三五"重大专项启动了我国第一个辅助生殖技术的大型前瞻性出生队列研究,募集了全国各地7.2万个进行卵巢刺激和辅助生殖技术的家庭,随访子代直到8岁,目前"十四五"国家重点研发计划重点专项在继续募集更多的家庭和数据。从采集的大量的、多维度的、各个层面的数据信息,可以得出许多珍贵的科学结论,以指导临床采用更优化的、科学合理的、规避风险的助孕策略,也为国家卫生部门提供卫生经济学方面的政策依据。

队列研究的样本量一般较大、结果比较稳定,收集的资料完整可靠,前瞻性队列不存在回忆偏倚,但是队列研究常常有选择偏倚、信息偏倚、混杂偏倚等不足,并且不适用于发生率低的观测结局。从循证医学角度来看,队列研究的证据等级仅次于RCT研究。

(三)真实世界研究

真实世界研究是一种基于广泛人群并根据患者实际病情和意愿非随机进行医疗行为的流行病学研究方法,根据暴露或干扰因素是否为人为施加,可将真实世界数据用于推断病因或评估疗效及预后。

2021年,Mahony等回顾性分析了来自美国39个诊所电子医疗信息数据库中的33 962个ART周期,结果提示美国医师在卵巢刺激过程中调整剂量的行为十分普遍,并且这种行为更常见于具有高卵巢储备或排卵功能障碍/多囊卵巢综合征的年轻患者。2022年,Yland等基于2011—2015年美国医疗赔付申请数据比较了使用来曲唑及克罗米芬妇女诱导排卵的妊娠结局,发现在PCOS女性中,使用来曲唑妇女的妊娠率、活产率、早产率、新生儿重症监护室住院率以及先天性畸形发生率较使用克罗米芬的妇女更高,而这些指标在总体人群及不明原因不孕的人群中无明显差异。

真实世界研究的数据可从医疗机构电子病历、医疗保险机构、个人佩戴的健康监测设备等处获取;纳入标准宽泛,排除标准较少,涵盖的样本量往往远远多于理想世界的设计研究,因此有更好的外推性和实际疗效的真实性。然而真实世界研究也因此数据质量不高,需要更进一步的严谨的统计分析才能减少偏倚获得可靠的结论。总之,真实世界研究能够提供更适用于临床实践的医疗证据,也是循证医学中不可缺少的一种重要研究方法。

(四)其他研究类型

除以上临床研究类型以外,常见的临床研究类型还有病例对照研究、横断面研究、病例报道、系统综述和Meta分析等。基于RCTs的Meta分析也是可以为疾病的干预和治疗提供最高等级的循证医学证据。2019年,Wang等开展了一项基于20个RCT研究的Meta分析,探讨PCOS患者促排卵的一线药物,结果显示和克罗米芬相比,来曲唑显著提高活产率及临床妊娠率,并且缩短受孕时间,因此来曲唑被推荐为PCOS患者的一线促排卵药物。

在未来的临床研究中,依然以患者的需求为中心,明确不同人群适用的促排卵方案以及促排卵药物,在降低促排卵相关并发症的同时提高活产率、缩短受孕时间。高质量的随机对照临床研究亟待普及开展,为临床实践提供高级别的证据。同时,诱导排卵领域相关研究涉及妊娠与胎儿,对治疗措施安全性要求高,需长期的队列研究持续随访,关注母体与子代的安全性。

(马 翔 钱 易 颜军昊 夏彦恺

陈子江 周 炜)

参考文献

1. SUNKARA SK, RITTENBERG V, RAINE-FENNING N, et al. Association between the number of eggs and live birth in IVF treatment: an analysis of 400 135 treatment cycles. Hum Reprod, 2011, 26 (7): 1768-1774.

2. DRAKOPOULOS P, BLOCKEEL C, STOOP D, et al. Conventional ovarian stimulation and single embryo transfer for IVF/ICSI. How many oocytes do we need to maximize cumulative live birth rates after utilization of all fresh and frozen embryos? Hum Reprod, 2016, 31 (2): 370-376.

3. DEVESA M, TUR R, RODRÍGUEZ I, et al. Cumulative live birth rates and number of oocytes retrieved in women of advanced age. A single centre analysis including 4 500 women ≥ 38 years old. Hum Reprod, 2018, 33 (11): 2010-2017.

4. POLYZOS NP, DRAKOPOULOS P, PARRA J, et al. Cumulative live birth rates according to the number of oocytes retrieved after the first ovarian stimulation for in vitro fertilization/intracytoplasmic sperm injection: a multicenter multinational analysis including approximately 15,000 women. Fertil Steril, 2018, 110 (4): 661-670. e1.

5. ZHAO Z, SHI H, LI J, et al. Cumulative live birth rates according to the number of oocytes retrieved following the "freeze-all" strategy. Reprod Biol Endocrinol, 2020, 18 (1): 14.

6. JIA R, LIU YY, JIANG RL, et al. The optimal number of oocytes retrieved from PCOS patients receiving IVF to obtain associated with maximum cumulative live birth rate and live birth after fresh embryo transfer. Front Endocrinol (Lausanne), 2022, 13: 878214.

7. MIZRACHI Y, HOROWITZ E, FARHI J, et al. Ovarian stimulation for freeze-all IVF cycles: a systematic review. Hum Reprod Update, 2020, 26 (1): 118-135.

8. LA MARCA A, PAPALEO E, GRISENDI V, et al. Development of a nomogram based on markers of ovarian reserve for the individualisation of the follicle-stimulating hormone starting dose in in vitro fertilisation cycles. BJOG, 2012, 119 (10): 1171-1179.

9. OUDSHOORN SC, VAN TILBORG TC, EIJKEMANS MJC, et al. Individualized versus standard FSH dosing in women starting IVF/ICSI: an RCT. Part 2: The predicted hyper responder. Hum Reprod, 2017, 32 (12): 2506-2514.

10. FRIIS PETERSEN J, LØKKEGAARD E, ANDERSEN LF, et al. A randomized controlled trial of AMH-based individualized FSH dosing in a GnRH antagonist protocol for IVF. Hum Reprod Open, 2019, 2019 (1): hoz003.

11. DATTA AK, CAMPBELL S, FELIX N, et al. Oocyte or embryo number needed to optimize live birth and cumulative live birth rates in mild stimulation IVF cycles. Reprod Biomed Online, 2021, 43 (2): 223-232.

12. ALVIGGI C, CONFORTI A, SANTI D, et al. Clinical relevance of genetic variants of gonadotrophins and their receptors in controlled ovarian stimulation: a systematic review and meta-analysis. Hum Reprod Update, 2018, 24 (5): 599-614.

14. VENKATESAN S, KHAW AK, HANDE MP. Telomere biology-insights into an intriguing phenomenon. Cells, 2017, 6 (2): 15.

15. DE LA FUENTE R. Chromatin modifications in the germinal vesicle (GV) of mammalian oocytes. Dev Biol, 2006, 292 (1): 1-12.

16. DUNCAN FE, JASTI S, PAULSON A, et al. Age-associated dysregulation of protein metabolism in the mammalian oocyte. Aging Cell, 2017, 16 (6): 1381-1393.

17. LIN T, LEE JE, KANG JW, et al. Endoplasmic reticulum (ER) stress and unfolded protein response (UPR) in mammalian oocyte maturation and preimplantation embryo development. Int J Mol Sci, 2019, 20 (2): 409.

18. CHUN Y, KIM J. Autophagy: an essential degradation program for cellular homeostasis and life. Cells, 2018, 7 (12): 278.

19. GUO Z, YU Q. Role of mTOR signaling in female reproduction. Front Endocrinol (Lausanne), 2019, 10: 692.

20. BRILEY SM, JASTI S, MCCRACKEN JM, et al. Reproductive age-associated fibrosis in the stroma of the mammalian ovary. Reproduction, 2016, 152 (3): 245-260.

21. BEN-MEIR A, BURSTEIN E, BORREGO-ALVAREZ A, et al. Coenzyme Q10 restores oocyte mitochondrial func-

tion and fertility during reproductive aging. Aging Cell, 2015, 14 (5): 887-895.

22. FREDERIKSEN LE, ERNST A, BRIX N, et al. Risk of adverse pregnancy outcomes at advanced maternal age. Obstet Gynecol, 2018, 131 (3): 457-463.

23. PASQUARIELLO R, ERMISCH AF, SILVA E, et al. Alterations in oocyte mitochondrial number and function are related to spindle defects and occur with maternal aging in mice and humansdagger. Biol Reprod, 2019, 100 (4): 971-981.

24. PEREIRA N, ELIAS RT, CHRISTOS PJ, et al. Supra-physiologic estradiol is an independent predictor of low birth weight in full-term singletons born after fresh embryo transfer. Hum Reprod, 2017, 32 (7): 1410-1417.

25. MAK W, KONDAPALLI LA, CELIA G, et al. Natural cycle IVF reduces the risk of low birthweight infants compared with conventional stimulated IVF. Hum Reprod, 2016, 31 (4): 789-794.

26. ZHANG J, JIN N, MA Y, et al. Ovarian stimulation reduces fetal growth by dysregulating uterine natural killer cells in mice. Mol Reprod Dev, 2021, 88 (9): 618-627.

27. JÄRVELÄ IY, PELKONEN S, UIMARI O, et al. Controlled ovarian hyperstimulation leads to high progesterone and estradiol levels during early pregnancy. Hum Reprod, 2014, 29 (11): 2393-2401.

28. XU GF, ZHOU CL, XIONG YM, et al. Reduced intellectual ability in offspring of ovarian hyperstimulation syndrome: a cohort study. EBioMedicine, 2017, 20: 263-267.

29. ZHOU CL, XU GF, YANG Q, et al. Diminished verbal ability among children conceived through ART with exposure to high serum estradiol in utero. J Assist Reprod Genet, 2020, 37 (8): 1931-1938.

30. XU GF, ZHANG JY, PAN HT, et al. Cardiovascular dysfunction in offspring of ovarian-hyperstimulated women and effects of estradiol and progesterone: a retrospective cohort study and proteomics analysis. J Clin Endocrinol Metab, 2014, 99 (12): E2494-503.

31. LV PP, MENG Y, LV M, et al. Altered thyroid hormone profile in offspring after exposure to high estradiol environment during the first trimester of pregnancy: a cross-sectional study. BMC Med, 2014, 12: 240.

32. CONRAD KP, GRAHAM GM, CHI YY, et al. Potential influence of the corpus luteum on circulating reproductive and volume regulatory hormones, angiogenic and immunoregulatory factors in pregnant women. Am J Physiol Endocrinol Metab, 2019, 317 (4): E677-E685.

33. PEREIRA MM, MAINIGI M, STRAUSS JF. Secretory products of the corpus luteum and preeclampsia. Hum Reprod Update, 2021, 27 (4): 651-672.

34. GUSTIN SL, MUKHERJEE G, BAKER VL, et al. Early pregnancy testosterone after ovarian stimulation and pregnancy outcome. Fertil Steril, 2012, 97 (1): 23-27. e1.

35. HOU M, GU HC, WANG HH, et al. Prenatal exposure to testosterone induces cardiac hypertrophy in adult female rats through enhanced Pkcδ expression in cardiac myocytes. J Mol Cell Cardiol, 2019, 128: 1-10.

36. MANTI M, FORNES R, PIRONTI G, et al. Maternal androgen excess induces cardiac hypertrophy and left ventricular dysfunction in female mice offspring. Cardiovasc Res, 2020, 116 (3): 619-632.

37. AKTUN HL, YORGUNLAR B, ACET M, et al. The effects of polycystic ovary syndrome on gestational diabetes mellitus. Gynecol Endocrinol, 2016, 32 (2): 139-142.

38. ROOS N, KIELER H, SAHLIN L, et al. Risk of adverse pregnancy outcomes in women with polycystic ovary syndrome: population based cohort study. BMJ, 2011, 343: d6309.

39. CHEN X, KOIVUAHO E, PILTONEN TT, et al. Association of maternal polycystic ovary syndrome or anovulatory infertility with obesity and diabetes in offspring: a population-based cohort study. Hum Reprod, 2021, 36 (8): 2345-2357.

40. CHEN X, KONG L, PILTONEN TT, et al. Association of polycystic ovary syndrome or anovulatory infertility with offspring psychiatric and mild neurodevelopmental disorders: a Finnish population-based cohort study. Hum Reprod, 2020, 35 (10): 2336-2347.

41. WEI SQ, BILODEAU-BERTRAND M, AUGER N. Association of PCOS with offspring morbidity: a longitudinal cohort study. Hum Reprod, 2022, 37 (9): 2135-2142.

42. EUROPEAN SOCIETY FOR HUMAN REPRODUCTION AND EMBRYOLOGY (ESHRE) GUIDELINE GROUP ON POI; WEBBER L, DAVIES M, ANDERSON R, et al. ESHRE Guideline: management of women with premature ovarian insufficiency. Hum Reprod, 2016, 31 (5): 926.

43. 陈子江, 田秦杰, 乔杰, 等. 早发性卵巢功能不全的临床诊疗中国专家共识. 中华妇产科杂志, 2017, 52 (9): 577-581.

44. CHON SJ, UMAIR Z, YOON MS. Premature ovarian insufficiency: past, present, and future. Front Cell Dev Biol, 2021, 9: 672890.

45. JIAO X, KE H, QIN Y, et al. Molecular genetics of premature ovarian insufficiency. Trends Endocrinol Metab, 2018, 29 (11): 795-807.

46. DING N, HARLOW SD, RANDOLPH JF JR, et al. Perfluoroalkyl and polyfluoroalkyl substances (PFAS) and their effects on the ovary. Hum Reprod Update, 2020, 26 (5): 724-752.

47. PRIYA K, SETTY M, BABU UV, et al. Implications of environmental toxicants on ovarian follicles: how it can adversely affect the female fertility？ Environ Sci Pollut Res Int, 2021, 28 (48): 67925-67939.

48. ZHANG S, TAN R, PAN R, et al. Association of perfluoroalkyl and polyfluoroalkyl substances with premature ovarian insufficiency in chinese women. J Clin Endocrinol Metab, 2018, 103 (7): 2543-2551.

49. PAN W, YE X, YIN S, et al. Selected persistent organic pollutants associated with the risk of primary ovarian insufficiency in women. Environ Int, 2019, 129: 51-58.

50. MÍNGUEZ-ALARCÓN L, CHRISTOU G, MESSERLIAN C, et al. Urinary triclosan concentrations and diminished ovarian reserve among women undergoing treatment in a fertility clinic. Fertil Steril, 2017, 108 (2): 312-319.

51. JURISICOVA A, TANIUCHI A, LI H, et al. Maternal exposure to polycyclic aromatic hydrocarbons diminishes murine ovarian reserve via induction of Harakiri. J Clin Invest, 2007, 117 (12): 3971-3978.

52. ESCOBAR-MORREALE HF. Polycystic ovary syndrome: definition, aetiology, diagnosis and treatment. Nat Rev Endocrinol, 2018, 14 (5): 270-284.

53. MERKIN SS, PHY JL, SITES CK, et al. Environmental determinants of polycystic ovary syndrome. Fertil Steril, 2016, 106 (1): 16-24.

54. MUKHOPADHYAY R, PRABHU NB, KABEKKODU SP, et al. Review on bisphenol A and the risk of polycystic ovarian syndrome: an insight from endocrine and gene expression. Environ Sci Pollut Res Int, 2022, 29 (22): 32631-32650.

55. LHEUREUX S, GOURLEY C, VERGOTE I, et al. Epithelial ovarian cancer. Lancet, 2019, 393 (10177): 1240-1253.

56. VENKITARAMAN AR. Cancer suppression by the chromosome custodians, BRCA1 and BRCA2. Science, 2014, 343 (6178): 1470-1475.

57. SAMTANI R, SHARMA N, GARG D. Effects of endocrine-disrupting chemicals and epigenetic modifications in ovarian cancer: a review. Reprod Sci, 2018, 25 (1): 7-18.

58. LEGRO RS, BRZYSKI RG, DIAMOND MP, et al. Letrozole versus clomiphene for infertility in the polycystic ovary syndrome. N Engl J Med, 2014, 371 (2): 119-129.

59. DIAMOND MP, LEGRO RS, COUTIFARIS C, et al. Letrozole, gonadotropin, or clomiphene for unexplained infertility. N Engl J Med, 2015, 373 (13): 1230-1240.

60. CHEN ZJ, SHI Y, SUN Y, et al. Fresh versus frozen embryos for infertility in the polycystic ovary syndrome. N Engl J Med, 2016, 375 (6): 523-533.

61. SHI Y, SUN Y, HAO C, et al. Transfer of fresh versus frozen embryos in ovulatory women. N Engl J Med, 2018, 378 (2): 126-136.

62. BAKER VL, BROWN MB, LUKE B, et al. Association of number of retrieved oocytes with live birth rate and birth weight: an analysis of 231, 815 cycles of in vitro fertilization. Fertil Steril, 2015, 103 (4): 931-938. e2.

63. AFNAN M. Clomiphene citrate-a reassuringly safe drug. BJOG, 2017, 124 (11): 1671.

64. TATSUMI T, JWA SC, KUWAHARA A, et al. No increased risk of major congenital anomalies or adverse pregnancy or neonatal outcomes following letrozole use in assisted reproductive technology. Hum Reprod, 2017, 32 (1): 125-132.

65. MAHONY MC, HAYWARD B, MOTTLA GL, et al. Recombinant human follicle-stimulating hormone alfa dose adjustment in us clinical practice: an observational, retrospective analysis of a real-world electronic medical records database. Front Endocrinol (Lausanne), 2021, 12: 742089.

66. YLAND JJ, CHIU YH, RINAUDO P, et al. Emulating a target trial of the comparative effectiveness of clomiphene citrate and letrozole for ovulation induction. Hum Reprod, 2022, 37 (4): 793-805.

67. WANG R, LI W, BORDEWIJK EM, et al. First-line ovulation induction for polycystic ovary syndrome: an individual participant data meta-analysis. Hum Reprod Update, 2019, 25 (6): 717-732.

CLINICAL OVULATION
INDUCTION AND
OVARIAN STIMULATION

临床诱导排卵与
卵巢刺激

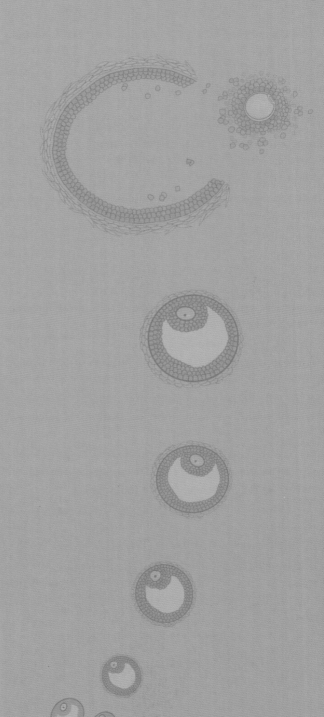

CLINICAL OVULATION INDUCTION AND OVARIAN STIMULATION

第二章

卵泡和卵母细胞发育的基础

第一节 卵泡的发育基础

一、卵泡结构和发育阶段

卵泡是由多种细胞相互调控所形成的整合度极高的整体,由围绕着卵母细胞的颗粒细胞(含卵丘颗粒细胞)、卵泡膜细胞(含卵泡内膜细胞和卵泡外膜细胞)、透明带、基膜等结构组成。卵泡的生长和发育贯穿女性的一生,对女性的激素调节、生育功能至关重要,是一个周期性、动态的过程,从始基卵泡(又称原始卵泡)生长到排卵阶段,整个过程跨度较长,约需要1年的时间。分为以下几个阶段:

(一) 始基卵泡

从人类胚胎发育的第4周开始时,原始生殖细胞(primordial germ cells,PGC)迁移到生殖嵴的体腔上皮。胚胎第5周,女性胎儿卵巢内含有500~1 300个PGCs。至胚胎6~8周伴随性别分化的开始,原始生殖细胞数目增多,体积增大,变成卵原细胞。至妊娠20周,胚胎卵巢中存在600万~700万个卵原细胞。此后,卵原细胞逐渐进入减数分裂,并停滞在第一次减数分裂前期的双线期,形成初级卵母细胞(primary oocyte)。初级卵母细胞逐渐被单层梭形前颗粒细胞包围,组装成始基卵泡(primordial follicle),其直径30~60μm,成为卵巢的基本功能单位。始基卵泡形成后会在数十年间处于休眠期,直到发生退化或者通过初始募集和周期募集进入生长期。

女性出生起双侧卵巢内共有100万~200万个始基卵泡,至青春期开始时,始基卵泡的数目已降至30万~50万个。此后始基卵泡逐渐募集、发育、闭锁,部分成熟并排卵。女性的一生只有400~500个成熟卵泡排卵。

(二) 初级卵泡

初级卵泡(primary follicle)是由原始卵泡发育而来的。原始卵泡的卵母细胞不断增大,周围包绕的颗粒细胞由单层扁平变为单层立方形或高柱状,形成初级卵泡。初级卵泡直径>60μm,其卵母细胞与颗粒细胞共同合成和分泌糖胺聚糖,在卵细胞周围形成透明带(zona pellucida,ZP)。透明带在诱发精子顶体反应、保证精卵特异性结合、维持胚胎内环境稳定以及与宿主子宫的种系间识别中发挥重要作用。在初级卵泡阶段,颗粒细胞开始表达少量卵泡刺激素受体(follicle-stimulating hormone receptor,FSHR),但此时卵泡的发育不依赖促性腺激素。

在初级卵泡阶段,卵母细胞分泌转化生长因子(transforming growth factor,TGF)-β家族成员中的生长分化因子9(growth differentiation factor 9,GDF-9)和骨形态发生蛋白-15(bone morphogenetic protein-15,BMP-15),局部作用于卵丘颗粒细胞,调节颗粒细胞分化和功能。颗粒细胞胞质突起,并延伸穿过透明带,卵母细胞同时表达间隙连接蛋白37(Cx37),从而在卵母细胞、颗粒细胞膜间形成缝隙连接,为卵母细胞提供营养的同时,实现卵母细胞与颗粒细胞间的交互沟通。

(三) 次级卵泡

初级卵泡进一步发育形成次级卵泡(secondary follicle)。次级卵泡周围的颗粒细胞由单层立方上皮变成复层柱状上皮(细胞层数6~8层)。第2层颗粒细胞出现标志着次级卵泡发育的开始,此后卵泡逐渐增大,直径达120μm。次级卵泡的一个重要变化是颗粒细胞膜上的FSHR数目增多,同时出现雌激素受体(estrogen receptor,ER)和雄激素受体（androgen receptor，AR）。因此，次级卵泡颗粒细胞可以在卵泡刺激素（follicle stimulating hormone，FSH）的作用下出现增殖分化，受性激素的调控。次级卵泡另一个重要变化是卵泡基底膜附近的梭形细胞分化出 2 层卵泡膜细胞，即卵泡内膜（theca interna）和卵泡外膜（theca externa），其中卵泡内膜细胞表达 LH/CG 受体（luteinizing hormone/choriogonadotropin receptor，LHCGR），外膜层则由结缔组织和平滑肌纤维组成。至此，次级卵泡表达的 FSHR 和 LHCGR，为促性腺激素依赖阶段卵泡发育的到来提供基础。

完全生长的次级卵泡应由 5 个部分组成：卵母细胞、透明带、6~8 层颗粒细胞、基膜、卵泡内膜及外膜。在此阶段，除了间隙连接蛋白 37（Cx37），颗粒细胞进一步表达间隙连接蛋白 43（Cx43），使卵泡间及卵泡内部颗粒细胞、卵母细胞间的连接更加紧密，构成相互协调的微环境，共同调控卵泡的募集和发育。

（四）窦卵泡及排卵前卵泡

次级卵泡经窦前卵泡（pre-antral follicle）及小窦卵泡阶段（直径<2mm），进一步发育至窦腔出现时称为窦卵泡（antral follicle），直径 2~9mm。窦腔内的卵泡液来自卵泡内膜毛细血管的渗出和颗粒细胞的分泌。随着卵泡的生长，卵泡腔不断增大，卵母细胞和部分颗粒细胞被挤到一侧，形成卵丘（cumulus oophorus）。卵泡内的初级卵母细胞周围的颗粒细胞称为卵丘细胞，透明带周围呈放射状排列的颗粒细胞则被称为放射冠（corona radiata）。卵丘细胞通过透明带与卵母细胞建立缝隙连接，形成一个功能上统一的整体，即卵丘卵母细胞复合体（cumulus-oocyte complex，COC）。

随着窦卵泡的生长发育，窦卵泡的内膜细胞逐渐具备产生类固醇激素活性细胞的典型超微结构：LHCGR 受体增加，并进一步表达胰岛素样受体，进而在黄体生成素（luteinizing hormone，LH）和

胰岛素的刺激下分泌雄激素，主要是雄烯二酮。当窦卵泡直径达 2mm 后，颗粒细胞 FSH 受体明显增加，雌激素分泌增加，使窦卵泡对 FSH 敏感性加强。在 FSH 作用下，小窦卵泡继续发育，从直径 2mm 的小窦卵泡，逐渐生长到直径 18mm 以上的排卵前卵泡（preovulatory follicle，POF），又称格拉夫卵泡（Graafian follicle）。排卵前卵泡的壁层颗粒细胞雌激素分泌能力增强，同时表达高水平的 LH 受体。此时血清雌激素可达 300pg/ml，高水平雌激素激活垂体及下丘脑的正反馈调节，诱导 FSH、LH 峰的出现，进而卵泡成熟、排卵发生。

在卵泡整个生长发育阶段，卵母细胞与颗粒细胞间可通过旁分泌/自分泌途径相互作用，并通过建立缝隙连接，形成相互协调的整体（图 2-1）。早在初级卵泡阶段，卵母细胞就通过分泌生长因子 GDF-9 和 BMP-15，局部作用于卵丘颗粒细胞，通过与形态发生蛋白受体-Ⅱ型结合，刺激卵丘细胞 Smad 信号通路，调节颗粒细胞分化及受体表达，调节自身微环境。同时，颗粒细胞合成 Kit 配体、AMH、刺激素、抑制素、TGF-α 等作用于卵母细胞，参与卵母细胞生长调控。

此外，在颗粒细胞和膜细胞间也可以通过旁分泌反馈进行双向对话。卵泡膜细胞分泌干细胞生长因子（hepatocyte growth factor，HGF）及角质细胞生长因子（keratinocyte-derived growth factor，KGF），刺激颗粒细胞产生 Kit 配体，而 Kit 配体正反馈促进卵泡膜细胞 HGF 及 KGF 合成。激素、雌激素同样参与颗粒细胞、膜细胞间的旁分泌/自分泌调节。以雄激素为例，膜细胞合成雄激素作用于颗粒细胞的雄激素受体，促进颗粒细胞增殖并提高颗粒细胞对 FSH 的敏感性。FSH 刺激颗粒细胞产生激活素和抑制素，反馈调控膜细胞雄激素的合成。这种卵母细胞-体细胞间及体细胞间的双向对话存在于卵泡发育的整个阶段，协调促进卵泡的发育及卵母细胞的成熟。

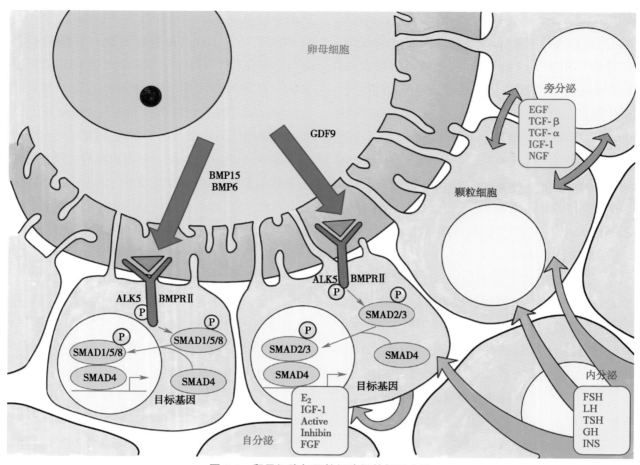

图 2-1 卵母细胞与颗粒细胞间的相互交流

二、卵泡发育的调控和募集

人类卵泡发生需要近 1 年的时间才能完成始基卵泡生长发育直至排卵（图 2-2）的过程。卵泡的发育分为两个时期：非促性腺激素依赖期和促性腺激素依赖期。始基卵泡离开原始卵泡池向初级卵泡转化，经次级卵泡发育至小窦卵泡，需要200 天以上的时间。这一阶段的卵泡细胞不表达FSH 及 LH 受体，为非促性腺激素依赖阶段，由卵巢局部的生长因子通过自分泌或旁分泌的形式调控。从次级卵泡经窦卵泡、主导卵泡发育至排卵前卵泡需要经历持续生长期和指数生长期的阶段，共需要 85 天，跨越了 4 个月经周期。通常我们所说的卵泡期是指卵泡发育最后的指数生长阶段，一般需时 14 天，这一时期为促性腺激素依赖阶段，在此阶段卵泡发育受 FSH、LH 和生长因子的调节。

原始卵泡被程序性募集，离开原始卵泡池向初级卵泡转化，开始缓慢生长的过程称为启动募集。部分已启动募集的卵泡对周期性变化的促性腺激素发生应答，开始加速生长，称为周期募集。周期募集的卵泡多达 20~30 枚，但只有一枚卵泡被选择发育成熟并最终排卵，这取决于卵泡对 FSH 的敏感性。在黄体末期 - 卵泡早期的过度阶段，随着黄体的衰退，雌孕激素和抑制素 A 水平下降，对下丘脑及垂体的负反馈减弱，FSH 分泌增加，形成一个小波峰，只有处于最高发育阶段的卵泡因具备最高的 FSH 敏感性，得以选择发育成为优势卵泡（dominant follicle）。优势卵泡的卵泡液积聚，卵泡腔充盈，颗粒细胞和膜细胞迅速增殖并分泌大量雌激素，负反馈作用于垂体和下丘脑，使 FSH 水平下降，其余进入周期募集的没有被选择的卵泡随之退化闭锁（图 2-3）。

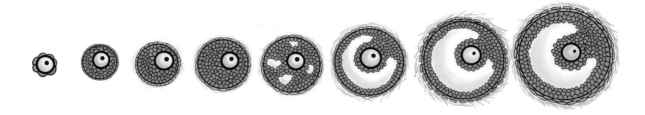

非促性腺激素依赖阶段（~200天）					促性腺激素依赖阶段（~14天）		
始基卵泡	早初级卵泡	晚初级卵泡	窦前卵泡	小窦卵泡	窦卵泡	主导卵泡	成熟卵泡
始基卵泡	初级卵泡	次级卵泡			窦卵泡	主导卵泡	排卵前卵泡
雄激素为主的卵泡环境					雌激素为主的卵泡环境		

图 2-2　卵泡的发育进程

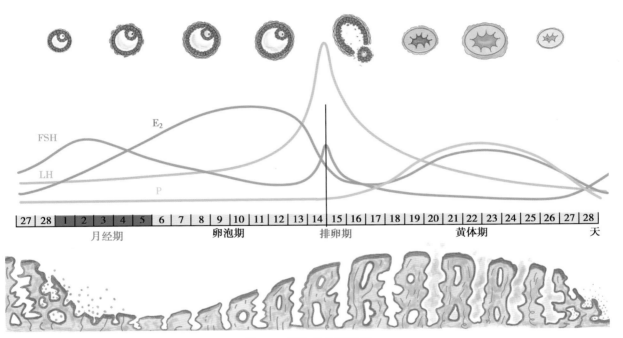

图 2-3　卵泡的发育调控

在自然排卵周期中,下丘脑 - 垂体与卵巢(hypothalamus-pituitary-ovary,HPO)互相协调,精密调控,以实现卵泡周期性募集和单卵泡选择。下丘脑向垂体门脉系统脉冲式分泌促性腺激素释放激素(gonadotropin-releasing hormone,GnRH)以调节腺垂体(垂体前叶)合成和释放促性腺激素(gonadotropin,Gn),进而促进卵泡的发育、排卵和黄体形成,调控雌孕激素及抑制素的分泌。而卵巢分泌的甾体激素和抑制素又反馈作用于下丘脑

和垂体,调节 GnRH 和 Gn 的释放。FSH 对中枢的负反馈调控机制保证了自然周期单卵泡发育和排卵,而雌激素诱发的正反馈 LH 峰是排卵的先决条件。

（一）下丘脑的相关神经内分泌激素

1. GnRH　下丘脑位于脑基底部,第三脑室的下方,视交叉和垂体的上方,是生殖内分泌系统的协调中心,能产生多种肽类激素。其中 GnRH 是与生殖内分泌关系最为密切的神经肽类激素。

GnRH 是 8 号染色体短臂上基因编码的十肽激素，因结构中的氨基酸连接易被肽酶破坏，因此天然 GnRH 在血液中的半衰期仅 2~4 分钟。

合成分泌 GnRH 的神经元大部分集中在下丘脑内侧基底区、弓状核及下丘脑前部视前区，尤以下丘脑弓状核为主。下丘脑神经元产生的 GnRH 经结节漏斗干内的轴突运送至正中隆起，然后释放进入腺垂体（垂体前叶）的垂体门脉系统，通过与腺垂体细胞上的 GnRH 受体结合，促进合成与释放 FSH、LH 以维持生殖功能。与 FSH 相比，GnRH 对 LH 的控制更占据主导地位。FSH 除受 GnRH 调节外，还受激活素、抑制素、卵泡抑制素及抗米勒管激素（AMH）等的调节。

GnRH 的释放具有内在的脉冲性和节律性，女性月经周期的不同阶段 GnRH 脉冲释放频率不同。早卵泡期逐渐升高的雌激素抑制了 GnRH 分泌脉冲的幅度，对脉冲频率几乎不产生影响，因此早卵泡期呈高频低幅型（90~120 分钟 1 次），而黄体期的高孕激素水平主要抑制 GnRH 脉冲的频率，因此呈低频高幅型（3~4 小时 1 次）。

2. GnRH 分泌的调节　GnRH 神经元的分泌受中枢神经系统的调节。同时，多种神经递质、激素和生长因子可交互作用共同调节 GnRH 的释放。

（1）局部神经递质的调节：儿茶酚胺类（包括多巴胺、去甲肾上腺素、肾上腺素）、β- 内啡肽、神经肽 -Y 和单胺类物质可通过影响 GnRH 脉冲频率调节 GnRH 的释放。弓状核以及室旁核分泌的多巴胺，可以直接促进下丘脑 GnRH 神经元的释放，还可以通过垂体门脉系统，抑制垂体分泌 PRL，参与 HPO 轴调控。神经肽 -Y 可以直接作用于 GnRH 神经元，在高雌激素环境下促进下丘脑 GnRH 的脉冲式分泌。

（2）反馈系统的调控：卵巢甾体激素对 GnRH 神经元分泌功能的长反馈调节以及腺垂体（垂体前叶）来源的 Gn 对 GnRH 神经元分泌功能的短反馈调节已被大家所熟知。近年来，GnRH 的超

短反馈调节也受到关注。研究发现，GnRH 浓度的变化可反过来作用于下丘脑 GnRH 神经元，通过增减自身受体数量来调节自身的分泌。当 GnRH 浓度过高或非脉冲式持续刺激时，细胞膜受体内化以减少 GnRH 受体，降低其生物反应性。GnRH 脉冲分泌对于维持稳定的 GnRH 受体数目是必需的。

（3）神经调控：中枢神经系统的边缘系统、新皮质、中脑等区域与下丘脑形成复杂的神经网络，体内外的各种刺激均可以通过神经网络干扰下丘脑神经元的脉冲分泌。比如，位于视前交叉区内的 γ- 氨基丁酸神经元（γ-aminobutyric acid，GAGB）以及下丘脑 KNDy 神经元及 Kiss1 神经元可通过 Kisspeptin 分泌调节 GnRH 水平。

（4）AMH 对 GnRH 的调控：AMH 是由卵巢中窦前、小窦卵泡颗粒细胞分泌的二聚体糖蛋白，其分泌不受促性腺激素及月经周期的影响。AMH 与 AMH 受体（AMH receptor，AMHR）- Ⅱ 结合后通过激活果蝇母本抗生存因子蛋白（Smad 蛋白）调控下游信号通路。下丘脑表达 AMH 受体，通过血脑屏障的 AMH 可直接作用于 GnRH 神经元的树突及神经轴的终末端，或者通过作用于脑室膜细胞及血管内皮细胞，增加 GnRH 脉冲分泌的频率，使得 LH 分泌增多。这也是 PCOS 人群 LH/FSH 比值升高的原因之一。此外，除了在中枢水平发挥作用，AMH 还可以降低窦前卵泡对 FSH 的敏感性，作为始基卵泡生长抑制因子，抑制始基卵泡的启动募集，防止卵泡过快过早消耗，维持卵巢储备。

（二）垂体及其生殖相关激素

垂体位于硬脑膜外，处于视交叉下的蝶鞍内，分为前叶和后叶。在下丘脑 GnRH 脉冲式刺激下，垂体前叶嗜碱性细胞脉冲式地分泌 Gn。同时，卵巢激素的反馈调节，以及卵泡细胞的自分泌、旁分泌因子也参与 Gn 分泌的调控。

1. Gn 及 Gn 受体的结构　Gn 包括 LH 和 FSH，两者均为糖蛋白激素，由两个共价键连接的

α 和 β 亚基构成。两者 α 亚基完全相同，有差异的 β 亚基决定了激素的特异性。

FSH 和 LH 受体均属于 G 蛋白偶联受体家族，由 7 个跨膜螺旋组成。FSH、LH 与细胞外区域结合会引起受体跨膜区的构象改变，通过 Gs- 腺苷酸环化酶途径，导致细胞内环腺苷酸（cAMP）增加，激活下游信号通路。FSH 受体存在于卵巢颗粒细胞，LH 受体则存在于卵泡膜细胞和黄体细胞中。在卵泡发育后期，FSH 诱导颗粒细胞同时表达 LH 受体，称为两细胞两促性腺激素原理。

2. Gn 的功能及临床意义

（1）FSH：只有颗粒细胞表达 FSH 受体，因此 FSH 只作用于颗粒细胞，通过促进颗粒细胞芳香化酶活性，将膜细胞来源的雄烯二酮转化为雌激素。FSH 还刺激颗粒细胞合成抑制素，一方面抑制垂体 FSH 的分泌，使非优势卵泡闭锁，实现单卵泡发育，同时还通过旁分泌作用，刺激膜细胞雄激素合成，为晚卵泡期大量雌激素合成提供足够的底物。在周期募集的卵泡波群进一步发育、选择、优势化的过程中，FSH 也起到关键诱导作用。在卵泡发育后期，FSH、E_2 及少量 LH 诱导卵泡颗粒细胞表达 LH 受体，从而维持优势卵泡在 FSH 下降后继续发育直至成熟。LH 受体的表达使颗粒细胞能够对 LH 峰产生反应，促使卵母细胞完成第一次减数分裂，进而卵泡发生排卵。在黄体期，低水平的 LH 维持卵巢的黄体功能，促进雌孕激素的分泌。

（2）LH：早卵泡期 LH 只作用于膜细胞，刺激膜细胞 17α- 羟化酶合成雄激素，一方面为颗粒细胞合成雌激素提供底物，另一方面通过旁分泌作用增加颗粒细胞对 FSH 的敏感性，在早卵泡期发挥促发育的作用，故 LH 不足可能影响卵泡的成熟。在早卵泡期，适时添加 LH，可通过提高雄激素水平，降低 FSH 阈值，增加募集卵泡数，减少卵泡闭锁的发生。在晚卵泡期，随着颗粒细胞 LH 受体的形成，LH 可同时作用于颗粒细胞和膜细胞，在 FSH 下降时代偿部分 FSH 对颗粒细胞的作用，并

为 LH 峰的到来作好准备。

LH 双相调节 17α- 羟化酶的活性，这种双相调节区别于肾上腺和睾丸，是卵巢所特有的；而 LH 对促进胆固醇裂解酶活性的促进作用是单向的，此特点决定了卵泡期的高雌激素和黄体期的高孕激素。卵泡期逐渐上升的 LH 上调 17α- 羟化酶活性，诱导 Δ5 途径有利于雌激素的合成，而在 LH 峰后，大剂量 LH 下调 17α- 羟化酶，转向 Δ4 途径使雌激素水平下降，孕酮大量合成，故黄体期具有高孕酮水平。

（三）卵巢及其生殖相关激素

卵巢分泌的生殖内分泌类固醇激素主要包括雌激素、孕激素和雄激素，三种激素均以环戊烷并多氢菲的母核为分子骨架。

1. 雌激素的功能与临床意义　雌激素是卵巢颗粒细胞分泌的类固醇激素，少部分由肾上腺分泌。天然存在的雌激素按作用强弱依次是雌二醇（estradiol，E_2）、雌酮（estrone，E_1）和雌三醇（estriol，E_3）。E_3 是 E_1 和 E_2 的外周代谢产物。雌激素的主要作用是促进和维持女性生殖器官的发育及第二性征的出现。

（1）在月经周期中，雌激素通过正、负反馈调节 HPO 轴，参与卵泡发生及排卵的调控。同时，雌激素具有增强 FSH 效应和诱导颗粒细胞增殖的作用，通过提高卵泡对 FSH 的敏感性参与优势卵泡的选择，并形成卵泡生长和成熟必要的雌激素微环境；在卵泡早中期，随着卵泡发育和雌激素分泌的增加，FSH 受负反馈抑制而下降。只有分泌雌激素能力强的卵泡具有最高 FSH 敏感性，得以继续发育，被选择为优势卵泡或主导卵泡。

（2）在子宫，雌激素可增加子宫肌层血供，促进子宫平滑肌细胞增生，与子宫肌瘤的发生相关。同时，雌激素促进子宫内膜修复和增生。长期缺乏孕激素拮抗的雌激素刺激可诱发子宫内膜过度增生甚至诱发子宫内膜癌。

（3）促进乳腺导管上皮细胞有丝分裂。青春期后，雌激素水平升高，从而促进乳房发育，女性第二

性征表现。

(4)促进女性外阴、阴道、子宫颈和输卵管的发育。雌激素可促进阴道鳞状上皮增生和角化,宫颈腺体分泌增加。

(5)其他:雌激素促进骨骼发育,抑制骨吸收,还参与调节血脂代谢。绝经后妇女雌激素水平下降,导致骨质疏松、心血管疾病风险明显增加。另外,雌激素可以刺激肝脏合成多种凝血因子,如Ⅱ、Ⅵ、Ⅸ、Ⅹ等。雌激素过高,引起凝血功能增强,增加血栓形成风险。

2. 孕激素的功能与临床意义 孕激素主要包括孕酮和17α-羟孕酮。其中,孕酮主要在黄体卵泡膜细胞和黄体颗粒细胞中合成。排卵后,若次级卵母细胞未受精,则黄体功能衰竭,孕酮分泌减少。孕激素的生理作用包括:

(1)与雌激素类似,可负反馈调节HPO轴,抑制FSH和LH的分泌,参与卵泡发生及排卵的调控。在排卵后,孕激素抑制子宫内膜上皮细胞增殖,使增殖期子宫内膜向分泌期转化,协调子宫内膜与受精卵发育的同步化,为受精卵着床和发育作好准备。

(2)孕激素对子宫平滑肌产生抑制的作用,使子宫平滑肌松弛,张力减弱。在孕期,高水平孕激素一方面通过抑制前列腺素合成,降低肌细胞内钙离子水平,降低子宫对缩宫素的敏感性;另一方面有效抑制母体对胎儿的免疫反应,以维持妊娠。

(3)其他:孕激素能促进乳腺小叶的发育;促进阴道鳞状上皮细胞的脱落,抑制宫颈腺体分泌。另外,孕激素可作用体温中枢,上调体温0.3~0.5℃,这也是基础体温监测可评价排卵的理论基础。

3. 雄激素功能与临床意义 卵巢来源的雄激素主要由卵巢膜细胞合成,包括雄烯二酮、少量的睾酮及脱氢表雄酮(dehydroepiandrosterone,DHEA)。在正常女性中,雄烯二酮40%~50%来自卵巢,40%~50%来自肾上腺,其余的来自外周组织;DHEA主要来源于肾上腺网状带,只有20%的由卵巢膜细胞合成;睾酮则25%来源于肾上腺束状带,25%由卵巢基质直接合成,50%由循环中雄烯二酮在卵巢等肾上腺外组织转化而来。

雄激素是孕烯醇酮合成雌激素过程中的关键中间产物,为雌激素合成提供底物,参与调控多种生理功能:

(1)参与卵泡发育调控:膜细胞产生的雄激素作用于颗粒细胞的雄激素受体,增加颗粒细胞对FSH的敏感性,促进颗粒细胞增殖,形成小窦卵泡前的雄激素环境,支持程序性卵泡募集,阻止卵泡闭锁。异常窦卵泡期后的高雄激素卵巢微环境,一方面直接不利于卵泡发育,导致卵泡闭锁、黄体功能不足;另一方面造成血管生成失调,诱发子宫内膜炎症状态,导致子宫内膜容受性降低。

(2)适宜雄激素水平有助于维持女性的性功能。

(3)参与非生殖功能调节:血管、乳房、皮肤、肌肉、脂肪和骨骼也表达雄激素受体,表明雄激素在外周组织具有作用。雄激素促进外周毛发的生成,蛋白质合成,并参与血脂代谢的调节。

三、排卵的生物学事件

在卵泡发育后期,FSH诱发排卵前颗粒细胞LHR的出现,使得在卵泡成熟的最后阶段,LH的作用较FSH更占优势,促使主导卵泡成熟以准备LH峰的到来。当LH达到某一阈值时,一系列事件发生,包括卵母细胞减数分裂及第一极体的排出、卵泡壁薄化、卵丘颗粒细胞扩张等,最终实现排卵。

(一)第一极体排出

如前所述,自妊娠20周,胚胎卵巢中600万~700万个卵原细胞逐渐进入减数分裂,并停滞在第一次减数分裂双线期,形成初级卵母细胞。初级卵母细胞逐渐被单层梭形前颗粒细胞包围,形成始基卵泡,并进入长达数十年的休眠期。进入青春期后,下丘脑散发的 GnRH 脉冲出现,逐渐形成规律的脉冲分泌,HPO 轴成熟,雌激素的正反馈诱导垂体 LH 峰出现,LH 峰的出现导致卵母细胞及卵丘细胞间的缝隙连接关闭,cAMP 不能经卵丘细胞进入卵母细胞,卵母细胞局部的 cAMP 减少,使得卵母细胞局部的卵母细胞成熟抑制因子(oocyte maturation inhibitor,OMI)作用减弱,双线期停滞的初级卵母细胞恢复减数分裂,进而发生卵母细胞核膜溶解,即生发泡破裂(germinal vesicle breakdown,GVBD),这也是减数分裂恢复的第一个形态学标志。

在排卵前,卵母细胞完成第一次减数分裂,产生一个大体积的次级卵母细胞,并排出一个体积小、含另一条同源染色体的细胞,称为第一极体。第一极体的排出是卵母细胞核成熟的标志。第一次减数分裂完成后,次级卵母细胞随即进行第二次减数分裂并停滞在第二次减数分裂中期(M Ⅱ),直到精子使处于 M Ⅱ 期的卵母细胞受精,才能完成第二次减数分裂,并排出第二极体,姐妹染色体单体分离,形成染色体核型为 23,X 单倍体的卵胞。这样,一个二倍体生殖细胞经过减数分裂最终产生一个单倍体卵母细胞。

(二)卵泡壁薄化

排卵前 LH 峰促使卵泡液剧增,在压力作用下卵泡向卵巢表面突向。随着卵泡体积增大,卵泡壁及卵泡表面卵巢上皮变薄、局部缺血,形成圆形透明的卵泡小斑。在 LH 作用下,卵泡液中胶原酶及透明质酸酶表达增加,破坏小斑表面的卵巢白膜;同时颗粒细胞合成前列腺素增多,一方面促进卵泡壁释放蛋白溶酶,另一方面使卵泡膜外层的卵巢内平滑肌收缩,最终导致小斑破裂。

(三)卵丘细胞扩张

排卵前卵泡颗粒细胞分泌高水平雌激素(>200~300pg/ml),持续 2~3 天,通过 kisspeptin 神经元介导,正反馈激发 LH 峰,LH 可增加 10 倍。在 LH 峰作用下,壁颗粒细胞及卵丘颗粒细胞内的蛋白激酶 A(protein kinase A,PKA)激活表皮调节素(epiregulin,EREG),通过与表皮生长因子受体(epidermal growth factor receptor,EGFR)结合激活下游 ERK1/2 通路,产生前列腺素 E_2(prostaglandin E_2,PGE_2)。PGE_2 一方面增强平滑肌的收缩,促进 COC 排出;另一方面则促进卵丘颗粒细胞表达扩张相关基因,如透明质酸合成酶 2(hyaluronan synthase 2,HAS2)、前列腺素内过氧化物合酶 2(prostaglandin-endoperoxide synthase 2,PTGS2)、穿透素 3(pentraxin 3,PTX3)、肿瘤坏死因子 α 诱导蛋白 6(tumor necrosis factor-alpha induced protein 6,TNFAIP6)的表达,使卵丘细胞分散、卵丘扩张、黏液化、卵丘复合体与卵泡壁分离并自由悬浮在卵泡液中,最终实现 COC 的顺利排出(图 2-4)。动物实验中,Bmp-15 缺陷雌鼠卵丘膨胀障碍,影响受精而导致不孕,证实卵母细胞源性因子同样参与卵丘扩张的调控。

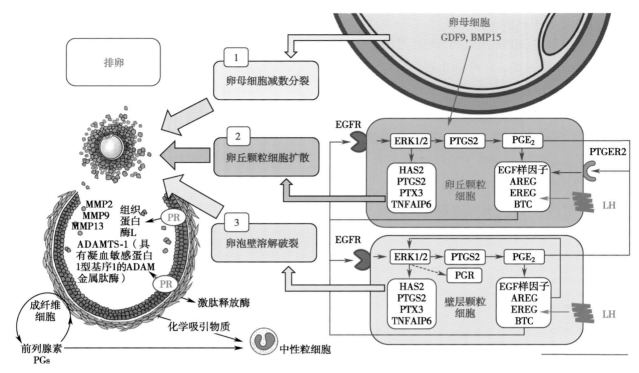

图 2-4　卵泡破裂

具有凝血酶敏感蛋白 1 型基序 1 的 ADAM 金属肽酶（ADAM metallopeptidase with thrombospondin type 1 motif 1，ADAMTS-1）；两性调节蛋白（amphiregulin，AREG）；骨形态发生蛋白 15（bone morphogenetic protein 15，BMP15）；β 细胞素（betacellulin，BTC）；组织蛋白酶 L（cathepsin L）；趋化因子（chemoattractants）；表皮样生长因子（epidermal growth factor，EGF）；表皮样生长因子受体（epidermal growth factor receptor，EGFR）；内皮细胞（endothelial cells）；表皮调节素（epiregulin，EREG）；丝裂原活化蛋白激酶（mitogen-activated protein kinase，ERK1/2）；成纤维细胞（fibroblasts）；生长分化因子 9（growth differentiation factor 9，GDF9）；透明质酸合成酶 2（hyaluronan synthase 2，HAS2）；激肽释放酶类（kallikreins）；促黄体生成素（luteinizing hormone，LH）；基质金属肽酶 1（matrix metallopeptidase 1，MMP1）；基质金属肽酶 9（matrix metallopeptidase 9，MMP9）；基质金属肽酶 13（matrix metallopeptidase 13，MMP13）；中性粒细胞（neutrophils）；前列腺素 E_2（prostaglandin E_2，PGE_2）；孕激素受体（progesterone receptor，PGR）；前列腺素 E 受体 2（prostaglandin E receptor 2，PTGER2）；前列腺素内过氧化物合酶 2（prostaglandin-endoperoxide synthase 2，PTGS2）；穿透素 3（pentraxin 3，PTX3）；肿瘤坏死因子 α 诱导蛋白 6（tumor necrosis factoralpha induced protein 6，TNFAIP6）

（徐嗣亮）

参考文献

1. GHUMMAN S. Principles and practice of controlled ovarian stimulation in ART. Springer New Delhi Heidelberg New York Dordrecht London: Springer India, 2015.

2. SANFINS A, RODRIGUES P, ALBERTINI DF. GDF-9 and BMP-15 direct the follicle symphony. J Assist Reprod Genet, 2018, 35 (10): 1741-1750.

3. WINTERHAGER E, KIDDER GM. Gap junction connexins in female reproductive organs: implications for women's reproductive health. Hum Reprod Update, 2015,

21 (3): 340-352.

4. KAIVO-OJA N, JEFFERY LA, RITVOS O, et al. Smad signalling in the ovary. Reprod Biol Endocrinol, 2006, 4: 21.

5. DOMPE C, KULUS M, STEFAŃSKA K, et al. Human granulosa cells-stemness properties, molecular cross-talk and follicular angiogenesis. cells, 2021, 10 (6): 1396.

6. ROBKER RL, HENNEBOLD JD, RUSSELL DL. Coordination of ovulation and oocyte maturation: a good egg at the right time. Endocrinology, 2018, 159 (9): 3209-3218.

7. SKORUPSKAITE K, GEORGE JT, ANDERSON RA. The kisspeptin-GnRH pathway in human reproductive health and disease. Hum Reprod Update, 2014, 20 (4): 485-500.

8. CIMINO I, CASONI F, LIU X, et al. Novel role for anti-Müllerian hormone in the regulation of GnRH neuron excitability and hormone secretion. Nat Commun, 2016, 7: 10055.

9. BURGER HG. Androgen production in women. Fertil Steril, 2002, 77 (Suppl 4): S3-5.

10. SEN A, PRIZANT H, LIGHT A, et al. Androgens regulate ovarian follicular development by increasing follicle stimulating hormone receptor and microRNA-125b expression. Proc Natl Acad Sci U S A, 2014, 111 (8): 3008-3013.

11. MILLER KK, BILLER BM, BEAUREGARD C, et al. Effects of testosterone replacement in androgen-deficient women with hypopituitarism: a randomized, double-blind, placebo-controlled study. J Clin Endocrinol Metab, 2006, 91 (5): 1683-1690.

12. BAERWALD AR, ADAMS GP, PIERSON RA. Ovarian antral folliculogenesis during the human menstrual cycle: a review. Hum Reprod Update, 2012, 18 (1): 73-91.

13. NIRINGIYUMUKIZA JD, CAI H, XIANG W. Prostaglandin E2 involvement in mammalian female fertility: ovulation, fertilization, embryo development and early implantation. Reprod Biol Endocrinol, 2018, 16 (1): 43.

14. KANKE T, FUJII W, NAITO K, et al. Effect of fibroblast growth factor signaling on cumulus expansion in mice in vitro. Mol Reprod Dev, 2022, 89 (7): 281-289.

一、卵母细胞的结构及发育阶段

卵母细胞的成熟包括两次减数分裂过程。第一次减数分裂前期停滞时间很长,可持续数周、数月,甚至几十年,直到青春期或绝经期前四五十年才完成。在这漫长的过程中,很多卵母细胞特有的事件发生,包括同源染色体相互识别、配对、联会和重组,RNA 转录和蛋白质合成。在胎儿期形成的原始卵泡阶段,卵母细胞停滞在第一次减数分裂前期,被一层扁平的颗粒细胞所包围,此时卵母细胞含有一个核膜覆盖的大细胞核,即生发泡(germinal vesicle,GV)。卵母细胞分泌的糖基化蛋白形成透明带(zona pellucida,ZP)围绕在其周围,并在整个卵母细胞生长过程中不断增厚。随着卵泡成熟后 LH 峰的到来,在完全生长的卵母细胞中发生与卵母细胞核成熟有关的一系列过程,如染色质凝缩和生发泡破裂(germinal vesicle breakdown,GVBD)。在 GVBD 之后,卵母细胞进入第一次减数分裂中期(metaphase Ⅰ,M Ⅰ)阶段。第一次减数分裂的中期、后期和末期与有丝分裂过程相似,但在第一次减数分裂末期,卵母细胞分裂时染色体数目减半,由初级卵母细胞分裂次级卵母细胞并排出第一极体。此后不久,卵母细胞进入第二次减数分裂并停滞于此阶段,即第二次减数分裂中期(metaphase Ⅱ,M Ⅱ)。第二次减数分裂时间很短,是在排卵之后受精进行中完成,精子进入卵母细胞后,卵母细胞排出第二极体,完成第二次减数分裂。整个减数分裂过程中染色体复制一次,而细胞分裂两次,所以染色体数目减半,成熟卵母细胞是单倍体,形成受精卵后恢复为双倍体。

二、卵母细胞的减数分裂

减数分裂起始于独立的减数分裂前 S 期,随后进入延长的第一次减数分裂前期,该阶段根据染色体的行为,可进一步分为细线期(leptotene)、偶线期(zygotene)、粗线期(pachytene)、双线期(diplotene)和终变期(diakinesis)。初级卵母细胞核内的染色质最初是颗粒状的,后因发生凝集形成细长纤维丝,逐渐折叠、螺旋化,变粗变短,此时卵母细胞处于细线期。在细线期,保守的 SPO11-TOPOVIBL 复合物介导程序性双链 DNA 断裂(Double Strand Breaks,DSB)启动同源染色体重组。偶线期阶段的母源和父源染色质细丝相互靠近、识别,配对形成二价体。而在粗线期,DSB 将被修复以产生交换或非交换,其中交换是保证同源染色体在第一次减数分裂中精准分离的必要条件。双线期同源染色体开始分离,非姐妹染色单体间可发生互换的交叉,出现特征性的十字形的联会。在终变期,染色体变粗变短,各对二价体彼此进一步分离,染色体进一步浓缩,RNA 转录活动逐渐停止,完成重组。在减数分裂前期 Ⅰ 的任何阶段发生的错误都会导致同源染色体配对、联会或重组异常,引发减数分裂停滞或染色体分离缺陷(图 2-5)。

卵母细胞减数分裂是一个复杂而又重要的过程,以维持卵细胞成熟与早期胚胎发育,揭示参与控制卵母细胞减数分裂恢复的信号通路是女性生殖生物学的一个重要问题。卵母细胞减数分裂的启动和恢复与精子不同,首先,在胎儿发育过程中,雌性生殖细胞进入第一次减数分裂,并在出生前停滞在第一次减数分裂前期的双线期。其次,停滞的卵母细胞将在青春期后恢复减数分裂,在每个发情

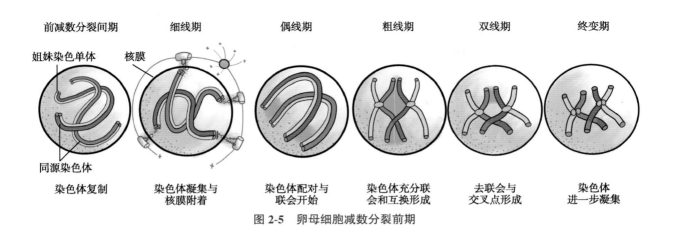

前减数分裂间期	细线期	偶线期	粗线期	双线期	终变期
染色体复制	染色体凝集与核膜附着	染色体配对与联会开始	染色体充分联会和互换形成	去联会与交叉点形成	染色体进一步凝集

图 2-5 卵母细胞减数分裂前期

期(动物)或月经周期(人类)中,对黄体生成素(luteinizing hormone,LH)作出反应。最后,卵母细胞的细胞分裂为不对称细胞分裂。在人类和动物中,多种因素包括表观遗传学分子和不同的信号通路被证明对减数分裂的停滞和恢复起着关键作用,它们不仅调节卵母细胞的成熟,而且还相互协调,以确保良好的卵母细胞质量。

(一)减数分裂前期阻滞的调控机制

在卵母细胞被卵巢颗粒细胞包围形成原始卵泡之前,减数分裂已经开始,卵母细胞此时停滞在第一次减数分裂前期的双线期。直到雌性性成熟时,原始卵泡持续不断地被激活,并被周期性募集,逐渐生长成熟。以往的研究表明一些小分子,如在生长中卵母细胞内的环状腺苷单磷酸酯(cyclic adenosine monophosphate,cAMP)和颗粒细胞内的钠尿肽前体C(NPPC)/利尿钠肽受体2(natriuretic peptide receptor2,NPR2)系统,在维持卵母细胞减数分裂停滞方面发挥着重要作用。在促性腺激素的刺激下,成熟卵泡内的卵母细胞将拥有恢复减数分裂的能力,并在体内排卵。

1. 卵母细胞内高 cAMP 水平维持减数分裂停滞　在哺乳动物中,减数分裂停滞是由卵母细胞内高水平的 cAMP 所调控的。体外实验中,将卵母细胞从窦卵泡中分离出来时,其内 cAMP 水平下降,减数分裂自动恢复。当用 cAMP 类似物

二丁酰 cAMP(dbcAMP)或 cAMP 磷酸二酯酶(phosphodiesterase,PDE)抑制剂,如异丁基甲基黄嘌呤(Isobutylmethylxanthine,IBMX)或米力农培养时,小鼠卵母细胞减数分裂的自发恢复被阻止。因此,保持高 cAMP 水平成为卵母细胞减数分裂维持在 GV 阶段的重要保障。

卵母细胞拥有维持 cAMP 水平必要的蛋白质,包括腺苷酸环化酶(AC)、Gs 蛋白和 G 蛋白偶联受体3(G protein-coupled receptor 3,GPR3)。AC 专门催化 ATP 形成 cAMP,而 Gs 蛋白则刺激 AC3 在卵母细胞中的活性(图 2-6A)。缺乏 AC3 的小鼠卵母细胞不能维持减数分裂的停滞。同样,阻断 Gs 蛋白功能导致小鼠卵母细胞减数分裂的自发恢复。位于卵母细胞质膜上的 GPR3 是激发 Gs 蛋白活性并提高 cAMP 水平的必要条件。GPR3 敲除小鼠的卵母细胞在早期窦卵泡阶段可自发恢复减数分裂而提早耗尽,而注射 GPR3 mRNA 到敲除卵母细胞中可以逆转这一现象,对猪卵母细胞的研究与以上小鼠内的结果相似。但尽管 GPR3 在人类卵母细胞中表达,其似乎并未影响到减数分裂失控而导致的卵巢功能早衰,这与 GPR3 KO 小鼠的表型不同。GPR 和 Gs 蛋白在合成内源 cAMP 方面有重要作用,卵母细胞中的 PDE 则负责 cAMP 的降解,例如 PDE3 敲除的卵母细胞 cAMP 水平提高,停滞在 GV 阶段。

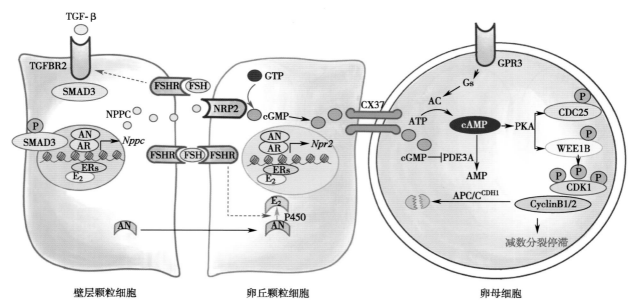

图 2-6A　卵母细胞减数分裂的停滞

2. 颗粒细胞中 NPPC/NPR2 系统促进减数分裂停滞　减数分裂停滞是卵母细胞与颗粒细胞相互协调的过程,以维持高水平的 cAMP。大量的数据表明,仅由卵母细胞产生的内源 cAMP 是不足以维持减数分裂停滞的。卵母细胞中持续高水平的 cAMP 取决于 cGMP,cGMP 由壁层颗粒细胞和卵丘颗粒细胞中的鸟苷酸环化酶催化 GTP 产生,并通过缝隙连接输送到卵母细胞,通过抑制 PDE3A 的活性发挥作用。cGMP 的产生依赖于壁层颗粒细胞分泌的 NPPC 与卵丘颗粒细胞膜上的 NPR2 受体协调作用,NPPC 和 NPR2 都在颗粒细胞中高度表达(见图 2-6A)。在体外培养的卵丘-卵母细胞复合体中添加 NPPC,可通过增加卵丘颗粒细胞中 cGMP 水平防止卵母细胞自发启动成熟。此外,NPR2 突变体小鼠由于卵丘颗粒细胞中 cGMP 的下调使得减数分裂过早恢复,导致卵母细胞碎片化和胚胎发育不良,进而不孕。总之,以上结果表明颗粒细胞中产生的 cGMP,在保持卵母细胞高 cAMP 水平的过程中起着重要作用,维持卵母细胞的减数分裂停滞需要颗粒细胞和卵母细胞之间的协调互作。

（二）卵母细胞减数分裂的启动

早窦卵泡和排卵前卵泡中充分发育成熟的卵细胞才有能力在 LH 峰到来时启动减数分裂。根据下丘脑-垂体-卵巢轴的反馈理论,雌激素峰在体内通过正反馈途径诱导 LH 峰,以启动卵母细胞恢复减数分裂。LH 与位于卵泡膜细胞和壁层颗粒细胞上的 LH 受体结合,激活的 LH 受体诱导卵泡颗粒细胞和壁层颗粒细胞中的系列生物学反应。LH 可通过下调 NPPC/NPR2 通路降低卵母细胞内的 cAMP 水平并闭合卵母细胞和卵丘颗粒细胞之间的间隙连接。它还能上调颗粒细胞内表皮生长因子(epidermal growth factor,EGF)通路的活性。卵母细胞中 cAMP 的下调可激活成熟促进因子(maturation promoting factor,MPF),进一步磷酸化包括后期促进因子复合体(anaphase promoting complex,APC)在内的一系列蛋白质,从而启动 GVBD 和染色体分离过程(图 2-6B)。

1. MPF 活性调控卵母细胞减数分裂的启动　高水平的 cAMP 对于阻止卵母细胞减数分裂成熟的机制已有充分了解。cAMP 主要通过激活蛋白激酶 A(protein kinase A,PKA)发挥其作用。

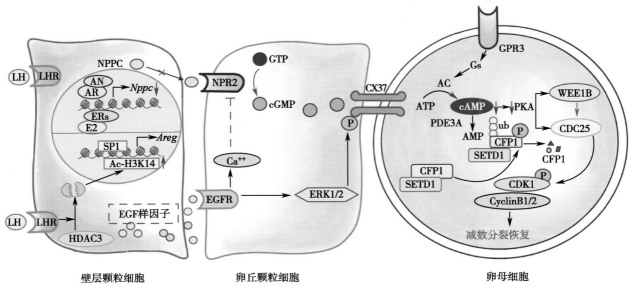

图 2-6B 卵母细胞减数分裂的启动

PKA 可调控 WEE1B/MYT1 激酶和 CDC25 磷酸酶的活性，进而调节细胞周期蛋白依赖性激酶 1（cyclin dependent kinase 1，CDK1）的活性。其中，CDK1 和细胞周期蛋白 B（cyclin B）复合物，即 MPF，是卵母细胞减数分裂成熟的关键调控因子。卵母细胞 CDK1 对目标蛋白进行磷酸化的能力取决于它本身的活性和是否与细胞周期蛋白 B 结合。研究发现，激活的 CDK1 会在减数分裂恢复后介导 CXXC1（也被称为 CFP1）的磷酸化和降解。CFP1 的降解使得 SETD1-CXXC1 复合体从染色质上消失，从而促进卵母细胞成熟过程中染色体的凝聚。此外，CFP1 还可调控组蛋白 H3K4me3 和小鼠减数分裂细胞周期进展。因此，启动卵母细胞减数分裂的关键点之一取决于何时激活 CDK1。在停滞的卵母细胞中，持续高水平的 cAMP 会激活 PKA，而 PKA 又会激活 WEE1。通过磷酸化或去磷酸化 CDK1 Thr14 和 Tyr15 残基，WEE1 可失活 CDK1，而 CDC25 则可激活 CDK1。因此，MPF 的活性是由 cAMP 的水平间接调控的。有趣的是，表观遗传分子，如组蛋白赖氨酸去甲基化酶 KDM1A（也称为 LSD1）也参与了调控 CDC25B 的表达，以维持减数分裂的停滞。生长中卵母细胞缺失 LSD1 会导致减数分裂的提前恢复以及纺锤体和染色体的异常。

如上所述，Cyclin B1 的合成和累积以及它与 CDK1 的相互作用是卵母细胞维持 MPF 活性的先决条件。作为 MPF 的一部分，Cyclin B1 必须被一种多亚基 E3 泛素连接酶——APC 持续降解，以维持减数分裂阻滞。Cyclin B1 在 GVBD 发生之前需要从细胞质转入细胞核。Cyclin B1 缺失的卵母细胞可恢复并完成第一次减数分裂，但当 Cyclin B2 存在时，就会在减数分裂间期停止，表明 Cyclin B2 可以代偿卵母细胞减数分裂中 Cyclin B1 的不足。

2. EGF 相关蛋白调节减数分裂的启动 EGF 相关蛋白可对 LH 信号做出响应并促进卵母细胞的成熟。在颗粒细胞中表达的表皮样生长因子，如安皮素、表皮素和 β-细胞素，通过各自的 EGF 受体（EGFR）以自分泌和旁分泌的方式发挥作用。表皮生长因子受体的激活可促进卵母细胞减数分裂的恢复和卵丘细胞的扩张。使用抑制剂和基因敲除小鼠模型研究发现，EGFs 通过 EGFR 介导 LH 发挥作用。例如，LH 刺激排卵的过程在安皮素或 EGFR 缺陷的小鼠中延迟或阻滞。此外，在颗粒细胞特异性 EGFR 敲除的小鼠中，卵母细胞不能恢复减数分裂。

三、卵母细胞的体内和体外成熟

(一)卵母细胞的体内成熟

卵母细胞成熟一直是雌性生殖发育研究的核心部分。在整个生殖周期中,卵巢包含停滞在第一次减数分裂前期的卵母细胞,只有完全生长的卵母细胞才能在每个动情周期或月经周期中恢复减数分裂并排卵,获得 M Ⅱ 期成熟卵母细胞。卵母细胞在生长过程中体积经历了巨大的扩增,这是一个强烈的新陈代谢活动的时期,反映在卵母细胞超微结构的明显变化上。例如:①卵母细胞的直径增加了几倍,胞质和核质的体积比例也增加了几倍。②由于核糖体 RNA 合成,核仁的直径增加了几倍,同时其精细结构也发生了变化。③线粒体的数量显著增加,线粒体的形状也发生重大变化,从细长到圆形或椭圆形。④由于分泌产物的活跃加工,如皮质颗粒成分、透明带(zona pellucida,ZP)蛋白、高尔基复合体的超微结构发生了巨大的变化,膨胀堆积的片层数量增加。⑤在生长中的卵母细胞周围出现小块的纤维素,随着卵母细胞发育凝聚成一个均匀增厚的细胞外基质即 ZP。⑥卵母细胞周围最内层的卵泡细胞(放射冠),伪足样穿过 ZP,与卵母细胞微绒毛形成间隙连接。这些连接(孔径 ≈ 15Å)允许小分子(<1 000MW)通过,例如氨基酸、核苷酸和代谢物,从周围的颗粒细胞进入卵母细胞。卵母细胞成熟过程,与生长中的卵母细胞和颗粒细胞之间的这种信号交流密切相关。卵母细胞成熟包括细胞核、细胞质和细胞膜的成熟,并且在核质成熟中还涵盖表观修饰的成熟,如减数分裂过程的停滞和启动、染色质凝聚、mRNA 的表达和降解、细胞器再分布、细胞骨架改变,以及卵母细胞与卵丘细胞之间相互的物理和生化作用等,这些事件以一种精确的共调节方式调控运行,决定了卵母细胞的发育潜能。

(二)卵母细胞的体外成熟

多项研究表明,在体外,卵母细胞从 4~14mm 直径的未成熟卵泡中分离后,可以恢复减数分裂,并进展到 M Ⅱ 期,进而与精子结合后形成受精卵。体外卵母细胞可以经历体内相同的成熟过程,称之为未成熟卵母细胞的体外成熟(in vitro maturation,IVM)。在农业上,稀有物种可以通过 IVM,获得成熟卵母细胞,借助体外受精来繁殖后代。在人类,IVM 已经作为常规的辅助生殖技术项目,可以最大限度地降低大剂量促性腺激素的卵巢刺激及产生的副作用,例如,降低卵巢过度刺激综合征(OHSS)的风险。IVM 也可以用于肿瘤患者的生育力保存,采集小卵泡内卵母细胞体外成熟后冷冻。然而,该技术也有局限性。首先,IVM 并非适用于所有患者,在体重指数超过 30kg/m^2,或卵巢储备功能减退的患者,获取足够数量的未成熟卵母细胞是一个挑战。其次,与传统辅助生殖技术相比,体外成熟卵母细胞的胚胎,其种植率和发育潜能都明显降低。

多囊卵巢综合征(polycystic ovarian syndrome,PCOS)和 / 或高窦卵泡数(antral follicle counting,AFC)的患者应用 IVM 技术是最合适的,因为通常可以取到更多的未成熟卵,且可显著避免 OHSS 风险。但我们的研究发现,多囊卵巢综合征患者 IVM 的成功率与表型的差异相关。高雄激素血症型特征的 PCOS 患者应用常规 IVF 技术的活产率低于非 PCOS 患者。典型的高雄激素、持续性无排卵和卵巢多囊样组合表型的 PCOS 患者应用 IVM 技术的活产率最高,而仅有高雄激素和 PCO 表型组,或仅有无排卵和 PCO 表型组患者的活产率最低。尽管受精和胚胎发育结局相似,这些患者组别之间还存在一些基线生理特征的差异,包括 BMI、抗米勒管激素浓度、获得的卵母细胞数量、成熟的卵母细胞数量和早期流产的发生率。

肿瘤生殖学为年轻的癌症患者提供了未来生育力的保存。随着辅助生殖技术的进步,现在许多医生在癌症治疗开始前就推荐他们的患者和生殖医师咨询生育力保存。对于女性患者来说,最有效的方法是卵巢刺激后进行卵母细胞或胚胎冷冻,以及卵巢皮质组织冷冻保存。另一种越来越受欢迎的方法是联合应用 IVM。未成熟的卵细胞可以在刺激周期中伴随成熟卵细胞、无刺激周期的任何时间甚至月经初潮前的卵巢皮质中获得，在开始肿瘤的放化疗或手术前快速体外成熟和冷冻保存。

随着对卵母细胞成熟机制的研究逐渐深入，人们对减数分裂过程中卵丘细胞对卵母细胞胞质重组的调控机制日益清晰，为开发更有效的 IVM 体系提供重要信息。在过去的几年里，对未成熟卵母细胞进行预成熟培养的方法逐渐应用于临床，即保持减数分裂停滞一段时间后再进行传统的 IVM。将未受促排卵刺激的小窦卵泡内的未成熟卵细胞，放入含有 C 型钠尿肽的预成熟培养基中 24 小时，然后加入 FSH 和安非他酮培养成熟 30 小时，可显著提高减数分裂成熟率，产生更多高质量的胚胎。一项在 40 名高反应患者进行的前瞻性随机对照研究表明，来自直径<6mm 卵泡的未成熟卵母细胞使用该预成熟培养体系获益最大。这表明体外成熟前让卵母细胞减数分裂停滞一段时间，可帮助卵母细胞获得更好的发育潜能，但仍需要对不同临床表型患者更多的研究验证，采用 IVM 前预成熟培养的有效性。此外，一系列氧化应激相关损伤可导致卵母细胞发育潜力降低和细胞凋亡增加，降低过量的氧化应激已成为改善 IVM 体系的重要策略。我们之前的研究表明，褪黑激素可通过直接抗氧化作用增强网格蛋白介导的内吞过程，促进人类卵母细胞体外成熟和胚胎发育。后续又有报道证明在人卵母细胞体外培养过程中添加褪黑激素显著提高卵母细胞的成熟率和优质囊胚率，继而诞生了 3 个健康的婴儿。人卵泡液中胰岛素样生长因子Ⅱ（insulin-like growth factor Ⅱ，IGF-Ⅱ）水平与卵母细胞成熟能力相关，在老年小鼠卵母细胞的体外成熟培养体系中添加 IGF-Ⅱ，可以通过增加 ATP 浓度和降低活性氧水平显著提高卵母细胞减数分裂成熟率。槲皮素是一种黄酮类天然产物化合物，我们近来的研究显示槲皮素可通过降低氧化应激水平提高人卵母细胞 IVM 成熟效率。

由于 IVM 直到最近 10 余年才被大规模地应用于人类辅助生殖，对其长期安全性的研究在规模和范围上都相当有限。人类体外成熟与体内成熟的卵母细胞在非整倍体的发生率方面没有差异，同样，预成熟 IVM 方法获得的第 3 天胚胎在染色体异常的发生率和类型上亦没有差异，但在线粒体-滑面内质网聚集体和线粒体-囊泡复合体超微结构存在差异。两项独立的研究表明，没有发现 IVM 和常规 IVF 妊娠的流产率的差异。另两项研究表明，尽管与 IVF 相比，接受 IVM 治疗的 A 类 PCOS 表型（临床或生化高雄、排卵功能障碍和卵巢多囊样）患者在妊娠时往往伴有较高的妊娠高血压疾病风险，但其他产科和新生儿结局相似。在另一项关于 IVM 儿童的长期研究中，虽然研究队列较小，没有观察到 IVM 和 IVF 儿童在 2 岁时的智力发展差异，但一项研究观察到 IVM 技术所产生的女孩出生时体重更重、身高更高、头围更大，并且在 1 岁时仍然如此。不过目前还不清楚这些差异是由 IVM 技术本身还是由母亲的 PCOS 背景所致。

总之，尽管目前 IVM 的临床效果仍然不如传统的 IVF，但它是一种可行的替代方法，可以消除 OHSS 的发生率，比传统的卵巢刺激更安全，成本更低。此外，IVM 是提高生育力保存效率的成功策略。作为一项有潜力的、有普及意义的常规技术，需要进一步的研究，以增加未成熟卵母细胞获得可移植囊胚的成功率，使 IVM 技术适用于更多的患者。但对于某些患者来说，该技术仍然有一定的局限性。未来精准医学的发展，将使我们能够对各类患者的卵母细胞进行个体化诊疗，以改善 IVM 助孕的预后，还需要大量的基础研究和更多的临床数据。

四、卵母细胞和卵丘细胞的旁分泌／自分泌系统

卵泡是由卵母细胞和卵泡细胞组成的，在生长发育过程中，卵母细胞和周围的体细胞相互作用、密切合作，协同完成卵母细胞的成熟。卵母细胞和颗

粒细胞主要通过缝隙连接进行双向信息交流及新陈代谢物质传递。卵母细胞通过分泌卵源性生长因子作用于卵丘细胞、壁层颗粒细胞和卵泡膜细胞，调控其生长、分化、凋亡、类固醇激素合成、卵丘扩展和排卵等过程。此外，如前所述，卵丘细胞、壁层颗粒细胞和卵泡膜细胞也可通过旁分泌/自分泌等途径促进卵母细胞的生长发育，维持减数分裂的停滞和恢复，促进卵母细胞质成熟和减数分裂成熟。

（一）缝隙连接促进卵泡内交流

隙缝连接（gap junction，GJ）提供了细胞间直接沟通的渠道。在卵泡发育过程中，卵母细胞和卵泡细胞通过缝隙连接及其介导的信号传递通路形成一个功能性的复合体。在小鼠中，有多达 20 个连接蛋白参与构成缝隙连接的通道，不同细胞之间的缝隙连接可根据连接蛋白进行区分。卵泡内卵丘颗粒细胞产生的 cGMP 通过连接蛋白 Cx43 和 Cx37 组成的 GJs 扩散到卵母细胞，从而提高其 cGMP 水平。壁层颗粒细胞和卵丘颗粒细胞之间以及卵丘颗粒细胞和卵母细胞之间的 GJs 关闭受到 LH 信号调控。例如，LH 抑制连接蛋白 Cx43 的翻译并促进 GJs 的降解以阻止 cAMP 和 cGMP 扩散到卵母细胞，从而导致 PKA 失活并引发卵母细胞减数分裂的恢复。

Cx43 和 Cx37 在所有的连接蛋白中研究最充分，它们在卵泡发育中可能具有同样重要的作用。在小鼠中，Cx43 主要表达在颗粒细胞之间的间隙连接处，并在 LH 峰到来时受到细胞外信号调控激酶 -1 和 -2 的调节。此外，PKCε 介导的丝裂原激活蛋白激酶依赖的信号，在体外 FSH 诱导的卵母细胞减数分裂恢复中介导 Cx43 的磷酸化。另外，缺乏 Cx43 的卵巢不会产生超过初级阶段的卵泡。而 Cx37 主要在卵母细胞和卵丘颗粒细胞之间表达，对卵母细胞的生长和存活至关重要，而这又是维持壁层颗粒细胞正常功能所必需的。在 Cx37 敲除的小鼠中，卵泡的形成在早期窦卵泡阶段停止，卵母细胞生长缓慢、不能存活，导致不孕。尽管有不同的特性，Cx43 生理上可能与 Cx37 在偶联

卵母细胞与颗粒细胞的作用相当，共同调节卵母细胞成熟过程。

（二）卵母细胞与颗粒细胞间的相互作用

从原始卵泡的形成到排卵，卵母细胞和卵泡细胞之间的相互作用是不间断的，但其作用方式会随着卵泡的发育阶段而有所变化。例如，在原始卵泡中细胞与细胞之间的直接接触占主导地位，而当卵泡结构和功能变得更加复杂时，细胞之间相互作用的方式增加以确保充分协调的细胞交流。卵母细胞与颗粒细胞调控网络内已知的五种相互作用方式有：①在没有细胞间连接的情况下，直接接触介导的信号转导；②典型的配体 - 受体相互作用；③旁分泌信号通路；④间隙连接和其他跨透明带突触的接触点；⑤受体酪氨酸激酶系统。

在这些方式中，旁分泌调节在整个卵母细胞发生过程中都是活跃的，并且在成熟过程中也发挥着重要作用。典型例子是转化生长因子 -β（transforming growth factor beta，TGF-β）家族成员中的生长分化因子 9（growth differentiation factor，GDF9）和骨形态发生因子 15（bone morphogenetic protein 15，BMP15）。这些因子调控了发育早期阶段卵母细胞 - 颗粒细胞间的相互对话，并一直延伸到卵母细胞的成熟阶段。它们由卵母细胞产生，扩散到卵丘细胞群中，并在卵泡细胞群中以自分泌/旁分泌的方式发挥作用。通过与形态发生蛋白受体 -Ⅱ 型和激活素受体样激酶相互作用，最终刺激 Sma 和 Mad 相关的细胞内信号。在卵泡成熟过程中，GDF9 和 BMP15 对周围的颗粒细胞有许多影响，包括促进生长分化、抑制细胞凋亡和黄体化、刺激能量和胆固醇代谢，以及卵丘扩张等。

与卵丘细胞相比，卵母细胞在通过糖酵解代谢葡萄糖、利用醋酸盐合成胆固醇和直接吸收丙氨酸方面存在缺陷，但可直接从周围的卵丘颗粒细胞获得糖酵解的产物（如丙酮酸）和胆固醇合成的产物（如胆固醇）以及丙氨酸。卵母细胞通过 GDF9 和 BMP15 旁分泌因子，促进卵丘细胞中编码各通路关键酶的转录本表达来调控这些代谢过程。GDF9

和 BMP15 可参与促进卵丘细胞内胆固醇生物合成，而 BMP15 和成纤维细胞生长因子（fibroblast growth factor，FGF）可协同促进卵丘细胞糖酵解作用，目前尚不清楚哪些卵母细胞衍生的旁分泌因子参与诱导 Slc38a3 的表达，以及 L- 丙氨酸的摄取

（图 2-7）。对卵母细胞调控颗粒细胞的其他代谢过程和特定卵源性旁分泌因子的研究一直在进行中，这些调控因子和相应的生理学事件的解释，将影响卵细胞质量评估、优化促排卵方案、开发更安全的避孕方法等临床决策。

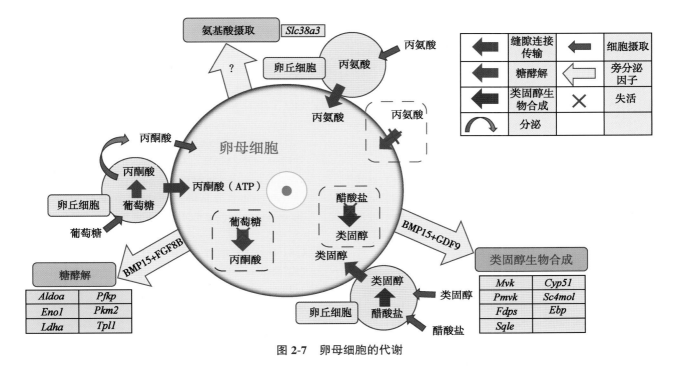

图 2-7 卵母细胞的代谢

（赵 涵）

参考文献

1. LITSCHER ES, WASSARMAN PM. Zona pellucida proteins, fibrils, and matrix. Annu Rev Biochem, 2020, 89: 695-715.

2. XIE C, WANG W, TU C, et al. Meiotic recombination: insights into its mechanisms and its role in human reproduction with a special focus on non-obstructive azoospermia. Hum Reprod Update, 2022, 28 (6): 763-797.

3. MEHLMANN LM. Stops and starts in mammalian oocytes: recent advances in understanding the regulation of meiotic arrest and oocyte maturation. Reproduction, 2005, 130 (6): 791-799.

4. HINCKLEY M, VACCARI S, HORNER K, et al. The G-protein-coupled receptors GPR3 and GPR12 are involved in cAMP signaling and maintenance of meiotic

arrest in rodent oocytes. Dev Biol, 2005, 287 (2): 249-261.

5. KOVANCI E, SIMPSON JL, AMATO P, et al. Oocyte-specific G-protein-coupled receptor 3 (GPR3): no perturbations found in 82 women with premature ovarian failure (first report). Fertil Steril, 2008, 90 (4): 1269-1271.

6. JAFFE LA, EGBERT JR. Regulation of mammalian oocyte meiosis by intercellular communication within the ovarian follicle. Annu Rev Physiol, 2017, 79: 237-260.

7. GEISTER KA, BRINKMEIER ML, HSIEH M, et al. A novel loss-of-function mutation in Npr2 clarifies primary role in female reproduction and reveals a potential therapy for acromesomelic dysplasia, Maroteaux type. Hum Mol Genet, 2013, 22 (2): 345-357.

8. HOLT JE, WEAVER J, JONES KT. Spatial regulation of

APCCdh1-induced cyclin B1 degradation maintains G2 arrest in mouse oocytes. Development, 2010, 137 (8): 1297-1304.

9. EGBERT JR, SHUHAIBAR LC, EDMUND AB, et al. Dephosphorylation and inactivation of NPR2 guanylyl cyclase in granulosa cells contributes to the LH-induced decrease in cGMP that causes resumption of meiosis in rat oocytes. Development, 2014, 141 (18): 3594-3604.

10. ADHIKARI D, LIU K. The regulation of maturation promoting factor during prophase I arrest and meiotic entry in mammalian oocytes. Mol Cell Endocrinol, 2014, 382 (1): 480-487.

11. SHA QQ, DAI XX, JIANG JC, et al. CFP1 coordinates histone H3 lysine-4 trimethylation and meiotic cell cycle progression in mouse oocytes. Nat Commun, 2018, 9 (1): 3477.

12. ADHIKARI D, BUSAYAVALASA K, ZHANG J, et al. Inhibitory phosphorylation of Cdk1 mediates prolonged prophase I arrest in female germ cells and is essential for female reproductive lifespan. Cell Res, 2016, 26 (11): 1212-1225.

13. KIM J, SINGH AK, TAKATA Y, et al. LSD1 is essential for oocyte meiotic progression by regulating CDC25B expression in mice. Nat Commun, 2015, 6: 10116.

14. LI J, QIAN WP, SUN QY. Cyclins regulating oocyte meiotic cell cycle progression†. Biol Reprod, 2019, 101 (5): 878-881.

15. KRISHER RL. Present state and future outlook for the application of in vitro oocyte maturation in human infertility treatment. Biol Reprod, 2022, 106 (2): 235-242.

16. MACKENS S, PAREYN S, DRAKOPOULOS P, et al. Outcome of in-vitro oocyte maturation in patients with PCOS: does phenotype have an impact？ Hum Reprod, 2020, 35 (10): 2272-2279.

17. WOODRUFF TK, ATAMAN-MILLHOUSE L, ACHARYA KS, et al. A View from the past into our collective future: the oncofertility consortium vision statement. J Assist Reprod Genet, 2021, 38 (1): 3-15.

18. PRESERVATION EGGOFF, ANDERSON RA, AMANT F, et al. ESHRE guideline: female fertility preservation. Hum Reprod Open, 2020, 2020 (4): hoaa052.

19. MASSAROTTI C, KOHLHEPP F, LIPERIS G, et al.#ESHREjc report: Is OTO-IVM the future fertility preservation alternative for urgent cancer patients？ Hum

Reprod, 2021, 36 (9): 2631-2633.

20. LI Y, LIU H, WU K, et al. Melatonin promotes human oocyte maturation and early embryo development by enhancing clathrin-mediated endocytosis. J Pineal Res, 2019, 67 (3): e12601.

21. ZOU H, CHEN B, DING D, et al. Melatonin promotes the development of immature oocytes from the COH cycle into healthy offspring by protecting mitochondrial function. J Pineal Res, 2020, 68 (1): e12621.

22. CAO Y, ZHAO H, WANG Z, et al. Quercetin promotes in vitro maturation of oocytes from humans and aged mice. Cell Death Dis, 2020, 11 (11): 965.

23. LI J, CHEN J, SUN T, et al. Chromosome aneuploidy analysis in embryos derived from in vivo and in vitro matured human oocytes. J Transl Med, 2021, 19 (1): 416.

24. SPITS C, GUZMAN L, MERTZANIDOU A, et al. Chromosome constitution of human embryos generated after in vitro maturation including 3-isobutyl-1-methylxanthine in the oocyte collection medium. Hum Reprod, 2015, 30 (3): 653-663.

25. CAI H, LIU B, YANG T, et al. Involvement of PKCepsilon in FSH-induced connexin43 phosphorylation and oocyte maturation in mouse. Biol Open, 2018, 7 (8): bio034678.

26. LI TY, COLLEY D, BARR KJ, et al. Rescue of oogenesis in Cx37-null mutant mice by oocyte-specific replacement with Cx43. J Cell Sci, 2007, 120 (Pt 23): 4117-4125.

27. GERSHON E, PLAKS V, DEKEL N. Gap junctions in the ovary: expression, localization and function. Mol Cell Endocrinol, 2008, 282 (1-2): 18-25.

28. COTICCHIO G, DAL CANTO M, MIGNINI RENZINI M, et al. Oocyte maturation: gamete-somatic cells interactions, meiotic resumption, cytoskeletal dynamics and cytoplasmic reorganization. Hum Reprod Update, 2015, 21 (4): 427-454.

29. EDSON MA, NAGARAJA AK, MATZUK MM. The mammalian ovary from genesis to revelation. Endocr Rev, 2009, 30 (6): 624-712.

30. KAIVO-OJA N, JEFFERY LA, RITVOS O, et al. Smad signalling in the ovary. Reprod Biol Endocrinol, 2006, 4: 21.

31. SU YQ, SUGIURA K, EPPIG JJ. Mouse oocyte control of granulosa cell development and function: paracrine regulation of cumulus cell metabolism. Semin Reprod Med, 2009, 27 (1): 32-42.

一、排卵对全身系统的影响

排卵事件是月经中期的黄体生成素（luteinizing hormone，LH）激增引发。生长窦卵泡分泌雌激素，高循环雌激素水平增加下丘脑促性腺激素释放激素（gonadotropin-releasing hormone，GnRH）脉冲的频率并启动垂体前叶促性腺激素释放，导致女性的血清 LH 水平持续升高。通过这种方式，优势卵泡通过产生大量雌激素的能力发出其准备排卵的信号，并对全身系统产生影响（图 2-8）。

（一）排卵对中枢神经系统的影响

在整个女性生殖生命中，通过排卵形成的性激素波动，调节神经内分泌稳态，进而维持机体健康状态。外周性激素存在于血浆中，它们主要与血浆蛋白结合，包括性激素结合球蛋白（sex hormone binding globulin，SHBG）或皮质类固醇结合球蛋白（corticosteroid binding globulin，CBG）。SHBG 对雌激素和雄激素都具有高亲和力，而黄体酮主要与 CBG 结合，因此血浆中游离类固醇激素较少。然而，由于类固醇的亲脂性，这小部分未结合的类固醇激素通过被动扩散很容易穿过血脑屏障。此外，大脑本身含有合成类固醇激素所需的酶类，可通过从头合成途径进行类固醇激素的合成。近年来研究发现，性激素的特异性受体在大脑中表达，其介导的信号转导可以在细胞水平上影响大脑功能，进而调控机体行为和高级神经中枢活动。目前认为，大脑网络随着整个人类月经周期进行节奏性重组。

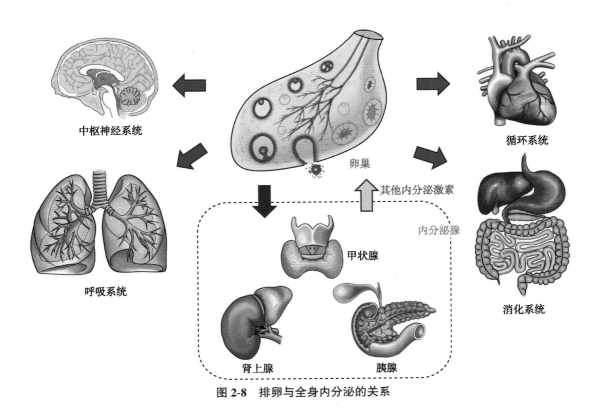

中枢神经系统

呼吸系统

卵巢

其他内分泌激素

内分泌腺

甲状腺

肾上腺

胰腺

循环系统

消化系统

图 2-8 排卵与全身内分泌的关系

下丘脑是中枢神经系统中控制食物摄入、能量消耗和体重稳态的一个区域。雌激素受体在啮齿动物大脑的腹内侧核、弓状核、内侧视前区和室旁核的腹外侧部分大量表达。排卵前 17β- 雌二醇（estradiol，E_2）激增会暂时增加能量消耗，以协调增加体力活动。

目前研究认为偏头痛是由雌激素浓度波动引起。在青春期前儿童中，偏头痛男孩和女孩之间没有差异，而在青春期后的女性更容易偏头痛。排卵引起的性激素水平的波动调节三叉神经血管系统中的降钙素基因相关肽，调控皮质扩散性抑制易感性，进而影响偏头痛发作的频率和严重程度，并影响其药物治疗效果。此外，研究显示，在整个月经周期中的大脑会发生形态变化，与卵泡和黄体周期阶段相比，在排卵期间出现灰质体积峰值。

此外，女性相比于男性，患焦虑症或抑郁症的可能性更高。性激素浓度发生显著变化，可能导致经前焦虑症、产后抑郁症和围绝经期或绝经后抑郁症。动物研究表明性腺激素影响杏仁核形态，与卵泡晚期相比，经前期左侧杏仁核背侧的灰质体积增加，且与压力引起的负面影响的经前增加呈正相关。另有研究显示，月经周期中 E_2 的水平与功能性脑网络拓扑结构改变有关，并与个体幸福感相关。

有研究显示，女性高水平的循环雌激素具有神经保护作用，参与神经元可塑性调控和突触形成。雌激素可以保护缺血性脑损伤，保护神经元免受因癫痫发作以及阿尔茨海默病引起的兴奋性毒性损伤。女性 10%~70% 的局灶性和全身性癫痫发作受月经周期的影响。国外学者将正常排卵周期的围经期和排卵期以及无排卵周期的黄体期中高于平均癫痫发作频率定义为月经性癫痫。

值得注意的是，排卵所引起的性激素的波动对大脑功能的影响并不仅限于雌激素。孕激素也具有调节中枢神经系统的认知、情绪、炎症、线粒体功能、神经发生和再生、髓鞘形成和创伤性脑损伤恢复等多种非生殖功能。研究认为，孕激素对神经元兴奋性存在与雌激素相反的影响。例如，癫痫发作期间的神经元活动被雌激素放大，而孕激素及其代谢物具有抗惊厥作用。有证据表明，在创伤性脑损伤和缺血动物模型中使用外源性黄体酮可以减少脑损伤体积并减少认知缺陷。此外，孕激素也在脊髓损伤及其他脑部疾病中具有神经保护作用，例如周围神经损伤、脱髓鞘疾病、运动神经元疾病、癫痫发作、抑郁症和阿尔茨海默病等。

（二）排卵对呼吸系统的影响

排卵前后的性激素波动对肺部可能有不利影响，尤其雌激素水平被认为是一个危险因素。研究表明，女性青春期、月经周期和怀孕期间性激素水平的波动与哮喘发病有关。30%~40% 的哮喘女性存在月经期前或月经间期哮喘症状恶化。排卵进程中血清 E_2 水平波动可能会促进女性患者哮喘发作，影响哮喘的严重程度。此外，某些肺部疾病在女性中的患病率增加，如哮喘、囊性纤维化和慢性阻塞性肺疾病等。女性严重囊性纤维化与雌激素高峰相吻合。

研究者们在肺动脉高压、肺癌、肺淋巴管平滑肌瘤病和良性转移性平滑肌瘤的实验模型中，已证实雌激素可促进这些肺部疾病的进展，其与雌激素浓度之间密切关联。

（三）排卵对循环系统的影响

女性生殖激素的周期性波动对心血管产生一定的影响。动物研究表明，女性排钠的动脉压阈值较男性低，因此，女性的基础血压也较男性低。大量证据表明是内源性雌激素与女性血压较低相关，雌激素对肾素 - 血管紧张素 - 醛固酮系统及内皮素系统有一定的调控作用。与卵泡期相比，当雌激素水平保持较高水平的排卵期及黄体期时的血压相对较低。年轻女性性激素的变化（如月经周期、口服避孕药或怀孕期间）会影响血压的调控。

排卵引起的性激素波动对心脏的电生理有一定的影响。先天性长 QT 综合征（congenital long QT syndrome，LQTS）的女性在青春期开始后心脏事件风险增加。研究显示，2 型 LQTS 女性的 Q-T

间期在月经周期中与孕酮水平和孕酮与雌二醇比率存在显著的负相关,RR 间期与雌二醇水平亦呈负相关。此外,孕酮受体在脉管系统中广泛表达,可调控人体血管舒张或血管收缩,其作用主要取决于所研究的血管床、给药剂量等。排卵后黄体期,醛固酮生成水平增加,孕酮也可上调血管内皮盐皮质激素受体的表达。目前为止,孕酮对心血管功能调控的相关数据十分有限。

（四）排卵对消化系统的影响

胃肠道疾病与卵巢排卵功能密切相关,女性肠易激综合征、胃食管反流病、胆囊和胆道疾病等内脏疼痛疾病的发病率较男性明显升高。此外,恶心、呕吐、腹痛、腹胀、饱腹感、腹泻或便秘等症状的频繁出现与月经、排卵、妊娠及围绝经期等激素波动相关。研究表明,处于生育年龄的健康女性在月经周期中会经历胃肠道症状的周期性变化,在排卵后的黄体期,雌激素和孕激素水平升高,女性的胃排空可能较慢,患有肠易激综合征、胃轻瘫患者的症状可能会恶化。

（五）排卵对泌尿系统的影响

女性性激素对正常肾组织有一定的保护作用。肾脏对盐的反应性在正常月经周期中会发生变化,与卵泡期相比,黄体期的女性在盐负荷后,有效肾血浆流量显著增加,过滤分数较低。近端肾小管组织可在月经周期中经历分阶段的周期性适应,排卵期肾小管细胞更新增强,对肾损伤的抵抗力增加。

排卵所引起的性激素周期性变化对下尿路的结构亦有一定的影响。动物研究显示,注射黄体酮或睾酮会稍微降低雌性膀胱容量和顺应性,而雌激素治疗会增加膀胱容量和顺应性。在高雌激素的排卵期,尿道长度会增加。女性尿路的微生物稳定性和组成变化与月经周期相关。有研究发现,人类阴道上皮细胞产生的 β- 防御素 -2 可被雌二醇增强,黄体酮抑制。此外,患有多囊卵巢综合征的女性,其尿路感染发病率明显增加,抗雄激素治疗可使其正常化,提示排卵功能障碍所导致的高雄激素暴露会增加女性尿路感染的风险。

在大多数慢性肾病实验模型中,雄性动物比雌性动物进展得更快,性激素通过调节各种细胞因子、生长因子和血管活性剂的合成直接或间接影响许多细胞过程。尤其是雌激素对转化生长因子 -β 信号转导和肾素 - 血管紧张素系统的调控,通过肾脏血流动力学的改变,影响肾脏疾病的进展。因此,雌性激素发挥肾脏保护作用。

（六）排卵对血液系统的影响

女性排卵后的月经导致的缺铁性贫血在全世界的非妊娠育龄妇女中非常普遍,而红细胞在微循环中起重要作用的变形能力亦受月经周期中雌二醇浓度的影响。红细胞可表达具有功能的雌激素受体 ER-α 和 ER-β,进而调节了红细胞中的内皮一氧化氮合酶（endothelial NO-synthase,eNOS）磷酸化和一氧化氮的释放。此外,女性献血者的性激素水平与红细胞溶血易感性的变化有关。不同的月经周期或应用性激素制剂可能导致女性红细胞对渗透和氧化应激的溶血反应差别。孕酮可能通过与红细胞膜 TRPC6 通道相互作用的机制调节钙流入。

由于排卵引起的性激素波动,较多的自身免疫性疾病在经前或月经期表现出症状恶化。然而,与男性相比,女性雌激素可以产生更有效的先天免疫、体液免疫和细胞免疫应对感染,所以女性败血症的严重程度较低。目前认为,女性中独特的常驻白细胞群可积极识别和消除各种感染性刺激,而性激素对常驻白细胞的表型、功能和数量有重要调控作用。先天免疫细胞根据其微环境在不同程度上差异表达性甾体激素受体,有证据表明性甾体激素可能以细胞内在的方式发挥作用,调节先天性免疫细胞的特定亚群的发育、组织维持和效应功能。

（七）排卵对其他内分泌腺的影响

1. 排卵对甲状腺的影响　女性的甲状腺疾病的发病率较男性明显升高,目前认为甲状腺细胞氧化 - 抗氧化系统的失衡是导致女性甲状腺疾病发病率增加的主要原因。流行病学结果显示女性与男性甲状腺癌的发病率约为 3 : 1。由于甲状腺癌发病高峰年龄的性别差异,女性与男性的甲状腺癌发病率的比值在生育期(20~49 岁)最高约为 4.1 : 1,并随着年龄的增长而稳步下降。因此,学术界已经明确,性激素尤其是雌激素在甲状腺癌发展中的作用。初潮早、排卵周期数较多、流产、母乳喂养时间短、绝经前可能与较高的甲状腺癌发病密切相关。

2. 排卵对胰腺的影响 男性和女性在胰腺解剖结构、大小和功能方面存在差异。外源性雌激素的补充可升高血清甘油三酯水平诱导急性胰腺炎的发生。早年报道了一名年轻女性月经相关的复发性胰腺炎罕见病例,后患者被诊断为胰腺导管内乳头状黏液瘤。另有病例报告描述了月经相关的周期性遗传性胰腺炎的复发,当药物性卵巢功能抑制时,症状可得到改善。研究显示,入院时雌二醇水平升高与重症急性胰腺炎患者的高死亡率相关。以上结果均提示,排卵所引起的性激素波动对急性胰腺炎自然史的潜在影响。

月经周期中卵巢激素的增加幅度和雌激素 / 孕激素比率是新陈代谢影响的重要因素。雌激素促进葡萄糖的利用率和吸收,而孕激素起抑制作用。雌激素和孕激素都会抑制运动过程中的糖异生。与早期卵泡期的低雌激素环境相比,黄体期的高雌激素浓度增加了肌糖原的储存能力。有研究证实,当 E_2 浓度保持在严格的生理浓度内时,有利于胰岛素敏感性的发挥,而 E_2 的过度刺激会诱导继发于高胰岛素血症的胰岛素抵抗。多囊卵巢综合征女性的排卵功能障碍,其胰岛 β 细胞功能明显下降。

3. 排卵对肾上腺的影响 下丘脑 - 垂体 - 肾上腺(hypothalamic-pituitary-adrenal,HPA)轴是神经内分泌系统的主要组成部分,它响应压力源而被激活,刺激肾上腺皮质分泌糖皮质激素。HPA 轴激素对社会心理压力的反应存在性别的差异,女性的情绪障碍(如焦虑症、重度抑郁症和创伤后应激

障碍)的患病率几乎是男性的 2 倍。一系列研究表明,在月经周期的卵泡期,女性的雌二醇水平和 HPA 轴反应无明显相关性,而孕酮与女性 ACTH 和皮质醇反应呈负相关。另有研究显示,高孕酮水平黄体期 ACTH 反应较迟钝,可减弱尼古丁的增强特性和增强其干扰作用,进而减弱尼古丁的成瘾。

女性排卵后黄体期的游离血浆去甲肾上腺素浓度较高,且去甲肾上腺素水平与血浆雌二醇浓度呈正相关。肾素 - 血管紧张素 - 醛固酮系统(renin-angiotensin-aldosterone system,RAAS)在人体血浆容量和血流动力学稳态的神经体液调节中发挥重要作用,其可刺激肾上腺髓质释放出肾上腺素,促使交感神经末梢释放出去甲肾上腺素,产生升压作用。既往研究显示,在年轻健康女性中,黄体期血浆肾素活性和醛固酮增加,血浆去甲肾上腺素水平下降。另有研究显示,与卵泡期相比,黄体期肾 - 肾上腺对直立性应激的反应显著增强。黄体中期的高雌激素和孕激素可调节肾素 - 血管紧张素 - 醛固酮系统并影响体位性心动过速综合征直立期间的血流动力学。

二、其他内分泌腺对排卵的影响

卵泡的周期性变化直至排卵过程主要受下丘脑 - 垂体 - 卵巢(hypothalamus-pituitary-ovarian,HPO)轴的神经内分泌调控,但其他内分泌腺体对卵泡周期性变化也有影响。促性腺激素分泌的调节是极其复杂的,涉及肾上腺和卵巢类固醇激素的相互作用,以及大脑中各种神经递质 / 神经肽通路的复杂整合。

(一) 甲状腺对排卵的影响

甲状腺是人体最大的内分泌腺体,主要功能是合成甲状腺激素(T_3 及 T_4),促进生长发育及调节机体代谢。甲状腺素分泌量由腺垂体细胞分泌促甲状腺素(thyroid stimulating hormone,TSH)通过腺苷酸环化酶 -cAMP 系统调节,而 TSH 则由下丘脑分泌的促甲状腺素释放激素(thyrotropin releasing hormone，TRH）控制，从而形成下丘脑 - 垂体 - 甲状腺（hypothalamus-pituitary-thyroid，HPT）轴，调节甲状腺功能。

动物实验证实甲状腺和卵巢功能之间存在相关性。切除甲状腺兔子的卵巢内卵泡成熟被抑制，且与对照组相比，需要更多的促性腺激素诱导黄体形成。单层猪颗粒细胞体外培养结果发现，适量的甲状腺激素可以在多个环节发挥增强卵泡刺激素（follicle stimulating hormone，FSH）介导的颗粒细胞功能分化作用，包括促进黄体形成、诱导 LH 受体及类固醇合成酶（3β- 羟固醇脱氢酶及芳香化酶）。随后证实颗粒细胞存在 TSH 受体，T_3 可以抑制颗粒细胞芳香化酶活性。E_2 刺激的去卵巢小鼠的交配行为可以被 T_3 抑制，提示 T_3 对雌激素介导的生殖行为有负向调节作用。体外研究表明，甲状腺激素可刺激大鼠窦前卵泡的生长发育，增加排卵数。T_3 可协同 FSH 通过 PI3K/Akt 信号通路促进颗粒细胞的增殖，抑制颗粒细胞凋亡。推测甲状腺功能减退患者的月经紊乱是由于甲状腺素水平不足进而导致颗粒细胞对 FSH 刺激的反应低下。

临床研究报道，甲状腺功能减退和甲状腺功能亢进与卵巢功能改变、月经不调、生育能力低下和较高的复发性流产率有关。由于卵巢组织有甲状腺激素受体、促甲状腺素受体和甲状腺激素转运体表达，卵泡液中检测到 T_3、T_4 和抗甲状腺过氧化物酶抗体（thyroid peroxidase antibodies，TPO-Ab）表达，且随着卵泡发育，甲状腺激素受体表达逐渐增加。因此甲状腺激素可以通过特定受体直接影响卵泡发育及排卵。此外，甲状腺功能障碍可通过改变 GnRH 和催乳素（prolactin，PRL）等其他激素的分泌间接发挥作用。

在体重下降引起的下丘脑性闭经患者中发现，与月经周期正常女性相比，血清 T_3、T_4、FT_3 及 FT_4 水平均显著下降，且当 T_3<80ng/dl，克罗米芬诱导排卵率为 0，而当 T_3>120ng/ml，克罗米芬诱导排卵率>80%，给予低甲状腺激素血症患者甲状腺素治疗后，显著增加其诱导排卵率。此外，TPO-Ab与 TSH 之间存在高度相关性。与非自身免疫性甲状腺疾病女性相比，TPO-Ab 可以在甲状腺自身免疫性疾病的女性卵泡液中发现，但尚无证据表明它会干扰卵泡发育及排卵。早发性卵巢功能不全（premature ovarian insufficiency，POI）患者中的临床自身免疫性疾病患病率在 10%~55%，其中，甲状腺自身免疫是与 POI 相关的最常见自身免疫性疾病，且血清抗米勒管激素（anti-Müllerian hormone，AMH）水平与 TPO-Ab 阳性或 TgAb 阳性患者的 TSH 水平呈负相关。

（二）肾上腺对排卵的影响

下丘脑 - 垂体 - 肾上腺（hypothalamus-pituitary-adrenal，HPA）轴是神经内分泌系统的重要组成部分，参与控制应激反应，协调腺体和激素的相互作用。HPA 轴可以调节 GnRH、LH、E_2 和 P 合成以及卵巢功能。生殖激素水平也会负反馈调节 HPA 轴的终产物皮质醇。免疫系统刺激促肾上腺皮质激素释放激素（corticotropin releasing hormone，CRH）和促肾上腺皮质激素（adrenocorticotrophic hormone，ACTH）的分泌，影响 HPA 轴的功能。

基础实验证明，肾上腺切除的鼠出现月经周期不规则，表现为排卵前 LH 峰延迟，发育卵泡数及排卵数降低。另有研究发现 ACTH、肾上腺孕酮和肾上腺皮质酮分泌在排卵前显著升高，说明 ACTH-肾上腺轴在排卵前促性腺激素激增时活性显著增加。在雌激素作用下，ACTH 作用肾上腺切除的大鼠 6 小时后可导致 FSH 及 LH 激增，而没有雌激素情况下，ACTH 对 FSH 及 LH 没有刺激作用。卵巢切除及肾上腺切除动物实验证明 ACTH 的这种作用并不是通过卵巢介导，而是通过肾上腺分泌的孕酮介导。在排卵前 LH 峰之前，肾上腺源孕酮分泌增加刺激大脑高级中枢和垂体前叶，进而启动 LH 和 FSH 的释放，诱导 LH 峰形成。经雌激素诱导的去卵巢大鼠在给予 ACTH 后 15 分钟，血清中 P 和皮质酮水平显著升高，提示肾上腺皮质激素参与了 ACTH 的调节作用。长期服用皮质类固醇会抑制雄性大鼠和去卵巢雌性大鼠的促性腺激素分泌。进一步研究表明,皮质酮和低剂量地塞米松可优先促进雌激素诱导的去卵巢大鼠 FSH 的释放。皮质类固醇刺激卵巢颗粒细胞中组织纤溶酶原活化因子(tissue plasminogen activator,TPA)活性,而 TPA 被认为在排卵中发挥重要的作用。

众所周知,大约一半的雄激素来自卵巢和肾上腺的直接分泌,另一半则来自循环的雄烯二酮的外周转化,卵巢和肾上腺分泌同等量雄烯二酮。肾上腺网状带类似于卵巢的膜细胞室,是产生雄激素的核心位置。临床上雄激素过多会导致排卵功能障碍。多囊卵巢综合征(polycystic ovary syndrome,PCOS)是常见的排卵功能障碍性疾病,雄激素过多是临床特征之一。尽管卵巢是 PCOS 患者雄激素过多的主要来源,但 20%~30% 的 PCOS 患者有肾上腺雄激素分泌过量及肾上腺皮质功能障碍,主要表现为硫酸脱氢表雄酮(dehydroepiandrosterone,DHEA)水平升高。PCOS 患者基础状态下及 ACTH 刺激下的全身性肾上腺皮质产物均分泌过多;患者 24 小时总皮质醇水平、游离皮质醇水平、皮质醇对 ACTH 的反应性相对正常,但 24 小时尿中游离皮质醇浓度却升高。提示皮质醇外周代谢的增加可能是 PCOS 患者中肾上腺雄激素过量和肾上腺皮质功能增强的原因。

(三)胰腺对排卵的影响

胰腺是人体具有内、外分泌功能的腺体,含有多种功能的内分泌细胞。胰岛 β 细胞合成分泌胰岛素,与胰岛素受体相结合,进而激活细胞内 MAPK 及 PI3K/Akt 信号转导通路,发挥生理功能。

胰岛素通过与胰岛素受体结合调节人颗粒细胞对促性腺激素的反应。有研究提示,胰岛素受体首先出现在窦前卵泡的颗粒细胞中,随着卵泡的生长其水平增加。胰岛素可刺激体外培养颗粒细胞类固醇激素分泌及增强 LH 诱导的孕酮释放。动物实验显示,小鼠卵丘细胞复合物暴露于胰岛素下导致 LH 受体上调和囊胚发育减少。临床上高胰岛素血症患者可通过多种机制对其卵泡生长和排卵产生不利影响,包括增加卵巢分泌雄激素、干扰

促性腺激素释放或直接影响卵泡发育等。此外,胰岛素可以通过其作为有丝分裂因子的作用,或通过刺激局部组织产生其他生长因子影响卵泡发育。

培养人卵巢组织体外实验证明,胰岛素会刺激 PCOS 患者的卵泡膜细胞产生多量睾酮而影响排卵。50%~70% 的 PCOS 患者存在胰岛素抵抗和高胰岛素血症。PCOS 患者颗粒细胞的胰岛素受体表达显著升高,颗粒细胞对促性腺激素反应过度,且过表达 LH 受体。PCOS 患者中过量胰岛素作用于颗粒细胞的可能机制包括非卵巢胰岛素抵抗引起的高胰岛素血症、胰岛素受体表达失调和胰岛素受体后信号转导机制异常。

临床研究结果提示,PCOS 患者的高胰岛素血症可以通过以下独立机制增加血清游离 T 水平:①刺激卵巢膜细胞分泌雄激素;②减少肝脏产生 SHBG。与安慰剂组相比,二甲双胍治疗提高 PCOS 患者外周胰岛素敏感性并降低血清胰岛素,治疗 5 周后 PCOS 女性的自发排卵率增加 8 倍以上。在二甲双胍治疗组中,89% 的女性自发排卵或对克罗米芬有反应,而在安慰剂组,仅有 12%。这些结果有力地表明,高胰岛素血症阻碍了 PCOS 患者的排卵。年轻女性的胰岛素抵抗通常会导致代偿性高胰岛素血症的发生,导致卵巢和肾上腺的雄激素分泌增加。进一步研究结果提示,ACTH 引起的肾上腺雄激素分泌过多与葡萄糖代谢调节因子改变及皮质醇外周代谢增加密切相关,而与非肾上腺雄激素、胰岛素抵抗、高胰岛素血症或肥胖的相关性则较小。

三、生活方式与排卵

任何影响 HPO 轴精细调节的因素均有可能导致排卵功能障碍。越来越多的证据表明,生活方式与女性生殖健康密切相关。良好的生活方式是身体各系统正常运作的基础,不良的生活方式可影响女性神经内分泌调节的平衡,与排卵功能障碍、不孕、卵巢功能减退等女性生殖内分泌疾病相关,改善生活方式已作为某些内分泌代谢性疾病的一线

治疗方案。

(一) 运动与排卵

众所周知,运动有利于预防或降低很多疾病的风险,如心血管疾病、2型糖尿病、乳腺癌和结肠癌等,但是运动与生殖健康之间的关系目前尚不清楚。临床研究表明,运动可有效改善存在生殖健康问题女性的妊娠率,且适量运动干预可能与其他常用的临床干预策略有同等的效果,提示运动对女性生殖健康有益。研究表明,运动的频率、强度和持续时间与排卵功能障碍的风险有关,规律且适量的体育活动和锻炼有助于维持女性健康,尤其对于肥胖女性。

然而,过度运动可导致月经异常,甚至影响卵泡发育,对生育能力产生负面影响。如果摄入的能量不足以供给运动能量消耗,可导致HPO轴调节异常,造成排卵功能障碍,甚至无排卵,临床上表现为继发性闭经或月经稀发。2007年的一项针对女运动员的研究表明,"女运动员三联症"指出现饮食紊乱、月经失调、骨质疏松的临床表现,这是由于女运动员运动量过大导致GnRH分泌下降,LH与FSH的分泌随之下降,继而影响卵巢的活动和E_2的分泌。其中,LH脉冲强度与脉冲频率发生异常首先导致LH水平下降,随后引起FSH水平下降,导致卵泡期的延长或卵泡不能正常发育,月经中期LH与E_2峰值可能消失,表现为继发性闭经和月经稀发。

运动和排卵之间的关系是多因素和复杂的,到目前为止尚未完全阐明,也没有关于运动的明确建议或推荐。Hakimi等通过对大量文献的分析提出,每天超过60分钟的剧烈运动,无排卵的风险明显增加,而每天30~60分钟的中等强度运动可降低无排卵性不孕的风险。

(二) 饮食习惯与排卵

饮食习惯与女性的生殖健康密切相关,能量过剩和能量不足均与生殖功能障碍的发生风险增加相关。当体重指数(BMI)>27kg/m² 或<17kg/m²时,排卵功能障碍性不孕症发生风险增加,而BMI>30kg/m² 或<17kg/m²时常会出现下丘脑GnRH

分泌不足,继而LH、FSH及E_2的分泌异常,导致稀发排卵甚至无排卵。

据报道,排卵功能障碍性不孕中约25%是由超重或肥胖引起。2019年的一项研究显示,自助餐式饮食(cafeteria diet,CAFD)引起的持续性肥胖,降低了促性腺激素和E_2水平,导致小鼠卵泡发育(各级卵泡计数均减少)和排卵异常,造成生殖功能受损、生育力下降。超重、中心性脂肪分布模式均与不排卵的风险增加密切相关。

由于能量充足是女性生殖功能正常运行的基础,约12%的无排卵性不孕是由体重不足引起的。体重过轻的妇女常伴有神经性畏食症、排卵异常和月经过少;其血液循环中的瘦素浓度很低,这可能是导致GnRH分泌减少的因素之一,导致促性腺激素水平过低,无法维持卵巢的正常功能。限制能量摄入或增加能量消耗将导致机体代谢能量不足,进而引起血清中的PRL、E_2、孕酮(progesterone,P)、睾酮(testosterone,T)、LH和FSH水平均下降,导致月经异常和排卵功能障碍。

此外,健康多样的饮食也很关键。维生素的摄入有利于女性排卵,服用复合维生素的女性发生无排卵性不孕的可能性较小。研究表明,与碳水化合物相比,动物蛋白不利于排卵,只吃肉类(尤其是鸡肉)可使无排卵性不孕的概率增加32%,而植物蛋白较碳水化合物更有利于排卵。另外,反式脂肪酸显著增加无排卵的风险,摄入反式脂肪而非碳水化合物与排卵功能障碍风险增加73%相关。Chavarro等人研究发现,单不饱和脂肪酸、蔬菜、降低血糖负荷、铁和多种维生素的摄入可以降低无排卵功能障碍的发生率。

消瘦或肥胖女性的生育能力均有下降,关于正常饮食变化对女性生育能力的影响数据仍很少。

(三) 睡眠与排卵

睡眠与健康密切相关,美国睡眠医学学会、睡眠研究学会和国家睡眠基金会建议成年人每晚睡眠至少7小时。已有研究表明睡眠时间短与死亡及慢性疾病的风险增加相关,且睡眠障碍或睡眠时长和时间的改变可能与生殖健康也有很大的相关性。病理的睡眠模式与月经不规则、多囊卵巢综合征、卵巢早衰、不孕症和流产等密切相关。

我国一项对青少年女孩的大样本研究中，失眠者月经不规则风险增加46%，痛经风险增加99%，经期>7天的风险增加21%；与此同时，睡眠质量差与月经周期不规则风险增加72%和痛经风险增加78%相关。韩国的一项研究也有类似结果，他们对801名青少年女孩进行的横断面研究发现，月经周期不规律的患病率与睡眠时间呈负相关。

昼夜节律障碍也与月经周期障碍及排卵异常有关。有研究认为，睡眠-觉醒紊乱等昼夜节律紊乱可能会干扰月经周期。夜班工作与夜间暴露于光照下和睡眠/觉醒和饮食/代谢节律的昼夜节律失调有关。生理上，夜间工作与DNA甲基化的改变有关，昼夜节律紊乱可能影响糖代谢、炎症和氧化应激，而这些均会参与卵巢周期的正常运作。在一项荟萃分析（$n=123\,403$）中，从事轮班工作的女性发生月经紊乱的风险增加22%。而2019年的一项研究则报道，健康育龄女性的睡眠特征并没有极大地改变卵巢功能，但可能影响生殖激素水平和激素峰值的时间，如E_2和P的水平与睡眠总时长有关，但与睡眠类型（夜班等）无关。护士健康研究（Nurses' Health Study）发现，夜班工作15年以上的女性绝经前的E_2水平明显低于不从事值夜班工作的女性，尽管T水平无明显差异，但DHEA、DHEA-S及雄烯二酮的水平在夜班工作女性中更高。

总之，睡眠的改变导致HPO轴功能异常，影响了包括GnRH、FSH、LH和雌孕激素等的合成与分泌，这些激素的节律性改变导致生殖功能紊乱。此外，PRL、TSH、糖皮质激素、褪黑激素水平和分泌模式也与睡眠相关，参与正常生殖功能的调节。

（四）压力与排卵

压力是人类社会的重要组成部分，包括身体、社会和心理方面。虽然急性应激可引起短暂的神经内分泌、代谢和行为反应，以促进机体在面对感知到的压力时得以生存，但慢性应激可导致神经内分泌和代谢调节异常。这些尽管是为了适应生存而发生的变化，但会带来一系列急慢性健康损伤及对女性生殖的影响。

压力与生殖功能障碍的关系非常常见而又常常被低估。持续的压力会导致女性的边缘系统-下丘脑-垂体-肾上腺轴的长期激活，从而影响了一系列的神经内分泌调节，导致下丘脑-垂体-性腺轴和下丘脑-垂体-甲状腺轴受到抑制，最终发生应激性无排卵（stress induced anovulation，SIA）。SIA是一种典型的功能性下丘脑性闭经类型，通常由精神应激引起，可导致神经内分泌模式和代谢的改变。性腺功能直接依赖于下丘脑中GnRH的脉冲分泌，GnRH分泌频率和振幅的变化会影响垂体中LH和FSH的分泌，进而影响卵泡的生长和发育。而SIA是由于下丘脑神经内分泌网络的失调，GnRH受抑制而引起的无排卵和闭经。同时，持续压力导致的慢性LHPA轴激活导致皮质醇水平升高，肝糖原消耗导致血糖水平下降。在一项队列研究中，有轮班或在病房工作的护士，压力环境更显著，出现月经周期不规则的患病率明显更高。此外，在一项对1458名女护士的调查研究结果提示，工作压力可导致闭经及其他月经紊乱的发生率增加约3倍。

对于不孕女性而言，他们的压力来自社会、就医、检查、诊断、治疗及治疗失败，以及就诊过程带来的经济负担，且不孕症本身就是一种压力。即使这类女性无生育要求，排卵功能障碍导致的月经失调也会增加心理压力。很多研究表明，压力管理、放松训练或心理教育可能对妇女的身心健康有长期的益处。

（五）吸烟与排卵

吸烟是一个世界范围内的健康问题，且已被证明与很多人类疾病的发生相关，包括生殖相关疾病。烟草中含有碳氢化合物、醇类、酚类、醛类及重金属等4000多种化学物质，吸烟会给女性带来很多潜在的健康隐患。

目前的临床与基础研究发现，吸烟对卵巢的影响主要为导致绝经的提前。与不吸烟的女性相比，吸烟女性的绝经平均年龄提前 1~4 年，且存在剂量依赖效应，提示吸烟将损伤卵巢储备卵泡，导致绝经提前，甚至早发性卵巢功能不全。另有一些研究报道，吸烟女性的无排卵发生率也明显增高。吸烟可能与排卵功能障碍相关性尚不明确，仅与月经量减少、痛经等风险增加有关。

研究显示，与不吸烟女性相比，主动吸烟的女性血液中基础 FSH 水平升高了 66%，被动吸烟女性血液中基础 FSH 水平也升高 39%；同时 AMH 水平也明显降低，这些结果均提示吸烟使卵巢储备功能下降。苯并芘是卷烟中的重要化学成分，Sobinoff 等发现卵巢接触苯并芘可促进原始卵泡的激活，增加卵泡闭锁，导致卵巢过早衰竭和无排卵。此外，吸烟还影响激素水平，已知多环芳香烃是通过颗粒细胞表面的芳香烃受体作用于卵巢，该受体属于转录因子家族，可激活 *Bax* 基因和细胞色素 P450 的表达，将多环芳香烃转化为毒性更强的分子，损伤卵巢。此外，也有研究认为，吸烟影响卵泡发育并导致低生育能力的潜在机制可能与氧化应激有关。在动物实验中，也证实了吸烟暴露可导致卵巢重量减轻，卵泡损耗增加，包括原始卵泡和各级卵泡计数均明显减少，其机制并非诱导细胞凋亡，而是通过激活自噬通路。

对于女性而言，应尽量避免主动与被动吸烟。

（六）饮酒与排卵

酒精对女性生育能力的影响尚不明确。一些研究认为酒精对女性的生育有害，而另一些研究则认为酒精可提高生育能力。对美国和加拿大的 1 050 例不孕女性和 3 833 例对照进行研究发现，与排卵功能障碍相关的不孕症与酒精摄入有关，这可能与氧化应激、激素的波动有关，包括雌激素水平的升高、FSH 降低，导致卵泡发育不良和排卵功能障碍，但确切机制尚不清楚。另一项针对斯德哥尔摩 7 393 名女性的前瞻性调查发现，每天喝 2 杯酒精饮料的女性不孕风险显著增加，而每天喝少于 1 杯的女性不孕风险显著降低。其他一些研究也显示了酒精摄入量与受孕率呈负相关的趋势。尽管酒精对排卵的影响尚无定论，但在尝试妊娠时，应尽量避免大量饮酒（每天 >2 杯，1 杯 >10g 乙醇）；对于已经妊娠的女性，已有充分的证据表明酒精对胎儿发育有害，因此在妊娠期间应绝对禁酒。

总之，生活方式在卵泡发育及排卵中起着重要作用。随着社会和经济的发展，现代的生活方式与以往相比发生了巨大的变化，现代生活模式中获得很多便利的同时，不能忽视不良生活方式对女性生殖系统带来的有害影响。这些问题开始可能是激素失衡、卵巢功能减退、受孕困难，随后逐步加重为排卵功能障碍、早发性卵巢功能不全、不孕症等。目前的研究发现，过度运动、饮食失调、肥胖、体重过轻、睡眠异常、社会工作压力、吸烟、饮酒、咖啡因摄入、滥用药物等，均对女性生殖系统有不利影响，而排卵功能障碍常常是主要临床表现。良好健康的生活方式将有助于维持和改善女性生殖功能，可以作为保护女性生殖健康的一种重要选择。

（王慧源　谭容容　浦丹华　吴洁）

参考文献

1. MORAGA-AMARO R, VAN WAARDE A, DOORDUIN J, et al. Sex steroid hormones and brain function: PET imaging as a tool for research. J Neuroendocrinol, 2018, 30 (2): e12565.

2. PRITSCHET L, SANTANDER T, TAYLOR CM, et al. Functional reorganization of brain networks across the human menstrual cycle. Neuroimage, 2020, 220: 117091.

3. KRAUSE WC, RODRIGUEZ R, GEGENHUBER B, et al. Oestrogen engages brain MC4R signalling to drive physical activity in female mice. Nature, 2021, 599 (7883): 131-135.

4. CUPINI LM, CORBELLI I, SARCHELLI P. Menstrual

migraine: what it is and does it matter？ J Neurol, 2021, 268 (7): 2355-2363.

5. LIPAROTI M, TROISI LOPEZ E, SARNO L, et al. Functional brain network topology across the menstrual cycle is estradiol dependent and correlates with individual well-being. J Neurosci Res, 2021, 99 (9): 2271-2286.

6. CHOWDHURY NU, GUNTUR VP, NEWCOMB DC, et al. Sex and gender in asthma. Eur Respir Rev, 2021, 30 (162): 210067.

7. ASSAGGAF H, FELTY Q. Gender, Estrogen, and Obliterative Lesions in the Lung. Int J Endocrinol, 2017, 2017: 8475701.

8. COLAFELLA KMM, DENTON KM. Sex-specific differences in hypertension and associated cardiovascular disease. Nat Rev Nephrol, 2018, 14 (3): 185-201.

9. BJELIC M, ZAREBA W, PETERSON DR, et al. Sex hormones and repolarization dynamics during the menstrual cycle in women with congenital long QT syndrome. Heart Rhythm, 2022, S1547-5271 (22): 01953-01951.

10. FAULKNER JL, KENNARD S, HUBY AC, et al. Progesterone Predisposes Females to Obesity-Associated Leptin-Mediated Endothelial Dysfunction via Upregulating Endothelial MR (Mineralocorticoid Receptor) Expression. Hypertension, 2019, 74 (3): 678-686.

11. ZIA JK, HEITKEMPER MM. Upper gastrointestinal tract motility disorders in women, gastroparesis, and gastroesophageal reflux disease. Gastroenterol Clin North Am, 2016, 45 (2): 239-251.

12. PRICE TK, WOLFF B, HALVERSON T, et al. Temporal Dynamics of the Adult Female Lower Urinary Tract Microbiota. mBio, 2020, 11 (2): e00475-00420.

13. GRAU M, CREMER JM, SCHMEICHEL S, et al. Comparisons of Blood Parameters, Red Blood Cell Deformability and Circulating Nitric Oxide Between Males and Females Considering Hormonal Contraception: A Longitudinal Gender Study. Front Physiol, 2018, 9: 1835.

14. MA Q, HAO ZW, WANG YF. The effect of estrogen in coronavirus disease 2019. Am J Physiol Lung Cell Mol Physiol, 2021, 321 (1): L219-L227.

15. BLANQUART E, LAFFONT S, GUERY JC. Sex hormone regulation of innate lymphoid cells. Biomed J, 2021, 44 (2): 144-156.

16. SHIN S, SAWADA N, SAITO E, et al. Menstrual and reproductive factors in the risk of thyroid cancer in Japanese women: the Japan Public Health Center-Based Prospective Study. Eur J Cancer Prev, 2018, 27 (4): 361-369.

17. HE JL, ZHANG C, HU MJ, et al. Reproductive and menstrual factors for papillary thyroid cancer risk: A case-control study in Chinese women. Cancer Epidemiol, 2021, 73: 101964.

18. WANG M, GORELICK F, BHARGAVA A. Sex Differences in the Exocrine Pancreas and Associated Diseases. Cell Mol Gastroenterol Hepatol, 2021, 12 (2): 427-441.

19. STEPHENS MA, MAHON PB, MCCAUL ME, et al. Hypothalamic-pituitary-adrenal axis response to acute psychosocial stress: effects of biological sex and circulating sex hormones. Psychoneuroendocrinology, 2016, 66: 47-55.

20. KJAERGAARD AD, MAROULI E, PAPADOPOULOU A, et al. Thyroid function, sex hormones and sexual function: a Mendelian randomization study. Eur J Epidemiol, 2021, 36 (3): 335-344.

21. GABRIELSON AT, SARTOR RA, HELLSTROM WJG. The Impact of Thyroid Disease on Sexual Dysfunction in Men and Women. Sex Med Rev, 2019, 7 (1): 57-70.

22. AYESHA, JHA V, GOSWAMI D. Premature ovarian failure: an association with autoimmune diseases. J Clin Diagn Res, 2016, 10 (10): QC10-QC12.

23. MENA GP, MIELKE GI, BROWN WJ. The effect of physical activity on reproductive health outcomes in young women: a systematic review and meta-analysis. Hum Reprod Update, 2019, 25 (5): 541-563.

24. HAKIMI O, CAMERON LC. Effect of Exercise on Ovulation: A Systematic Review. Sports Med, 2017, 47 (8): 1555-1567.

25. DE SOUZA MJ, KOLTUN KJ, ETTER CV, et al. Current Status of the Female Athlete Triad: Update and Future Directions. Curr Osteoporos Rep, 2017, 15 (6): 577-587.

26. KANNAN S, BHASKARAN RS. Sustained obesity reduces litter size by decreasing proteins regulating folliculogenesis and ovulation in rats-A cafeteria diet model. Biochem Biophys Res Commun, 2019, 519 (3): 475-480.

27. BOUTARI C, PAPPAS PD, MINTZIORI G, et al. The effect of underweight on female and male reproduction. Metabolism, 2020, 107: 154229.

28. CHAVARRO JE, RICH-EDWARDS JW, ROSNER BA, et al. Diet and lifestyle in the prevention of ovulatory disorder infertility. Obstet Gynecol, 2007, 110 (5): 1050-1058.

29. GASKINS AJ, CHAVARRO JE. Diet and fertility: a review. Am J Obstet Gynecol, 2018, 218 (4): 379-389.

30. WATSON NF, BADR MS, BELENKY G, et al. Recommended amount of sleep for a healthy adult: a joint

consensus statement of the american academy of sleep medicine and sleep research society. Sleep, 2015, 38 (6): 843-844.

31. BEROUKHIM G, ESENCAN E, SEIFER DB. Impact of sleep patterns uponfemaleneuroendocrinology and reproductive outcomes: a comprehensive review. Reprod Biol Endocrinol, 2022, 20 (1): 16.

32. LIU X, CHEN H, LIU ZZ, et al. Early Menarche and Menstrual Problems Are Associated with Sleep Disturbance in a Large Sample of Chinese Adolescent Girls. Sleep, 2017, 40 (9).

33. NAM GE, HAN K, LEE G. Association between sleep duration and menstrual cycle irregularity in Korean female adolescents. Sleep Med, 2017, 35: 62-66.

34. STOCK D, KNIGHT JA, RABOUD J, et al. Rotating night shift work and menopausal age. Hum Reprod, 2019, 34 (3): 539-548.

35. MICHELS KA, MENDOLA P, SCHLIEP KC, et al. The influences of sleep duration, chronotype, and night-work on the ovarian cycle. Chronobiol Int, 2020, 37 (2): 260-271.

36. WANG L, TANG J, WANG L, et al. Oxidative stress in oocyte aging and female reproduction. J Cell Physiol, 2021, 236 (12): 7966-7983.

37. SOMINSKY, LUBA, HODGSON, et al. Linking Stress and Infertility: A Novel Role for Ghrelin. Endocr Rev, 2017, 38 (5): 432-467.

38. BUDANI MC, TIBONI GM. Ovotoxicity of cigarette smoke: A systematic review of the literature. Reprod Toxicol, 2017, 72: 164-181.

39. PRACTICE COMMITTEE OF THE AMERICAN SOCIETY FOR REPRODUCTIVE MEDICINE. ELECTRONIC ADDRESS AAO, PRACTICE COMMITTEE OF THE AMERICAN SOCIETY FOR REPRODUCTIVE M. Smoking and infertility: a committee opinion. Fertil Steril, 2018, 110 (4): 611-618.

40. VAN HEERTUM K, ROSSI B. Alcohol and fertility: how much is too much？ Fertil Res Pract, 2017, 3: 10.

41. PRACTICE COMMITTEE OF THE AMERICAN SOCIETY FOR REPRODUCTIVE M, THE PRACTICE COMMITTEE OF THE SOCIETY FOR REPRODUCTIVE E, INFERTILITY. ELECTRONIC ADDRESS AAO. Optimizing natural fertility: a committee opinion. Fertil Steril, 2022, 117 (1): 53-63.

第四节　卵母细胞发育的遗传学基础

一、卵母细胞发生的遗传控制

卵母细胞发生广义上指雌性生殖细胞的形成、发育和成熟的整个过程。男性（XY）和女性（XX）胚胎在早期发育过程中从形态上无法区分，其中泌尿生殖隆起是指位于分化性腺外侧的双侧初级肾原基，最初的双潜能性腺便起源于此。在特定的发育阶段，XY 性腺原向睾丸方向分化，而 XX 性腺原向卵巢方向分化。雄性哺乳动物的这一性别决定步骤是由存在于 Y 染色体性别决定区（sex-determining region of the Y chromosome，SRY）基因，即睾丸决定基因启动的。已有研究表明，在 SRY 的触发下，大鼠胚胎的双潜能性腺向睾丸方向分化，此过程是雄性性腺发育的决定步骤。然而，截至目前，哺乳动物雌性发育的确切遗传机制尚未揭示。近年来，研究者们倾向于假定多个基因参与了卵巢的性别决定。已有实验证据表明，双潜能性腺发育过程是在有限数量的细胞中，由具有性别特异性的转录因子启动，通过细胞外信号进行扩展，促进一个性别发育程序的同时抑制另一个性别发育程序（图 2-9）。

二、参与原始生殖细胞特化、迁移、性腺定植的基因

在胚胎发育起始，体细胞和原始生殖细胞（primordial germ cell，PGC）按照它们各自的特性在不同的微环境中发育。在人原肠形成过程中，部分 PGC 在卵黄囊背壁内胚层的尿囊底部发育。随后，PGC 开始迁移，迁移过程中伴随着细胞增殖，最终定植于目的地——性腺，并继续发育。小鼠 PGC 一般从胚胎 6.25 天开始发育，在至胚胎 8.5 天迁移，并在胚胎 10.5 天完全定植于生殖嵴内（图 2-10）。

基于小鼠的研究，揭示了部分与哺乳动物 PGC 形成、迁移和增殖最相关的信号（图 2-11）。

PGC 的形成主要依靠胚胎外胚层和腔内内胚层产生的信号，其中骨形态发生蛋白（bone morphogenetic protein，BMP）信号通路尤为重要。破坏 BMP 通路成员的表达，如 BMP4、BMP2、BMP8b、SMAD、SMAD5，都将导致 PGC 缺失或数量减少。转录因子 BLIMP1 是早期 PGC 重要的标志物，BMP2、BMP4 和 BMP8b 协同诱导了 Blimp1 阳性的 PGC 前体细胞形成，其中 BMP4 是最关键的诱导因子。此外，BMP4 能维持转录因子 OCT4 的表达，OCT4 与 PGC 的维持和特化密切相关，是胚胎发育和形成多能内细胞团的必需因子。

PGC 具有典型干细胞特征，高表达多能性相关基因，如 *OCT4*、*SOX2*、*SOX17*、*NANOG* 等，均在 PGC 特化过程中发挥重要作用。值得注意的是，SOX17 仅在人类 PGC 中特异性表达。在果蝇中，切除母体来源的 *Nanos1* 将导致 PGC 迁移失败，相比之下，小鼠 *Nanos1* 缺失并不影响生殖细胞发育，而 *Nanos3* 敲除小鼠表现为 PGC 迁移和增殖缺陷，并导致不孕不育。

KIT 受体及其配体 KITL 的协同表达对于 PGC 的生存、迁移、增殖以及未来的卵泡募集和卵巢储备建立必不可少。在小鼠生殖细胞向卵巢迁移过程中，KIT 从胚胎第 7.5 天开始表达，而其配体 *KITL* 在迁移路线的体细胞中表达。*KIT* 及 *KITL* 等位基因突变主要表现为到达性腺的 PGC 数量减少或生殖细胞发育能力降低，其严重程度表现不一。

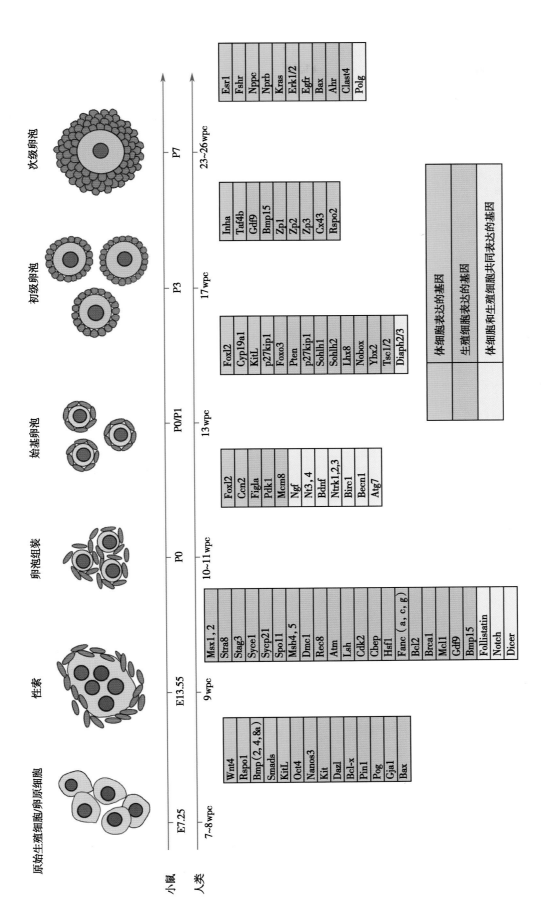

图 2-9　从原始生殖细胞到次级卵泡的基因表达

磷脂酶 C（phospholipase C，PLC）；磷脂酰肌醇二磷酸［phosphatidylinositol（4，5）bisphosphate，PIP2］；蛋白激酶 C（protein kinase C，PKC）；原癌基因丝氨酸（raf proto oncogene serine，Raf-1）；苏氨酸蛋白激酶（threonine protein kinase）；丝氨酸蛋白激酶（mitogen-activated protein kinase，ERK）；成纤维细胞（fibroblasts）；丝裂原活化蛋白激酶激酶（mitogen-activated protein kinase kinase，MEK）；磷脂酶 A2（phospholipase A2，PLA2）。

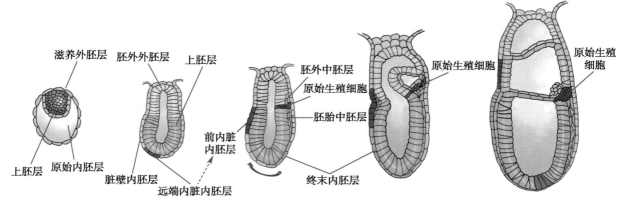

图 2-10 原始生殖细胞的发生

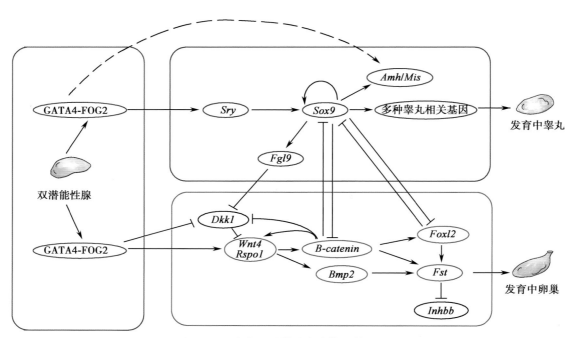

图 2-11 小鼠胚胎性腺发育的调控网络

其他参与生殖细胞增殖的因素对生殖细胞初始种群的形成和维持同样至关重要。研究发现，小鼠 *Pin1* 基因缺失导致生育缺陷，主要原因为 *Pin1* 缺失引起细胞周期延长导致生殖细胞增殖缓慢，使胚胎发育期间生殖母细胞和卵母细胞的数量减少。同样，参与生殖细胞增殖的 *Pog* 基因缺失降低幼鼠生殖细胞池细胞数量，使成年小鼠卵泡发育障碍，最终导致不孕表型。此外，许多生长因子，如干细胞因子（SCF）、白血病抑制因子（LIF）、肿瘤坏死因子 α（TNF-α）、白介素 4（IL-4）和转化生长因子

β（TGF-β），均能促进 PGC 数量增加和分化过程。

三、卵泡发育的遗传学研究

由生殖干细胞、始基卵泡发育为初级卵泡、次级卵泡和成熟卵泡的生理过程，称为卵泡发育。卵泡发育过程受到来自卵母细胞、颗粒细胞、膜细胞、基质、血管等多方的因素相互作用。卵泡发育可分为始基卵泡、生长卵泡和成熟卵泡 3 个阶段，其中生长卵泡阶段又可分为窦前卵泡、窦卵泡及排卵前卵泡，此发育过程受到多个基因精密调控（见图 2-11）。

（一）参与始基卵泡形成的基因

始基卵泡是生殖系统最基本的单位，也是整个生育寿命中优势卵泡的唯一来源，因此，了解调控始基卵泡形成的相关基因和信号通路对进一步理解卵泡发育和治疗卵巢相关疾病至关重要。基于人类病例与小鼠模型研究发现，调控始基卵泡形成的因子主要包括经典的 WNT4，R-spondin1（RSPO1），TGF-β 超家族结合蛋白如卵泡抑素，转录因子 FOXL2、FIGLA 等，NOTCH 信号通路和神经营养因子家族。

生殖系 α 因子（FIGLA）是最早表达的生殖细胞特异性转录因子之一，通过调控早期卵泡发育中的关键基因，直接影响始基卵泡的形成。当在小鼠中敲除 *FIGLA* 后，卵母细胞无法形成卵泡，胎鼠也在出生不久后死亡；在人类病例中的研究发现，FIGLA 突变可导致 POI 的发生。此外，FIGLA 在维持雌性性别和抑制雄性基因异位表达方面也很重要。研究表明，FIGLA 直接调控 ZP1、ZP2 和 ZP3 的表达，ZP1、ZP2 和 ZP3 能够编码细胞外透明带的糖蛋白。

FOXL2 是翼状螺旋 / 插头转录因子超家族的成员，在卵泡前颗粒细胞和颗粒细胞中特异性表达，在性别决定、卵巢发育和维持雌性性腺等多个过程中发挥关键作用。FOXL2 缺失会导致始基卵泡在发展到初级阶段时就开始衰竭，导致女性不孕，并使女性体内类固醇合成特征与睾丸类似。此外，FOXL2 还会上调 AMH 和 CYP11A1，并抑制 CYP19A1 的表达。当成年卵巢中的 FOXL2 被敲除时，由颗粒细胞和膜细胞组成的体细胞会转分化为支持样细胞和间质样细胞。在胚胎中联合敲除 Wnt4 和 FOXL2 则会推动性别决定走向睾丸命运，导致性别逆转，甚至延伸到生殖细胞。

卵泡抑制素（FST）在全身多组织中广泛表达，同时是卵巢内重要的局部调节因子，参与调节始基卵泡形成、胚泡破裂和卵母细胞凋亡。其表达受到 FOXL2 与 BMP2 的协同调控。仅表达卵泡抑素亚型的小鼠表现出胚泡破裂过程中生殖细胞凋亡减少以及破裂过程本身持续时间延长。与野生型小鼠相比，这些小鼠更快地失去了始基卵泡，因此卵泡抑素亚型在卵巢储备的建立或维持中起关键作用。

NOTCH 信号通路在多种干细胞的增殖和分化中发挥重要作用，近年来，越来越多的证据表明 NOTCH 信号通路是调控始基卵泡形成过程中卵母细胞与前颗粒细胞结合的主要信号通路之一。尤其是 JAGGED1 配体和 NOTCH2 受体已被证明分别表达于卵母细胞和前颗粒细胞表面，并影响始基卵泡形成。

神经营养因子家族是与细胞存活和发育密切相关的生长因子家族，它们在卵巢发育过程中也被激活。神经生长因子 NGF 以及其受体 NTRK1 和 NTRK2 异常均影响始基卵泡形成。在 *Ngf*⁻ᐟ⁻ 或 *NTRK1*⁻ᐟ⁻ 小鼠卵巢中，大量卵母细胞滞留在生殖细胞囊内，仅表现为少量始基卵泡形成。此外，神经营养因子 NT4 和 BDNF 参与卵泡募集或存活，且神经营养蛋白 NT3 及其受体 NTRK3 亦影响卵母细胞存活，并作用于始基卵泡向初级卵泡发育的过程。

（二）参与始基卵泡激活和休眠维持的基因

自始基卵泡库建立后，卵巢中生殖的基本功能单位即为始基卵泡，在随后的发育过程至排卵，卵母细胞的生长均以卵泡为整体模式进行。始基卵泡激活，又称为始动募集，是始基卵泡从休眠状态进入到活跃状态，同时伴随颗粒细胞分化和增殖的过程。始基卵泡的有序激活是雌性哺乳动物生育力维持的必要条件，这一过程受到多种复杂信号通路的精确调控。

YBX2，又名 MSY2，是一种生殖细胞特异性因子，编码一种 DNA/RNA 结合蛋白，参与生殖细胞中 mRNA 稳定性的维持和翻译速率的调控。在其基因发生突变时会导致小鼠卵母细胞早期发育缺陷和不孕不育，这可能是由于细胞质转录本的不稳定导致的。敲除卵巢中的 *YBX2* 后约 3 周左右出现卵泡丢失，并伴有卵丘细胞缺失和无排卵表型，促性腺激素刺激后仍然无法挽救。

FOXO3 是一种参与卵泡激活的有效转录因子,在细胞稳态维持及核应激反应调节中发挥核心作用。一般认为 FOXO3 通过核-胞质穿梭作用调控始基卵泡的激活与休眠。AKT 调控 FOXO3 的表达,磷酸化的 AKT 诱导其失活并移位到细胞质,从而有效地阻止其核功能。当 *FOXO3* 被敲除时,小鼠的所有始基卵泡开始失控地生长,15 周后卵巢内无卵泡。人类 GALT 缺乏会导致半乳糖血症并导致卵泡募集加速,是 POI 的致病因素之一(OMIM 230400),已有研究表明 GALT1 是 FOXO3 的下游靶点。此外,活性状态的 FOXO3 能够促进细胞周期抑制因子的表达,如细胞周期依赖性激酶抑制子(p27Kip1),p27Kip1 参与维持非生长卵泡(non-growing follicles,NGF)的静止状态。在 *p27kip1*$^{-/-}$ 小鼠中,始基卵泡被过早募集后耗竭导致与 *FOXO3*$^{-/-}$ 卵巢中所见的 POI 表型类似。与 FOXO3 不同的是,p27Kip1 在始基卵泡和生长卵泡的卵母细胞和颗粒细胞中均有表达,并调控颗粒细胞增殖和存活。

HIPPO 信号转导参与调控另一种抑制卵泡募集途径,该途径的特征是 MST1、MST2 以及 SAV1 协同磷酸化 LATS1/2,进而磷酸化并降解 YAP 和 TAZ,从而限制或抑制卵泡募集。当小鼠体内 *HIPPO* 信号通路被干扰时,*YAP* 和 *TAZ* 激活,与 Tead 转录因子相互作用,激活下游靶基因 *Ctgf* 和 *Naip* 的转录过程。Ctgf 参与调控卵泡发育,研究表明 *Ctgf*$^{-/-}$ 小鼠表现为不孕、排卵率降低、颗粒细胞凋亡增加。此外,在高加索血统的 POI 患者中,发现参与抑制细胞凋亡的 *NAIP* 基因拷贝数显著改变。

哺乳动物始基卵泡库建立后,大部分始基卵泡需要维持在休眠状态,因为始基卵泡无论是过度激活或过度死亡,均会导致卵巢功能早衰。已有研究显示,生殖细胞早期特异性表达的转录因子 NOBOX、SOHLH1、SOHLH2 和 LHX8 对始基卵泡库的维持具有重要作用。

小鼠体内敲除 *Sohlh1* 和 *Sohlh2* 导致始基卵泡到初级卵泡的过渡障碍,进而导致卵泡过早退化。LHX8 是一种参与卵母细胞存活的转录因子,当 *Lhx8* 被敲除时,始基卵泡由于不能进入初级阶段而迅速退化,到孕第 7 天时呈现空卵巢,研究证明 SOHLH1 可以直接调节 LHX8,直接影响同源框基因 *NOBOX* 表达,这是另一种向初级卵泡过渡所需的转录因子。*Nobox*$^{-/-}$ 小鼠的卵巢与野生型小鼠的卵巢极为相似,不过其卵母细胞的发育受到损害,表现为在孕第 3 天时,卵巢处仍有较多生殖细胞囊存在,但始基卵泡发育受阻,至孕 14 天时卵泡完全丢失。研究发现,卵母细胞基因 *SOHLH2* 的 11 个变异片段与 POI 发生相关,其中包括 4 个损害卵母细胞功能的突变。*NOBOX*(OMIM 611548 中的 POF5)突变影响 NOBOX 与 *GDF9* 启动子的结合,引起发育迟缓。

始基卵泡的休眠状态亦受到 TSC1 和 TSC2 复合体的调控,它们通过抑制 mTOR 复合体 1 的活性发挥作用。小鼠卵母细胞中 *TSC2* 缺失导致 *mTOR* 活性增加,从出生后第 23 天开始卵泡募集加速,4 个月后卵泡减少。在条件性敲除卵母细胞 *TSC1* 的小鼠表现为类似的 POI 样表型。与单基因突变体相比,*TSC1* 和 *Pten* 基因双敲除增强了对卵泡募集的影响,表明 *Tsc1* 和 *Pten* 之间存在相加效应。值得注意的是,另一个参与 mTOR 和 AKT 信号转导的因子 PDK1,卵母细胞特异性 *PDK1* 缺失导致小鼠卵泡丢失加速,这与该基因在卵泡存活中的作用吻合。

(三)参与卵泡生长发育与成熟的基因

当始基卵泡被激活后,卵泡进入生长阶段。卵巢外信号和卵泡内因素交互决定了卵泡向成熟或闭锁方向发育。周期性的卵泡增长诱导一系列类固醇生成酶、促性腺激素受体和局部调节因子转录翻译。卵泡刺激素(follicle stimulating hormone,FSH)是周期性卵泡募集的关键卵巢外驱动因子,而黄体生成素(luteinizing hormone,LH)是卵泡进一步发育到排卵前阶段的必要因子。FSH 通过膜相关颗粒细胞受体(FSHR)刺激颗粒细胞增殖分化。周期开始时最敏感的卵泡最先产生雌激素并在颗粒细胞上表达黄体生成素受体(LHR)。

在初级卵泡的发育过程中,颗粒细胞开始表达 FSHR,这是卵泡进入生长阶段的重要标志。小鼠 *FSHB* 的靶向突变表明,FSH 作为生殖寿命的预测因子之一,调控卵泡发育至窦卵泡阶段。此外,*FSHR* 敲除也观察到相同的表型,证实了这一信号通路对于卵泡生长发育的重要性。既往曾在芬兰患者中发现几个与 POI 相关的 *FSHR* 错义突变,但这种突变很少见。

此外,FSH 能够增加颗粒细胞中由 *NPPC* 基因编码的 C 型利钠肽(C-type natriuretic peptide,CNP)表达,而不增加其受体 NPRB 表达。与主要通过 cAMP 介导的 FSH 信号不同,CNP 以 cGMP 作为第二信使发挥作用。*NPPC* 和 *NPRB* 敲除小鼠尽管表现为排卵功能正常,但由于减数分裂停止过早地被逆转,导致雌性小鼠无法生育后代。*NPRB⁻/⁻* 小鼠还存在卵泡发育停止在窦卵泡阶段等问题。这些结果表明,CNP/NPRB 信号通路在卵母细胞的正常成熟以及颗粒细胞向卵丘细胞分化过程中发挥重要调控作用。

LH 信号通路通过卵泡膜细胞和颗粒细胞协同作用来诱导排卵和黄体形成。LH 刺激膜细胞产生雄激素,然后由颗粒细胞转化为雌二醇。*LH⁻/⁻* 小鼠不育,突变的雌性小鼠表现出窦卵泡退化和黄体缺失,且其雌激素和孕激素水平均低于野生型小鼠,但是绒毛膜促性腺激素(hCG)可以挽救以上 *LH⁻/⁻* 小鼠表型,为这些表型的激素调控提供了依据。颗粒细胞膜上 LHR 的表达同样影响卵泡的发育,*LHR⁻/⁻* 小鼠也表现为不育,卵巢中只存在发育至早期的窦卵泡,但无黄体产生和 LH 水平的升高。在颗粒细胞中,LH 激增可导致 *Ras*、*Erk1/2* 和 *Egfr* 等下游靶标激活。颗粒细胞中 *Erk1/2* 的表达异常导致排卵失败进而引起雌鼠不孕表型。深入的实验表明 *Erk1* 和 *Erk2* 在 LH 诱导的卵母细胞减数分裂恢复以及伴随的排卵和黄体形成过程

中必不可少。

CCAAT 增强子结合蛋白 β(CEBPβ)通过调控下游靶基因的转录水平,参与多种细胞的增殖、分化和凋亡,在对 LH 激增的响应中发挥重要作用。小鼠颗粒细胞中特异性敲除 *Cebpb* 导致生育能力低下,而 *Cebpa/b* 全部敲除小鼠表现为不育。*Cebpa/b⁻/⁻* 小鼠卵巢无排卵和黄体形成,提示 *Cebpa* 和 *Cebpb* 在黄体化过程中调控颗粒细胞的终末分化。条件性敲除颗粒细胞中 *Egfr* 导致卵母细胞减数分裂恢复和卵丘扩张受损,排卵和生育能力下降,且 LH 诱导的 *Erk1/2*、*p38Mapk* 和 *Cx43* 的表达激活减弱。

雌激素信号对卵泡发生和生殖过程至关重要。小鼠体内雌激素受体基因缺失引起不孕不育,表现为卵泡发育受阻,黄体缺失,交配行为缺失,即使补充雌激素仍无法恢复。此外,在膜细胞中敲除 *Esr1* 会导致小鼠生育能力过早消失,表现为类 POI 表型。女性人群中,*ESR1* 基因的多态性已经被发现与 POI 和特发性不孕症发生相关。

抑制素 α(inhibin α,INHA)是一种由成熟卵泡和黄体分泌的糖蛋白激素,能够调控垂体性腺激素的合成、分泌,被认为是预测人类生殖寿命的重要生物标志物之一。*INHA⁻/⁻* 小鼠表现为不孕,与卵泡发育受损,以及形成颗粒细胞和膜或未分化基质细胞的混合瘤有关。通过筛查 POI 或原发/继发性闭经患者,Dixit 等人发现了与 POI 发生相关的 *INHA* 错义突变,其他报告也支持这一发现。抑制素 - 激活素 - 卵泡抑素通路异常也发生在 *Taf4b⁻/⁻* 不孕雌性小鼠中,表现为生长卵泡数量急剧减少和卵母细胞成熟和/或受精失败。目前已知 TAF4B 是转录因子 TFIID 的一个亚基,属于 TAFs 转录因子家族,通过与 RNA 聚合酶 II 一起发挥作用,在卵巢颗粒细胞中特异表达,表明颗粒细胞对卵母细胞的发育存在影响。

卵母细胞和颗粒细胞间隙连接的形成是初级卵泡发育过程中的重要事件。卵泡募集后,卵母细胞表达连接蛋白 37(CX37),形成间隙连接。

CX37 基因突变造成卵泡无法发育成熟,雌鼠无排卵,卵母细胞无法发育到获能状态。CX43 作为连接蛋白家族中的一员,直接参与细胞与细胞之间的信号传递,在生长卵泡正常发育过程中起关键作用。尽管 *CX43$^{-/-}$* 小鼠卵巢在出生后几周与野生型小鼠卵巢形态相似,但其生长中的卵泡无法完全成熟到排卵前卵泡阶段。此外,突变体卵巢呈现过早黄素化,提示卵母细胞在完成减数分裂的过程中受到损害。

在初级卵泡形成后,TGF-β 超家族的成员 GDF9 和 BMP15 参与卵泡成熟过程,两者具有 52% 的结构同源性,表现为相似的功能。小鼠体内敲除 *GDF9* 导致初级卵泡生长受阻。已表明 GDF9 能够有效促进颗粒细胞的增殖、膜层的形成,膜细胞雄激素的生物合成和卵丘细胞的扩张,对卵母细胞和周围体细胞之间的信号转导至关重要。相比之下,*BMP15* 在小鼠体内敲除表现为产仔数减少、排卵和受精障碍等亚孕表型。*GDF9$^{-/-}$* 和 *BMP15$^{-/-}$* 小鼠卵巢均表现为大量卵泡中包含多个卵母细胞。在临床 POI 病例中发现存在 *GDF9* 突变。*BMP15* 作为一种 X 连锁基因,亦被发现与 POI 发生相关(OMIM 300510 中的 POF4)。Rossetti 等人筛选了 300 名无关联的特发型 POI 女性患者,在其中 29 名患者中鉴定了 6 个非同义 *BMP15* 突变,其他报告也陆续鉴定出与 POI 相关的其他 *BMP15* 突变。

除 GDF9 和 BMP15 外,生长因子 R-spondin2(RSPO2)在卵泡早期发育过程中发挥重要作用。RSPO2 是 WNT 信号转导途径的受体,由卵母细胞从初级阶段开始产生,通过旁分泌作用刺激卵泡成熟。将人卵巢皮质块移植到免疫缺陷小鼠的肾包膜上后,这种方式的 RSPO2 补充可以有效促进人原发性卵泡向继发性卵泡转变。研究显示 *Rspo2* 与雌性小鼠生殖寿命相关。尽管如此,RSPO2 在人类中与 POI 发生的相关性和功能仍有待阐明。

(四)其他与卵泡生成相关的基因

陆续有其他基因变异被发现与 POI 有关,但其对卵巢发育及卵泡生成的影响尚未被广泛研究。Duncan 等人通过研究 13 个 POI 相关的线粒体 DNA 聚合酶 *POLG* 突变的病例,发现 *POLG* 基因突变影响正常绝经的时间,且此类突变与神经症状和男性不育存在关联。小鼠卵泡成熟过程中,*Clast4* 在卵母细胞中高表达,但其功能尚未被揭示。然而,其人类同源蛋白起始因子 4E 核输入因子 1(*EIF4ENIF1*)显性遗传突变被认为是家系三代 POI 患者的致病因素。

尽管内分泌失调如甲状腺功能减退、肾上腺功能不全和甲状旁腺功能减退等干扰生育所需激素水平,但只有少数 POI 病例与内分泌系统相关基因突变有关。OMIM 612964 数据库显示,与性腺分化和类固醇生成相关的基因 *NR5A1* 存在突变。Lourenco 等人在卵巢发育和功能异常的 25 例散发 POI 病例中发现 2 例患者存在 *NR5A1* 错义、移码和框内突变。Bhangoo 等人发现类固醇源性急性调节蛋白基因(*STAR*)突变女性病例中存在隐性类固醇激素和肾上腺功能不全,从而导致 POI 发生。Zangen 等人将一例 POI 归因于 *PSMC3IP* 突变,该突变阻碍了雌激素激活的转录过程。

(五)非编码 RNAs 和单核苷酸多态性

近年来,小分子核糖核酸 microRNAs(miRNAs)、长链非编码 RNAs(lncRNAs)、piwi 相互作用 RNAs(piRNAs)、小干扰 RNAs(siRNAs)等非编码 RNAs 被发现在卵巢中广泛表达,且在卵巢发育和生理调节中发挥重要作用。Lin28/let7 系统影响小鼠生殖细胞发育和卵巢储备形成。在雄性和雌性小鼠中敲除一种抑制 let7 的 RNA 结合蛋白 *Lin28* 后,表现为早期 PGC 增殖缺陷。激素水平影响小鼠卵巢颗粒细胞中 miRNA 表达,目前已知和激素水平关系密切的有 miR-29a、miR-30d、miR-378、miR-15a 等 miRNA。尽管 piRNA 在低等生物的卵细胞生成中发挥功能,但在哺乳动物中的研究中,尚未发现其对卵母细胞和卵巢发育的影响。

单核苷酸多态性(single nucleotide polymorphism,SNP)是一种由点突变引起的遗传变异,在人类基因组中丰度较高。研究表明,SNPs 与卵巢反应不良（POR）和卵巢储备减少（DOR）密切相关。FSH 受体（*FSHR*）基因中 SNPs 是 POR 的潜在遗传诊断标记。研究表明，与 *FSH* 基因第 10 外显子基因座上的 SNP 与 DOR 有关。*FSHR* 的 rs6165 和 rs6166 等 SNP 也已被证明与卵巢储备改变有关。*FSHR* 中的 29G>A 和 919G>A SNPs 被发现通过导致其失活并抑制卵泡生成，参与 POR 发生。抗米勒管激素（AMH）是评估卵巢功能的重要指标，在调控卵泡发生和卵巢发育中发挥显著作用。AMH 受体（AMHR）的 SNP，如 AMHRII482A>G，与 DOR 发生风险增高相关。LH 受体（LHR）的 SNPs，包括 rs4539842、rs12470652 和 rs2293275，影响卵巢储备并促进早期 POR 发生。*GDF9*、*C398G*、*C447T*、*BMP15* 基因的单核苷酸多态性对接受控制性超促排卵的卵巢反应产生不利影响。现有数据表明，*GDF9* 基因 SNPs 在卵泡发生的不同阶段发挥重要作用。*TR53* 基因的 SNPs 已被证明影响卵巢储备状态。

四、卵母细胞发育成熟的基因调控

伴随着卵泡生长的启动，初级卵母细胞开始迅速生长。此过程中细胞器大量复制，RNA 含量成倍增长，大量蛋白质合成及能量物质积累，为卵母细胞后期的受精及早期胚胎发育作好准备。在早细线期之后，初级卵母细胞迅速通过第一次减数分裂的前期，达到双线期和减数分裂受阻的"静止"或"停滞"阶段。此时核内充满去浓缩化的染色质，这种状态也被称为生发泡（germinal vesicle，GV）。充分生长的卵母细胞如果脱离卵泡的抑制，可发生自发的减数分裂恢复，生发泡破裂（germinal vesicle breakdown，GVBD），排出第一极体，进而停滞在减数分裂中期。

卵母细胞的成熟是一个由外界信号诱导产生的细胞周期转换过程，涉及生殖细胞存活的基因调控和减数分裂阻滞和恢复过程中复杂的信号转导途径。

（一）生殖细胞存活的基因调控

一项关于凋亡抑制基因 *Bcl-x* 突变小鼠的研

究发现，PGC 在胚胎第 12.5 天时迁移至生殖嵴，而在胚胎 15.5 天时因凋亡而消失，该现象提示 *Bcl-x* 对生殖细胞的存活十分重要。然而，出生后卵母细胞内 *Bcl-x* 的缺失并不影响卵泡或生长卵泡的大小，因此其特异性作用仅限于胚胎发育阶段。除凋亡外，自噬在调节卵母细胞存活和卵泡发育中也发挥着重要作用。出生前小鼠卵巢内缺乏 Atg7 和 Becn1 这两种自噬基因表达，都会导致出生后第一天卵泡损失。除程序性死亡相关的基因，众多生长因子也参与调控卵母细胞存活，颗粒细胞分泌的干细胞生长因子（SCF，即 KIT 配体）和表达于卵母细胞上的 KIT 受体受损均会导致细胞凋亡减少和存活卵母细胞增加。TGF-β 家族的多种生长因子对卵母细胞命运也存在调控作用。

（二）生殖细胞减数分裂和 DNA 损伤修复的基因调控

在减数分裂期间，生殖细胞经过 DNA 双链断裂（double-strand breakage，DSB）进行重组，从而增强子代的遗传多样性。参与双链断裂和修复的基因突变会对生育能力产生抑制，从而导致 POI 发生。例如，*Spo11* 在减数分裂过程中诱导双链断裂，而 *Spo11*$^{-/-}$ 雌性小鼠具有较小的 OR，且在胚胎 15.5 天出现明显的生殖细胞缺陷。另外，在 *Msh4*$^{-/-}$ 和 *Msh5*$^{-/-}$ 小鼠卵巢中，因减数分裂特异性基因的缺失造成减数分裂缺陷，表现为生殖细胞过早丢失。

在其他减数分裂相关基因中，编码 DNA 链交换所需蛋白的 *DMC1* 缺失导致小鼠卵泡数量减少，造成染色体联会失败。*MSH5* 和 *DMC1* 也被发现与女性 POI 发生相关。当粘连蛋白（cohesin）复合物的成分之一 *Rec8* 被敲除时，小鼠染色体联会产生缺陷，最终导致卵泡丢失。

共济失调毛细血管扩张突变基因（*ATM*）作为编码调控减数分裂期 DNA 损伤检查点、维持基因组稳定性的分子的基因，在双链断裂后被激活。*ATM* 敲除小鼠表现为卵泡丢失和不孕。在人类中，共济失调性毛细血管扩张症（ATM 功能缺失突变导致）与卵巢发育不良、PGC 发育缺陷有关。淋巴特异性解旋酶（lymphoid-specific helicase，LSH）也是维持基因组稳定性的重要因子，*LSH* 敲除小鼠的生殖细胞在减数分裂时，同源染色体之间无法形成交叉位点使其交换障碍，引起卵母细胞丢失和卵泡形成不足。DNA 损伤修复基因 *Fanca* 缺失导致21 周龄小鼠生育力降低和不孕，表现为卵泡完全丢失。

CDK2 广泛参与细胞周期进程，研究发现CDK2 对第一次减数分裂前期的完成至关重要，其突变导致生殖细胞的完全丢失。基因 *CBEP* 参与联会复合体形成，*Cbep*⁻/⁻ 雌性小鼠只含有少量停滞在粗线期的卵母细胞，从而表现为不孕。

热休克蛋白（heat shock protein，HSP）有助于维持细胞蛋白的稳定性，在调控减数分裂和卵母细胞发育中也起关键作用。*HSF1* 是一种母体效应转录因子，调控多种热休克蛋白如 HSP90α、HSP25、HSP70.1 和 HSP105 等表达。*Hsf1* 敲除小鼠表现为卵母细胞的减数分裂发生障碍，G2/M 转换延迟，从而部分阻断生发泡破裂和卵母细胞的不对称减数分裂。此外，*Hsf1* 作为胚胎发育必需基因，其在卵母细胞中的正常表达对氧化应激起一定

的保护性作用。

减数分裂基因的突变与人类 POI 发生相关。X 连锁基因 *POF1B* 编码与肌动蛋白丝相互作用蛋白，其突变会产生"卵巢功能早衰蛋白 2B（POF2B）"。研究表明，POF1B 在减数分裂染色体配对中发挥作用，其功能的改变导致卵母细胞数目急剧减少。研究揭示减数分裂基因 *HFM1* 突变是POI 的潜在致病因素。常染色体隐性遗传 *SYCE1* 基因突变导致联会复合体形成缺陷，为部分家族性POI 提供病因解释。

综上，哺乳动物的卵泡及卵母细胞发育是一个复杂有序的过程，在此过程中发生了一系列特别的生物学现象：一方面卵泡形成后经历始动募集和休眠，卵泡体细胞经过多次分化增殖，完成本身内分泌功能的同时，参与调控生殖细胞有序发育；另一方面，卵母细胞在发育过程中出现减数分裂的两次阻滞和恢复，完成卵母细胞核与质的双重成熟。阐明此一系列过程的遗传学调控机制对于理解卵母细胞发育和卵泡发育异常相关疾病诊疗至关重要。

（颜军昊　李 艳）

参考文献

1. WILHELM D, PALMER S, KOOPMAN P. Sex determination and gonadal development in mammals. Physiol Rev, 2007, 87 (1): 1-28.

2. CAPEL B. R-spondin1 tips the balance in sex determination. Nat Genet, 2006, 38 (11): 1233-1234.

4. BRENNAN J, CAPEL B. One tissue, two fates: molecular genetic events that underlie testis versus ovary development. Nat Rev Genet, 2004, 5 (7): 509-521.

5. KIM Y, CAPEL B. Balancing the bipotential gonad between alternative organ fates: a new perspective on an old problem. Developmental Dynamics: An Official Publication of the American Association of Anatomists, 2006, 235 (9): 2292-300.

6. SAITOU M, YAMAJI M. Primordial germ cells in mice. Cold Spring Harbor Perspectives in Biology, 2012, 4 (11): a008375.

7. PELOSI E, FORABOSCO A, SCHLESSINGER D. Germ cell formation from embryonic stem cells and the use of somatic cell nuclei in oocytes. Annals of the New York Academy of Sciences, 2011, 1221: 18-26.

8. PELOSI E, FORABOSCO A, SCHLESSINGER D. Genetics of the ovarian reserve. Frontiers in Genetics, 2015, 6: 308.

9. HU W, GAUTHIER L, BAIBAKOV B, et al. FIGLA, a basic helix-loop-helix transcription factor, balances sexually dimorphic gene expression in postnatal oocytes. Molecular and Cellular Biology, 2010, 30 (14): 3661-3671.

10. OTTOLENGHI C, PELOSI E, TRAN J, et al. Loss of Wnt4 and Foxl2 leads to female-to-male sex reversal extending to germ cells. Human Molecular Genetics,

2007, 16 (23): 2795-2804.

11. KASHIMADA K, PELOSI E, CHEN H, et al. FOXL2 and BMP2 act cooperatively to regulate follistatin gene expression during ovarian development. Endocrinology, 2011, 152 (1): 272-280.

12. UHLENHAUT N H, JAKOB S, ANLAG K, et al. Somatic sex reprogramming of adult ovaries to testes by FOXL2 ablation. Cell, 2009, 139 (6): 1130-1142.

13. ZHANG H, RISAL S, GORRE N, et al. Somatic cells initiate primordial follicle activation and govern the development of dormant oocytes in mice. Curr Biol, 2014, 24 (21): 2501-2508.

14. PELOSI E, SIMONSICK E, FORABOSCO A, et al. Dynamics of the ovarian reserve and impact of genetic and epidemiological factors on age of menopause. Biology of Reproduction, 2015, 92 (5): 130.

15. KAWAMURA K, CHENG Y, SUZUKI N, et al. Hippo signaling disruption and Akt stimulation of ovarian follicles for infertility treatment. Proceedings of the National Academy of Sciences of the United States of America, 2013, 110 (43): 17474-17479.

16. SCHUH-HUERTA S M, JOHNSON N A, ROSEN MP, et al. Genetic markers of ovarian follicle number and menopause in women of multiple ethnicities. Human Genetics, 2012, 131 (11): 1709-1724.

17. QIN Y, JIAO X, DALGLEISH R, et al. Novel variants in the SOHLH2 gene are implicated in human premature ovarian failure. Fertility and Sterility, 2014, 101 (4): 1104-1109. e6.

18. SATO Y, CHENG Y, KAWAMURA K, et al. C-type natriuretic peptide stimulates ovarian follicle development. Molecular Endocrinology (Baltimore, Md), 2012, 26 (7): 1158-1166.

19. ROSSETTI R, DI PASQUALE E, MAROZZI A, et al. BMP15 mutations associated with primary ovarian insufficiency cause a defective production of bioactive protein. Human Mutation, 2009, 30 (5): 804-810.

20. CHENG Y, KAWAMURA K, TAKAE S, et al. Oocyte-derived R-spondin2 promotes ovarian follicle development. FASEB journal: official publication of the Federation of American Societies for Experimental Biology, 2013, 27 (6): 2175-2184.

21. DUNCAN AJ, KNIGHT JA, COSTELLO H, et al. POLG mutations and age at menopause. Human Reproduction (Oxford, England), 2012, 27 (7): 2243-2244.

22. TAKASAWA K, KASHIMADA K, PELOSI E, et al. FOXL2 transcriptionally represses Sf1 expression by antagonizing WT1 during ovarian development in mice. FASEB journal: official publication of the Federation of American Societies for Experimental Biology, 2014, 28 (5): 2020-2028.

23. LOURENçO D, BRAUNER R, LIN L, et al. Mutations in NR5A1 associated with ovarian insufficiency. The New England Journal of Medicine, 2009, 360 (12): 1200-1210.

24. BHANGOO A, BUYUK E, OKTAY K, et al. Phenotypic features of 46, XX females with StAR protein mutations. Pediatric endocrinology reviews: PER, 2007, 5 (2): 633-641.

25. ZANGEN D, KAUFMAN Y, ZELIGSON S, et al. XX ovarian dysgenesis is caused by a PSMC3IP/HOP2 mutation that abolishes coactivation of estrogen-driven transcription. American Journal of Human Genetics, 2011, 89 (4): 572-579.

26. GAWRILUK TR, HALE AN, FLAWS JA, et al. Autophagy is a cell survival program for female germ cells in the murine ovary. Reproduction (Cambridge, England), 2011, 141 (6): 759-765.

27. WANG J, ZHANG W, JIANG H, et al. Mutations in HFM1 in recessive primary ovarian insufficiency. The New England Journal of Medicine, 2014, 370 (10): 972-974.

第五节 诱导排卵的基本原理

诱导排卵(ovulation induction,OI)通常是指对持续性无排卵的不孕女性,采用药物进行卵巢刺激,诱导与自然周期相似的卵泡发育和排卵过程。卵巢刺激则通常指用于人工辅助生殖技术中,为获得一定数目的卵母细胞,而采用的是外源性促性腺激素的卵巢刺激方案,在引入 GnRH 激动剂或拮抗剂的方案中,内源性 LH 峰被控制,因此也称控制性促超排卵(controlled ovarian hyper-stimulation,COH),但随着近年来对促排卵安全性观念的重视,不强调"超"的含义,而谨慎地使用控制性卵巢刺激(controlled ovarian stimulation,COS)一词。

无论是对无排卵患者的诱导排卵,还是在人工助孕周期中的控制性卵巢刺激,基础原理还是促性腺激素对卵巢的刺激;无论我们的目标卵母细胞数是 1 枚,还是 10 枚,都是基于卵泡发育的几个基本原则而设计的刺激方案。无论多种不同的卵巢刺激方案层出不穷,眼花缭乱,但遵循的还是基本的卵泡生长、募集、选择、成熟的发育规律,至今没有任何一种卵巢刺激方案背离了这一基本准则。因此,在临床上理解和运用各种卵巢刺激方案,规范地标准化结合灵活的个体化,有效和安全的使用卵巢刺激策略,是专业的生殖内分泌医生所必备的基本知识技能。在卵泡发育的基本理论上,还有很多科学问题并没有非常明确的结论和循证依据,这些知识仍然在不断地更新和实验研究之中,因此,保持与时俱进的学习精神,也是我们必备的职业素质。

本章节列举了几个对卵泡发育和成熟的生物学事件中必须掌握的基本原理,可以作为对卵巢刺激方案的理解和运用的背景知识,以期临床医生能更好地掌握和设计。

一、两细胞两促性腺激素原理

卵巢卵泡是女性性腺的功能单位,主要由卵母细胞(生殖细胞)和卵泡细胞(体细胞)构成,卵泡细胞主要是卵泡颗粒细胞和卵泡膜细胞两种细胞,两细胞之间以基底膜相隔。在卵泡发育的不同时相,两种细胞的细胞膜上,分别有 FSH 和 LH 的受体的时序表达,说明这两种垂体分泌的促性腺激素对卵泡的发育至关重要。虽然许多因素参与影响卵泡发育,但 FSH 和 LH 这两种垂体糖蛋白,在卵泡的募集和发育、卵母细胞的成熟,以及调节卵巢激素合成的复杂而精妙的内分泌机制中起着决定性的核心作用。在卵泡发育经过 200 多天的非促性腺激素依赖阶段,进入最后的促性腺激素依赖阶段,颗粒细胞和卵泡膜细胞与 FSH 和 LH 的关系如同协奏曲一般的表达和调控。

根据两细胞两促性腺激素理论,在直径<8mm 的生长卵泡中,LH 受体主要位于卵泡内膜细胞膜上,而 FSH 受体位于颗粒细胞膜上。颗粒细胞和卵泡膜细胞分别由 FSH 和 LH 调节。随着卵泡的发育,颗粒细胞膜上逐渐也开始表达 LH 受体,提示在卵泡晚期,LH 对卵泡发育的调控逐渐增强和依赖,为卵泡成熟后诱发的内源性 LH 峰作好了准备,也奠定了黄体生成的基础。同时,在卵巢周期中两种卵泡细胞也序贯地合成和分泌甾体激素,两种细胞和两种促性腺激素之间高度的互相协调和互相控制的精密机制,近 20 余年来得到进一步的证明和研究。

(一)两细胞两促性腺激素

1. 卵泡膜细胞 卵泡期卵泡膜细胞中的 P450scc 侧链裂解酶、急性调节蛋白(StAR)、3β- 羟基类固醇脱氢酶 - Ⅱ(3β-HSD- Ⅱ)和 P450c17 的联合作用,生成雄烯二酮,中间产物为脱氢表雄酮(DHEA)。受 LH 正调节,卵泡膜细胞大量表达关键限速酶 P450c17,催化 17,20-裂解酶活性,支持 Δ5 合成途径,由 DHEA 大量合成雄烯二酮。雄烯二酮大部分通过基底膜扩散到颗粒细胞,小部分分泌到血液循环中。颗粒细胞中 17β-HSD-Ⅰ 和 P450arom 的表达,生成芳香化酶促使雄烯二酮转化为雌二醇,生长卵泡中的雌二醇随着卵泡的发育逐渐升高。卵泡膜细胞无法合成雌激素,因为它的 P450arom 的表达极少。

黄体期的卵泡膜细胞继续向颗粒细胞提供雄烯二酮,此时颗粒细胞正在黄素化阶段,表达 StAR、P450scc 和 3βHSD-Ⅱ,但没有 P450c17,此时的甾体激素遵循 Δ4 的合成途径,减少向雄烯二酮的生成,促进孕酮的产生。

2. 卵泡颗粒细胞　在卵泡期较小直径卵泡的颗粒细胞中,仅表达 FSH 受体,但在直径>8mm 的卵泡颗粒细胞中 FSH 和 LH 受体均有表达。FSH 可以刺激低密度脂蛋白受体(LDLr)浓度、P450scc 和 P450arom 活性,增加芳香化酶和 17β-HSD-Ⅰ 在颗粒细胞中的作用,将雄烯二酮大量转化成雌二醇。一些研究表明,月经周期中晚卵泡期的直径>8mm 的生长卵泡比小窦卵泡分泌高达 10 000 倍的雌二醇量;卵泡雌二醇浓度可能比外周血浆浓度高 40 000 倍;在有主导卵泡的卵巢静脉血中观察到雌二醇浓度高出对侧 20 倍;卵泡液中的雌二醇水平与主导卵泡直径和卵母细胞的发育潜力之间存在相关性,与直径<10mm 的小卵泡相关性较弱。这些临床观察结果与体外研究一致,颗粒细胞合成的雌二醇的量取决于卵泡的大小。在直径为 8~10mm 的卵泡中,雄烯二酮开始在颗粒细胞增加芳香化为雌二醇,分泌量与芳香化酶的表达相关,同时随着主导卵泡生长,对 FSH 的依赖逐渐减小,而小卵泡对 FSH 的需求量较大,但与雌二醇的分泌增加无关。

在卵泡期晚期,卵泡颗粒细胞中检测到 LH 受体和 3β-HSDmRNA 表达,在选择主导卵泡时,即

使循环 FSH 浓度下降,被选择的主导卵泡也可以利用 LH 来支持其持续生长。LH 刺激芳香化酶活性,成熟的主导卵泡分泌的雌二醇峰值,诱导内源性 LH 峰的扳机。

在黄体期,LH 刺激卵泡膜和颗粒黄体细胞分泌孕酮和雄激素,而 FSH 刺激颗粒黄体细胞分泌孕酮和雌二醇。大量的孕酮和雌激素进入血液循环中,外周血中的孕激素升高,提示排卵的发生和黄体的形成。

在卵泡生长过程中,LH 刺激两种卵泡细胞产生的雄激素前体,或转化为雌激素,或与颗粒细胞中存在的雄激素受体结合。雄激素可以通过上调 FSH 受体来增加卵泡对 FSH 的敏感性。然而随着卵泡成熟,FSH 刺激的 cAMP 介导的受体后信号通路活跃,诱导颗粒细胞增殖停滞。在自然周期和刺激周期中,排卵期从卵泡期雌激素和雄激素为主的 Δ5 合成途径转变为孕酮分泌为主的 Δ4 合成途径,有 36~38 小时的间隔,颗粒细胞在 LH/hCG 刺激模式下,通过改变 3β-HSD:P450c17 的比例来调节激素的合成途径,决定孕酮合成(图 2-12)。

（二）两细胞两促性腺激素的调控异常

在 FSH 和 LH 的调控下,卵泡膜细胞和颗粒细胞分别在卵泡期和黄体期,按 Δ5 途径和 Δ4 途径合成不同的甾体激素,使我们能够通过不同时相的雌激素和孕激素测定,判断卵泡生长、成熟、排卵和黄体生成的阶段。

1. 如果在卵泡期,膜细胞受到的 LH 刺激不足,就不能充分诱导限速酶 P450c17 促进雄烯二酮的生成,使 Δ5 途径提前向 Δ4 途径转化,卵泡还没有成熟,孕酮的分泌就已经开始,已有大量研究提示,LH/hCG 日的孕酮值升高,可能造成内膜的不同步和卵泡提早的黄素化,降低胚胎的种植率。

2. 卵泡期 FSH 不足或受体功能缺陷,减弱了对颗粒细胞芳香化酶的诱导,卵泡合成雌二醇水平下降,卵泡发育的雌激素微环境不良。雌二醇对下丘脑的正反馈失调,也会导致内源性 LH 峰低下,不能有效支持黄体细胞分泌孕酮,造成黄体功能不足。

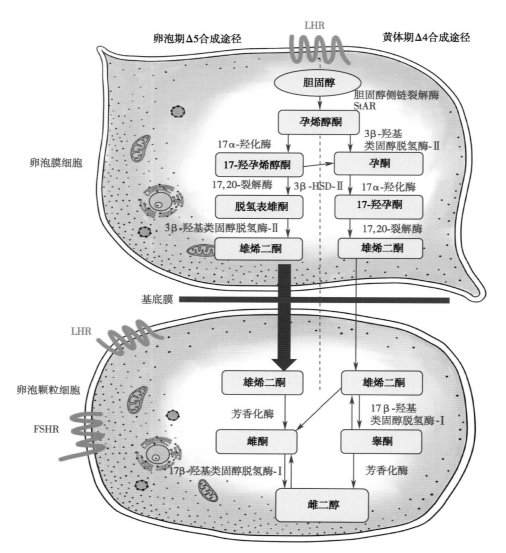

图 2-12　两细胞两促性腺激素原理

二、卵泡的募集和选择原理

卵泡的成熟涉及几个连续的阶段,描述为起始、生长、选择、排卵和黄体化。在女性早期胚胎阶段,生殖细胞由卵黄囊逐渐迁徙进入原始生殖嵴部位,成为卵巢性腺的始基,在孕 20 周左右,卵巢内的卵原细胞大多启动减数分裂成为卵母细胞,并停滞在减数分裂前期,此时的卵泡为始基卵泡。青春期月经初潮时卵巢内大约有 40 余万个始基卵泡,在 11~50 岁的过程中,卵巢卵泡池中的始基卵泡连续性的逐步向卵巢表面移动被募集,每个月经周期有一个卵泡最终发育到成熟,同时也以平均每个周

期 1 000 个卵泡的速度闭锁,35 岁后随年龄增长这种卵泡的程序性死亡加速。是什么样的信号决定哪些始基卵泡募集,以怎样的规律被选择生长,目前还不十分清楚,有学说认为,这和原始生殖细胞迁入卵巢的顺序有关,"early in,early out",也就是"早来早走"。也有作者认为是随机启动的。窦前卵泡和<4mm 直径的窦卵泡持续分泌 AMH,降低卵泡对 FSH 的敏感性,控制始基卵泡向窦卵泡的发育。在卵巢形态学研究的基础上,从始基卵泡被"唤醒"到窦前卵泡历时数月,随后发育到排卵前的成熟卵泡,又经历了 3 个月左右的时间。决定这个周期长度的机制,目前尚不十分清楚。

近期的研究结果导出三个卵泡募集的基本原则：①卵泡的募集是一个连续的过程，<4~6mm卵泡的持续生长模式贯穿整个和多个周期；②卵泡募集是呈周期性的，以每个月经周期主导卵泡的选择为标志；③周期中每一簇窦卵泡的涌现，以卵泡波的形式呈现。一般将卵泡的募集人为地分为三个阶段：

1. 第一批募集　青春期前的女性卵巢中，在下丘脑弓状核神经元逐渐形成的GnRH和垂体的促性腺激素脉冲，"唤醒"了一批批始基卵泡的连续生长，卵母细胞获得了透明带，并且恢复减数分裂，从这个过程持续大约200余天，卵泡直径<2~4mm。

2. 第二批募集　第一批募集的、直径<4mm的小窦卵泡经过200余天的生长，最后3个月左右的时间，两侧卵巢有10~20个2~5mm直径的窦卵泡群被第二次募集，其颗粒细胞对FSH的敏感性显著增加，卵泡直径通常达到8mm，但形态学上差别并不明显。在正常情况下，此时颗粒细胞膜开始表达FSH受体，并分泌少量的雌激素及其他自分泌和旁分泌因子，形成雌激素优势的卵泡发育的微环境，逐渐取代了小窦卵泡的雄激素优势的环境。

3. 第三批募集（主导卵泡的选择）　此次主导卵泡的选择过程，也被定义为FSH依赖阶段。在黄体末期-卵泡早期过渡期，因为前一个周期黄体的衰退，分泌的雌孕激素和抑制素A水平下降，对中枢的负反馈减弱，下丘脑的GnRH和垂体的FSH分泌开始活跃，FSH形成一个波峰，从这批卵泡波群中选择FSH最敏感性的卵泡，通常直径须达到8mm，才成为主导卵泡。虽然第二次募集的每个窦卵泡都具有完全成熟的同等潜力，但只有在FSH波峰期间，恰好处于最高发育阶段的卵泡才会被"挑中"。这个卵泡早期的FSH峰的幅度、持续时间和阈值的关系，决定了主导卵泡的数目。近30年来建立的卵泡募集和FSH阈值的理论，为研究卵泡发育的生理和病理机制提供了重要的基础。

三、FSH 阈值原理

1978年，Brown在一个大型诱导排卵的回顾性分析中，首次提出了FSH阈值这个概念。他发现一定的FSH剂量与诱导的卵泡数目有关，并存在个体差异，呈现10%区间的"全或无"现象。这个观点后来被Hiller和Baird推广成为一个优势卵泡选择的标准模型。这个模型长期以来得到大量的验证和研究。共识认为，FSH在月经周期的第5天形成一个短暂的波峰，达到6.6mIU/L（4.4~11.2mIU/L）时，届时经过二次募集的窦卵泡群中一个最富含FSH受体的卵泡，可以受到FSH波峰的选择，成为主导卵泡，没有被选择的卵泡则停止生长，相继闭锁，因此保证了每个自然月经周期中，有一个主导卵泡被选择成熟，有机会获得受精并生育。

这个决定卵泡选择的FSH波峰浓度，间接反映了个体的FSH阈值水平。与"门槛"的作用相似，必须跨过"门槛"，才能入门，这个"门槛"，就是FSH的阈值。每个个体的FSH阈值是不同的，能够选择主导卵泡的FSH浓度，也就是血液循环中FSH的浓度峰值，必须高于当时的FSH阈值，更重要的是持续一个时段，才能募集到主导卵泡的生长。自然周期中的黄体-卵泡过渡期，或卵泡早期的FSH波峰浓度和时间，根据个体的FSH阈值调适，形成的募集窗口的宽度，恰好适合单卵泡的选择。

这个精确的描述引申出几个重要的基本概念：

（一）FSH 的阈值变化

FSH阈值的水平随着年龄增长、卵巢储备下降、机体内分泌和代谢失调等遗传和环境的变化而不同。在卵巢的储备和反应良好的情况下，只需要较少的FSH剂量，就可以募集主导卵泡生长，FSH阈值较低。而卵巢功能异常的情况下，阈值升高，需要更高的FSH浓度才能募集到生长卵泡。因此测量基础的FSH水平，可以反映当时的FSH阈值水平，预测卵巢的反应和诱导排卵的促性腺激素剂量。除了特殊的卵巢内外因素的干扰，FSH阈值水平在相当长的时间内是稳定的，因此在临床上,除了控制性卵巢刺激周期,不必反复测定基础FSH 及其他生殖内分泌激素。

FSH 阈值的个体差异涉及多个方面的机制,包括 FSH 受体基因变异、FSH 激素 β 链的糖基化类型、卵巢储备的减少、胰岛素抵抗等多个因素,可能影响 FSH 及受体的效应和功能。FSH 阈值提高,需要更高的内源性和外源性 FSH 剂量,才能获得目标卵泡的募集和生长。在控制性促排卵周期中,患者的基础 FSH 水平,可以作为促性腺激素启动剂量的参考指标之一,以期获得满意的卵巢反应。

根据 FSH 阈值原理,大量研究已经证实,在卵巢周期的任何时间和阶段,只要血液循环中的 FSH 浓度高于阈值水平,就可以促使卵泡的募集和发育。以 GnRH 激动剂超长降调、PPOS 促排卵、黄体期卵巢刺激、低剂量 Gn 递增等各种方案为例,就是根据这个原理而设计的卵泡募集策略。

(二)排卵功能障碍的 FSH 阈值机制

临床观察发现,排卵功能障碍的病理可能与 FSH 阈值有关,虽然具体机制还不是非常清晰,但是可以观察到,无论对于低促性腺激素,或GnRH-a 降调的患者诱导排卵,血 FSH 浓度需要达到 7.8U/L,才能获得卵泡生长的效果。排卵功能障碍病理可以用 FSH 阈值原理做出解释,或内源性 FSH 分泌不足,或 FSH 阈值过高。

1. 多囊卵巢综合征(PCOS) 研究发现,PCOS 患者的持续性无排卵,可能与高雄激素血症、肥胖、胰岛素抵抗造成 FSH 阈值升高有关。通过雌激素受体抑制剂氯米芬刺激内源性 FSH 分泌,或外源性 FSH 制剂补充的诱导排卵方案,必须达到 >9.8U/L 的 FSH 水平,才能适应升高的阈值,使主导卵泡生长。对于 PCOS 的诱导单卵泡发育是相对困难的,因为患者达到阈值与单卵泡发育的区间非常狭窄,一旦血 FSH 水平达到阈值,处于多个相似直径的窦卵泡群会一同被募集,导致非预期的多个卵泡发育。因此促性腺激素(FSH)低剂量递增方案,缓慢增加刺激剂量,使得 FSH 水平逐渐接近阈值水平,尽可能仅募集 1~2 个主导卵泡。来

曲唑通过抑制芳香化酶降低外周雌二醇水平,促进内源性 FSH 和 LH 分泌而诱导排卵,外周血雌激素随卵泡生长升高,又反馈调适内源性促性腺激素与阈值的关系,较易达到单卵泡发育的目标。

2. 黄体功能不足 黄体功能不足的病理机制和诊断标准一直存在争议,目前认为的病理机制与卵泡发育不良和不充分的 LH 峰值有关。不太健康的卵泡排卵后形成的黄体细胞数量不足、偏低水平的 E_2 水平未能诱导出足够的 LH 峰值,黄体期孕酮和雌激素分泌总量低下,对下丘脑 - 垂体的负反馈抑制欠缺,不足以完全压制内源性 FSH 和 LH 水平,FSH 有可能突破阈值释放,因此出现黄体期卵泡提早募集,在高龄和卵巢功能减退的患者尤为明显,在下个卵泡早期,就已经观察到生长卵泡和升高的 E_2 水平,FSH 已经处于下降阶段,卵泡期前移,月经周期缩短。

(三)控制性卵巢刺激的卵泡募集窗

控制性卵巢刺激一般是体外受精周期的专配,对预期成熟卵泡数或卵母细胞数是卵巢刺激方案的目标,通常为 8~10 个直径 >14mm 的卵泡数较为理想。在胚胎植入前遗传学检测(preimplantation genetic test,PGT)周期,通常希望获得更多的卵母细胞数达 10~15 个以上,以及相应的囊胚数,以供遗传学检测和筛选。根据 FSH 阈值原理,FSH 刺激的持续时间和幅度决定了主导卵泡的数量。无论是 GnRH-a 降调的长方案,还是 GnRH-A 的拮抗剂方案,外源性促性腺激素刺激的启动剂量是最重要的关键,外源性 FSH 浓度提高并持续,扩大原自然周期的募集窗口的"宽度",使在募集窗口内的多个 5~8mm 直径的窦卵泡响应 FSH 的"召唤",逃避闭锁的命运,进入生长阶段,选择的主导卵泡数不是 1 个而是 10 余个。在满足募集卵泡数目后,FSH 的水平很快在雌激素负反馈和抑制素 B 的作用下降低,选择的窗口关闭,不再有新的窦卵泡继续被刺激,保证适量的卵母细胞获得,预防过多的卵泡发育和卵巢过度刺激(图 2-13)。

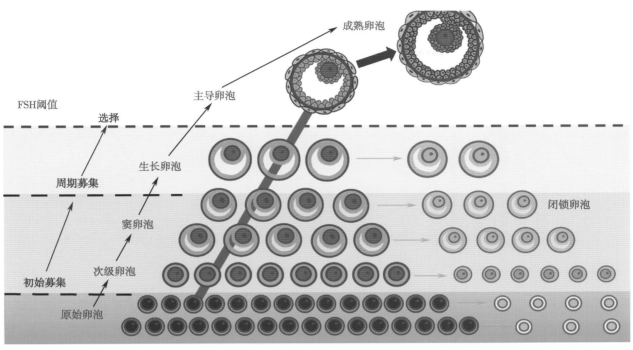

图 2-13　卵巢募集和 FSH 阈值原理

因为 FSH 阈值存在较大的个体差异，特别是在排卵功能障碍的患者，因此卵巢对刺激的反应性决定了卵泡募集的效率。在不同的患者同样的外源性促性腺激素剂量，不一定获得相同的卵母细胞数目，年龄、体重、卵巢储备、体重、基因类型等因素，均参与对促性腺激素启动剂量的决定，其中血 AMH 值和体重被认为是最实用的指标。

在卵巢刺激初期，促性腺激素启动剂量和阈值的相互配合，形成了卵泡募集的窗口宽度，一旦卵泡群被募集后进入生长期，增殖的颗粒细胞上的 FSH 受体增多，对 FSH 的敏感度增加，加上抑制素 B 对 FSH 的下调，生长中的卵泡群仍然需要一定剂量的 FSH 支持，并诱导颗粒细胞 LH 受体的表达，直到卵泡达到 14mm 直径，在颗粒细胞的雌激素自分泌微环境中，可以摆脱对 FSH 的依赖，即使撤去外源性 FSH/HMG，也不会阻止卵泡的成熟，即为 "coasting" 的原理。

四、周期中的卵泡波

在一些动物和家禽的卵巢中，卵泡期和黄体期卵巢都可以出现数个窦卵泡波群，而在灵长类动物，因黄体能分泌雌激素和抑制素 A，负反馈压制着内源性 FSH 释放，维持一批从始基卵泡池募集的 2~5mm 的窦卵泡群。在每个周期黄体期 - 卵泡期过渡阶段 FSH 升高，可从 >5~8mm 直径的窦卵泡波群中选择一个主导卵泡发育，因此过去通常认为人类每个周期早卵泡期仅有一个卵泡波群。但是近 20 年来的超声和内分泌激素的研究发现，其实包括人类的灵长类动物，在黄体期也会出现一个直径 1~10mm 的卵泡波群，但是此时的 FSH 浓度并没有跨越阈值，因此并不能选择主导卵泡生长，黄体中晚期大多数卵泡成闭锁的状态。但是，如果在黄体早期阶段的内源性或外源性 FSH 足够超过阈值一段时间，仍然可以有健康的主导卵泡发育，其数目根据 FSH 的浓度、持续时间以及阈值水平决定（图 2-14）。

卵泡直径达 4~6mm 时，被视为卵泡波的出现。超声监测研究发现，在 30~50 天周期的女性，可观察到 2 个卵泡波，而周期 26~30 天的女性，大多只有一个卵泡波。一项连续超声监测的研究证实，在排卵间隙期间，在大多数健康女性中监测到 2~3 个卵泡波，每个卵泡波由 4~14 个直径 4~5mm 的卵泡构成，

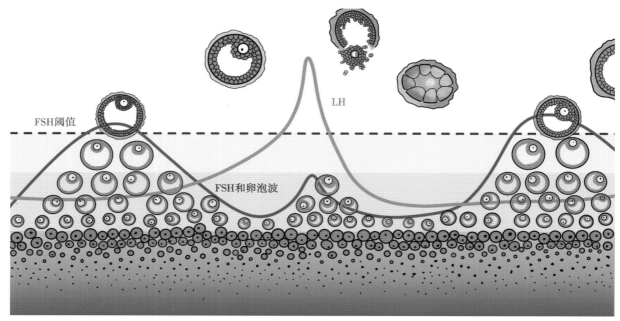

图 2-14 FSH 阈值和卵泡波

68% 出现 2 个卵泡波,其余 32% 出现 3 个波。有 3 个卵泡波的女性的月经周期平均为 29 天,明显长于有 2 个波的 27 天周期。在 2 个卵泡波的女性中,一般早期黄体期出现一个无排卵波(无主导卵泡),然后在早期卵泡期出现一个有排卵的波(有主导卵泡),分别于周期的第 0、14 天。在有 3 个波的女性中,排卵时出现一个无排卵波,在黄体中晚期出现第二个无排卵波,在卵泡早中期出现第三个排卵波为主卵泡波,分别在周期的第 0、12、18 天。

在相应的观察中,每个卵泡波前都伴有一个血 FSH 的升高,与在其他动物中的观察结果相似。随着年龄的增长,卵巢储备越少,FSH 值就越高,常伴黄体功能不足,卵泡波就可能容易突破 FSH 阈值出现黄体期卵泡提前募集现象。在卵泡早期的 FSH 升高选择主导卵泡后,卵泡中期颗粒细胞分泌的抑制素 B 升高可降低 FSH 的水平,第 2 个抑制素 B 的升高出现在 LH 峰值之后,与第二个卵泡波的时相一致。在围绝经期和诱导排卵的女性中,也观察到卵泡波的出现。并且临床上黄体期取卵、卵母细胞体外成熟(in vitro maturation,IVM)、

紧急黄体期卵巢刺激周期也证明,从黄体期的卵泡波群中可以获得优质的生长卵泡。

在猴和人类的主导卵泡"减灭术"的试验中,观察到 LH 峰和排卵都延迟了 2 周左右,提示在主导卵泡破坏以后,需要等待从下一个卵泡波中募集和选择一个新的主导卵泡,证实了 FSH 的选择机制可以在任何卵泡波中获得有发育潜能的主导卵泡。卵泡波和抑制素 A、抑制素 B、AMH、雌激素之间的关系,还有待于进一步的研究。

现代更为精确的超声学监测技术,对研究卵泡波动力学以及相应的 FSH、甾体激素和各种因子的关系提供了条件。既往研究在周期各个阶段的 2~5mm 直径的窦卵泡计数并没有发现明显差异,可能因为卵泡测量和计数没有序贯和连续地进行,或在超声对窦卵泡的监测中,无法分辨是生长中的还是闭锁中的卵泡性质。推测如果我们的诱导排卵方案能够按照自身卵泡波的规律进行,可能获得最大效率的卵巢刺激结果,对于卵巢低反应的女性尤为重要。

(刘嘉茵)

参考文献

1. PALERMO R. Differential actions of FSH and LH during folliculogenesis. Reprod Biomed Online, 2007, 15 (3): 326-337.

2. WHITELAW PF, SMYTH CD, HOWLES CM, et al. Cell-specific expression of aromatase and LH receptor mRNAs in rat ovary. J Mol Endocrinol, 1992, 9 (3): 309-312.

3. YONG EL, HILLIER SG, TURNER M, et al. Differential regulation of cholesterol side-chain cleavage (P450scc) and aromatase (P450arom) enzyme mRNA expression by gonadotrophins and cyclic AMP in human granulosa cells. J Mol Endocrinol, 1994, 12 (2): 239-249.

4. WEBB R, CAMPBELL BK, GARVERICK HA, et al. Molecular mechanisms regulating follicular recruitment and selection. J Reprod Fertil Suppl, 1999, 54: 33-48.

5. LUO W, WILTBANK MC. Distinct regulation by steroids of messenger RNAs for FSHR and CYP19A1 in bovine granulosa cells. Biol Reprod, 2006, 75 (2): 217-225.

6. CONLEY AJ, KAMINSKI MA, DUBOWSKY SA, et al. Immunohistochemical localization of 3 beta-hydroxysteroid dehydrogenase and P450 17 alpha-hydroxylase during follicular and luteal development in pigs, sheep, and cows. Biol Reprod, 1995, 52 (5): 1081-1094.

7. CHAFFIN CL, DISSEN GA, STOUFFER RL. Hormonal regulation of steroidogenic enzyme expression in granulosa cells during the peri-ovulatory interval in monkeys. Mol Hum Reprod, 2000, 6 (1): 11-18.

8. XU B, LI Z, ZHANG H, et al. Serum progesterone level effects on the outcome of in vitro fertilization in patients with different ovarian response: an analysis of more than 10, 000 cycles. Fertil Steril, 2012, 97 (6): 1321-1327. e1-4.

9. FADDY MJ, GOSDEN RG, GOUGEON A, et al. Accelerated disappearance of ovarian follicles in mid-life: implications for forecasting menopause. Hum Reprod, 1992, 7 (10): 1342-1346.

10. MACKLON NS, FAUSER BC. Follicle development during the normal menstrual cycle. Maturitas, 1998, 30 (2): 181-188.

11. GOUGEON A. Regulation of ovarian follicular development in primates: facts and hypotheses. Endocr Rev, 1996, 17 (2): 121-155.

12. MACKLON NS, FAUSER BC. Follicle-stimulating hormone and advanced follicle development in the human. Arch Med Res, 2001, 32 (6): 595-600.

13. VAN SANTBRINK EJ, HOP WC, VAN DESSEL TJ, et al. Decremental follicle-stimulating hormone and dominant follicle development during the normal menstrual cycle. Fertil Steril, 1995, 64 (1): 37-43.

14. SCHOEMAKER J, VAN WEISSENBRUCH MM, VAN DER MEER M. New approaches with the FSH threshold principle in polycystic ovarian syndrome. Ann N Y Acad Sci, 1993, 687: 296-300.

15. SCHIPPER I, HOP WC, FAUSER BC. The follicle-stimulating hormone (FSH) threshold/window concept examined by different interventions with exogenous FSH during the follicular phase of the normal menstrual cycle: duration, rather than magnitude, of FSH increase affects follicle development. J Clin Endocrinol Metab, 1998, 83 (4): 1292-1298.

16. FAUSER BC, VAN HEUSDEN AM. Manipulation of human ovarian function: physiological concepts and clinical consequences. Endocr Rev, 1997, 18 (1): 71-106.

17. UBALDI FM, CAPALBO A, VAIARELLI A, et al. Follicular versus luteal phase ovarian stimulation during the same menstrual cycle (DuoStim) in a reduced ovarian reserve population results in a similar euploid blastocyst formation rate: new insight in ovarian reserve exploitation. Fertil Steril, 2016, 105 (6): 1488-1495. e1.

18. DUNCAN WC. The inadequate corpus luteum. Reprod Fertil, 2021, 2 (1): C1-C7.

19. VAN WEISSENBRUCH MM, SCHOEMAKER HC, DREXHAGE HA, et al. Pharmaco-dynamics of human menopausal gonadotrophin (HMG) and follicle-stimulating hormone (FSH). The importance of the FSH concentration in initiating follicular growth in polycystic ovary-like disease. Hum Reprod, 1993, 8 (6): 813-821.

20. BAERWALD A, PIERSON R. Ovarian follicular waves during the menstrual cycle: physiologic insights into novel approaches for ovarian stimulation. Fertil Steril, 2020, 114 (3): 443-457.

21. BAERWALD AR, ADAMS GP, PIERSON RA. A new model for ovarian follicular development during

the human menstrual cycle. Fertil Steril, 2003, 80 (1): 116-122.

22. BAERWALD A, VANDEN BRINK H, HUNTER C, et al. Age-related changes in luteal dynamics: preliminary associations with antral follicular dynamics and hormone production during the human menstrual cycle. Menopause, 2018, 25 (4): 399-407.

第三章

排卵障碍性疾病

排卵功能障碍是不孕症的主要原因之一,占所有病因的 20%~40%。在非妊娠状态下,排卵后 14 天会出现月经来潮,因此排卵功能障碍最直接的表现就是月经周期的紊乱。多数情况下稀发排卵或无排卵会导致月经周期延长甚至闭经,但也有少数患者也会出现月经频发。一般月经周期短于 21 天或超过 35 天都可能存在排卵功能障碍。维持排卵功能的机制:一是需要有足够的卵巢储备;二是节律正常的下丘脑 - 垂体 - 卵巢(HPO)轴调节功能。前者主要受制于遗传因素、年龄和医源性损伤等;后者则主要是依赖 HPO 轴的作用和全身多系统调节。因此,与之相关的病理生理因素或疾病均可导致排卵功能障碍。

（一）流行病学特征

目前对于排卵功能障碍的发生率并没有确切数据,这一方面是由于对排卵功能障碍的判断标准难以统一。月经周期应该是最简便的判断方法,也被既往绝大多数研究采用。对于部分稀发排卵但周期相对规律,或是有规律阴道出血的排卵功能障碍女性来说则很难单纯用月经周期来界定。有研究表明月经周期正常的女性中约 1/3 实际上并无排卵,当然,由于该人群并非总体抽样的流行病学调查,因此应该是过高估计了该发生率,但也足以说明月经周期并不是判断排卵功能的精确指标。排卵前 LH 峰测定和黄体中期 P 测定是可操作性较强的监测排卵的方法。但 LH 峰持续时间较短,即使连续检测也不排除漏诊可能,反而增加受试者的心理压力出现排卵功能障碍。黄体持续分泌 P 也是排卵的一个标志性变化,但对于黄体功能不足和黄素化卵泡未破裂患者来说,血清 P 值并不能反映是否有正常排卵。超声卵泡监测和子宫内膜病理检查相对更为准确,但受制于可操作性,并不适合作为人群流行病学调查方法。

另一方面,对于计算排卵功能障碍发病率的总人群,理论上应该定义为全体育龄期女性,但实际上在围绝经期、哺乳期、青春期末,稀发排卵是生理性的,而并不属于病理改变,因此这样计算并不符合临床实践。对临床诊疗来说评估不孕症人群中排卵功能障碍率更有意义。根据目前报道的数据,不孕症患者中排卵功能障碍者占比为 20%~40%,多数研究认为约占 1/4。

在导致排卵功能障碍的诸多病因中,最常见的就是 PCOS,约占 70%。PCOS 主要病理生理特点为高雄激素和胰岛素抵抗,两者同时也是无排卵的独立风险因素。高雄激素血症的排卵功能障碍,还包括先天性肾上腺皮质增生症(congenital adrenal hyperplasia,CAH)、分泌雄激素肿瘤、Cushing 综合征,在排卵功能障碍中占比约 2%。胰岛素抵抗对排卵功能的影响多伴发肥胖。研究表明,体重指数(body mass index,BMI)在 27kg/m² 以上者无排卵风险增加 3.1 倍。体重减轻占 5%~10%,通常可恢复 PCOS 肥胖女性的排卵周期。功能性低促性腺激素性性腺功能减退是排卵功能障碍的另一主要病因,占 15%~48%,主要是由于低体重、进食障碍、运动过度等导致下丘脑 - 垂体功能障碍所致;垂体疾病在排卵功能障碍患者中约占 13%,其中较为常见的是高催乳素血症,其中 90% 表现为排卵功能障碍。其他病因还包括甲状腺功能异常,占 2%~3%;特发性持续无排卵,占 7%~8%。需要注意的是上述比例并不是准确的绝对值,因为各病因间是存在重叠的,比如 PCOS 就会同时表现为肥胖、胰岛素抵抗、高雄激素、高催乳素血症等多种病理生理变化,也因此更多的排卵功能障碍会归咎于PCOS。

(二) 病因学分类

目前一直沿用的排卵功能障碍分类是 Rowe 等学者于 1993 年在世界卫生组织(WHO)《不育夫妇标准化检查和诊断手册》中首次提出。分类依据包括血清 PRL、FSH 和 E_2 浓度。月经稀发或闭经患者,应先判断是否存在高催乳素血症。对于血清 PRL 在正常范围内,或当高催乳素血症纠正后月经症状仍未改善者,则可进一步分为以下三类:① WHO-Ⅰ型:低促性腺激素,低雌激素状态;② WHO-Ⅱ型:正常促性腺激素,正常雌激素状态;③ WHO-Ⅲ型:高促性腺激素,低雌激素状态。

WHO-Ⅰ型无排卵主要包括由结构性或功能性病变导致的下丘脑 - 垂体功能衰竭,无法产生促性腺激素(FSH 和 LH),通常表现为青春期发育延迟、原发性或继发性闭经以及不孕症,约占排卵功能障碍患者的 10%。其中最常见的原因是过度运动、体重不足、进食障碍、压力应激等引起的功能性低促性腺激素性性腺功能减退。这些因素可以单一存在或不同程度地结合在一起。应激源的强度和严重程度、个人和环境因素、遗传和表观遗传改变共同决定了 HPO 轴破坏的程度。据报道,长跑运动员闭经患病率为 5%~46%,与每周跑步距离呈正相关。而在需要控制体重的舞蹈演员中,患病率则维持在 37%~44%,其月经初潮延迟的发生率也很高。除功能性改变外,继发于产后出血急性缺血或垂体卒中、自身免疫性疾病、感染性垂体炎以及垂体腺瘤或邻近脑肿瘤的压迫也是继发性低促性腺激素的重要原因。原发性低促性腺激素多是由于基因突变所致,其代表性的是同时伴发嗅觉丧失的 Kallmann 综合征,可通过 X 连锁、常染色体显性、常染色体隐性等多种遗传模式传递。近期有研究又发现其他相关基因突变,进一步拓展了对该疾病遗传基础的认识。

WHO-Ⅱ型无排卵是排卵功能障碍最主要的一个分类,占比高达 85%。它是以下丘脑 - 垂体功能紊乱为特点的一种失调状态,病因机制并不完全清楚,而更倾向于是一种系统性的复杂改变。在其病因中 PCOS 占比最大,目前已知发病机制包括垂体 GnRH 脉冲节律丧失、LH 分泌增加、高胰岛素血症、卵巢胰岛素抵抗、卵泡膜细胞功能障碍和高雄激素血症等。其遗传背景也更为复杂,是由多个微效基因改变与环境因素交互作用所致。其他常见病因还包括肥胖、甲状腺功能异常等系统性疾病。部分 WHO-Ⅱ型排卵功能障碍患者并非绝对无排卵,而仅是不规律排卵或是相对"规律"的稀发排卵,因此需要动态地理解排卵功能障碍的特征。

WHO-Ⅲ型无排卵是指卵巢功能不全或卵巢衰竭,仅占排卵功能障碍患者的 5%,但却是临床上最为棘手的一组。女性一生所拥有的卵母细胞数量有限,并随着年龄的增长而逐渐减少,在 40 岁处于极低水平,最终在 50 岁左右耗竭并达到临床绝经。如在 40 岁之前卵巢储备下降超过生理水平则会反馈刺激垂体促性腺激素的过度释放,表现为高促性腺激素、无优势卵泡发育、低雌激素。已知病因包括遗传、免疫、医源性损伤等,但其中大多数仍然是特发性的。

对于排卵功能障碍患者,最直接有效的治疗就是诱导排卵,但并非适用于所有类型患者。简单来说 WHO-Ⅰ 和 Ⅱ 型患者合并不孕者都适用诱导排卵治疗,而对于 WHO-Ⅲ 型患者来说,一般仅能通过供卵体外受精获得妊娠。表 3-1 中根据是否可进行诱导排卵对各病因进行了总结。在本章后面的内容中还将对各疾病进行详述。

表 3-1 排卵功能障碍病因

适于诱导排卵治疗的病因分类	不适于诱导排卵治疗的病因分类
下丘脑水平	**卵巢功能早衰**
低 GnRH	特发性
Kallmann 综合征	医源性
压力性	遗传性
特发性	自然免疫性
垂体水平	**染色体异常**
高催乳素血症	Turner 综合征(45,X)
垂体衰竭(HH)	
Sheehan 综合征	
颅咽管肿瘤或垂体切除	
颅脑放疗	
系统性	
多囊卵巢综合征	
甲状腺功能减退	
先天性肾上腺皮质增生症	

(三)分类诊断

对于月经稀发或闭经的女性可将排卵功能障碍的原因归于高催乳素血症或以上 WHO 三型之一。先通过 PRL 水平判断是否存在高催乳素血症,如 PRL 水平正常则进一步根据 E_2 和 FSH 水平进行分类。稀发排卵者一般都是有内源性 E_2 分泌的。而对于闭经患者,在排除生殖道发育畸形后,可通过孕激素试验来判断,如无撤退出血则说明无内源性 E_2,就进一步测量 FSH 来确定是促性腺激素减少还是性腺激素增多性性腺功能减退。这种分类的提出是以治疗为导向的,因此明确分型有助于后续制订有效治疗方案。

(陈子江 崔琳琳)

参考文献

1. PRIOR JC, NAESS M, LANGHAMMER A, et al. Ovulation prevalence in women with spontaneous normal-length menstrual cycles-a population-based cohort from HUNT3, norway. PLoS One, 2015, 10 (8): e134473.
2. O'CONNOR KA, BRINDLE E, MILLER R C, et al. Ovulation detection methods for urinary hormones: precision, daily and intermittent sampling and a combined hierarchical method. Hum Reprod, 2006, 21 (6): 1442-1452.
3. CARSON SA, KALLEN AN. Diagnosis and management of infertility: a review. JAMA, 2021, 326 (1): 65-76.
4. Practice Committee of the American Society for Reproductive Medicine. Obesity and reproduction: a committee opinion. Fertil Steril, 2015, 104 (5): 1116-1126.
5. CLARK A M, LEDGER W, GALLETLY C, et al. Weight loss results in significant improvement in pregnancy and ovulation rates in anovulatory obese women. Hum Reprod, 1995, 10 (10): 2705-2712.
6. GUZICK D S, WING R, SMITH D, et al. Endocrine consequences of weight loss in obese, hyperandrogenic, anovulatory women. Fertil Steril, 1994, 61 (4): 598-604.

7. SHARPE A, MORLEY L C, TANG T, et al. Metformin for ovulation induction (excluding gonadotrophins) in women with polycystic ovary syndrome. Cochrane Database Syst Rev, 2019, 12: D13505.

8. 中华医学会妇产科学分会内分泌学组. 女性高催乳素血症诊治共识. 中华妇产科杂志, 2016, 51 (03): 161-168.

9. De VOS M, DEVROEY P, FAUSER BC. Primary ovarian insufficiency. Lancet, 2010, 376 (9744): 911-921.

3

第二节 多囊卵巢综合征

一、定义

多囊卵巢综合征（polycystic ovarian syndrome，PCOS）是生育年龄妇女常见的一种复杂的、高度异质性的内分泌和代谢异常的排卵功能障碍疾病，育龄期女性发病率 5%~10%。临床以持续无排卵和高雄激素血症为特征，主要表现为稀发月经和持续性无排卵、高雄激素水平、代谢紊乱、肥胖和不孕，伴有心理健康问题，近年来许多证据提示 PCOS 女性宫内的高雄激素环境可能导致子代下丘脑神经内分泌发育异常，并引发成人期的代谢性疾病。

二、PCOS 的病因与病理发展

PCOS 的病因与病理发展如图 3-1 所示。

（一）高雄激素与 PCOS

PCOS 发病涉及遗传与环境多个因素，其临床特征中高雄激素血症是 PCOS 内分泌及代谢发病的核心机制，雄激素及受体在下丘脑、卵巢、骨骼肌或脂肪细胞的过度活动可能是 PCOS 发病起源的关键。既往在对啮齿类、绵羊等的动物研究发现，出生前暴露于睾酮或出生后早期暴露于双氢睾酮（dihydrotestosterone，DHT）可产生类似 PCOS 的表型，与生殖、内分泌和代谢特征相关；如果给全部敲除雄激素受体的小鼠模型（androgen receptor knockout mice，ARKO）予以高雄激素处理，则不能诱导小鼠出现 PCOS 的特征，这表明 AR 是介导 PCOS 发生的关键因素。

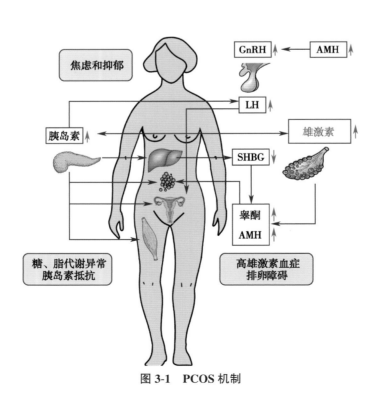

图 3-1　PCOS 机制

（二）PCOS 中枢发病机制

1. **中枢神经内分泌异常可能是 PCOS 的主要发病机制** 越来越多的研究认为 PCOS 与中枢神经内分泌系统功能紊乱密切相关。出生前给宫内高雄激素暴露的啮齿类动物模型显示，雌性子代可出现雄激素过多、黄体生成素（LH）升高、卵巢多囊性表型，伴有排卵功能障碍，其下丘脑弓状核黑色素瘤细胞抑制基因 *Kiss-1* 转录产物（Kisspeptin）、神经激肽（neurokinin B，NKB）和瘦素（leptin）受体的表达升高，推测可能是母体高雄激素扰乱胎儿的宫内发育基因编程，导致子代青春期出现下丘脑功能异常，生殖周期紊乱。

出生后给以青春期啮齿类动物高雄激素暴露显示，高雄激素引起下丘脑胰岛素、瘦素信号通路异常，摄食中枢神经肽 Y（neuropeptide Y，NPY）/ 刺豚鼠相关蛋白（AgRP）神经元和前阿黑皮素原（POMC）神经元的功能失调、LH 分泌脉冲频率改变，出现肥胖、糖脂代谢紊乱，卵巢中黄体明显减少，囊状卵泡、闭锁卵泡及未成熟卵泡明显增多。进一步的机制研究发现下丘脑神经元出现内质网应激、*Kiss-1* 基因及其受体的功能紊乱。

如果给雌性小鼠特异性阻断中枢 AR，发现 DHT 处理不能诱导出现多种 PCOS 的特征性改变，例如肥胖、内脏脂肪增加、血脂异常、脂肪细胞肥大和肝脂肪变性；而特异性阻断卵巢 AR，卵巢内仍可见正常的新鲜黄体。这些研究提示下丘脑中枢在 PCOS 发病机制中起着重要的作用，可能是 PCOS 发病机制的核心位点。

2. **中枢神经介质作用于 GnRH 神经元诱发 PCOS** PCOS 患者被观察到 LH 脉冲频率增加，LH/FSH 比值增加，GnRH 刺激脉冲频率增加，推测与下丘脑 GnRH 神经元的上游神经元活动增加相关。GnRH 脉冲模式高度依赖中枢内性腺类固醇激素信号转导的稳态反馈。有证据表明，PCOS 患者需要更高浓度的外源性雌二醇和黄体酮才能减缓其高频脉冲 LH 释放，反映了 PCOS 患者存在性腺和中枢反馈回路的损害。

目前发现两个弓状核群，Kisspeptin/neurokinin B/ 强啡肽表达的 "KNDy" 神经元和弓状核 GABA 能神经元，与 GnRH 神经元过度活跃有关。众多的研究已证实 KNDy 系统是调节 GnRH/LH 脉冲的有潜力的靶标，拮抗 PCOS 女性 NKB 受体可降低 LH 脉冲频率，降低血清 LH 和睾酮水平。

对 γ- 氨基丁酸（GABA）神经元的相关研究显示在 3 周龄、青春期前和 PCOS 表型出现后，GABA 信号可兴奋 GnRH 神经元，GABA 能神经元是 PCOS 表型的主要介质。如果服用 AR 阻滞剂——氟他胺可使产前雄激素化（prenatal androgen，PNA）小鼠的 GABA 能突触输入恢复正常，卵巢恢复排卵周期。

近年来一些研究显示，中枢 AMH 信号转导也可能是 PCOS 病理生理学发展中潜在的参与者。人和小鼠 GnRH 神经元都表达 AMH 受体，AMH 通过受体可以直接刺激 GnRH 神经元放电活动，促 LH 分泌增加。联合 AMH 和 GnRH 拮抗剂可有效控制 PCOS 神经内分泌症状，这些研究结果进一步支持大脑是 PCOS 神经内分泌失调的根源（图 3-2）。

（三）PCOS 的遗传学研究

多囊卵巢综合征有明显的家族聚集性，双生子研究表明遗传因素在 PCOS 的病因学占 72%。PCOS 患者染色体异常只占很小的比例（1.7%），因此染色体数目和结构异常不是 PCOS 发病的主要遗传因素。近年来大量的分子遗传学研究报道了多个 PCOS 相关的候选基因，这些基因主要参与甾体激素的合成、促性腺激素及受体的作用和调节、胰岛素抵抗的发生、脂肪代谢、慢性炎性通路等生物学事件。

陈子江院士团队通过全基因组关联分析（GWAS）对汉族人群的研究中，首次确定了与 PCOS 相关的 3 个易感基因区域，其中包括一个与黄体化 / 脉络膜促性腺激素受体基因（luteinizing hormone and chorionic gonadotropin receptor，LHCGR）；之后该研究团队进一步扩大研究规

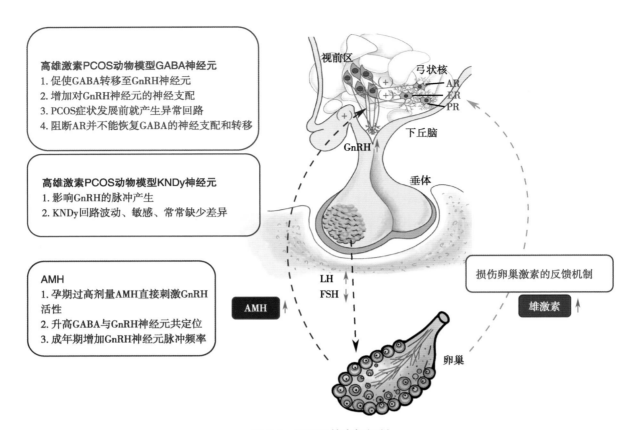

高雄激素PCOS动物模型GABA神经元
1. 促使GABA转移至GnRH神经元
2. 增加对GnRH神经元的神经支配
3. PCOS症状发展前就产生异常回路
4. 阻断AR并不能恢复GABA的神经支配和转移

高雄激素PCOS动物模型KNDy神经元
1. 影响GnRH的脉冲产生
2. KNDy回路波动、敏感、常常缺少差异

AMH
1. 孕期过高剂量AMH直接刺激GnRH活性
2. 升高GABA与GnRH神经元共定位
3. 成年期增加GnRH神经元脉冲频率

视前区　弓状核　AR　ER　PR　下丘脑　GnRH　垂体　LH↑　FSH↓　AMH　损伤卵巢激素的反馈机制　雄激素↑　卵巢

图 3-2　PCOS 的中枢机制

模,发现 8 个与卵泡刺激素受体基因(follicular stimulating hormone receptor, FSHR)等密切相关的易感基因位点。这些基因位点在美国、欧洲等人群中的后续研究陆续得到了验证,分别参与卵母细胞发生、胰岛素信号通路调控性激素受体、表皮生长因子等多个信号通路。这些鉴定的基因多态性仅占 PCOS 基因组中的很小部分,环境和表观遗传机制在 PCOS 发病机制中也起着重要的作用。

(四) PCOS 与代谢异常

研究显示,44%~70% PCOS 患者合并胰岛素抵抗(insulin resistance, IR),胰岛素可以和雄激素受体结合,促进雄激素升高,IR 和高胰岛素血症被认为是 PCOS 发病中重要的病理生理基础。在正常女性及 PCOS 患者的卵巢上存在胰岛素受体(insulin receptor, INSR)。PCOS 患者卵泡液中升高的胰岛素水平协同黄体生成素(luteinizing hormone, LH)诱导颗粒细胞早熟、分化终止、卵泡发育停滞,是导致 PCOS 排卵功能障碍的重要原因。多项国内外研究显示 PCOS 患者卵巢的胰岛素信号通路受损,存在局部 IR,卵巢内胰岛素信号通路的异常导致的高胰岛素血症,不仅造成卵泡发育障碍,还会促进卵巢卵泡膜细胞的细胞色素 P450c17 活性上升,雄激素生成增多。

肥胖、胰岛素抵抗及高雄激素血症在 PCOS 患者脂代谢异常的发生发展中起着关键作用。流行病学调查数据显示 PCOS 患者肥胖发生率约 30%,多为中心性肥胖,出现内脏脂肪蓄积;而内脏脂肪更容易造成胰岛素抵抗,引发脂代谢紊乱,血脂水平异常,相应的心血管疾病风险增加。研究显示 PCOS 合并胰岛素抵抗出现脂质异常率高达 80% 或以上,主要体现为高密度脂蛋白(high-density lipoprotein, HDL)水平下降和甘油三酯水平上升。在体内,睾酮主要通过:①上调 HDL 分解代谢基因实现对 HDL 调节;②作用于脂肪细胞内雄激素受体,参与脂肪前体细胞与成熟脂肪细胞的转化;③参与脂肪细胞的脂解作用,调节血游离脂肪酸水平。高雄激素血症可能通过以上途径,出现血脂异常。

一项荟萃分析显示在 PCOS 女性中,其一级亲属母亲、父亲、姐妹和兄弟均患有代谢综合征,高血压和血脂异常风险显著高于正常女性。因此,美国妇产科学院、雄激素过量和多囊卵巢综合征学会指南均建议 PCOS 患者应进行完整的空腹血脂和脂蛋白评估,作为心血管风险评估的一部分。2 项来自 2018 年的回顾性研究显示,PCOS 患者合并血脂异常显著影响胚胎种植率、临床妊娠率及活产率,自然流产率(28.75%,4/14)高于血脂正常组(7.59%,6/79);逻辑回归曲线分析显示甘油三酯、低密度胆固醇升高与活产率显著负相关。

因此可见,肥胖、血脂异常与高雄激素血症、胰岛素抵抗相互促进,进一步恶化 PCOS 疾病的发生与发展。PCOS 出现远期糖尿病、心血管疾病的风险显著高于正常女性;而出现子宫内膜增生、不典型病变及癌变的风险显著高于正常有排卵人群,特别是合并肥胖女性。

三、PCOS 的临床表现

PCOS 患者临床表现高度异质性,流行病学调查数据显示:

1. 89.4% 患者伴有月经稀发、闭经和月经不调;部分患者青春期发病,常常有"青春期功能失调性子宫出血"史;有家族史和家族聚集现象。12%~49% 患者出现子宫内膜病变,以子宫内膜单纯性增生为主,发生子宫内膜癌风险较正常女性增加 2.7 倍。

2. 高雄激素血症的发生率 88%,伴有不同程度的痤疮(51.8%)、多毛(37.56%)、脂溢性皮炎(40%);血清 LH/FSH>2,T 及 DHEAS 轻度升高。

3. 34%~43% 患者合并肥胖,35% 合并糖耐量受损,10% 合并 2 型糖尿病,糖尿病、高血压发病率分别是正常人的 5 倍和 3 倍,心血管疾病风险发生率显著增加,不同种族 PCOS 的非酒精性脂肪肝患病率报道 45%~55%;50%~70% 合并脂代谢异常,主要表现为高甘油三酯、高 LDL 及低 HDL。

4. 超过 1/2 的 PCOS 女性患有不孕症,不孕不育、月经紊乱和持续性无排卵是育龄期 PCOS 女性常见临床症状。伴随的内膜增生、不典型增生、子宫内膜恶变等风险进一步加重了 PCOS 不孕的风险。合并的代谢异常对卵泡发育、子宫内膜种植微环境均有负面影响。

5. PCOS 患者妊娠后围产期并发症的风险显著增加。荟萃分析结果显示,PCOS 患者流产的风险是非 PCOS 孕妇的 2.87 倍(95% 置信区间:1.65~4.98);发生妊娠糖尿病(gestational diabetes mellitus,GDM)的风险是非 PCOS 孕妇的 2.8~3.7 倍;妊娠期高血压疾病发生率是普通孕妇的 2~3 倍,推测与 PCOS 患者孕前肥胖、胰岛素抵抗、高胰岛素血症、高雄激素、脂代谢异常、慢性炎症状态等多种因素相关。

6. 心理问题。有资料显示,伴随着 PCOS 患者出现的月经失调、不孕、肥胖、多毛、痤疮以及并发症的风险,长期诊疗的经济压力,患者出现心理问题风险显著升高,表现在多方面,例如社交回避、进食障碍的风险(尤其是暴食和神经性贪食)、抑郁和焦虑的心理障碍等。21%~40% 的 PCOS 患者存在抑郁,约 35% 存在焦虑状态。国内资料显示,约 15% 的 PCOS 患者存在焦虑症状,27% 存在抑郁症状;其中 14%~44.4% 兼具抑郁和焦虑症状。尽管多数 PCOS 患者并未符合抑郁症诊断,但流行病学调查数据显示合并心理问题的患者并不少见。由于该部分患者长期处于内分泌应激、免疫异常状态,在病理生理及病理心理因素相互作用,患者生活质量低下,难以纠正生殖功能障碍及代谢紊乱等症状,因此治疗期间需注重 PCOS 综合管理,纠正患者的心理问题。

7. 子代风险。目前研究认为 PCOS 对子代的远期影响,主要体现在母体高雄激素的子宫环境,改变子代下丘脑的神经内分泌功能,影响青春期发育和诱发排卵功能障碍;另外可能造成子代糖脂代谢异常、情绪障碍增加、自闭症及多动症的发生风险上升。来自美国多家机构的共同研究发现，妊娠期间 PCOS 患者雄激素水平的循环升高可能会增加子代情绪障碍发生的风险。

四、PCOS 的诊断标准

（一）国际 PCOS 诊断标准

由于 PCOS 临床表现高度异质性，临床诊断标准一直存在争议。目前国际上提出的 PCOS 诊断标准主要围绕高雄激素血症和 / 或临床表现、排卵功能障碍 / 月经紊乱、卵巢多囊改变（polycystic ovarian morphology，PCOM）三大临床特征展开，主要有美国国立卫生研究院（National Institutes of Health，NIH）的 NIH 标准（1990 年）、欧洲人类生殖及胚胎学会 / 美国生殖医学会（ESHRE/ASRM）提出的鹿特丹标准（2003 年）和美国雄激素学会（Androgen Excess Society，AES）的 AES 标准（2006 年）。

NIH 标准患者必须符合临床 / 生化的高雄激素血症和持续无排卵，此外排除可引起排卵功能障碍或高雄激素的其他已知疾病可以诊断；Rotterdam 标准是目前国际上应用最为广泛的诊断标准，该诊断标准患者需符合：①稀发排卵、②临床 / 生化的高雄激素血症、③超声下卵巢的卵巢多囊改变（PCOM）三条标准中的两条；此外还应排除其他高雄激素血症或引起排卵功能障碍的疾病；然而，由于该诊断标准较为宽泛，可能造成临床过度诊断；AE-PCOS 标准患者应符合临床 / 生化的高雄激素血症，同时合并稀发排卵、无排卵及 / 或卵巢多囊样改变中任意一条，且排除其他雄激素过多相关疾病可以诊断。

然而，这 3 个诊断标准主要是基于欧美人群提出的，存在种族间人群的差异，因此基于中国人群的 PCOS 疾病诊断标准提出显得尤为重要。

（二）国内 PCOS 诊断标准

2011 年中华医学会妇产科学分会妇科内分泌学组在汉族女性的患病特点和相关流行病学调查研究的基础上，提出中国《多囊卵巢综合征的诊断》的行业标准，首次提出"疑似 PCOS"这一概念，并将月经稀发、闭经或不规则子宫出血作为 PCOS 诊断的必要条件，规范了中国女性 PCOS 诊断标准。2018 年"中国 PCOS 女性诊疗指南"继续沿用 2011 年的诊断标准，强调了从疑似到确诊的两步诊断路径：

1. **疑似 PCOS** 月经稀发或闭经或不规则子宫出血是诊断中国女性 PCOS 的必需条件。另外再符合下列 2 项：①高雄激素表现或高雄激素血症、②超声表现为卵巢多囊状态（PCOM）中的 1 项，可诊断为疑似 PCOS。

2. **确诊 PCOS** 在具备上述疑似 PCOS 诊断条件的基础上，逐一排除了其他可能引起高雄激素和排卵异常的疾病才能确定诊断。

（三）PCOS 的诊断依据

1. **稀发排卵或无排卵**

（1）判断标准：初潮 2~3 年不能建立规律月经，应保持观察，不建议诊断；闭经（停经时间超过 3 个以往月经周期或 ≥ 6 个无月经来潮）；月经稀发，即周期 ≥ 35 天及每年 ≥ 3 个月不排卵者（WHO Ⅱ类无排卵）。

（2）诊断注意事项：①月经规律并不能作为判断有排卵的证据；②基础体温（basal body temperature，BBT）或 B 超监测排卵、月经后半期孕酮测定等方法有助于判断是否有排卵；③稀发排卵是一个动态的测评，不排除患者偶然的排卵和妊娠。

2. **雄激素水平升高的生化或临床表现**

（1）临床表现：痤疮（复发性痤疮，常位于额、双颊、鼻及下颌等部位）、多毛（上唇、下颌、乳晕周围、下腹正中线等部位出现粗硬毛发）、脂溢性皮炎。部分患者腰臀比增加，体重超重和肥胖，脂肪向心性分布；皮肤皱褶处（颈部、外阴部）黑棘皮病阳性。

（2）生化指标：

1）雄激素水平和活性增高：总睾酮、游离睾酮指数或游离睾酮高于实验室参考正常值，但通常不超过正常范围上限 2 倍。然而,因为游离睾酮的水平差异,患者血清睾酮总量不能准确地反映雄激素的生物学效应,可参考游离雄激素指数(睾酮 ×100/ 性激素结合球蛋白)间接评价游离睾酮的水平,性激素结合球蛋白(sex hormone binding globulin,SHBG)的正常值范围跨度较大,在 26.1~110nmol/L 之间,均值约在 88nmol/L。SHBG 低下者,游离睾酮增加,雄激素活性较高。硫酸脱氢表雄酮(DHEA)在部分 PCOS 患者中轻度升高。

2)糖、脂代谢紊乱:OGTT 筛查提示 2 小时血糖和胰岛素高于正常,胰岛素抵抗指数(homeostasis model assessment,HOMA-IR)>1.95,计算公式 = 空腹血糖(mmol/L)× 空腹胰岛素(μU/ml)/22.5,系数 22.5 是校正因子,是指在正常理想个体中 5μU/ml 血浆胰岛素,对应 4.5mmol/L 的血糖水平;血脂甘油三酯和 / 或胆固醇升高,载脂蛋白 A 增加。

3. 卵巢多囊样改变 双侧卵巢体积增大,髓质部分占比增多,一侧或双侧卵巢中直径 2~9mm 的卵泡数 ≥ 12 个 / 侧,常常呈项链征阳性。由于临床异质性较大,根据 2017 年国际 PCOS 诊疗指南,不建议将卵巢形态改变作为 PCOS 的诊断依据。

五、PCOS 的鉴别诊断

按照国际国内的诊断标准,PCOS 的排除标准为两大类,与排卵功能障碍和高雄激素血症的一组疾病鉴别诊断。

(一)排卵功能障碍

涉及排卵功能障碍的疾病主要包括有功能性下丘脑性闭经、甲状腺疾病、高 PRL 血症及早发型卵巢功能不全等,对于持续性无排卵的女性应进行相关检查予以排除。

1. 功能性下丘脑性闭经 功能性下丘脑性闭经(functional hypothalamic amenorrhea,FHA)患者是指因为快速体重减轻、过度运动、进食异常(暴饮暴食及不食)、心理障碍和精神压力等因素导致的下丘脑功能障碍,特征为低促性腺激素低性腺激素的闭经。血清学激素测定:功能性下丘脑性闭经

常表现为血清基础 FSH 和 LH 水平偏低或正常、FSH 水平高于 LH 水平、雌二醇相当于或低于早卵泡期雌激素水平,无高雄激素血症。严重者甚至出现皮质醇、瘦素、甲状腺激素等内分泌功能紊乱。临床上应注意 PCOS 与功能性低促性腺激素闭经的区别。

2. 甲状腺疾病 甲亢和甲减患者,均可能出现月经和排卵的异常,卵巢多囊样改变。通过检测甲状腺功能测定,根据甲状腺素游离 T_4(FT_4)、游离 T_3(FT_3)及促甲状腺素(TSH)的改变,和抗甲状腺抗体测定进行鉴别诊断,推荐疑似 PCOS 的患者常规检测血清 TSH 水平。

3. 高催乳素血症 高催乳素血症(hyperprolactinimia)患者可以表现为月经和排卵功能障碍,年轻患者卵巢也可出现多囊样改变。血清学检测提示 PRL 水平反复升高较明显,伴月经不调、黄体功能不足(luteal phase defect,LPD)、闭经、不孕以及溢乳等临床表现,而 LH、FSH 水平偏低,有雌激素水平下降或缺乏的表现,部分患者垂体 MRI 检查可能显示垂体占位性病变。20%~35% PCOS 患者可伴有催乳素轻度升高。

(二)高雄激素血症

1. Cushing 综合征 是一种主要继发于患者垂体或异位分泌 ACTH 或 CRH 的肿瘤,刺激肾上腺皮质功能亢进的内分泌疾病。约 80% 的患者会出现月经周期紊乱,DHEAS 和睾酮升高,并伴有多毛、肥胖、胰岛素抵抗等体征。

根据测定血皮质醇水平的昼夜节律、24 小时尿游离皮质醇、地塞米松抑制试验排除 Cushing 综合征。临床常采用过夜地塞米松抑制试验进行排除筛查,具体方法为:测定早晨 8 点血浆皮质醇作为基础值,当晚 12:00p.m. 口服地塞米松 0.75~1mg,次日 8:00a.m. 再次测定血浆皮质醇,如<82.8nmol/L,排除 Cushing 综合征。

2. 先天性肾上腺皮质增生症 先天性肾上腺皮质增生症(congenital adrenal hyperplasia,CAH)是一种常染色体隐性遗传病,杂合突变携带的非典

型患者,即成人型 CAH,在青春期出现月经和排卵问题以及高雄激素血症。由甾体激素合成途径中的 21- 羟化酶(21-OHD)、11β- 羟化酶(11β-OHD)、3β- 羟类固醇脱氢酶(3β-HSD)基因突变导致,其中 21- 羟化酶缺乏症(ZD-OHD)最为常见,占 10%~95%,酶失活导致患者皮质醇的分泌量减少,垂体代偿性 ACTH 升高,刺激肾上腺皮质增生;由于酶阻断的前体产物积聚,患者 P、T、DHEA、17-OHP 异常升高。可行外周血基因检测明确诊断。

因为上述高水平雄激素分泌,非典型 CAH 易与 PCOS 诊断混淆。非典型 CAH(NCCAH)的诊断依据为:血基础 17α-OHP ≥ 6.06nmol/L(2ng/ml),ACTH 刺激 60 分钟后 17α-OHP ≥ 30.3nmol/L(10ng/ml)可诊断。

3. 卵巢或肾上腺分泌雄激素的肿瘤 肾上腺肿瘤分泌大量的 DHEAS;卵巢分泌雄激素的肿瘤可产生高水平的睾酮,患者快速出现男性化体征,血清睾酮高于实验室正常值上界的 2~2.5 倍,甚至高达 5.21~6.94nmol/L(150~200ng/dl),影响 HPO 轴的功能,月经失调和闭经。可结合超声、MRI 等影像学检查探查卵巢和肾上腺的实性肿块,协助鉴别诊断。

六、PCOS 的临床分型

由于 PCOS 临床表型的异质性,临床分型对个体化治疗和助孕至关重要。国际国内的专家共识将 PCOS 简单的分为内分泌型和代谢型两大类,也有研究将患者分为苗条型和肥胖型。因为 PCOS 为遗传和环境共同影响的复杂性疾病,临床表型之间有很多的重叠,许多患者同时具有各种型别的特征(图 3-3)。

1. 内分泌型(苗条型) 患者多在青春期开始月经稀发和闭经,持续性无排卵;体重多在正常范围,中心性肥胖和胰岛素抵抗不显著;血清 LH/FSH 值 >2,高雄激素血症的睾酮主要来源于 LH 刺激的卵巢膜细胞合成。

2. 代谢型(肥胖型) 患者多于育龄期发病,月经稀发和闭经常伴随体重的增加,部分患者曾有生育史。患者体重超重或肥胖,腰臀比增加,脂肪呈躯干中心分布;LH/FSH 值大多正常,睾酮升高,SHBG 低下,糖耐量受损,血脂升高,常常符合代谢综合征的诊断指标。

该型患者的代谢综合征、心血管疾病、复发性流产的发生率升高,但是校正数据后分析的结果提示,以上为独立于 PCOS 的临床疾病,常常和 PCOS 重叠和伴随发生。

3. 混合型 为大多数患者的临床类型,临床表现和实验室指标介于内分泌型和代谢型之间,同时具备两型的部分特征。但是可以根据患者的各项临床指标,以某一型为侧重,针对性地进行治疗。

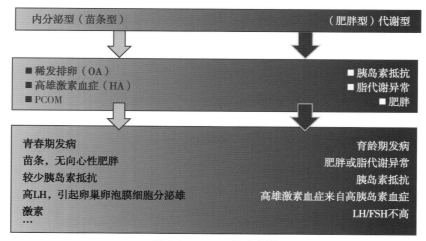

图 3-3　PCOS 临床分型

七、PCOS 的临床处理

目前对于 PCOS 主张以管理症状为趋向的治疗原则(图 3-4),尚无普遍的治疗方法和特效的药物。首先将患者分为有生育要求和无生育要求两大类分别处理。但是无论有生育需求,代谢型或内分泌型的 PCOS 女性,生活方式改变均为 PCOS 的基础治疗。

(一) 生活方式改变

生活方式干预是 PCOS 患者首选的基础治疗,尤其是对合并超重或肥胖的以代谢型表型为主的 PCOS 患者。确定生活方式改善的目标,遵循 SMART 原则:个性化、可衡量、可实现、实用的和及时的体重目标设定和自我监控,实现改善生活方式的目标。有研究显示超重者体重减轻 5%~10%,可恢复排卵;推荐在 6 个月内完成减重指标,建议持续随访控制。生活方式干预包括饮食控制、运动和行为干预。

1. 饮食控制　饮食控制包括坚持低热量饮食、调整主要的营养成分、替代饮食等。超重者每天须达到减少 30%,或 500~750kcal 的能量负平衡。目前有很多减重的饮食方案,包括生酮饮食、轻断食、限制能量的均衡饮食等,具有良好的效果。2017 年国际 PCOS 指南建议对减重者减少常规热量的 1/3,特别针对代谢型 PCOS 患者应长期限制热量摄入,改变不良的饮食习惯。同时医师、社会、家庭应给予患者鼓励和支持,使其能够长期坚持而不使体重反弹。

2. 运动　运动可有效减轻体重和预防体重增加。建议:①对 18~64 岁成年人,每周至少达到 150 分钟中等强度的锻炼,或者 75 分钟高强度锻炼,或者同等运动量的复合强度锻炼。每周在非连续日,至少进行 2 次肌肉强化训练。②对于青少年,每天至少进行 60 分钟中~高等强度锻炼,每周至少进行 3 次肌肉和骨骼的强化锻炼。③根据个人的能量需求、体重和日常活动量。每天 10 000 步的运动量较为理想,可以由日常活动和 30 分钟或 3 000 步左右的结构式锻炼组成。每周可以循序渐进增加 5% 的运动量,达到每日锻炼 30 分钟的目标。配合以上适量规律的耗能体格锻炼及减少久坐的行为,是减重最有效的方法。制订运动计划应给予个体化方案,根据个人意愿和考虑到个人体力的限度而制订。

3. 行为干预　行为干预包括对肥胖认知和行为两方面的调整,建议在临床医师、心理医师、护士、营养学家等团队的指导和监督下,使患者逐步改变易于引起疾病的生活习惯和心理状态,从而使传统的饮食控制或运动的措施更有效。

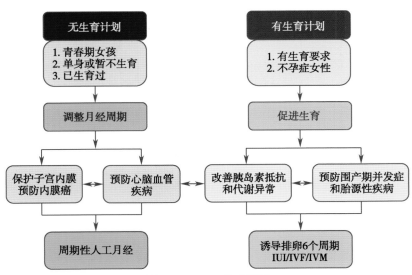

图 3-4　PCOS 治疗原则

4. 药物治疗 针对以代谢型临床表型为主的PCOS女性，如果生活方式改变效果不佳，可以添加药物调整代谢紊乱。

(1) 二甲双胍：采用二甲双胍联合生活方式改变，以控制 BMI ≥ 25kg/m² 的 PCOS 成年女性的体重及代谢状态。研究显示，二甲双胍可以使高代谢风险人群收益，包括糖尿病危险因素、葡萄糖耐量受损及高风险人种。对于二甲双胍是否可提高 PCOS 的活产率，目前缺乏高质量循证医学证据。有研究提示，采用 IVF/ICSI 助孕的 PCOS 患者，应用拮抗剂方案联用二甲双胍，可有效降低卵巢过度刺激风险。

口服推荐以低剂量开始服用，逐渐增量（每 1~2 周增加 500mg），服用缓释制剂可以减轻副作用。基于其他人群研究，二甲双胍长期使用是安全的，但应注意长期使用的必要性及伴随的低维生素 B₁₂ 血症。

(2) 奥利司他：基础治疗控制不好的肥胖患者可以选择奥利司他口服治疗，减少脂肪吸收，有效降低患者的体重、血糖及血脂。然而在使用减肥药物时，其成本、禁忌证、副作用、可获取性及作用方式都需要被综合考虑，且服奥利司他期间，会干扰脂溶性维生素的肠道吸收，因此应注意避孕。2021年最新的一项随机对照研究显示，PCOS 患者进行 IVF 助孕前服用奥利司他，活产率获益并不显著，推测与奥利司他在 IVF 助孕前服用时间相对过短（<12 周）有关。

(3) 肌醇：又名六羟基环己烷，广泛分布于哺乳动物组织和细胞，对细胞生长、生存和胰岛素及 FSH 激素活动等至关重要。肌醇有 9 种异构体，最常见的是肌肉肌醇和 D- 手性肌醇（D-chiro-inositol, DCI）。目前多数临床研究支持肌肉肌醇与 DCI 以 40：1 的剂量联合使用，此浓度与正常健康女性体内血清浓度相似，可以改善 PCOS 导致不孕患者胰岛素抵抗、高雄激素血症、氧化应激异常及妊娠结局等情况，基于高浓度 DCI 可能会对卵巢产生不利影响，不推荐单独应用。目前对于肌醇

的研究还存在争议，未来尚需更多的循证医学研究证据。

(4) 减肥手术：对于体重指数 BMI >27.5kg/m²，且通过生活方式调整、药物治疗等方式无效 PCOS 可尝试减重手术，手术类型有：缩胃手术；胃束带；胃内水球等。然而需注意减肥手术是 PCOS 患者的一项实验性治疗，其目的在于后续健康妊娠，降低巨大儿、妊娠糖尿病风险。因减重术后 1~2 年为体重快速下降时期，为避免对胎儿生长的潜在风险，此时期内不建议妊娠，推荐术后至少 ≥1 年开始助孕计划。如减重术后 1 年内妊娠，需密切注意营养状态，预防营养缺乏，在多学科监护措施下维持妊娠，孕期需监测胎儿生长情况。

(5) GLP-1 受体激动剂：又称胰高糖素样肽 -1（GLP-1）类似物，既往主要用于在饮食控制和运动基础上，服用二甲双胍和 / 或磺脲类药物血糖不达标的成人 2 型糖尿病患者的血糖控制，降低心血管不良事件（心血管死亡、非致死性心肌梗死或非致死性卒中）风险，可分为长效与短效 2 种。由于其在减重方面的有效性，目前陆续一些学者将其用作 PCOS 合并肥胖或糖脂代谢紊乱的女性，旨在达到减重、纠正胰岛素抵抗，恢复患者排卵的目的，但尚缺乏有效性和安全性数据，不推荐常规应用于 PCOS 女性的减重处理。建议停药 3~6 个月之后开始备孕。

(二) 调整周期

对于没有生育要求的 PCOS 患者，可以口服雌孕激素药物，进行周期调整，以达到周期性保护子宫内膜的作用。通常的方案主要有：

1. 孕激素半周期方案 对于月经稀发（周期 >60 天）或闭经患者，建议在月经周期第 30 天或 40 天开始口服孕激素进行黄体转化，用药时间一般为每周期 10~14 天；有生育计划的 PCOS 女性以地屈孕酮（10~20mg/d）、微粒化黄体酮（100~200mg/d）、天然孕激素为主，以口服制剂首选药物。

2. 雌孕激素联合方案（短效避孕药） 推荐合并高雄激素血症的 PCOS 女性，在月经来潮 3~5 天

开始应用,共 21~28 天,调整月经周期、预防子宫内膜增生,可减轻高雄激素症状,可作为育龄期无生育要求的 PCOS 患者的首选。用药时需注意复方口服避孕药(combined oral contraceptive,COC)的禁忌证。

3. 雌孕激素序贯方案　适用于极少数雌激素水平较低、子宫内膜薄,单一孕激素治疗后子宫内膜无撤药出血反应的 PCOS 患者。建议口服雌二醇 1~2mg/d(每月 21~28 天),周期的后 10~14 天加用孕激素,孕激素的选择和用法同上述的"周期性使用孕激素"。

(三)诱导排卵,促进生育

PCOS 合并不孕的患者,完成不孕病因筛查,在生活方式改善并保持适当体重以后,经典的助孕策略为三线方案:

1. 一线助孕　诱导排卵首选来曲唑或克罗米芬(clomifene citrate,CC),或联合促性腺激素(Gn)的方案(见第六章),至少 6 个周期,可以连续或间断。特别推荐来曲唑联合小剂量 Gn 的诱导排卵方案,研究显示在 CC 抵抗的 PCOS 女性采用该方案,每个周期的平均妊娠率约为 32.9%。必要时可联合宫腔内人工授精。目标卵泡数 1~2 个,如果优势卵泡(直径 16mm)>2 个,建议取消周期,防止多胎妊娠。

目前没有证据认为在诱导排卵前使用短效避孕药降低雄激素,能改善诱导排卵的临床结局。研究数据已证实,来曲唑与克罗米芬均可作为诱导排卵的一线用药,具备相当的有效性,且不增加子代的出生缺陷风险。

2. 二线助孕　对一线诱导排卵 6 个周期以上未孕者,可考虑:①腹腔镜下卵巢打孔术,或 B 超介入下卵巢穿刺术,可降低雄激素,诱导自然排卵,妊娠率可达 25%。适合内分泌型 PCOS,体重大致正常,卵巢体积大,小卵泡多的患者。②低剂量 Gn 递增方案,采用小剂量 FSH,根据体重,第 2~5 天开始每日 Gn 37.5~75U 连续注射 12~14 天,主导卵泡直径<10mm 时,可按照原剂量的 1/2 或原剂量

逐渐增加剂量,7 天为一观察周期,每日最大剂量建议不超过 225U(见第六章)。有较好的临床妊娠率,双胎率 9%~10%。二线方案因其并发症较高,临床操作较为复杂,有学者提出可以忽略,直接进入三线的 IVF 助孕。

3. 三线助孕——体外受精胚胎移植术(IVF-ET)

(1)IVF/ICSI 助孕:PCOS 患者经上述治疗均无效时或者合并其他不孕因素(如输卵管因素或男性因素等)时可进行 IVF/ICSI 助孕。为避免 PCOS 相关的主要并发症 OHSS,推荐如下策略:

1)拮抗剂方案为首选的卵巢刺激方案(见第六章);也可以选择全程 CC+Gn+拮抗剂方案,减少 Gn 用量(见第六章)。

2)拮抗剂方案联合 GnRH-a 扳机:以尽可能避免 PCOS 患者发生早发型和晚发型 OHSS。

3)全胚冷冻:近年来高质量的循证医学证据提示,全胚冷冻可以有效提高 PCOS 患者 IVF 的妊娠成功率和降低 OHSS 的发生率,全胚冷冻后行冻胚移植是一种安全有效的策略。但值得注意的是,如冻胚移植采取人工周期内膜准备方案,可能增加子痫前期的潜在风险。

(2)未成熟卵母细胞体外成熟(in vitro maturation,IVM)技术:目前该技术在 PCOS 患者辅助生殖治疗中的应用仍有争议。应用的主要适应证为:①对促性腺激素刺激慢反应或不反应;②既往常规低剂量刺激发生过重度 OHSS 的患者;③有卵巢刺激禁忌或不宜的患者,如药物过敏;④患者能接受冻胚移植的方案;⑤希望低成本治疗的夫妇(见第六章)。

八、PCOS 的远期健康管理

对于 PCOS 患者的治疗需要重视远期并发症的预防,建立长期的健康管理的策略,与并发症密切相关的生理指标推荐长期随访,预防远期代谢异常发生的相关风险,如:糖尿病、代谢综合征、心血管疾病。此外,还应重视 PCOS 女性子宫内膜

增生或子宫内膜癌风险,特别是既往存在异常子宫出血、合并肥胖与代谢异常、围绝经期 PCOS 女性,必要时需进行子宫内膜活检,对于围绝经期的 PCOS 女性给予绝经后激素补充治疗(menopause hormone therapy,MHT)时,应特别注意评估既往内膜、代谢等状态(图 3-5)。

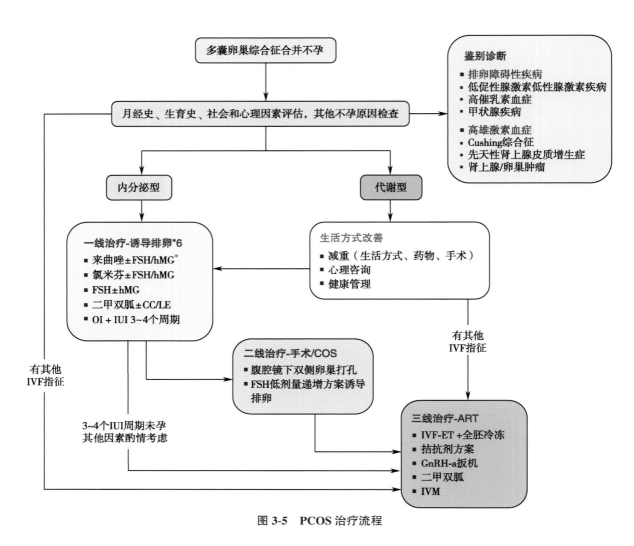

图 3-5　PCOS 治疗流程

（马　翔）

参考文献

1. WALTERS KA, BERTOLDO MJ, HANDELSMAN DJ. Evidence from animal models on the pathogenesis of PCOS. Best Pract Res Clin Endocrinol Metab, 2018, 32 (3): 271-281.

2. CALDWELL ASL, EDWARDS MC, DESAI R, et al. Neuroendocrine androgen action is a key extraovarian mediator in the development of polycystic ovary syndrome. Proc Natl Acad Sci U S A, 2017, 114 (16): E3334-E3343.

3. SILVA MS, PRESCOTT M, CAMPBELL RE. Ontogeny and reversal of brain circuit abnormalities in a preclinical model of PCOS. JCI Insight, 2018, 3 (7): e99405.

4. CIMINO I, CASONI F, LIU X, et al. Novel role for anti-Müllerian hormone in the regulation of GnRH neuron excitability and hormone secretion. Nat Commun, 2016, 7: 10055.

5. TATA B, MIMOUNI NEH, BARBOTIN AL, et al. Elevated

prenatal anti-Müllerian hormone reprograms the fetus and induces polycystic ovary syndrome in adulthood. Nat Med, 2018, 24 (6): 834-846.

6. SHI Y, ZHAO H, SHI Y, et al. Genome-wide association study identifies eight new risk loci for polycystic ovary syndrome. Nat Genet, 2012, 44 (9): 1020-1025.

7. DAY FR, HINDS DA, TUNG JY, et al. Causal mechanisms and balancing selection inferred from genetic associations with polycystic ovary syndrome. Nat Commun, 2015, 6 (1): 8464.

8. HAYES MG, URBANEK M, EHRMANN DA, et al. Genome-wide association of polycystic ovary syndrome implicates alterations in gonadotropin secretion in European ancestry populations. Nat Commun, 2015, 6: 7502.

9. 钱易, 马翔. 多囊卵巢综合征诊断标准解读. 中国实用妇科与产科杂志, 2019, 35 (3): 264-267.

10. 中华医学会妇产科学分会内分泌学组及指南专家组. 多囊卵巢综合征中国诊疗指南. 中华妇产科杂志, 2018, 53 (01): 2-6.

11. 陶弢, 王丽华. 多囊卵巢综合征诊治内分泌专家共识. 中华内分泌代谢杂志, 2018, 34 (1): 1-7.

12. 黄晓燕, 吕红, 吴春香, 等. 多囊卵巢综合征患者的体质量指数和脂代谢水平对促性腺激素释放激素拮抗剂方案妊娠结局的影响. 中华生殖与避孕杂志, 2018, 38 (12): 969-975.

13. 李宣, 丁卫, 刘嘉茵, 等. 血脂异常对多囊卵巢综合征患者 IVF/ICSI 妊娠结局的影响. 中华妇产科杂志, 2018, 53 (6): 402-408.

14. ESCOBAR-MORREALE HF. Polycystic ovary syndrome: definition, aetiology, diagnosis and treatment. Nat Rev Endocrinol, 2018, 14 (5): 270-284.

15. TEEDE HJ, MISSO ML, COSTELLO MF, et al. International PCOS Network. Recommendations from the international evidence-based guideline for the assessment and management of polycystic ovary syndrome. Fertil Steril, 2018, 110 (3): 364-379.

16. TSO LO, COSTELLO MF, ALBUQUERQUE LET, et al. Metformin treatment before and during IVF or ICSI in women with polycystic ovary syndrome. Cochrane Database Syst Rev, 2020, 12 (12): CD006105.

17. WU Y, TU M, HUANG Y, et al. Association of Metformin With Pregnancy Outcomes in Women With Polycystic Ovarian Syndrome Undergoing In Vitro Fertilization: A Systematic Review and Meta-analysis. JAMA Netw Open, 2020, 3 (8): e2011995.

18. WANG Z, ZHAO J, MA X, et al. Effect of Orlistat on Live Birth Rate in Overweight or Obese Women Undergoing IVF-ET: A Randomized Clinical Trial. J Clin Endocrinol Metab, 2021, 106 (9): e3533-e3545.

19. LI Y, RUAN X, WANG H, et al. Comparing the risk of adverse pregnancy outcomes of Chinese patients with polycystic ovary syndrome with and without antiandrogenic pretreatment. Fertil Steril, 2018, 109 (4): 720-727.

20. MENDOZA N, PÉREZ L, SIMONCINI T, et al. Inositol supplementation in women with polycystic ovary syndrome undergoing intracytoplasmic sperm injection: a systematic review and meta-analysis of randomized controlled trials. Reprod Biomed Online, 2017, 35 (5): 529-535.

21. UNFER V, FACCHINETTI F, ORRU B, et al. Myo-inositol effects in women with PCOS: a meta-analysis of randomized controlled trials. Endocr Connect, 2017, 6 (8): 647-658.

22. BHIDE P, PUNDIR J, GUDI A, et al. The effect of myo-inositol/di-chiro-inositol on markers of ovarian reserve in women with PCOS undergoing IVF/ICSI: A systematic review and meta-analysis. Acta Obstet Gynecol Scand, 2019, 98 (10): 1235-1244.

23. MORLEY LC, TANG T, YASMIN E, et al. Insulin-sensitising drugs (metformin, rosiglitazone, pioglitazone, D-chiro-inositol) for women with polycystic ovary syndrome, oligo amenorrhoea and subfertility. Cochrane Database Syst Rev, 2017, 11 (11): CD003053.

24. 中国超重/肥胖不孕不育患者体质量管理路径与流程专家共识编写组. 中国超重/肥胖不孕不育患者体质量管理路径与流程专家共识. 中华生殖与避孕杂志, 2020, 40 (12): 965-971.

25. OVARIAN STIMULATION TEGGO, BOSCH E, BROER S, et al. ESHRE guideline: ovarian stimulation for IVF/ICSI. Hum Reprod Open, 2020, 2020 (2): hoaa009.

26. LAMBALK CB, BANGA FR, HUIRNE JA, et al. GnRH antagonist versus long agonist protocols in IVF: a systematic review and meta-analysis accounting for patient type. Hum Reprod Update, 2017, 23 (5): 560-579.

第三节 黄体功能不足

一、定义和诊断标准

黄体是排卵后卵泡形成的富有血管的暂时性内分泌腺体,是甾体激素的主要来源之一。在月经中期内源性黄体生成素(LH)峰的诱导下,成熟卵泡中卵母细胞-卵丘复合物排出后,残留的卵泡壁塌陷,卵泡基底膜完整性丧失,组织重塑,卵泡外膜血管侵入颗粒细胞层,新生血管大量形成,最终分化成充满毛细血管网的黄体组织。黄体由颗粒黄体细胞、膜黄体细胞的类固醇生成细胞,及成纤维细胞、免疫细胞、血管内皮细胞等非类固醇生成细胞组成。

黄体的主要功能是合成甾体激素,其中包括妊娠建立和维持必不可少的孕激素和雌激素。除了甾体激素外,黄体还合成和释放大量的蛋白激素,包括松弛素、缩宫素和抑制素等。自然周期排卵后形成的黄体称为月经黄体,在排卵后9~10天开始退化,后被结缔组织所替代形成白体;若成功妊娠,黄体在胚胎滋养细胞分泌的人绒毛膜促性腺激素(human chorionic gonadotropin,hCG)作用下继续生长成为妊娠黄体。正常的黄体功能是维持妊娠所必需的,因此黄体功能不足会导致不孕和流产。

黄体功能不足(luteal phase defect,LPD)是1949年首先由Jones提出,指排卵后黄体发育不良、分泌孕酮不足或黄体过早退化,致使子宫内膜分泌反应性低下,黄体期缩短,月经提前和淋漓不尽;内膜发育与胚胎发育不同步,胚胎着床困难,造成不孕或流产。约有10%的不孕症和25%的复发性流产是由LPD引起的。

二、病因和发病机制

黄体功能不足分为生理性和病理性两类。

生理性黄体功能不足是根据年龄和生理状态而经常发生波动的一种生理现象,包括:少女初潮时、围绝经期、产褥期月经刚复潮时、哺乳、输卵管绝育术后、剧烈运动和精神压力下、节食和体重的改变时、生活习惯的改变时。

病理性黄体功能不足的相关疾病包括:子宫内膜异位症、卵巢功能减退、21-羟化酶缺乏症、甲状腺功能减退、高催乳素血症、体重快速减轻、诱导排卵、GnRH-a降调节的促排卵周期、辅助生殖技术等。

黄体功能不足的病因至今尚不完全清楚,传统认为其发病机制主要因卵泡发育异常导致。大多数学者认为:出现黄体功能不足的原因可能与垂体分泌的黄体生成素(LH)和促卵泡激素(FSH)不足、催乳素(PRL)水平异常或因卵泡发育不良,或卵泡颗粒细胞对促性腺激素不敏感有关。这些因素导致的后果,是黄体合成孕激素不足,或与孕激素/雌激素比例不协调等有关。其中LH排卵峰后的垂体LH低脉冲分泌是维持黄体细胞功能的重要机制,凡是影响GnRH和LH脉冲式分泌的病理因素均为导致LDP的主要原因。例如,控制性超促排卵方案中GnRH类似物导致的低LH水平加剧了ART刺激周期的黄体功能不足。另外,早期卵泡期低FSH水平和高雌激素水平、中卵泡期抑制素B的降低,都可干扰LH峰而影响黄体功能的正常维持;卵巢功能减退因早卵泡期的激素紊乱、LH活性不足易发黄体功能不足,黄体期缩短,特别是高龄女性;GnRH-a扳机触发排卵由于较自然周期LH峰明显缩短而导致快速黄体溶解,使得黄体功能不足。

三、临床表现

黄体功能不足常常以黄体期长度≤10天作出

临床诊断。患者无其他不适症状，主要表现为月经周期缩短、月经频发、不孕或流产，而流产主要发生在孕早期。数据显示不孕患者中 3.7%~20% 都存在 LPD，在正常排卵的不孕患者中也有将近 8.1% 的患者存在 LPD。LPD 在自然周期人群中的发生率为 3%~10%，而诱导排卵周期人群中其发生率更高为 12%~20%。在卵巢刺激周期中，多卵泡产生大量的雌激素，雌激素 / 孕酮比例失调，过量的雌激素抑制垂体分泌 LH，从而导致 LPD，造成子宫内膜的容受性降低。

四、辅助检查

1. **孕激素检测** 真正反映黄体功能的主要指标是整个黄体期孕酮分泌的总量，但这在临床上很难获取。孕酮是呈脉冲式分泌的，因此黄体期单次孕酮测量的价值十分有限。尽管有研究认为可以利用多次的孕酮测量诊断 LPD，但是其确切的价值尚未被充分证实，而且临床可行性差。目前临床常用血清 P 测定方法为：于排卵后第 5、7、9 天（或月经周期为 28 天的第 18、20 及 22 天）隔日抽血 1 次，共 3 次，分别测定 P 值，正常值为平均 10ng/ml。

2. **超声检测排卵** 从排卵后到月经来潮的时间应该是 12~14 天，黄体期 <10 天即可诊断 LPD。

3. **测量基础体温** 是最经典和最简单的方法。基础体温（basal body temperature，BBT）测定为每日清晨醒后自测口温，并连续记录体温曲线，典型双相基础体温，并高温相 ≥ 12 天，显示黄体功能正常，高温相 <10 天诊断 LPD。

4. **子宫内膜时相**（endometrial dating） 子宫内膜分泌期转化的时相延迟曾被视为诊断 LPD 的金标准。黄体期取子宫内膜进行组织学检查，如果子宫内膜分泌不良或落后于周期 2 天以上，则考虑黄体功能不足。使用子宫内膜活检定义 LPD 的诊断标准，依赖于对黄体期分泌型子宫内膜的显微镜下的精确描述。然而，子宫内膜的微观环境的影响因素很多，包括孕激素受体、结构蛋白、生长因子、细胞因子受体等。此外，子宫内膜的每个周期和不同部位分泌时相可能不完全相同，单一的子宫内膜组织学可能无法全面评估，而且目前已经极少有病理学家能对内膜每日的组织学形态有如此精确的辨识。因此该标准近半个世纪以来很少有人采用。定义正常黄体期子宫内膜发育的临床适用标准是复杂和有待发展的。

五、诊断和依据

对于黄体功能不足的临床诊断目前尚无统一、准确的诊断标准。目前还没有一种可重复和临床实用的标准来诊断 LPD。

造成 LPD 的病因病史的评估是非常重要的，有造成病理性 LPD 的诱因存在，如高催乳素血症、子宫内膜异位症、体外受精的控制性卵巢刺激周期等，是进行诊断的依据。

临床比较常用的判定方法有：基础体温（BBT）测定、子宫内膜活检以及黄体中期孕酮水平的测定。常用的诊断标准是：①基础体温双相型，但高温相短于 11 天。②子宫内膜活检显示分泌相至少落后 2 天，可作出诊断。③目前认为正常黄体中期血清孕酮浓度应 ≥ 15（6~30）ng/ml；<10ng/ml 提示黄体功能不足；≤ 3ng/ml 提示无排卵。

六、处理原则

由于缺乏明确的 LPD 诊断标准，而且大多数检测指标在生育和不育妇女之间存在重叠，因此缺乏高质量的 LPD 治疗数据。治疗 LPD 的首要方法是纠正潜在的相关疾病。如果没有发现潜在的疾病异常，那么治疗就是经验性的。

经验性治疗包括诱导排卵、添加孕酮黄体支持、hCG 黄体支持，然而，没有证据表明以上方案可以治疗和预防 LDP。补充孕酮预防复发性流产的数据也存在很大的争议，目前对于病理性黄体功能不足的处理包括：

1. **诱导排卵** 针对其发生原因，使用氯米芬或来曲唑诱导排卵，可以促进卵泡颗粒细胞和膜细胞的发育，以形成健康黄体。月经周期第 3~5 天开始口服氯米芬 50mg/d，或来曲唑 2.5mg/d 连服 5 天，可联合小剂量 Gn，扳机并排卵后，可给予黄体酮进行黄体支持。

2. 模拟 LH 峰形成 在卵泡成熟后，肌内注射人绒毛膜促性腺激素(hCG)5 000~10 000U。

3. 黄体功能刺激 排卵后或 BBT 上升，或扳机后第 1、3、5 天，或每周 2 次或隔日 1 次肌内注射人绒毛膜促性腺激素 2 000U，共 2 周。以刺激黄体分泌适量的孕激素和雌激素进行黄体支持。

4. 体外受精刺激周期的黄体支持(见第八章) 体外受精刺激周期的黄体支持具有高强度的临床证据，因其黄体功能缺陷明显，需要较大剂量的孕激素或雌孕激素或 hCG 进行充分的黄体支持，以保证胚胎的着床和妊娠维持。

5. GnRH-a 的黄体支持 关于 GnRH-a 作为黄体支持辅助用药的结论仍存在争议，并且 GnRH-a 黄体支持作用的详细机制尚不清楚。主要认为 GnRH-a 可促进下丘脑、垂体分泌 LH 作用于黄体，促进雌、孕激素的分泌。研究显示，人类胚胎及子宫内膜基质细胞同样存在 GnRH 受体 mRNA，在黄体中期给予 GnRH-a 可促进着床早期的胚胎分泌 hCG。

6. 黄体功能替代疗法 一般选用天然黄体酮制剂。自排卵后或预期下次月经前 12~14 日开始，每日给予黄体酮制剂以补充黄体分泌孕酮的不足。口服黄体酮剂型包括微粒化黄体酮胶囊和地屈孕酮，均存在肝脏首过效应。也可以选择黄体酮缓释凝胶或微粒化黄体酮胶囊经阴道途径给药，阴道上皮细胞迅速吸收并扩散至宫颈、宫体，并完成从子宫内膜向肌层的扩散，即"子宫首过效应"。但是黄体期补充孕酮并没有被证实对预防流产的绝对效益。

（孟 艳）

参考文献

1. 孙赟, 刘平, 叶虹, 等. 黄体支持与孕激素补充共识. 中华生殖与避孕杂志, 2015, 35 (1): 8.

2. 中国医师协会生殖医学专业委员会, 乔杰. 孕激素维持妊娠与黄体支持临床实践指南. 中华生殖与避孕杂志, 2021, 41 (2): 1.

3. PFISTER A, CRAWFORD NM, STEINER AZ. Association between diminished ovarian reserve and luteal phase deficiency. Fertil Steril, 2019, 112 (2): 378-386.

4. GRIESINGER G, MELDRUM D. Introduction: Management of the luteal phase in assisted reproductive technology. Fertil Steril, 2018, 109 (5): 747-748.

5. Practice Committees of the American Society for Reproductive Medicine and the Society for Reproductive Endocrinology and Infertility. Diagnosis and treatment of luteal phase deficiency: a committee opinion. Fertil Steril, 2021, 115 (6): 1416-1423.

6. EFTEKHAR M, RAHSEPAR M, RAHMANI E. Effect of progesterone supplementation on natural frozen-thawed embryo transfer cycles: a randomized controlled trial. Int J Fertil Steril, 2013, 7 (1): 13-20.

7. CHI HB, XIN LL, LI R, et al. Study of the effects of three luteal phase supporting strategies on clinical outcomes of intrauterine insemination. Zhonghua Yi Xue Za Zhi, 2016, 96 (23): 1830-1833.

8. KIM CH, LEE YJ, LEE KH, et al. The effect of luteal phase progesterone supplementation on natural frozen-thawed embryo transfer cycles. Obstet Gynecol Sci, 2014, 57 (4): 291-296.

9. 谢幸, 孔北华, 段涛. 妇产科学. 9 版. 北京: 人民卫生出版社, 2018.

10. YILDIZ GA, ŞÜKÜR YE, ATEŞ C, et al. The addition of gonadotrophin releasing hormone agonist to routine luteal phase support in intracytoplasmic sperm injection and embryo transfer cycles: a randomized clinical trial. Eur J Obstet Gynecol Reprod Biol, 2014, 182: 66-70.

11. KUNG HF, CHEN MJ, GUUA HF, et al. Luteal phase support with decapeptyl improves pregnancy outcomes in intracytoplasmic sperm injection with higher basal follicle-stimulating hormone or lower mature oocytes. J Chin Med Assoc, 2014, 77 (10): 524-530.

第四节 未破裂卵泡黄素化综合征

一、定义和诊断标准

未破裂卵泡黄素化综合征（luteinized unruptured follicle syndrome, LUFS）是指卵泡发育成熟，LH峰值后48小时仍然不破裂，卵细胞未排出而原位黄素化，形成黄体并分泌低水平孕激素的一种临床综合征。1975年Jewelewicz第一次报道该现象，他观察女性患者使用氯米芬后出现卵泡不破裂而黄素化的现象并命名为LUFS。LUFS是引起不孕的重要原因之一，属于卵巢性不孕。在正常生育年龄妇女中的发病率为5%~10%，在不孕女性中其发病率达25%~43%。临床观察发现LUFS可能与子宫内膜异位症（简称内异症）和垂体功能异常有关，可能引起不孕和卵巢囊肿。这种现象多被超声监测和黄体期血孕酮水平测定所诊断。但是，由于受上述两种检查手段的精确性所限，其诊断的金标准目前仍然存在争议。LUFS示意图如图3-6所示。

二、病因和发病机制

LUFS发生机制并不非常明确，可继发于一些原发病征，其发生可能与全身和局部内分泌异常、局部机械障碍、医源性因素及精神心理因素有关。而前者可能与卵巢周期调控或卵巢内相关因子水平异常有关。一旦发生，必须首先进行原发病的鉴别诊断。

（一）全身和局部内分泌异常

生理上卵泡的破裂涉及卵泡壁上的结缔组织基质的退化和重塑，然后形成黄体。动物实验研究表明排卵前需LH和FSH参与，并与多种蛋白酶以及细胞因子作用有关，如：排卵前逐渐升高的LH刺激卵泡外膜细胞前列腺素（prostaglandin,

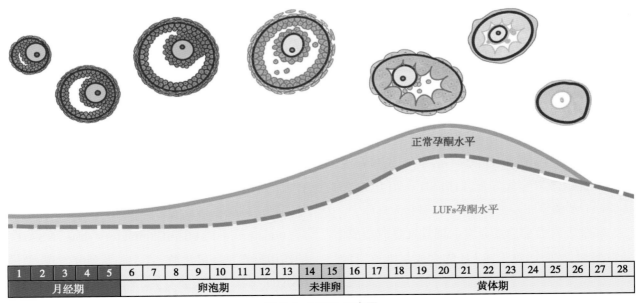

图 3-6　LUFS 示意图

PG）生成增加了液体渗出，提高溶酶体酶活性表达，增加纤维蛋白溶酶及基质金属蛋白酶（matrix metalloproteinase 2，MMP-2）活性，胶原溶解和细胞凋亡从而使卵巢局部卵泡壁组织降解，形成排卵口。PG 还刺激卵泡外膜的成纤维样细胞收缩，增加卵泡内腔的压力，将卵母细胞 - 卵丘复合物"挤压"经排卵口排出。

卵丘细胞也在丝裂原活化蛋白激酶（ERK1/2）、前列腺素内过氧化物合酶 2（PTGS2）、前列腺素 E$_2$（PGE$_2$）调控的表皮样生长因子（EGF）、透明质酸合成酶 2（HAS2）、穿透素（PTX3）、肿瘤坏死因子 α 诱导蛋白 6（TNFAIP6）等因子的旁分泌和自分泌系统调控下，细胞间连接降解，卵丘细胞扩散，促使排卵时卵母细胞 - 卵丘复合物脱落，从卵泡壁破口排出。

这些调控因子的异常导致 LUFS 患者的卵泡可能在排卵调控过程中出现异常，卵泡不破裂而发生黄素化现象。

1. 中枢神经内分泌紊乱　当各种原因所致中枢神经内分泌紊乱，例如高催乳素血症、低促性腺激素等，使 LH 峰值分泌不足，从而影响到卵泡颗粒细胞环磷酸腺苷的增加，局部纤维蛋白溶酶原激活剂活性低下，降低纤维蛋白的溶解和卵泡壁自身消化作用，使卵母细胞的成熟、破裂及排出受到阻碍。

（1）高催乳素血症：高催乳素（PRL）是调节人类生殖功能不可缺少的一种激素。已知 PRL 有促进黄体功能、维持 LH 受体数量的作用并可以直接作用于黄体。

高催乳素可以抑制垂体促性腺激素释放激素 - 垂体促性腺激素（GnRH-Gn）的合成和释放，垂体促性腺激素释放异常，LH/FSH 比值升高，LH 排卵峰对雌激素正反馈反应消失，引起无排卵。

高催乳素血症患者异常的催乳素释放造成催乳素增加，从而影响垂体 LH 的合成与维持，直接抑制卵巢颗粒细胞对促性腺激素的反应，使卵泡发育不良，从而导致血清中雌、孕激素水平低下，卵泡

黄素化。

（2）LH 分泌异常及孕酮水平降低：LH 峰的出现对于正常排卵至关重要。Zaidi 等提出这可能与缺乏足够的 LH 激素与颗粒细胞 LH 受体缺陷有关。生理条件下，LH 触发卵泡内排卵信号级联反应，下丘脑脉冲式释放 LH 进入血液循环，首先作用到壁层颗粒细胞表面 LH 受体，促进颗粒细胞 EGF 类因子 AREG、EREG 和 BTC 等，再作用到卵丘细胞表面 EGF 受体，一方面显著增加卵丘扩展相关基因（如 HAS2、PTX3 和 TNFAIP6）的表达促进卵丘细胞松散，另一方面增加卵泡壁破裂相关基因——血小板结合蛋白基序的解聚蛋白样金属蛋白酶（a disintegrin and metalloproteinase with thrombospondin motifs 1，ADAMTS-1）表达。LH 水平下降与颗粒细胞 LH 受体突变及异常修饰都可能会引起 LH/LHR-EGF 这一通路分子异常，从而影响正常排卵过程。

2. 卵巢因子局部调控异常　正常排卵过程除了受促性腺激素调控外，还与卵巢微环境多种因子的局部作用和影响有关。

（1）子宫内膜异位症：子宫内膜异位症是 LUFS 最常见的原因，与内异症卵巢微环境多种炎症因子和前列腺素的活性有关。在临床上检测内异症行 IVF 患者卵丘细胞，发现卵丘扩展相关基因 HAS2 和 PTGS2 的表达和卵泡破裂相关基因 ADAMTS-1 显著降低，进一步研究发现内异症相关炎症因子（白介素 8 和肿瘤坏死因子等）可能干扰 LH 受体功能，使卵丘颗粒细胞扩展和卵泡壁破裂相关基因的表达下降，从而影响排卵的过程。

（2）前列腺素通路异常：排卵的另外一个重要因素是前列腺素，许多研究已经证实了抗前列腺素合成的制剂可以延迟卵母细胞的排出。环氧化酶是一种前列腺素合成的第一线催化酶，非甾体抗炎药（nonsteroidal anti-inflammatory drug，NSAID）的作用靶点是环氧化酶。3 个临床研究发现，使用 NSAID 与卵泡不破裂有关。给牛卵泡注射选择性环氧化酶 -2 抑制剂（NS-398）能降低 PGE$_2$ 水平，

可以发生卵泡不破裂，但不影响孕酮的生成。给大鼠米非司酮或前列腺素抑制剂拮抗孕酮和前列腺素，可以明显地产生卵泡不破裂现象。给家兔口服选择性环氧化酶抑制剂美洛昔康（meloxicam）避孕率达 100%，其卵巢的形态学特征为卵泡不破裂。近年来，Bashir ST 率领的研究小组在给马控制性促排卵时，与 LH 同时注射 PTGS2 抑制剂氟尼新甲胺（flunixin meglumine，FM），发现该周期卵泡均表现为 LUF。同年，Martínez-Boví R 团队通过给卵泡内注射 PGE_2 和 $PGF_{2\alpha}$ 发现，预先给过 FM 的马的卵泡能够正常排卵，并未出现 LUFS 表现。以上结果说明 PGE_2 在 LH 触发的排卵信号级联反应中起到不可或缺的作用。

3. 相关基因的表达异常　一些研究还发现，在 neurokinin-1 受体基因突变的小鼠，卵巢黄体期的延迟释放提示卵泡排卵时的肌缩特征对卵细胞排出和卵泡壁收缩机制非常重要，这可能与人类 LUFS 的发生机制有关。Rip140 是一种重要的雌激素受体和其他核受体的协同因子，定位 nrip1 基因编码为 Rip140 蛋白，对女性生育功能的影响尤为重要。小鼠 nrip1 基因敲除后可以生存，但是雌性小鼠不能生育，因为该蛋白完全阻断了小鼠排卵期成熟卵子的排出。这种现象非常接近人类内异症患者和特发性不孕高发的 LUFS。

（二）盆腔局部机械障碍

不孕症女性中子宫内膜异位症的患病率可能高达 30%。内异症除了通过盆腔炎症因子和前列腺素影响排卵外，内异症病灶可能附着于卵巢及盆腔，引起盆腔组织粘连，包裹卵巢，即使卵泡破裂，卵细胞排出时仍可被纤维素性粘连带包裹。盆腔炎性疾病后遗症也会引起盆腔粘连，特别是卵巢周围粘连而影响卵子排出。这种情况被称为机械性未破裂卵泡综合征。

统计 126 例不孕症女性发现：轻、中、重度子宫内膜异位症患者 LUFS 发生率分别为 13.3%、41.2%、72.7%。累及卵巢者 LUFS 发生率为 45.9%。卵巢正常而异位到其他组织伴 LUFS 的发病率为 9.5%；无内异症的患者发生 LUFS 仅为 5.9%。故子宫内膜异位症是 LUFS 患者不孕的重要原因之一，其他有盆腔炎性疾病后遗症以及有盆腔手术史者，卵巢周围局部瘢痕粘连，卵泡表面增厚、血运下降等也均可导致卵泡不破裂发生 LUFS。

（三）医源性因素

促排卵药物的使用：克罗米芬（CC）诱导排卵时常常伴随未破裂卵泡形成卵泡囊肿，并有复发倾向。可能是因 CC 引起颗粒细胞过早黄素化而不能排卵。注射 hCG 后尽管有外源性排卵的信号刺激，仍然可能发生 LUFS。这可能由于 CC 的中枢抗雌激素效应使 LH 峰水平下降，影响卵巢内环磷酸腺苷增加，孕酮水平下降，LH 峰低下导致胶原酶及纤维蛋白溶酶活性降低使卵泡壁溶解能力下降，从而影响排卵。而大剂量 FSH 和 LH 诱导 LH 峰过早出现也可导致 LUFS。

非甾体抗炎药（NSAID）被广泛用于治疗炎性关节疾病，该病患者很多是处于生育年龄阶段的年轻女性。NSAID 通过抑制环氧合酶（cyclooxygenase，COX）活性而干扰 PG 生物合成达到抗炎镇痛作用。有 3 例由于服用 NSAID 诱发未破裂卵泡黄素化综合征引起不孕症的报道。使用非甾体抗炎药导致 LUFS 可能与卵巢内抑制前列腺素作用的生理机制，从而无法形成卵泡局部的排卵条件，最终发生 LUFS。

（四）精神心理因素

亦有人认为 LUFS 与精神心理因素有关，长期不孕妇女处于紧张和不断的应激状态中，造成血中 PRL 水平反复出现小峰值而影响排卵。也可能由于焦虑或抑郁引起血液中儿茶酚胺及 PRL 水平持续上升导致神经内分泌紊乱最终发生 LUFS。

三、临床表现及辅助检查

1. 不孕　LUFS 主要表现为不孕。

2. 月经周期规律　大多数 LUFS 患者月经周期尚规律。

3. 基础体温呈典型或不典型双相 基础体温高温相上升缓慢、延迟,持续时间短。

4. 超声检查 超声排卵监测显示无排卵征象。

5. 腹腔镜检查 腹腔镜下卵巢表面见不到排卵孔。

四、诊断和依据

1. 病史 患者多有不孕病史。另外,患者常为内异症、PCOS 患者或曾患有盆腔炎或有盆腔手术史者。

2. 阴道超声动态监测卵泡 从月经周期的第 11~12 天开始超声监测卵泡发育,当优势卵泡直径达 18~23mm 时,视为成熟卵泡,排卵正常者可观察到排卵后的卵泡塌陷征象。超声观察判断 LUFS 的标准如下:发育正常的卵泡不破裂而持续性增大;包膜逐渐增厚,界限模糊,张力降低;囊泡内由无回声暗区逐渐变成少许细弱光点,直到下次月经来后囊泡才逐渐萎缩消失。直肠子宫陷凹没有游离液出现。或者在卵泡达到成熟标准(18mm 直径以上),内源性 LH 峰值后或注射 hCG 5 000U 或 GnRH-a 0.1mg 后 48 小时,阴道超声仍观察到相同直径的成熟卵泡存在,直肠子宫陷凹无游离液出现。以上情况持续发生 3 个周期即确诊为 LUFS。但超声只可推测卵泡是否塌陷,却无法判断卵细胞是否排出,超声诊断 LUFS 也可有假阳性,其准确性不及腹腔镜检查。

3. 内分泌检查 LUFS 患者黄体期的雌激素和孕酮水平明显下降。黄体中期,即 LH 峰值后第 5~9 天,血清孕酮值如果在 3~10ng/ml 之间,常常提示 LUFS 的可能。

根据血清 E_2、P 和 LH 测定结果,有人将 LUFS 分成两种类型:一种是成熟卵泡型的 LUFS,为卵泡直径达到成熟标准后没有出现 LH 峰,E_2 达到 200pg/ml,P<2.5ng/ml;而另一种未成熟卵泡型的 LUFS,卵泡直径没有达标,但是 P 已经>2.5ng/ml。一般认为,当黄体中期,即 LH 峰值后第 5~9 天,其

血清 P 值应该>10ng/ml,如果在 3~10ng/ml 之间,常常提示 LUFS 的可能。

4. 腹腔镜检查 对疑有 LUFS 时,行腹腔镜检查可进一步确诊。腹腔镜要在排卵后 1~4 天内进行。新鲜排卵口呈火山口或鱼口状,外周突起外翻,中央内凹,有时可见血液从洞口溢出,排卵后数天则排卵口呈高尔夫球洞状,外周平坦,中央内凹,上附纤维样膜。如检查卵巢表面无排卵口,表现为平滑光亮血管化的表面突起,直肠子宫陷凹无血性液体,则表明未破裂的卵泡发生黄素改变,可诊断为 LUFS。如果能在卵泡内抽吸到滞留的卵细胞,即可成为诊断 LUFS 的确凿证据。腹腔镜检查有时因卵巢表面上皮已迅速恢复或因腹腔粘连等原因而影响卵巢的全面观察,可造成错误判断。故临床一般较少采用。

五、处理原则

LUFS 是一种特殊的无排卵性月经,其形成机制尚不十分明了,故对其治疗无特定模式,而应根据具体情况来分析处理,目前多采用对症治疗。

1. 原发病治疗 积极处理造成 LUFS 的局部机械性因素,如子宫内膜异位症、慢性盆腔炎、盆腔粘连等。精神过度紧张、焦虑等可导致 LUFS 的发生,精神心理咨询治疗可有助于恢复正常排卵功能。

2. 药物促卵泡破裂 对 LUFS 患者积极促排卵是比较有效的方法,一般认为 LUFS 的主要原因是月经中期 LH 峰值不足,因此多采用大剂量 hCG 注射,若仍不能促使排卵,则配合 hMG 促卵泡成熟,以弥补体内 FSH 的不足。如对于卵泡周期不规律或者 PCOS 等排卵功能障碍的患者,可以适当应用 hMG 小剂量促排卵,监测卵泡发育成熟后,给予大剂量 hCG 注射。临床推荐剂量 5 000~10 000U 或 GnRH-a 0.1~0.2mg,48 小时后超声检查卵泡破裂情况。对于自然周期,如表现出卵泡周期延长,不出现 LH 峰,或者在第 1 周期促排卵时发生 LUF,同样可以给予 hCG 肌内注射,可在

一定范围内有效避免 LUFS 的发生。用药 2~3 个周期仍然无排卵,则可转用其他方法。

3. 机械治疗　对于反复发生 LUFS 的患者,可在下次月经来潮前一周在 B 超引导下行 LUFS 穿刺术,既有诊断又有治疗的作用。如在注射 hCG 后 48 小时之后,B 超观察到卵泡仍未发生塌陷或者消失,可试用阴道 B 超探头并在患者腹部相应位置用力挤压卵泡,一般卵泡即可破裂排出。若卵巢壁较厚,或者卵泡数目偏多,可以在阴道 B 超引导下使用取卵针行卵泡刺破手术,然后结合指导性生活或立刻行宫腔内人工授精方式助孕。这种方法快捷有效且可能提高妊娠率,但可能造成创伤感染,并增加患者的治疗费用。

4. 腹腔镜手术治疗　经腹腔镜下多点电凝手术,破坏卵巢包膜、间质及囊泡,局部手术能减少雄激素的分泌,减少卵巢白膜上胶原纤维带的形成,有利于卵细胞排出;腹腔镜电灼穿刺卵泡破坏了产生雄激素的卵巢基质和卵泡内膜细胞,雄激素合成减少,恢复了对下丘脑垂体的正常反馈,刺激卵巢正常生长、成熟、排卵。对于严重的子宫内膜异位症或者盆腔粘连等机械因素导致 LUFS 的患者,药物治疗无效时,使用腹腔镜手术改善腹腔和卵巢局部环境,恢复解剖结构,同时还能了解盆腔的情况,进一步查找不孕的原因。但对于结核或重度子宫内膜异位引起的广泛盆腔粘连及卵巢储备下降,手术后可能导致卵巢供血不足的患者,腹腔镜手术仍有一定的局限性。

5. 辅助生殖技术　采用诱导排卵 + 宫腔内人工授精的治疗,3 个周期后仍然没有妊娠者,采用体外受精胚胎移植术助孕,使用取卵针取卵,从技术上解决排卵困难。

综上所述,LUFS 是一种病因尚未完全明确的复杂综合征。关于 LUFS 的研究多为回顾性分析,如何从发病机制和临床表现对其进行预防,从而避免 LUFS 的发生还需要进一步探讨。

（侯　振）

参考文献

1. BLAHA M, PROCHAZKA R, ADAMKOVA K, et al. Prostaglandin E2 stimulates the expression of cumulus expansion-related genes in pigs: the role of protein kinase B. Prostaglandins Other Lipid Mediat, 2017, 130: 38-46.

2. GENG T, SUN Y, CHENG L, et al. Downregulation of LHCGR Attenuates COX-2 Expression and Induces Luteinized Unruptured Follicle Syndrome in Endometriosis. Front Endocrinol (Lausanne), 2022, 13: 853563.

3. STONE S, KHAMASHTA MA, NELSON-PIERCY C. Nonsteroidal anti-inflammatory drugs and reversible female infertility: is there a link? Drug Saf, 2002, 25 (8): 545-551.

4. PETERS MW, PURSLEY JR, SMITH GW. Inhibition of intrafollicular PGE2 synthesis and ovulation following ultrasound-mediated intrafollicular injection of the selective cyclooxygenase-2 inhibitor NS-398 in cattle. J Anim Sci, 2004, 82 (6): 1656-1662.

5. GINTHER OJ, BERGFELT DR, BEG MA, et al. In vivo effects of an intrafollicular injection of insulin-like growth factor 1 on the mechanism of follicle deviation in heifers and mares. Biol Reprod, 2004, 70 (1): 99-105.

6. SALHAB AS, AMRO BI, SHOMAF MS. Further investigation on meloxicam contraceptivity in female rabbits: luteinizing unruptured follicles, a microscopic evidence. Contraception, 2003, 67 (6): 485-489.

7. BASHIR ST, GASTAL MO, TAZAWA SP, et al. The mare as a model for luteinized unruptured follicle syndrome: intrafollicular endocrine milieu. Reproduction, 2016, 151: 271-283.

8. MARTINEZ-BOVI R, CUERVO-ARANGO J. Intrafollicular treatment with prostaglandins PGE2 and PGF2alpha inhibits the formation of luteinised unruptured follicles and restores normal ovulation in mares treated with flunixin-meglumine. Equine Vet J, 2016, 48: 211-217.

9. LÖFFLER S, SCHULZ A, HUNT SP, et al. Increased formation of corpora lutea in neurokinin 1-receptor deficient mice. Mol Reprod Dev, 2004, 68 (4): 408-414.

10. WHITE R, LEONARDSSON G, ROSEWELL I, et al.

The nuclear receptor co-repressor nrip1 (RIP140) is essential for female fertility. Nat Med, 2000, 6 (12): 1368-1374.

11. KAYA H, ORAL B. Effect of ovarian involvement on the frequency of luteinized unruptured follicle in endometriosis. Gynecol Obstet Invest, 1999, 48 (2): 123-126.

12. AZMOODEH A, PEJMAN MANESH M, AKBARI ASBAGH F, et al. Effects of Letrozole-HMG and Clomiphene-HMG on Incidence of Luteinized Unruptured Follicle Syndrome in Infertile Women Undergoing Induction Ovulation and Intrauterine Insemination: A Randomised Trial. Glob J Health Sci, 2015, 8 (4): 244-252.

13. AKIL M, AMOS RS, STEWART P. Infertility may sometimes be associated with NSAID consumption. Br J Rheumatol, 1996, 35 (1): 76-78.

3

第五节 高催乳素血症

一、定义和诊断标准

催乳素（prolactin，PRL）仅由垂体前叶 PRL 分泌细胞合成及分泌，各种原因引起的外周血 PRL 水平持续增高的状态称为高催乳素血症，是排卵功能障碍中的常见病因之一。垂体 PRL 呈脉冲式分泌，正常生理状态下血 PRL 水平有波动，黄体期水平较高；清醒时上午 10 时左右最低；应激状态如情绪紧张、寒冷、麻醉、手术、低血糖、性生活、运动和乳房刺激时，PRL 分泌可短暂性升高；如果两次以上测定 PRL 均升高超过 25μg/L（即 1.14nmol/L，1μg/L=21.2mU/L）即可考虑诊断。

二、病因

PRL 升高通过影响下丘脑 - 垂体 - 卵巢轴的不同层面引起排卵功能障碍。高 PRL 与下丘脑基底核多巴胺能神经元 PRL 受体结合，抑制 GnRH 释放，使垂体前叶 LH 分泌减弱，并减少垂体细胞 GnRH 受体数目，干扰雌激素正反馈，引起卵泡发育受阻；PRL 水平过高可抑制 FSH 诱导的颗粒细胞芳香酶的活性，进而抑制雌激素的合成，PRL 过高或过低均可导致排卵功能障碍继发的黄体期缩短和黄体功能不足。下丘脑弓状核多巴胺神经元分泌的多巴胺是 PRL 的抑制因子，通过垂体柄门脉血管到达垂体，多巴胺分泌不足或运输受阻，可导致 PRL 异常升高。

（一）生理性原因

在女性整个妊娠期和哺乳期，血 PRL 与 E_2 增加一致，孕 7~8 周后升高，在分娩前达到高峰（波动在 35~600μg/L），不哺乳的女性约在产后 3~4 周恢复正常，分娩后 6 周内血 PRL 恢复正常水平。哺乳的女性约在产后 6~12 个月恢复正常，延长哺乳时间则高 PRL 状态相应延长，但通常升高不到 10μg/L。任何类型的应激状态，都可引起血 PRL 浓度增加，但增加幅度较小，血清浓度 PRL 水平很少超过 40μg/L。

（二）病理性原因

1. **下丘脑或邻近部位疾病** 肿瘤如颅咽管瘤、神经胶质瘤等；头部外伤引起垂体柄切断；脑膜炎、结核、组织细胞增多症或头部放疗等病因影响多巴胺的分泌和运输；下丘脑功能失调。

2. **垂体疾病**

（1）垂体 PRL 腺瘤：占所有临床发现的垂体腺瘤的 30%~40%，占所有颅内肿瘤的 10%。垂体生长激素（GH）腺瘤中约 25%~40% 伴有高 PRL 血症。PRL 腺瘤女性在 20~40 岁时高发，可能是因月经异常而容易被发现的原因。研究发现，女性垂体 PRL 瘤分泌的高水平 PRL 激活补体和抗体相关的细胞毒性，可能导致桥本甲状腺炎快速进展。几乎所有的 PRL 瘤均为良性，极少恶变和转移。

根据 PRL 腺瘤体积大小分为：微腺瘤（直径<1cm）、大腺瘤（直径 1~3cm）和巨大腺瘤（直径>3cm）。腺瘤分泌的 PRL 水平与腺瘤大小有关，直径<1cm 腺瘤血 PRL 值一般<200μg/L，直径 1~2cm 腺瘤血 PRL 值为 200~1 000μg/L，直径>2cm 腺瘤血 PRL 值>1 000μg/L。分化不良和囊性 PRL 瘤的直径和血 PRL 水平不一定相关。

（2）空蝶鞍综合征：因手术或先天性发育原因，颅底鞍隔缺损、蝶鞍较大或垂体缩小，蛛网膜下腔在脑脊液压力下，疝入蝶鞍腔，门脉毛细血管受压，阻断多巴胺抵达垂体对 PRL 的抑制调节，可引起高 PRL 血症。

（三）药物性原因

许多有多巴胺 D_2 受体拮抗作用的药物能增加血清 PRL 水平，包括抗精神病药物利培酮、吩噻嗪类、氟哌啶醇、苯丁酮、舒必利以及甲氧氯普胺（胃复安）、多潘立酮（吗丁啉），给药后几小时血 PRL 水平上升，停药 2~4 天后恢复正常水平。抗高血压药中甲基多巴抑制多巴胺合成，利血平消耗多巴胺的储存，维拉帕米是唯一升高催乳素水平的钙通道阻滞剂。引起高 PRL 血症的常用药物详见表 3-2。

表 3-2 引起高 PRL 血症的常用药物

分类	药物名称
典型抗精神病药	吩噻嗪类、氟哌啶醇、硫利达嗪、氯米帕明、氟奋乃静、匹莫齐特、丙氯拉嗪
非典型抗精神病药	利培酮、奥氮平、莫林酮
抗抑郁药	氯米帕明、地昔帕明、阿米替林
胃肠道用药	甲氧氯普胺、西咪替丁
抗高血压药	甲基多巴、维拉帕米、利血平
阿片类药物	可待因、吗啡
单胺氧化酶抑制剂	帕吉林、克洛基林

（四）其他病因

有 9%~17% 的多囊卵巢综合征（polycystic ovarian syndrome，PCOS）妇女存在高 PRL 血症，可能与垂体水平的多巴胺活性不足有关；子宫内膜异位症妇女中 21%~36% 血 PRL 轻度升高，尤其伴不孕者；甲状腺功能减退患者因下丘脑 TRH 水平升高，容易刺激垂体发生高 PRL 血症，少数患者甲状腺功能正常后血 PRL 水平亦恢复正常；垂体增大也会刺激甲状腺增生和 / 或 PRL 细胞增生，引起甲减和高 PRL 血症，需要与催乳素腺瘤相区分；胸壁创伤也可导致血 PRL 分泌增加，这可能因乳房刺激引起；慢性肾功能不全患者血清 PRL 升高，肾移植后降至正常水平，可能与 PRL 代谢清除率下降有关。

（五）特发性高 PRL 血症

一些患者血 PRL 轻度升高（20~100μg/L），各种检查并未发现特别原因，称为"特发性高 PRL

血症"。有研究显示，这些患者可能存在影像学不可见的微腺瘤，约 20% 患者随访期间血 PRL 自然下降。

约 10% 的血 PRL 升高属于大分子（巨）PRL 血症，因 PRL 分子量较大，生物活性下降，不太可能被清除，可以通过凝胶过滤法或聚乙二醇沉淀法鉴别。巨 PRL 血症妇女中 40%~50% 出现高 PRL 血症症状，而单体型高 PRL 血症妇女 80%~90% 出现症状。测定 PRL 前推荐常规用聚乙二醇预处理，沉淀巨 PRL。

三、临床表现和辅助检查

（一）临床表现

1. **月经紊乱及不孕** 高 PRL 血症患者 90% 有月经紊乱，以继发性闭经多见，也可为月经量少、稀发或无排卵月经，易伴发生黄体功能不足，引起不孕或自然流产。

2. **溢乳** 指非妊娠或产后停止哺乳 >6 个月仍有乳汁分泌，发生率约 90%。血 PRL 水平和溢乳并不成正比，大多数高 PRL 血症患者没有溢乳表现，而常常溢乳妇女反而血 PRL 水平正常。

3. **性腺功能减退** 高 PRL 血症患者 GnRH 释放受到抑制，FSH、LH 水平下降，继发性腺功能减退。当血 PRL>100μg/L 可引起典型症状，表现为闭经、潮热、阴道干涩；血 PRL 水平在 50~100μg/L 时，可引起闭经或月经稀发；血 PRL 水平在 20~50μg/L 时，孕酮分泌减少，引起黄体功能不足，在不孕妇女中约有 20% 的发生率。长期闭经妇女的不良影响还有骨量减少和骨质疏松。多巴胺激动剂治疗后骨密度会有提高，但单用不足以改善骨量减少，需要补充钙、维生素 D。

4. **肿瘤压迫症状**

（1）其他垂体激素分泌减低：伴发的生长激素（GH）分泌减低可引起儿童期生长迟缓；压迫垂体前叶导致 Gn 分泌低下引起的闭经、青春期延迟；促甲状腺激素（TSH）升高或促肾上腺皮质激素（ACTH）分泌减低继发的甲状腺或肾上腺皮质功能降低。压迫垂体后叶造成抗利尿激素分泌减低引起尿崩症。

（2）神经压迫症状：如头痛、双颞侧视野缺损、肥胖、嗜睡、食欲异常和脑神经压迫症状。15%~20%的患者腺瘤内可自发出血，少数患者可发生急性垂体卒中，表现为突发剧烈头痛、呕吐、视力下降、动眼神经麻痹等。

（二）辅助检查

1. 实验室检查　高 PRL 血症女性血 FSH、LH、E_2 正常或偏低，相当于或低于早卵泡期水平，T 正常水平。鉴别诊断应测定血 hCG、甲状腺功能、其他垂体激素、肾功能等。如果第一次检测 PRL 水平高于正常值，应在排除诱因后复查 1~2 次以上，以确定诊断。

2. 影像学检查　血 PRL 明显升高的患者需进一步检查头颅磁共振（MRI）平扫加增强，以排除垂体腺瘤。长期闭经者还需测骨密度判断骨量减少程度。

3. 其他检查　疑为大腺瘤或有压迫症状的患者，应常规筛查视野，对确定垂体瘤分布部位有意义。

四、诊断和依据

1. 病史　详细询问病史，包括既往月经史、月经紊乱的出血模式；既往生育史、哺乳史和流产史；既往手术及治疗史。既往有无服用导致高 PRL 血症的药物；有无甲减病史；是否已经规律服用溴隐亭治疗，有没有随意停药。

2. 临床表现　月经紊乱和闭经、不孕、反复流产、头痛、视力改变等。体格检查注意血压、溢乳、甲状腺结节等，妇科检查有无生殖道低雌激素表现。

3. 辅助检查　基础性激素，甲状腺指标，测定 PRL 反复高于正常值，排除上述诱因后，PRL 仍然升高；有临床症状者应行鞍区 MRI 平扫加增强检查；如果与垂体大腺瘤的典型征象不符，而测定血 PRL<200μg/L，应考虑因血 PRL 水平过高，标记抗体饱和而无法准确测定的"HOOK"效应，可将血

样 1:100 稀释后再次测定；经聚乙烯二醇血清沉淀试验以排除巨催乳素血症。

五、处理原则

无症状的生理性高催乳素血症无须特殊处理，可定期观察；病理性高 PRL 血症都可首选多巴胺受体激动剂治疗。应根据患者年龄、病情、生育状况，在充分知情后选择治疗。病理性高 PRL 血症的诊治流程图见图 3-7。

（一）多巴胺受体激动剂

多巴胺受体激动剂是继发于任何原因的高 PRL 血症的一线治疗选择，可抑制 PRL 腺瘤的分泌，缩小瘤体，降低 PRL 至正常水平，进而恢复排卵和生育，抑制异常溢乳。包括两类：麦角衍生物如溴隐亭、卡麦角林、α- 二氢麦角隐亭；非麦角衍生物如喹高利特，为高选择性多巴胺 D_2 受体激动剂，目前国内市场没有。

1. 溴隐亭　是多巴胺 D_2/D_1 受体激动剂，可使 60%~80% 的患者血 PRL 水平降至正常，溢乳消失或减少，80%~90% 的患者恢复排卵月经，70% 的患者妊娠；大腺瘤患者 80%~90% 视野改善，60% 瘤体缩小 50% 以上。溴隐亭副作用包括头痛、体位性低血压、胃肠道反应（恶心、呕吐、便秘）。为减轻不良反应，一般从小剂量开始，初始剂量为 1.25mg/d，餐中口服；根据患者反应，每 3~7 天增加 1.25mg/d，直至最大有效剂量 5.0~7.5mg/d。如出现药物不耐受症状，可减量维持。切忌不规则用药或随意停药，引发血清 PRL 水平反弹。持续服药 1 个月后复查血 PRL 水平，以指导剂量的调整。溴隐亭妊娠期用药属于 B 类，建议妊娠后停药。目前并没有证实妊娠期停药后引起病情加重或危象。

2. 卡麦角林　是高选择性多巴胺 D_2 受体激动剂，以剂量依赖方式作用于垂体 PRL 细胞 D_2 受体，抑制垂体前叶 PRL 合成和释放。卡麦角林（cabergoline）的半衰期在 63~69 小时，因而通常每周只需给药 2 次，常用剂量为 0.5~2.0mg（1~4 片）/d。通常从低剂量 0.25mg/ 周开始，以免肿瘤快速缩小

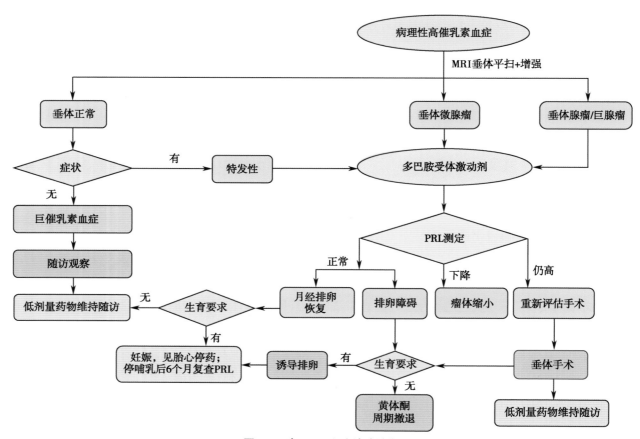

图 3-7 高 PRL 血症诊疗流程

和肿瘤出血。卡麦角林禁用于未经控制的高血压病患者；应定期查肝功能,测血压。卡麦角林副作用少,对于溴隐亭耐药的患者有效。

3. α- 二氢麦角隐亭　是高选择性多巴胺 D_2 受体激动剂及 α- 肾上腺素能拮抗剂。5mg α- 二氢麦角隐亭与 2.5mg 溴隐亭的药效动力学曲线相同,血 PRL 水平均于服药后 5 小时达低谷,至少可维持 12 小时。初始治疗患者,可以从 5mg(1/4 片),每天 2 次开始,餐中口服,1~2 周后加量,并根据患者血 PRL 水平变化,逐步调整至最佳剂量维持,一般为 20~40mg/d。疗效与溴隐亭相仿,心血管副作用少于溴隐亭,无体位性低血压出现。长期耐受性高。

（二）药物治疗随访和停药

垂体微腺瘤患者,在口服多巴胺受体激动剂有效控制 PRL 后,应定期测定血 PRL 水平,观察月经周期恢复及卵泡发育情况,指导调整用药剂量。血 PRL 恢复正常后,持续用药至妊娠。如果血

PRL 值正常持续 2 年以上,MRI 未发现垂体腺瘤,可以逐步停药,继续定期监测血 PRL 水平。绝经后可以停药。如果监测中血 PRL 升高达 200ng/ml 以上,需进一步做 MRI 检查。如果垂体腺瘤增大,考虑重新开始药物治疗。

垂体大腺瘤患者,如果存在视觉异常,应该在治疗开始一个月内重新评估视野,疗效满意者 2 周内视觉得到改善。如果治疗后垂体瘤缩小,6~12 个月后复查 MRI；如果治疗后 PRL 无改善或控制不满意,应复查 MRI,决定是否需手术治疗。血 PRL 正常至少一年,腺瘤明显变小,多巴胺受体激动剂剂量可以逐渐减量,维持血 PRL 正常水平。减量应缓慢分次进行,溴隐亭每 1~2 个月减少 1.25mg/d,直至最小有效剂量作为维持量,可为每日或隔日 1.25mg,长期使用。

大腺瘤最初直径在 1.5cm 以内的患者,血 PRL 水平已经正常 2 年以上,MRI 复查显示垂体腺瘤不

可见,可以停药。当垂体瘤直径超过2cm,治疗期间MRI一直显示腺瘤存在,即使血PRL正常,也不可以停药。垂体大腺瘤绝经后因高PRL血症仍可能复发,腺瘤可能增大,多巴胺受体激动剂不能完全中断。

停多巴胺受体激动剂治疗2~5年期间,高PRL血症或垂体腺瘤复发的风险低;而停药2~5年以后,特发性高PRL血症、垂体微腺瘤、巨腺瘤再发高PRL血症的风险分别为24%、31%、36%,停药时MRI显示腺瘤残存的患者,较停药时没有腺瘤残存的患者更易再发高PRL血症(巨腺瘤78% *vs.* 33%,微腺瘤42% *vs.* 26%)。巨腺瘤(>3cm)具有侵袭性,停药几周后即会快速生长。

对多巴胺受体激动剂不能耐受或者不希望怀孕的垂体微腺瘤患者,可以采用雌孕激素序贯替代改善低性腺功能。生育年龄女性也可口服短效口服避孕药,绝经后妇女可以服用雌孕激素补充或非激素骨重建药物。

(三) 手术治疗

1. 手术适应证　①药物治疗无效或效果欠佳者;②药物治疗不耐受者;③垂体巨腺瘤准备妊娠者;④药物治疗2~3个月血PRL水平正常但瘤体无改变,疑为无功能垂体瘤者;⑤侵袭性垂体腺瘤伴有脑脊液鼻漏者;⑥拒绝长期服用药物者;⑦复发性垂体腺瘤。

2. 手术方式　随着神经导航、内镜技术的发展及微创手术水平的提高,经鼻蝶窦入路的垂体手术更精确、更安全、损伤更小、并发症更少,成为垂体PRL腺瘤患者的另一治疗选择。手术治愈率和安全性很大程度取决于肿瘤的大小及手术者的技巧、经验。微腺瘤手术治愈率达80%~90%,而较大的巨腺瘤则低于50%,这主要和腺瘤组织残留有关。手术并发症包括:短暂尿崩症、垂体功能减退、脑脊液漏、局部感染等。

3. 手术后随访和处理　术后需行全面垂体功能评估。有全垂体功能减退的患者需给予相应的激素补充治疗。术后3个月应行影像学检查,结合内分泌变化,了解肿瘤切除程度和效果。酌情每6个月或1年再复查1次。术后仍有肿瘤残留的患者须进一步药物或放射治疗。

(四) 放射治疗

为手术和药物治疗的辅助方法,包括超高压放射治疗,伽马射线三维适形、定向放射治疗,质子外照射等,主要适用于侵袭性大腺瘤、术后肿瘤残留或复发、药物治疗无效或不耐受、有手术禁忌或拒绝手术、不愿长期服药的患者。放射治疗缩小垂体催乳素腺瘤的体积,抑制PRL分泌,但PRL恢复正常水平需要许多年。放疗并发症包括一过性呕吐、倦怠、脱发、嗅觉和味觉丧失、全垂体功能减退、恶变、视神经损伤、放射性颞叶坏死等。近年,立体定向放射外科(γ刀、质子射线)的应用,30%的患者血PRL水平在数月~数年内恢复正常。

(五) 高PRL血症排卵功能障碍性不孕的促生育治疗

高PRL血症患者口服溴隐亭治疗2个月后,约70%的患者血PRL水平正常、异常泌乳停止、闭经者月经恢复。4个月后90%患者恢复排卵。口服溴隐亭后月经恢复,但仍无排卵者,测定基础E_2及FSH、LH、AMH在正常范围,B超见卵巢内窦卵泡存在,考虑选择来曲唑或氯米芬联合hMG诱导排卵,监测卵泡直径达18~20mm时hCG扳机。对于垂体功能减退的患者,建议单用外源性促性腺激素(Gn)如hMG诱导排卵,小剂量递增方案,避免多个卵泡发育(见第六章)。排卵后选择黄体支持药物加强黄体功能。

(六) 高PRL血症的妊娠期管理

高PRL血症女性确定妊娠后可停服溴隐亭,对于辅助生殖技术(ART)助孕的患者,溴隐亭可口服至超声见孕囊内胎心搏动后停药。患垂体PRL腺瘤的女性,特别是大腺瘤者,在妊娠期应密切监测下述指标。

1. 症状　定期随访患者,询问其有无头痛和视觉改变,警惕可能存在腺瘤生长。如有症状,应检查视野、MRI平扫(不用增强)以确定病变范围。

2. 血清PRL测定　正常妊娠期间,血清

PRL 水平可增高达 400μg/L。PRL 腺瘤女性的血清 PRL 可能升高至治疗前水平。然而并非所有的患者都会出现升高。2011 年美国内分泌学会指南推荐,不在妊娠期测定 PRL 水平,因为很难区分 PRL 水平升高是与正常妊娠有关,还是与腺瘤生长有关。大腺瘤和微腺瘤女性的妊娠期均会测定血清 PRL 水平,每 3 个月测定 1 次,若血 PRL 水平升至>400μg/L,应检查视野。

3. 腺瘤增大的治疗 妊娠全程使用多巴胺受体激动剂,至少每月就诊 1 次,以重新评估症状和视野。建议采用患者既往使用过且能够耐受的多巴胺受体激动剂。若控制不满意或视野缺损严重,中期妊娠阶段可行经蝶窦垂体手术。在晚期妊娠阶段,应尽可能将针对视觉症状的手术推迟到分娩之后。

（黄 洁）

参考文献

1. ELENKOVA A, A TANASOVA I, KIRILOV G, et al. Autoimmune hypothyroidism is three times more frequent in female prolactinoma patients compared to healthy women: data from a cross-sectional case-control study. Endocrine, 2017, 57: 486-493.

2. LEE DY, OH YK, YOON BK, et al. Prevalence of hyperprolactinemia in adolescents and young women with menstruation-related problems. Am J Obstet Gynecol, 2012, 206 (3): 213. e1-213. e5.

3. SLUIJMER AV, LAPPÖHN LR. Clinical history and outcome of 59 patients with idiopathic hyperprolactinemia. Fertil Steril, 1992, 58 (1): 72-77.

4. THIRUNAVAKKARASU K, DUTTA P, SRIDHAR S, et al. Macroprolactinemia in hyperprolactinemic infertile women. Endocrine, 2013, 44 (3): 750-755.

5. PETAKOV MS, DAMJANOVIĆ SS, NIKOLIĆ-DUROVIĆ MM, et al. Pituitary adenomas secreting large amounts of prolactin may give false low values in immunoradiometric assays. The hook effect. J Endocrinol Invest, 1998, 21 (3): 184-188.

6. SCHLECHTE J. A longitudinal analysis of premenopausal bone loss in healthy women and women with hyperprolactinemia. J Clin Endocrinol Metab, 1992, 75 (3): 698-703.

7. COLAO A, DI SOMMA C, LOCHE S, et al. Prolactinomas in adolescents: persistent bone loss: after 2 years of prolactin normalization. Clin Endocrinol (Oxf), 2000, 52 (3): 319-327.

8. 中华医学会妇产科学分会内分泌学组. 女性高催乳素血症诊治共识. 中华妇产科杂志, 2016, 51 (3): 161-168.

9. BARKAN AL, CHANDLER WF. Giant pituitary prolactinoma with falsely low serum prolactin: the pitfall of the "high-dose hook effect." Neurosurgery, 1998, 42 (4): 913-915.

10. SCHLECHTE J, DOLAN K, SHERMAN B, et al. The natural history of untreated hyperprolactinemia: a prospective analysis. J Clin Endocrinol Metab, 1989, 68 (2): 412-418.

11. MELMED S, CASANUEVA FF, HOFFMAN AR, et al. Diagnosis and treatment of hyperprolactinemia: an Endocrine Society Clinical Practice Guideline. J Clin Endocrinol Metab, 2011, 96: 273-288.

12. VERHELST J, ABS R, MAITER D, et al. Cabergoline in the treatment of hyperprolactinemia: a study in 455 patients. J Clin Endocrinol Metab, 1999, 84 (7): 2518-2522.

13. FAGLIA G, CONTI A, MURATORI M, et al. Dihydroergocriptine in management of microprolactinomas. J Clin Endocrinol Metab, 1987, 65: 779-784.

14. COLAO A, DI SARNO A, CAPPABIANCA P, et al. Withdrawal of long-term cabergoline therapy for tumoral and nontumoral hyperprolactinemia. N Engl J Med, 2003, 349 (21): 2023-2033.

15. VAN'T VERLAAT JW, CROUGHS RJM. Withdrawal of bromocriptine after long-term therapy for macroprolactinomas; effect on plasma prolactin and tumour size. Clin Endocrinol (Oxf), 1991, 34 (3): 175-178.

16. LOEFFLER JS, SHIH HA. Radiation therapy in the management of pituitary adenomas. J Clin Endocrinol Metab, 2011, 96 (7): 1992-2003.

17. MOLITCH ME. Prolactinoma in pregnancy. Best Pract Res Clin Endocrinol Metab, 2011, 25 (6): 885.

18. MELMED S, CASANUEVA FF, HOFFMAN AR, et al. Endocrine Society. J Clin Endocrinol Metab, 2011, 96 (2): 273.

第六节　中枢性排卵功能障碍

一、定义

女性排卵由下丘脑 - 垂体 - 卵巢（HPO）轴的精密调控完成。近年来对神经内分泌系统的进一步研究发现，下丘脑中约有 1 200~1 500 个 GnRH 神经元参与女性的生殖活动，参与调控女性月经周期。由于下丘脑和垂体疾病导致的持续性无排卵，一般统称为中枢性排卵功能障碍，分为中枢系统器质性病变与功能性失调。

二、病因

（一）低促性腺激素性性腺功能减退

低促性腺激素性性腺功能减退（hypogonadotropic hypogonadism，HH）根据患者是否伴有嗅觉障碍分为两类，伴有嗅觉障碍者又称为 Kallmann 综合征（Kallman syndrome，KS），约占 HH 的 10% 左右；嗅觉正常无其他病因者称为特发性低促性腺激素性性腺功能减退（idiopathic hypogonadotropic hypogonadism，IHH）。

1. Kallmann 综合征　在人类胚胎发育时期，未成熟的 GnRH 细胞从嗅觉上皮细胞通过筛孔板迁移至嗅觉球，然后通过前脑，最终到达下丘脑。青春期时，GnRH 神经元脉冲式分泌 GnRH，刺激垂体分泌促性腺激素 FSH 及 LH，诱导卵巢周期出现，维持正常的生殖功能及第二性征的发育。

约 40% 的 HH 发病与 KALL 基因突变有关，为 X 染色体性连锁遗传性疾病，并发现超过 25 个基因突变通过影响 GnRH 神经元发育和迁移，伴随下丘脑嗅球和嗅束的萎缩，出现嗅觉丧失，称为 Kallmann 综合征。该综合征还可能出现一系列中线上的先天缺陷，如高腭穹、唇裂、镜像运动、色盲等，常常伴有幼稚子宫和条索状性腺。

为了深入探讨 KS 患者突变基因的功能和表型，近年的研究建立了相关的基因敲除 / 转基因动物模型，对深入了解中枢性生殖功能障碍的机制具有重要的指导意义。以 *Anosmin-1* 因子（KAL 基因编码的蛋白产物）为例，作为最早在 KS 患者中识别的突变基因，可干扰 GnRH 神经元的迁移和轴突的生长，同时影响嗅觉 - 呼吸细胞的成熟，导致嗅觉缺陷，是引起 KS 发生的重要机制之一。早期发育时，*Anosmin-1* 因子可在泌尿生殖系统中表达，影响早期胚胎肾脏细胞的发育，与 KS 伴发肾脏功能不全的发病机制相关。

近年关于 KS 发病机制的研究提示，基因突变不仅局限于 DNA 的编码序列，内含子区域的突变也可能与其表型有关。某些非编码的 RNA 的缺陷，如位于 2 号染色体上的横纹肌肉瘤 2 联转录子（*RMST*），被认为是 KS 患者基因诊断的新靶点之一。

2. 特发性低促性腺激素性性腺功能减退　IHH 的临床表现与 KS 相似，但无嗅觉缺失，发生机制与基因的变异有关。近年来的研究发现分泌 GnRH 神经元受下丘脑弓状核及大脑皮质的调控，这些神经元可以呈团簇（核）或散在地分布在 GnRH 神经核上游，表达性激素和 AMH 受体，形成对青春期、性腺、生殖道发育、内分泌代谢的调节。已经发现一些基因的突变会干扰 GnRH 的正常分泌导致 IHH，但没有嗅觉异常，如 *GNRH1*（GnRH 1），*KISS1*（Kisspeptin 1），*KISS1R*（Kisspeptin 1 受体，GPR54 蛋白），*TAC3*（Tachykinin 3），*TACR3*（Tachykinin 受体 3），*LEP*（瘦素），*LEPR*（瘦素受体）等。

由 GnRH 受体基因（*GNRH1*）突变是 IHH 常

见的病因,下丘脑视上核和室旁核特异性表达的GnRH-Ⅰ型受体属于G蛋白偶联受体,编码基因有三个功能域,已发现多个突变的位点导致GnRH受体失活,不能刺激下游的垂体细胞产生促性腺激素。IHH病例中发现约40%常染色体隐性遗传和17%散发的 GNRH1 基因突变。

在下丘脑弓状核表达的由 Kiss1 基因编码的Kisspeptin-1 的多肽片段(GPR54 配体)也是一种G蛋白偶联受体,通过对模式动物和人家系研究分析,发现基因的突变可导致对 GnRH 神经元的调控失活,造成 IHH 的临床表型。Kallmann 综合征的致病基因详见表 3-3。

表 3-3 Kallmann 综合征的致病基因

基因	基因座位	遗传方式	基因	基因座位	遗传方式
KALL	Xp22.3	X 连锁	FGFR1	8p11.2	AD/AR
PROKR2	20p13	AD/AR	PROK2	3p21	AD/AR
SHD7	8q12.2	AR	FGF8	10q24.32	AR
WDR11	10q26	AD	NELF	9q34.3	AD
HS6ST1	2q21	AD	SEMA3A	7q21.11	AD

3. 功能性下丘脑性闭经 功能性下丘脑性闭经(functional hypothalamus amenorrhea,FHA)是因心理因素、快速减轻体重、过度运动等原因,造成进食障碍,体重迅速丢失,引起下丘脑 GnRH 神经元受损,GnRH 的产生、分泌或功能失调,进一步诱发垂体分泌 FSH、LH 等激素减少,出现性腺功能减退,从而导致闭经的一类疾病。在育龄期妇女中发病率为 1%~2%。常见和典型的病例为神经性厌食(anorexia nervosa,AN)和女运动员三联症(female athlete triad,FAT)。50% 的 FHA 患者有过节食、暴饮暴食、超重等进食障碍病史,继而因能量摄入过度限制导致过低的体重指数(BMI<17kg/m²),其中89% 的女性会出现低促性腺激素引起闭经。患者存在心理应激和压力,出现下丘脑 - 垂体 - 肾上腺轴和瘦素系统亢进,下丘脑 - 垂体 - 卵巢轴功能减退,严重者全身各系统功能紊乱,甚至衰竭,亦有死亡病例报道。

有研究指出,约有 13% FHA 患者的编码GnRH 神经元功能和迁移的基因发生杂合变异,另有 55% FHA 患者的 GnRH 调控相关基因中至少有一个少见的基因位点突变,较正常人群的发生率明显升高。因此推测 FHA 患者是在遗传易感的基础上受环境因素改变而诱导发病,遗传因素可能是

重要的发病机制之一。

4. 希恩综合征 希恩综合征(Sheehan syndrome)是一种垂体急性缺血性坏死造成的垂体功能衰竭,一般特指由产后大出血所致,表现为继发性闭经,伴随腺垂体衰竭导致的促甲状腺激素、促肾上腺激素、生长激素缺失引起的一系列临床表现。

5. 其他 下丘脑或垂体的肿瘤、感染、外伤、手术等机械性损伤,也可能导致中枢神经内分泌系统功能缺失和紊乱,GnRH 分泌减退或脉冲模式改变。常见疾病有颅咽管瘤、内胚窦瘤等。

(二)高促性腺激素性排卵功能障碍

1. 垂体腺瘤 垂体腺瘤(pituitary adenoma,PA)是一种常见的中枢神经系统肿瘤,发病率为0.03%~0.11%,其中约 50% 是微小腺瘤(直径<10mm),其余为大腺瘤(直径 ≥10mm)、巨大腺瘤(直径 ≥40mm)。大约 2/3 的垂体肿瘤具有内分泌功能,临床研究报道,1 718 个垂体瘤患者中,32%~66% 的肿瘤分泌催乳素,14%~54% 的垂体瘤没有分泌功能,8%~16% 患者分泌生长激素,分泌ACTH 和促甲状腺激素的垂体瘤仅占 3%~6%,分泌 FSH 和 LH 的垂体瘤鲜见报道。

转基因动物实验提示,垂体生长因子(pituitary growth factors)过度表达或是相关基因缺失是垂体

腺瘤发病的重要原因。有研究提示，*HMGA2*基因（high mobility group AT-hook 2）超表达于约68%的分泌FSH/LH垂体腺瘤，31%的催乳素瘤以及18%分泌ACTH的腺瘤。2022年WHO垂体内分泌肿瘤（PitNETs）分类详见表3-4。

2. FSH和LH及其受体基因变异　既往的研究证实，TGF-β家族的蛋白-活化素（activins）中的A、B及AB亚型具有调节生殖系统功能的活性，抑制素βA和βB属于活化素异构体，在小鼠中敲除抑制素B基因以及活化素B和AB基因，可以导致小鼠体内FSH增加。在人体内，活化素-抑制素-卵泡抑素对于调节FSH的功能研究尚未被阐述清楚，但是活化素A可以导致人胎儿垂体分泌FSH。FSH受体基因位于2号染色体p12~p16，转录生成FSH受体，受体基因某些敏感位点的单发突变可能导致功能改变从而引起某些功能异常，如As567 → Asn可能导致受体对FSH或hCG敏感性升高引起自发性的卵巢过度刺激征，Asn191 → lle可能引起高FSH型闭经或无症状。

临床研究报道，LH及其受体基因变异是LH异常分泌的原因之一。在一项针对PCOS的临床研究中，研究者发现，高LH的PCOS患者，LHβ/LH受体基因的多态性发生率显著高于正常对照组。既往的研究中，LHβ和LH受体的基因变异和高LH/FSH比、胰岛素抵抗以及排卵功能障碍均有显著的联系，因此，LH和LH受体基因被认为是影响甾体激素代谢和转运的最重要的基因。

三、临床表现和诊断

中枢性排卵功能障碍的病因复杂，临床异质性高，人群中各种表型、症状、病史、检查值等差异很大，部分患者的病症是永久性和终身的；部分患者的症状和表型是动态变化的，需要个体化地采取相应的诊疗计划。

（一）原发性闭经和青春期发育障碍

女性13岁仍无第二性征发育，15岁后仍无月经来潮应予以重视。少数患者可有1~2次月经样出血后出现继发性闭经。根据Tanner分期评估性征发育情况。

表 3-4　2022 年 WHO 垂体内分泌肿瘤（PitNETs）分类

类型	分泌激素	临床症状
促生长激素肿瘤	生长激素	肢端肥大症或巨人症
催乳素肿瘤	催乳素	性腺功能减退，溢乳
促甲状腺素肿瘤	促甲状腺素	甲状腺素水平升高及相关甲亢症状
成熟性多种激素 PIT1 系肿瘤	生长激素、催乳素及甲状腺素	多种内分泌腺亢进相关症状
未成熟 PIT1 系肿瘤	生长激素、催乳素及甲状腺素	多种内分泌腺亢进相关症状
嗜酸性干细胞瘤	催乳素和/或生长激素	相关症状
混合型促生长激素-催乳素瘤	催乳素和/或生长激素	相关症状
TPIT 来源垂体内分泌瘤（促肾上腺皮质细胞瘤）	促肾上腺皮质激素和其他 POMC 衍生物	Cushing 病或其他局部症状
SF1 来源垂体内分泌瘤（促性腺细胞瘤）	FSH，LH	排卵功能障碍的相关症状
无特定细胞来源的垂体内分泌瘤（多种激素瘤）	多种激素	相关症状
无效细胞瘤	无症状	无症状或特异性症状

1. **性征**　第二性征包括女性身高形体、乳房、腋毛等表现,在青春期最早出现;第一性征包括内外生殖器,包括大小阴唇、阴毛、阴道和子宫,需要专业和全面的检查和描述。

2. **家族史**　大多数基因缺陷的患者没有明显的家族史,然而一些综合征可能在家系中有相关的其他表型,女性的青春期延迟可能存在家族史,仔细询问这些病史可以提供诊断线索。

（二）继发性闭经和性腺功能减退

1. **月经史**　应详细记录和描述月经初潮到闭经的时间和发生过程,月经失调的分类。

2. **诱因**　需详细询问是否存在心理障碍、体重改变、运动剂量等病史,颅底和垂体的手术史或产后大出血病史。

（三）伴随症状和体征

1. **性腺功能减退**　HH、FHA、希恩综合征、青春期发育延迟等中枢性无排卵的患者,均伴有不同程度的性腺功能减退,除了促性腺激素减退造成闭经、月经不调外,还出现卵巢的雌激素水平低落以及相关症状和体征,临床表现为生殖道萎缩、骨质疏松、心血管疾病、认知功能减退等退行性改变。

2. **嗅觉**　依靠患者自诉可能会低估真实的嗅觉水平,因此推荐 UPSIT(宾夕法尼亚大学嗅觉测定 40-项)方法进行评估。其次可采用嗅脑高分辨 MRI 进行辅助诊断,扫描常见嗅觉系统结构异常(嗅球和嗅束未发育或发育欠佳),特别适用于无法配合嗅觉测试的幼儿 KS 患者。

3. **视觉**　一些下丘脑和垂体肿瘤和手术可能造成视野的缺损和视神经损害。

4. **体重 /BMI**　评估体重的增加或减少、运动量、营养、进食习惯和模式、体脂率等,对诊断 FHA 有重要价值。

5. **其他内分泌腺功能检查**　甲状腺、肾上腺及胰岛功能发生改变,可造成患者出现畏寒、神志淡漠、皮肤色素沉着、皮温和状态、水肿等临床表现,因此如果出现以上临床表型,建议进行这些相关内分泌功能的检查辅助诊断。

6. **其他**　出现溢乳、不孕、抑郁等临床表现,应结合患者情况进行相应检查。

（四）辅助检查

1. **染色体核型和基因检测**　原发性闭经和发育障碍、无其他病因的继发性闭经,首选染色体核型检查。如疑似 Kallmann 综合征和 IHH,可以进行靶向基因、全外显子组、全基因组生物基因检测。

2. **影像学检查**

(1)盆腔超声:测量子宫和卵巢的形态、体积、卵巢储备功能、是否存在盆腔包块,HH 患者常常伴发幼稚子宫和条索状性腺;垂体促性腺激素腺瘤患者,可有自发性卵巢过度刺激的表现。

(2)颅脑和垂体 MRI、CT:建议加增强扫描,判断颅内占位、肿瘤、结构改变。

(3)Kallmann 综合征患者 30% 伴有孤立肾,可行盆腔超声检查协助诊断。

(4)骨龄:对青春期发育延迟患者有重要的诊断意义。

(5)骨密度:对长期闭经的患者建议常规定期检查。

3. **实验室检查**

(1)内分泌激素的测定

1)性激素(FSH,LH,E_2,PRL,T,P): HH、FHA 和希恩综合征患者的典型表现为低 FSH、LH、E_2,FSH 及 LH 可低于 1.0U/L,通常 <5U/L,不同疾病差异范围较大,但分泌促性腺激素的垂体腺瘤患者,FSH 或 LH 异常升高甚至达数百倍。

2)AMH:评估卵巢的储备。

3)相关内分泌激素($ACTH$,F,$IGF\text{-}1$,GH,TSH,FT_3/FT_4):提示甲状腺、肾上腺相关功能。

(2)生化指标(转氨酶,血脂,血糖,电解质);建议行 OGTT,瘦素,排除胰岛素和代谢异常等。

(3)GnRH 兴奋试验:鉴别下丘脑和垂体性闭经的原因。肌内注射曲普瑞林 100μg,观察注射前及注射后 60 分钟的外周血 LH 水平,如果 LH ≥18U/L,提示垂体功能正常,性腺功能启动;如果 LH ≤6U/L,提示垂体不反应,性腺功能未启动。需注意的是,长期闭经的患者因垂体静息过久,可能一次试验垂体无正常反应,建议重复刺激 2~3 次后再观察。

四、诊断

按照闭经的诊断步骤:
1. 原发性闭经的诊断流程　见图 3-8。
2. 继发性闭经的诊断流程　见图 3-9。

五、临床处理

针对各类中枢性疾病的不同病因,选择个体化的处理方案,根据年龄、病变部位、病情程度及患者的生育需求做出相应的处理。

(一) IHH 逆转

文献报道,有 10%~20% 的 IHH 患者,在接受激素药物治疗后,可能恢复正常的生殖内分泌功能,称为 IHH 逆转(IHH reversal)。对单纯性青春期延迟的患者,可能存在自然建立月经和排卵周期延迟现象,但是生育能力正常。在撤离甾体性激素药物治疗后,如出现下面任何一项表现,符合 IHH 逆转:①自然妊娠;②自然月经来潮 ≥ 3 个月;③ LH 脉

冲频率及幅度处于正常女性范围[频率(7.8 ± 1.8)个脉冲 /12h;幅度(2.3 ± 1.0)U/L]。需注意的是,临床上部分患者 IHH 逆转后有 IHH 复发的风险(性激素水平低下,E_2<20pg/ml)。

一些严重的 FHA 患者,特别是发展到神经性厌食者,治疗后虽然体重和进食恢复,然而卵巢功能逆转较慢,有的需要长达 6~7 年;对 Kallmann 综合征和基因缺陷的患者,特别是伴随子宫和性腺未发育的情况,病情逆转的机会极小,需要终身激素补充治疗。

(二) 治疗和处理

1. **雌孕激素序贯**　属于激素补充治疗(HRT),帮助患者建立规律的人工月经周期,同时雌激素可维持生殖系统和全身各系统的生理功能,常用剂量为天然雌二醇 2mg/d 口服;后半周期序贯添加孕激素,常用地屈孕酮 20mg/d 共 10 天,或地屈孕酮 10mg/d 共 14 天,观察子宫体积和内膜的改变,定期监测乳腺、子宫内膜、骨密度。目前停止 HRT 的年龄并无明确界限值,建议按绝经 HRT 标准和患者的意愿综合决定。

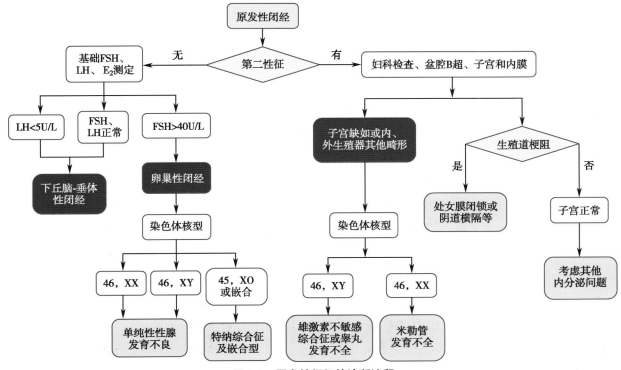

图 3-8　原发性闭经的诊断流程

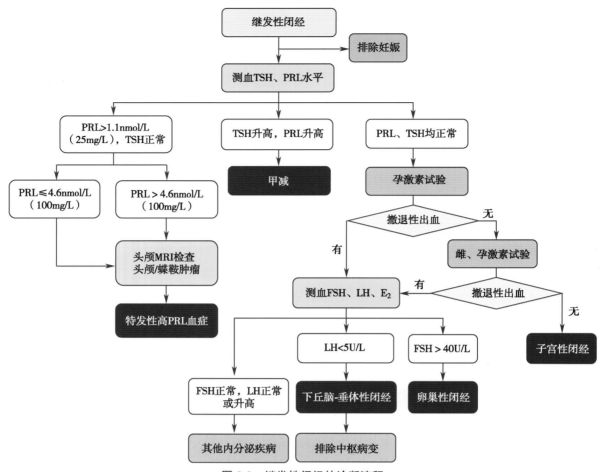

图 3-9 继发性闭经的诊断流程

2. 心理咨询 对 HH 长期闭经的患者,心理支持非常重要,特别是 FHA 患者,首选心理治疗。

3. 手术治疗 对垂体大腺瘤、颅内肿瘤等占位性病变,需要根据患者的个体指征,选择适当的手术方式,切除病变,恢复 HPO 轴的功能。

(三)青春期治疗原则

外源性雌激素补充为首要治疗方案,促进第二性征的发育。治疗中应考虑最终身高,身高已达预期者可启动性激素补充。应尽量模拟正常的青春期发育过程,先予以小剂量雌激素(雌二醇 0.5~1mg/d),缓慢加量(一般需要 1~2 年)至维持剂量(雌二醇 1~2mg/d),有乳房发育或是阴道流血开始周期性添加孕激素以保护内膜。治疗前应向患者及家属强调,激素补充治疗可能需要终身用药,并详细解释雌激素减退的远期并发症。

(四)生育和助孕

对于有生育计划的患者,需要进行诱导排卵和人工助孕,但是部分器质性病变或基因异常的患者,很难获得自然妊娠,需要提供专业和明确的生殖医学咨询。

1. 自然妊娠 文献报道少部分 IHH 患者通过 GnRH 脉冲泵治疗后可以获得自然妊娠,然而大部分患者需要诱导排卵或 IVF 助孕获得妊娠。值得注意的是,IHH 患者早期妊娠阶段必须进行足量、规律的黄体支持。

2. 诱导排卵 如果无法恢复患者的 HPO 轴功能,对于卵巢储备正常患者,建议采用外源性 GnRH 脉冲泵或促性腺激素诱导排卵。

(1)GnRH 脉冲泵:模拟生理频率 GnRH 脉冲是传统的疗法之一。设置 60 次 /90min 的频率,采用天然 GnRH 注射泵进行诱导排卵,可取得满意的效果。然而,由于 Gn 药物问世,诱导排卵方案近年来快速发展及不断优化,且 GnRH 泵的使用不便和代价昂贵,临床上逐渐已经不再使用 GnRH 泵诱导排卵。

(2)外源性 Gn:由于患者中枢存在反馈异常,因此基于雌激素反馈性的诱导排卵药物如克罗米芬、来曲唑使用无效,推荐低剂量 Gn 递增方案,添加 hMG 和 / 或 rLH 以补充 LH 低下。在诱导排卵方案中,加入 rLH/hCG 的刺激方案(如 FSH+rLH+hCG)更加有效,Gn 刺激时间较短,临床妊娠率更高。对于部分内源性基础 FSH 水平正常或略低的患者,临床上可尝试小剂量克罗米芬或联合 Gn 的方案。

3. 体外受精技术　反复诱导排卵无效或合并其他不孕因素,建议采用 IVF 助孕。对于 HPO 轴存在缺陷的患者,应注意添加 hCG 和 rLH 增加卵巢反应性,一般无须添加 GnRH 激动剂和拮抗剂。

4. 其他　幼稚子宫和性腺永久性衰竭的患者,除了长期的 HRT,根据自身条件和意愿选择生育方式。①子宫发育正常、雌孕激素内膜有反应的患者,建议卵母细胞捐赠助孕;②子宫发育不良患者,唯有捐卵 + 代孕协助生育,目前在我国代孕属于禁止的助孕项目;③根据患者意愿,也可以选择领养,或放弃生育。

（袁　纯　马　翔）

参考文献

1. STAMOU MI, COX KH, CROWLEY WF JR. Withdrawn: Discovering Genes Essential to the Hypothalamic Regulation of Human Reproduction Using a Human Disease Model: Adjusting to Life in the "-Omics" Era. Endocr Rev, 2016, 2016 (1): 4-22.

2. SWEE DS, QUINTON R, MAGGI R. Recent advances in understanding and managing Kallmann syndrome. Fac Rev, 2021, 10: 37.

3. KIM JH, SEO GH, KIM GH, et al. Targeted gene panel sequencing for molecular diagnosis of kallmann syndrome and normosmic idiopathic hypogonadotropic hypogonadism. Exp Clin Endocrinol Diabetes, 2019, 127 (8): 538-544.

4. ALKELAI A, OLENDER T, DODE C, et al. Next-generation sequencing of patients with congenital anosmia. Eur J Hum Genet, 2017, 25 (12): 1377-1387.

5. KÄNSÄKOSKI J, VAARALAHTI K, RAIVIO T. New intronic fibroblast growth factor receptor 1 (FGFR1) mutation leading to disrupted splicing and kallmann syndrome. Hum Reprod, 2018, 33 (2): 328-330.

6. ZHU Z, HAN X, LI Y, et al. Identification of ROBO1/2 and SCEL as candidate genes in Kallmann syndrome with emerging bioinformatic analysis. Endocrine, 2020, 67 (1): 224-232.

7. STAMOU M, NG SY, BRAND H, et al. A balanced translocation in kallmann syndrome implicates a long noncoding RNA, RMST, as a GnRH neuronal regulator. J Clin Endocrinol Metab, 2020, 105 (3): e231-244.

8. Balasubramanian R, Dwyer A, Seminara SB, et al. Human GnRH deficiency: a unique disease model to unravel the ontogeny of GnRH neurons. Neuroendocrinology, 2010, 92 (2): 81-99.

9. PHYLACTOU M, CLARKE SA, PATEL B, et al. Clinical and biochemical discriminants between functional hypothalamic amenorrhoea (FHA) and polycystic ovary syndrome (PCOS). Clin Endocrinol (Oxf), 2021, 95 (2): 239-252.

10. CARONIA LM, MARTIN C, WELT CK, et al. A genetic basis for functional hypothalamic amenorrhea. N Engl J Med, 2011, 364 (3): 215-225.

11. DELANEY A, BURKHOLDER AB, LAVENDER CA, et al. Increased Burden of Rare Sequence Variants in GnRH-Associated Genes in Women With Hypothalamic Amenorrhea. J Clin Endocrinol Metab, 2021, 106 (3): e1441-e1452.

12. AGUSTSSON TT, BALDVINSDOTTIR T, JONASSON JG, et al. The epidemiology of pituitary adenomas in Iceland, 1955-2012: a nationwide population-based study. Eur J Endocrinol, 2015, 173 (5): 655-664.

13. RAVEROT G, JOUANNEAU E, TROUILLAS J. Management of endocrine disease: clinicopathological classification and molecular markers of pituitary tumours for personalized therapeutic strategies. Eur J Endocrinol,

2014, 170 (4): R121-132.

14. MOLITCH ME. Diagnosis and treatment of pituitary adenomas: a review. JAMA, 2017, 317 (5): 516-524.

15. BERNARD DJ, FORTIN J, WANG Y, et al. Mechanisms of FSH synthesis: what we know, what we don't, and why you should care. Fertil Steril, 2010, 93 (8): 2465-2485.

16. UCCELLA S, LA ROSA S, GENASETTI A, et al. Localization of inhibin/activin subunits in normal pituitary and in pituitary adenomas. Pituitary, 2000, 3 (3): 131-139.

17. LUSSIANA C, GUANI B, MARI C, et al. Mutations and polymorphisms of the FSH receptor (FSHR) gene: clinical implications in female fecundity and molecular biology of FSHR protein and gene. Obstet Gynecol Surv, 2008, 63 (12): 785-795.

18. DESWAL R, NANDA S, DANG AS. Association of luteinizing hormone and LH receptor gene polymorphism with susceptibility of polycystic ovary syndrome. Syst Biol Reprod Med, 2019, 65 (5): 400-408.

19. CUI J, MINER BM, ELDREDGE JB, et al. Regulation of gene expression in ovarian cancer cells by luteinizing hormone receptor expression and activation. BMC Cancer, 2011, 11: 280.

20. 中华医学会妇产科学分会内分泌学组. 闭经诊断与治疗指南 (试行). 中华妇产科杂志, 2011, 46 (9): 712-716.

21. TROTMAN GE. Delayed puberty in the female patient. Curr Opin Obstet Gynecol, 2016, 28 (5): 366-372.

22. 刘兆祥, 伍学焱. 女性低促性腺激素性性腺功能减退症诱导排卵治疗进展. 中华内分泌代谢杂志, 2015, 31 (1): 83-85.

23. 赵一兵, 秦贵军. 女性先天性低促性腺激素性性腺功能减退症 46 例临床分析. 中国实用医刊, 2019, 46 (16): 18-22.

第七节　卵巢储备功能减退

一、概述

卵巢储备功能简称卵巢储备（ovarian reserve，OR），指卵巢内卵泡生长、发育，并形成优势卵泡的能力，取决于卵巢内剩余卵泡的数量和质量。卵巢储备功能减退（diminished ovarian reserve，DOR）是指由于卵巢内卵泡的数量减少和/或质量下降，导致卵巢功能不足，引起女性生育能力下降，同时伴有抗米勒管激素（anti-Müllerian hormone，AMH）水平降低、窦卵泡数（antral follicle count，AFC）减少、基础卵泡刺激素（follicle stimulating hormone，FSH）水平升高（图 3-10）。DOR 包括与年龄相关的生理性 DOR，以及与年龄不相符，过早出现卵巢储备功能减退的病理性 DOR。目前临床上对于 DOR 的诊断标准尚不统一。已报道的 DOR 发病率为 10%~35%，在年龄＞40 岁的女性人群中，DOR 的发病率＞50%。

二、DOR 的诊断

DOR 的诊断依赖于对卵巢储备功能的综合评价，目前并无统一的诊断标准。2022 年《卵巢储备功能减退临床诊治专家共识》推荐使用 AMH、AFC、基础 FSH 并结合年龄因素进行诊断。

（一）AMH

AMH 由卵巢内窦前卵泡和小窦卵泡的颗粒细胞分泌，通过自分泌和旁分泌的方式抑制始基卵泡的募集，对卵泡的发育和成熟发挥调控作用。女性血清 AMH 水平遵循特征性的变化轨迹：从胎儿期开始分泌，至性成熟时达到峰值，然后随着生育年龄的增长逐渐下降，至围绝经期时停止分泌。由于 AMH 水平可反映卵巢内剩余小卵泡的数目，与年龄、FSH 水平有很强的关联性，且在整个月经周期中保持相对稳定，故临床中将其作为反映卵巢储备功能的常用检测指标。目前普遍认为

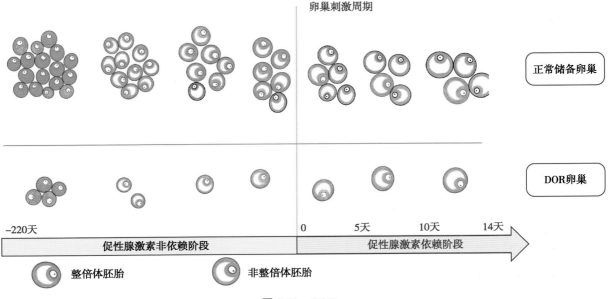

图 3-10　DOR

AMH<1.0ng/ml 提示卵巢低储备,但不同研究之间存在差异。2022 年《卵巢储备功能减退临床诊治专家共识》推荐以 AMH<1.1ng/ml 作为评判卵巢储备减退的标准之一。

值得注意的是,血清 AMH 水平可能会受药物、不良生活方式和某些疾病状态的影响。口服避孕药、促性腺激素药物的使用可能会使 AMH 的水平产生波动,吸烟、肥胖可使 AMH 水平下降。而一些疾病状态,如多囊卵巢综合征(polycystic ovarian syndrome,PCOS)或颗粒细胞肿瘤,AMH 水平则明显升高。因此在临床工作中需结合患者实际情况,充分考虑各种可能影响 AMH 水平的因素进行综合分析。

(二)AFC

AFC 指早卵泡期双侧卵巢中窦卵泡(直径 2~10mm)的数量之和,是评估卵巢储备功能的另一可靠标准。不同于激素测定,AFC 的检测依赖超声操作者的技术和经验,在经验丰富的生殖中心,AFC 的检测周期间变异性低,观察可靠性高。目前对于 AFC 用于诊断 DOR 的具体数值尚缺乏统一的标准。2022 年《卵巢储备功能减退临床诊治专家共识》推荐采用博洛尼亚标准,即 AFC 5~7 枚则诊断 DOR。

(三)基础 FSH 水平

指女性在自然月经周期第 2~4 天的血清检测结果,其升高是 DOR 的一个相对特异表现,但敏感性不高。与 AMH 不同,血清 FSH 水平在月经周期内和周期间变异性较大,导致其作为单一指标评估卵巢储备的可靠性受限。此外,对于基础 FSH 水平临床意义的分析,还应充分考虑基础雌二醇(estradiol,E_2)水平的影响。DOR 状态下基础 E_2 水平降低,但是 FSH 升高可刺激颗粒细胞分泌 E_2,导致 E_2 水平短暂性升高。目前临床上普遍接受以连续两个月经周期的基础 FSH ≥ 10U/L 作为 DOR 的诊断标准,但对于基础 FSH 水平正常但 E_2 水平升高(>60~80pg/ml)的患者,同样提示 DOR。

(四)年龄

随着女性年龄的增长,卵巢储备功能自然下降,表现为 35 岁后女性患不孕症和自然流产的风险增加。据统计,女性年龄>30 岁时,IVF 助孕妊娠率和活产率开始下降,35 岁后出现显著下降,至 40 岁以后,妊娠率和活产率降至 30 岁女性的 50%。因此,对于年龄>35 岁的女性,若备孕超过 6 个月仍未获得妊娠,建议进行卵巢储备功能评估。

三、DOR 的助孕策略

对于符合 DOR 诊断标准且有生育需求的已婚女性,2022 年《卵巢储备功能减退临床诊治专家共识》建议,若年龄<35 岁的 DOR 患者积极备孕 6 个月,≥35 岁者试孕 3 个月而未能成功妊娠,则按照不孕症合并 DOR 进行处理。方法包括:一般健康指导,如改善患者生活方式,及时进行心理疏导;定期监测排卵,并配合中医药酌情促排卵治疗。此外,对于符合指征的患者,建议积极采用辅助生殖技术助孕。常用的促排卵方案包括温和刺激方案、常规刺激方案和自然周期方案。

(一)温和刺激方案

国际温和刺激方案辅助生殖技术协会(the International Society for Mild Approaches in Assisted Reproduction,ISMAAR)将温和刺激方案定义为在联合使用促性腺激素释放激素拮抗剂(gonadotropin releasing hormone antagonist,GnRH-A)的治疗周期中,以较低剂量和/或较短给药时间使用促性腺激素(gonadotropin,Gn),或是以低剂量 Gn 联合使用抗雌激素或芳香化酶抑制剂(克罗米芬或来曲唑)的刺激方案。温和刺激方案中 Gn 的每日最大剂量为 150U,目标是单个刺激周期下获得 3~5 枚卵母细胞。

与常规刺激方案相比,温和刺激方案用药周期短,Gn 累积用量少,经济成本低。尽管获卵数偏少,但可获得与常规刺激方案相似的妊娠率,这可能是因为高剂量 Gn(FSH)本身及其所致高雌激素状态,可影响卵母细胞的减数分裂及胚胎着床过程。因此,对于 DOR 患者,临床实践普遍建议采用温和刺激方案作为主要助孕方案。

(二)常规刺激方案

即使用外源性 Gn 联合促性腺激素释放激素激动剂(gonadotropin releasing hormone agonist,GnRH-a)和 / 或 GnRH-A,诱导多个卵泡发育的促排方案。包括 GnRH-a 长方案、GnRH-a 短方案和 GnRH-A 方案。常规刺激方案中,Gn 的用量大,每日剂量在 150~450U。相比于温和刺激方案,常规刺激方案可以获得更多数目的卵母细胞,但胚胎非整倍体率也会相应升高。一项随机对照研究(randomized controlled trial,RCT)对比了接受常规刺激和温和刺激两组患者的获卵数和胚胎整倍体率,尽管常规刺激组最终形成的胚胎数是温和刺激组的 2 倍,但是胚胎整倍体率并不高于温和刺激组。另一项 RCT 发现随着 FSH 剂量的增加,卵母细胞受精率和囊胚形成率反而出现下降。

尽管高剂量 Gn 有增加胚胎非整倍体的风险,但对于 DOR 患者,常规刺激方案能尽可能地在单个周期内多募集一些卵泡,增加获卵数。因此有学者基于前期临床经验,建议对卵巢储备不良的患者先进行 1~2 个周期的常规刺激,再进行约 4 个周期的温和刺激,但关于此种方法的临床效果还有待高质量临床证据的支持。

除了上述三种常规刺激方案,临床实践中还总结出了基于常规刺激的双重刺激(double ovarian stimulation,DuoStim)方案及常规刺激后胚胎冻存。研究表明 DuoStim 方案对于年龄>35 岁的 DOR 患者具有很强的优越性,可增加其获卵数和胚胎整倍体率。其次,随着 ART 全胚冷冻策略的广泛应用,DOR 患者可避免将来之不易的胚胎暴露于促排卵后不良的子宫环境,理论上能够提高胚胎着床率。但关于此种方法的应用价值,不同研究团队得出的结论并不一致,仍需更多研究证据的支持。

(三)自然周期方案(或改良自然周期方案)

DOR 女性卵巢储备差,部分患者对促排卵药物反应不佳,周期取消率高,因此选择自然周期取卵对于 DOR 患者具有一定的优势。自然周期根据患者月经周期长短,在早卵泡期开始监测卵泡发育,并根据血清激素水平决定扳机时间。改良的自然周期是指在原有自然周期监测卵泡发育的过程中,为加速卵泡生长或防止提前排卵,加用一定剂量的 Gn 或 GnRH-A。一项针对卵巢低反应(poor ovarian response,POR)的 RCT,比较了接受自然周期和温和刺激两组患者的妊娠结局,发现两组患者的妊娠率并无显著差异,但自然周期下 POR 患者的胚胎着床率更高。同样在 DOR 患者中,也观察到自然周期和常规刺激周期下可以获得相似的临床妊娠率。因此,2022 年《卵巢储备功能减退临床诊治专家共识》建议对于既往胚胎质量差、基础 FSH 高(>15~25U/L)、卵巢功能状态濒临衰竭并且希望避免药物刺激的 DOR 患者,可尝试自然周期或改良自然周期助孕。

四、DOR 的辅助用药

(一)生长激素

生长激素(growth hormone,GH)通过刺激肝脏和卵泡中胰岛素样生长因子 1(insulin-like growth factor 1,IGF-1)的产生,增强 Gn 的作用,升高血清和卵泡液中雌激素水平,并参与卵泡发育和卵母细胞的成熟过程。基础研究发现,GH 受体敲除的小鼠,原始卵泡向生长卵泡的转化出现异常,原始卵泡数目和闭锁卵泡比例明显升高。用 GH 处理过的牛卵母细胞,卵母细胞第一极体排出率、卵裂率和囊胚形成比率增加。临床研究同样发现,DOR 患者接受 GH 治疗后,获卵数、优质胚胎数和临床妊娠率升高。除此之外,GH 还可通过促进子宫内膜增殖、血管分化等改善胚胎着床环境,提高临床妊娠率。因此,结合现有临床证据,2022 年《卵巢储备功能减退临床诊治专家共识》建议,对于有生育需求的 DOR、胚胎质量低下、薄型子宫内膜以及反复种植失败的患者,在促排卵周期前连续 3 个月进行 GH 预处理治疗,以促进患者卵巢功能,提高卵巢反应性,改善卵母细胞质量,增加子宫内膜厚度及容受性,进而改善妊娠结局。

(二)脱氢表雄酮

脱氢表雄酮(dehydroepiandrosterone,DHEA)可增强卵泡对 Gn 的反应性,降低线粒体活性氧的水平。近年来,DHEA 被逐渐应用于 DOR 患者的助孕治疗。回顾性队列研究和荟萃分析均提示,补充 DHEA 可提高 DOR 女性的获卵数、胚胎数及累积妊娠率。但针对 DHEA 的 RCT 研究并未得出更好的临床结局的结论。总而言之,补充 DHEA 可能对 DOR 患者的助孕治疗有益,但受限于现有研究基础和方法,尚不能得出确实有效的结论。

(三)辅酶 Q10

氧化应激增加可能通过导致 DNA 链断裂参与卵巢衰老发生。辅酶 Q10 作为一种抗氧化剂,不仅可以减弱氧化应激带来的损伤压力,还能参与能量代谢和 ATP 合成。有研究认为卵泡液中的辅酶 Q10 水平与胚胎质量和妊娠率呈正相关。年轻 DOR 患者(年龄<35 岁)接受 DHEA 预处理后可减少 Gn 用量,提高获卵数和优质胚胎数。然而,对于年龄 ≥35 岁的卵巢低储备患者,辅酶 Q10 对卵巢反应性和胚胎质量的作用还需进一步的证据支持。

(四)褪黑素

褪黑素(melatonin)是由松果体分泌的一种胺类激素,可以直接清除自由基,具有强大的抗氧化活性。褪黑素可以保护动物卵母细胞及周围体细胞免受氧化损伤,促进卵母细胞成熟、受精和早期胚胎发育。临床研究发现,IVF 助孕患者排卵前卵泡液中褪黑素水平较高,且患者体内的褪黑素水平与 AFC 和血清 AMH 水平呈正相关,提示褪黑素在人类卵巢储备维持、卵泡发育过程中发挥的潜在作用。一项针对 DOR 患者褪黑素补充效果的 RCT 发现,与对照组相比,从上一个周期的第 5 天开始每天服用 3mg 褪黑素的试验组患者的扳机日

血清 E_2 水平更高,获得的胚胎质量更好,但两组间的整体妊娠率上没有显著差异。因此,褪黑素能否改善 DOR 患者的助孕结局仍需要更多的临床研究证实。

五、中医中药

古代医籍中尚无"卵巢储备功能减退"的病名记载,属于"不孕症""月经后期""月经过少""闭经"等范畴。《素问·上古天真论》曰:"女子二七,而天癸至,任脉通,太冲脉盛,月事以时下,故有子…七七任脉虚,太冲脉衰少,天癸竭,地道不通,故形坏而无子也"。夏桂成教授认为 DOR 多属于肾阴亏虚,心(脑)-肾-子宫轴失调。尤昭玲教授认为 DOR 基于肾虚,兼有心、肝、脾、肺多脏腑功能失调。岭南罗氏妇科认为 DOR 的病机在于真阴不足,癸水匮乏,冲任虚衰,兼有瘀血阻滞。先天禀赋不足和后天失养均可损耗肾精肾气,冲任虚衰,胞宫胞脉失养,精不化血,血海亏虚,导致天癸不能正常充盈而过早耗竭,出现血枯、经闭等症。

针对不同的病因病机,中药治疗从补肾入手,补肾活血法、补肾宁心法、补肾舒肝法、补肾健脾法等可显著改善患者月经周期、经量、潮热汗出、失眠等临床症状,调节性激素水平,增加窦卵泡数,提高卵巢的储备功能和卵子质量,提高妊娠率。一项纳入 21 项 RCT 的荟萃分析发现,中药复方组在降低 FSH 和 LH、提高 AMH、改善临床症状、增加窦卵泡数及临床疗效方面优于对照组。此外,DOR 病程长,病情重,需长期服药,膏方可提供较为简便、有效的治疗方案。

针灸作为简便廉验的中医特色外治法,在世界范围内日益得到广泛认可。针灸能通过刺激人体穴位,激发机体的神经内分泌调节机制,从而双向调节性激素水平,改善卵巢功能。主要方法包括针刺、艾灸(脐灸、督灸)、耳穴压豆、穴位埋线等。

(秦莹莹　焦　雪)

参考文献

1. 中华预防医学会生育力保护分会生殖内分泌生育保护学组. 卵巢储备功能减退临床诊治专家共识. 生殖医学杂志, 2022, 31 (04): 425-434.

2. PASTORE LM, CHRISTIANSON MS, STELLING J, et al. Reproductive ovarian testing and the alphabet soup of diagnoses: DOR, POI, POF, POR, and FOR. J Assist Reprod Genet, 2018, 35 (1): 17-23.

3. JIAO Z, BUKULMEZ O. Potential roles of experimental reproductive technologies in infertile women with diminished ovarian reserve. J Assist Reprod Genet, 2021, 38 (10): 2507-2517.

4. ZHU J, WANG Y, CHEN L, et al. Growth Hormone Supplementation May Not Improve Live Birth Rate in Poor Responders. Front Endocrinol (Lausanne), 2020, 11: 1.

5. BROER SL, BROEKMANS FJ, LAVEN JS, et al. Anti-Müllerian hormone: ovarian reserve testing and its potential clinical implications. Hum Reprod Update, 2014, 20 (5): 688-701.

6. TAL R, SEIFER DB. Ovarian reserve testing: a user's guide. Am J Obstet Gynecol, 2017, 217 (2): 129-140.

7. MEDICINE PRACTICE COMMITTEE OF THE AMERICAN SOCIETY FOR REPRODUCTIVE. Testing and interpreting measures of ovarian reserve: a committee opinion. Fertil Steril, 2020, 114 (6): 1151-1157.

8. JAIN T, SOULES MR, COLLINS JA. Comparison of basal follicle-stimulating hormone versus the clomiphene citrate challenge test for ovarian reserve screening. Fertil Steril, 2004, 82 (1): 180-185.

9. CENTER FOR DISEASE CONTROL AND PREVENTION. SART 2015 Assisted Reproductive Technology (ART) summary report: percentage of pregnancies, live births, and single-infant live births by age of woman as a result of ART treatment. 2015.

10. NARGUND G, FAUSER BC, MACKLON NS, et al. The ISMAAR proposal on terminology for ovarian stimulation for IVF. Hum Reprod, 2007, 22 (11): 2801-2804.

11. MEDICINE PRACTICE COMMITTEE OF THE AMERICAN SOCIETY FOR REPRODUCTIVE. Comparison of pregnancy rates for poor responders using IVF with mild ovarian stimulation versus conventional IVF: a guideline. Fertil Steril, 2018, 109 (6): 993-999.

12. EDWARDS RG. IVF, IVM, natural cycle IVF, minimal stimulation IVF-time for a rethink. Reprod Biomed Online, 2007, 15 (1): 106-119.

13. ARCE JC, ANDERSEN AN, FERNANDEZ-SANCHEZ M, et al. Ovarian response to recombinant human follicle-stimulating hormone: a randomized, antimullerian hormone-stratified, dose-response trial in women undergoing in vitro fertilization/intracytoplasmic sperm injection. Fertil Steril, 2014, 102 (6): 1633-1640. e1635.

14. VAIARELLI A, CIMADOMO D, PETRIGLIA C, et al. DuoStim-a reproducible strategy to obtain more oocytes and competent embryos in a short time-frame aimed at fertility preservation and IVF purposes. A systematic review. Ups J Med Sci, 2020, 125 (2): 121-130.

15. BERKKANOGLU M, COETZEE K, BULUT H, et al. Optimal embryo transfer strategy in poor response may include freeze-all. J Assist Reprod Genet, 2017, 34 (1): 79-87.

16. ROQUE M, VALLE M, SAMPAIO M, et al. Does freeze-all policy affect IVF outcome in poor ovarian responders? Ultrasound Obstet Gynecol, 2018, 52 (4): 530-534.

17. DOGAN S, CICEK OSY, DEMIR M, et al. The effect of growth hormone adjuvant therapy on assisted reproductive technologies outcomes in patients with diminished ovarian reserve or poor ovarian response. J Gynecol Obstet Hum Reprod, 2021, 50 (2): 101982.

18. CHEN Y, TAO L, LIN Y, et al. Outcomes of in vitro fertilization-embryo transfer in women with diminished ovarian reserve after growth hormone pretreatment. Gynecol Endocrinol, 2020, 36 (11): 955-958.

19. YANG P, WU R, ZHANG H. The effect of growth hormone supplementation in poor ovarian responders undergoing IVF or ICSI: a meta-analysis of randomized controlled trials. Reprod Biol Endocrinol, 2020, 18 (1): 76.

20. XUE-MEI W, HONG J, WEN-XIANG Z, et al. The effects of growth hormone on clinical outcomes after frozen-thawed embryo transfer. Int J Gynaecol Obstet, 2016, 133 (3): 347-350.

21. ZHANG QL, LEI YL, DENG Y, et al. Treatment Progress in Diminished Ovarian Reserve: Western and Chinese Medicine. Chin J Integr Med, 2023, 29 (4): 361-367.

22. CHEN SN, TSUI KH, WANG PH, et al. Dehydroepiandrosterone Supplementation Improves the Outcomes of in vitro Fertilization Cycles in Older Patients With Diminished Ovarian Reserve. Front Endocrinol (Lausanne), 2019, 10: 800.

23. QIN JC, FAN L, QIN AP. The effect of dehydroepiandrosterone (DHEA) supplementation on women with diminished ovarian reserve (DOR) in IVF cycle: Evidence from a meta-analysis. J Gynecol Obstet Hum Reprod, 2017, 46 (1): 1-7.

24. AKARSU S, GODE F, ISIK AZ, et al. The association between coenzyme Q10 concentrations in follicular fluid with embryo morphokinetics and pregnancy rate in assisted reproductive techniques. J Assist Reprod Genet, 2017, 34 (5): 599-605.

25. XU Y, NISENBLAT V, LU C, et al. Pretreatment with coenzyme Q10 improves ovarian response and embryo quality in low-prognosis young women with decreased ovarian reserve: a randomized controlled trial. Reprod Biol Endocrinol, 2018, 16 (1): 29.

26. LIN T, LEE JE, KANG JW, et al. Melatonin supplementation during prolonged in vitro maturation improves the quality and development of poor-quality porcine oocytes via anti-oxidative and anti-apoptotic effects. Mol Reprod Dev, 2018, 85 (8-9): 665-681.

27. ZHENG M, TONG J, LI WP, et al. Melatonin concentration in follicular fluid is correlated with antral follicle count (AFC) and in vitro fertilization (IVF) outcomes in women undergoing assisted reproductive technology (ART) procedures. Gynecol Endocrinol, 2018, 34 (5): 446-450.

28. 尚玉洁, 周惠芳. 国医大师夏桂成从心论治卵巢储备功能减退思想探赜. 中华中医药杂志, 2021, 36 (03): 1426-1429.

29. 汪沛, 朱玲. 岭南罗氏妇科论治早发性卵巢功能不全. 长春中医药大学学报, 2020, 36 (05): 891-894.

30. WANG H, YANG G, WANG S, et al. The Most Commonly Treated Acupuncture Indications in the United States: A Cross-Sectional Study. Am J Chin Med, 2018: 1-33.

第八节　早发性卵巢功能不全和衰竭

一、定义和诊断标准

卵巢储备取决于始基卵泡池中的卵泡数量和质量,两者均随年龄的增长而降低,至50岁左右卵泡基本耗竭,女性发生绝经。始基卵泡池过小,卵泡耗竭加速或功能障碍都会导致卵巢功能提前衰退。近年来,随着女性生育计划的推迟、恶性肿瘤带瘤生存期的延长及生活方式和社会压力的增加,卵巢储备提前降低甚至衰竭的发生率显著升高。既往存在多个术语定义此病理生理过程,较常用者为卵巢功能早衰(premature ovarian failure,POF)、原发性卵巢功能不全(primary ovarian insufficiency,

POI)和早发性卵巢功能不全(premature ovarian insufficiency,POI)(图3-11)。

(一)卵巢功能早衰

卵巢功能早衰(POF)指女性40岁之前出现闭经,卵泡刺激素(FSH)水平升高(>40U/L)和雌激素水平降低等内分泌异常,并伴有不同程度围绝经期症状。POF临床处理棘手,严重影响患者的生活质量。随着病因研究的深入和临床病例的积累,"POF"的概念被认为存在明显的局限性。这一概念无法体现疾病的进展性和多样性,不利于疾病早期识别;而且"衰竭"一词无疑判了"生育死刑",给患者带来巨大的精神负担。

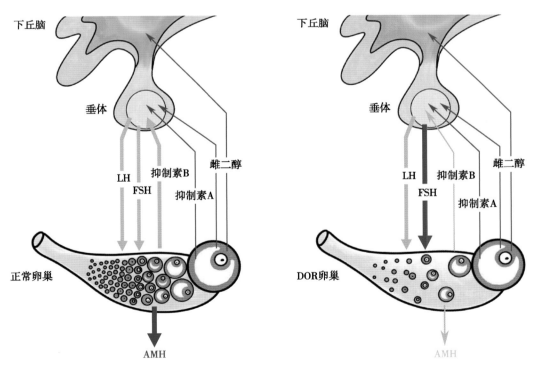

图3-11　POI的定义

（二）原发性卵巢功能不全

2008 年，美国学者提出用原发性卵巢功能不全（POI）替代 POF，将疾病进程分为正常、隐匿期、生化异常期和临床异常期四个阶段，更加全面地诠释了卵巢功能衰退的整个过程。隐匿期 FSH 水平正常、月经规律，但生育力开始降低；生化异常期仍存在规律月经，但 FSH 水平开始升高，生育力显著降低；临床异常期指在生化异常的基础上出现月经紊乱甚至闭经。POI 概念的更新契合了疾病表型复杂、高度异质性的特征，但未明确隐匿期和生化异常期的诊断和 FSH 界定阈值，使临床医生对 POI 的早期诊断、早期预警和预后评估仍存在困惑。此外，"原发性"一词更强调卵巢原发异常，未纳入医源性等因素导致的卵巢功能继发性损伤。

（三）早发性卵巢功能不全

2015 年欧洲人类生殖及胚胎学会（European Society of Human Reproduction and Embryology，ESHRE）发布了《早发性卵巢功能不全的管理指南》，对疾病进行重新定义。早发性卵巢功能不全（POI）是指女性在 40 岁以前出现卵巢功能减退，诊断标准为月经稀发或闭经至少 4 个月，两次血清基础 FSH>25U/L（间隔>4 周），同时伴有雌激素水平的波动下降。2017 年《早发性卵巢功能不全的临床诊疗中国专家共识》沿用了此术语，并将亚临床期 POI 的 FSH 诊断阈值界定为 15~25U/L，使得早期阶段的患者得到充分重视和及早干预。目前，早发性卵巢功能不全（POI）已逐渐成为临床广泛接受和应用的术语。

二、病因和发病机制

POI 的病因具有高度异质性，任何导致卵巢始基卵泡池减少、卵泡耗竭加速的因素都可能导致 POI 发生。目前已知的病因包括染色体异常、基因突变、自身免疫性疾病、手术及放化疗损伤等，但仍有半数以上患者病因不明，称为特发性 POI。

（一）遗传因素

占 POI 病因的 20%~25%，包括染色体异常和基因突变。

1. **染色体异常** 约占 POI 病因的 10%~13%，包括染色体数目和结构异常。其中，X 染色体异常约占染色体异常的 94%，最常见的包括 X 染色体数目异常（45,X/46,XX 和/或 47,XXX）、X 染色体部分缺失及 X 常染色体易位。最易发生 X 染色体缺失和易位的区域是 POF1（Xq23~q27）和 POF2（Xq13~q21），由于卵巢功能相关的关键基因缺失导致的基因单倍剂量不足或染色体片段重排对邻近基因的"位置效应"导致卵子发生障碍及卵泡发育异常，进而导致卵泡闭锁加速，诱发 POI。

2. **基因突变** POI 遗传物质异常除了细胞遗传水平的染色体核型异常外，也可源于分子遗传水平——基因突变。卵泡发育需要众多基因和信号通路协同参与，随着二代测序技术的广泛应用，POI 的致病基因谱得到了扩展，包括参与减数分裂、DNA 损伤修复、卵泡激活和发育、线粒体功能和代谢的基因，目前已发现近 90 个，但是单个基因致病性突变在 POI 中的贡献度均不超过 5%。

（1）X 染色体相关基因：位于 Xp11.2 的 *BMP15* 基因编码 TGF-β 超家族生长因子，在卵泡发育和排卵过程中起重要作用，已被证实是 POI 的致病基因。研究认为位于 Xq27.3 的 *FMR1* 基因 5′UTR 动态突变与脆性 X 综合征和 POI 发生相关。携带 *FMR1* 前突变（5′非翻译区 CGG 重复次数为 55~199）的女性 13%~26% 发生 POI。但在中国汉族 POI 女性中，*FMR1* 前突变的发生率仅为 0.5%，明显低于白种人妇女，提示 *FMR1* 前突变具有显著的地域和种族差异，并非中国汉族 POI 的主要遗传学病因。此外，通过对 X 常染色体易位断裂点和 X 染色体片段缺失的定位，已经鉴定出 X 染色体上与 POI 相关的多个基因，包括 *XPNPEP2*、*POF1B*、*DACH2*、*CHM*、*DIAPH2* 和 *PGRMC1*。

（2）减数分裂和 DNA 损伤修复相关基因：卵母细胞自胚胎期开始进入第一次减数分裂，并静止于第一次减数分裂前期双线期成为初级卵母细胞,随后单层颗粒细胞包裹初级卵母细胞形成原始卵泡。第一次减数分裂前期的主要事件包括程序性 DNA 双链断裂(double-strand breakage,DSB)形成和同源重组(homologous recombination,HR),对保障细胞分裂时染色体正确分离和卵母细胞基因组多样性至关重要,任何一环节的基因表达异常都可能导致生殖细胞发生障碍。在中国汉族 POI 患者中发现减数分裂 DSB 形成基因 *PRDM9* 和 *ANKRD31* 的杂合突变,通过单倍剂量不足影响 DSB 形成和减数分裂进程。在 HR 过程中,EXO1 对 DSB 断端进行修饰,RAD51 和 DMC1 在 BRCA2、PSMC3IP、MND1、MEIOB 和 SPIDR 的调控下促进单链入侵,MSH4-MSH5 异源二聚体、MCM8-MCM9 解旋酶复合体和 HFM1 参与中间体的形成和稳定。上述基因中,*EXO1*、*RAD51*、*MCM8* 和 *MCM9* 杂合变异通过单倍剂量不足效应引发 POI,而其他基因均通过双等位基因变异或微缺失导致散发性或家族性 POI。

此外,维持联会复合体结构稳定的基因 *SYCE1*、*C14ORF39* 和 *SYCP2L* 及控制姐妹染色单体之间连接的粘连蛋白复合体基因 *STAG3*、*REC8* 和 *SMC1B* 突变也参与 POI 的发生。范科尼贫血(Fanconi anemia,FA)是一种罕见的基因组不稳定综合征,与骨髓衰竭、肿瘤易感性增加和严重的生殖障碍有关。FA 通路是包含 22 个成员的经典 DNA 损伤应答通路,主要参与 DNA 交联损伤修复及复制压力应答。20 个 FA 基因敲除小鼠表现出不同程度的生殖障碍,已证实原始生殖细胞(primordial germ cells,PGC)依赖 FA 通路解除其在早期发育过程中的转录-复制冲突从而维持基因组稳定性和卵巢储备建立。此外,FA 通路在减数分裂过程中亦发挥作用。但目前为止,仅有 5 个 FA 基因被证实与 POI 相关,包括 *BRCA2/FANCD1*、*FANCM*、*FANCU/XRCC2*、*FANCA* 和 *FANCL*。此外,DNA 核苷酸切除修复基因 *CSB-PGBD3* 的杂合突变也会导致 DNA 损伤修复功能受损,参与 POI 的发生。

(3)卵泡激活和发育相关基因:原始卵泡形成后处于静息状态,其激活是非促性腺激素依赖性的,需要卵母细胞和颗粒细胞的精确调控、相互协作。卵母细胞特异性转录因子 *FIGLA*、*NOBOX*、*SOHLH1*、*SOHLH2*、*LHX8* 及颗粒细胞特异性转录因子 *FOXL2* 参与原始卵泡形成、卵泡激活和颗粒细胞分化。卵母细胞表达的转化生长因子 TGF-β 家族基因 *BMP15* 和 *GDF9* 通过旁分泌的方式介导卵母细胞和颗粒细胞的联系,参与卵泡发育。卵泡发育后期,颗粒细胞和卵泡膜细胞在促性腺激素的刺激下逐渐分化并合成雌激素和孕激素,促进卵泡进一步成熟。目前已发现,与生殖内分泌功能相关的基因如 *FSHR*、*INHA*、*AMH* 和 *KHDRBS1* 与 POI 发生相关,这些基因突变可不同程度地诱导卵母细胞凋亡和卵泡闭锁。此外,调控类固醇生成相关基因表达的转录因子 *NR5A1*、*BNC1* 和 *WT1* 基因突变也会导致 POI。

(4)线粒体相关基因:成熟卵母细胞是人体内线粒体含量最丰富的细胞,卵母细胞成熟、受精和胚胎发育等过程与线粒体生物合成密切相关。线粒体功能失调可引发过度的细胞内氧化应激,导致卵母细胞及其周围体细胞凋亡,进而加速卵泡耗竭。迄今已发现多个影响线粒体功能的基因,其突变已被证实参与综合征型或单一表型 POI 的发生。DNA 多聚酶 γ 基因(*POLG*)突变可导致进行性外眼肌麻痹(progressive external ophthalmoplegia,PEO)合并 POI;*HARS2*、*LARS2*、*CLPP* 和 *C10ORF2* 突变可通过不同机制影响线粒体的生物合成进而导致 Perrault 综合征合并 POI;*AARS2* 基因编码 tRNA 合成酶,其突变可导致卵巢型脑白质营养不良综合征(ovarioleukodystrophies disease,OLD);*PRORP* 双等位变异导致线粒体 tRNA 处理缺陷引起听力损失、POI、发育迟缓和白质脑;*RCBTB1* 基因参与泛素化修饰,可能与线粒体生物合成过程的调控有关,其突变可导致遗传性视网膜营养不良综合征(inherited retinal dystrophies,IRDs)合并 POI;*MRPS22* 基因编码线粒体核糖体 28S 小亚基的组成成分,参与 mtDNA 的翻译,其突变可导致单一表型的 POI。

(5)代谢相关基因:卵巢功能的维持需要适当的新陈代谢,一方面提供能量供给,一方面分解潜在的毒性因子、合成卵巢功能的必要因子。HSD17B4 编码 17β- 羟基类固醇脱氢酶 4 型,参与脂肪酸 β- 氧化和类固醇代谢,其突变导致 Perrault 综合征合并 POI。其他如 GALT、PMM2 基因突变导致 POI 的表型亦被报道。

(6)转录和翻译调控相关基因:CPEB1 是一种重要的转录后调节蛋白,通过与靶基因 mRNA 的 CPE 元件结合促进 poly(A)尾的延长和 mRNA 的翻译。CPEB1 在生殖细胞中高表达并调节参与减数分裂和卵泡发育关键基因的翻译。Cpeb1 敲除小鼠出现 POI 表型,在中国 POI 患者中也发现了 CPEB1 基因的杂合缺失,但发生率仅为 0.3%,提示 CPEB1 缺失可能并非中国 POI 患者的常见遗传学病因。真核翻译启动因子 EIF4ENIF1 在卵母细胞中高表达,可以控制核糖体与特定 mRNA 的 5′ 端结合,抑制蛋白质翻译,目前已在 POI 家系中发现 EIF4ENIF1 杂合突变。

(7)全基因组学研究:根据动物模型的表型,通过 POI 家系的全外显子组测序和散发病例中的 Sanger 测序鉴定了大多数 POI 的致病基因。同时,全基因组关联分析(GWAS)和拷贝数变异(copy number variation,CNV)等技术也为寻找新的 POI 易感位点或候选基因提供了高通量、高效率的筛查手段。2012 年陈子江等进行迄今样本量最大的 POI-GWAS 研究,在中国汉族 POI 人群中发现了新的易感区域 8q22.3。2009 年首次在 99 例法国 POI 患者中识别 8 个 CNVs,发现 5 个与女性生殖相关的候选基因 DNAH5、NAIP、DUSP22、AKT1 及 NUPR1。但由于 POI 病因复杂,样本量小,遗传异质性高,目前发现的关联位点和 CNV 尚待多区域和大样本研究的重复。

3. 表观遗传调控 非编码 RNA(non-coding RNAs,ncRNAs)的表达对生命活动至关重要。

常见的 ncRNAs 包括微小 RNA(microRNA,miRNA)、长链非编码 RNA(long noncoding RNA,lncRNA)以及环状 RNA(circular RNA,circRNA)等,在多种细胞类型、组织以及生物学或致病过程中发挥调控基因表达、染色质修饰或基因组稳定性的作用,并通过多种形式参与 POI 的发生。研究发现 microRNA 通过影响 DNA 损伤修复功能导致颗粒细胞增殖障碍从而参与 POI 发生;lncRNA HCP5、GCAT1、PVT1、ZNF674-AS1 和 DDGC 等可能通过影响颗粒细胞增殖、能量代谢、凋亡等生物学过程导致卵泡耗竭加速,参与 POI 的发生;circRNA 吸附 miRNA 并解除其对靶基因的抑制作用,通过影响细胞衰老通路导致卵母细胞和颗粒细胞功能异常,导致 POI 发生。

(二)免疫性因素

5%~30% 的 POI 与自身免疫异常相关,但目前临床缺乏用于自身免疫性 POI 的有效预警和诊断指标,自身免疫失调导致卵巢损伤和功能障碍的机制亦不明确。

1. POI 与自身免疫性疾病 POI 常伴发或继发于其他器官的自身免疫性疾病,如自身免疫性甲状腺疾病(autoimmune thyroid disease,AITD)、原发性肾上腺功能减退(Addison disease,AD)、系统性红斑狼疮等。其中,AITD 是 POI 患者最常见的自身免疫疾病之一,而 AD 是与 POI 关联度最高的自身免疫疾病。

2. POI 与体液免疫 B 细胞介导的体液免疫应答是由抗原引起的,抗体是这一反应中的重要分子,可以通过各种机制发挥免疫效应。以抗类固醇生成细胞抗体(StCA)和抗肾上腺皮质抗体(AAA)为代表的卵巢自身抗体可与卵巢相关抗原结合,在补体的协同作用下产生细胞毒性作用,破坏卵巢组织,加速卵泡耗竭,进而导致 POI。其中 StCA 是最常见的卵巢自身免疫性抗体,是 AD 相关 POI 的重要标志分子。鉴于缺乏临床大样本证实,这些抗体并未作为 POI 的临床检测指标。

3. POI 与细胞免疫 细胞免疫异常,尤其是

T细胞亚群失衡是导致POI的重要原因。POI患者外周循环和卵巢局部存在辅助性T细胞(helper T cell，Th)1型炎性反应亢进和调节性T细胞(regulatory T cell，Treg)数量下降。Th1炎性反应可引起卵巢颗粒细胞凋亡增加，雌激素合成障碍，导致卵巢功能不全。Treg缺陷介导Th1活化导致颗粒细胞分化异常参与POI发生。

(三)医源性因素

常见的医源性因素包括手术、放疗和化疗。卵巢手术，如单/双侧卵巢切除术、囊肿剥除术等，可导致卵巢皮质受损或局部炎症，影响卵巢血供，增加POI发生风险，卵巢功能的损伤程度与手术术式、止血方式、熟练程度有关。放疗对卵巢功能的损害取决于照射部位、照射剂量及患者年龄，患者年龄越大对放疗越敏感，发生POI的风险就越大。化疗药物可通过加速原始卵泡耗竭、影响卵泡成熟对卵巢功能造成损伤。化疗对卵巢功能的损害与药物种类、剂量和患者年龄有关，其中烷化剂对卵巢的毒性最强。

(四)其他因素

大量流行病学数据显示吸烟女性绝经年龄较非吸烟人群提前1~2年。烟草中的二甲基苯丙蒽能够与颗粒细胞和卵母细胞的多环芳烃受体结合，激活促凋亡因子；另外，尼古丁具有抑制芳香化酶的活性，影响雌激素的合成。此外，烟草中的多环烃对生殖细胞有毒性作用，可导致卵泡耗竭。

此外，病毒或细菌感染也可诱发POI。3%~7%流行性腮腺炎感染者发生POI，乙型脑炎、腮腺炎病毒等均可损伤卵巢组织，既往也有免疫抑制患者患巨细胞病毒性卵巢炎的报道。长期服用抗类风湿药物如雷公藤也可能引起POI；环境中毒物如有机溶剂、杀虫剂、塑化剂、工业化学制剂等，以及PM2.5长期暴露也可导致卵巢功能损害。环境内分泌干扰物(environmental endocrine disruptors，EEDs)可干扰生物体神经内分泌、免疫和生殖系统功能，例如双酚A可使卵泡池中始基卵泡消耗增加导致POI发生。

三、临床表现和辅助检查

(一)临床表现

1. **症状**　POI患者的常见症状包括月经改变、生育力降低、雌激素水平降低的表现及其他伴随症状。

(1)月经改变：原发性POI表现为原发性闭经。继发性POI在临床上更为常见，随着卵巢功能逐渐衰退，会先后出现经期缩短、经量减少、月经稀发、渐至闭经；少数女性会出现无征兆的突然闭经。

(2)生育力降低：POI患者生育力显著下降，在卵巢功能衰退早期，由于偶发排卵，POI女性有5%~10%自然妊娠的可能。

(3)雌激素水平降低的表现：继发性POI由于雌激素的撤退，可出现潮热出汗、情绪和认知功能改变、生殖道干涩灼热感、性功能障碍、骨质疏松、代谢异常等雌激素水平降低的表现。

(4)其他伴随症状：POI病因高度异质，伴随症状因病因而异，如心血管系统发育缺陷、智力障碍、睑裂狭小、肾上腺和甲状腺功能减退等。

2. **体征**　原发性POI患者常伴发性器官和第二性征发育不良、体态和身高发育异常；继发性POI患者可有乳房萎缩、阴毛腋毛脱落、外阴阴道萎缩；某些综合征型POI患者可表现为睑裂狭小、听力丧失等。

(二)辅助检查

1. **基础内分泌**　在月经周期第2~4天(闭经时随机血)检测，至少两次(间隔4周)血清基础FSH>25U/L；血清雌二醇水平因疾病初期卵泡的无序生长而升高(>50pg/ml)，继而降低。

2. **超声**　双侧卵巢体积较正常缩小，双侧小窦卵泡数(antral follicle count，AFC)<5个，连续监测未见卵泡发育，部分患者可见间歇性卵泡发育及排卵。

3. **血清**　AMH≤1.1ng/ml。青春期前或青春期女性AMH水平<同龄女性2倍标准差，提示

POI 风险增加。

4. 遗传、免疫相关检测 染色体核型、基因检测、肾上腺抗体、甲状腺功能等。

5. 其他 宫颈黏液评分低，阴道脱落细胞学检查提示雌激素水平低落。

四、处理原则

（一）心理及生活方式干预

由于激素水平紊乱、代谢功能障碍、不孕等表现，POI 患者易出现抑郁、焦虑、自卑、性心理障碍等心理问题。临床医生应指导患者正确认识 POI，进行情绪安抚，告知尤其是年轻、发病时间短的患者，仍有偶然自发排卵的可能。此外，建议 POI 患者定期体检，戒烟、限制酒精和咖啡因摄入，保持规律运动和承重训练，健康饮食及适当补充钙剂及维生素 D，尤其是已出现骨密度（bone mineral density，BMD）降低者。

（二）遗传咨询

POI 患者具有家族聚集性。研究表明有 POI 或者早绝经家族史的 POI 女性初潮到闭经时间长，染色体异常率低，妊娠可能性大。根据家族史和遗传学检测结果评估遗传风险，为制订生育计划、生育力保存、绝经预测提供指导。对有 POI 或者早绝经家族史的女性，可借助高通量基因检测技术筛查致病基因。对家系中携带遗传变异的年轻女性建议尽早生育，或在政策和相关措施允许的情况下进行生育力保存。

（三）治疗

1. 激素补充治疗 为减轻 POI 患者由于雌激素缺乏引起的一系列围绝经期症状，并预防心血管疾病和骨质疏松，国内外共识均指出，若无禁忌证，POI 患者均应给予激素补充治疗（hormone replacement therapy，HRT）。对于青少年 POI 患者，HRT 还可诱导和促进外生殖器和第二性征的发育。POI 患者进行 HRT 的治疗原则、时机、方案、禁忌证等详见《早发性卵巢功能不全的激素补充治疗专家共识（2016 版）》及《中国绝经管理与绝经

激素治疗指南（2023 版）》。

2. 非激素治疗 对于部分性激素依赖性恶性肿瘤治疗后或其他禁忌使用 HRT 的 POI 患者，采用植物类药物、植物雌激素、中医药治疗及其他疗法如选择性 5- 羟色胺重吸收抑制剂（selective serotonin re-uptake inhibitors，SSRIs）等，均可一定程度缓解绝经相关症状。然而，非激素治疗仅能够用于短暂性治疗和辅助治疗，其安全性和有效性仍需进一步探讨。

3. 并发症管理 POI 患者的低雌激素生活期至少比其他女性增多 10 年，其罹患心血管疾病、骨质疏松、泌尿生殖道萎缩、认知功能下降的风险增加。多项研究证实 HRT 可一定程度上降低 POI 患者上述并发症的发生风险，同时还可给予抗骨吸收药物、阴道雌激素霜和润滑剂等对症支持治疗，必要时积极进行多学科合作。

4. 生育相关管理

（1）自然妊娠：约 50% 的 POI 患者会出现间歇性排卵的现象，甚至 5%~10% 的患者在确诊后仍可自然妊娠。然而绝大多数 POI 患者已处于卵巢功能下降乃至衰竭状态，因此，对有生育要求者应给予积极的助孕治疗。

（2）辅助生殖技术治疗

1）自卵辅助生殖技术（assisted reproductive technique，ART）：仅有小部分 POI 患者有机会尝试自卵 ART，其在促排卵过程中多存在对促性腺激素（gonadotropin，Gn）反应性低、周期取消率高、获卵数少、胚胎质量差、妊娠率低等问题，需要多个周期促排卵累积胚胎，因此探索出高效经济的促排卵方案是治疗关键。传统治疗期望通过增加 Gn 剂量或延长 Gn 使用时间来增加获卵数，但单纯增加卵巢功能下降患者的 Gn 用量并不能增加卵子及胚胎数，且明显增加了治疗费用。减量长方案即减少促性腺激素释放激素激动剂（gonadotropin releasing hormone agonist，GnRH-a）用量，既能达到垂体降调节效果，又可改善垂体过度抑制，但目前能够抑制黄体生成素（luteal hormone，LH）峰的

最小有效剂量尚未明确。短方案相对于常规长方案缩短了 Gn 用药时间及剂量，但可能会升高内源性 LH、孕酮、雄激素水平，对卵泡会产生不良的退化作用，降低卵子质量和数量。微刺激方案简单方便、经济，趋于生理化，卵子质量佳，但易诱发内源性 LH 峰，周期取消率高。由于相关研究较少，目前尚无确切有效的最佳用药方案。部分辅助用药如生长激素（growth factor，GH）、脱氢表雄酮（dehydroepiandrosterone，DHEA）、辅酶 Q10、白藜芦醇、褪黑素等，可能通过降低氧化应激反应、减轻 DNA 损伤等在一定程度上改善卵巢功能和胚胎质量，但其在 POI 患者中的疗效仍有待进一步证实。另外，最近研究表明 POI 患者行自卵体外助孕后空卵泡率高达 70.4%，而获卵率不足 30%，且所获卵子多为闭锁或不成熟卵子，提示 POI 女性自身卵泡发育异常可能影响其自卵助孕结局。

2）赠卵体外受精胚胎移植术（in vitro fertilization and embryo transfer，IVF-ET）：是 POI 患者解决生育问题的可选途径，其妊娠成功率与常规 IVF-ET 类似。然而卵源缺乏及一系列社会伦理问题使其在临床实施过程中仍存在一定困难。另外，接受赠卵助孕女性发生包括妊娠期高血压疾病在内的围产期并发症的风险明显升高，尤其是特纳综合征（Turner syndrome，TS）患者。因此，指南建议术前应对 POI 患者的心血管系统功能进行充分评估，并积极寻求多学科合作。

（3）生育力保存：对于具有 POI 高危因素或诊断早期的女性，可结合法律法规、伦理、患者意愿、婚姻状况等，考虑行胚胎冻存、卵巢组织冻存或卵子冻存。

1）胚胎冷冻：胚胎冷冻简单经济，是已婚 POI 患者生育力保存的最常用方法，尤其适用于已符合 POI 诊断标准而超声下仍可见窦卵泡的患者。对于因为恶性肿瘤等原因需要手术、放疗或化疗的女性，应当由不同专科医生联合讨论是否可以适当延迟该疾病的治疗，为体外助孕积攒胚胎提供时间窗。

2）成熟卵母细胞冷冻：目前的卵子冷冻主要是成熟卵母细胞的玻璃化冷冻。该技术为未婚女性提供了生育力保存的机会，但尚存在法律、管理、技术、伦理、安全性等问题。

3）未成熟卵母细胞体外成熟技术（in-vitro maturation，IVM）：该技术主要适用于不能进行超促排卵的肿瘤患者或需要即刻行肿瘤治疗的患者，目前主张未成熟卵子体外成熟后再冻存，以提高卵子利用率。

4）卵巢组织冷冻：在卵巢储备良好的青春期前女性中效果较好。一项涵盖 19 项研究、309 例卵巢组织移植结局的荟萃分析显示，自体卵巢组织移植后的累积临床妊娠率可以达到 57.5%，内分泌功能恢复率可以达到 63.9%。但是，卵巢组织冷冻仍存在管理、技术、伦理、安全性等问题。

（4）新疗法

1）卵泡体外激活（in-vitro activation，IVA）：POI 患者卵巢内仍存在具有代谢活性的休眠卵泡，可以通过技术手段将其激活并刺激生长。迄今全球通过 IVA 分娩的 POI 病例约 10 余例，但现阶段卵泡体外激活效率相对较低，且该技术的安全性及对患者及子代的影响，也需要更大样本数据的验证。

2）富血小板血浆（platelet-rich plasma，PRP）治疗：PRP 含有大量生长因子，可能通过局部刺激卵巢组织、调节激素分泌、改善局部微循环等方式修复卵巢功能。已有多项研究报道 POI 患者接受 PRP 治疗后获得活产，但仍需要高质量的随机对照试验来评估该技术的安全性和在临床结局方面的疗效。

3）干细胞移植：干细胞具有分化为各种组织器官和细胞的潜在功能，将健康的干细胞移植到患者体内，替代或修复受损细胞或组织发挥功能，以达到治疗的目的即为干细胞治疗。动物实验已表明，干细胞移植可使动物卵巢的大小形态得以恢复，各级卵泡数增加。但该技术的研究尚处于初步阶段，但其有效性、安全性以及所带来的伦理问题是现阶段学术界的讨论焦点。

　　总之，POI病因高度异质，严重影响女性生育力和身心健康。期待随着病因学研究的持续深入、多学科合作的日益紧密、循证医学证据的不断完善，越来越多的POI患者能够实现早期诊断、规范治疗、全程管理，改善其生育结局和生存质量。

（秦莹莹　焦　雪）

参考文献

1. WEBBER L, DAVIES M, ANDERSON R, et al. ESHRE Guideline: management of women with premature ovarian insufficiency. Hum Reprod, 2016, 31 (5): 926-937.

2. 陈子江, 田秦杰, 乔杰, 等. 早发性卵巢功能不全的临床诊疗中国专家共识. 中华妇产科杂志, 2017, 52 (09): 577-581.

3. QIN Y, JIAO X, SIMPSON JL, et al. Genetics of primary ovarian insufficiency: new developments and opportunities. Hum Reprod Update, 2015, 21 (6): 787-808.

4. JIAO X, QIN C, LI J, et al. Cytogenetic analysis of 531 Chinese women with premature ovarian failure. Hum Reprod, 2012, 27 (7): 2201-2207.

5. WANG Y, GUO T, KE H, et al. Pathogenic variants of meiotic double strand break (DSB) formation genes PRDM9 and ANKRD31 in premature ovarian insufficiency. Genet Med, 2021, 23 (12): 2309-2315.

6. WEINBERG-SHUKRON A, RACHMIEL M, RENBAUM P, et al. Essential Role of BRCA2 in Ovarian Development and Function. N Engl J Med, 2018, 379 (11): 1042-1049.

7. QIN Y, ZHANG F, CHEN ZJ. BRCA2 in Ovarian Development and Function. N Engl J Med, 2019, 380 (11): 1086.

8. CECCALDI R, SARANGI P, D'ANDREA AD. The Fanconi anaemia pathway: new players and new functions. Nat Rev Mol Cell Biol, 2016, 17 (6): 337-349.

9. QIN Y, GUO T, LI G, et al. CSB-PGBD3 Mutations Cause Premature Ovarian Failure. PLoS Genet, 2015, 11 (7): e1005419.

10. ZHAO H, CHEN ZJ, QIN Y, et al. Transcription factor FIGLA is mutated in patients with premature ovarian failure. Am J Hum Genet, 2008, 82 (6): 1342-1348.

14. BOUILLY J, BACHELOT A, BROUTIN I, et al. Novel NOBOX loss-of-function mutations account for 6.2% of cases in a large primary ovarian insufficiency cohort. Hum Mutat, 2011, 32 (10): 1108-1113.

11. QIN Y, SHI Y, ZHAO Y, et al. Mutation analysis of NOBOX homeodomain in Chinese women with premature ovarian failure. Fertil Steril, 2009, 91 (4 Suppl): 1507-1509.

12. ZHAO S, LI G, DALGLEISH R, et al. Transcription factor SOHLH1 potentially associated with primary ovarian insufficiency. Fertil Steril, 2015, 103 (2): 548-553. e545.

13. QIN Y, JIAO X, DALGLEISH R, et al. Novel variants in the SOHLH2 gene are implicated in human premature ovarian failure. Fertil Steril, 2014, 101 (4): 1104-1109. e1106.

14. LIU H, GUO T, GONG Z, et al. Novel FSHR mutations in Han Chinese women with sporadic premature ovarian insufficiency. Mol Cell Endocrinol, 2019, 492: 110446.

15. WANG B, LI L, ZHU Y, et al. Sequence variants of KHDRBS1 as high penetrance susceptibility risks for primary ovarian insufficiency by mis-regulating mRNA alternative splicing. Hum Reprod, 2017, 32 (10): 2138-2146.

16. ZHANG D, LIU Y, ZHANG Z, et al. Basonuclin 1 deficiency is a cause of primary ovarian insufficiency. Hum Mol Genet, 2018, 27 (21): 3787-3800.

17. TIOSANO D, MEARS JA, and BUCHNER DA. Mitochondrial Dysfunction in Primary Ovarian Insufficiency. Endocrinology, 2019, 160 (10): 2353-2366.

18. JIAO W, ZHAO S, LIU R, et al. CPEB1 deletion is not a common explanation for premature ovarian insufficiency in a Chinese cohort. J Ovarian Res, 2020, 13 (1): 49.

19. QIN Y, ZHAO H, XU J, et al. Association of 8q22. 3 locus in Chinese Han with idiopathic premature ovarian failure (POF). Hum Mol Genet, 2012, 21 (2): 430-436.

20. DANG Y, WANG X, HAO Y, et al. MicroRNA-379-5p is associate with biochemical premature ovarian insufficiency through PARP1 and XRCC6. Cell Death Dis, 2018, 9 (2): 106.

21. ZHOU XY, LI Y, ZHANG J, et al. Expression profiles of circular RNA in granulosa cells from women with biochemical premature ovarian insufficiency. Epigenomics, 2020, 12 (4): 319-332.

22. WANG X, ZHANG X, DANG Y, et al. Long noncoding RNA HCP5 participates in premature ovarian insufficiency by transcriptionally regulating MSH5 and DNA damage repair via YB1. Nucleic Acids Res, 2020, 48 (8): 4480-4491.

23. LI D, WANG X, DANG Y, et al. lncRNA GCAT1 is involved in premature ovarian insufficiency by regulating p27 translation in GCs via competitive binding to PTBP1. Mol Ther Nucleic Acids, 2021, 23: 132-141.

24. KIRSHENBAUM M, ORVIETO R. Premature ovarian insufficiency (POI) and autoimmunity-an update appraisal. J Assist Reprod Genet, 2019, 36 (11): 2207-2215.

25. JIAO X, ZHANG X, LI N, et al. T (reg) deficiency-mediated T (H) 1 response causes human premature ovarian insufficiency through apoptosis and steroidogenesis dysfunction of granulosa cells. Clin Transl Med, 2021, 11 (6): e448.

26. YOUNIS JS, SHAPSO N, FLEMING R, et al. Impact of unilateral versus bilateral ovarian endometriotic cystectomy on ovarian reserve: a systematic review and meta-analysis. Hum Reprod Update, 2019, 25 (3): 375-391.

27. SPEARS N, LOPES F, STEFANSDOTTIR A, et al. Ovarian damage from chemotherapy and current approaches to its protection. Hum Reprod Update, 2019, 25 (6): 673-693.

28. 陈子江. 生殖内分泌学. 北京: 人民卫生出版社, 2016: 550.

29. JIAO X, ZHANG H, KE H, et al. Premature Ovarian Insufficiency: Phenotypic Characterization Within Different Etiologies. J Clin Endocrinol Metab, 2017, 102 (7): 2281-2290.

30. 中华医学会妇产科学分会绝经学组. 早发性卵巢功能不全的激素补充治疗专家共识. 中华妇产科杂志, 2016, 51 (12): 881-886.

31. 中华医学会妇产科学分会绝经学组. 绝经期管理与激素补充治疗临床应用指南 (2012 版). 中华妇产科杂志, 2013, 48 (10): 795-799.

32. OLIVER-WILLIAMS C, GLISIC M, SHAHZAD S, et al. The route of administration, timing, duration and dose of postmenopausal hormone therapy and cardiovascular outcomes in women: a systematic review. Hum Reprod Update, 2019, 25 (2): 257-271.

33. SAMAD N, NGUYEN HH, EBELING PR, et al. Musculoskeletal Health in Premature Ovarian Insufficiency. Part Two: Bone. Semin Reprod Med, 2020, 38 (4-05): 289-301.

34. PANAY N, ANDERSON RA, NAPPI RE, et al. Premature ovarian insufficiency: an International Menopause Society White Paper. Climacteric, 2020, 23 (5): 426-446.

35. FRAISON E, CRAWFORD G, CASPER G, et al. Pregnancy following diagnosis of premature ovarian insufficiency: a systematic review. Reprod Biomed Online, 2019, 39 (3): 467-476.

36. SECOMANDI L, BORGHESAN M, VELARDE M, et al. The role of cellular senescence in female reproductive aging and the potential for senotherapeutic interventions. Hum Reprod Update, 2022, 28 (2): 172-189.

37. MELNICK AP, ROSENWAKS Z. Oocyte donation: insights gleaned and future challenges. Fertil Steril, 2018, 110 (6): 988-993.

38. 梁晓燕, 李晶洁. 生育力保存中国专家共识中华医学会生殖医学分会. 生殖医学杂志, 2021, 30 (09): 1129-1134.

39. HE Y, CHEN D, YANG L, et al. The therapeutic potential of bone marrow mesenchymal stem cells in premature ovarian failure. Stem Cell Res Ther, 2018, 9 (1): 263.

第九节 先天性性腺发育不全

人类女性生殖器官发生是一个复杂的、多阶段的过程,从最初的双性生殖阶段到最终的性别形态发生。性发展可以分为两个不同的过程:①性别的决定:通过基因编程,最终未分化的性腺形成睾丸或卵巢;②性别分化:通过性腺在形成过程中和形成后产生的激素诱导进一步分化。

一、定义和分类

(一)定义

先天性性腺发育不全是在性腺分化之前发生发育阻滞,在女性表现为卵巢的发育不全,按病因可分为:①由于染色体异常导致性腺的形成异常,如特纳综合征(45,X、45,X/46,XX)、X染色体片段缺失或易位、脆性X综合征等;②染色体正常,由于激素分泌异常,或因其对目标器官的作用,导致生殖器分化和表型异常的单纯性性腺发育不良。

(二)分类

1. 特纳综合征(Tumer syndrome,TS) 是最常见的女性性腺发育不良,发病率为1/4 000~1/2 500,其中大多数(>95%)不孕。1938年,Turner第一次对7例具有相似的临床表现,包括女性表型,但身材矮小、性腺幼稚、肘外翻和蹼颈的患者做了详细的描述,故该疾病后来被命名为特纳综合征。1959年,Ford首次证实了特纳综合征的核型为45,X。事实上,45,X胚胎大多数在宫内死亡,只有3%存活,其中90%出现卵巢功能衰竭和原发性闭经。然而,10%的患者可能有月经初潮甚至妊娠,这些病例中有很多都是嵌合体核型。

40%~50%的特纳综合征的核型为45,X,15%~25%为45,X/46,XX的嵌合核型,20%为X等臂染色体,少数女性存在环状X染色体。此外,10%~12%的女性有不同数量的Y染色体物质,在这些女性中,约3%为45,X/46,XY嵌合。

约77%的典型的特纳综合征患者体内的X染色体来自母亲,推测原因是精子在减数分裂过程中出现了性染色体不分离,产生缺少性染色体的异常精子,该异常精子与正常的23,X单倍体卵母细胞结合后,形成核型为45,X的合子,最后发育成典型特纳综合征个体。嵌合型的发生与有丝分裂异常有关,当受精卵形成后的有丝分裂中出现性染色体不分离,就可以产生45,X细胞系,形成45,X/46,XX或45,X/46,XY嵌合型核型。X染色体结构异常也可以导致特纳综合征,包括X染色体长臂或短臂的缺失/部分缺失、等臂染色体、环状染色体等。染色体结构异常发生的基础是染色体发生断裂,断裂区域的基因片段丢失、倒位重接或易位等,而这些基因与卵巢和卵母细胞的发生发育有关。

2. 45,X/46,XY综合征 又称混合性性腺发育不全,患者临床表现差别很大,从类似典型的特纳综合征到接近正常男性,从混合性性腺发育不全到卵睾性性腺发育异常都有可能出现。体内性腺多为一侧条索状卵巢,一侧为发育不全的睾丸。

3. 46,XX单纯性性腺发育不全 病因多为胚胎生殖细胞未移行到原始性腺内或相关基因突变。多表现为条索状性腺,但副中肾管和尿生殖窦分化不受影响,因此内生殖器和外阴均为女性表型。

4. 46,XY单纯性性腺发育不全 又称Swyer综合征,发病原因包括:未被探测到的Y染色体短臂缺失;SRY基因突变;其他与性别决定有关的基因突变。Y染色体的基因突变或缺失,导致原始性腺未分化成睾丸,而仅仅是条索状性腺。

5. 47,XXX 又称"超雌综合征",大多数女性卵巢功能正常,但有约 10% 的女性表现为性腺发育不良。

二、临床表现和辅助检查

(一) 临床表现

1. 特纳综合征的临床表现 特纳综合征是一种罕见的疾病,其特征是女性高促性腺激素性性腺功能减退、不孕症、身材矮小、内分泌和代谢紊乱、自身免疫性疾病风险增加,以及其他疾病如心血管疾病高发。特纳综合征患者的临床表型和核型直接相关,45,X 患者的临床表型最典型,嵌合型的临床表现差异较大,取决于正常细胞系和异常细胞系的比例。胎儿期的特纳综合征往往有颈部透明层增厚,青春期原发性闭经往往是最常见的临床就诊诉求。

大型流行病学研究表明,由于各种相关疾病,特纳综合征女性的发病率有所增加。此外,与一般人口相比,平均寿命减少 13~15 岁。发病率最明显的增加是内分泌疾病,包括自身免疫性疾病(如糖尿病或甲状腺炎)、骨质疏松症和相关的脆性骨折以及心血管疾病(高血压、心脏的先天性畸形)、消化系统疾病和贫血,特纳综合征中约 50% 的额外死亡率可归因于心血管问题。特纳综合征合并有 Y 染色体物质存在的患者患卵巢癌风险增加。

(1) 骨骼发育异常:决定身高的基因位于 X 染色体短臂上,因为一条 X 染色体的缺失,大多数特纳综合征患儿出生时身长较正常低,儿童期身高增长较慢,较正常同龄儿平均身高低 2 个标准差以上,到青春期无明显的生长加速,身材矮小。典型的特纳综合征患者的身高多 <147cm。许多特纳综合征患者存在骨骼发育异常,表现为肘外翻、不成比例的腿短、盾状胸、颈椎发育不良导致的颈短、脊柱侧弯和第 4、5 掌(跖)骨短,小颌、高腭弓等。特纳综合征患者骨密度下降,骨质疏松、骨折风险增加。

(2) 性腺功能减退:特纳综合征患者的血清促性腺激素水平升高,而性激素减退,几乎所有患者都伴有卵巢功能减退或衰竭,最终导致不孕,只有少数女性保持微弱的自发生育能力。卵母细胞加速丢失导致卵泡池卵泡耗竭,这一过程始于胎儿期,并在出生后加速进展,这种表型背后的确切机制尚不清楚。21%~50% 的特纳综合征在正常的青春期开始时出现自发性乳房发育,只有 15%~30% 有自发性月经初潮。值得注意的是,青春期发育高度依赖于核型,45,X 的女性中只有 2%~3% 正常月经初潮,通常在几年后进入继发性闭经。

Bernard 等在研究特纳综合征患者时发现,在大多数病例中,原发性卵巢衰竭发生在青春期前,只有约 20% 的患者有自发性月经初潮,而嵌合核型和自发月经初潮增加了排卵的可能。特纳综合征患者 2%~5% 的个体能自然妊娠,她们多为嵌合型核型,但胎儿异常和妊娠丢失的比率增加。特纳综合征患者妊娠期的风险增加,包括主动脉病变、肝病、甲状腺疾病、2 型糖尿病和剖宫产率增加。

(3) 代谢性疾病风险增加:特纳综合征体脂代谢异常,往往 BMI 增高,腰 - 臀比增加,总脂肪质量和内脏脂肪增加。糖耐量受损(IGT)存在于 25%~78% 的成人特纳综合征人群,与健康对照组和早发性卵巢功能不全(POI)的女性相比更为普遍。IGT 发生的病理生理学尚不完全清楚,在特纳综合征的年轻女性患者中,口服葡萄糖耐量试验(oral glucose tolerance test,OGTT)和静脉葡萄糖耐量试验提示胰岛素分泌不足。β 细胞的功能随着年龄的增长而显著下降,IGT 可以进展为典型的 2 型糖尿病(diabetes mellitus type 2,T₂DM)。糖耐量受损的发生率与核型相关,与 45,X 的女性相比,嵌合型特纳综合征女性糖耐量多为正常。

(4) 自身免疫性疾病:特纳综合征的女性患多种自身免疫性疾病的风险增加。最常见的是自身免疫性甲状腺疾病、1 型糖尿病和炎症性肠病(inflammatory bowel disease,IBD),但类风湿关节炎、银屑病、白癜风和斑秃的发病率也更高。患有自身免疫性疾病的特纳综合征女性,其调节性 T 细胞水平较低。有一种理论认为,卵巢功能障碍伴雌激素和 / 或雄激素的缺乏,是导致自身免疫病理的重要机制。

(5)肝功能异常:在特纳综合征患者中肝功能经常受到影响,血清肝功能生物标志物如转氨酶和碱性磷酸酶升高,胆红素水平通常在正常范围内。其潜在原因可能是多因素的,血脂升高是重要的风险因素。

(6)先天性心脏病:在患有特纳综合征的青春期前女孩中,主动脉硬化发病率增加,最常见的先天性畸形是二叶主动脉瓣,在 25% 的特纳综合征患者中发现。先天性心脏病的其他表现在特纳综合征中也很常见,可以单独出现,或在同一个体中有几种先天性心脏缺陷联合出现。其他常见先天性心血管病变包括:主动脉缩窄、肺静脉引流异常、主动脉下阻塞、二尖瓣发育不良和冠状动脉异常。特纳综合征中的主动脉扩张很常见,与先天性心脏缺陷有关,如主动脉弓异常、二尖瓣主动脉瓣和主动脉缩窄,以及舒张期高血压,成年后高血压、脑卒中的风险增加。

2. 45,X/46,XY 综合征 根据性腺发育情况,内生殖器可有女性到性别模糊到男性不同表现。如果两侧均为条索状性腺,患者就表现为特纳综合征;如果只有发育不全的睾丸,就表现为两性畸形。如果有发育较好的睾丸,社会性别多为男性,往往因男性不育在男科就诊。

3. 单纯性性腺发育不良 与特纳综合征有很多相似之处,如性幼稚,条索状性腺,但没有身材矮小等躯体异常体征。

(二)辅助检查

1. 内分泌测定 常规测定血 FSH、LH、E$_2$、PRL、T、P,患者基础 FSH、LH 水平明显升高,提示为高促性腺激素性闭经。应在 11 岁青春期开始前监测黄体生成素(LH)、卵泡刺激素(FSH)水平,了解有无自发性性发育的可能性。定期进行肝、肾功能、空腹血糖、糖化血红蛋白、血脂、甲状腺功能,骨密度等测定。

2. 影像学检查 包括超声、CT 和 MRI 检查,目的是发现条索状性腺、子宫、心血管及泌尿系统异常等畸形。

3. 染色体核型分析 对先天性性腺发育不全需要常规行染色体核型分析以明确诊断,核型分析注意嵌合现象,是明确诊断的最重要指标。

三、诊断和依据

根据原发或继发闭经临床表现、体格检查、妇科检查、内分泌检查、影像学检查和染色体核型分析,作出诊断较容易,主要与卵巢内含始基卵泡的原发高促性腺激素性闭经相鉴别。

四、处理原则

(一)特纳综合征的处理

特纳综合征的临床处理需要包括妇产科、心血管、内分泌等在内的多学科综合管理。最新的特纳综合征国际指南建议对所有患有特纳综合征的妇女进行彻底的心血管评估,因为先天性畸形的发病率较高,早发性高血压的发病率也非常高,而且心血管疾病发病率和死亡率增加。

1. 生长激素治疗 生长激素治疗对特纳综合征的女孩的最终身高、身体成分和脂质谱具有有益的影响。在儿童和青少年期,特纳综合征管理的重点是生长激素,临床研究显示早期及时的生长激素治疗的效果明显,最终身高增加 7~15cm。在许多情况下,由于各种的因素,包括治疗开始晚、诊断晚、缺乏治疗依从性或剂量不当等将无法实现理想的身高增加。生长激素的应用并未增加特纳综合征患者患肿瘤的风险。

2. 激素补充疗法 激素补充疗法常规用于特纳综合征患者,以诱导青春期,在成年期维持女性化,并降低心血管系统等发病率,最终预防骨质疏松和死亡率。在青春期,80%~90% 患有特纳综合征的女性 FSH 和 LH 增加,雌二醇水平低下,呈原发性卵巢衰竭表现,因此需要持续增加雌二醇剂量来诱导青春期，直到突破性出血发生。在出血开始后，加入孕激素来建立每月的月经周期。目前多认为青春期的诱导应在11~12岁开始，以确保适时的青春期发育。然而，关于雌激素和孕激素的剂量、给药途径和类型仍存在争议。雌激素口服和经皮是两种常用的给药途径，在大多数情况下，口服标准剂量和经皮雌激素（口服：每日2mg；经皮：100μg，每周2次），但可能需要更高的剂量来使子宫适当生长，这段青春期诱导期需要2~2.5年，当第一次"月经出血"发生时，加入孕激素，开始转入周期性治疗模式。患有特纳综合征的女性中，经历自发性月经初潮和正常月经期，大多数会早期进入更年期，随后几年出现继发性卵巢功能衰竭。

3. 助孕　绝大多数特纳综合征患者卵巢没有卵泡，尽管少数患者存在卵泡，但其形态经常是异常的，提示卵母细胞的功能和潜力受到影响。对于大多数特纳综合征患者，不太可能有生育能力，在这些情况下，应提供生育咨询，并在适当的时间考虑卵母细胞/胚胎捐赠或收养。此外，由于卵泡形态多为异常，通过冷冻保存的卵巢组织再移植恢复自然生育能力不太可能成功，因此，使用冷冻保存的卵巢组织可能需要卵母细胞体外成熟和体外受精技术。迄今为止，还没有关于使用特纳综合征患者的低温保存卵巢组织恢复生育能力的报道。由于患有特纳综合征的女性妊娠期间发生主动脉夹层和高血压的风险增加，临床医生对这些患者是否建议妊娠存在广泛的争论。计划怀孕前进行仔细的心脏结构和功能评估可以降低孕期风险。另外，特纳综合征其他怀孕相关并发症的风险包括先兆子痫（12%）和剖宫产风险增加（68%）。

（二）单纯性性腺发育不良的处理

处理原则：切除发育不全的睾丸，防止恶变；性激素补充（同特纳综合征）；46，XY单纯性性腺发育不全者的性腺（睾丸）恶变率为10%~20%，一旦确诊应尽早切除性腺组织，46，XX单纯性性腺发育不全者不需要切除卵巢组织。

（三）混合性性腺发育不良的处理

处理原则：切除性腺，无论是条索状睾丸还是发育不全的睾丸，均易发生恶变，因此不管性腺发育程度，均予以切除。对于外阴性别模糊者，建议按女性行外阴整形术。激素补充方案参照特纳综合征。

（吴　畏）

参考文献

1. GRAVHOLT CH, ANDERSEN NH, CONWAY GS, et al. Clinical practice guidelines for the care of girls and women with turner syndrome: proceedings from the 2016 Cincinnati International Turner Syndrome Meeting. Eur J Endocrinol, 2017, 177 (3): G1-G70.

2. ABIR R, FISCH B, NAHUM R, et al. Turner's syndrome and fertility: current status and possible putative prospects. Hum Reprod Update, 2001, 13 (7): 603-610.

3. BERNARD V, DONADILLE B, ZENATY D, et al. Spontaneous fertility and pregnancy outcomes amongst 480 women with Turner syndrome. Hum Reprod, 2016, 31 (4): 782-788.

4. MAMSEN LS, CHARKIEWICZ K, ANDERSON RA, et al. Characterization of follicles in girls and young women with Turner syndrome who underwent ovarian tissue cryo-preservation. Fertil Steril, 2019, 111 (6): 1217-1225.

5. KALRA R, CAMERON M, STERN C, et al. Female fertility preservation in DSD. Best Pract Res Clin Endocrinol Metab, 2019, 33 (3): 101289.

6. KIM YM, ARUM H, KIM KS, et al. Pubertal outcomes and sex of rearing of patients with ovotesticular disorder of sex development and mixed gonadal dysgenesis. Ann Pediatr Endocrinol Metab, 2019, 24 (4): 231-236.

7. WEIDLER EM, PEARSON M, LEEUWEN KV, et al. Clinical management in mixed gonadal dysgenesis with chromosomal mosaicism: Considerations in newborns and adolescents. Semin Pediatr Surg, 2019, 28 (5): 150841.

8. SUN L, WANG Y, ZHOU T, et al. Glucose metabolism in turner syndrome. Front Endocrinol (Lausanne), 2019, 10: 49.

9. JORGENSEN KT, ROSTGAARD K, BACHE I, et al. Autoimmune diseases in women with Turner's syndrome. Arthritis Rheum, 2010, 62 (3): 658-666.

10. BAKALOV VK, GUTIN L, CHENG CM, et al. Autoimmune disorders in women with turner syndrome and women with karyotypically normal primary ovarian insufficiency. J Autoimmun, 2012, 38 (4): 315-321.

11. MANSOURY ME, BERNTORP K, BRYMAN I, et al. Elevated liver enzymes in turner syndrome during a 5-year follow-up study. Clin Endocrinol, 2008, 68 (3): 485-490.

12. VIUFF MH, TROLLE C, WEN J, et al. Coronary artery anomalies in Turner Syndrome. J Cardiovasc Comput Tomogr, 2016, 10 (6): 480-484.

13. MORTENSEN KH, WEN J, ERLANDSEN M, et al. Aortic growth rates are not increased in turner syndrome-a prospective CMR study. Eur Heart J Cardiovasc Imaging, 2019, 20 (10): 1164-1170.

14. 秦爽, 罗颂平, 鞠蕊. 特纳综合征中国专家共识 (2022 年版) 特纳综合征中国专家共识. 中国实用妇科与产科杂志, 2022, 38 (4): 424-433.

15. GRAVHOLT CH, VIUFF MH, BRUN S, et al. Turner syndrome: mechanisms and management. Nat Rev Endocrinol, 2019, 15 (10): 601-614.

16. SWERDLOW AJ, COOKE R, BECKERS D, et al. Cancer risks in patients treated with growth hormone in childhood: The SAGhE European cohort study. J Clin Endocrinol Metab, 2017, 102 (5): 1661-1672.

17. KLEIN KO, ROSENFIELD RL, SANTEN RJ, et al. Estrogen replacement in turner syndrome: literature review and practical considerations. J Clin Endocrinol Metab, 2018, 103 (5): 1790-1803.

18. GOMES NL, CHETTY T, JORGENSEN A, et al. Disorders of sex development-novel regulators, impacts on fertility, and options for fertility preservation. Int J Mol Sci, 2020, 21 (7): 2282.

第十节 子宫内膜异位症和排卵功能障碍

一、定义

子宫内膜组织(腺体和间质)存在于子宫腔以外的部位时,称为子宫内膜异位症(endometriosis),简称内异症。其最易异位于盆腔脏器及腹膜。其表现差异很大,从盆腔脏器表面的微小病灶(变)到卵巢的巨大内异囊肿,直至直肠子宫陷凹和附件的致密粘连,甚至播散到邻近和远处的脏器。

二、病理分型

1. 腹膜型内异症(peritoneal endometriosis) 分布于盆腔腹膜和各脏器表面,以子宫骶骨韧带、直肠子宫陷凹和子宫后壁下段浆膜最为常见。病变早期,为透明、无色水疱样或絮状种植灶,随病变进展,局部出血显出淡红、红色、紫褐色/紫蓝色出血点或颗粒状散在结节。后期子宫壁与周围脏器如卵巢、直肠前壁等粘连,直肠子宫陷凹变浅,甚至消失。输卵管内异症可累及管壁浆膜层、与周围组织粘连,因粘连和扭曲可影响其正常蠕动。

2. 卵巢型内异症(ovarian endometriosis) 典型病变为卵巢子宫内膜异位囊肿(简称卵巢内异囊肿)。异位内膜在卵巢皮质内生长,形成单个或多个囊肿,称为卵巢子宫内膜异位囊肿。囊肿表面呈灰蓝色,因陈旧性血液聚集在囊内形成咖啡色黏稠液体,为巧克力样,也称"卵巢巧克力囊肿"(chocolate cyst of ovary)。卵巢常与邻近器官、组织紧密粘连,手术时囊壁极易破裂。

3. 深部浸润型内异症(deep infiltrating endometriosis,DIE) 指病灶浸润深度>5mm的内异症,常累及宫骶韧带、直肠阴道隔、直肠子宫陷凹、阴道穹窿、直肠或者结肠壁等,也可侵犯至膀胱壁和输尿管。

4. 其他部位的内异症 包括瘢痕内异症(如会阴切口、腹壁切口等)以及其他少见的远处内异症,如肺、胸膜、脊椎甚至脑等部位的内异症。

显微镜下可见子宫内膜腺体、间质、纤维化及出血等成分。如临床表现和术中所见为典型病灶,即使镜下仅能在病灶组织中发现红细胞或含铁血黄素细胞等出血证据,亦可诊断为内异症。

三、分期

内异症的分期方法很多,目前前我国多采用美国生殖医学协会(ASRM)提出的"修正子宫内膜异位症分期法"。该分期法于1985年,1997年再次修正。内异症分期必须在腹腔镜下或剖腹探查手术时进行,依疾病严重程度分为 I~IV 期,该分期法有利于评估疾病严重程度、选择治疗方案、比较和评价疗效,并有助于判断患者的预后,但对术后生育结局的评价不如子宫内膜异位症生育指数(endometriosis fertility index,EFI)。

四、病因

异位子宫内膜来源至今尚未阐明,目前关于内异症的来源主要有以下3种学说。

1. 种植学说 传播途径主要包括:

(1)经血逆流学说:经期子宫内膜腺上皮和间质细胞可随经血逆流,经输卵管进入盆腔,种植于卵巢和邻近的盆腔腹膜,并在该处继续生长、蔓延,形成盆腔内异症,但该学说无法解释90%以上生育期女性存在经血逆流,但仅少数(10%~15%)发病,也无法解释盆腔外的内异症。

(2)淋巴及静脉播散:子宫内膜也可以通过淋

巴及静脉向远处播散，发生异位种植。

（3）医源性种植：剖宫产术后腹壁切口或分娩后会阴切口出现内异症，可能是手术时将子宫内膜带至切口直接种植所致。

2. 体腔上皮化生学说 该学说认为卵巢表面上皮、盆腔腹膜均由胚胎期具有高度化生潜能的体腔上皮分化而来，在受到持续卵巢激素或经血及慢性炎症的反复刺激后，能被激活转化为子宫内膜样组织。

3. 诱导学说 未分化的腹膜组织在内源性生物化学因素诱导下，可发展成为子宫内膜组织，种植的内膜可以释放化学物质诱导未分化的间充质形成子宫内膜异位组织。

五、内异症形成的有关因素

1. 遗传因素 内异症具有一定的家族聚集性，某些患者的发病可能与遗传有关。

2. 免疫与炎症因素 免疫调节异常在内异症的发生、发展各环节起重要作用，表现为免疫监视功能、免疫杀伤细胞的细胞毒作用减弱，而不能有效清除异位内膜。内异症与某些自身免疫性疾病如系统性红斑狼疮有关；也与亚临床腹膜炎有关，表现为腹腔液中巨噬细胞、炎症细胞因子、生长因子、促血管生成物质增加。

3. 其他因素 国内学者提出"在位内膜决定论"，认为在位子宫内膜的生物学特性是内异症发生的决定因素，局部微环境是影响因素。内异症患者在位子宫内膜的特性如黏附性、侵袭性、刺激形成血管的能力均强于非内异症患者的在位子宫内膜；环境因素也与内异症之间存在潜在联系。二恶英在内异症发病中有一定作用。促血管生成因素也可能参与内异症的发生，患者腹腔中 VEGF 等血管生长因子增多，使盆腔微血管生长增加，易于异位内膜种植生长。

六、子宫内膜异位症的不孕原因

高达 50% 的内异症女性伴有不孕症。然而，导致内异症相关不孕症的可能病理生理机制仍然知之甚少。

大量基础研究结果表明，EMs 在许多方面影响妊娠，其造成不孕的机制包括：①卵泡发育异常；②增加卵泡颗粒细胞的氧化应激、凋亡和 DNA 损伤；③卵泡液的 B 细胞、NK 细胞和单核巨噬细胞、白介素和细胞因子增加；④卵巢甾体素合成酶的活性改变；⑤卵母细胞质量低下，非整倍体增加；⑥精子的氧化反应增加，精子-透明带结合能力下降，降低受精率；⑦胚胎质量及其着床能力下降；⑧腹腔液与细胞介导的免疫状态均改变，产生抗子宫内膜抗体和局部的一系列炎症因子增加；⑨影响精子与输卵管上皮之间的相互作用，纤维化和粘连破坏盆腔解剖，影响输卵管拾卵等（图 3-12）。

七、内异症对排卵的影响机制

近年来对内异症与不孕症机制研究中，与卵母细胞及排卵相关的内容引起关注。

1. 卵母细胞的成熟度下降 2009 年，Mansour 等证明，内异症女性的腹腔积液（peritoneal fluid，PF）促进成熟小鼠卵母细胞中的微管和染色体异常，并且当培养基补充抗氧化剂左旋肉碱时，这些影响降低。卵泡发生晚期卵巢血管化程度的增加可使血浆中的活性氧（reactive oxygen species，ROS）到达 FF 并影响卵泡微环境。2016 年，Singh 等发现，内异症女性的血清和卵泡液的一些细胞因子和血管生成因子的浓度相关，IL-8、IL-12 和肾上腺髓质素（adrenomedullin，ADM）的水平与患者的卵母细胞成熟度和胚胎质量呈负相关。Da Broi、Giorgi 等发现来自患有轻度异位症的不孕女性的卵泡液，对 IVM 牛卵母细胞的纺锤体形态和染色体分布，具有有害影响，并且这种作用可以通过添加抗氧化剂来减少或完全预防，特别是左旋肉碱。

2. 导致卵母细胞-卵丘细胞复合物不成熟 2021 年，Yin 等发现，与对照组相比，患有内异症的不孕妇女中，包括 HAS2/PTX3/TNFAIP6/

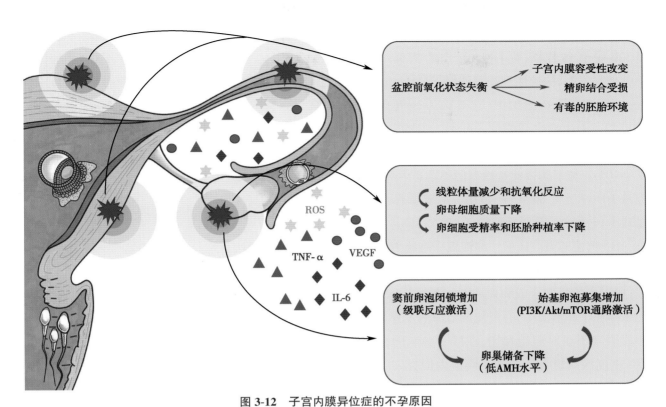

图 3-12 子宫内膜异位症的不孕原因

［资料来源：CACCIOTTOLA L，DONNEZ J，DOLMANS MM.Can endometriosis-related oxidative stress pave the way for new treatment targets？ Int J Mol Sci，2021，22（13）：7138.］

PTGS2 在内的、颗粒细胞成熟相关基因的 mRNA 水平显著降低，导致卵泡微环境中 LH 信号级联诱导的卵母细胞 - 卵丘复合物扩张不足和排卵功能障碍，高发未破卵泡黄素化综合征（LUFS），IVF 时取卵困难。

3. 卵泡颗粒细胞内铁中毒 Filippi 等发现，由于卵巢内异囊肿囊内出血和溶血，囊肿内的"巧克力液"具有非常高的铁浓度，具有细胞铁中毒的特征。Yu 等的研究发现，卵巢内异囊肿的患者卵泡液中铁超负荷，可诱导颗粒细胞铁死亡，释放含有异常 miRNA 的颗粒细胞外泌体，损害卵母细胞成熟。同样，铁介导的对周围卵泡的氧化损伤与卵巢内异症有关，与对侧健康卵巢的比较，观察到与内异囊肿相邻卵泡卵泡液中的铁水平升高。

4. 原始卵泡缺血和血管化 Boucret 等发现，由于囊肿的存在导致卵巢皮质的长时间拉伸，可能引起低灌注和缺血性损伤，这种损伤可导致原始卵泡变得更脆弱。另一种假说认为卵巢血管化的破坏导致促性腺激素的可用性减少，从而减少了对卵泡生长的刺激。

5. 甾体激素合成紊乱 几项研究表明，卵巢内异症可能会通过降低 P450 芳香化酶的表达而影响颗粒细胞的类固醇合成，导致雌激素分泌失衡。此外，在 IVF 中，与无内异症的女性相比，内异症女性在 hCG 日的血清 E_2 水平较低。同样，一些证据也表明内异症女性排卵后黄体酮分泌改变，可能影响正常的卵母细胞成熟。

6. 氧化应激系统的失衡 近年来，研究者提出氧化应激可能是内异症病理生理学潜在的参与因素，ROS 也被证明可以促进减数分裂异常和染色体不稳定，从而降低暴露的卵母细胞的质量。研究证实在子宫内膜内异囊肿周围的卵泡液中存在氧化应激状态增强现象，被认为是破坏纺锤体的主因。然而，结果仍存在争议，Nakagawa 等未发现有或无内异症女性卵泡液的氧化应激状态增加。

7. 保护性营养因子的缺乏 Da Broi 等发

现，Ⅰ~Ⅱ期内异症女性的卵泡液中的卵泡性 8- 羟基 -2'- 脱氧鸟苷（氧化 DNA 损伤的指标）增加。除其他因素外，脑源性神经营养因子（brain-derived neurotrophic factor，BDNF）也被认为是氧化应激保护和卵泡生成之间的分子联系。BDNF 基因的特定多态性与内异症相关不孕症的发生率有关（P<0.05）。与不携带此基因型的不孕患者相比，卵泡液 BDNF 水平较低（P<0.01），所获卵母细胞数量减少（P<0.01）且受精率较低（P<0.01）。

8. 有害的炎症环境 卵泡液中细胞因子的水平及其对卵母细胞和胚胎形成的影响已有大量研究，卵巢中的局部合成和血液 / 血浆中产生的细胞因子存在于卵泡液中，并可能调节卵泡发育。与输卵管因素不孕对照组相比，在接受 IVF 助孕的中度 / 重度疾病患者中发现了卵泡内促炎细胞因子的水平改变，从内异症患者抽吸的卵泡液显示出明显高于对照组的白细胞介素（IL）-8 和 IL-12 浓度，而在对照组成熟卵泡与未成熟卵母细胞液中较低。因此，卵泡液中异位症相关的炎症可能导致卵母细胞质量下降。此外，在内异症患者的腹腔液中发现浓度较高的炎症性 ILs，被认为是卵母细胞纺锤体可能的间接干扰物。但腹膜环境可能间接影响卵巢环境和纺锤体破坏的研究都是在动物而不是人类卵母细胞上进行的。

9. 表观遗传学改变 Bauman 等的研究结果表明，内异症与特定的表观遗传染色质修饰酶［组蛋白 h3 赖氨酸 9 甲基化位点 3（H3K9me3）］水平的改变相关，从而导致卵母细胞基因组染色质环境的改变。这一机制可能使卵母细胞生长过程中的异常表观遗传修饰具有发生跨代遗传的潜能。内异症患者 CCs 中 CYP19A1 基因表达显著降低，可能是由于 DNA 甲基化或组蛋白修饰导致其调控区域的表观遗传学改变。这些表观遗传变化以及 CYP19A1 启动子中 ERβ（转录因子）的差异结合可能损害卵泡类固醇生成，导致内异症患者的卵母细胞和胚胎状况较差。

10. 卵母细胞 - 卵丘细胞凋亡增加 腹腔巨噬细胞吞噬和分泌蛋白水解酶，对卵巢组织造成重大损伤。一些研究证明，内异症患者表现出卵母细胞周围的卵丘细胞凋亡增加。氧化应激通过干扰减数分裂纺锤体和诱导膜细胞过氧化来诱导卵母细胞变性和凋亡；此外，颗粒细胞的凋亡与疾病的严重程度成比例地增加。这是内异症可能被列为性腺毒性的原因之一。

八、内异症对卵 - 胚胎数量及质量的影响

（一）内异症对卵母细胞数量的影响

Pacchiarotti 等研究发现，卵巢储备功能减退并不是由于以前的卵巢内异囊肿手术，主要是卵巢内异囊肿对卵巢储备的损害，导致 AMH 和 AFC 明显下降，出现年轻女性日后卵巢衰竭的早期迹象。Maneschi 等发现，与存在类似大小的非异位性卵巢囊肿相比，存在大直径内异囊肿（平均直径 6.5cm ± 2.3cm）的卵巢皮质中卵泡数量减少。Kitajima 等发现有卵巢内异囊肿一侧的卵泡密度明显低于没有囊肿的对侧卵巢（6.3/mm³ ± 4.1/mm³ vs. 25.1/mm³ ± 15.0/mm³）。Uncu 研究发现，30 例内异囊肿>2cm 的女性的 AMH 和 AFC 明显低于 30 例同龄其他卵巢良性囊肿的女性。

但 Streuli 等未能在 77 名卵巢内异囊肿患者和 413 名无卵巢病变的对照组中，观察到血清 AMH 的明显差异。另一项研究也没有证明在比较卵巢内异囊肿（n=102）和囊性畸胎瘤（n=48）的女性与年龄和 BMI 匹配的对照组之间，AMH 浓度的显著差异。

评估有内异囊肿妇女的卵巢储备的研究报告了相互矛盾的结果。需要注意的是，血清 AMH 的浓度是由两个卵巢产生的总和，这是评估单侧囊肿患者卵巢储备的一个局限性，因为由于对侧性腺的代偿，尽管受累卵巢的储备减少，但卵巢的 AMH 值可能正常。

（二）内异症对排卵率的影响

Benaglia 等观察到，在单侧内异囊肿的女性中评估了一个卵巢周期，自发排卵发生在健康卵巢的

频率高于受累卵巢(2∶1)。当只有一个内异囊肿存在时,受累卵巢的排卵率为35%,当发现2个或多个囊肿时,排卵率为19%,而囊肿大小则对排卵率没有影响。但该研究的局限是每个患者仅观察了1个周期。为避免这种局限,Maggiore等的研究在为期6个卵巢周期的单侧卵巢异位性囊肿患者(非不孕症)中,超声观察到的健康卵巢和受累卵巢的排卵率相似。此外,该研究还显示,两组卵巢排卵率不受内异囊肿的侧性、数量、直径,以及深部的影响,且43.0%的患者在6个月的研究期间受孕。但此结果并不能代表伴不孕症的内异症患者。

(三) 子宫内膜异位囊肿对卵巢的病理作用

1. **获卵数**　最初,研究认为卵巢内异囊肿的存在与窦卵泡计数下降和体外受精(IVF)的获卵数减少有关。然而,这些发现与最近的研究相矛盾,有报道认为,取卵中抽吸的卵泡数和获卵数不受内异囊肿的影响。

2. **卵母细胞形态**　Kasapoglu等在对1 568个成熟卵母细胞的回顾性分析中发现,与对照组相比,内异症患者卵母细胞的细胞质、透明带和第一极体的形态学异常显著增加。同样,Shebl等在2 343个成熟卵母细胞的队列研究中观察到内异组中形态正常的卵母细胞较少。而Robin等的研究则较全面地聚焦卵母细胞形态学,并将其作为卵母细胞大样本队列的主要结果指标。根据经过验证的评分系统(AOQI:含7项指标;MOMS:含5项指标),评估了175名内异症女性和401名对照组的分别2 016和4 073枚卵母细胞。在内异症女性中,48%患有内异囊肿,其平均卵母细胞质量指数与MⅡ期卵母细胞形态评分无差异,认为内异症对卵母细胞形态没有明显负面影响;还发现盆腔深部异位症病变或内异囊肿的存在,对异位症组的整体卵母细胞形态或IVF-ICSI的成功率都没有明显有害影响。但研究组的内异症状态及以往手术/药物治疗信息含糊,故无法排除内异症治疗对卵母细胞形态的影响。此外,作者认为,由于不需要组织学或腹腔镜确认来确诊内异症,因此对照组

中的一些患者实际上可能患有超声或MRI未检测到的无症状性内异症,从而干扰确切的结果。另一项回顾性研究显示,卵胞质中称为深色中央颗粒化的卵母细胞畸形在内异症组中似乎更常见。内异症与胚胎发育潜力呈负相关,而囊胚形成率保持不变。

3. **非整倍体率**　有研究表明内异症患者的染色体易位的风险增加,导致非整倍性发生率增加。还有作者在第一极体上用荧光原位杂交(fluorescence in situ hybridization,FISH)研究发现内异症患者某些常染色体分离异常。

4. **体外成熟能力**　Goud等进行了功能研究,发现内异症女性的卵母细胞表现出皮质颗粒损失增加和透明带(zona pellucida,ZP)硬化,可能干扰受精、透明带的溶解、胚胎孵化和植入的能力(图3-13)。此外,还测试了两组未成熟卵母细胞体外成熟(IVM)的能力,发现与对照组相比,内异症组的生发囊泡(GV)和MⅠ期卵母细胞,能够达到MⅡ期的数量显著降低。他们的研究还发现,与因男性因素接受ART的女性相比,从内异症女性获取的卵母细胞中异常纺锤体的比例更高(66.7% *vs.* 16%,$P<0.05$)。而Dib等的一项IVM研究并没有发现内异症患者和男性/不明原因不孕症对照组之间,可见纺锤体的成熟卵母细胞数量和纺锤体位置有任何差异。然而,在Ⅲ~Ⅳ期内异症患者中发现受精卵母细胞数量显著减少。

5. **卵母细胞的超微结构**　使用透射电子显微镜技术,Sanchez等发现内异症患者卵母细胞质中线粒体含量较低。迄今为止,唯一一项评估人卵母细胞细胞质超微结构与内异症之间存在关联的研究,是由Xu等于2015年在ICSI周期的背景下完成的。通过透射电子显微镜(transmission electron microscope,TEM)扫描了来自腹腔镜诊断为Ⅰ~Ⅱ期内异症和对照组的50个MⅡ卵母细胞。结果发现,与对照组相比,内异症女性的卵母细胞核数量更多,含有分散的染色质和大量的核仁。此外,这些卵母细胞的异常线粒体比例较高(显示为小的

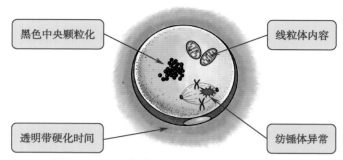

图 3-13 子宫内膜异位症对卵形态结构的影响

[资料来源：Sanchez AM，Vanni VS，Bartiromo L，et al. Is the oocyte quality affected by endometriosis？ A review of the literature. J Ovarian Res，2017，10（1）：43.]

或肿胀和模糊的液泡）而拷贝数量较低。相反，两组之间皮质颗粒、高尔基复合体和纺锤体的形态没有差异。他们认为，低 mtDNA 含量反映了 Ⅰ~Ⅱ 期内异症女性的卵母细胞质量下降。Goud 等的研究还发现，与因男性因素接受 ART 的女性相比，从内异症女性获取的未成熟卵母细胞在 IVM 培养成熟后，其异常纺锤体的比例更高（66.7% vs. 16%，P<0.05）。唯一一项在成熟卵母细胞中观察到纺锤体的研究是 Rajani 等的研究，未能发现内异症患者的显著改变。

6. 胚胎质量 一些研究表明，卵巢内异囊肿的存在可能会影响胚胎质量，但却未能证实异位症卵巢囊肿不会对胚胎质量产生负面影响。

九、临床表现和辅助检查

内异症的临床表现因人和病变部位的不同而多种多样，症状特征与月经周期密切相关。但有约 25% 的患者可无任何症状。

1. 症状

（1）下腹痛和痛经：疼痛是内异症的主要症状，典型症状为继发性痛经、进行性加重。但有 27%~40% 患者无痛经。

（2）不孕：内异症患者不孕率高达 40%。

（3）性交不适：多见于直肠子宫陷凹有异位病灶，或因局部粘连使子宫后倾固定者。

（4）月经异常：15%~30% 患者有经量增多、经期延长、月经淋漓不尽或经前期点滴出血。

（5）其他特殊症状：盆腔外任何部位有异位内膜种植生长时，均可在局部出现周期性疼痛、出血和肿块，并出现相应器官的症状，如周期性血尿、便血或咯血等。卵巢内异囊肿破裂时，可发生急腹痛。

2. 体征 卵巢内异囊肿较大时，妇科检查可扪及与子宫粘连的肿块。囊肿破裂时腹膜刺激征阳性。双合诊检查时，对典型盆腔内异症，可扪及子宫后倾固定，直肠子宫陷凹、宫骶韧带或子宫后壁下方触痛性结节，一侧或双侧附件处触及囊实性包块，活动度差。病变累及直肠阴道间隙时，阴道后穹隆触痛明显，或看到局部隆起的小结节或紫蓝色斑点。

3. 影像学检查 超声检查是诊断卵巢内异囊肿和膀胱、直肠内异症的重要方法，明确内异囊肿位置、大小和形状，其诊断敏感性和特异性均在 96% 以上。盆腔 CT 及磁共振对盆腔内异症有一定诊断价值，但费用昂贵，不作为初选的诊断方法。

4. 血清学测定 血清 CA125 水平可能升高，重症患者更为明显，但变化范围很大，多用于重度内异症和疑有深部异位病灶者。CA125 诊断内异症的敏感性和特异性均较低，不作为独立的诊断依据，但对于病灶活动期升高者有助于监测病情变化、评估疗效和预测复发。

5. 腹腔镜检查 是目前国际公认的内异症诊断的最佳方法，除了阴道或其他部位可直视的病变外，腹腔镜检查是确诊盆腔内异症的标准方法。

十、内异症的治疗

在过去十多年中，人们一再证明腹腔镜切除卵巢内异囊肿是卵巢储备显著损害的因素。不同类型的研究一致支持这一证据。手术后血清 AMH 水平降低，手术后卵巢的反应明显降低，在接受双侧卵巢内异囊肿切除的女性中，甚至可以预期绝经的开始。

（一）临床分期

内异症的分期方法很多，目前我国多采用美国生殖医学协会（ASRM）提出的"修正子宫内膜异位症分期法"。该分期法有利于评估疾病严重程度、正确选择治疗方案、准确比较和评价各种治疗方法的疗效，并有助于判断患者的预后。对于内异症伴不孕症或有生育需求的女性，子宫内膜异位症生育指数（EFI）是判断生育预后非常有效的工具。

（二）治疗原则

治疗内异症的根本目的是：①缩减和去除病灶；②减轻和控制疼痛；③治疗和促进生育；④预防和减少复发。治疗方法应根据患者年龄、症状、病变部位和范围以及对生育要求等加以选择，强调治疗个体化。

1. 药物治疗　治疗的目的是抑制卵巢功能，阻止内异症的发展。适用于有慢性盆腔痛、经期痛经症状明显、有生育要求及无卵巢囊肿形成患者。常用药物：①非甾体抗炎药（NSAID）；②口服避孕药；③孕激素；④孕激素受体拮抗剂米非司酮（mifepristone）；⑤孕三烯酮(19- 去甲睾酮甾体类药物)；⑥达那唑（danazol）（合成的 17α- 乙炔睾酮衍生物）；⑦促性腺激素释放激素激动剂（GnRH-a）（人工合成的十肽类化合物）。

当旨在改善卵母细胞质量时，内异症的手术对卵巢储备的影响是不利的。而应该探索药物治疗，因为它们可以成为助孕措施的相关预处理。以往曾建议在异位症助孕之前使用 3~6 个月的 GnRH-a 来改善临床妊娠率，但根据 Sallam 等 2006 年的 Cochrane 评价结果，这种效果是否与子宫内膜或卵巢有关仍然无法解释。

2. 手术治疗

（1）手术的目的：是切除病灶、恢复解剖。适用于诊断分期、药物治疗后症状不缓解、局部病变加剧、生育功能未恢复者或较大的卵巢内异囊肿者。腹腔镜手术是首选的手术方法，目前认为腹腔镜确诊、手术＋药物为内异症诊疗的"金标准"治疗。

（2）手术方式有：①保留生育功能手术，即仅切除病灶；②保留卵巢功能手术，切除盆腔内病灶及子宫，保留至少一侧或部分卵巢；③根治性手术：将子宫、双附件及盆腔内所有异位内膜病灶予以切除和清除。

3. 内异症相关不孕的手术　对于内异症合并不孕患者首先按照不孕的诊疗路径进行全面的不孕症检查，评估其他不孕因素。单纯药物治疗对自然妊娠无效。

（1）手术指征：腹腔镜是首选的手术治疗方式。年轻、轻中度病症者，术后可期待自然妊娠 6~18 个月，并给予生育指导，EFI ≥ 6 者，术后 36 个月的自然妊娠率可达 50%~75%，但妊娠多发生于术后 18 个月内；有高危因素包括年龄在 35 岁以上，不孕年限超过 3 年，尤其是原发性不孕者；重度内异症、盆腔粘连、病灶切除不彻底；输卵管不通，EFI ≤ 3 者，应积极行辅助生殖技术助孕。

（2）卵巢内异囊肿手术与卵巢储备：尽管最近的一项系统评价和荟萃分析报告称，在内异症手术治疗后，AFC 没有显著变化，但多项研究一再证明腹腔镜切除卵巢内异囊肿本身就是损害卵巢储备的明确因素。不同类型的研究一致支持术后血清 AMH 水平降低这一证据，手术侧卵巢对促排卵的反应明显降低，尤其在接受双侧卵巢内异囊肿切除的女性中，个别患者术后甚至可以发生绝经。但术者的经验、术时对卵巢正常组织及血供的保护理念和能力，术前的卵巢储备对术后的卵巢功能有很大影响。

十一、内异症与助孕

（一）诱导排卵与人工授精

多项随机对照试验表明，无论有无宫腔内人工授精（IUI），诱导排卵（ovulation induction，OI）都能增加轻度内异症患者的生育率。Guznik 等的早期研究显示，与单纯宫颈人工授精（ICI）或 IUI 相比，促性腺激素与 IUI 联合助孕的妊娠率最高。此外，一项随机研究比较了内异症患者 IUI 联合克罗米芬和 IUI 联合来曲唑对临床妊娠率均有效（14.7% *vs.* 15.9%）。因卵巢刺激也可能加剧内异症，所以应该以可控的方式进行，并限制在 3~4 个周期。总之，在Ⅰ~Ⅱ期内异症患者中，有证据支持诱导排卵联合 IUI 助孕有效。但目前还没有足够的证据支持 OI 联合 IUI 治疗Ⅲ~Ⅳ期内异症患者的不孕症。

根据内异症组 IVF/ICSI 的刺激方案临床结果的统计分析表明，在刺激之前，用 GnRH 激动剂、口服或非口服避孕药，或高剂量的孕激素进行预处理，任何一种似乎都不会对累积临床妊娠率产生负面影响。其他作者认为，在 IVF/ICSI 之前使用 GnRH 激动剂预治疗或复方避孕药时，妊娠率可能显著增加。

（二）IVF/ICSI

Barnhart 等纳入了来自 22 项非随机研究的数据，总共有 2 377 例异位症女性的 IVF 周期和 4 383 例其他原因不孕女性 IVF 周期的临床结局。校正后数据提示，异位症组的受精率较低（*OR* 0.81；95% 置信区间：0.79~0.83，*P*<0.001），推测可能与卵母细胞质量受损有关；此外分别比较了Ⅰ~Ⅱ期异位症和Ⅲ~Ⅳ期内异症组的女性，以及输卵管因素不孕症组的女性，Ⅲ~Ⅳ期内异症女性的受精率，反而高于输卵管因素不孕女性（*OR* 1.54；95% 置信区间：1.39~1.70，*P*<0.001）或Ⅰ~Ⅱ期内异症女性（*OR* 1.11；95% 置信区间：1.09~1.13，*P*<0.001）。但这项 meta 分析没有区分既往接受过药物和/或手术治疗的患者。

Harb 等的荟萃分析排除了在 IVF 周期之前接受过药物或手术治疗的女性，发现Ⅰ~Ⅱ期异位症的受精率降低了 7%（*RR* 0.93；95% 置信区间：0.87~0.99，*P*=0.03），但研究异质性明显（*I*²=66%，*P*=0.008）；而Ⅲ~Ⅳ期异位症的受精率没有显著降低（*RR* 1.01；95% 置信区间：0.93~1.10，*P*=0.84），研究间异质性也很显著（*I*²=70%，*P*=0.03）。

两项回顾性研究将卵巢异位症女性与输卵管因素不孕女性进行了比较，在包括Ⅲ~Ⅳ期异位症手术治疗的患者受精率略有下降（61.6% *vs.* 64.0%，*P*=0.03；64.8% *vs.* 70.2%，*P*=0.04）。Shebel 等的前瞻性对照研究还观察了 MⅡ期成熟卵母细胞的形态（囊泡，折射体，卵周隙，滑面内质网聚集，中央颗粒，褐色变色和卵形态），与对照组相比，内异症组观察到的形态学正常卵母细胞较少（*P*<0.001），受精率显著降低（44.9% *vs.* 54.4%，*P*<0.03），但在 ICSI 组中则不然（74.9% *vs.* 76.9%，*P*=0.38），此外，重度异位症的卵母细胞质量明显较差（*P*<0.01）。早期的一些对供卵者和受卵者的研究都支持异位症患者的不孕可能与子宫内膜环境无关，而与卵母细胞质量下降有关。

Nicolaus 等发现内异症患者行 IVF/ICSI 时，与对照组相比，卵泡输出率（folli cular output rate，FORT）明显下降（75.67% *vs.* 94.63%，*P*=0.046，FORT=hCG 日成熟卵泡计数/基线窦卵泡计数 ×100%）。在多因素回归分析中，内异症与 FORT 和获卵数呈负相关，独立于 AMH、AFC 和年龄。

Komsky-Elbaz 等的一项关于腹腔镜诊断为Ⅲ~Ⅳ期异位症女性和精子正常的伴侣（*n*=786 个卵母细胞）的前瞻性随机研究显示，同胞卵母细胞在 ICSI 的受精率明显高于常规 IVF（73.3% *vs.* 54.7%，*P*<0.01），表明 ICSI 可能比常规 IVF 更可取。

（三）内异症的卵巢手术与助孕结局

2021 年，Wu 等的一项大样本回顾性研究评估了卵巢内异囊肿直径平均 22mm ± 10mm，囊肿切除术之前（*n*=293）或之后（*n*=569）的不孕妇女，与非内异症的对照组相匹配，每组 826 例，结果显示异位症术前组的卵母细胞成熟率和囊胚形成率较低;手术后的女性有更好的卵母细胞成熟率、受精率和优质胚胎率。然而,多因素逻辑回归分析显示,在调整了优质胚胎移植数量和胚胎移植时间后,内异症本身与活产之间没有明显相关性。Li 等于 2020 年另一项回顾性研究比较卵巢型(n=363)和腹膜型(n=96)内异症对胚胎发育的影响。尽管在异位症患者(n=459)和无内异症(输卵管因素)对照组(n=360)之间的成熟率,受精率、卵裂率和优质胚胎率相似,但与腹膜型异位症病例相比,卵巢型组上述指标的临床结局更优,表明腹膜型内异症可能是造成卵母细胞质量损害的因素。但该研究在入组前对内异囊肿既有手术剥除,又有囊肿穿刺处理,术后至 IVF 的间隔时间、是否有复发及是否还有药物预处理等信息均不得知。

在所有已发表的系统评价和荟萃分析中,比较有内异囊肿的女性与卵巢正常或无子宫内膜异位的女性;另外比较有内异囊肿的女性与内异囊肿切除术后的女性,两种比较均显示临床妊娠率和活产率相当。这些结果表明,有卵巢内异囊肿患者的卵母细胞质量与正常卵巢的卵母细胞质量相似;子宫内膜异位性囊肿切除术似乎不能改善卵母细胞质量。必须指出的是,这些研究的证据水平较低。

最新的系统综述和荟萃分析没有提供证据支持卵巢内异囊肿可能损害卵母细胞质量的观点,尽管体外试验和基础研究发现了一些卵巢内异症女性卵母细胞质量受损的机制,但临床的大多数研究,包括基于回顾性研究的二次评估中并未证实这些发现。一种可能的解释是异位症患者的生育力降低是由于炎性盆腔环境所致,而体外受精过程可以避免这种不良影响。也有可能是研究组的病例经囊肿剥除手术和 / 或药物预处理,致使病灶被大部分去除或被药物很好地抑制,使得 IVF/ICSI 临床结局好转,另外可能对照组中存在一些被漏诊的非卵巢型内异症降低了其临床结局。

临床妊娠和活产率是复杂的多因素事件,肯定会受到卵母细胞质量、受精和发育的影响,不能被视为卵母细胞质量和潜能的直接标志。因此,前瞻

性、针对性、准确掌握内异症活动 / 静息状态和良好对照的研究,对于提高证据水平至关重要。

延时形态动力学分析(time lapes)可以预测 IVF/ICSI 的胚胎质量、植入潜力和活产,可能成为卵母细胞质量的替代衡量标准。然而,到目前为止,只有 5 项低级别研究、4 项回顾性和一项前瞻性研究(n=20~26)。虽然有 3 项研究发现内异症女性胚胎发育比对照组延迟,表明卵母细胞质量较差,但其他两项研究则没有观察到差异。

（四）内异症的卵母细胞冷冻和生育力保存

很少有关于内异症女性卵母细胞玻璃化冷冻结局的队列研究发表,所有研究都是回顾性的。最全面的来自西班牙 IVI 组的 2018 年和 2020 年两个研究,病例数量相对较高(n=1 044)和女性回医院解冻配子的比率很高(43%)。该研究中的所有女性都患了卵巢内异症,囊肿直径>10mm。玻璃化冷冻的结果显示,内异症患者的卵母细胞质量似乎略有受损,与供卵者(n=15 899)或社会因素冻卵(n=123)的相同年龄组相比,≤35 岁的内异症组(n=260)的卵母细胞复苏率显著降低,分别对应于 85.1%、92.3%、91.4%。

随着生育力保存技术在内异症患者的咨询和实施中越来越受到关注,异位症对卵母细胞质量影响的理解也变得至关重要。在卵母细胞冻存和复苏时,忽视内异症对卵泡 / 卵母细胞的影响,可能是异位症患者生育力保存的主要陷阱。

（五）内异症 IVF 的卵巢刺激方案

对于须行 IVF/ICSI 助孕的患者,何种促排卵方案的结局更好? 目前的研究结果不一。Tan 等(1994 年)在一项回顾性研究中发现,长方案与短方案、超短方案相比,累积妊娠率明显高。De Ziegler 等于 2010 年发现,对于内异囊肿的患者,卵巢刺激前 6~8 周的短效避孕药可以明显提高临床妊娠率(41.4% *vs.* 12.9%,P=0.01)。Rickes 等发现内异症术后超长方案较常规长方案可以明显提高 IUI 及 Ⅲ~Ⅳ 期内异症 IVF 的妊娠率。最新的 2019 年的 Cochrane 认为无法确认 IVF/ICSI 前长时间应用卵

巢抑制是否对临床妊娠率有益（*RR* 1.13；95% 置信区间：0.91~1.41；*P*=0.27；证据级别极低）。理论上，经过手术和 / 或药物很好控制的内异症患者，可以根据各中心的偏好实施任何一种促排卵方案，但对于未经任何治疗的内异症患者，则建议采用超长方案和长方案刺激，可能优于拮抗剂方案和短方案，至少其临床结局指标不会劣于后两种方案。

（冒韵东　舒 黎）

参考文献

1. LI A, ZHANG J, KUANG Y, et al. Analysis of IVF/ICSI-FET Outcomes in Women With Advanced Endometriosis: Influence on Ovarian Response and Oocyte Competence. Front Endocrinol (Lausanne), 2020, 11: 427.

2. CACCIOTTOLA L, DONNEZ J, DOLMANS MM. Can Endometriosis-Related Oxidative Stress Pave the Way for New Treatment Targets? Int J Mol Sci, 2021, 22 (13): 7138.

3. KASAPOGLU I, KUSPINAR G, SARIBAL S, et al. Detrimental effects of endometriosis on oocyte morphology in intracytoplasmic sperm injection cycles: a retrospective cohort study. Gynecol Endocrinol, 2018, 34 (3): 206-211.

4. INAL ZO, ENGIN USTUN Y, YILMAZ N, et al. Does the anti-Müllerian hormone truly reflect ovarian response in women with endometrioma? J Obstet Gynaecol, 2019, 39 (4): 516-521.

5. LEE YH, YANG JX, ALLEN JC, et al. Elevated peritoneal fluid ceramides in human endometriosis-associated infertility and their effects on mouse oocyte maturation. Fertil Steril, 2018, 110 (4): 767-777. e5.

6. YLAND J, CARVALHO LFP, BESTE M, et al. Endometrioma, the follicular fluid inflammatory network and its association with oocyte and embryo characteristics. Reprod Biomed Online, 2020, 40 (3): 399-408.

7. PREFUMO F, ROSSI AC. Endometriosis, endometrioma, and ART results: Current understanding and recommended practices. Best Pract Res Clin Obstet Gynaecol, 2018, 51: 34-40.

8. NICOLAUS K, BRÄUER D, SCZESNY R, et al. Endometriosis reduces ovarian response in controlled ovarian hyperstimulation independent of AMH, AFC, and women's age measured by follicular output rate (FORT) and number of oocytes retrieved. Arch Gynecol Obstet, 2019, 300 (6): 1759-1765.

9. TANG ZR, ZHANG R, LIAN ZX, et al. Estrogen-Receptor Expression and Function in Female Reproductive Disease. Cells, 2019, 8 (10): 1123.

10. GIORGI VSI, FERRIANI RA, NAVARRO PA. Follicular Fluid from Infertile Women with Mild Endometriosis Impairs In Vitro Bovine Embryo Development: Potential Role of Oxidative Stress. Rev Bras Ginecol Obstet, 2021, 43 (2): 119-125.

11. WU Y, YANG R, LAN J, et al. Ovarian Endometrioma Negatively Impacts Oocyte Quality and Quantity But Not Pregnancy Outcomes in Women Undergoing IVF/ICSI Treatment: A Retrospective Cohort Study. Front Endocrinol (Lausanne), 2021, 12: 739228.

12. GEORGIOU EX, MELO P, BAKER PE, et al. Long-term GnRH agonist therapy before in vitro fertilisation (IVF) for improving fertility outcomes in women with endometriosis. Cochrane Database of Systematic Reviews, 2019, 2019 (11): CD013240.

第四章

排卵功能障碍的评估和诊疗

CLINICAL OVULATION
INDUCTION AND
OVARIAN STIMULATION

临床诱导排卵与
卵巢刺激

一、病史采集

病史采集是临床诊疗的第一步,是获取病史资料最重要的手段,一份可靠、全面的病史资料也是排卵功能障碍诊断和诱导排卵治疗的基础。诱导排卵涉及女性的月经和排卵、怀孕和助孕、生殖和全身的各个方面,病史信息复杂且量大。一份高质量的病史资料,既是基本功,也能够彰显医生的经验、专业素养和综合素质。

(一)一般情况

排卵有关的病史采集和通用病历的要求是一致的,但也具有专科的特点。首先关注患者一般情况,特别是年龄、婚姻状况、神志、体貌等。年龄是与排卵和生育最相关的因素,对不同年龄的女性所关注的病史也有一定差异。同时因为排卵功能障碍疾病的特征,对患者的心理、情绪、社会关系等也会有特别的注意。更重要的是,因为排卵和妊娠是非常私密的个人问题,患者甚至对配偶和父母都有所隐瞒,因此在采集病史时,必须保护患者和夫妇的隐私,不对患者以外的他人泄露任何信息。病史采集过程中,患者应该得到足够的尊重,包括相貌、残疾、缺陷、智商、人格、宗教、风俗等,都不应受到任何歧视。

(二)主诉

排卵相关问题的主要症状与持续时间,内容≤20个字。排卵功能障碍的女性多有月经异常、伴或不伴有不孕史。

(三)现病史

排卵功能障碍的患者,月经和婚育史一般在现病史中体现的。

1. 了解患者是未婚、初婚还是再婚,前次婚姻的生育情况;详细描述未避孕未孕的时间,以及相关的同居和性生活情况。

2. 重要是围绕月经史的询问,包括初潮年龄、月经持续时间、周期长短、月经量及颜色、有无痛经等。正常的月经周期为(28±7)天,经期时间3~7天,出血量50~80ml,通常和自己平时的经量相比。先天性性腺发育不全的患者,16岁以后仍无月经初潮;持续性无排卵的患者常合并月经稀发、闭经或异常子宫出血;黄体功能不足的患者表现为黄体期缩短,经期延长。

3. 短期内体重大幅度增减、生活环境改变或是心理压力增大也可能会引起月经周期的改变;一些精神类、激素类、镇静类药物等也会引起内分泌紊乱导致月经失调和排卵功能障碍。

4. 既往是否行自然周期监测排卵,是否行诱导排卵治疗、采用何种药物、卵巢反应、治疗的周期数及妊娠结局也需要了解。辅助生殖助孕史,包括人工授精、体外受精胚胎移植术等详细信息均需要了解。

5. 排卵相关重要的检查指标也可在现病史中描述,例如增高的雄激素、LH/FSH比值、低下的AMH、糖耐量受损、反复升高的PRL、异常的TSH等,有助于明晰重点的诊断依据。

(四)既往史

包括询问既往手术史和传染病病史,是否合并其他内外科疾病及药物控制情况。出生、喂养和发育史。吸烟、饮酒、毒品、生活方式的历史。

(五)家族史

排卵功能障碍不孕的家族史特别重要,例如母亲和同胞的月经史、绝经年龄和生育史,家族性遗传性疾病和传染病病史,家族性代谢性疾病和内分泌疾病史,家族性的血栓性疾病史等。

二、体格检查和专科检查

排卵功能障碍和诱导排卵,以及辅助生殖助孕的患者多在门诊诊疗,一般不会进行全面和完整的全身体格检查,在有限的门诊时间和病历篇幅,需要针对性地进行排卵相关体征的检查。

(一)全身检查

患者的血压、身高、体重、体重指数、皮肤、面容、身形、神志的情况需要首先关注,甲状腺、第二性征、毛发分布、泌乳、腰臀比等也是重要的体征。有经验的医师可以更加精准地发现作为诊断和鉴别诊断依据的相关体征。例如,对于 PCOS 伴肥胖的患者,黑棘皮病反映了胰岛素抵抗的程度;月经失调的患者,贫血面容可以反映出血的严重;卵巢储备功能减退的患者,异常的小眼裂可能是遗传病综合征的标志等。

(二)专科检查

1. **外阴视诊**　对于排卵功能障碍的患者,重点需要关注的是性征(发育、阴毛、乳房)、体态、手术瘢痕等。

2. **窥器检查**　是否存在阴道畸形,观察阴道黏膜色泽及弹性,宫颈的大小、形状及柱状上皮异位,可以间接反映患者的雌激素水平。

3. **双合诊**　注意子宫的位置、大小、形状、活动度,注意后穹窿及双侧宫骶韧带有无质硬触痛结节并评分,有助于发现子宫内膜异位症。扪诊两侧附件有无包块及肿物。

4. **直肠 - 腹部检查**　适用于生殖道畸形或是无性生活患者。

(王　琳)

4

第二节　卵巢功能的评估和检查

女性诱导排卵和卵巢刺激的目标是获得妊娠。对卵巢功能的评估是促排卵的基础。卵巢功能的含义非常宽泛，包括了月经周期、激素分泌、卵泡的发育和成熟、排卵和黄体功能，也包括了对排卵功能障碍的治疗、人工助孕、妊娠维持等临床干预。不同年龄的女性、不同的卵巢状态、不同的诊疗目标，对卵巢功能评估的内容和指标是有所差异的，不建议对所有女性，不加区别地制订卵巢功能评估方案，推荐科学合理的、经济实用的、个体化的卵巢功能评估策略。我们把卵巢功能评估分为三个主要目标：①卵巢储备的评估；②排卵的评估；③卵巢反应的评估。各目标评估的主要指标和目标见图 4-1。

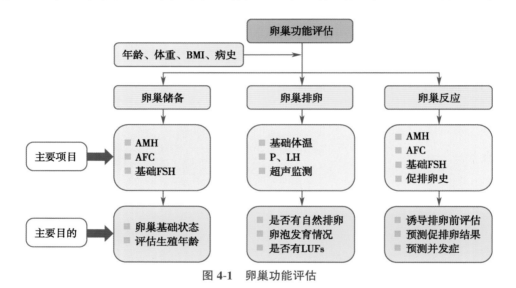

图 4-1　卵巢功能评估

一、卵巢储备的评估和检查

卵巢储备是指卵巢内存留的卵泡数量，是女性生育潜能的体现，卵泡数量的减少常常伴随着卵母细胞质量的下降，卵巢储备很大程度上决定了女性的生育力及绝经年龄。若卵巢内存留的可募集卵泡数目减少，卵母细胞质量下降，可导致生育能力降低或出现过早绝经倾向，称为卵巢储备降低（diminished ovarian reserve，DOR）。正确评估女性的卵巢储备，及早发现卵巢功能减退的趋势，预测其生育潜能，帮助育龄女性做好生育规划，在医疗实践中具有重要意义。

评估卵巢储备需综合多方面指标，除了基础卵泡刺激素（basal follicular stimulating hormone，bFSH）、抗米勒管激素（AMH）及卵巢窦卵泡计数（antral follicle counting，AFC）等指标外，还需考虑患者的年龄、卵巢体积、卵巢和输卵管手术史、放化疗病史等。

（一）年龄

年龄是评估卵巢储备的重要直观指标。女性出生时卵巢内有 100 万~200 万枚卵母细胞，进入青春期尚余约 30 万枚，卵泡闭锁和排卵导致卵母细胞的缓慢耗竭，卵泡的数量逐渐减少，37~38 岁卵巢内始基卵泡数量只有约 2.5 万，此后卵泡数量减少的速度是之前的 2 倍,至围绝经期卵泡池内的卵泡数目不足 1 000 个。因此卵巢储备与年龄成反比,但同一年龄段女性的卵巢储备可能有相当大的差异。

女性卵巢储备评估的所有指标中,年龄是无法忽视的、对妊娠结局有绝对影响力的一项重要指标。35 岁以后卵母细胞数量及质量明显下降,生育力下降速度逐渐加快,约每年下降 3.5%,被形容为"折枝"现象;当女性年龄 ≥ 35 岁时,其不孕症和自然流产风险显著增加;41 岁以后为生育的终末期;40~44 岁的不孕率已经高至 64%。随着年龄的增加,不但意味着卵巢储备的下降,在辅助生殖助孕的不孕患者中,也表现为卵巢对促排卵药物的反应性降低,获卵数下降,卵母细胞质量下降,胚胎着床率低,且流产率增加,活产率下降。

但也有学者提出,卵巢年龄与实际年龄并不完全一致,存在着个体差异,与女性的心理因素、初潮年龄、生活工作的环境及习惯和家族史等有密切关系。例如多囊卵巢综合征(PCOS)的患者,其卵巢储备减退的速度相对缓慢。因此,年龄只能作为预测卵巢储备的一项粗略指标,应结合其他预测指标综合评估。

(二)基础生殖激素

月经周期的第 2~3 天检查血清基础激素水平,是测量卵巢储备最重要的指标。月经稀发或闭经的患者,如排除妊娠、阴道超声检查双侧卵巢无直径 ≥ 10mm 卵泡、内膜厚度 <5mm 者,也可作为基础状态进行相关检查。

1. AMH 和抑制素 B　AMH 目前被认为是反映卵巢储备的最可靠标志之一,可有效反映卵巢内卵泡池的大小和卵泡的数量。但如果其他指标(如年龄、AFC)都提示卵巢储备良好,则不必一定需要检测 AMH。AMH 由妊娠 36 周的胎儿至绝经期女性卵巢初级卵泡、窦前卵泡和小窦卵泡的颗粒细胞分泌,通过卵泡局部自分泌和旁分泌途径在卵巢中发挥作用。虽然 AMH 开始出现是在初级卵泡的颗粒细胞,但血清测得的 AMH 主要由窦前

卵泡和窦卵泡的颗粒细胞产生,在直径 2~4mm 的窦卵泡中活跃分泌;直径 >8mm 的窦卵泡少分泌或不分泌,在闭锁卵泡不表达。因此,血清 AMH 水平不受月经周期和外源性性激素的影响,与促性腺激素无关,而与窦卵泡数量(antral follicle count,AFC)和年龄密切相关,在女性的月经周期内和周期之间保持相对一致。

女性 AMH 水平随年龄而变化,出生时血清中可检测到少量 AMH,青春期时达高峰,至绝经期几乎检测不到。随着年龄的增长、卵巢内储备卵泡数量减少,AMH 的浓度也随之下降。但是 AMH 预测绝经年龄的敏感性较低,个体差异较大,可以帮助预测卵巢衰竭的年龄可能提前。

AMH 水平在整个月经周期中是非常稳定的,并且具有足够的特异性和敏感性。但一些研究表明,在某些特定的时段 AMH 值也存在一些波动:在黄体期浓度略有下降,使用长效 GnRH-a、口服来曲唑或避孕药、卵巢手术后的一段时间,AMH 水平可能会有暂时下降,应避免在此阶段测量 AMH。

2011 年博洛尼亚标准以及 2015 年中华医学会生殖医学分会制订的卵巢低反应专家共识,将 0.5~1.1ng/ml(3.57~7.85pmol/L)的 AMH 水平作为卵巢储备功能减退的 Cut-off 值;2014 年博洛尼亚标准建议将 DOR 的 AMH 诊断 Cut-off 值更新为 0.7~1.3ng/ml;2022 年中华预防医学会发布卵巢储备功能减退诊治专家共识建议 AMH<1.1ng/ml 提示 DOR。

抑制素 B 和 AMH 同是由卵巢早期窦卵泡的颗粒细胞分泌的糖蛋白激素,抑制垂体 FSH 分泌,并通过 FSH 和胰岛素样生长因子 -1(IGF-1)联合刺激,对卵泡发育起旁分泌作用。虽然抑制素 B 的浓度随年龄增长而下降,但它也由主导卵泡分泌,并在卵泡期随卵泡生长而波动,因此不被认为是反映卵巢储备的一个有意义的临床标志物。

2. 基础 FSH 和 E_2　在黄体 - 卵泡期过渡期,随着黄体的萎缩和退化,雌孕激素和抑制素 A

降低,使卵泡早期内源性 FSH 浓度反馈性升高,超过 FSH 阈值,募集和选择主导卵泡的发育,所以基础状态下 FSH 也间接反映了个体 FSH 的阈值,也反映了卵巢的储备状态。年龄和病理原因导致的基础 FSH 阈值升高,内源性 FSH 募集主导卵泡的水平相应增加,标志着卵巢储备的降低(DOR)。当卵巢内储备卵泡减少,产生的抑制素 B 不足以抑制垂体 FSH 的分泌,则 FSH 将在前一周期的黄体期提前升高,刺激卵泡较早发育,从而使卵泡期缩短,及在早卵泡期(月经周期第 2~3 天)E_2 的浓度异常升高(>80pg/ml 或 293.6pmol/L),而此时 FSH 值转入中卵泡期的下降阶段,似乎并未升高。

卵巢储备正常的女性平均基础 FSH 和 LH 范围为 5~10U/L,基础 E_2 为 25~50pg/ml,基础 FSH 水平升高(>10~25U/L)预示卵巢储备下降,卵巢功能衰退进入入生化改变期;连续两个月经周期的基础 FSH ≥ 10U/L 提示卵巢储备功能减退。40 岁之前两次 FSH>25U/L(间隔 4 周检测),月经稀发/闭经至少 4 个月,为早发性卵巢功能不全(premature ovarian insufficiency,POI);在 40 岁之前基础 FSH 值>40U/L,伴发闭经以及雌激素低下导致的生殖器官萎缩等围绝经期症状,诊断为卵巢功能早衰(premature ovarian failure,POF)。推荐自然月经周期第 2~3 天基础 FSH 和 E_2 水平两项指标同时测定,用于评估卵巢储备。但基础 FSH 有时变异性较大,因此单一基础 FSH 指标或单一基础 E_2 指标的灵敏度和特异度均较低,不作为独立诊断依据。

基础 FSH 检查简单易行,对于卵巢储备正常的年轻女性,基础 FSH、LH、E_2 的测定应该排除前一个周期使用避孕药等激素类药物,无须反复检测。卵巢储备功能减退的高龄妇女,周期间基础 FSH 水平波动范围较大(4~25U/L),因此基础 FSH、E_2 检测往往需要每 6 个月或者每个卵巢刺激周期起始时测量。如果疑似卵巢储备异常,可由间隔 4 周期以上的 2 次基础 FSH 测定,或联合窦卵泡计数(AFC)、AMH 等指标进行综合评判。

3. 基础 FSH/LH 比值 月经周期第 2~3 天的 FSH/LH 比值可用于判断卵巢储备情况,被认为是卵巢开始老化的预警指标。主要因为在卵巢功能明显减退的妇女中,FSH 阈值升高,内源性 FSH 也相应高于正常,而 LH 升高较晚且低,则早卵泡期出现 FSH/LH 比值增加的征象。

Kofinas 等在对 676 例患者的回顾性研究中,排除了年龄>40 岁、基础 FSH>12U/L 以及基础 E_2 值>256.9pmol/L 的患者,将纳入患者分为 FSH/LH> 3 及 FSH/LH< 3 两组,结果发现 FSH/LH> 3 组的周期取消率及促性腺激素的总用量均大于 FSH/LH< 3 组。在年轻妇女中,当基础 FSH 水平尚未出现明显升高,而 FSH/LH 比值和年龄等指标,一样能反映早期卵巢储备下降、卵巢功能减退的发生。

4. 基础 E_2 月经周期第 2~3 天检测基础 E_2 水平可辅助评估卵巢储备功能。基础 E_2 水平升高可能提示卵泡在黄体 - 卵泡过渡期提前发育,此时 B 超检查往往会发现卵巢中生长的卵泡,呈现基础 FSH 水平正常而 E_2 升高的特征;随着卵巢储备的进一步衰竭,卵泡的发育可能随时而紊乱,E_2 更是和 FSH 及周期"分离",无法呈"基础"状态。

在早卵泡期若血 E_2 水平>80pg/ml(293.6pmol/L),无论年龄与 FSH 的水平如何,均提示卵巢储备降低,生育力下降。但血清 E_2 升高到多少会影响生育尚无统一标准。另外,基础 E_2 升高也与多个卵泡相关,如多囊卵巢综合征。因此,单独用基础 E_2 评价准确率低,需结合年龄、基础 FSH 才能更好地评价卵巢储备功能。

综上,基础的血清 FSH、LH、E_2 以及随机的血清 AMH,都可以作为评估卵巢储备功能的生物学指标。早卵泡期升高的 FSH 以及 FSH/LH 比值,或 FSH 正常而 E_2 异常升高,都反映了卵巢储备功能的降低,单一的 FSH 和单一的 E_2 水平都不应该用来作为卵巢储备的独立的生化指标。AMH 是一个比 FSH 更敏感的衡量卵巢储备的指标,在 FSH 升高之前即开始下降,且不受 HPO 轴的调控,因此,目前 AMH 已经在很大程度上取代了基础 FSH 和 E$_2$ 测试作为卵巢储备的生物标志物。但基础 FSH 和 E$_2$ 水平可能为 AMH 水平很低的女性提供额外的信息。

(三) 卵巢体积和 AFC

卵巢储备的超声学筛查包括卵巢体积和 AFC 的测量,均应采用经阴道超声探头进行。

1. 卵巢体积　卵巢体积随着年龄增长和卵巢的储备降低而下降,是卵巢储备的潜在指标。长、宽、厚三个经线的卵巢体积测量需要在首次超声检查中确定,并要排除卵巢占位对体积测量的影响,正常卵巢直径为 40mm(长)×30mm(宽)×10mm(厚),容积约 10ml。如果卵巢上有直径较大的主导卵泡、黄体、肿块,则可能掩盖卵巢体积缩小的征象。青春期少女的卵巢体积往往偏大,窦卵泡偏多;多囊卵巢综合征的患者,常常卵巢体积增大,髓质部分比例增加,窦卵泡呈"项链征";年轻女性双侧卵巢体积小于正常,提示先天性性腺发育不良的可能,卵巢储备也会相应减退;卵巢囊肿剥除手术史的患者,常常手术侧的卵巢体积小于对侧,也提示医源性的 DOR。卵巢体积小于正常也可能在其他原因的盆腔手术中偶然发现。

2. AFC　AFC 是指在卵泡早期阶段经阴道超声检查,计数两侧卵巢内直径在 2~9mm 的窦卵泡(antral follicles)数量之和。通常卵巢储备正常女性的 AFC 应>9 个,<5~7 个时提示卵巢储备下降。进行测量的医生必须经过专业的训练,且考核合格,并需要进行严格的质量控制,将医生之间、

测量次数之间、超声设备之间的误差限制在 5% 以内。在妇科内分泌和不孕症的专科进行超声检查时,以及每个周期的卵泡监测中,都最好报告当个周期的 AFC 基础值一次。倾向于在早卵泡期测量,尽量排除闭锁卵泡混杂对测量结果的影响。

(四) 卵巢储备的遗传学评估

卵巢的储备和遗传因素密切相关,染色体或基因水平缺陷可能导致卵巢储备减退和功能障碍,如早发性卵巢功能不全(POI)、特发性低促性腺激素性性腺功能减退症(IHH),是两个最典型并常见的导致卵巢储备显著减退或功能障碍的遗传缺陷。

POI 是指女性 40 岁前闭经,血清中的卵泡刺激素水平升高和雌激素水平下降,并伴有不同程度的低雌激素症状。POI 的病因具有异质性,虽然临床上大部分患者无法明确病因诊断,目前一般认为可能的病因包括遗传学因素、医源性因素、免疫因素和其他因素。其中,遗传因素一直被认为是 POI 的重要致病因素,10%~15% 的患者有阳性家族史。染色体异常是已知的最常见的一类遗传学病因,占 10%~15%,主要包括 X 染色体单体、X 染色体异常嵌合体、X 染色体部分缺失、涉及 X 染色体的易位等。候选基因突变分析也可以鉴定部分 POI 病因的分子病因,如 *FMR1*、*BMP15*、*PGRMC1*、*GDF9*、*FLGLA*、*NOBOX*、*NR5A1*、*NANOS3* 等基因变异可导致 POI。在线人类孟德尔遗传病(Online Mendelian Inheritance in Man,OMIM)数据库收录并命名的 POI 相关的单基因病致病基因见表 4-1,文献报道的相关致病基因超过 60 种。

表 4-1　OMIM 数据库收录的 POI 致病基因

基因名称	OMIM 编号	是否综合征型	遗传方式	OMIM 疾病名称
FSHR	136435	非综合征型	AR	卵巢发育不良,1 型
PSMC3IP	608665	非综合征型	AR	卵巢发育不良,3 型
MCM9	610098	非综合征型	AR	卵巢发育不良,4 型
SOHLH1	610224	非综合征型	AR	卵巢发育不良,5 型
NUP107	618078	非综合征型	AR	卵巢发育不良,6 型
MRPS22	618117	非综合征型	AR	卵巢发育不良,7 型

续表

基因名称	OMIM 编号	是否综合征型	遗传方式	OMIM 疾病名称
ESR2	601663	非综合征型	AD	卵巢发育不良,8 型
SPIDR	615384	非综合征型	AR	卵巢发育不良,9 型
ZSWIM7	614535	非综合征型	AR	卵巢发育不良,10 型
FMR1	309550	非综合征型	XL	卵巢功能早衰,1 型
DIAPH2	300108	非综合征型	XLD	卵巢功能早衰,2A 型
POF1B	300603	非综合征型	XLR	卵巢功能早衰,2B 型
FOXL2	605597	综合征型	AD	卵巢功能早衰,3 型
BMP15	300247	非综合征型	XLD	卵巢功能早衰,4 型;卵巢发育不良,2 型
NOBOX	610934	非综合征型	AD	卵巢功能早衰,5 型
FIGLA	608697	非综合征型	AD	卵巢功能早衰,6 型
NR5A1	184757	非综合征型	AD	卵巢功能早衰,7 型
STAG3	608489	非综合征型	AR	卵巢功能早衰,8 型
HFM1	615684	非综合征型	AR	卵巢功能早衰,9 型
MCM8	608187	非综合征型	AR	卵巢功能早衰,10 型
ERCC6	609413	非综合征型	AD	卵巢功能早衰,11 型
SYCE1	611486	非综合征型	AR	卵巢功能早衰,12 型
MSH5	603382	非综合征型	AR	卵巢功能早衰,13 型
GDF9	601918	非综合征型	AR	卵巢功能早衰,14 型
FANCM	618096	非综合征型	AR	卵巢功能早衰,15 型
BNC1	601930	非综合征型	AD	卵巢功能早衰,16 型
XRCC2	600375	非综合征型	AR	卵巢功能早衰,17 型

注:数据来源于 OMIM 数据库,统计时间截至 2022 年 08 月 28 日。AR:常染色体隐性遗传;AD:常染色体显性遗传;XLR:X 连锁隐性遗传;XLD:X 连锁显性遗传。

IHH 是因为先天性下丘脑促性腺激素释放激素神经元功能受损,促性腺激素释放激素合成、分泌或作用障碍,导致垂体分泌促性腺激素减少,进而引起性腺功能减退。IHH 病因亦具有较强的异质性,据 OMIM 数据库收录的致病基因近 30 种,有 X 连锁隐性遗传、常染色体隐性遗传和常染色体显性遗传等不同遗传模式,见表 4-2。

表 4-2　OMIM 数据库收录的 IHH 致病基因

基因名称	OMIM 编号	遗传模式	OMIM 疾病名称
ANOS1	300836	XLR	HH1 伴或不伴嗅觉缺失
FGFR1	136350	AD	HH2 伴或不伴嗅觉缺失
PROKR2	607123	AD	HH3 伴或不伴嗅觉缺失
PROK2	607002	AD	HH4 伴或不伴嗅觉缺失
CHD7	608892	AD	HH5 伴或不伴嗅觉缺失
FGF8	600483	AD	HH6 伴或不伴嗅觉缺失

续表

基因名称	OMIM 编号	遗传模式	OMIM 疾病名称
GNRHR	138850	AR	HH7 不伴嗅觉缺失
KISS1R	604161	AR	HH8 伴或不伴嗅觉缺失
NSMF	608137	AD	HH9 伴或不伴嗅觉缺失
TAC3	162330	AR	HH10 伴或不伴嗅觉缺失
TACR3	162332	AR	HH11 伴或不伴嗅觉缺失
GNRH1	152760	AR	HH12 伴或不伴嗅觉缺失
KISS1	603286	AR	HH13 伴或不伴嗅觉缺失
WDR11	606417	AD	HH14 伴或不伴嗅觉缺失
HS6ST1	604846	AD	HH15 伴或不伴嗅觉缺失
SEMA3A	603961	AD	HH16 伴或不伴嗅觉缺失
SPRY4	607984	AD	HH17 伴或不伴嗅觉缺失
IL17RD	606807	AD,AR,DD	HH18 伴或不伴嗅觉缺失
DUSP6	602748	AD	HH19 伴或不伴嗅觉缺失
FGF17	603725	AD	HH20 伴或不伴嗅觉缺失
FLRT3	604808	AD	HH21 伴嗅觉缺失
FEZF1	613301	AR	HH22 伴或不伴嗅觉缺失
LHB	152780	AR	HH23 伴或不伴嗅觉缺失
FSHB	136530	AR	HH24 不伴嗅觉缺失
NDNF	616506	AD	HH25 伴嗅觉缺失
TCF12	600480	AD,AR	HH26 伴或不伴嗅觉缺失
NHLH2	162361	AR	HH27 不伴嗅觉缺失

注:数据来源于 OMIM 数据库,统计时间截至 2022 年 8 月 28 日。XLR:X 连锁隐性遗传;AD:常染色体显性遗传;AR:常染色体隐性遗传;DD:双基因遗传;HH:低促性腺激素性性腺功能减退。

对于原发或继发性闭经,伴有内分泌或性发育异常,排除医源性等原因,卵巢储备指标(年龄、AMH、AFC、基础 FSH)减退的患者,应进行遗传学检查。

1. 核型(karyotyping)分析　核型分析是染色体检查的最常用方法,通过静脉血淋巴细胞培养、制片、消化、染色等步骤,然后在显微镜下分析全染色体组各条染色体的组成情况。该方法的优点是成本低、可以确切检测到数目异常及大的结构异常,分辨率一般在 5~10Mb,可以检测到涉及 X 染色体的平衡相互易位;缺点在于检测过程需要细胞培养,人工阅片,耗时耗力,且分辨率有限。核型分析是早发性卵巢功能不全(POI)、先天性性腺发育不良、性分化异常等患者的首选遗传学病因检查,可以诊断出绝大多数各种类型的特纳综合征。

2. 全基因组拷贝数分析　全基因组拷贝数变异(CNV)检测主要有染色体微阵列芯片分析(chromosomal microarray analysis,CMA)和基于高通量测序技术的拷贝数分析(copy number variation sequencing,CNV-seq)。CMA 的主流平台有微阵列比较基因组杂交技术(array comparative genome hybridization,aCGH)和基于单核苷酸多态微阵列芯片技术(single nucleotide polymorphism based array,SNP array)。CMA 或者 CNV-Seq 均可以用于检测染色体微小缺失或重复,具有自动化、高分辨、高通量的特点,根据不同的平台和芯片类型,分辨率和覆盖率有所不同。SNP array 的主要优势在于可以进行 SNP 杂合性分析,进而可以用于判断纯合性区域(region of homozygosity,ROH)和单亲二体(uniparental disomy,UPD),而 CNV-Seq 的最大优势在于更高的通量、更低的均样本成本。

目前有多项研究采用 CMA 技术分析 POI 患者的 CNV,发现了一些可疑的致病位点和基因,但是,由于样本量较小,缺乏功能研究及父母来源验证,这些小的 CNV 尚不能完全确定其与卵巢储备和功能的关系。对 POI、性发育异常、原发性闭经等患者,如果核型分析发现可疑异常,或者为了进一步明确外周血中嵌合异常核型比例,可以采用 CMA 或者 CNV-Seq 行进一步验证。

3. 基因检测

(1)Sanger 测序:Sanger 测序是单基因疾病最常用的分子诊断方法。可以通过聚合酶链反应(polymerase chain reaction,PCR)扩增目的片段后直接通过 Sanger 测序来鉴别突变位点和类型。该方法也是点突变和小的缺失或插入突变(indel)的诊断"金标准"。对于 POI 或者 IHH 的基因诊断来说,由于其遗传异质性强,Sanger 测序的工作量比较大,所以很少作为一线检查方法,常常用于高通量检测后的验证检测方法。对于一些综合征型 POI(即合并有其他表型的 POI),如睑裂狭小-上睑下垂-倒转型内眦赘皮综合征(blepharophimosis-ptosis-epicanthus inversus syndrome,BPES),由于临床诊断比较明确,可以采用 Sanger 测序直接分析其致病基因 FOXL2 外显子及其侧翼序列是否存在变异。

(2)三联重复引物 PCR:脆性 X 智力低下-1(fragile X mental retardation 1,FMR1)基因 5′非编码区(CGG)n 扩展性前突变是已知导致 POI 最常见的致病基因,欧洲人类生殖和胚胎学会(ESHRE)推荐 FMR1 基因扩展性突变作为 POI 病因检查靶标之一。FMR1 前突变携带者导致 POI 的风险是 16%~25%。其在高加索散发 POI 人群中的阳性率为 3.3%~6.7%,但在既往报道的中国 POI 人群的阳

性率仅为 0.5%。三联重复引物 PCR(triplet repeat primed PCR,TP-PCR)对于 FMR1(CGG)n 重复序列的前突变(55~200 次)和全突变(>200 次)都可以很好地检出,已经取代传统 Southern 印迹杂交技术作为首选检测方法。特别是在合并有智力低下家族史的女性 POI 患者中,建议首先采用 TP-PCR 检测是否存在 FMR1(CGG)n 前突变。

(3)外显子组测序:外显子组测序(exome sequencing,ES)技术通过对全基因组的外显子区域进行捕获富集,结合二代测序(next generation sequencing,NGS)技术,能对基因组的蛋白编码区序列进行快速筛查。2009 年,Ng 等验证了 ES 用于单基因病基因鉴定克隆的有效性。此后,ES 开始广泛被用于孟德尔疾病的研究。POI 和 IHH 的遗传异质性均很强,针对某一个基因的突变分析阳性率都很低,ES 技术不仅可以快速对所有已知致病基因进行突变筛查,还有可能鉴定新的(novel)疾病致病基因。

(五)卵巢储备的免疫学评估

免疫系统在卵巢生理学中起着至关重要的作用,全身系统炎性疾病会改变卵巢内稳态平衡和损害卵泡动力学。人类卵巢是自身免疫攻击的共同靶标,可能导致卵巢功能障碍,如 POI。在 POI 患者中,自身免疫病因的证据,主要在于观察到淋巴细胞性卵巢炎、与其他自身免疫性疾病关联或抗卵巢抗体的存在等。

1. POI 与自身免疫性卵巢炎 自身免疫性卵巢炎首次是在 Addison 病中被报道。此外,甲状腺自身免疫性疾病或其他一些非器官特异性的自身免疫应答均可对卵巢产生免疫攻击。目前在非肾上腺自身免疫相关 POI 患者的卵巢炎组织学证据较少;合并肾上腺自身免疫病的 POI 患者卵巢组织学检查提示卵泡周围持续存在单核炎症细胞(血浆 B 细胞和 T 细胞)浸润,特别是在排卵前卵泡和黄体的类固醇生成细胞周围。此外,卵巢血管和神经周围也有炎症浸润的报道。卵巢活检结合病理检查是自身免疫性卵巢炎诊断的金标准,但是由于

有创的卵巢活检对卵巢储备有潜在损害,且此类患者缺乏有效安全的治疗方法,所以卵巢活检并不推荐作为临床诊疗常规检查。

2. POI与自身免疫性疾病 POI患者中5%~30%合并有自身免疫问题,常常与其他器官特异性自身免疫性疾病相关,其中最常见的是自身免疫性甲状腺疾病,其次是肾上腺自身免疫性疾病。此外,还有各种不同自身免疫性疾病和POI相关,比如:自身免疫性多腺体综合征、甲状旁腺功能减退、糖尿病、垂体炎、慢性念珠菌病、特发性血小板减少性紫癜、白癜风、秃头症、自身免疫性溶血性贫血、恶性贫血、系统性红斑狼疮(systemic lupus erythematosus,SLE)、类风湿关节炎、克罗恩病、干燥综合征、原发性胆汁性肝硬化、慢性活动性肝炎等。自身抗体与类固醇生成细胞表面抗原发生交叉免疫反应是潜在的可能病理机制。

(1)自身免疫性甲状腺疾病:POI患者合并自身免疫性疾病最常见的就是自身免疫性甲状腺疾病,占12%~40%。在甲状腺自身免疫状态中,合并有高滴度的抗甲状腺过氧化物酶抗体(TPOAb)和抗甲状腺球蛋白抗体(TgAb),可能会导致甲状腺功能减退或者亚临床甲状腺功能减退。在4 302名甲状腺功能正常的女性中研究提示,虽然甲状腺自身免疫异常与卵巢储备减退无明显相关性,但是与TSH>2.5μU/ml的女性POI相关。在153名月经周期正常、甲状腺功能正常的不孕女性中调查发现,AMH水平在TPOAb或TgAb阳性与双阴性个体间无统计学差异;但是在TPOAb或TgAb阳性个体中,AMH水平与TSH水平呈负相关。

(2)自身免疫性肾上腺疾病:大约65%的POI患者观察到有硫酸脱氢表雄酮(DHEAS)水平的降低,提示存在肾上腺功能障碍,10%~20%的Addison病患者同时患有POI,2.5%~20%的POI女性具有肾上腺自身免疫异常的证据。POI的表现可以出现在肾上腺受累前或者紧随肾上腺受累之后。因为肾上腺功能减退可能会导致严重的母胎并发症,所以POI患者在不孕治疗前建议鉴别是否有肾上腺免疫异常和亚临床肾上腺功能不全。对于此类人群无症状肾上腺功能不全的筛查,建议优先采用直接免疫荧光技术检测肾上腺皮质自身抗体,或者采用免疫沉淀法检测21-羟化酶抗体,而不是仅仅检测清晨血浆皮质醇水平。当然,最终的诊断依赖于ACTH刺激试验。伴有Addison病的POI患者常常可以检测到类固醇细胞抗体(SCA)(如17α-OH抗体、P450scc抗体、3β-HSD抗体),而在孤立性POI患者中仅3%可检测到SCA阳性。对于Addison病,POI常常在肾上腺疾病症状前表现出来,所以建议对于特发性POI患者行肾上腺功能的检测,以便于尽早发现可能更加严重威胁生命的病征。

(3)自身免疫性多腺体综合征:POI也常见于自身免疫性多腺体综合征(autoimmune polyglandular syndrome,APS),APS是指2个或以上内分泌器官的自身免疫异常,可有多种可变表型。POI可先于APS症状前发生,APS可有三种类型,① APS-Ⅰ:也叫自身免疫性多种内分泌病-念珠菌病-外胚层发育不良(autoimmune polyendocrinopathy-candidiasis-ectodermal dystrophy,APECED),包括肾上腺和甲状旁腺自身免疫异常,APS-Ⅰ患者在15~40岁间POI的发生率是39%~22%;② APS-Ⅱ:也叫施密特综合征(Schmidt Carpenter syndrome),包括肾上腺和甲状腺自身免疫异常以及自身免疫性1型糖尿病,APS-Ⅱ患者40岁时POI的发生率约10%;③ APS-Ⅲ:包括恶性贫血或白癜风自身免疫性疾病,不伴有Addison病,APS-Ⅲ患者的POI发生率为33.7%。

3. POI相关的免疫检查指标 很多研究提示在POI患者中观察到细胞免疫(T淋巴细胞、NK细胞、调节性T细胞计数等)和体液免疫指标(类固醇细胞抗体、抗卵巢抗体等)的改变,但是相关指标的特异性和敏感性都缺乏足够证据,其临床诊断价值还有待进一步研究。目前缺乏用于诊断自身免疫病因POI的特异性非侵入性可靠诊断方法。2016年ESHRE发布关于POI的专家共识中指出,对于不明原因 POI 可疑有免疫问题的患者建议筛查：

（1）21- 羟化酶抗体 / 肾上腺皮质抗体，对于筛查阳性的患者需要进一步检查肾上腺功能以排除 Addison 病。

（2）甲状腺过氧化物酶抗体（TPO-Ab），对于筛查阳性的患者应该每年检测促甲状腺激素（TSH）水平，以便及时发现甲状腺功能异常。

二、排卵的评估和检查

对排卵的评估和检测，是不孕症病因的一线筛查方法之一。正常育龄女性自然周期卵巢规律排卵，表现为正常的月经周期，子宫内膜在卵巢周期性分泌的雌孕激素作用下同步增生并转化，接受胚胎着床。排卵监测方案包括基础体温监测、黄体期孕酮测定、排卵前 LH 检测、阴道超声监测等多种方式，主要是了解卵巢有无优势卵泡发育成熟、能否排卵、黄体功能，以此评估患者的排卵功能。

（一）排卵的激素评估

1. 孕酮（P₄） 排卵后，卵泡壁层颗粒细胞和卵泡膜细胞黄素化，卵泡外膜的血管进入黄体，黄体细胞的甾体激素合成转为 Δ4 通路，孕烯醇酮向孕酮转化，大量的孕酮通过黄体的血管化进入循环，因此通常认为血清孕酮的升高是证明排卵的金标准。目前尿液、唾液中孕酮及代谢产物的测定技术，也逐渐得到研发，使检测更加方便和无创。

孕酮检测通常于排卵后一周的黄体中期进行。如月经周期 28 天者在月经第 21~22 天检测。对于月经周期较长的女性，测试可晚些进行，每周重复一次，直至下一次月经来潮。血清水平 16~28nmol/L（5~8.8ng/ml）为孕酮指示排卵的最低阈值；孕酮水平 ≥25nmol/L（8ng/ml）可确定排卵，≥48nmol/L（15ng/ml）表明黄体功能正常，≤9nmol/L（3ng/ml）确定为无排卵。在卵泡期，孕酮维持在很低的水平（<1ng/ml）；如果升高持续 ≥18 天可诊断为妊娠；如果基础孕酮水平持续高值而非妊娠，则疑似先天性肾上腺皮质增生症需要进一步鉴别诊断。

有研究比较了不同方法判断排卵的准确性，孕酮检测判断排卵与超声监测的一致性为 90%。孕酮测定的主要缺点是排卵的血清孕酮阈值尚不十分明确和精准，特别是在月经周期不规则的情况下。

2. 黄体生成素（LH） 随着优势卵泡发育趋向成熟，雌激素水平上升，触发了下丘脑 - 垂体轴的正反馈，导致内源性 LH 激增，促进主导卵泡和卵母细胞的成熟，LH 峰后 36~48 小时，卵泡破裂，卵母细胞 - 卵丘复合物松散、分离、排出。LH 峰测定对预测排卵时间有重要价值。通常尿 LH 排卵试纸的检测敏感值为 25U/L。

由于 LH 呈脉冲式释放，在血和尿中能测到的时间短暂。对自然周期和诱导排卵周期的排卵监测，通常采用固相酶联免疫吸附试纸，动态监测尿 LH 峰的出现。尿液 LH 试纸检测应于预期排卵前 2~3 天开始，每天 1~2 次并持续到 LH 峰的出现。对于月经周期 28~30 天的女性，通常从第 12~14 天开始测定；对于月经周期不规则的女性，尿 LH 检测最好配合 B 超监测，卵泡直径 ≥18mm 时进行。大多数市售试剂盒检测到尿 LH 峰的成功率较高，排卵前 5 天内检出率为 80%，10 天内检出率为 90%。

以超声监测排卵为标准，尿 LH 峰预测排卵的敏感性、特异性和准确性分别为 100%、25% 和 97%。其主要缺点是假阴性率高，可能因 LH 峰时间较短、难以捕捉所致。尿 LH 排卵试纸只适用于家用自我监测，而非专业的排卵监测，内源性 LH 峰可能被测到，但不能全面反映卵泡的成熟和排卵的发生，比如未破裂卵泡卵泡黄素化综合征（LUFS）。

（二）排卵的超声监测

超声监测是目前临床上常用而专业的排卵监测方式，通常是指在晚卵泡期，通过阴道超声测量卵泡内径并动态观察生长，最终观察到卵泡塌陷以证明排卵的发生，可以鉴别卵泡发育不良、多卵泡发育、LUFS 等异常情况，还提供有关子宫内膜及盆腔的同步信息。目前用于排卵监测的超声设备从普通的黑白超声至三维彩色多普勒超声,被广泛应用于妇科、不孕诊所和生殖中心专科,普通阴道超声探头的最佳频率为 5.0~8.0MHz。

卵泡为球体或椭球体,在 B 超图像上呈无回声透明椭圆形。测量时以三个维度上互相垂直的最大径线来表示,通常也可以只测最大切面上卵泡边界内侧缘相互垂直的两个最大径线。实际上,卵泡切面可能呈各种不规则形状,有时还会有多个卵泡相互套叠的现象。监测排卵的医生应该受过专业的培训,了解卵泡发育和受孕的生理过程。

月经周期规律的女性,通常于月经周期的第 11~12 天开始监测卵泡及子宫内膜。而月经频发或稀发女性,监测启动时间相应提前或后推。主要描述的内容包括:基础窦卵泡计数(周期首次监测时)、主导卵泡直径、子宫内膜厚度和分型、卵泡塌陷、黄体期天数(从排卵日至下个月经周期第一天)。因为每个周期女性的排卵、环境、心理等的差异,往往 1 个周期的排卵监测并不能完全代表整体和主导的排卵规律,所以需要客观分析,必要时重复 1~2 个周期的监测,不建议多个周期的频繁监测,不推荐定日定时的指导性交试孕,避免过度监测和干预增加患者的焦虑情绪,负面影响自然排卵和妊娠。

因为测量卵泡直径是个动态的过程,为提高效率和性价比,减少患者和医师的负担。通常根据卵泡生长的速度规律,设计的监测流程为:卵泡直径<10mm 时,4~5 天后复测;主导卵泡直径 12~14mm 时,3 天后复测;直径 14~16mm 时,隔日复查;直径 ≥ 16~17mm 后每天监测,直至卵泡直径 ≥ 18mm。

成熟卵泡的直径范围为 18~23mm,排卵通常发生在此阶段。排卵的超声征象:①优势卵泡消失,内壁塌陷,内部出现回声或直径缩小 5mm 以上;②缩小的卵泡腔内有细弱的光点回声,有较多强回声,提示有早期黄体形成;③直肠子宫陷凹见游离液体。满足一项,可明确排卵。Ecochard 等

比较了不同超声征象判断排卵的敏感性和特异性,描述卵泡消失或突然缩小为 84% 和 89.2%,卵泡壁不规则为 61.6% 和 87.1%,直肠子宫陷凹内存在游离液体为 71% 和 88.2%;卵泡内部有回声为 38.4% 和 79.7%。

超声监测有助于掌握卵泡及子宫内膜的发育过程、便于计划试孕或安排人工授精的时间,但也存在不少局限性。首先,B 超监测无法精准预测排卵的发生和指导试孕;其次,监测依赖设备的精度和操作人员的熟练和经验,测量有一定的主观性,存在偏差;再次,患者在一个周期中往往需要数次监测,存在时间和经济负担。

临床上超声监测排卵,同时观察内膜的厚度和分型非常重要,可提供内膜容受性的间接指标,但切不可脱离卵泡直径判断内膜性质,无须过度解释内膜的影像学结果,尽量减少对内膜的创伤性检查和干预。

(三)其他的排卵监测方法

1. **基础体温监测** 基础体温监测(basic body temperature,BBT)是一种传统的回顾性的自我排卵监测方法,根据排卵后孕酮使体温中枢升高 0.3~0.5 ℃的作用,动态测量静息 4 小时以上的体内温度,观察到典型的双相基础体温,证明排卵的发生。目前各种生育服务互联网站提供的智能化 BBT 记录和周期测算,使这个传统方法更方便地为女性备孕服务。

2. **宫颈黏液** 宫颈黏液在排卵前因高雌激素的作用,变得稀薄、透明、拉丝状,在普通显微镜下呈"羊齿植物"形态,利于精子穿过宫颈屏障进入宫腔。排卵后在孕激素作用下,宫颈黏液变得黏稠。这是一种传统的观察排卵的方法,目前已经很少使用。在宫颈病变或抗雌激素药物诱导排卵周期不宜使用。

3. **其他** 其他的排卵监测方法,还包括阴道上皮涂片染色、子宫内膜分泌期的组织学检测、唾液和其他体液的生化和分子检测等,目前极少应用。

（四）排卵功能障碍病因诊断的检测

如上述基本的排卵监测中观察到排卵异常，确认排卵功能障碍的持续发生，则需对病因进行诊断和鉴别诊断，进行一系列的辅助检测，包括各类内分泌和代谢的激素（表 4-3）、生化、分子、影像学以及诊断性手术等。

1. **排卵功能障碍相关生殖激素的检查** 女性月经周期的生殖激素包括下丘脑分泌的促性腺激素释放激素（GnRH）；垂体分泌的促性腺激素和催乳素（FSH、LH、PRL）；卵巢分泌的雌二醇（E_2）、孕酮（P_4）、睾酮（T）；反映其他内分泌腺的激素，包括皮质醇（F）、促肾上腺激素（ACTH）、硫酸脱氢表雄酮（DHEAS）、促甲状腺激素（TSH）等。这些激素的分泌，有的随月经周期呈现波动，有的基本稳定不变，有的受很多因素的干扰，有的激素之间有一定的交叉干扰。因此，对上述激素的监测和解释，需要具有专业的生殖内分泌基础知识，在特定的时间节点合理进行（图 4-2）。

表 4-3 排卵功能障碍的实验室检测的鉴别诊断

项目	LH U/L	FSH U/L	LH/FSH	E_2 pg/ml	P_4 ng/ml	AMH ng/ml	PRL ng/ml	TSH μU/ml	T4 μg/dl	DHEA μg/dl	17-OHP ng/dl	T ng/dl
FHA	<5	<5	~1	<50	<1	>1	≤N	≤N	≤N	N	N	≤N
POI	>15	>25	<1	<50	<1	<0.5	N	≥N	≤N	N	N	≤N
PCOS	<15	<10	>1	<50	<1	≥N	≥N	N	N	≥N	N	≥N
CAH	<15	<10	>1	<50	高	N	≥N	N	N	≥N	高	高
高 PRL	<10	<10	<1	<50	<1	N	高	≥N	N	N	N	N

注：≥N：正常或偏高；≤N：正常或偏低；N：正常；FHA：功能性下丘脑闭经；POI：早发性卵巢功能不全；PCOS：多囊卵巢综合征；CAH：先天性肾上腺皮质增生症；PRL：高催乳素血症。

［引自：Gordon CM，Ackerman KE，Berga SL，et al.Functional Hypothalamic Amenorrhea：An Endocrine Society Clinical Practice Guideline.Journal of Clinical Endocrinology & Metabolism.J Clin Endocrinol Metab，2017，102（5）：1413-1439.］

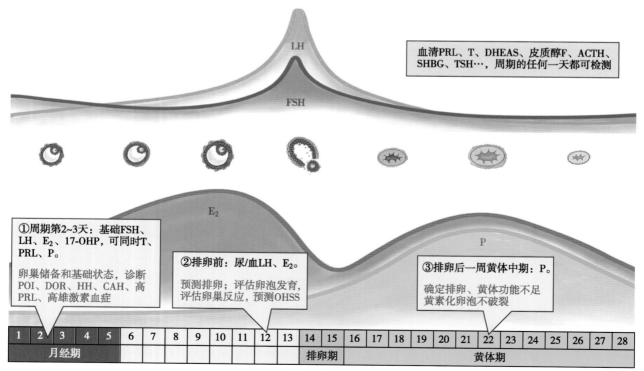

图 4-2 卵巢功能的评估和检查

（1）基础 FSH、LH、E_2：基础的 FSH、LH、E_2 一般在月经周期的第 2~3 天或闭经时测定，标志了卵巢的基本储备情况，不做单项独立分析，不能预测和反映是否有排卵，但是可有助于分析排卵功能障碍的原因，在卵巢刺激周期中，E_2 和 LH 可以作为卵泡生长和成熟的监测指标。

1）高促性腺激素、低性腺激素：血清基础 FSH 及 LH 通常>10~15U/L，FSH/LH 比值常常>1，以 FSH 升高为显著标志，提示卵巢储备功能减退（DOR）、早发性卵巢功能不全/衰竭（POI/POF）、先天性性腺发育不良（Turner 综合征）等。

2）低促性腺激素、低性腺激素：血清基础 FSH、LH 均低于 5U/L，E_2 显著低于正常。提示 Kallmann 综合征、功能性下丘脑性闭经（FHA）、垂体功能衰竭（Sheehan 综合征）等。必要时可行 GnRH 刺激试验。

3）高促性腺激素、高性腺激素：基础 FSH 或 LH 显著升高，或 LH/FSH>2，伴 E_2 或 T 等其他激素升高，提示垂体腺瘤、多囊卵巢综合征（PCOS）等。

（2）催乳素（PRL）：女性正常血清 PRL 浓度通常低于 25ng/ml（500mU/L）。高催乳素血症可通过影响下丘脑-垂体轴功能导致闭经、排卵功能障碍、不孕。临床类型包括特发性高催乳素血症、垂体腺瘤、空蝶鞍综合征、继发于其他疾病（如子宫内膜异位症、甲状腺功能减退、PCOS 等）以及无症状的巨催乳素血症。

PRL 在月经周期波动很小，但有昼夜分泌的规律，因此一般建议在月经周期的任何一天，上午 9：00~10：00 空腹检测。为了减少抽血次数，基础第一次的 PRL 测定可与基础 FSH、LH、E_2 同时进行。许多因素可导致血清 PRL 浓度升高，包括：乳头/乳房的挤压和刺激、哺乳、应激状态、运动、睡眠差、高脂饮食、药物等，因此在检测之前需要排除以上干扰。

生理性干扰因素很少引起 PRL 升高超过正常值的数倍，如果超过 5 倍时需要进一步行影像学检查排除垂体腺瘤可能。

（3）睾酮和硫酸脱氢表雄酮：睾酮（T）主要由卵巢皮质和间质分泌，小部分经外周脂肪和肾上腺转化。在血液循环中总睾酮与血浆蛋白高度结合[约 66% 与性激素结合球蛋白（sex hormone binding globulin，SHBG）结合，33% 与白蛋白结合]，成为无生物活性的形式。仅 1% 为游离睾酮，是具有生物活性的雄激素。游离睾酮的浓度由睾酮的产生率、代谢清除率和 SHBG 水平决定。硫酸脱氢表雄酮（DHEAS）几乎全部由肾上腺皮质生成和分泌，在疑似肾上腺来源的高雄激素血症时常规检测。高雄激素血症在临床上是许多排卵功能障碍的病因和表现。

循环中总 T 和 DHEAS 的血清值非常稳定，在周期的任何一天检测都可以，但为了减少抽血次数，第一次基础值可和基础 FSH、LH、E_2 同时进行，不需要反复测定。T 的正常值一般<2.5nmol/L，DHEAS 的正常值<8.2μmol/L，根据不同实验室不同检测试剂盒有不同的正常范围。高雄激素血症可能和多囊卵巢综合征（PCOS）、卵巢或肾上腺分泌雄激素肿瘤、库欣综合征（Cushing syndrome）、先天性肾上腺皮质增生症（CAH）等排卵功能障碍有关。

2. 排卵功能障碍相关的甲状腺激素 甲状腺功能亢进和减退，与排卵功能障碍、月经紊乱、不孕不育相关。甲状腺功能检测包括 5 个项目[促甲状腺激素（TSH）、游离三碘甲状原氨酸（FT_3）、游离甲状腺素（FT_4）、甲状腺过氧化物酶抗体（TPOAB）、甲状腺球蛋白抗体（TGAB）]。TSH 的正常浓度为 0.27~4.2mU/L，根据各实验室检测试剂盒提供正常值范围。可在任何一天早晨空腹抽血检测。孕期可以监测 1~2 次，以避免因甲状腺功能减退导致胎儿发育不良。2017 年 ESHRE 指南强烈建议反复妊娠丢失的女性进行甲状腺功能筛查（包括 TSH 和 TPOAB），2017 年美国甲状腺协会指南建议所有不孕妇女评估血清 TSH 浓度。

（1）甲亢和亚临床甲亢：甲状腺功能亢进患者

血清 TSH 显著降低,伴甲状腺激素 T₃(游离三碘原氨酸,FT₃) 和 T₄(游离甲状腺素,FT₄) 的升高。亚临床甲状腺功能亢进者血清 TSH 降低<0.27mIU/L,而 FT₃、FT₄ 均正常。

(2)甲减和亚临床甲减:甲状腺功能减退患者血清 TSH 显著升高,伴甲状腺激素 T₃(游离三碘原氨酸,FT₃) 和 T₄(游离甲状腺素,FT₄) 的降低。亚临床甲状腺功能减退者血清 TSH 升高>4.2mIU/L,而 FT₃、FT₄ 均正常。

(3)桥本甲状腺炎:桥本甲状腺炎是一种免疫性疾病,血清 TSH 显著升高,FT₃ 和 FT₄ 正常或降低,伴有甲状腺球蛋白抗体(TGAB)、甲状腺微粒体抗体(过氧化物酶抗体,TPOAB)、TSH 受体抗体(TRAB)异常升高。

(4)自身免疫性甲状腺病:女性血清 TSH、FT₃、FT₄ 值正常,但甲状腺球蛋白抗体(TGAB)、甲状腺微粒体抗体(过氧化物酶抗体,TPOAB)异常升高,临床意义尚存在争议。

3. 排卵功能障碍相关的肾上腺激素 反映肾上腺功能的激素测定主要包括皮质醇(F)、促肾上腺皮质激素(ACTH)、17- 羟孕酮(17-OHP),生成和释放的不足和过量,都可以导致排卵功能障碍,也是高雄激素血症、PCOS、闭经和月经异常、卵巢功能减退的重要鉴别指标。

(1)皮质醇(F)以昼夜节律分泌,清晨达峰值,午夜达谷值<50nmol/L(1.8μg/dl)。皮质醇基础值应早晨 8:00 空腹采血检查,疑似肾上腺功能亢进者,可当日下午 4:00 再次检测对照,下午的皮质醇值应低于 8:00a.m. 基础值的 50%。疑似库欣综合征者,可进行地塞米松试验确诊。

(2)促肾上腺皮质激素(ACTH)应早晨空腹采血检测,基础值为<10ng/L(2.0pmol/L),异常升高可提示 ACTH 依赖型库欣综合征,其中 60%~80% 为垂体 ACTH 腺瘤导致的库欣病,必要时可行 CRH 兴奋试验。

(3)17- 羟孕酮(17-OHP)是 21- 羟化酶缺乏导致先天性肾上腺皮质增生症(CAH)的特异性诊断指标。早卵泡期早晨 8 时前空腹采血,正常值为:20~100ng/dl(0.6~3.0nmol/L)。确诊 CAH 的界值为>1 000ng/dl(30nmol/L),排除诊断界值为<200ng/dl(6nmol/L),200~1 000ng/dl(6~30nmol/L)为临界值,需进一步行 ACTH 刺激试验——静脉注射 250μg 二十四肽促肾上腺皮质素,60 分钟后复查 17-OHP>1 000ng/dl(>30nmol/L)可确诊此病,否则排除此病。

4. 排卵功能障碍相关的代谢生化指标

(1)OGTT(口服葡萄糖耐量试验):OGTT 是指患者口服含 75g 葡萄糖的水溶液,观察口服前(0 分钟)、口服后 30、60、120、180 分钟的血糖及胰岛素水平变化,通常临床上简化为 0、120 分钟两个节点的检测。空腹血糖正常值为 3.90~6.10mmol/L、胰岛素的正常值为 5~20μU/ml;口服葡萄糖后 120 分钟葡萄糖正常值应<7.8mmol/L;空腹血糖≥7.0mmol/L 或 120 分钟血糖≥11.1mmol/L,提示糖尿病,需检测糖化血红蛋白;空腹血糖<7.0mmol/L,120 分钟血糖介于 7.8~11.1mmol/L 之间,提示糖耐量减低,表明人体对葡萄糖的调节能力轻度下降。空腹血糖介于 6.1~7.0mmol/L 之间,120 分钟血糖≤7.8mmol/L,提示空腹血糖受损,表明人体对进食葡萄糖后的血糖调节能力尚好,但对空腹血糖调节能力轻度减退。

胰岛素抵抗(insulin resistance,IR)是一种葡萄糖稳态紊乱,包括肌肉、脂肪、肝脏和其他组织对胰岛素的敏感性降低,尽管其血液浓度正常或升高。严重的胰岛素抵抗可导致排卵功能障碍、月经失调、复发性流产、代谢综合征。目前有多种数学模型评估胰岛素抵抗,胰岛素抵抗的稳态模型(HOMA-IR)是评估 IR 的有力工具,也是大型人群研究中最广泛使用的 IR 指标。其公式为:空腹胰岛素(μU/ml)×空腹血糖(mmol/L)/22.5,并将一般人群 HOMA-IR 分布的 80~90 百分位作为阈值。OGTT 中口服葡萄糖后 30~60 分钟胰岛素水平达到峰值(为基础值的 5~10 倍),此后开始下降,180 分钟降至空腹水平。基于胰岛素的分泌曲线,120

分钟胰岛素大于基础值 5 倍提示胰岛素抵抗。

（2）血脂（甘油三酯、胆固醇）：甘油三酯正常浓度<2.25mmol/L，总胆固醇正常浓度为 3.00~5.70mmol/L，高密度脂蛋白胆固醇正常浓度为 1.03~1.55mmol/L，低密度脂蛋白胆固醇正常浓度为 2.60~4.10mmol/L。血脂异常临床定义为一种或多种血浆脂质浓度异常，如总胆固醇（TC）、甘油三酯（TG）、低密度脂蛋白胆固醇（LDL-C）浓度升高，高密度脂蛋白胆固醇（HDL-C）浓度降低。血脂异常，无论是否肥胖，都会损害女性下丘脑 - 垂体 - 卵巢（HPO）轴功能及生育能力。具体表现为原始卵泡减少、基础 FSH 水平升高、雌二醇水平下降、卵泡闭锁、卵泡期延长、周期排卵率降低，每周期自然受孕率降低 19%~36%；过量的脂肪酸将损害卵丘和颗粒细胞，破坏其类固醇生成能力。故血脂异常是女性不孕的独立风险因素。现有证据表明，血脂异常对生殖功能的损害涉及 HPO 轴各个层面的瘦素和胰岛素信号通路的激活、过氧化物酶体增殖物激活受体γ作用的改变、炎症反应的增加。

5. 排卵功能障碍的其他辅助检查

（1）MRI 和 CT 平扫 + 增强（头颅、肾上腺、甲状腺、卵巢）

1）头颅 MRI/CT+ 增强：对于 PRL 浓度超出正常上限 5 倍的患者，垂体 MRI 或 CT+ 增强有助于明确原发病因。PRL 浓度为正常上限的 5~10 倍时，MRI/CT 常可显示垂体前叶的催乳素瘤或蝶鞍区存在占位病变，如垂体其他腺瘤、浸润性疾病、颅咽管瘤等。后者 PRL 浓度一般不超过正常上限的 10 倍；PRL 浓度超过正常上限的 10~15 倍时，MRI/CT 几乎总能显示催乳素巨腺瘤（直径≥1cm）。60%~80% 的内源性库欣综合征为垂体依赖性库欣综合征（即库欣病），后者几乎均由垂体 ACTH 腺瘤所致。MRI/CT+ 可于神经垂体发现瘤体。

2）肾上腺 MRI/CT：ACTH 依赖型库欣综合征患者，过量的 ACTH 刺激肾上腺的三层皮质。

MRI/CT 可显示双侧肾上腺皮质增生、肾上腺肥大，局部呈小结节或有时呈大结节改变。非 ACTH 依赖型库欣综合征主要为自主分泌皮质醇的肾上腺皮质腺瘤或腺癌，分别占内源性库欣综合征的 10%、6%。肾上腺 CT/MRI 可精准识别直径 1cm 以上的肿块，通常为单侧肾上腺肿块，而对侧肾上腺萎缩（双侧肾上腺皮质肿瘤十分罕见）；病灶直径>5cm 者应视为恶性；与肾上腺腺癌相比，肾上腺腺瘤通常较小，未增强 CT 衰减值较低（通常<10Hu），MRI T_1 加权图像上是均匀低信号，T_2 图像上与肝脏相比是等信号或高信号。

典型 CAH 患者，MRI/CT/ 超声均可显示肾上腺皮质弥漫性增生或呈团块样、结节样增生。肾上腺肿块的发生率随着肾上腺体积的增加而增加，肾上腺及结节的大小与激素之间有显著相关性；这些肾上腺形态学特征在激素状态控制不佳的患者中更为普遍。而非典型 CAH 的类固醇合成酶活性保留 20%~60%，故皮质醇浓度近乎正常，MRI/CT 检查肾上腺皮质并无典型增生。

3）卵巢 MRI/CT：有助于鉴别雄激素分泌性卵巢肿瘤。类固醇细胞瘤多为实性偏外侧肿瘤，平均直径>7cm，瘤体内常有出血，约 1/3 为恶性并扩散到卵巢外；间质细胞瘤通常为单侧良性肿瘤，瘤体直径 1~5cm，偶有病例<1cm；成人颗粒细胞瘤可能为囊性、实性或囊实性肿瘤。囊性颗粒细胞瘤过量分泌雄激素，预后不良；支持间质细胞瘤通常为单侧良性肿瘤，体积相对较大，确诊时主要局限于卵巢。

（2）超声检查

1）卵巢超声：超声监测排卵可明确排卵功能障碍发生的具体环节：有无优势卵泡发育、卵泡发育停滞或萎缩、未成熟卵泡排卵、未破裂卵泡黄素化、黄体溶解吸收不全等。双侧卵巢窦卵泡计数（antral follicle count，AFC）及大小，有助于鉴别诊断 PCOS、卵巢功能减退、功能性下丘脑性闭经及 PCOS 的分型。卵巢多囊样改变的最新定义为每个卵巢内窦卵泡计数超过 20；双侧 AFC 之和<6，提示卵巢功能减退；功能性下丘脑性闭经患者通常 AFC 正常，但窦卵泡直径较小，甚至成针尖样。超声联合 MRI 可提高卵巢肿瘤的诊断率。

2）甲状腺超声检查：可明确有无甲状腺肿块；如有弥漫性甲状腺肿，合并自身抗体浓度升高，提示桥本甲状腺炎。

3）肾上腺超声：联合 MRI/CT 鉴别诊断肾上腺肿瘤、CAH、ACTH 依赖型库欣综合征。

4）诊断性腹腔镜手术：有助于明确并祛除干扰正常排卵的盆腔因素。如盆腔炎性疾病后遗症可导致卵巢周围粘连并形成炎症性环境，影响卵泡发育及正常排卵；盆腔子宫内膜异位症尤其卵巢子宫内膜异位囊肿，可导致卵巢局部内环境及盆腔环境的炎性反应和免疫反应，导致卵泡发育不良及卵泡不破裂。

三、卵巢反应的评估和检查

卵巢对促性腺激素（gonadotrophin，Gn）的刺激反应是卵巢功能评估的另一项重要指标，对应于采用诱导排卵和卵巢刺激的患者，即只有涉及促排卵，才会讨论卵巢反应问题。卵巢反应存在个体化的差异。在诱导排卵，特别是体外受精的控制性卵巢刺激（controlled ovarian stimulation，COS）前，需要评估卵巢的反应，综合相关因素，有利于制订个体化的卵巢刺激方案和药物剂量，尽可能优化周期方案，以期使因卵巢低或高反应取消周期、卵巢过度刺激综合征（ovarian hyperstimulation syndrome，OHSS）的并发症风险最小化，同时期望增加临床持续妊娠率和活产率。

（一）卵巢反应的分类

根据卵巢对 Gn 刺激后的可能获卵数不同，将卵巢反应分为低反应、正常反应和高反应三类。不同研究定义的阈值有所不同。

1. 低反应（poor responders） 通过卵巢储备检测（ovarian reserve tests，ORTs）提示卵巢低储备，或者前次卵巢刺激为低反应，一般获卵

数≤3 枚。卵巢低反应的 Bologna 标准需符合以下指标中的 2 个或以上：①高龄（≥40 岁）或者其他高危因素；②前次 COS 低反应（常规刺激获卵≤3 枚）；③卵巢储备检测异常（AFC<5~7 枚，AMH<0.7~1.3ng/ml）。其中 2 次既往 COS 低反应可以确定为卵巢低反应，对于满足高龄和卵巢储备检测异常者可能是预期的卵巢低反应。

Bologna 标准没有纳入年龄相关的卵母细胞质量指标，所以根据 Bologna 标准划分的低反应人群，仍然有很高的异质性。为了减少 Bologna 标准定义的 POR 人群的异质性，更加细化的 POSEIDON（patient-oriented strategies encompassing individualized oocyte number）标准被提出，该标准根据年龄、卵巢储备检测（AFC/AMH）、卵巢反应（即前次卵巢刺激的获卵数）指标将 POR 人群（低预后人群）分为 4 类（表 4-4）。

表 4-4 低预后人群的 POSEIDON 标准

年龄	ORTs 指标	
	AFC≥5 枚 AMH≥1.2ng/ml	AFC<5 枚； AMH<1.2ng/ml
<35 岁	**POSEIDON 组 1*** 1a 组：获卵<4 枚 1b 组：获卵 4~9 枚	**POSEIDON 组 3**
≥35 岁	**POSEIDON 组 2*** 2a 组：获卵<4 枚 2b 组：获卵 4~9 枚	**POSEIDON 组 4**

注：* 根据前次标准卵巢刺激后获卵数将非预期的卵巢低反应人群 POSEIDON 1 组和 2 组分别划分为两个亚组。

2. 高反应（hyper responders） 通过卵巢储备检测（ovarian reserve tests，ORTs）评估卵巢储备，或者前次卵巢刺激为高反应，一般获卵数≥16 枚。

3. 正常反应（normal responders） 是指卵巢刺激的反应介于低反应和高反应之间，一般获卵数为 5~15 枚。

（二）卵巢反应的预测指标

目前有很多指标被用于卵巢反应的预测，比

如 ORTs、年龄、体重、既往促排卵史及遗传因素等。一般来说,这些指标主要用于预测 COS 后的获卵数,而不是预测临床妊娠率或活产率,因为后者还受实验室条件、胚胎质量、内膜容受性及黄体支持等因素的影响。

1. 卵巢储备检测(ovarian reserve tests, ORTs) ORTs 可以作为卵巢刺激反应的预测指标,但是不能作为独立于年龄之外的生育潜能预测指标。ORTs 临床指标主要有:

(1)基础卵泡刺激素(bFSH):月经第 2 或 3 天检测血浆中 bFSH 除了用于评估卵巢储备,bFSH 升高也和卵巢反应降低和妊娠失败相关。不同研究采用 bFSH 预测卵巢反应的 Cut-off 值不同,有研究提示 bFSH ≥ 15U/L 时获卵数会显著降低、周期取消率增加;当 bFSH>18U/L 时预测不能得到活产的特异性是 100%;但在 40 岁前,单纯 bFSH 升高,不能预测卵巢低反应和妊娠失败。尽管 bFSH 对于卵巢反应预测的敏感性较低,但是 bFSH 对卵巢低反应的预测要好于高反应的预测。

(2)窦卵泡计数(AFC):AFC 是月经第 2 或 3 天经阴道超声检测两侧卵巢内直径为 2~10mm 的窦卵泡数目。AFC 是卵巢储备及获卵数的良好预测指标,具有高度特异性。可以用于鉴别卵巢低反应、正常反应和高反应人群。当设置 Cut-off 值<3~4 枚时,AFC 预测卵巢低反应的敏感性是 9%~73%,特异性可达 73%~97%。当 Cut-off 值 ≥ 16 枚时,AFC 预测卵巢高反应的敏感性为 89%,特异性是 92%。一项多因素回归分析发现 AFC 预测卵巢低反应和高反应的 Cut-off 值分别为<6 枚和>14 枚。

(3)抗米勒管激素(AMH):AMH 是一种由小的窦前卵泡和窦卵泡颗粒细胞分泌的糖蛋白,其血浆浓度水平不依赖促性腺激素水平,且整个月经周期相对稳定。AMH 预测卵巢反应的获卵数量优于年龄因素,AMH 值与获卵数存在线性关系,但是对于临床持续妊娠率的预测价值有限。AMH 可以预测卵巢低反应及 OHSS 的风险。根据英国国家卫生和临床优化研究所(National Institute for Health and Clinical Excellence,NICE)指南提出,AMH ≤ 0.8ng/ml 预示卵巢低反应,AMH ≥ 3.6ng/ml 预示卵巢高反应。AMH 预测 OHSS 的敏感性和特异性可达 82% 和 76%。修正后 Bologna 标准卵巢低反应的 AMH 预测值是<0.7~1.3ng/ml。但是对于年轻女性来说,即使 AMH 值低于检测下限也不应该作为拒绝助孕的理由,因为仍然有获得妊娠的机会。根据 AMH 水平调整 Gn 起始剂量可以降低 OHSS 和周期取消的风险。

2. 年龄 年龄是最重要的决定卵巢反应的因素之一。人类卵母细胞的数量和质量都随着女性年龄的增长而下降。所以,年龄一直被认为是一个独立的卵巢储备和卵巢反应的预测因素。研究显示,36 岁以上女性获卵率会显著降低,IVF 成功率降低,并且 bFSH 升高的年轻女性对 COS 的卵巢反应要好于 bFSH 升高的高龄女性。年龄是 IVF 后持续妊娠最好的预测指标。

3. 体重 体重指数(BMI)增加对不孕的治疗和辅助生殖流程有不同程度的影响。体重增加提示女性需要更高的 Gn 起始剂量、更多的刺激天数、卵泡发育不良而导致的周期取消风险增加、获卵数和卵母细胞质量下降、受精率和妊娠率下降。肥胖对种植率的影响研究存在争议性。减重恢复自然排卵和妊娠、在体外受精时降低周期取消率、增加可移植胚胎数、减少助孕周期数、降低流产率。

4. 既往卵巢刺激史 在拟行诱导排卵或卵巢刺激前,采集既往促排卵的病史是很重要的。需要详细了解前次的诱导排卵或卵巢刺激方案、Gn 启动剂量、刺激天数、卵泡生长情况、卵泡数或获卵数、受精和胚胎发育情况等。卵巢低反应的 Bologna 标准中定义 2 次标准剂量 Gn 刺激后获卵 ≤ 3 枚,即可定义为卵巢低反应,而不需要考虑年龄及 ORTs 指标。低预后的 POSEIDON 标准中也将前次 COS 中获卵数作为亚组人群分类指标(表 4-4)。

5. 遗传因素 目前已经发现多个促性腺激素

亚单位及促性腺激素受体相关基因的单核苷酸多态性（single nucleotide polymorphism, SNP）与卵巢储备及卵巢刺激反应有关，比如 *FSHR* c.2039A>G（p.Asn680Ser）变异，Ser/Ser 携带者比 Asn/Asn 携带者具有更高的 bFSH，卵巢刺激时需要更多的 Gn 剂量；Ser/Ser 携带者在 COS 中获卵数少于 Asn/Asn 或者 Asn/Ser 携带者，更多的相关 SNP 位点信息见表 4-5。

表 4-5 促性腺激素亚单位及其受体 SNP 信息及其临床意义

SNP 编号	基因	核苷酸变异	氨基酸变异	临床相关性
rs6165	*FSHR*	c.919G>A	p.Thr307Ala	Ala/Ala 携带者相较于 Thr/Thr 或者 Ala/Thr 携带者，具有更多的获卵数和成熟卵子数、更短的卵巢刺激天数
rs6166	*FSHR*	c.2039A>G	p.Asn680Ser	Ser/Ser 携带者比 Asn/Ser 携带者具有更高的基础 FSH、更多的 Gn 用量、hCG 日雌激素水平更低，卵巢低反应风险增加。Asn/Asn 携带者比 Ser/Ser 携带者具有更高的 OHSS 风险
rs1394205	*FSHR*	c.-29G>A	N/A	AA 纯合子携带者比 GG 纯合子或者 GA 杂合子携带者 FSHR 表达降低，基础 FSH 水平降低
rs2293275	*LHCGR*	c.935A>G	p.Asn312Ser	Ser/Ser 携带者比 Asn/Asn 携带者卵巢刺激时需要更多剂量的 Gn；Ser/Ser 携带者比 Asn/Asn 或者 Asn/Ser 携带者具有更高的活产率
rs1800447	*LHB*	c.82T>C	p.Trp8Arg	LH 活性降低，不足以支持卵巢刺激时 FSH 活性
rs34349826	*LHB*	c.104A>G	p.Lle35Thr	与 PCOS 女性患者睾酮升高相关
rs10835638	*FSHB*	c.-211G>T	N/A	GT 杂合子携带者与 GG 纯合子野生型相比，具有卵巢低反应、高的基础 FSH/LH 水平、AFC 减少、获卵数/M Ⅱ 卵子/胚胎均减少

注：表格数据来源于 Conforti A 等（2022）专家共识。

6. 综合因素 除了上述单一卵巢反应评估指标外，临床实践中通常将各卵巢反应指标综合判断，评估卵巢反应。Broer SL 等通过对 28 项研究的 5 705 例 IVF 女性样本的荟萃分析研究提示，综合年龄、AFC、AMH 和 bFSH 水平因素，相对于各单一指标可以更好地预测卵巢低反应。La Marca 等通过女方年龄、bFSH 水平，结合 AFC 或者 AMH 值，综合推算 Gn 起始剂量，以期获得理想的卵巢反应。

（三）Gn 剂量个体化

遗憾的是，到目前为止，个体化 Gn 剂量促排卵没有被证明优于常规标准剂量（Gn 150U/d），特别是在低反应人群中。2018 年 Cochrane 综述提出：在目前已有的临床研究证据中，对所有人群（包括高反应、正常反应、低反应）COS 过程，个体化 Gn 剂量，不影响活产率和持续妊娠率；在预期的高反应人群中，减少 Gn 起始剂量，可以减少总体 OHSS 的发生风险，但是是否减少严重 OHSS 风险证据还不充分。2020 年一项 Meta 分析提示：在卵巢低反应、正常反应和高反应人群中，温和刺激方案（Gn ≤ 150U/d）相对于更高 Gn 剂量的常规方案，每随机周期妊娠率及累积妊娠率均没有差异，而温和刺激方案可以减少正常反应和高反应人群的 OHSS 风险，推荐不同卵巢反应人群均适用温和刺激方案。由于目前已有的临床研究数据存在很大的临床异质性，所以确切的结论还有待于更多的高质量的随机对照研究去证实。

四、排卵相关心理学评估

（一）排卵功能障碍的心理评估观点

排卵功能障碍的发生率占不孕症的 25%~30%。

排卵功能障碍性不孕是由于下丘脑-垂体-卵巢轴相关激素功能调控失衡,导致卵泡发育不良或停滞,主要表现为稀发排卵及无排卵,稀发排卵指每年少于8次的排卵同时月经周期超过35天,无月经来潮6个月,常常提示无排卵。排卵功能障碍主要表现为卵泡不发育或不成熟,卵母细胞不能排出,卵泡储备减退等。无排卵性不孕妇女中约70%为PCOS患者。

2018年PCOS指南强调:多囊卵巢综合征(PCOS)是一种具有生殖、代谢、心理特征的常见生殖内分泌代谢性疾病,是育龄期女性最常见的内分泌失调和排卵功能障碍性疾病。但是PCOS患者大多存在精神心理方面的问题,其中以抑郁、焦虑为主。月经不调、不孕和肥胖因素与不良情绪和痛苦增加可能有关。其他潜在因素包括PCOS的慢性病程、复杂性和令人沮丧的治疗效果。长期的抑郁焦虑状态加重神经内分泌功能紊乱,降低受孕的概率,对自身健康、辅助生育结局和子代心理发展均造成不利的影响。

20世纪70年代,学者们开始关注不孕所带来的心理社会学问题,并推动对不孕夫妇的心理咨询活动。由于受传统生育观念的影响,传宗接代的思想还是根深蒂固的存在于人们心中,女性因素引起的不孕症患者背负了很大的压力,加之周围亲友、同事及邻居的议论,承受巨大的心理压力。PCOS患者因长期反复就医,诊疗过程中所涉隐私包括肥胖及性的问题,痤疮、多毛、脂溢性皮炎、黑棘皮病等外貌困扰;卵巢储备减退患者,因为卵巢反应低下,多个周期诱导排卵无果,随着年龄增加更为焦虑,她们的不孕问题常遇到配偶及家庭的歧视和嫌弃,对自己的缺陷羞于启齿,在一定程度上自我孤立封闭,缺乏与医生及亲友的有效沟通。

排卵功能障碍的治疗常常是长期的、复杂的、昂贵的,也容易使患者产生悲观心理。面对压力时,会以自责、退避、幻想、合理化等不成熟的应对方式为主,而不是主动求助。作为一种身心疾病,一方面,排卵功能障碍影响患者心理,产生不良情绪;另一方面,心理因素又干扰临床治疗效果、家庭生活、婚姻关系及社会适应性。

(二)在卵巢刺激和人工助孕中心理问题的主要来源

不孕和排卵功能障碍患者常表现出多种情绪问题,包括焦虑(23.20%)、抑郁(17.0%)、恶劣心境(9.8%),以及愤怒和社会疏离感。而辅助生殖技术作为一种多维度的应激源,也容易引发焦虑和抑郁等不良情绪。这些心理问题的来源主要包括以下几点:

1. 长期不孕所造成的应激状态,特别是那些辗转多个医院,遍寻全国甚至国外多个生育机构的专家,都未能成功妊娠生育,耐心和金钱已经消耗殆尽。

2. 对试管婴儿技术不切实际的过高预期,治疗中高昂的费用、大量促排卵药物的注射、频繁监测和就诊、请假带来的窘迫和生计忧虑,这些不安情绪使得不孕女性产生巨大的恐惧。

3. 对将要进行的人工助孕手术操作的担忧,非常顾虑卵巢刺激和黄体支持的每天注射是否难以耐受、取卵是否疼痛,这也是很多不孕夫妇在第一次助孕受挫后选择放弃的原因。

4. 对试管婴儿较高的医疗费用和可能较低的效价比的顾虑,这些支出除了助孕的医药费用,还包括了往返医院,特别是外地患者车旅和食宿的费用。

早在1990年,运用Spielberger状态-特质焦虑量表(State Trait Anxiety Inventory,STAI)评估就发现,高达10.5%的不孕女性在IVF术前表现出焦虑状态。国内的资料显示,接受IVF/ICSI助孕的中国女性中有23.2%存在焦虑障碍。在瑞典,接近30%的IVF/ICSI患者达到抑郁或焦虑障碍的诊断标准。在助孕过程中,较高的应激和焦虑状态发生在卵巢刺激中、经阴道取卵和胚胎移植之前。

(三)心理评估程序

对排卵功能障碍性不孕、辅助生殖患者的心理评估应结合不孕病史、既往心理疾病史、当前躯体和心理状态检查的结果予以综合评价。

1. **评估、建立关系** 以会谈、问卷调查、量表测评等方式与患者及家属交流，收集患者基本资料，评估其心理、家庭功能及社会支持度，介绍心理干预过程，取得患者合作。

2. **基础内容教育** 以集体讲座、个别指导的方式，发放健康教育手册，贴挂专科知识展板，以专题讲座形式讲解正常妊娠的原理、排卵监测方法、情绪与不孕、诱导排卵的方案、辅助生殖技术的常规步骤以及药物的使用方法等，交代主要治疗环节所要遵循的行为和要求等。

3. **健康教育和心理疏导** 对患者及配偶开展讲座及电视播放指导，内容包括不孕患者排卵前后的心理、自我心理调适、家庭支持等，针对特殊情况进行个别心理辅导。

4. **支持性心理辅导** 针对具体问题对患者提供支持性心理辅导，建议患者以乐观的心态配合治疗，听音乐、旅游、做瑜伽等。

（四）心理评估量表及临床意义

1. **症状自评量表** SCL-90 症状自评量表（Symptom Checklist 90，SCL-90）：SCL-90 总分及 9 个因子分（躯体化、强迫症状、人际关系敏感、抑郁、焦虑、敌对、恐怖、偏执和精神病性），总分>160 分，或因子分>2 的项目数超过 43 项，或任何一因子分超过 2 分，均筛选为心理阳性。SCL-90 适用广泛，主要为成年人的神经症、适应障碍及其他轻性精神障碍患者，使用 SCL-90，心理评估工作者可以对心理疾病患者做出评估，鉴别患者心理问题的内容和严重程度；还可以用于监控心理治疗过程中患者症状的进展和变化，对治疗后的结果做出评定。

2. **家庭关怀度指数问卷** 家庭关怀度指数问卷：此问卷又称家庭功能评估表，包括适应度（adaptation）、合作度（partnership）、成熟度（growth）、情感度（affection）、亲密度（resolve）5 项内容，简称 APGAR 问卷，共有 5 题，每题赋予 0~2 分，主要评估患者的家庭幸福指数与家庭功能情况，根据评分

标准分为 3 类，7~10 分表示家庭功能良好，4~6 分表示家庭功能中度障碍，0~3 分表示家庭功能重度障碍。

3. **社会支持量表** 社会支持量表（Social Support Rating Scale，SSRS）有 10 个条目，每个条目分为 4 个等级，包括客观支持（3 条）、主观支持（4 条）和对社会支持的利用度（3 条）等 3 个维度，总分 40 分，得分越高，社会支持度越高。具有较好的信度和效度，可以预测个体的身心健康水平。

4. **心理幸福感量表** 心理幸福感量表（Psychological Well-Being Scale）由 Ryff CD 等人于 20 世纪 80 年代末期编制。Ryff 心理幸福感量表所包含的维度涉及有关人的自我实现的 6 个明显方面：自主（autonomy）、环境驾驭（environmental mastery）、个人成长（personal growth）、积极的人际关系（positive relations with others）、生活目的（purpose in life）和自我接受（self-acceptance）。该量表在我国被广泛应用在对城市居民、大学生、各职业人群幸福感的调查研究中。

5. **焦虑自评量表** 焦虑自评量表（Self-Rating Anxiety Scale，SAS）由 W.K.Zung 于 1971 年编制，SAS 由 20 个反映主观焦虑感受的项目组成，每个项目按症状出现的频度分为四级评分；其中 15 个为正向评分，5 个为反向评分。每个项目相当于一个有关症状。20 个项目分别反映了焦虑、害怕、惊恐、发疯感、不幸预感、手足颤抖、头疼、乏力、静坐不能、心悸、头晕、晕厥感、呼吸困难、手足刺痛、胃痛和消化不良、尿意频数、多汗、面部潮红、睡眠障碍、噩梦等 20 个症状。SAS 标准分的分界值为 50 分，其中 50~59 分为轻度焦虑，60~69 分为中度焦虑，69 分以上为重度焦虑。SAS 可以评定焦虑症状的轻重程度及其在治疗中的变化，适用于有焦虑症状的成年人。主要用于疗效评估，能较好地反映有焦虑倾向的精神病求助者的主观感受。

6. **抑郁自评量表** 抑郁自评量表（Self-Rating Depression Scale，SDS）由 W.K.Zung 编制于 1965 年。SDS 由 20 个反映抑郁主观感受的项目

组成,每个项目按症状出现的频度分四级评分;其中 10 个为正向评分,10 个为反向评分。每个项目相当于一个有关症状。

20 个项目反映抑郁状态的四组特异性症状:①精神性 - 情感症状:包含抑郁心境和哭泣 2 个项目;②躯体性障碍:包含情绪的日夜差异、睡眠障碍、食欲减退、性欲减退、体重减轻、便秘、心动过速、易疲劳共 8 个项目;③精神运动性障碍:包含能力减退和不安 2 个项目;④抑郁的心理障碍:包含思考困难、无望感、易激惹、犹豫不决、自我贬值、生活空虚感、无价值感和兴趣丧失共 8 个项目。

SDS 标准分的分界值为 53 分,其中 53~62 分为轻度抑郁,63~72 分为中度抑郁,72 分以上为重度抑郁。该量表可以评定抑郁症状的轻重程度及其在治疗中的变化,特别适用于发现抑郁症患者,使用方便,直观地反映患者抑郁的主观感受及其在治疗中的变化,目前已广泛应用于门诊患者的初筛、情绪状态评定,以及调查、科研等。

（五）心理评估的资质

1. 心理评估者的职业道德　中国心理卫生协会心理评估专业委员会于 2000 年制定了《心理评估者道德准则》,规定了心理评估者的道德准则。心理评估者一定要有严肃认真的工作态度,避免主观歪曲和客观偏差。心理评估者要尊重每一个评估对象及其有关人员,不管他是什么年龄、性别、种族、社会地位、健康状况,不得歧视病残人员。客观方面,心理评估者要选用那些已经过严格论证,具有良好信度、效度的测验工具,要管理好心理评估工具。

2. 评估者应具备的条件　心理评估者应具备心理学和心理咨询相关的专业知识和职业资格;同时需具备适合该项工作的心理品质:真诚、保密,热爱生活、尊重生活,情绪稳定,善于沟通,自信独立;还需具备自我修复和觉察能力,善于容纳他人,并且应该掌握一些具体的排卵功能障碍和不孕症的知识和护理技巧,来协助诊断和治疗患者的特殊问题。只有这样才能更好地减轻患者心理上的痛苦,提高受孕率和改善他们的生活质量。

（六）临床的相关处理和服务

排卵功能障碍性不孕症患者呈现出独特的心理学特征和问题,同时这些心理学问题又加重了生殖内分泌功能失调,导致女性不孕的恶性循环。研究表明,有效的心理干预可缓解排卵功能障碍性不孕症患者的负性心理,进而提高妊娠率,降低治疗中断率。对排卵功能障碍性不孕症患者的心理治疗包括运用行为认知治疗、合理情绪疗法(rational-emotive therapy),以帮助患者建立正确的认知,调节患者不良个性特征及负性心理状态等。提高个人的主观支持,有益于患者缓解压力,提高自信。

排卵性不孕症的病程较长,如何建立良好的心理干预模式成为每个生殖中心面临的挑战。根据临床量表观察指标,心理干预具体方法如下:

1. 认知行为治疗　与排卵功能障碍性不孕症患者交流过程中,细心观察患者的情绪及心理变化,若发现患者存在或者可能发生不良情绪,及时进行记录,分析原因,及时给予关心与理解,并进行针对性的疏导。尊重患者的隐私。在诊疗过程中,对夫妇的隐私,应给予关注和尊重,分别与一方交谈,了解其心理问题的原因,尽量消除患者对疾病和治疗产生的恐惧、内疚和羞耻感。

营造温馨舒适的环境,善意地诱导患者倾诉心中的苦闷,并通过倾听,了解患者的思想感情,寻找症结所在,有针对性地进行心理疏导。鼓励患者和他人进行交流,排除自卑心理,帮助患者建立交流桥梁,引起患者的情感共鸣,排除患者的心理压力。在助孕手术过程中可以嘱咐患者多看书、听音乐或者进行适当的活动,分散注意力,取卵时播放轻松舒缓的音乐,移植术后给她们信心的同时,也有失败的思想准备,减少不成功后的心理创伤。

大量研究已证实,应激、焦虑和抑郁都可能影响 IVF 的临床妊娠率和活产率,且焦虑情绪与妊娠率显著负相关。有荟萃研究证实,心理干预尤其是认知行为疗法,能有效地缓解患者焦虑情绪,妊娠率可提高一倍。此外,母亲的情绪障碍可能会影响子代的早期情绪和行为发展。

2. 情感支持 排卵功能障碍性不孕症患者在促排卵期间,易出现悲伤、恐惧、紧张和焦虑等不良情绪,医护人员语言柔和亲切,态度真实诚恳,及时掌握患者的心理状态和变化,给予心理支持。医护人员应耐心解释疾病的病因、病理以及必要的辅助检查和治疗目的,向患者介绍促排卵药物的使用、监测排卵的时间安排及促排卵后可能出现的一些身体反应。有些患者一知半解,顾虑重重,医护人员应耐心做好解释工作,视患者为家人,事事为患者考虑,加强沟通和交流,用精湛的技术与优质的护理服务取得患者和其家属的信任,积极配合治疗,减轻患者心理压力。

3. 家庭和社会的支持与配合 患者在促排卵期间需要夫妻双方的共同努力,还需要家庭和社会的关心和鼓励。有些节点是由医护人员"一对一"与患者及家属进行沟通。有研究证明:家属尤其是丈夫的支持,对不孕患者心理状态会造成很大影响,这可能是因为大多数妇女认为,丈夫是家庭的主心骨,是她们的精神支柱。家属的支持是增加排卵性障碍患者治疗信心的关键性因素。应鼓励家属积极配合,可以增强患者战胜恐惧的信念,有助于促进家庭关系和谐,提高患者妊娠机会。鼓励患者多参加有意义的社会活动,将精力转移,从而达到自我放松的目的。

4. 健康教育 护理人员可通过临床观察指标制订健康教育计划。采用文字、图片和视频方式展示促排卵、试管婴儿过程,通过通俗易懂的语言讲解促排卵中注意事项和配合要点,提高患者认知和配合度,同时对治疗中的担忧进行详细解答。注重对患者不良情绪进行个性化干预心理支持,也可以分享促排卵、试管婴儿的成功案例,消除患者的疑虑和陌生感,提高患者对治疗的依从性,坚定信心,配合治疗。

(丁 卫 沈鉴东 倪丽莉 柴德春
陶淑贞 黄秀丽)

参考文献

1. HANSEN KR, KNOWLTON NS, THYER AC, et al. A new model of reproductive aging: the decline in ovarian non-growing follicle number from birth to menopause. Hum Reprod, 2008, 23 (3): 699-708.

2. PRACTICE COMMITTEE OF THE AMERICAN SOCIETY FOR REPRODUCTIVE MEDICINE. Electronic address aao, Practice Committee of the American Society for Reproductive M. Testing and interpreting measures of ovarian reserve: a committee opinion. Fertil Steril, 2020, 114 (6): 1151-1157.

3. FERRARETTI AP, GIANAROLI L. The Bologna criteria for the definition of poor ovarian responders: is there a need for revision? Hum Reprod, 2014, 29 (9): 1842-1845.

4. 卵巢储备功能减退临床诊治专家共识专家组, 中华预防医学会生育力保护分会生殖内分泌生育保护学组. 卵巢储备功能减退临床诊治专家共识. 生殖医学杂志, 2022, 31 (4): 425-434.

5. KOFINAS JD, ELIAS RT. Follicle-stimulating hormone/luteinizing hormone ratio as an independent predictor of response to controlled ovarian stimulation. Womens Health (Lond), 2014, 10 (5): 505-509.

6. 沈鉴东, 冒韵东, 刘嘉茵. 高通量遗传检测技术在早发性卵巢功能不全遗传学病因研究中的应用. 中华生殖与避孕杂志, 2020, 40 (5): 427-433.

7. SHEN J, QU D, GAO Y, et al. Genetic etiologic analysis in 74 Chinese Han women with idiopathic premature ovarian insufficiency by combined molecular genetic testing. J Assist Reprod Genet, 2021, 38 (4): 965-978.

8. QIN Y, JIAO X, SIMPSON JL, et al. Genetics of primary ovarian insufficiency: new developments and opportunities. Hum Reprod Update, 2015, 21 (6): 787-808.

9. 中华医学会内分泌学分会性腺学组. 特发性低促性腺激素性性腺功能减退症诊治专家共识. 中华内科杂志, 2015, 54 (8): 739-744.

10. EUROPEAN SOCIETY FOR HUMAN R, EMBRYOLOGY GUIDELINE GROUP ON POI, WEBBER L, et al. ESHRE Guideline: management of women with premature ovarian insufficiency. Hum Reprod, 2016, 31 (5): 926-937.

11. GUO T, QIN Y, JIAO X, et al. FMR1 premutation is an uncommon explanation for premature ovarian failure in Han Chinese. PLoS One, 2014, 9 (7): e103316.

12. KIRSHENBAUM M, ORVIETO R. Premature ovarian insufficiency (POI) and autoimmunity-an update appraisal. J Assist Reprod Genet, 2019, 36 (11): 2207-2215.

13. JIAO X, ZHANG H, KE H, et al. Premature Ovarian Insufficiency: Phenotypic Characterization Within Different Etiologies. J Clin Endocrinol Metab, 2017, 102 (7): 2281-2290.

14. LI Z, XU S, LUO W, et al. Association between thyroid autoimmunity and the decline of ovarian reserve in euthyroid women. Reprod Biomed Online, 2022, 45 (3): 615-622.

15. OSUKA S, IWASE A, GOTO M, et al. Thyroid Autoantibodies do not Impair the Ovarian Reserve in Euthyroid Infertile Women: A Cross-Sectional Study. Horm Metab Res, 2018, 50 (7): 537-542.

16. BAKALOV VK, VANDERHOOF VH, BONDY CA, et al. Adrenal antibodies detect asymptomatic auto-immune adrenal insufficiency in young women with spontaneous premature ovarian failure. Hum Reprod, 2002, 17 (8): 2096-2100.

17. SZLENDAK-SAUER K, JAKUBIK D, KUNICKI M, et al. Autoimmune polyglandular syndrome type 3 (APS-3) among patients with premature ovarian insufficiency (POI). Eur J Obstet Gynecol Reprod Biol, 2016, 203: 61-65.

18. SU HW, YI YC, WEI TY, et al. Detection of ovulation, a review of currently available methods. Bioeng Transl Med, 2017, 2 (3): 238-246.

19. GORDON CM, ACKERMAN KE, BERGA SL, et al. Functional Hypothalamic Amenorrhea: An Endocrine Society Clinical Practice Guideline. J Clin Endocrinol Metab, 2017, 102 (5): 1413-1439.

20. MELMED S, CASANUEVA FF, HOFFMAN AR, et al. Diagnosis and treatment of hyperprolactinemia: an Endocrine Society clinical practice guideline. J Clin Endocrinol Metab, 2011, 96 (2): 273-288.

21. DAVIS SR, WAHLIN-JACOBSEN S. Testosterone in women--the clinical significance. Lancet Diabetes Endocrinol, 2015, 3 (12): 980-992.

22. RPL EGGO, BENDER ATIK R, CHRISTIANSEN OB, et al. ESHRE guideline: recurrent pregnancy loss. Hum Reprod Open, 2018, 2018 (2): hoy004.

23. ALEXANDER EK, PEARCE EN, BRENT GA, et al. 2017 Guidelines of the American Thyroid Association for the Diagnosis and Management of Thyroid Disease During Pregnancy and the Postpartum. Thyroid, 2017, 27 (3): 315-389.

24. 中华医学会内分泌学分会. 库欣综合征专家共识 (2011 年). 中华内分泌代谢杂志, 2012, 28 (2): 96-102.

25. KRATZ A, FERRARO M, SLUSS PM, et al. Case records of the Massachusetts General Hospital. Weekly clinico-pathological exercises. Laboratory reference values. N Engl J Med, 2004, 351 (15): 1548-1563.

26. SPEISER PW, ARLT W, AUCHUS RJ, et al. Congenital Adrenal Hyperplasia Due to Steroid 21-Hydroxylase Deficiency: An Endocrine Society Clinical Practice Guideline. J Clin Endocrinol Metab, 2018, 103 (11): 4043-4088.

27. HOHOS NM, SKAZNIK-WIKIEL ME. High-Fat Diet and Female Fertility. Endocrinology, 2017, 158 (8): 2407-2419.

28. PUGH SJ, SCHISTERMAN EF, BROWNE RW, et al. Preconception maternal lipoprotein levels in relation to fecundability. Hum Reprod, 2017, 32 (5): 1055-1063.

29. NIEMAN LK, BILLER BM, FINDLING JW, et al. Treatment of Cushing's Syndrome: An Endocrine Society Clinical Practice Guideline. J Clin Endocrinol Metab, 2015, 100 (8): 2807-2831.

30. TEIXEIRA SR, ELIAS PC, ANDRADE MT, et al. The role of imaging in congenital adrenal hyperplasia. Arq Bras Endocrinol Metabol, 2014, 58 (7): 701-708.

31. JHA S, TURCU AF. Nonclassic Congenital Adrenal Hyperplasia: What Do Endocrinologists Need to Know? Endocrinol Metab Clin North Am, 2021, 50 (1): 151-165.

32. DRAKOPOULOS P, BLOCKEEL C, STOOP D, et al. Conventional ovarian stimulation and single embryo transfer for IVF/ICSI. How many oocytes do we need to maximize cumulative live birth rates after utilization of all fresh and frozen embryos? Hum Reprod, 2016, 31 (2): 370-376.

33. POSEIDON G, ALVIGGI C, ANDERSEN CY, et al. A new more detailed stratification of low responders to ovarian stimulation: from a poor ovarian response to a low prognosis concept. Fertil Steril, 2016, 105 (6): 1452-1453.

34. JI J, LIU Y, TONG XH, et al. The optimum number of oocytes in IVF treatment: an analysis of 2455 cycles in China. Hum Reprod, 2013, 28 (10): 2728-2734.

35. TAL R, SEIFER DB. Ovarian reserve testing: a user's guide. Am J Obstet Gynecol, 2017, 217 (2): 129-140.

36. BROER SL, DOLLEMAN M, OPMEER BC, et al. AMH and AFC as predictors of excessive response in controlled ovarian hyperstimulation: a meta-analysis. Hum Reprod

4

Update, 2011, 17 (1): 46-54.

37. BROER SL, VAN DISSELDORP J, BROEZE KA, et al. Added value of ovarian reserve testing on patient characteristics in the prediction of ovarian response and ongoing pregnancy: an individual patient data approach. Hum Reprod Update, 2013, 19 (1): 26-36.

38. CONFORTI A, TUTTELMANN F, ALVIGGI C, et al. Effect of Genetic Variants of Gonadotropins and Their Receptors on Ovarian Stimulation Outcomes: A Delphi Consensus. Front Endocrinol (Lausanne), 2021, 12: 797365.

39. LENSEN SF, WILKINSON J, LEIJDEKKERS JA, et al. Individualised gonadotropin dose selection using markers of ovarian reserve for women undergoing in vitro fertilisation plus intracytoplasmic sperm injection (IVF/ICSI). Cochrane Database Syst Rev, 2018, 2: CD012693.

40. DATTA AK, MAHESHWARI A, FELIX N, et al. Mild versus conventional ovarian stimulation for IVF in poor, normal and hyper-responders: a systematic review and meta-analysis. Hum Reprod Update, 2021, 27 (2): 229-253.

41. 徐桂华, 王秋琴, 柏亚妹, 等. 排卵障碍排卵功能障碍性不孕症患者的心理教育性家庭干预方法及效果. 中华现代护理杂志, 2015, 21 (1): 25-29.

42. 田秦杰. 多囊卵巢综合征相关不孕治疗及生育保护共识. 生殖医学杂志, 2020, 29 (7): 843-850.

43. 陈洁清, 杨志, 沈婕, 等. 排卵障碍排卵功能障碍性不孕症患者心理状况及心理干预研究. 生殖医学杂志, 2013, 22 (12): 930-935.

44. 姚树桥. 心理评估. 3 版. 北京: 人民卫生出版社, 2019: 4-255.

45. 田丛东. 探讨排卵障碍排卵功能障碍性不孕症患者的心理教育性家庭干预方法及效果. 中国卫生标准管理, 2015, 6 (21): 207.

第三节 排卵相关的外科手术

一、多囊卵巢综合征相关的卵巢打孔术

多囊卵巢综合征（polycystic ovary syndrome, PCOS）是常见的妇科内分泌疾病,1935 年两名美国妇科医生 Irving F.Stein 和 Michael Leventhal 首次描述了一组闭经、多毛、肥胖、不孕、双侧卵巢增大、多囊样改变的临床表现,称为 Stein-Leventhal 综合征。他们报道了对 7 例 PCOS 妇女施行双侧卵巢楔形切除手术,即每侧卵巢切除 1/2~3/4 卵巢组织;所有 7 例妇女术后均恢复规律月经,2 例妊娠。在诱导排卵药物出现之前,卵巢楔形切除术是 PCOS 女性不孕的标准治疗。然而,由于卵巢楔形切除术后盆腔粘连发生率较高,同时有造成医源性卵巢功能减退的风险,目前临床上大多医疗机构已弃用这种手术方法。药物诱导排卵成为 PCOS 不孕的主要助孕方法。

（一）腹腔镜下卵巢打孔术

对于多囊卵巢综合征（PCOS）的无排卵性不孕症患者,国内外指南的一线治疗是改变生活方式和诱导排卵,诱导排卵的一线药物是克罗米芬或来曲唑,和 / 或联合促性腺激素（Gn）。若一线诱导排卵无效,二线治疗是腹腔镜下卵巢打孔术（laparoscopic ovarian drilling, LOD）,也称为腹腔镜下卵巢透热疗法或电凝固术,低剂量 Gn 递增方案的诱导排卵也属于二线治疗。卵巢打孔术是 1984 年由 Gjonnaess 教授最先报道,排卵率达 91%,和低剂量 Gn 递增方案的结果相似,但多胎妊娠或 OHSS 的风险更低（表 4-6）。卵巢打孔术的缺点包括手术风险和可能形成粘连。目前单纯 PCOS 患者的 LOD 手术均在腹腔镜下完成。详见表 4-6。

表 4-6 腹腔镜下卵巢打孔和促性腺激素诱导排卵的优缺点

项目	卵巢打孔术	促性腺激素诱导排卵
优点	一次性治疗,微创	无创伤,可重复
	单卵泡发育和单胎妊娠	妊娠率和活产率与手术相当
	无 OHSS 风险	无须手术条件和设施
	恢复多个周期正常内分泌和卵巢排卵	应用范围广,价格相对低廉
缺点	腹腔镜手术风险	多卵泡发育取消率高
	术后盆腔粘连	OHSS 风险
	术后卵巢功能储备减退的风险	多胎妊娠风险
	肥胖、代谢综合征患者不适用	仅对当治疗周期有效

1. 基本原理 卵巢打孔术（LOD）的基本原理与卵巢楔形切除相似,均以机械性破坏卵巢产生雄激素的组织和卵巢表面增厚的白膜,降低高雄激素水平为目标,趋化细胞因子的局部反应,促使卵泡内高雄激素向雌激素为主的环境转换,调整下丘脑 - 垂体的反馈机制,改善卵巢对 FSH 的敏感性,达到诱导排卵的目的;临床证实,LOD 后血清雄激素和 LH 水平下降,FSH 的分泌增加（图 4-3）。

2. 手术指征 适用人群倾向于:① LH/FSH 比值高的、CC 抵抗的、内分泌异常为主的 PCOS 妇女。应告知选择 LOD 和促性腺激素（Gn）治疗同样有效。②存在其他盆腔因素需要腹腔镜手术的。③诱导排卵导致卵巢过度刺激综合征高风险的 PCOS 妇女。选择手术前,建议超重和肥胖 PCOS 女性通过改变生活方式减轻体重。

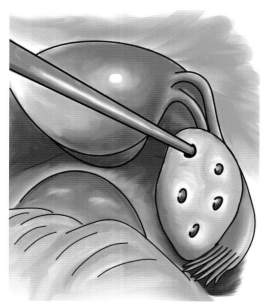

图 4-3 卵巢打孔术

3. **手术操作** 手术选择在自然周期的卵泡期进行。操作过程：无损伤抓钳钳夹子宫卵巢固有韧带，举起并固定卵巢位置远离肠管，以避免直接或间接肠管热损伤。单极电凝针远端非绝缘部分长 8mm，直径 2mm，刺入卵巢皮质后通电，避免产生电弧作用，30W 凝固（调制）电流。自卵巢系膜对侧，垂直刺入卵巢皮质达髓质部分，避免滑动，减少卵巢表面的损伤。每侧卵巢打孔 4~5 个，每孔持续 2~3 秒，打孔后以灭菌盐水冷却卵巢表面以减少热损伤。打孔位置应该远离卵巢门和输卵管，避免损伤卵巢门血管造成卵巢缺血，以及损伤输卵管致机械性不孕。术后腹腔充分冲洗并涂防粘连剂预防粘连。

4. **热源能量选择** 对于能量源、能量功率、打孔个数与时长，在不同研究报道中差异较大，能量功率 30~400W，穿刺孔数目 3~25 个。目前一般倾向于穿刺的数量保持到最低限度，以避免过度破坏卵巢。研究表明每侧卵巢 4~10 个穿刺孔足以达到预期效果。根据一项热量剂量探索研究显示，每侧卵巢 4 个穿刺孔，每个孔以 30W（150J）功率作用 5 秒效果最佳，打孔深度 7~8mm。

激光用于卵巢打孔是又一能源选择，常用的有 CO_2 激光、氩激光、Nd:VAG 激光、KTP 激光。

CO_2 激光、氩激光和 KTP 激光与电灼术相似，卵巢皮质内卵泡被汽化，能量聚焦，周围热损伤较少，功率设定 10~30W 的连续模式，激光光束聚焦光斑大小 0.2mm，穿刺孔数目 25~30 个。Nd:YAG 激光是通过细石英纤维发送，有接触和非接触模式两种：在非接触模式下，激光纤维在距离卵巢表面 5~10mm，在 4~10mm 楔形区域发散凝结；在接触模式下，激光可行卵巢囊状卵泡打孔或卵巢楔形（0.5cm）切除。Nd:YAG 激光被认为造成卵巢表面损伤多于髓质损伤，可造成粘连形成。因此目前更多选择的是单极针状电极，其接触卵巢表面的是绝缘部分，穿刺达卵巢髓质部分电凝，表面损伤小。

5. **LOD 疗效评估** PCOS 患者 LOD 术后多于 2~4 周内自发排卵，4~6 周内恢复月经，排卵率达 70%~80%，妊娠率达 54%~82%。荟萃分析 4 项随机对照研究的结果，LOD 后 6~12 个月的累计继续妊娠率和 3~6 周期促性腺激素诱导排卵的效果相似，但 CC 抵抗的 PCOS 患者接受 LOD 伴或不伴诱导排卵的活产率（28%~40%）稍低于仅接受诱导排卵的患者（42%）。一项关于 LOD 长期随访研究报告，术后一年自然妊娠率 49%，随访 1~9 年内自然妊娠率 38%。PCOS 女性 LOD 后引起的临床症状改善和内分泌影响可持续多年，随访 8~12 年，有 1/2 以上 LOD 术后患者可以保持规则的月经周期。术后 8 周仍无排卵者被判为无效。对于 LOD 术后 2~3 个月无排卵的患者，可以再进行诱导排卵。如果患者仍然没有妊娠，后续可考虑低剂量 Gn 递增方案诱导排卵，或体外受精-胚胎移植术。

6. **并发症** LOD 的术中并发症较少见，包括卵巢固有韧带损伤、卵巢打孔处出血和肠管热损伤。LOD 术后并发症主要是医源性粘连的形成、早发性卵巢功能不全（POI）。研究报道术后粘连发病率为 30%~40%。大多数研究报道只有轻度和中度粘连。POI 的风险可能与卵泡破坏过多和卵巢血供受损有关，可以通过减少打孔数量、避开卵巢门血管而降低发生率。Amer 等对 116 例 PCOS 患者 LOD 术后随访 9 年，没有 1 例发生卵巢功能早衰。

(二) 经阴道超声引导卵巢穿刺术

1. **经阴道超声引导卵巢穿刺术（UTND）的作用原理**　作为 PCOS 相关不孕的二线治疗，LOD 的累积妊娠率约 55%，与 Gn 诱导排卵的妊娠率类似。然而腹腔镜下的 LOD 相对费用比较高，需要住院、全身麻醉，除了手术风险以外，还存在不可忽略的术后盆腔粘连风险。有研究报道，可采用经阴道超声引导卵巢穿刺术（UTND）治疗 CC 抵抗的 PCOS 患者。UTND 作为一种门诊完成的手术，操作时间短，费用低，术后恢复快，更少的并发症。UTND 的作用原理与 LOD 也类似，采用卵巢局部机械性损伤来降低卵巢内雄激素，减少雄激素抑制卵泡成熟的作用，从而促进卵泡的发育和成熟。

2. **手术指征和操作**　UTND 的手术指征与 LOD 相同。患者取膀胱结石位，肩部略抬高以利于增大的卵巢更接近直肠子宫陷凹。外阴阴道消毒，静脉麻醉后阴道超声检查，测量两侧卵巢体积，35cm 长 16G 取卵穿刺针连接负压吸引泵，经阴道侧穹窿行穿刺术，一侧卵巢不同角度穿刺进针 3~6 次，抽吸超声下可见的小卵泡。术后患者休息 2~3 小时，监测生命体征，观察是否有腹痛、阴道流血。

3. **UTND 疗效评估**　UTND 后可以恢复月经周期，改善内分泌状态，术后月经来潮后 3 个周期诱导排卵的排卵率达 84%，累积妊娠率 33%。随访 6 个月的术后排卵率和妊娠率与 LOD 组相似。

4. **并发症**　与经阴道取卵的并发症相同，主要有阴道壁出血、腹腔内出血、感染、膀胱及肠管等邻近脏器损伤。

二、IVA 术

原始卵泡体外激活技术（in vitro activation of primordial follicles，IVA），是一种应用 PI3K/AKT 和 mTOR 等信号通路激活剂，在体外激活卵巢皮质组织内的原始卵泡，以促成发育成熟的技术。前期的基础研究工作是由斯坦福大学的薛仁旺（Aaron J.W.Hsueh）教授团队在 2010 年完成的。IVA 术可以使休眠的原始卵泡进入生长环节，发育至可接受促性腺激素敏感阶段，再结合体外受精（IVF）技术实现生育。这个复杂技术最早用于对早发性卵巢功能不全（POI）患者进行的助孕，2013 年 12 月，世界第一例体外受精技术所生的婴儿在日本出生。

(一) 第一代 IVA 术和第二代 IVA 术

第一代 IVA 术是 2010 年建立的，通过使用磷酸酶、张力蛋白同工酶（phosphatase and tensin homolog，PTEN）抑制剂和磷脂酰肌醇 -3 激酶（phosphatidylinositol-3 kinase，PI3K）激活剂，作用于 PI3K/AKT 信号通路，激活人类卵巢皮质中的休眠的原始卵泡。第一代 IVF 术使用 PTEN 抑制剂和 PI3K 激活剂进行体外激活，体外激活耗时长，约 48 小时，手术取出卵巢组织和移植体外激活的卵巢组织需要分别进行两次腹腔镜手术，且需进行玻璃化冷冻，代价较大，效率非常低。其后国内外均有报道 IVA 术婴儿出生，但成功案例极少。

近些年，新的信号通路激活剂（mTOR，Hippo）也陆续在临床得到应用，其中 mTOR 信号通路激活剂对原始卵泡的激活得到大家的关注。

脱胎于传统 IVF 术的第二代 IVA 术自 2016 年开始建立，将卵巢皮质片段化后同时应用 PI3K/AKT 和 mTOR 信号通路激活剂，可以将体外激活时间缩短到 1 小时左右，一次腹腔镜手术即可同时完成取出和植入术。也有人尝试腹腔镜下卵巢表面的划伤（laparoscopic ovarian incision），通过卵巢皮质的轻微创伤去自发诱导局部细胞因子的趋化，启动多条信号通路特别是 Hippo 信号通路活性，替代复杂的体外激活过程，也获得了活产。

(二) IVA 术的指征

IVA 术主要适应人群为 POI 患者；次要适应证为卵巢储备功能不足（DOR）、卵巢低反应

（POR）、卵巢抵抗（ROS）。

（三）第二代 IVA 术的操作流程

第二代 IVA 术大幅缩短了体外激活时间且仅需一次腹腔镜手术，且无须卵巢组织冷冻，很可能代表未来 IVA 术的发展方向，故本节主要介绍第二代 IVA 术的操作流程。

符合第二代 IVA 术适应证的患者，知情同意后，术前雌孕激素序贯调整 2~3 个月经周期，择期腹腔镜手术，腹腔镜下取出单侧或双侧卵巢不少于 1/3 大小的卵巢皮质，机械地将卵巢皮质切成小块，改良后的培养液含有 PI3K 激活剂 740Y-P（250μg/ml）和 mTOR 激活剂磷脂酸（phosphatidic acid，PA）200μM，激活培养 1 小时，随后将处理过的卵巢皮质自体移植回卵巢部位。过程与腹腔镜下卵巢组织自体移植术大致相似，具体可参见第四章第四节。

（四）IVA 术的疗效评估

IVA 术后患者定期监测卵泡发育和检测 AMH、FSH、LH、E_2 水平，如果发现直径超过 5mm 的窦卵泡，则持续监测卵泡直径发育到 16mm 或 E_2 200pg/ml，给予 hCG 8 000U 扳机，34~36 小时取卵。取卵后实施常规体外受精操作，通常采用单精子卵细胞质内注射授精。根据患者具体情况，除了自然周期方案之外，也可以使用拮抗剂方案卵巢刺激。如果术后连续 3~4 个月没有监测到卵泡发育，可以使用雌孕激素序贯调整月经周期后，再继续监测卵泡发育直至术后 8~12 个月。

（五）IVA 术的观点

IVA 术首要的局限是成功率偏低，截至目前，已报道 IVA 术实施近 200 例，但出生婴儿不足 20 例；其次，由于信号通路激活剂的应用给子代安全性也带来一定风险，虽然有小鼠的研究已经证明了 IVA 术安全性，但人类子代的安全性仍需要更大样本的临床研究。展望未来，IVA 术需要在原始卵泡激活机制、体外激活方案、最佳的卵巢皮质取材和卵巢自体移植策略等方面都进行研究和优化，从而建立一种高效安全的 IVA 方案（图 4-4）。

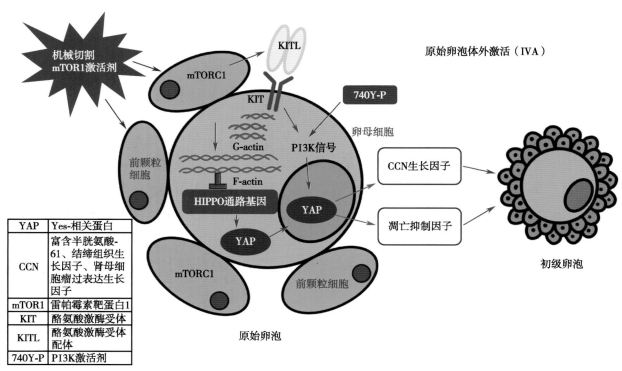

图 4-4　原始卵泡体外激活

三、排卵相关的卵巢子宫内膜异位囊肿手术

(一) 诊断标准

卵巢子宫内膜异位囊肿是子宫内膜异位症的卵巢型，异位到卵巢的子宫内膜组织周期性出血，形成被卵巢实质包裹的囊性肿块，其内充满褐色的巧克力色液体，也称为"巧克力囊肿"。卵巢子宫内膜异位囊肿中约 1/3 双侧卵巢受累。因异位内膜的出血，子宫内膜异位囊肿囊壁纤维化，且常致密附着于周围组织器官，如腹膜、输卵管和肠道。卵巢子宫内膜异位囊肿本身不会改变卵巢功能。一项研究显示对于患单侧卵巢子宫内膜异位囊肿女性进行排卵监测，正常卵巢和存在子宫内膜异位囊肿的卵巢，其排卵率相近 (49.7% vs. 50.3%)。卵巢子宫内膜异位囊肿常发生未破卵泡黄素化综合征 (LUFS)，颗粒细胞甾体激素合成缺陷常导致的黄体功能不足，另常伴有高催乳素血症，导致排卵功能障碍。

确诊方法是手术中的活检组织学评估，首选采用腹腔镜诊断性手术。卵巢子宫内膜异位囊肿的临床诊断标准包括：①临床表现：痛经、性交痛、月经改变、不孕；②妇科检查：发现附件区包块，常伴有子宫骶韧带触痛和／或结节；③辅助检查：阴道超声检查提示卵巢泥沙样低回声囊肿；④进一步通过手术活检组织病理是诊断的金标准。

(二) 选择手术原则

1. 全面评估患者的卵巢功能，包括抗米勒管激素 (AMH)、基础窦卵泡计数 (AFC)、基础性激素水平均在正常范围。

2. 对于疑似卵巢子宫内膜异位囊肿的囊肿 (直径≥5cm)，每 6~12 个月盆腔和超声检查，连续 2 次超声显示囊肿增大、复杂性改变或出现症状。

3. 对伴有不孕的卵巢异位囊肿，既往未行手术诊断，符合人工助孕条件，拟行体外受精，术前为排除其他性质卵巢占位可能，建议行腹腔镜下盆腔探查术和卵巢异位囊肿剥除术。

4. 慎行手术。①如患者有生育要求但没有试孕，症状较轻，建议及早妊娠，不一定首先考虑手术。②如果患者以前有过内异症手术史，卵巢异位囊肿复发，则不建议再次手术；③对于卵巢储备较差的高龄患者，或伴有子宫腺肌病者，可暂不手术，先行 IVF 助孕冷冻积攒胚胎，继后进行卵巢囊肿手术，再择期行冻胚移植。

(三) 卵巢异位囊肿手术指征

目前子宫内膜异位症合并不孕的女性，绝大多数采用腹腔镜下的手术，兼有诊断和处理两个目标。

1. 有生育要求的疑似卵巢异位囊肿的不孕患者，可考虑首次的腹腔镜手术，明确囊肿性质，切除囊肿，为继后的体外受精 (IVF) 提供条件。

2. 对痛经的临床症状严重，囊肿直径较大，性质不明，可以行首次腹腔镜探查，囊肿剥除。

3. 无生育要求的患者，观察随访中卵巢异位囊肿症状加重，或体积增大迅速，建议行腹腔镜卵巢囊肿剥除术。若术前或术中疑似肿瘤的囊肿，则术中快速冷冻切片。术后可以选择短效口服避孕药长期治疗，尽可能预防子宫内膜异位囊肿的复发。

(四) 卵巢异位囊肿手术方式

1. **卵巢囊肿剥除术**　是卵巢囊肿手术的一线治疗，通过手术切除异位病灶，保留正常的卵巢。对于存在盆腔痛或不孕，腹腔镜囊肿剥除术优于囊肿抽吸或囊肿壁消融术。2008 年一篇针对子宫内膜异位囊肿伴生育力低下女性的 meta 分析发现，接受囊肿剥除术女性的妊娠率是囊肿壁消融术女性的 3 倍多 (54% vs. 17%)，且前者的囊肿复发率是后者的 50% (13% vs. 26%)。但与囊肿剥除术相比，囊肿消融术后卵巢储备的减少程度更小。因此，必须对卵巢囊肿剥除术与对卵巢储备的潜在不良影响作权衡。

2. **卵巢切除术**　即将包含囊肿的卵巢整个切除，是一种根治性治疗，主要用于复发性囊肿、已完成生育、绝经后或担心恶性肿瘤的患者。

3. **超声引导下卵巢异位囊肿穿刺** 尽管腹腔镜下卵巢囊肿剥除手术是卵巢异位囊肿的标准治疗方法,但由于邻近囊肿的正常卵巢组织出血,部分含原始卵泡的卵巢囊肿壁切除,以及过多的电凝损伤都不可避免导致术后卵巢储备功能的受损。

1988年,Akamatsu首次报道用超声引导下囊肿抽吸酒精固化疗法作为替代手术的一种方法。对卵巢异位囊肿直径较大,性质明确,特别是既往手术已经证实的卵巢异位囊肿复发,症状明显,有望通过超声引导下的硬化疗法实现卵巢子宫内膜异位囊肿组织萎缩凝固。最常使用的硬化物质是无水乙醇。其作用原理在于破坏囊壁内衬上皮组织,进而引起炎症反应和纤维化,囊肿萎缩。

2017年,一项纳入18项研究的meta分析结果,经硬化疗法后总复发率0%~62.5%,酒精冲洗组的复发率高于酒精滞留组,酒精固化治疗患者获卵数高于手术治疗患者,但IVF后临床妊娠率相似。2022年,一项更新的meta分析纳入28项研究(1 301例患者)显示,酒精固化时间>10分钟的囊肿复发率低于固化时间≤10分钟,同时并发症没有增加;对于卵巢内异囊肿患者的降低复发、缓解疼痛、提高妊娠方面,超声引导的酒精固化疗法是一种有效、安全的选择。

4. **术后处理** 根据指南建议,无生育要求患者手术治疗后,可接受继续治疗以预防复发。一篇网状meta分析纳入了6项临床试验和16项队列研究,发现与期待治疗相比,术后应用激素治疗降低了卵巢子宫内膜异位囊肿的复发率;此类治疗包括口服避孕药(oral contraceptive,OC;连续性和周期性)、地诺孕素、释放左炔诺孕酮(levonorgestrel,LNG)的宫内节育器以及GnRH激动剂。

四、垂体腺瘤的外科手术

垂体腺瘤病变多会影响排卵,特别是位于前叶的肿瘤,包括分泌PRL、GH、ACTH、FSH或LH的各类腺瘤,临床表现都与排卵功能障碍有关。分泌PRL的垂体微腺瘤,可以通过多巴胺受体激动剂溴隐亭得到很好控制,但如果腺瘤体积较大产生神经压迫症状,或分泌其他激素类型的肿瘤,都可能引起严重的临床问题,所以垂体腺瘤的手术,对治疗疾病、改善排卵、提高生育力有很重要的意义。

(一)手术指征

垂体腺瘤分为功能性垂体腺瘤和无功能性垂体腺瘤,根据瘤体的大小分为:微腺瘤(直径<1cm)、大腺瘤(直径1~3cm)和巨大腺瘤(直径>3cm)。垂体腺瘤手术指征:①药物治疗无效、效果欠佳或药物治疗不耐受的垂体催乳素腺瘤和其他高分泌功能的垂体腺瘤;②垂体腺瘤伴压迫症状或准备妊娠的;③存在症状的垂体腺瘤卒中;④侵袭性垂体腺瘤伴有脑脊液鼻漏者;⑤拒绝长期服用药物者;⑥复发性垂体腺瘤。

(二)手术入路方式

1. 神经内镜下经鼻蝶入路手术。

2. 显微镜下经鼻蝶入路手术。

3. 开颅手术。①经额下入路;②经翼点入路。

4. 联合入路。开颅联合内镜或显微镜经鼻蝶入路手术。

手术原则:①建议三级以上医院由经验丰富的垂体腺瘤治疗方面的多学科协作团队或小组来共同参与制订治疗方案,充分的术前准备,腺垂体功能的评估,包括甲状腺轴、肾上腺轴、性腺轴、生长激素、IGF-1等激素水平的测定;②术中定位;③切除肿瘤,更好地保护垂体功能;④做好鞍底及脑脊液漏的修补;⑤解剖生理复位。

(三)疗效评估

手术成功率取决于肿瘤大小和术者的经验技巧。无功能腺瘤术后3~6个月MRI检查无肿瘤残留。对于功能性腺瘤,术后激素水平恢复正常,持续6个月以上为治愈基线;术后3~4个月进行首次MRI检查,之后根据激素水平和病情需要3~6个月复查,达到治愈标准时MRI检查可每年复查1次。

(四)并发症

经蝶窦手术的主要并发症包括下丘脑损伤、视觉损伤、动脉损伤、脑脊液漏以及鼻部损伤。开颅手术的主要并发症包括颅内感染、颅内血肿、视觉损伤以及下丘脑损伤。

五、减重手术

随着现代社会生活方式的改变，国内外人群的超重率和肥胖率呈逐年上升趋势，18岁及以上成人超重率为30.1%，肥胖率为11.9%。肥胖可以导致女性排卵功能障碍、不孕以及代谢综合征。肥胖还可能增加辅助生殖技术中促性腺激素使用的剂量及天数，降低临床妊娠率及活产率。因此减重是肥胖女性备孕的重要条件之一。减重的方法包括改善生活方式、药物干预、减重手术等。虽然生活方式和药物减重等对肥胖起到了一定的治疗作用，但是对于重度肥胖甚至合并2型糖尿病的肥胖患者，单纯靠上述方式难以达到长期减重及控制代谢紊乱的效果。近年来随着医疗器械和外科技术的进步，减重手术受到了广泛关注。临床研究发现减重手术可以快速减轻体重，缓解肥胖患者的代谢紊乱，且多项减重术后随访研究数据表明体重下降对母亲和胎儿是安全有效的。

(一)减重手术的适应证

对于单纯肥胖患者手术适应证：① BMI≥37.5，建议积极手术；32.5≤BMI<37.5，推荐手术；27.5≥BMI<32.5，经改变生活方式和内科治疗难以控制，且至少符合2项代谢综合征组分，或存在合并症，综合评估后可考虑手术。②女性腰围≥85cm，参考影像学检查提示中心型肥胖，经多学科综合治疗协作组(multi-disciplinary, team, MDT)广泛征询意见后可酌情提高手术推荐等级。对于合并2型糖尿病的肥胖患者全面评估后手术治疗。

(二)减重手术的术式

目前，减重手术至少有10余种，主要方式包括部分胃切除、缩胃、胃腔球囊占位等，比较常用的术式包括：腹腔镜胃袖状切除(laparoscopic sleeve gastrectomy, LSG)、腹腔镜Roux-en-Y胃旁路术(laparoscopic Roux-en-Y gastric by-pass, LRYGB)。LSG是以缩小胃容积为主的手术方式，对肥胖患者的糖代谢及其他代谢指标改善程度较好；LRYGB是同时限制摄入与减少吸收的手术方式，对于病史较长或胰岛功能较差的肥胖合并2型糖尿病患者可考虑优先选择。

减重术后需要对患者进行长期的、有计划的监测和随访，并培养她们健康生活方式和心理健康，这样才能保证手术效果，预防复胖、营养不良和维生素缺乏。对于育龄期女性术后的妊娠计划，中国肥胖及2型糖尿病外科治疗指南(2019版)指出应于术后12~18个月后开始备孕，这是考虑到体重减轻以及代谢异常恢复所需要的时间。

(三)减重手术的疗效评估

减重手术对降低BMI、缩小腰围和减轻体重的疗效已经得到大家共认，术后的代谢指标如空腹血糖、胰岛素抵抗、高血脂和高血压也可明显改善。有几篇文献报道减重手术可以提升肥胖女性的妊娠率和降低自然流产率，可以改善PCOS合并肥胖患者的体重和代谢指标，以及减少其他相关症状，如高雄激素血症、稀发排卵和不孕。一般认为减重手术不应以恢复排卵为主要目的，但应考虑到肥胖和代谢综合征育龄女性怀孕困难，围产期并发症高发，减重手术可以提高生育力，降低妊娠风险。

(黄　洁　杨晓玉)

参考文献

1. FARQUHAR C, BROWN J, MARJORIBANKS, et al. Laparoscopic drilling by diathermy or laser for ovulation induction in anovulatory polycystic ovary syndrome. Cochrane Database Syst Rev, 2012,(6): CD001122.

2. MOAZAMI GOUDARZI Z, FALLAHZADEH H, AFLA-TOONIAN A, et al. Laparoscopic ovarian electrocautery versus gonadotropin therapy in infertile women with clomiphene citrate-resistant polycystic ovary syndrome: A systematic review and meta-analysis. Iran J Reprod Med, 2014, 12 (8): 531-538.

3. ARMAR NA, MCGARRIGLE HH, HONOUR J, et al. Laparoscopic ovarian diathermy in the management of anovulatory infertility in women with polycystic ovaries: endocrine change and clinical outcome. Fertil Steril, 1990, 53 (1): 45-49.

4. NASR AA, EL-NASER A, EL-GABER ALI A, et al. A modified technique of laparoscopic ovarian drilling for polycystic ovary syndrome using harmonic scalpel. J Diabetes Metab, 2012, S6: 008.

5. BORDEWIJK EM, NG KYB, RAKIC L, et al. Laparoscopic ovarian drilling for ovulation induction in women with anovulatory polycystic ovary syndrome. Cochrane Database Syst Rev, 2020, 2: CD001122.

6. AMER SA, GOPALAN V, LI TC, et al. Long term follow-up of patients with polycystic ovarian syndrome after laparoscopic ovarian drilling: clinical outcome. Hum Reprod, 2002, 17: 2035-2042.

7. NAHUIS MJ, KOSE N, BAYRAM N, et al. Long-term outcomes in women with polycystic ovary syndrome initially randomized to receive laparoscopic electrocautery of the ovaries or ovulation induction with gonadotrophins. Hum Reprod, 2011, 26 (7): 1899-1904.

8. BADAWY A, KHIARY M, RAGAB A, et al. Ultrasound-guided transvaginal ovarian needle drilling (UTND) for treatment of polycystic ovary syndrome: a randomized controlled trial. Fertil Steril, 2009, 91 (4): 1164-1167.

9. ATWA KA, FARRAG MM, EL-SAYED MM, et al. Evaluation of the effect of trans-vaginal ovarian needle punctures on women with polycystic ovary syndrome. J Gynecol Obstet Hum Reprod, 2021, 50 (5): 101937.

10. KAWAMURA K, CHENG Y, SUZUKI N, et al. Hippo signaling disruption and Akt stimulation of ovarian follicles for infertility treatment. Proc Natl Acad Sci U S A, 2013, 110 (43): 17474-17479.

11. LI J, KAWAMURA K, CHENG Y, et al. Activation of dormant ovarian follicles to generate mature eggs. Proc Natl Acad Sci U S A, 2010, 107 (22): 10280-10284.

12. ZHAI J, YAO G, DONG F, et al. In Vitro Activation of Follicles and Fresh Tissue Auto-transplantation in Primary Ovarian Insufficiency Patients. J Clin Endocrinol Metab, 2016, 101 (11): 4405-4412.

13. ZHAI J, ZHANG J, ZHANG L, et al. Autotransplantation of the ovarian cortex after in-vitro activation for infertility treatment: a shortened procedure. Hum Reprod, 2021, 36 (8): 2134-2147.

14. TANAKA Y, HSUEH AJ, KAWAMURA K. Surgical approaches of drug-free in vitro activation and laparoscopic ovarian incision to treat patients with ovarian infertility. Fertil Steril, 2020, 114 (6): 1355-1357.

15. ZHANG X, HAN T, YAN L, et al. Resumption of Ovarian Function After Ovarian Biopsy/Scratch in Patients With Premature Ovarian Insufficiency. Reprod Sci, 2019, 26 (2): 207-213.

16. KAWAMURA K, ISHIZUKA B, HSUEH AJW. Drug-free in-vitro activation of follicles for infertility treatment in poor ovarian response patients with decreased ovarian reserve. Reprod Biomed Online, 2020, 40 (2): 245-253.

17. LEONE ROBERTI MAGGIORE U, SCALA C, VENTURINI PL, et al. Endometriotic ovarian cysts do not negatively affect the rate of spontaneous ovulation. Hum Reprod, 2015, 30 (2): 299.

18. PRACTICE COMMITTEE OF THE AMERICAN SOCIETY FOR REPRODUCTIVE MEDICINE. Treatment of pelvic pain associated with endometriosis: a committee opinion. Fertil Steril, 2014, 101 (4): 927-935.

19. GEORGIEVSKA J, SAPUNOV S, CEKOVSKA S, et al. Effect of two laparoscopic techniques for treatment of ovarian endometrioma on ovarian reserve. Med Arch, 2015, 69 (2): 88-90.

20. DUNSELMAN GA, VERMEULEN N, BECKER C, et al; EUROPEAN SOCIETY OF HUMAN REPRODUCTION AND EMBRYOLOGY. ESHRE guideline: management of women with endometriosis. Hum Reprod, 2014, 29 (3): 400-412.

21. WATTANAYINGCHAROENCHAI R, RATTANASIRI S, CHARAKORN C, et al. Postoperative hormonal treatment for prevention of endometrioma recurrence after ovarian cystectomy: a systematic review and network meta-analysis. BJOG, 2021, 128 (1): 25.

22. ALBANESE G, KONDO KL. Pharmacology of sclerotherapy. Semin Intervent Radiol, 2010, 27: 391-399.

23. COHEN A, ALMOG B, TULANDI T. Sclerotherapy in the management of ovarian endometrioma: systematic review and meta-analysis. Fertil Steril, 2017, 108 (1): 117-124. e115.

24. KIM GH, KIM PH, SHIN JH, et al. Ultrasound guided sclerotherapy for the treatment of ovarian endometrioma: an updated systematic review and meta analysis.

Eur Radiol, 2022, 32 (3): 1726-1737.

25. 中国垂体腺瘤协作组. 中国垂体腺瘤外科治疗专家共识. 中华医学杂志, 2015, 95 (5): 324-329.

26. 于群, 鲁艾林. 垂体腺瘤分类及治疗方法的研究进展. 中国肿瘤外科杂志, 2018, 10 (1): 60-63.

27. YANG W, LU J, WENG J, et al. Prevalence of diabetes among men and women in China. N Engl J Med, 2010, 362 (12): 1090-1101.

28. SUPRAMANIAM PR, MITTAL M, MCVEIGH E, et al. The correlation between raised body mass index and assisted reproductive treatment outcomes: a systematic review and meta-analysis of the evidence. Reprod Health, 2018, 15 (1): 34.

29. 王勇, 王存川, 朱晒红, 等. 中国肥胖及 2 型糖尿病外科治疗指南 (2019 版). 中国实用外科杂志, 2019, 39 (04): 301-306.

30. MALIK SM, TRAUB ML. Defining the role of bariatric surgery in polycystic ovarian syndrome patients. World J Diabetes, 2012, 3 (4): 71-79.

4

第四节 诱导排卵和卵巢刺激的适应证

一、排卵功能障碍性疾病

周期性排卵依赖于下丘脑-垂体-卵巢（HPO）轴的反馈和调节，任何一环节异常均可导致排卵功能障碍。排卵功能障碍的患者表现为月经初潮开始后持续2年以上的不规则月经周期，其常见原因是无排卵或稀发排卵，排卵功能障碍在不孕女性中的发生率占15%~20%，对病因的准确定位是进行有效治疗的关键。

诱导排卵适用于有生育要求，但是存在排卵功能障碍的患者，通过药物或手术的方法诱导排卵，帮助女性建立正常的排卵周期，一般以诱导单卵泡发育、成熟和排出为目的，通常结合B超监测下试孕（性交）、夫精或供精宫腔内人工授精（IUI）。常见并发症包括卵巢过度刺激综合征（ovarian hyperstimulation syndrome，OHSS）和多胎妊娠。诱导排卵的药物有多种，作用机制各不相同，选择合适的诱导排卵药物及方案帮助患者获得妊娠，减少并发症，帮助患者达到安全、健康、足月活产的目的。

（一）诱导排卵的适应证和禁忌证

诱导排卵在用促排卵药之前应仔细询问病史，评估患者的情况，排除其他导致不孕的因素和不宜妊娠的疾病。其适用情况及禁忌使用情况如下：

1. 适应证

（1）有生育要求但持续性无排卵或稀发排卵的不孕患者，常见多囊卵巢综合征及下丘脑/垂体性排卵功能障碍患者。

（2）黄体功能不足（LPD）的患者，需要尽量先纠正可能引起病理性LPD的病因，如肥胖、高催乳素血症、卵泡发育不良等。

（3）联合人工授精的周期。

2. 慎用情况

（1）原发性或继发性卵巢功能减退。

（2）血栓栓塞家族史或血栓形成倾向。

（3）患有性激素相关恶性肿瘤，如乳腺癌、子宫内膜癌、卵巢癌等。

3. 禁忌证

（1）高促性腺激素性无排卵：卵巢功能早衰或卵巢促性腺激素抵抗综合征。

（2）先天性生殖道畸形或发育异常：如先天性无阴道、无子宫或始基子宫等。

（3）双侧输卵管梗阻或缺失。

（4）急性盆腔炎症或者严重全身性疾病不适合妊娠者。

（5）对卵巢刺激药物过敏或不能耐受者。

（6）男方无精子症暂无供精标本提供周期。

（7）其他：如男方严重少弱精子症、卵巢囊肿性质不明等情况。

（二）诱导排卵的原则

1. 预防多卵泡发育 诱导排卵后多卵泡发育，增加了OHSS和多胎妊娠的风险，通常会取消周期，规避风险的同时也对患者造成时间和经济的损失。因此诱导排卵前应仔细评估患者的年龄，卵巢储备指标，体重指数和既往对诱导排卵的反应等，选择合理的方案，避免多卵泡发育。

比起其他排卵功能障碍疾病，PCOS更容易发生多卵泡发育，枸橼酸氯米芬（clomiphene citrate，CC）和来曲唑（letrozole，LE）是PCOS诱导排卵的一线用药方案。如发生多卵泡发育，可降低刺激剂量。CC诱导排卵双胎发生率为7%~10%，三胎发生率为0.05%~0.1%，中重度的OHSS的发生率很低。同 CC 相比，来曲唑诱导单卵泡发育的概率更高，为 80.9%，而 CC 为 61%。

对于 CC 抵抗或是诱导排卵失败的患者，LE 或 CC 联合促性腺激素（Gn）使用，可以增加卵巢对 Gn 的敏感性，降低 Gn 的用量。研究结果显示联合用药方案可以获得满意的妊娠率，多胎妊娠率<3%，其中 LE 联合 Gn 治疗单卵泡发育比例更高。低剂量递增或是常规剂量递减方案也是预防多卵泡发育的有效方案。

2. 取消周期的标准　多胎妊娠是诱导排卵最常见的并发症，当没有严格的取消标准时，Gn 诱导排卵的多胎妊娠的风险高达 36%。诱导排卵的目标是单个成熟卵泡发育，多卵泡发育时应取消周期。目前大多数研究认为当超过 2 个直径≥16mm 的卵泡发育时，通常应考虑取消周期，严格避孕。我国《促排卵药物使用规范》提出直径≥14mm 的卵泡数≥3 个应严格避孕，否则穿刺多余卵泡或转 IVF 治疗。还有研究提出 Gn 诱导排卵取消周期的标准要更严格，当出现 4~6 个以上直径>10mm 卵泡时，也建议取消周期。美国生殖医学协会（ASRM）提出如雌二醇水平达 2 500pg/ml 则建议取消周期。

3. 预计诱导排卵的周期数和妊娠率　对于排卵功能障碍的患者，诱导排卵是有效的治疗手段，但是需要综合患者的个体化情况，既要缩短妊娠时间，还要避免过度治疗，究竟多少个周期治疗是合适的？

PCOS 采用 CC 诱导排卵，6 个周期内总排卵率为 75%~80%，累积妊娠率为 60%~70%。约 75% 的妊娠发生在前三个治疗周期内，少数妊娠发生在 6 个治疗周期后。2018 年加拿大妇产科医生协会（Society of Obstetricians and Gynaecologists of Canada，SOGC）建议 CC 诱导排卵不要超过 6 个周期，我国的诱导排卵规范也明确提出 CC 诱导排卵妊娠多在最初的 3~6 个月，不推荐 CC 超过 6 个周期。

对于不明原因不孕夫妇，诱导排卵联合 IUI 可以改善妊娠结局。一项队列研究结果发现若 3 周期诱导排卵联合 IUI 治疗未孕，转 IVF 的妊娠率显著高于继续 IUI（36.6% vs. 5.6%）。ASRM 指南推荐对于年龄较轻的不明原因不孕夫妇，诱导排卵联合 IUI 3~4 周期，若未获得妊娠，建议进行 IVF 助孕。

4. 试孕的窗口期　女性受孕的窗口期同排卵相关，正常精子可以在女性生殖道中存活 3~5 天，卵母细胞在排出后可存活 12~24 小时，对于试孕的人群，排卵前 5 天到排卵后 3 天性生活，理论上均有受孕的可能。有研究表明，排卵前一天性生活的妊娠率最高。临床上对于自然周期及诱导排卵的患者，可以通过预估月经周期、测量基础体温、尿或血 LH 测定、宫颈黏液性状及超声监测等方法评估排卵日期，以指导性生活，可提高卵泡的质量和子宫内膜容受性，妊娠率从 16% 提高至 33%。

既往一项大型的前瞻性研究发现，根据宫颈黏液性状指导性生活可以提高妊娠率达 38%，显著高于 LH 峰值期妊娠率（15%~20%）。但是诱导排卵药物，尤其是 CC 会影响宫颈黏液的性状，因此建议采用超声监测指导试孕。对于有不孕史的夫妇，定时性生活可能会造成精神上的紧张和焦虑，性生活可能失败，或造成男性的性功能障碍，因此建议诱导排卵的夫妇，调整心理状态，适度增加性生活频次，减少单次失败的压力。

5. 药物和方案选择依据　诱导排卵需要仔细询问病史，结合患者的特点和排卵功能障碍的类型，制订个体化的方案。

（1）PCOS：PCOS 合并不孕患者的诱导排卵方案应遵循由易到难的原则，进行逐级干预。生活方式干预是合并肥胖的 PCOS 患者的一线治疗方案，体重控制后采用 LE 或 CC 诱导排卵的一线方案；如无效可考虑 Gn 低剂量递增二线方案，或腹腔镜下卵巢打孔手术；对于以上治疗无效的患者，或存在 IVF 适应证时，可以采取 IVF 三线方案，胰岛素增敏剂二甲双胍可改善胰岛素抵抗，可作为辅助用药提高诱导排卵的效率。

（2）黄体功能不足：黄体功能不足与不孕和反复自然流产有关。排卵功能障碍的女性一般都合并不同程度的黄体功能不足，如高催乳素血症、卵巢功能减退倾向、卵泡发育不良及子宫内膜异位症等疾病也常合并黄体功能不足。首先应纠正基础疾病，可以尝试诱导排卵，hCG 扳机后黄体支持，一定程度上改善黄体功能。

（3）高催乳素血症：对于 PRL 微腺瘤和特发性高催乳素血症的患者，其治疗目标恢复月经和排卵。多巴胺受体激动剂溴隐亭是首选药物，控制 PRL 后的女性 80%~90% 恢复月经，70% 获得自然妊娠。如仍未能获得妊娠，排除诱导排卵禁忌，在溴隐亭口服的基础上联合诱导排卵及黄体支持方案。对于垂体功能正常，体内具有一定水平雌激素的患者，建议 CC 或 LE 口服。对垂体减退的患者，采用外源性 Gn 方案，小剂量起步，避免 OHSS 和多胎妊娠。

（4）卵巢储备减退（DOR）：卵巢储备减退合并不孕的患者，多为年龄偏大的女性，由于窦卵泡数量少、卵母细胞质量低，单纯促排卵成功率并不高。一项回顾性研究发现年龄<35 岁的 DOR 患者采用诱导排卵联合 IUI，每周期的活产率和累积妊娠率同年龄匹配的卵巢储备正常组相似，因此对于年龄较轻，不孕病史较短，不合并其他不孕因素的女性，可以尝试诱导排卵和 / 或联合 IUI。一项大型回顾性研究比较了 CC、LE、Gn 三种诱导排卵药物在 38 岁以上女性的结局，妊娠率没有统计学差异，但是 LE 诱导排卵的妊娠率最高（9.1%）。综合成本效益和安全性，推荐 LE 添加小剂量 Gn 方案 3~4 个周期或联合 IUI 未孕，及时转 IVF 助孕。

（5）低促性腺素性性腺功能减退（HH）：对于垂体功能正常的 HH 女性有生育要求时，诱导排卵可以使用脉冲式促性腺激素释放激素，或 FSH 和 LH 活性的外源性促性腺激素。GnRH 脉冲治疗有固定频率和生理频率两种模式，生理频率模式更接近月经周期内分泌特点，但是调整和监控较为复杂，固定频率模式使用更加方便，脉冲治疗费用较高，携带脉冲泵不方便，存在静脉炎风险等，临床应用受到限制。

采用外源性 FSH/LH 活性制剂诱导卵泡发育是目前通用的方案，常用药物包括尿源性和重组 FSH，hMG 低剂量递增方案是经济有效的最优选择。HH 患者 6 个周期诱导排卵的累计妊娠率可达 89%，OHSS 发生率 1%。

（6）不明原因不孕：目前全世界公认的一线治疗方案是诱导排卵后指导性生活或 IUI 治疗。《不明原因不孕症诊断与治疗中国专家共识》不推荐单独口服诱导排卵药物，但可以使用 hMG。ASRM 关于不明原因不孕的指南中则推荐使用 CC 或 LE，考虑 Gn 增加多胎妊娠的风险，不建议使用，三种方案未在同一个研究中进行过比较。

一项研究针对不明原因不孕的治疗方案进行网状 meta 分析，发现 Gn 诱导排卵联合 IUI 的妊娠率高于口服药物，把严格执行取消标准的研究纳入亚组分析，发现 Gn 治疗组的多胎妊娠率并不高于 CC 组，基于药物的安全性和有效性，该研究建议不明原因的妇女采用 Gn 诱导排卵联合 IUI 治疗。目前关于不明原因不孕诱导排卵一线方案缺少一致意见，和不明原因的定义没有统一标准，研究中混杂因素较多等有关，还需要更多的研究对该群体的特征进行分层细化，探讨特定的人群在不同诱导排卵方案中的获益情况。

二、夫精和供精人工授精

（一）目前国内外现状

人工授精（artificial insemination，AI）是指将男性精液通过非性交的方式注入女性生殖道内，使精子和卵母细胞在体内自然受精而达到妊娠目的的助孕技术。根据精液不同来源，可分为夫精人工授精（artificial insemination by husband sperm，AIH）和供精人工授精（artificial insemination by donor sperm，AID）。研究显示，精子在女性生殖道游进过程中，数目显著减少。阴道上段的精子仅有 0.1% 出现在宫颈管中，仅有 1/1 400 万的精子可以从阴道到达输卵管壶腹部获得受精的机会。通过宫腔内人工授精（intrauterine insemination，IUI）可以增加受精部位配子浓度，从而提高生育力。

人工授精是辅助生殖领域较早实施的助孕技术，1943 年 Guttmacher 和 1953 年 Kohlberg 分别对 IUI 这项技术进行陆续报道；1953 年，美国阿肯色大学医学中心第一例冻精 IUI 成功获得了妊娠；1964 年出生了第一例冻精供精 IUI 子代。1983 年，湖南医科大学人类生殖工程研究室出生了我国第一例冻精 IUI 婴儿。目前，在全世界范围内，人工授精已经成为重要的助孕方式之一。据统计，美国每年有 5 000~10 000 名人工授精婴儿诞生；欧洲每年实施 12 万个周期 IUI 及近 5 万个 AID 周期，每年约出生 15 000 名人工授精婴儿。我国目前共有 443 家生殖中心开展人工授精技术，每年实施 ≥16 万个宫腔内人工授精周期，其中 12 万多 AIH 周期，3 万多 AID 周期，出生约近 2 万名人工授精婴儿。宫腔内人工授精（IUI）如图 4-5 所示。

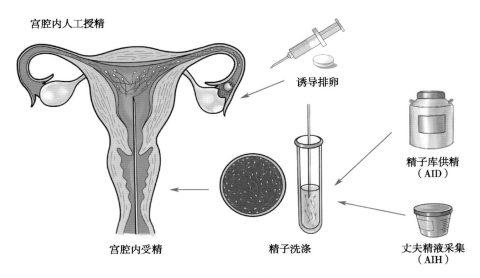

图 4-5　宫腔内人工授精（IUI）

（二）人工授精的适应证

相较于体外受精胚胎移植术，人工授精具有相对简单、安全、价格低廉、非侵入性、患者友好的特点，适用于不明原因不孕、男方轻度少弱精子症、轻度子宫内膜异位症、双方或一方性功能障碍等不孕人群。近年来，也有研究和共识认为，对部分人群，人工授精并不能获得满意的临床结局。2013 年，英国国家卫生与临床优化研究所（National Institute for Health and Clinical Excellence，NICE）指南指出，对于不明原因不孕、轻度子宫内膜异位症及轻度男方因素不孕的患者，不建议常规选择 IUI 助孕，可以尝试自然试孕满 2 年后直接考虑 IVF 助孕，引发争议。但是，近期的研究和大型的前瞻性随机对照多中心研究结果表明，对于不明原因不孕和男方因素不孕患者，人工授精因其高性价比的特点，仍可作为这类患者助孕方式的首选。

（三）人工授精诱导排卵的适应证

人工授精助孕周期中，患者年龄、不孕年限、不孕类型、卵泡数量、子宫内膜、男方精液数量和形态均可能影响人工授精的成功率。人工授精包括自然周期（nature cycle）和诱导排卵周期（stimulated cycles）。自然周期适用于月经规律、排卵正常的人群。根据 B 超监测卵泡和子宫内膜，在排卵日后安排人工授精。相较于自然周期，诱导排卵周期是指应用诱导排卵药物，产生 1~2 枚优势卵泡，以期提高人工授精的临床妊娠率和活产率，近年来广泛应用。在诱导排卵周期中，需要进行超声卵泡监测，不建议不具备卵泡监测条件的机构使用外源性促性腺激素（Gn）诱导排卵，并制定严格的周期取消标准并严格执行，避免多胎妊娠和卵巢过度刺激的发生。禁止以多胎为目的应用诱导排卵药物。

人工授精周期中常用的促排卵药物,包括口服的药物,如克罗米芬、来曲唑等,以及注射用药物,如促性腺激素(Gn)。常用的方案有:氯米芬方案、来曲唑方案、单纯促性腺激素方案、氯米芬/来曲唑联合促性腺激素方案等。

1. 对于排卵功能障碍不孕人群,首先建议诱导排卵联合指导性交试孕,在试孕6~9个周期未孕后,建议行诱导排卵人工授精以提高妊娠率。

2. 对不明原因不孕患者,尽管NICE不推荐对于2年以上不明原因不孕夫妇行IUI助孕,而且数据统计提示自然周期IUI并不增加该类人群的妊娠率,目前大部分指南仍推荐诱导排卵联合人工授精作为不明原因不孕患者一线方案。研究显示,对于不明原因不孕夫妇,经历2~3个诱导排卵IUI周期的助孕,可以获得33.5%累积临床妊娠和26.5%累积活产率,缩短到达妊娠时间。

3. 患有轻度子宫内膜异位症(Ⅰ期和Ⅱ期)的夫妇,通常被视为患有无法解释的不孕症的夫妇,也建议在人工授精周期中联合诱导排卵。

4. 因男性因素行IUI助孕的夫妇是否需要联合诱导排卵,和男方平均精子质量相关,通常以活动精子总数(total motile sperm count,TMSC)表示。在处理前平均TMSC<1 000万/次射精的夫妇中,不孕可能由男性不育症来解释,建议在自然周期中进行IUI,不建议联合诱导排卵;在平均TMSC超过1 000万/次射精的夫妇中,几乎类似于不明原因的不孕症,也可能存在女性因素,建议使用诱导排卵。但是关于TMSC的标准在不同研究仍有差异(300万~1 000万),尚缺少前瞻性队列研究或随机对照研究结果。

(四)IUI诱导排卵的临床结局和并发症

大量临床研究提示,IUI周期联合诱导排卵的临床妊娠明显高于自然单卵泡发育周期。基于Cochrane Database的系统综述结果,诱导排卵联合IUI可明显提高活产率(OR:2.07),但需要警惕诱导排卵周期的多胎妊娠率。研究显示,当人工授精周期中出现1枚、2枚、3枚优势卵泡,妊娠率分别为6.2%、12.9%、30%。但诱导排卵后多胎率也显著升高,当IUI周期中出现2枚主导卵泡的多胎率增加6%,3枚增加14%,4枚增加10%。2014年欧洲数据显示夫精IUI双胎率约9.5%,三胎率约0.3%。而同期欧洲IVF/ICSI的双胎率约18.6%,三胎率约0.6%。我国2016年报道的AIH多胎率6.0%,而AID多胎率在3.6%。

不同地区,不同研究设计,采用不同诱导排卵方案,IUI后妊娠结局不同。2015年《新英格兰医学杂志》发表一项多中心随机对照研究,共纳入900例不明原因不孕夫妇,比较了单用促性腺激素、单用氯米芬和单用来曲唑进行诱导排卵IUI后的妊娠结局,三种不同的诱导排卵方案分别可以获得32.2%、23.3%和18.7%的累积活产率,但促性腺激素诱导排卵组多胎率升高约10%。2018年,Cochrane Database纳入42项高质量随机对照研究,对共7 935例排卵功能障碍合并不孕女性进行系统综述,结果显示,使用来曲唑诱导排卵的活产率明显高于使用氯米芬诱导排卵(OR 1.68;95%置信区间:1.42~1.99)。氯米芬和来曲唑诱导排卵相比,两组卵巢过度刺激综合征(OHSS)率、多胎率和流产率类似(高度确定性证据)。2021年最新Cochrane Database纳入82项高质量RCT,对12 614例有正常排卵的不孕女性进行系统综述,结果显示,使用氯米芬诱导排卵后IUI的累积活产率为22.8%~23.4%,使用来曲唑的IUI后活产率介于13.5%~25.3%之间,使用促性腺激素累积活产率介于23.7%~34.6%。氯米芬联合促性腺激素的活产率约13.8%,芳香化酶抑制剂联合促性腺激素的活产率5.7%~28.9%。促性腺激素与氯米芬相比可能提高累积活产率(中度确定性证据)。与芳香化酶抑制剂相比,促性腺激素降低流产率,可提高累积活产率(低确定性证据)。而来曲唑和氯米芬相比,两组活产率比较无显著的统计学差异。所比较的药物均未导致明显增高的多胎妊娠率。

对江苏省人民医院生殖中心7年间对5 109

对不孕夫妇共 8 893 个 IUI 助孕周期进行回顾性分析,探讨不同诱导排卵方案对活产率的影响。结果显示,排卵正常者自然周期 IUI 的活产率为 7.6%。氯米芬、来曲唑、尿促性腺激素(hMG)、氯米芬 + 尿促性素、来曲唑 + 尿促性腺激素诱导排卵 IUI 的活产率分别为 6.1%、5%、7.9%、8%、12.2%,来曲唑 + 尿促性腺激素方案明显较自然周期改善了活产率,使用 hMG 较自然周期显著增加双胎率(7.4% *vs.* 0%,*P*<0.05),各组流产率无显著性差异。排卵功能障碍者采用上述五种诱导排卵方案 IUI 的活产率分别是 11.3%、5.1%、11.8%、12.6%、13.6%,组间无统计差异;各组流产率也无显著性差异。

综上,排卵正常女性,来曲唑 +hMG 诱导排卵方案的 IUI 助孕明显改善活产率,hMG 增加双胎风险。对于排卵功能障碍人群,各种诱导排卵方案间活产率、多胎妊娠率、流产率无明显差异。推荐口服来曲唑,或来曲唑联合小剂量 hMG 进行人工授精周期的诱导排卵方案。氯米芬或来曲唑在早卵泡期应用,起到募集卵泡作用,与同时低剂量 hMG 联合应用更易得到单优势卵泡成熟发育,可减少单用 hMG 造成的多量卵泡启动,在减少主导卵泡数量的同时也降低 hMG 的用药量,提示氯米芬 / 来曲唑联合 hMG 促排卵方案在临床应用中具有更大优势。

值得注意的是,不同研究报道活产率和多胎率有明显差异,主要和研究设计、纳入和排除标准、促排卵方案的选择以及取消周期的标准不一致有关。促性腺激素在 IUI 诱导排卵中的应用仍存在争议。有学者认为,促性腺激素提高 IUI 助孕成功率的同时,也显著提高 IUI 周期多胎率,当使用 150U 促性腺激素诱导排卵时,多胎妊娠率高达令人震惊的 25%。但也有学者认为,采用小剂量促性腺激素(每日不超过 75U),并严格限制和执行多卵泡发育取消周期的标准,可以显著控制诱导排卵后多胎率。

另外,促性腺激素的应用也会增加诱导排卵的成本。2020 年,一项随机对照研究纳入了 738 例不明原因不孕,比较了不同 IUI 诱导排卵方案(单用促性腺激素、单用氯米芬)的成本效益,结果显示,与氯米芬相比,对不明原因不孕夫妇的 IUI,在坚持严格取消标准的情况下,促性腺激素更昂贵,但效果并不明显。因此,如何选择合适的诱导排卵方案,在提高临床妊娠率和活产率的基础上,有效降低多胎率,需要未来开展更多的前瞻性研究。

(五)IUI 诱导排卵的基本原则

1. 控制并发症　如上所述,诱导排卵后多卵泡发育是 IUI 助孕出现并发症的最主要原因。OHSS 和多胎妊娠是最大的并发症。OHSS 或多胎妊娠的围产期并发症明显增加(如早产、胎儿生长受限、先兆子痫等)、新生儿结局明显不良。因此,严格控制多胎妊娠率和 OHSS 发生率对提高母婴安全至关重要。可以通过选择合适的促排卵药物和剂量、严格制定周期取消标准、对于 OHSS 高风险患者避免 hCG 扳机等措施。

首先,应用合适的促排卵药物和剂量特别重要。尽管促性腺激素已经广泛应用于 IUI 的诱导排卵方案中,但一般 Gn 剂量不推荐超过 75U/d,因为高剂量 Gn 增加妊娠率,但也显著增加多胎率。

其次,严格制订周期取消标准和制订补救方案,尽量避免诱导排卵周期中有 3 个以上的主导卵泡;建议使用超声监测监控平均直径>10mm 的所有卵泡,若有 2 个直径 ≥15mm 或 5 个以上 ≥10mm 的主导卵泡时,可考虑取消这个 IUI 周期;亦可在 hCG 注射日或 LH 峰值日进行多余卵泡穿刺抽吸、直接转 IVF 或减胎手术,作为降低多胎率的补救手段;对于 OHSS 高危妊娠可使用 GnRH-a 扳机激发排卵。

2. 预计周期数　由于缺少足够的前瞻性观察研究,目前并没有充分的证据来明确推荐 IUI 最大治疗周期数。建议在开始 IUI 治疗前,和患者夫妇讨论拟进行的 IUI 周期数。目前大部分中心推荐的 IUI 周期数为 3~6 个周期,不超过 9 个周期。前 3 个周期 IUI 的妊娠率显著高于后续高序周期的妊娠率。一项回顾性队列研究对 3 714 例共 15 303 个周期 IUI 结局进行分析,IUI 的助孕周期最多为 9 个周期,共 935 例持续妊娠,持续妊娠率为 5.6%;持续妊娠率在前两个周期最高,分别为 7.4% 和 7.0%,而其他高序周期持续妊娠率约 5%。3 个 IUI 周期的累积妊娠率约 18%,而 6 个周期的累积妊娠率为 30%;9 个周期为 41%。但很少有患者可以坚持如此多周期的 IUI 助孕。对不明原因不孕和男方因素导致不孕的人群,和直接 IVF 相比,3~6 个周期 IUI 助孕仍然存在成本效益的优势。一项前瞻性随机研究对获得妊娠的时间进行了统计,对 21~39 岁之间不明原因患者,且不存在卵巢功能减退风险,推荐先行 3 个周期诱导排卵 IUI,若未孕转 IVF 助孕,可以获得最佳成本效益。最近一项随机对照研究也进行了成本效益的比较,对不明原因不孕的不孕夫妇比较了 3 个单胚胎移植周期、6 个改良自然周期 IVF 以及 6 个周期诱导排卵联合人工授精的成本效益,结果发现三组的活产率分别是 52%、43%、47%,提示 6 个周期人工授精联合诱导排卵可以获得和 IVF 类似的临床结局。未来,可以通过开展足够大样本的前瞻性观察研究,并明确描述 IUI 周期中关于诱导排卵、授精周期等数据,以累积妊娠率为观察终点,以便能够得出更加夯实的结论。

3. 授精时机 授精时机是影响 IUI 结局的最重要的因素之一。可以通过测定尿 LH、超声监测排卵联合判断 IUI 授精的时机。在自然周期中,自发排卵后授精持续妊娠率高于 hCG 扳机的排卵周期,提示利用 LH 监测确定排卵时间后授精最为有效,推荐 LH 升高后的 1 天进行授精。在诱导排卵周期,一般推荐优势卵泡平均直径达 18~20mm 后注射 hCG 5 000U 扳机激发排卵,主导卵泡在 34~46 小时后排卵。对于 hCG 后最佳 IUI 授精时机,随机对照试验发现,hCG 后 24~48 小时内的不同时间授精其临床妊娠率并没有差别。因此授精

时机具有一定的可协调性,并不影响妊娠率。

4. 授精次数 对于每个周期人工授精次数目前没有明确定论。过去有学者认为无法准确预测排卵时间,认为在一个周期内进行两次受精可能提高妊娠率。但是系统回顾研究结果显示,对于不明原因不孕,两次授精和单次授精相比,其妊娠率没有明显差异。基于上述结果,目前并没有足够的证据显示在同一个周期内进行两次 IUI 授精,其妊娠率优于单次授精。因此目前仍推荐进行单次授精。

三、体外受精及其衍生技术

(一)常规体外受精(IVF)和单精子卵细胞质内注射(ICSI)

体外受精胚胎移植术(in vitro fertilization and embryo transfer,IVF-ET),俗称“试管婴儿”,是指在女方的控制性促排卵周期或自然周期中,利用取卵手术获取卵母细胞,同时将采集的男方精子和卵母细胞在人工的培养环境中实现体外受精并发育成胚胎后,再将胚胎注入母体子宫内着床并继续发育生长,以达到受孕目的的一组人工助孕技术(图 4-6)。单精子卵细胞质内注射(intra cytoplasmic sperm injection,ICSI)是采用显微操作技术,将单个精子注射到成熟的卵母细胞胞质内,使其受精(图 4-7)。

哺乳动物的体外受精技术是 1959 年由美籍华人张明觉教授在兔子模型上完成的。人类的体外受精技术是由英国妇产科医生 Stetrep 和科学家 Edwards 于 1978 年首次研究成功的。人类第一例试管婴儿路易斯布朗的诞生开启了生殖生命科学的新纪元,创建了人类辅助生殖技术这个新型学科,在全世界各地为千万不孕不育夫妇实现了生育的愿望,因此 Edwards 教授获得 2012 年的诺贝尔生理学或医学奖。我国的第一例试管婴儿是 1988 年由北京大学第三医院张丽珠教授团队诞生的。目前在我国,每出生的 100 个婴儿中,就有约 2 名是试管婴儿。

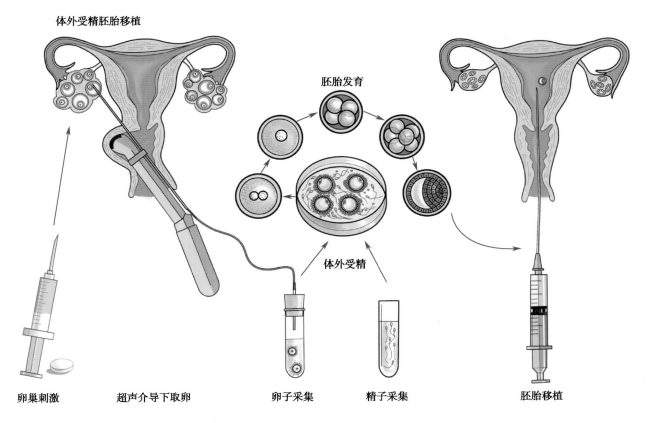

图 4-6　IVF

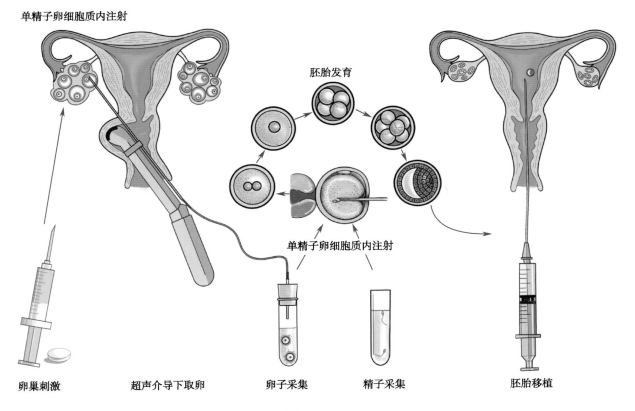

图 4-7　ICSI

4

2001年，我国卫生主管部门领导的、在全国生殖医学专家的参与下，将辅助生殖技术分为两大类，一类是人工授精技术，另一类是体外受精及其衍生技术。体外受精的衍生技术，是在体外受精胚胎移植技术的基础上，不断拓展、研发、推广的一组相关技术，包括单精子卵细胞质内注射（ICSI）、胚胎植入前遗传学检测（PGT）、未成熟卵母细胞体外成熟技术（IVM）、卵母细胞的冷冻和捐赠、睾丸和附睾的精子采集等。其中 IVF 和 ICSI 技术是最基本、最经典、也是最成熟的辅助生殖技术，在全世界各地普遍开展。我国截至 2020 年，全国有 500 余个生殖中心，每年实施 IVF/ICSI 的取卵周期达 60 万个，有约 20 余万 IVF/ICSI 新生儿出生。

1. IVF/ICSI 控制性卵巢刺激的原因　最早的体外受精周期中，卵母细胞来源于自然周期的取卵，限制了 IVF 的成功率。1981 年 CC 联合 hMG 方案开始应用于 IVF，一个周期可以获得多个卵子，从而提高效率及妊娠率，这标志着卵巢刺激时代的开启。但 CC 联合 hMG 方案中早发 LH 峰的发生率高达 20%，还易发生卵泡黄素化和提早排卵。随着 GnRH 激动剂及拮抗剂的问世，能够精确控制排卵时间，大大增加成熟卵母细胞获得率，显著提高了临床妊娠率，而且更便于制订取卵的计划和工作作息，因此被称作控制性卵巢刺激（controlled ovarian stimulation，COS），就是指在控制了卵母细胞数目和内源性 LH 峰，采用外源性促性腺激素诱导适量的卵泡数目，以获得合适数量和高质量卵母细胞为目标的技术。

2. IVF/ICSI 的适应证、禁忌证　控制性卵巢刺激过程中涉及超生理剂量的雌激素水平，应当严格掌握适应证与禁忌证，以获得适宜的卵巢反应及尽量少的并发症。根据我国《人类辅助生殖技术管理办法》颁布的 IVF/ICSI 指征如下：

（1）适应证

1）体外受精胚胎移植术（IVF-ET）：①女方因各种因素导致的配子运输障碍，造成精子和卵子结合困难，如炎症引起的输卵管阻塞、输卵管发育不全、输卵管结扎术后、输卵管妊娠后及双侧输卵管切除后等；②排卵功能障碍，经常规治疗，如反复诱导排卵，或结合宫腔内人工授精技术治疗后仍未获得妊娠者；③子宫内膜异位症和子宫腺肌病，经药物保守治疗和／或手术治疗未能妊娠者；④男性轻中度少精子、弱精子症；⑤不明原因不孕经 IUI 助孕至少 3 个周期；⑥免疫性不孕（诊断标准等存在争议）。

2）单精子卵细胞质内注射（ICSI）：男方存在以下情况可行 ICSI，①男方患有严重的少、弱、畸精子症，ICSI 是严重男性因素不育患者的最有效的治疗技术，精子畸形通常合并少、弱精子症，是否需要 ICSI 可以结合精子的密度活力等指标综合考虑，单纯畸精子症是否需要 ICSI 存在争议；②不可逆的梗阻性无精子症，通过附睾或睾丸手术获得数量较少的精子，可以通过 ICSI 技术助孕；③生精功能障碍（排除遗传缺陷所致）；④免疫性不育（诊断标准等存在争议）；⑤常规 IVF 受精失败者；⑥精子顶体异常；⑦需行胚胎植入前遗传学检查的；⑧体外成熟及冷冻保存的卵母细胞，因透明带变硬，为保障受精建议 ICSI。

（2）相对禁忌证：①原发或继发性卵巢功能衰竭；②原因不明的阴道流血或子宫内膜异常增生；③已知或怀疑患有性激素相关的恶性肿瘤；④血栓栓塞史或血栓形成倾向；⑤对超促排卵药物过敏或不能耐受。

（3）绝对禁忌证：①有严重的精神疾患、泌尿生殖系统急性感染、性传播疾病；②有吸毒等严重不良嗜好；③接触致畸量的射线、毒物、药品并处于作用期；④子宫不具备妊娠功能或严重躯体疾病不能承受妊娠。

3. IVF/ICSI 技术的步骤　包括：检查及准备、卵巢刺激、超声介导下取卵、实验室操作、胚胎移植、黄体支持、妊娠确认及随访。

（1）检查及准备：①需符合国家生育政策，并提供双方身份证、结婚证；②女方检查，包括常规体格检查和妇科检查、不孕病因学检查、生殖内分泌检查、重要系统功能检查、感染性疾病检查等；③男方检查，包括不育病因学检查、感染性疾病检查等；④对辅助生殖技术类型、步骤、妊娠率、副作用、子代安全性、费用等充分知情同意。

（2）卵巢刺激：详见第六章。

（3）超声介导下取卵

1）取卵方式：早年通过开腹或腹腔镜的手术方式取卵，但创伤大、获卵率低。目前除特殊情况下需要经腹穿刺取卵，经阴道超声引导下穿刺取卵已成为最主要的取卵方式。

2）术前准备：术前向患者详细介绍手术过程、缓解恐惧及焦虑心理，取得患者的配合；根据是否麻醉进行饮食准备；术前排空膀胱；核对患者信息。

3）操作流程：包括阴道准备、探头准备、取卵、检查穿刺点。

4）获卵率影响因素：获卵率与手术者取卵手术熟练程度、负压是否稳定有效、卵泡成熟度等因素相关。注意 hCG 日卵泡大小、"扳机"用药、剂量及作用时间。过大的卵泡容易自然破裂、退化；过小或不熟的卵泡内卵子不易脱落，获卵率低。另外，对卵巢活动度大、位置深、进针阻力大的患者，可适当腹部按压调整卵巢位置后穿刺以增加获卵率、减小手术风险。

（4）实验室操作：包括卵母细胞获取及评估、精液采集及优化处理、常规体外受精/单精子卵细胞质内注射、胚胎评估。

（5）胚胎移植：将体外培养形成的胚胎装入移植管经宫颈管送入宫腔中的过程称为胚胎移植（embryo transfer，ET）。胚胎移植是体外受精胚胎移植术的关键环节。一般移植手术在取卵后 3~5 天进行。

1）胚胎移植前准备：向患者解释胚胎移植过程，缓解患者紧张情绪，取得配合；如有移植困难史或预计出现移植困难，可提前进行预移植；预移植困难者，应详细记录置管的角度、走行、深度及操作技巧；不必排空膀胱，适当充盈膀胱有利于超声下子宫显影。

2）胚胎移植操作流程：包括阴道准备、B 超监测下置入移植外管、实验室载入胚胎、置入移植内管、取出内外管检查有无胚胎残留。

3）胚胎移植影响因素：超声引导、吸除宫颈黏液、减少宫颈刺激、使用软移植管、减少加载胚胎和放出胚胎的时间间隔，有助于改善胚胎移植的结果。

（6）黄体支持：IVF-ET 周期中胚胎移植后需要进行黄体支持，已有大量的研究显示，IVF-ET 后进行黄体支持能提高妊娠率，降低流产率。黄体支持的途径包括肌肉给药、口服给药及阴道用药。肌肉给药长期使用会出现注射部位的无菌性炎症、硬结的缺点，患者耐受性较差。口服给药存在肝脏的"首过效应"，生物利用率低，一般不单独使用作为 IVF-ET 的黄体支持。孕激素阴道给药可对子宫充分发挥作用，获得满意的妊娠率。研究显示，阴道给药与肌肉给药有相当的妊娠率，但阴道给药有更好的患者接受性。

（7）妊娠确认及随访：胚胎移植后 12~14 天，可通过晨尿或抽血查 hCG 水平判断是否妊娠，对妊娠试验阴性的患者，停止黄体支持等待月经来潮，对妊娠试验阳性的患者，2~3 周后行超声检查，确认孕囊及胚胎的数目。对所有 IVF-ET 的病例，应按照规定的时间，由专人负责随访、登记、保管。

4. 卵巢储备和反应与卵巢刺激的关系 卵巢储备功能是 IVF-ET 结局的重要决定因素，卵巢内卵泡的数量和质量无法直接估算，只能通过间接指标对卵巢储备和反应进行评估，预测 IVF-ET 的卵巢刺激结局，间接反映妊娠结局。常用的评估手段有：年龄、AFC、基础 FSH、AMH、体重指数（BMI）、抑制素 B、氯米芬刺激试验及既往卵巢刺激的反应性等，以 AMH 对卵巢储备功能的预测价值最高，AFC、年龄、基础 FSH、FSH/LH、抑制素 B 的预测价值次之。

随着药物开发及临床实践进步和发展，卵巢刺激的各种衍生方案日益增多。目前临床常用方案大致分为 GnRH 激动剂(GnRH-a)降调方案、GnRH 拮抗剂(GnRH-ant)方案、克罗米芬(CC)方案、微刺激/自然周期方案以及高孕激素卵巢刺激方案(PPOS)等。卵巢刺激方案的选择详见第七章。

5. 获卵数目与妊娠率的关系 控制性卵巢刺激的目的是促使适当数目的卵泡发育,从而获得目标卵泡/卵母细胞数,并获得更高的妊娠率,同时避免卵巢低反应(POR)或 OHSS 等并发症。对于最合适的获卵数,目前尚无定论。Meniru 等研究结果表明,新鲜胚胎移植临床妊娠率和冷冻胚胎数量均随获卵数的增加而增加,但卵母细胞利用率却随获卵数的增加而降低。Hamoda 等研究显示,获卵数少于 6 枚时,临床妊娠率随获卵数增加而增加;而获卵数达到 6 枚以上时临床妊娠率即达到平台水平。Sunkara 等对 40 万个治疗周期的回顾性分析研究表明,新鲜胚胎移植周期中活产率与获卵数呈非线性相关,获卵数<15 时活产率随获卵数的增加而上升,获卵数 15~20 枚时达到最高峰,获卵数超过 20 枚时活产率下降。而 van der MH 等于 2006 年的研究表明,获卵数为 13 枚时,新鲜胚胎移植每起始周期和移植周期临床妊娠率最高,获卵数<13 个或>13 枚,临床妊娠率均下降。国内有研究显示,获卵数和新鲜移植周期妊娠率及累积活产率之间呈强相关性,获得最佳活产率的获卵数是 6~15 枚。

6. 获卵数与并发症的关系 卵巢刺激的主要并发症包括:卵巢过度刺激综合征、双胎及多胎、卵巢扭转、取卵后出血和感染等。详见第八章。

(1)卵巢过度刺激综合征:卵巢过度刺激综合征(OHSS)是一种医源性疾病,由于卵巢对药物反应过度,出现以双侧卵巢多卵泡发育、卵巢增大、毛细血管通透性增加及第三体腔积液为主要特征的病理生理过程,可引起一系列临床症状,严重时甚至危及生命。随着适量的目标卵泡数/卵母细胞数,个体化卵巢温和刺激方案普及及预防意识的提高,OHSS 的发生率呈下降趋势,甚至有学者提出"消灭 OHSS"的倡议。

(2)双胎及多胎妊娠:在过去 30 年中,IVF/ICSI-ET 导致多胎妊娠的发生率逐年升高。早年甚至出现过 8 胎妊娠的案例,明显增加了母婴并发症的风险。由于多胎妊娠对围产期胎儿及母体存在潜在危害,减少医源性多胎显得尤为重要。

减少多胎妊娠发生率预防原则是实施单胚胎移植策略,目前≥3 枚的胚胎移植数已被绝大部分从业医生所摒弃,在有些国家还被法律或法规禁止。2003 年,欧洲人类生殖与胚胎协会指出,IVF 基本的目标是出生单个、足月和健康的胎儿,双/多胎妊娠被认为是辅助生殖技术的并发症。并一直倡导选择性单胚胎移植。研究表明单胚胎移植的累积活产率并未降低。并且选择性单胚胎移植可以明显减少早产和多胎妊娠的相关母儿风险,成本-效益分析也发现单胚胎移植远优于双胚胎移植。

(3)卵巢扭转:COS 后患者特别是 OHSS 患者,卵巢不规则增大,由于各极质量差异造成重心偏移,以及伴随腹水致盆腹腔局部空间增大,使得增大的卵巢或附件活动范围增大,体位改变易引起卵巢或附件扭转。卵巢或附件发生不全扭转时,多可自行或行手术复位,但若卵巢或附件扭转时间较长,引起血栓形成或坏死时,则只能行患侧附件切除术。

(4)取卵后出血:阴道 B 超引导下取卵是较安全的有创操作,但仍有可能损伤邻近肠管、输尿管、膀胱甚至血管,进而引起盆腹腔出血,甚至休克。取卵后出血的原因主要包括:技术操作不熟练,穿刺损伤相应部位的血管、盆腔粘连、穿刺针弯曲改变方向、凝血功能异常等。

(5)取卵后感染:取卵术后盆腔感染发生率约为 0.2%~0.6%。预防原则:术前排除生殖道感染、术前生殖道清洗和冲洗、严格无菌操作避免污染、必要时围取卵期应用抗生素预防感染。

7. IVF/ICSI 的成功率 什么是 IVF/ICSI 的成功率?不同的临床医生有不同的理解。IVF/

ICSI 技术开展的早期，很多医生把成功率和妊娠率画等号，为增加妊娠率，临床医生最常见的处理是提高外源性 Gn 的剂量来增加获卵数，认为卵越多越好，称为控制性超促排卵（controlled ovarian hyper-stimulation，COH）。而事实上，高剂量的 Gn 造成一个非生理状态的内分泌环境，影响卵泡局部环境，从而导致卵母细胞减数分裂、发育潜能和表观遗传修饰等出现异常，诱发胚胎染色体异常及胚胎的损伤。既往研究显示获卵数达到一定数目后，妊娠率即达到一个平台水平，且过多的获卵数会增加卵巢过度刺激的风险。近年来，随着临床、培养系统和玻璃化冷冻技术的进展，IVF/ICSI 的活产率有所增加，获得至少 1 个活产的平均所需卵母细胞数逐渐减少，由 12 枚卵下降到 5 枚。因此，追求获卵数的传统观念变迁为控制性的、适量的、安全的卵巢刺激，称为控制性卵巢刺激（controlled ovarian stimulation，COS），目前大多生殖医生的观点都认为最佳的获卵数为 10 枚左右。IVF/ICSI 的成功标志是单胎、足月、活产、舒适和安全的观念越来越被接受，每个取卵周期或起始周期的累积活产率成为 IVF/ICSI 成功率计算的标准。

（二）胚胎植入前遗传学检测技术

胚胎植入前遗传学检测（preimplantation genetic testing，PGT）技术是指在体外受精过程中，对活检获得的卵母细胞（极体）或胚胎（卵裂期或囊胚）DNA 进行遗传学分析，以检测遗传学异常或者进行 HLA 分型。

1. PGT 分类和适应证　根据研究对象的不同，PGT 可分为胚胎植入前染色体结构重排检测（preimplantation genetic testing for structural rear-rangements，PGT-SR）、胚胎植入前单基因遗传病检测（preimplantation genetic testing for monogenic，PGT-M）和胚胎植入前染色体非整倍体检测（pre-implantation genetic testing for aneuploidy，PGT-A）。

PGT-SR 和 PGT-M 的应用指征相对明确。其中，PGT-SR 适用于染色体结构异常（如易位、倒位、缺失、重复、插入等）的夫妇，可以通过筛选胚胎降低染色体重排不平衡产物所致的不孕、自然流产、死胎和新生儿畸形等发生风险。PGT-M 适用于致病基因位点明确的常染色体显性、常染色体隐性、性连锁遗传的单基因病、线粒体病以及具有较高致病概率遗传易感性严重疾病的夫妇以及 HLA 分型。

PGT-A 的应用是为了避免非整倍体胚胎的植入，从而降低植入失败和自然流产的发生风险，最大限度提高活产率。尽管目前 PGT-A 的应用指征仍有争议，根据 2020 年欧洲人类生殖与胚胎学学会（European Society of Human Reproduction and Embryology，ESHRE）PGT 共识和 2018 年我国胚胎植入前遗传学诊断/筛查技术专家共识，PGT-A 的指征包括女方高龄、不明原因反复流产、不明原因反复种植失败和严重男方因素。

2. PGT 流程和相关技术　PGT 的主要流程包括：首先根据患者夫妇的临床表现、家族遗传疾病史和遗传检测结果等，由专业资质的遗传咨询医师，进行遗传咨询综合评估，是否具有 PGT 的指征，是否合适进行 PGT 治疗，有哪些不确定因素和风险，以及妊娠后的羊水穿刺复验。

具体的操作步骤是在常规体外受精的基础上，对卵母细胞极体、卵裂期的卵裂球或囊胚期滋养外胚层细胞进行活检，编号后送遗传检测实验室行致病基因位点检测及连锁分析或全基因组检测，挑选检测结果信号平衡或不携带致病基因的胚胎进行移植，并建议患者获得临床妊娠后进一步行产前诊断（羊膜腔穿刺术、绒毛膜取样技术或脐带血穿刺技术）明确胚胎诊断。其中，极体/胚胎活检和遗传学检测是 PGT 过程中的主要步骤。

囊胚期胚胎滋养外胚层细胞活检具有对胚胎发育影响小、诊断效率高的优势，目前已在临床中普遍应用。卵裂球期胚胎活检因其可能损害胚胎的发育和种植潜能且漏诊率高，现已较少应用；而极体活检不影响卵子受精和胚胎发育，但只能反映受精前的母源性遗传缺陷，因此其应用需全面权衡利弊。

20世纪90年代初,PGT最开始是基于聚合酶链反应(PCR)用于性别选择和单基因病检测;几年后,荧光原位杂交(fluorescent in situ hybridization,FISH)技术被引入,成为胚胎性别鉴定和检测染色体数量和结构的标准方法,称为"PGD1.0"版;而过去的10年里,高通量基因检测技术,包括微阵列比较基因组杂交(array comparative genomic hybridization,aCGH)、二代测序(next generation sequence,NGS)技术等全基因组检测技术迅猛发展并应用于临床,并开始取代FISH和PCR,也称为"PGD2.0"版。这一趋势在PGT-A中最为明显。

通常采用的技术:① PGT-SR可采用FISH、单核苷酸多态性微阵列、aCGH和NGS等技术;② PGT-M根据靶向扩增或全基因组扩增,可采用多重PCR、单核苷酸多态性微阵列和NGS技术,联合Sanger测序进行位点验证;③ PGT-A则常用单核苷酸多态性微阵列、aCGH和NGS全基因组测序技术(图4-8)。

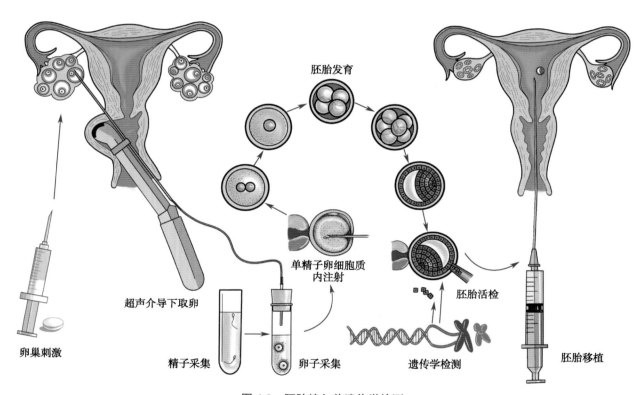

图4-8　胚胎植入前遗传学检测

3. 应用现况及未来发展　PGT-SR和PGT-M应用指征相对明确,但PGT-A的应用在世界范围内存在较大争议。

2020年一项Cochrane综述表明现有证据不足以支持PGT-A技术在辅助生殖临床实践中的常规应用。《新英格兰医学杂志》于2021年发表了我国陈子江院士团队牵头的一项大规模、多中心随机对照试验,以累积活产率作为首要结局指标,科学地评估了PGT-A在预后良好人群中的有效性和安全性,结果显示PGT-A不仅不能改善妊娠结局,相反使其活产率降低。而对于纳入PGT-A应用指征的高育龄女性、不明原因反复流产、不明原因反复种植失败和严重男方因素的人群,尽管非整倍体胚胎的比例可能增高,但目前PGT-A的应用尚缺乏充分的循证医学证据。

关于PGT技术的未来发展方向,一是开发应用低创伤、全覆盖、高效率的PGT新技术,包括活检方式从有创到无创,从囊胚培养液、囊胚腔液或联合两者的无创采样技术的尝试,检测内容从单基因到多基因、从非整倍体的单一组学到联合表观遗传学(甲基化)和代谢组学等的多组学的全方位覆盖,以及检测技术深度和效率的进一步提升。二是亟需高水平临床研究,结合系统综述,全面评估PGT-A 的临床应用价值、明确受益人群、阐明不同程度和不同类型嵌合体胚胎的临床意义,制定相应移植策略,以及进一步评估非整倍体胚胎的生育风险。

4. 促排卵过程对胚胎发育和妊娠结局的影响 外源性促性腺激素(Gn)的安全性尚不明确。PGT 技术的应用使得探讨促排卵过程对胚胎发育、遗传学状态的影响成为可能。有研究表明,在接受高剂量外源性 Gn 刺激的女性中,非整倍体胚胎的比例显著增加。另有研究持相反观点,即在PGT 人群中,外源性 Gn 总剂量对囊胚非整倍体率没有显著影响。近期 Munne 等对 423 例捐卵者的 PGT-A 的研究,分析了各种诱导排卵方案对胚胎非整倍体率的影响,发现使用 hMG 有利于获得整倍体胚胎,提示卵巢刺激参数可以影响胚胎中整倍性。基于 NGS-PGT 的研究发现,高剂量外源性Gn 的应用可能增加嵌合体胚胎的发生风险。此外,促排卵过程 Gn 剂量和用药天数对整倍体胚胎移植后的妊娠结局的影响也存在较大争议。考虑到既往均为回顾性研究,且纳入人群不同、所采用的测序方法不同(aCGH、NGS),仍需要大样本、高质量的临床研究进一步明确外源性 Gn 用药对胚胎发育和妊娠结局的具体影响。

(三)卵母细胞捐赠

卵母细胞捐赠是通过将供者的卵母细胞,捐赠给为那些原本可能无法通过自身卵母细胞怀孕的女性,以提供生育的机会。卵母细胞捐赠有两种形式,一种是通过体外受精的卵巢刺激获得卵母细胞,捐赠给受者夫妇,与受者丈夫精子实施体外受精胚胎移植术,帮助受者夫妇获得妊娠,目前这是最常用的卵母细胞捐赠途径;另一种是通过人工授精技术,获得捐赠者的卵母细胞

和子宫,实现捐卵和代孕。早在 30 多年前,卵母细胞的捐赠的临床应用就已经开启,近年来随着全球生育高龄化的趋势,卵母细胞捐赠的需求越来越多。

1. 捐卵的历史及国内外现状 1986 年世界首例慢速冷冻卵母细胞试管婴儿诞生,1999 年玻璃化冷冻技术问世,诞生了该技术的首例卵母细胞冷冻试管婴儿。2002 年,阿根廷建立了全球第一个人类"卵子库"。早期用于捐赠的卵母细胞来源有三类:第一类源于体外受精女性分享,那个时期还是腹腔镜下取卵,冷冻技术尚不成熟,分享使得多余的卵母细胞合理化应用避免浪费;第二类源于需要行其他开腹外科手术,同时愿意接受卵巢刺激及卵母细胞捐赠的女性,在手术同时采集卵母细胞;第三类源于受者夫妇同胞姐妹和非血缘亲友的捐赠。

胚胎和卵母细胞冷冻技术的日益成熟,取卵也由原来的腹腔镜手术变成更安全、创伤更小的经阴道穿刺抽吸手术,第三方商业化从事卵母细胞捐赠的机构越来越普及。近 10 年,卵母细胞冷冻技术的改进使得卵母细胞的保存效果更好,操作性更强,随即出现了"卵子库"模式,为有需求的女性提供卵母细胞捐赠。根据美国、欧洲的数据统计,在所有辅助生殖技术的周期中,卵母细胞捐赠周期持续占 10% 以上。我国供卵周期由于受卵母细胞来源的限制,所占 ART 周期的比例较低,据中华医学会生殖医学分会 ART 上报系统数据显示仅占 0.25%。目前我国和一些国家的卵母细胞捐赠政策,采用的是"分享"原则,也就是进行辅助生殖技术助孕的女性,在获得的卵母细胞数多于 15~20枚、预后较好的情况下,捐出 4 枚及以上多余的卵母细胞冷冻。保存的卵母细胞,可以根据捐者意愿,或用于自己的再生育,也可作为捐赠的卵源。实施分享策略的冷冻卵细胞成为国内现阶段卵母细胞捐赠的主要来源。

我国《人类辅助生殖技术管理办法》关于捐卵的相关规定:①赠卵是一种人道主义行为,禁止任

何组织和个人以任何形式募集供卵者进行商业化的供卵行为；②赠卵只限于人类辅助生殖治疗周期中剩余的卵子；③对赠卵者必须进行相关的健康检查(参照供精者健康检查标准)；④赠卵者对所赠卵子的用途、权利和义务应完全知情并签定知情同意书；⑤每位赠卵者最多只能使 5 名妇女妊娠；⑥赠卵的临床随访率必须达 100%；⑦在获得超过 20 个卵子数时，才可以捐赠分享卵子；⑧捐赠的卵子必须经过冷冻 6 个月以上，验证捐供者的感染病指标正常，才可以解冻供卵；⑨严禁未婚或婚前的年轻女性捐赠卵子。

2. 卵母细胞有偿捐赠问题　面对卵母细胞捐赠的医疗需求日益增加，对捐赠者给予经济补偿已经成为常规并被伦理所认可。因为卵母细胞获得的途径是有创的，捐赠卵母细胞的女性都可能选择不止一次的卵巢刺激和取卵手术。捐赠次数增加，捐赠者潜在的健康风险亦随之增加。为生殖目的而捐赠卵母细胞的女性应基于伦理理由获得补偿。有偿捐赠一直是卵母细胞捐赠中的重要的伦理议题，具有很大的争议性。

我国的《人类辅助生殖技术管理办法》规定卵母细胞的捐赠，与其他器官捐赠的原则一样是无偿的，以避免商业化买卖带来的弊端，但是可以由受赠方支付一定的误工费、交通费、健康费等作为经济补偿，并且强力反对年轻未婚女性为商业获利的目的出卖卵母细胞。

鉴于全球众多的社交媒体平台，越来越多的人可以访问和使用私人订制 DNA 检测服务，以及面部识别技术，捐赠者和受赠者之间的真正匿名性已经越来越难以保证。既往卵母细胞捐赠按供受双方是否相互知晓信息分为"非匿名"和"匿名"，2022 年美国生殖医学协会(ASRM)建议更改为"定向捐赠"和"非定向捐赠"两类。

3. 捐赠卵母细胞的来源　卵母细胞捐赠可由定向或非定向捐赠者进行。卵母细胞捐赠需要供者接受控制性促超排卵的卵巢刺激、监测和卵母细胞提取，这将给供者带来明显的不便、不适和并发症风险。目前国际国内卵母细胞捐赠的来源主要有以下几类：

(1)通过中介公司和生殖医疗机构的广告和营销团队，募集自愿的捐卵者，经过健康筛选合格，进行控制性促超排卵的卵巢刺激，获得卵母细胞，按受捐者人份提供给各生殖中心申请卵母细胞的夫妇，通常每对受捐者夫妇，可获得每份至少 4~6 枚存活的卵母细胞。因为玻璃化卵母细胞低温冷冻技术的应用，这类卵源可以冻存在"卵子库"作为商品出售。

(2)卵母细胞分享捐赠：进行辅助生殖技术体外受精助孕的不孕夫妇，女方通过控制性促超排卵的卵巢刺激，获得多于 15~20 枚成熟卵母细胞，按照预后良好女性的活产率计算，平均 6 枚卵母细胞可获得至少 1 个活产。该夫妇可选择提供 4~6 枚以上的多余的卵母细胞，捐赠给需要的夫妇。卵母细胞也可以冻存于"卵子库"，待生育以后，再决定是否捐赠他人。这也是我国目前唯一允许的捐卵来源(图 4-9)。

(3)同胞姐妹和亲友的捐赠：这属于一种定向捐赠，出于友好帮助或家庭契约，受捐卵母细胞女方的同胞姐妹，或与丈夫无血缘关系的亲友，可以通过生殖医疗机构，经历控制性促超排卵和取卵的过程，向受者夫妇提供捐卵。这种捐赠的方式无法做到双盲，有亲缘关系紧密的优点，也有未来复杂家庭关系的隐患。一些研究也发现，同胞姐妹的捐卵周期，妊娠率和活产率低于其他途径的捐卵周期，可能与不孕女性的遗传背景有关。

(4)外科手术获得的卵源：这是早期传统的一种获卵来源，对一些其他原因进行盆腔手术的女性，例如输卵管绝育术、子宫全切术、卵巢良性囊肿手术等，术中可以获得自然周期或刺激后的卵母细胞，同期捐赠给同步内膜准备的受捐女性。近年来，有人提出在剖宫产手术同时可获得丰富的未成熟卵来源。

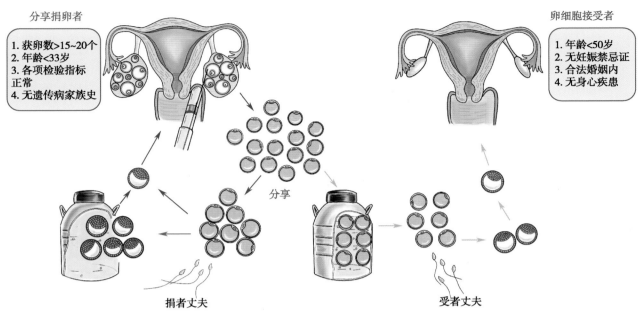

图 4-9　卵子分享捐赠

（5）其他：还有一些近年来处于实验阶段的非常规的卵母细胞捐赠渠道，如：①未成熟卵母细胞捐赠，如前述剖宫产中，或其他未成熟卵采集途径；②卵巢生殖干细胞来源的卵母细胞；③体外诱导干细胞（iPS）定向分化的卵母细胞等。

卵母细胞捐赠者年龄，一般在 21~34 岁之间，我国相关专家共识中建议 20~35 岁之间；国际指南建议，对<21 岁的拟捐卵者，应事先由合格的心理健康专业人员进行心理评估，最终是否捐赠应由本人决定；超过 34 岁的捐卵者，应将供者的年龄透露给接受者，关于细胞遗传学风险和供者年龄对妊娠率的影响，应作为知情同意讨论的一部分。强烈建议所有捐赠者接受由专业心理健康专业人员进行的心理教育评估和咨询。捐赠者应进行适当的遗传评估。

4. 卵母细胞捐赠的临床指征　根据我国《人类辅助生殖技术管理办法》的规定，目前卵母细胞受者的适应证可包括但不限于以下方面：

（1）高促性腺激素性性腺功能减退的妇女，见于早发性卵巢功能不全 / 衰竭（POI/POF）、先天性性腺发育不良、医源性卵巢功能减退等。

（2）高龄女性，超过了产生可用卵细胞的年龄。

（3）卵巢储备减少（DOR）的育龄妇女，卵母细胞的数量严重不足。

（4）已知携带明确基因缺陷的妇女或有不能确定携带者状态，但有严重遗传性疾病家族史者。

（5）卵母细胞和 / 或胚胎质量低下，或既往多次人工助孕失败的女性。

5. 卵母细胞接受者的筛查标准，以保障围产期安全

（1）血型、Rh 因子和抗体筛查：应考虑血型和 Rh 因子，特别是对 Rh 阴性的受者。应告知受者使用赠卵者配子造成 Rh 血型可能的产科风险。

（2）根据当前指南评估疫苗接种状况：怀孕前应记录风疹和水痘免疫情况。如果无免疫性疫苗，应接种疫苗，接受疫苗后 4 周可备孕。

（3）感染性疾病检测：受者应进行梅毒、乙型肝炎表面抗原、丙型肝炎抗体、淋病奈瑟菌、HIV、沙眼衣原体等的检查。

6. 卵母细胞捐赠者筛查指标　捐卵者应身体健康，且无遗传性疾病病史或家族史。有证据证明其生育能力是优选项，但不是必需的。盆腔超声评估盆腔解剖，测量卵巢的窦卵泡计数、血清 AMH，以预测卵巢对促排卵的反应。目前有限的检测手段，不能完全确保感染源不通过赠卵者卵母细胞传播，但应尽量获得捐赠者充分的病史信息，排除感

染人类免疫缺陷病毒和其他性传播感染的高危个体,应能显著降低这些风险。

捐卵者术前检查包括:

(1)体格检查:①性传播疾病,如生殖器和肛门的溃疡、单纯疱疹、类疱疹、梅毒表现或尿道分泌物异常;②非医学药物造成的皮肤痕迹,包括检查文身可能覆盖的针迹;③淋巴结有无肿大及异常、不明原因的口疮、卡波西肉瘤相一致的蓝色或紫色斑点;④不明原因的黄疸、肝大等。

(2)实验室检查:衣原体、淋病、乙肝表面抗原、乙肝核心抗体(免疫球蛋白和 IgM)、HIV 抗体、丙型肝炎抗体、梅毒快速血浆检测 RPR。

(3)遗传学检查:单基因疾病、多基因疾病、先天性缺陷、染色体病等遗传学风险排查。

1)单基因疾病携带排查:①赠卵者不应携带常染色体显性或 X 连锁疾病的突变。对于携带有轻微影响健康风险疾病的突变,如红绿色盲或葡萄糖 -6- 磷酸脱氢酶缺乏症等,需要告知后代的潜在健康风险。②已知有显性、隐性或 X 连锁疾病家族史的捐赠者,在拟捐赠前应进行特定疾病基因检测,并进行相应的遗传咨询和潜在风险评估。③如果供者或其家庭成员有基因检测结果,应由专业认证的遗传顾问或专业委员会成员进行审查,确认捐赠者是否有捐赠的资格。④对于家族史强烈提示有未确诊的常染色体显性或 X 连锁疾病(例如,家族史提示有遗传性乳腺癌、马方综合征、色素性视网膜炎)者,患该疾病的风险增加。建议捐赠者进行对应的临床筛查、遗传咨询或基因检测,评估生育风险,并确认捐赠者是否合格。

2)先天性缺陷(多为定向捐赠者)的评估:①有复杂先天异常(多因素 / 多基因)的供者应该排除神经管缺陷、肢体缺陷、唇裂或心脏畸形。主要畸形被 CDC 定义为一种带有严重的功能或外观障碍的异常,通常需要医疗随访或干预。②患有单一的轻微先天性异常的捐赠者,若该异常无须额外的医疗照护,为不影响正常生活质量轻微的结构异常,不提示潜在的遗传综合征,可以进行卵细胞捐

赠。③一级亲属中有复杂的先天畸形的供者应根据畸形的严重程度、二级亲属的相对风险和一般人群频率综合分析确定是否合格。

3)多基因疾病的评估:①多基因疾病的风险评估较复杂,应该由专业遗传咨询师进行评估。②有自闭症谱系障碍的病史或一级亲属有该类疾病的捐赠者应被排除在外。③应排除有智力残疾或有不明病因的一级亲属智力残疾的捐赠者。④应排除有脑瘫病史或一级亲属诊断为脑瘫的捐赠者,但不包括有围产期缺氧、早产或其他危险因素病因的供者。⑤有多动症或一级亲属患病的供卵者应根据每个案例的情况,考虑症状的严重程度、对日常功能的影响、配子赠卵者的心理评估结果等因素。如果获得批准,受者应该被告知多动症潜在的遗传风险增加。此外,供者的症状严重程度可能有助于预测后代症状的严重程度。⑥应排除有严重精神疾病史或有一级亲属严重精神疾病的捐赠者。严重的精神病通常包括双相情感障碍、精神分裂症、分裂情感障碍和由精神健康专业人员诊断疾病。⑦有严重影响捐赠者生活质量的疾病、需要终身用药或需要频繁进行医疗随访的个人病史的捐赠者应被排除在外(例如,糖尿病、特发性癫痫、严重听力损失、严重视力丧失和心脏传导异常)。⑧多基因相关的常见病,如高血压、甲状腺疾病、哮喘和关节炎在大多数捐赠者的家族史中都应有报告。大多数有多因素疾病家族史的捐赠者都可以被接受,尽管接受者应该意识到对后代的风险增加。

4)染色体病排查:①捐卵者不应该有已知的核型异常,如易位、倒置或性染色体异常等,这些异常可能导致染色体不平衡配子产生。②在一般人群中,如果赠卵者的家族史为阴性,染色体重排以不平衡的形式传递给后代的可能性很小。因此,并不要求对所有捐卵者进行常规核型分析。③如果捐卵者有反复妊娠丢失的个人病史,或已知一级或二级亲属有染色体异常,或家族病史提示有染色体重排(如多次流产、不孕症、死产、出生缺陷或智力

残疾),则建议进行核型分析。④当家族中存在已知的染色体异常时,应由遗传学专业人员对患者的检测报告进行审查,以确保进行了适当的遗传检测排查。

7. 对卵母细胞捐赠者的咨询　内容应包括:暴露于卵巢刺激、取卵手术和麻醉的风险;严重 OHSS 估计发生在 1%~2% 的捐赠周期中,但使用拮抗剂方案结合 GnRH 激动剂扳机可降低风险;与这些手术相关的严重急性并发症的风险很小<0.5%,包括盆腔感染、腹腔内出血或卵巢扭转;大量的数据并没有显示接受刺激和卵母细胞采集与女性未来患癌症的风险相关性;现有有限证据并不表明卵母细胞捐赠与赠卵者卵巢储备的变化有关。

8. 对提供卵母细胞捐赠服务机构的要求

(1)任何进行卵母细胞筛选或捐赠机构的所有者、操作员、实验室主任、培训生或雇员都不得作为捐赠者。

(2)任何和该机构有经济利益的个人都不得被用作卵母细胞捐赠者。

(3)实施卵母细胞捐赠的机构必须有辅助生育资质及成熟的卵母细胞玻璃化冻融技术。

(4)如果考虑共享一个捐卵周期中的卵母细胞,则必须在周期启动前获得知情同意,并遵守现有的准则。

9. 卵母细胞捐赠的技术和伦理问题　一旦捐赠过程开始,卵母细胞捐赠者就会成为患者,并被赋予与任何医患关系中同样的专业职责,应该确保每个捐赠者都有一个责任医生照拂。卵母细胞捐赠者项目的工作人员应认识到,向捐赠者和受助者提供服务的医生在促进双方的最佳利益方面可能会遇到冲突,应建立确保公平地提供服务的机制。

为了减少重复捐赠的潜在健康风险和后代无意中有血缘的风险,建议限制纯粹为他人提供卵母细胞的妇女,接受卵巢刺激取卵周期数不超过 6 次,我国专家共识建议每位赠卵者最多只能使 5 位女性妊娠。鼓励进一步研究卵母细胞捐赠对捐赠者的医学和心理影响,这些研究的发现有望提高对风险和利益的认识,为潜在的捐赠者提供更准确的信息。

儿童的福利在很大程度上取决于成长家庭的状况。因此,临床医生有责任按照合理的福利标准保障受卵者后代的权益,可以评估夫妇作为父母的能力,包括身体和心理健康、收入的稳定性和社会福利支持系统的保障来选择受者。值得注意的是,高龄受卵夫妇多有各种原因丧失子女、迟婚、再婚等情况,自身可能存在一定的心理障碍,加上高龄女性妊娠并发症风险增加,孩子未成年可能面临父母一方或双方疾病或去世的风险,这些都应该在启动捐赠程序前充分考量。基于安全及长远考虑,拒绝为超高龄女性提供助孕在伦理上是允许的,我国专家共识建议受卵者接受胚胎移植时年龄不应超过 52 岁。

(四)卵巢刺激和胚胎移植的内膜问题

1. 着床的内膜指标　在整个月经周期中,子宫内膜在不同的阶段经历不同的生理和形态变化。这些变化是由不同类型的子宫内膜细胞对卵巢类固醇激素和旁分泌因子的反应引发的。月经周期子宫内膜可分为增生期、分泌期和月经期。在增生期,雌激素水平开始上升,使间质细胞和腺体增生,子宫螺旋动脉伸长,这个阶段对应于卵巢中的卵泡期并至排卵时结束。分泌期是排卵至月经起始的时间,分泌期孕酮水平升高,孕激素受体(PR-A 和 PR-B)和雌激素受体(ERα 和 ERβ)在子宫内膜的不同类型细胞中差异表达。分泌期对应于卵巢中的黄体期,在这个阶段,子宫内膜存在一个时间很短并接受囊胚植入的"种植窗"期。

"种植窗"是指子宫内膜处于一种允许囊胚定位、黏附、侵入,并使内膜腺体间质发生改变从而导致胚胎着床的状态,是保证受精卵着床、胎儿和胎盘正常发育的重要环节。"种植窗"一般为排卵后的 6~8 天,持续不到 4 天,即分泌中期和 / 或黄体中期,在这个阶段,大量由卵巢类固醇激素协调的分子介质参与了最初的母胎相互作用。这些介质包括黏附分子、细胞因子、生长因子、脂质等(图 4-10)。

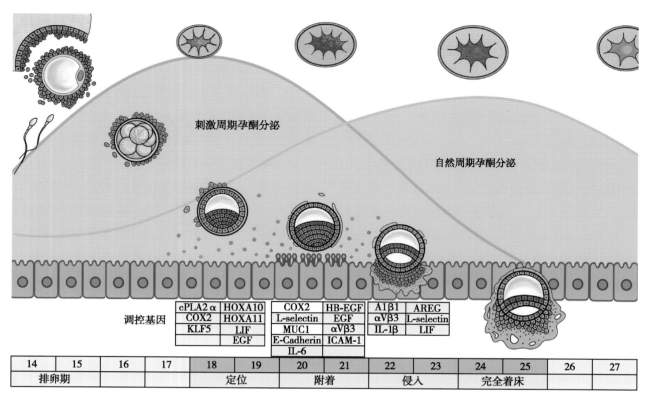

刺激周期孕酮分泌

自然周期孕酮分泌

| 调控基因 | cPLA2 α COX2 KLF5 EGF | HOXA10 HOXA11 LIF | COX2 L-selectin MUC1 E-Cadherin IL-6 | HB-EGF EGF αVβ3 ICAM-1 | A1β1 αVβ3 IL-1β | AREG L-selectin LIF |

14	15	16	17	18	19	20	21	22	23	24	25	26	27
排卵期				定位		附着		侵入		完全着床			

图 4-10 刺激及自然周期内膜种植窗

（引自：GOVERNINI L，LUONGO FP，HAXHIU A，et al.Main actors behind the endometrial receptivity and successful implantation.Tissue Cell，2021，73：101656.）

在人类的自然周期中,适当发育的囊胚在"种植窗"期进入子宫腔,种植窗期的子宫内膜为滋养外胚层的附着和侵袭以及胎盘的形成提供了"肥沃的土壤"。而每个月经周期中"土壤发育"都是精准且有序地发生的。种植窗期的子宫内膜容受性受到卵巢类固醇激素的影响,此时循环中激素水平不一定反映其子宫内膜局部的活性,组织内的活性取决于激素受体的表达、激活和相互作用。

在分泌期,由于孕激素的影响,内膜的间质细胞和上皮细胞中雌激素受体 α（ESR1）表达下降。孕酮受体（PGR）有两种同源异构体 A（PGR-A）和 B（PGR-B）,在子宫内膜间质中 PGR-A 在整个月经周期中均表达,排卵后其在上皮细胞的表达下调。在增生期,PGR-B 在间质和上皮细胞的表达到达峰值,随后逐渐下降。PGR 的两种同源异构体都是由雌激素信号转导通过 ESR1 的激活诱导的,并且孕酮可以下调其受体在腺上皮细胞的表达。子宫内膜转化时管腔上皮细胞膜从非黏附性转变为

黏附性屏障,包括多糖蛋白复合物的转型、上皮极性的改变以及上皮 - 间质转化的发生。在内膜容受期开始时管腔上皮细胞的表面出现胞饮突。

在分子水平,大量基因容受期时在子宫内膜上皮细胞上表达不同,其中最相关的是骨桥蛋白（osteopontin）、白血病抑制因子（LIF）、糖皮质激素、整合素（integrin）、黏蛋白（mucins）和类表皮生长因子（EGF）。由于排卵后孕酮升高,子宫内膜发生蜕膜化,子宫内膜间质细胞的转化始于血管周围的细胞,其特征是细胞核变圆、内质网和高尔基复合体扩张、糖原和脂质在细胞质中积聚。一旦蜕膜化开始,分化的间质细胞就会分泌一些促进蜕膜化的因子,包括白细胞介素（IL）-11 和松弛素（relaxin）。蜕膜化的间质细胞表达的其他因子包括关键转录因子,如叉头框蛋白 O1（FOXO1）和 CCAAT/增强子结合蛋白（C/EBP）,此外还会分泌一些物质,如无翅型小鼠乳腺肿瘤病毒整合位点家族成员 WNT-5A 和典型 WNT 信号抑制剂 Dickkopf-1

（DKK1）。重要的是，尽管孕酮在维持蜕膜状态方面至关重要，但启动这一分化过程还需要其他信号如 cAMP 等的参与。

子宫内膜容受性也被认为是子宫内膜与囊胚之间的相互对话。与子宫内膜上皮紧密结合的囊胚分泌绒毛膜促性腺激素（hCG），通过黄体生成素/hCG 受体作用于内膜，发挥自分泌和旁分泌的作用。在着床时，胚胎首先必须找到合适的位置来定位，胚胎沿着子宫腔滚动来确定植入的合适位置，囊胚上的 L- 选择素（selectin）和子宫内膜细胞糖萼内的寡糖配体之间的相互作用促进了这种滚动。在小鼠模型和人类的研究中表明，导致种植障碍的黏蛋白 MUC1 下调或去除时，胚胎才能适当地附着。囊胚表面保护层透明带脱落后，其附着于子宫内膜表面。囊胚黏附并附着后与子宫内膜表面之间建立更牢固的物理结合，不易脱落。黏附由细胞黏附分子（CAM）介导，CAM 是由整联蛋白、钙黏蛋白、选择蛋白和免疫球蛋白组成的蛋白质家族。瞬时的黏附由选择素介导，而附着由整合素介导，整合素包括 $\alpha v\beta 3$ 和 $\alpha 4\beta 1$ 以及 CD44。一旦囊胚牢固地附着在子宫内膜上，它就必须侵入子宫内膜才能继续发育。为此，胚胎必须突破子宫内膜管腔上皮和间质，才能进入母体血管。随后滋养外胚层细胞开始增殖并侵入子宫内膜，这个活跃的过程中需要分泌引起蜕膜细胞外间质溶解的蛋白酶。最后，在雌激素和孕激素的影响下，分泌中期子宫内膜发生蜕膜化，此时子宫内膜重构以促进囊胚着床，确保胚胎获得充足的血液供应，并防止胚胎被母体免疫系统排斥。子宫内膜和胚胎内的细胞间相互作用也促进了这一过程。

成功的植入取决于整个种植窗中囊胚和接受性子宫内膜之间的动态相互作用，这种相互作用是由几个关键分子介导的旁分泌信号转导的。迄今为止报道的在胚胎植入中起作用的主要分子有：

（1）前列腺素：前列腺素（PG）对女性生殖系统起重要作用。对反复种植失败患者的研究发现，两种主要酶 cPLA2α（磷酸化酶 A2）和 COX-2（环氧合酶 2）的表达发生了变化，而 cPLA2α 在子宫内膜和胚泡中均有表达。Achace 等的研究显示，85% 的反复种植失败患者，cPLA2α 水平均降低，导致 PG 合成减少。小鼠研究发现 cPLA2α 的失活表现为囊胚种植失败，而补充 PG 后可逆转这种情况。胚胎分泌的 PLA 通过 P13 K/ERK1/2 通路激活 CXCR4（趋化因子受体 4），参与早期胚胎植入。整个种植窗的子宫内膜间质细胞中也证实 CXCR4 的表达上调，因此推测 PGE$_2$ 通过 CXCR4 参与了胚胎的定位、黏附和侵入。

COX-2 酶介导花生四烯酸转化为 PGI$_2$（前列环素），在 PG 信号通路中起关键作用。而 PGI$_2$ 是植入部位分泌最多的前列腺素，发挥血管活性的特性并促进囊胚和腔上皮之间的初始相互作用。诱导型 COX2 的表达水平在小鼠的受精、植入和蜕膜中起关键作用。这种酶还广泛参与细胞内不同磷脂和溶磷脂相互作用过程。

（2）转录因子：Kruppel 样因子（KLFs）是参与基因转录调控的锌指蛋白，广泛参与了细胞的增殖、分化以及组织器官的分化发育等过程。KLF5 在整个种植窗显著表达，它存在于管腔和腺上皮中，黏附开始时移动到间质细胞中，在胚胎植入中起重要作用。KLF5 敲除的小鼠无法表达 COX2，提示这种酶在种植过程的许多途径中的关键作用。

另一个转录因子家族是含有转录因子 HOX 的 HomeBox（同源盒基因）。HOXA10 在子宫内膜上皮和间质细胞中的表达在种植窗期增加，它通过影响这些细胞对孕酮的反应来介导间质细胞增殖，该因子的失活导致种植失败。尽管雌激素水平不受 HOXA10 表达下降的影响，但研究观察到子宫内膜上皮细胞表面的胞饮突数量减少，证实了这种转录因子与子宫容受性有关。另一个同源盒基因 HOXA11 的表达水平在种植期的子宫内膜间质细胞中达到峰值。该基因的缺失会引起间质细胞增殖和白血病抑制因子（LIF）表达的改变，与卵巢类固醇激素水平的改变相对应。

（3）黏附分子（CAMs）：参与胚胎 - 子宫内膜交

互作用的主要细胞黏附分子（CAMs）是整合素、钙黏蛋白、选择素、免疫球蛋白和黏蛋白。它们主要是介导细胞间黏附的糖蛋白，主要功能是维持组织的结构完整性、细胞迁移和致癌性转化。

1）整合素：整合素是具有异二聚体结构的跨膜糖蛋白，由 α 和 β 两个亚基组成，参与细胞 - 基质黏附、细胞 - 细胞黏附和其他生理过程，如胚胎发育、止血、血栓形成、伤口愈合、免疫防御机制和致癌转化等。不同类型的整合素由种植窗期子宫内膜表达，其来自子宫内膜上皮的表面，与囊胚滋养层先形成相互作用。整合素是子宫内膜与胚泡黏附的重要受体。整合素 αvβ3 是子宫内膜容受性的重要生物标志物，它在种植窗期的子宫内膜上皮细胞中表达。αvβ3 与滋养层及子宫内膜表达的骨桥蛋白结合。这种相互作用受到类固醇激素和生长因子的高度影响；骨桥蛋白水平依赖于孕酮，而 αvβ3 表达由 E_2 下调并由生长因子诱导。同时，整合素 α1β1 和 αvβ1 在种植时在滋养层细胞中表达。据推测，子宫内膜上皮的整合素和由滋养层表达的整合素与细胞外基质的特定成分相连，胚胎以"三明治"模型黏附。

2）选择素：选择素跨膜糖蛋白是 CAM 家族的一部分，包括 P- 选择蛋白、E- 选择蛋白和 L- 选择蛋白。选择素与其配体相互作用介导跨内皮白细胞的迁移，这一过程称为白细胞"滚动"。这个过程类似于胚泡在母体子宫内膜上的定位，也是由 L- 选择素介导的。在种植窗期，滋养层细胞表达的 L- 选择素与接受性子宫内膜表达的寡糖配体之间的相互作用可以引导囊胚黏附到最佳植入部位。

3）钙黏蛋白：钙黏蛋白是一组跨膜糖蛋白，负责钙依赖性同源性细胞黏附的机制。在黄体期，位于上皮细胞质膜之间的黏附连接处的 E- 钙黏蛋白的表达显著增加。孕酮通过调节降钙素水平间接作用于钙黏蛋白的表达。降钙素是子宫内膜容受性的调节剂。通过增加细胞内钙水平，黏附性和极性会因 CAM 重新分布而改变。体外证据证实了细胞内钙水平的升高可抑制 E- 钙黏蛋白。钙黏蛋白有双重作用，它在植入前维持上皮细胞之间的黏附，而在植入时，钙黏蛋白的低表达使上皮细胞分离。

4）免疫球蛋白：免疫球蛋白超家族是 CAM 的一个大蛋白质超家族，它们是位于细胞表面的可溶性蛋白质，参与识别、结合或黏附过程。细胞间黏附分子 -1（ICAM-1）作为 β_2- 整合素的配体介导细胞间的黏附作用。这种细胞相互作用在白细胞的跨内皮迁移中起主要作用，而白细胞在生理条件下对蜕膜化起作用。在整个月经周期中，ICAM-1 定位于管腔和腺上皮的顶端表面和间质细胞的膜中。ICAM-1 在上皮和间质中的表达证明了它在子宫内膜病理生理学中的重要作用。Basigin 蛋白（CD147）在外侧上皮表面表达，在整个基质金属蛋白酶活性的调节过程中对着床具有重要作用，有助于子宫内膜的重塑。

5）黏蛋白：黏蛋白是具有高分子量的糖蛋白，在黏液分泌中含量丰富。当它在细胞表面高度表达时，MUC-1 以空间位阻的方式干扰细胞 - 细胞黏附和细胞 - 基质黏附。在子宫内膜中，MUC-1 延伸到糖萼之外，可能是第一个与胚胎相互作用的分子，它以这样方式推动胚胎至正确的植入部位。高水平的孕酮可能会降低 MUC-1 在子宫内膜表达，有利于胚胎的着床。肿瘤坏死因子 -α（TNF-α）是一种由子宫内膜和胚泡分泌的促炎症细胞因子，可增加去整合素和金属蛋白酶 17（ADAM-17）的表达，ADAM-17 是 Adamalysine 超家族的一种跨膜锌蛋白酶，它对在胚胎植入部位局部去除 MUC-1 起重要作用。研究发现，在反复流产的女性中子宫内膜 MUC-1 的表达下调；推测 MUC-1 过低可能会改变免疫系统并在胚胎植入过程中影响子宫内膜功能，从而影响妊娠结局。

（4）细胞因子：细胞因子包括一组调节多种细胞功能的蛋白质，如细胞增殖和分化，它们在细胞再生和炎症样过程中发挥重要作用，这些过程存在于每个月经周期的子宫内膜中，细胞因子还与生殖、排卵和植入等有关。

1）白血病抑制因子（LIF）：是一种细胞因子，由管腔和腺上皮以及基质细胞分泌。LIF 的分泌从月经周期的第 18 天起逐渐增加，在第 20 天达到高峰。IL-1α、TNF、血小板衍生生长因子（PDGF）、TGF-β、激活素 A 都是 LIF 的潜在诱导剂，而 IFN-α 抑制其分泌。蜕膜白细胞的 LIF 表达增加时，母体蜕膜白细胞与侵入期滋养层细胞之间开始发生交互作用。胚胎还可以通过介质以剂量依赖性方式诱导 LIF 的分泌。虽然已知 LIF 在植入过程中具有重要作用，但其机制仍不清楚。

2）白细胞介素 1（IL-1）：是免疫和炎症反应中的关键介质，可诱导 β₃- 整合素增加，促进胚泡种植。间质细胞和腺细胞产生的 IL-1 在整个月经周期中持续产生，在黄体期达到峰值，但在种植窗期子宫内膜表达的 IL-1 显著减少，这表明存在特定的调节机制，通过抑制 IL-1 促进胚泡的植入。

3）白细胞介素 6（IL-6）：是一种多效性细胞因子，其在子宫内膜的表达在分泌中期逐渐升高，随后在分泌晚期下降。IL-6 受体在胚泡和子宫内膜均有表达，IL-1β 以时间 / 剂量依赖性方式诱导其表达，这也证明了这种细胞因子在植入过程中的自分泌 / 旁分泌作用。

（5）趋化因子：趋化因子是低分子量蛋白质的超家族，在结构和功能上与细胞因子相关，可以直接诱导其周围的反应细胞具有趋化性。它们与白细胞膜上表达的特定受体相互作用，增加它们的黏附性。人子宫内膜的间质细胞在分泌中期产生不同的趋化因子，其中巨噬细胞衍生趋化因子（MDC）、分形趋化因子（fractalkina，FK）、巨噬细胞炎症蛋白 1β，对募集自然杀伤（nature killer，NK）细胞和巨噬细胞起重要作用，是子宫内膜蜕膜化的重要特征。NK 细胞在 LH⁺³ 天开始侵入子宫内膜，包绕螺旋动脉和蜕膜基质，为胚泡植入创造了有利的免疫学环境。在种植窗期，滋养外胚层和子宫内膜上皮细胞中还发现了 CCR2B 和 CCR5 趋化因子的受体。趋化因子在囊胚的附着和黏附阶段起重要作用。

（6）生长因子：转化生长因子 β（TGF-β）超家族在细胞分化、神经生长、骨发生、伤口愈合、生殖功能、黏附和细胞发育等多种细胞过程中发挥重要作用。在人类子宫内膜中，TGF-β 由腺上皮和间质表达，在分泌后期达到峰值。它通过诱导其他生长因子，如血管内皮生长因子（VEGF）、胰岛素生长因子 -1（IGF-1）和表皮生长因子（EGF），或通过诱导滋养细胞的黏附在植入中发挥间接作用。在 EGF 家族中，双调蛋白（AREG）和肝素结合 EGF 样生长因子（HB-EGF）的表达在子宫容受性中起作用。AREG 已被确定为子宫植入过程的特定基因。在种植发生前，当胚泡附着在子宫内膜上时，AREG-mRNA 在整个腺体和管腔上皮细胞中分散表达，而在囊胚周围的腔上皮中表达非常丰富，在远离植入部位的地方表达减少。HB-EGF 在子宫内膜上皮细胞和间质细胞上均表达，其表达高度依赖于雌激素和孕激素。HB-EGF 通过旁分泌信号调节与种植相关的子宫内膜蛋白的表达。此外，HB-EGF 还介导了囊胚和子宫内膜上皮细胞之间的黏附。

2. 诱导排卵周期的内膜分子病理特征　控制性超促排卵（COH）是辅助生殖技术（ART）的关键组成部分，外源性的促性腺激素刺激一批卵泡同步发育，并有数个胚胎形成，大大增加了体外受精的成功率。尽管体外受精的技术不断提高，仍有一部分患者移植了高评分胚胎没有获得妊娠，提示超促排卵时超生理浓度的雌激素和孕酮均可能对子宫内膜容受性产生负面影响。

在卵巢刺激周期中，晚卵泡期孕酮水平过早升高使子宫内膜过早转化，种植窗前移。同样，促性腺激素刺激后血清雌二醇水平的增加也与腺体间质发育不同步和内膜分泌转化不足有关。此外，用于触发卵母细胞成熟的 hCG 扳机也会使子宫内膜向黄体期内膜转化。卵巢刺激中使用的一些药物如 GnRH 激动剂也会对子宫内膜产生抗增殖作用。体外受精周期中影响子宫内膜发育的机制如表 4-7 所示。

表 4-7　体外受精周期中影响子宫内膜发育的机制

孕酮	超生理孕酮水平升高可能使内膜提前转化和黄体中期内膜腺体成熟停滞
雌二醇	超生理雌二醇水平使腺体间质发育不同步,孕酮受体诱导缺失,使腺细胞胞质孕酮受体减少
hCG	晚期子宫内膜提前转化
GnRH 激动剂	GnRH 激动剂和拮抗剂对子宫内膜细胞具有抗增殖作用
其他	个体血清激素测量值与子宫内膜数据之间缺乏明确的相关性

在体外受精周期促排卵时,超生理水平的雌激素和孕酮的产生也会导致子宫内膜受体的动力学改变。与自然周期相比,刺激周期中排卵期和黄体期的子宫内膜腺体和间质的孕激素受体表达降低,而雌激素受体整体降低,但腺体雌激素受体则表现为上调。

与自然周期排卵日的子宫内膜相比,刺激周期中取卵日的子宫内膜均显示 +2 天的提前。这种提前在 hCG 触发扳机日或孕酮过早升高的周期中更为明显;但对于个体而言,子宫内膜分泌发育与孕酮绝对值水平或孕酮过早升高天数之间没有相关性。

体外受精(IVF)的两种主要卵巢刺激方案是促性腺激素释放激素(GnRH)激动剂(GnRH-a)方案和 GnRH 拮抗剂(GnRH-ant)方案,关于不同方案对子宫内膜容受性的不同影响,目前尚有争论。GnRH-a 方案中,根据子宫内膜活检的时间,子宫内膜具有很大的变异性,以子宫内膜转化作为排卵期的指标,在黄体早期时,腺体发育似乎与自然周期相似,而黄体中期则显示出腺体 - 间质不同步,提示需要在黄体中期前开始补充黄体,以纠正腺体发育的延迟。GnRH-ant 周期中观察到的子宫内膜组织学变化与激动剂方案相似。GnRH 拮抗剂周期中子宫内膜的提前转化程度与 rFSH 刺激开始时的高 LH 浓度和拮抗剂抑制前的刺激时间有关;这种相关性在 GnRH 激动剂周期中则不存在。详见图 4-11。

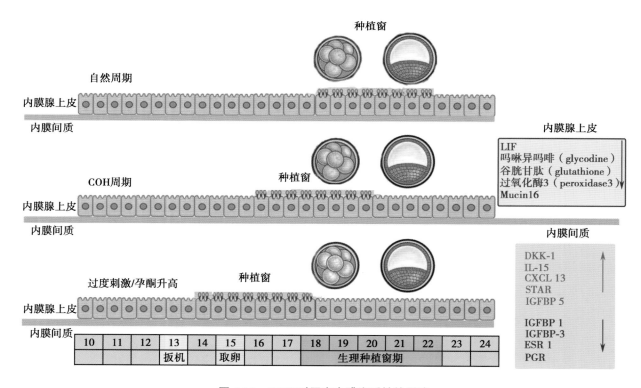

图 4-11　COH 对子宫内膜容受性的影响

将 COH 周期中的子宫内膜基因表达谱以及子宫内膜的其他结构和功能特征与自然周期进行比较发现,使用 GnRH-a 或 GnRH ant 促排卵方案的刺激周期与自然周期相比存在较少的基因异常表达,而其中 4 个基因自噬受体蛋白(optineurin)、前胶原 N- 内肽酶(procollagen N-endopeptidase)、SNX7(sorting nexin 7)和 COX 17 是三组间最有鉴别意义的基因。Horcajadas 等在 GnRH-a 方案中评估了同一女性在 COH 周期第 hCG+7 天和前一自然周期第 LH+7 天的子宫内膜特征之间的差异,研究表明与自然周期相比,558 个基因在 COH 周期子宫内膜中差异表达,并且已知其中 351 个基因在子宫内膜种植窗的形成过程中受到调节。值得注意的是,在自然周期种植窗期正常下调的基因在 COH 期间往往以较高水平表达,而上调的基因在 COH 期间往往下调。在已知的失调基因中,LIF、甘氨酰胆碱、谷胱甘肽过氧化物酶 -3 和一些黏蛋白在 hCG+7 天下调。一项类似的研究比较同一患者自发排卵后 5 天和 GnRH-ant 方案刺激周期取卵后的子宫内膜样本,证明了 240 个基因的失调,参与编码趋化因子(CXCL13)、Wnt 信号调节因子(DKK-1)和参与免疫调节(IL-15)的基因高度上调。由于 DKK-1 是由晚期分泌子宫内膜中的蜕膜化间质细胞产生的,这些发现也再次证明了 COH 时子宫内膜提前转化。与自然周期 LH+6 天的子宫内膜相比,使用 r-FSH 刺激的拮抗剂周期在取卵后 4 天的子宫内膜中存在更高水平的 IL-1β、IL-5、IL-10、IL-12、IL-17、TNF-α、肝 素 结 合 EGF(HbEGF)和 DKK-1。在刺激周期中,hCG+2 天时子宫内膜的特征是血管明显扩张,但分子机制尚未明确。COH 周期中卵泡晚期孕酮过早升高还可能会改变子宫内膜的转录组学、miRNA 特征以及表观遗传状态。

3. 卵巢刺激周期和复苏周期移植的差异　近年来,为了降低卵巢过度刺激综合征(OHSS)的风险,在同一个周期内完成促排卵、取卵、胚胎培养和移植的步骤已经发生了变化。玻璃化冷冻技术和选择性单胚胎移植策略促进了冷冻保存技术的发展。"延迟胚胎移植"或"全胚冷冻"的策略,将体外受精周期分成了刺激周期和随后的冷冻胚胎移植周期,以此显著降低 OHSS 的风险,增加辅助生殖的安全性。

复苏周期与刺激周期相比,首先是移植时间的推迟。刺激周期鲜胚移植在卵巢刺激后数日内进行,对移植的不利影响主要是:① COH 周期超生理水平的雌激素和孕激素导致子宫内膜形态学和组织学改变,子宫内膜容受性下降;②超生理激素水平可能增加子宫的收缩;③ COH 周期 hCG 日孕酮升高与新鲜周期移植妊娠率下降有关。而复苏周期移植常常在卵巢刺激后数月内进行,减少了超生理水平的激素对子宫内膜容受性的不利影响,胚胎移植在更接近生理的子宫环境中着床,但是冷冻对胚胎的可能影响以及复苏周期围产期不良并发症也被关注。

冻融胚胎移植(FET)通常使用三种主要方案进行:①自发排卵(自然)周期或 hCG 触发扳机的自发排卵周期(改良自然周期);②卵巢刺激周期:使用芳香化酶抑制剂或氯米芬联合促性腺激素的促排卵周期;③人工周期:使用外源性的雌激素和孕酮激素来准备子宫内膜,使用或不使用 GnRH-a 降调节,通常称为激素补充周期(HRT)(图 4-12)。

在复苏周期中,比较不同移植方案的荟萃研究目前没有足够的证据证明复苏周期使用不同的内膜准备方案对活产率的差异。系统文献综述报道了冷冻胚胎移植时子痫前期和巨大儿(LGA)的发生率增加。而最新的一些研究也证实,使用人工周期方案准备内膜与自然周期相比,发生妊娠高血压疾病的概率升高,其原因不明。早期的动物和人类研究证明,黄体细胞不仅产生雌二醇和孕酮,还产生血管活性产物,如松弛素(relaxins)、血管内皮生长因子(VEGF)等,黄体的血管活性产物对初始胎盘的发育非常重要,而异常胎盘是先兆子痫发生的关键机制。目前的研究认为复苏周期使用的人工周期准备内膜时缺乏黄体生成,黄体分泌的血管

FET周期常用的内膜准备方案

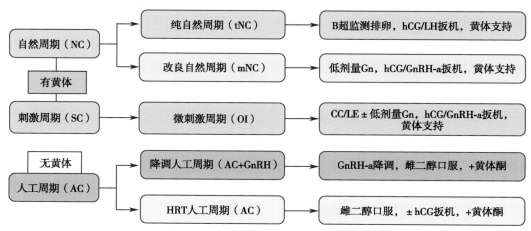

图 4-12 复苏周期常用的内膜准备方案

活性产物会处于缺乏状态,可能导致滋养层细胞的"浅着床"和胎盘的早期发育问题,还需要更多的研究来重点关注复苏周期的内膜准备方案以及胚胎冷冻技术对辅助生殖安全性的影响。

4. 和诱导排卵周期类型相关的胚胎移植策略 "全胚冷冻"或"延迟胚胎移植"的策略可以在卵巢刺激的过程中权衡患者的安全性及活产率后决定。出现以下情况时建议"全胚冷冻":

(1)卵巢过度刺激综合征(OHSS)的风险:OHSS 是 ART 中的医源性并发症,根据出现的时间,有两种类型的 OHSS,①早发型 OHSS:一般发生于扳机后 3~7 天。主要是由于使用外源性 hCG 触发排卵引起。②迟发型 OHSS:发生在胚胎移植后 12 天左右。是由于妊娠胚胎的内源性 hCG 分泌导致的。在卵巢刺激周期中,中度和重度 OHSS 的发生率分别为 3%~6% 和 0.1%~2%。在多囊卵巢综合征高危人群患者中的发病率可更高,达 5%~10%。卵巢过度刺激综合征是继发于促性腺激素对卵巢刺激的反应,而 hCG 的使用促进了血管内皮生长因子(VEGF)的释放,这些血管活性物质可引起血管通透性增加,体液从血管内释放到第三间隙。卵巢刺激时外源性 hCG 在 OHSS 的发生中起主要作用,而妊娠时由滋养细胞分泌的内源性 hCG 进一步加重了 OHSS。

在拮抗剂方案中使用 GnRH- 激动剂代替 hCG 扳机触发排卵,可以避免早发性 OHSS 的发生。GnRH-a 作为触发因子可使类固醇激素生成减少并有早期黄体溶解的作用,可阻止导致 OHSS 的血管活性物质如 VEGF 的分泌,但是也因为 GnRH 激动剂的溶黄体作用,发生黄体缺陷导致刺激周期鲜胚移植流产率上升。因此,选择全胚冷冻的策略是一种可以有效避免迟发型 OHSS 和提高活产率的方案。而在激动剂刺激方案时,由于垂体处于抑制状态,只能使用 hCG 扳机触发排卵,因此 OHSS 风险升高,也推荐使用全胚冷冻的策略,可减少迟发性 OHSS 的发生。

(2)hCG 日孕酮过高:hCG 日孕酮过高可能会降低种植率和妊娠率。在一项纳入 55 199 个刺激周期和 7 229 个复苏周期的荟萃分析研究发现,hCG 日孕酮 ≥0.8ng/ml 时,刺激周期的妊娠率下降。另一项卵母细胞捐献周期的研究发现,接受 hCG 日孕酮 ≥1.2ng/ml 与孕酮水平正常 / 低的供者的卵母细胞后妊娠结局无显著差异,提示 hCG 日高孕激素水平不影响卵母细胞 / 胚胎质量。因此,在 hCG 日孕酮过高时选择全胚冷冻的策略,可以降低高孕酮对子宫内膜容受性的影响。但是目前对于孕酮升高的阈值还存在争议,也有文献认为不同的人群阈值不同,还需要更进一步的临床证据。

(3)卵巢刺激期间出现的子宫内膜、输卵管和子宫因素:COH 过程中监测到的子宫内膜异常包括较大的子宫内膜息肉、子宫出血、黏膜下平滑肌瘤、宫腔粘连等,输卵管异常包括中重度的输卵管积水等问题可能降低胚胎种植率。在这种情况下，可以选择全胚冷冻策略，将这些因素纠正后在复苏周期胚胎移植。

（4）"非常规启动"的卵巢刺激方案：对于一些特殊的患者，临床中有可能选择非常规的卵巢刺激方案。如对于肿瘤患者进行生育力保存时，选择随机启动的卵巢刺激可以最大限度地减少卵巢刺激和肿瘤治疗之间的时间。目前关于随机启动卵巢刺激的研究较少，初步结果认为与常规卵泡期启动的卵巢刺激方案相比，两种方案间的获卵数、M Ⅱ 卵母细胞数和受精率相当，获得整倍体囊胚的概率也没有显著性差异。而目前胚胎和卵母细胞玻璃化冷冻技术已经可以使卵巢刺激和胚胎移植之间完全"分离"。另一种卵巢刺激方案是双重刺激方案，对于卵巢功能减退患者，为节省时间，在第一次取卵后，在黄体期继续卵巢刺激间，即在同一周期中进行两次卵巢刺激。所有"非常规启动"的卵巢刺激方案，由于子宫内膜与胚胎发育之间的不同步。所有卵母细胞 / 胚胎需要冷冻保存，在复苏周期进行移植。

子宫内膜容受性分析（endometrium receptivity array，ERA）是基于高通量测序、基因转录组分析、全基因组关联研究等分子基因诊断技术，来判断子宫内膜容受性及子宫内膜种植窗的新方法。通过种植窗期不同基因的表达，将女性子宫内膜分为接受期或不接受期，从而进行所谓的"个性化"或"定制"胚胎移植。子宫内膜样本在囊胚移植的预期或标准时间（自然周期血 LH 峰 +7 天）或加用黄体酮第 5 天（P+5）采集。通过基因表达分析返回接受期或不接受期的结果，后者通常进一步分为接受前期和接受后期，具有接受性子宫内膜的女性可以在标准时间内进行胚胎移植，而具有接受前期或接受后期子宫内膜的女性则分别延迟或提前胚胎移植。一些研究表明，对于反复种植失败的人群，ERA 检测出种植窗移位的发生率高于对照女性，这些患者经个体化胚胎移植后可获得与正常女性相似的临床结局。2021年，一项单中心前瞻性研究首次将 ERA 应用到 PGS周期，该项研究纳入 228 个整倍体囊胚的首次 FET

周期，其中 147 例根据 ERA 的结果进行移植，85 例进行标准时间囊胚移植，结果发现 59.2%（87/147）的女性存在种植窗移位，但个体化移植与常规方法移植后的活产率并无显著差异（56.5% *vs.* 56.6%），故该项研究不支持在初次行单整倍体囊胚移植前常规行 ERA。另外一项大样本的回顾性研究也显示，对于有过一次移植失败的患者，使用 ERA 进行个体化移植并不能改善妊娠结局。

虽然子宫内膜活检取材比较简单，但子宫内膜基因检测属于侵入性检查，且胚胎移植必须在侵入性操作之后的周期中才能进行，因此子宫内膜基因检测方法不适用于想要本周期移植的患者。同时子宫内膜的转录组学特征可能存在比先前报道的更大的月度变异性，所给出的种植时间的建议不能准确代表移植周期的情况。此外，ERA 的检测费用也比较高，故不建议将 ERA 作为临床常规检查方法。但子宫内膜基因检测仍然是当前生殖医学领域客观、准确、新颖的检测方法，值得生殖医学领域的研究者们继续深入探索。

四、生育力保存

（一）概述

随着社会和时代的发展，肿瘤的发生率日益呈年轻化趋势；随着医疗技术的进步，癌症患者生存及治愈率不断提高。然而女性恶性肿瘤手术及后续的放化疗在延长生命的同时，不可避免地对卵巢造成巨大损伤。育龄期女性患者在肿瘤治愈或缓解后长期生存，不得不面临生育力严重减退或丧失的窘境。近 20 年来逐渐兴起的女性生育力保存技术带给了这些不幸的女性生育的希望。女性生育力保存（female fertility preservation，FFP）是指在手术或者放化疗前通过冻存患者的胚胎、卵母细胞或者卵巢组织以期预防未来生育力下降风险，并借助人类辅助生殖技术（assisted reproductive technology，ART）最终达到生育目的的技术和方法（图 4-13）。由此诞生了生殖肿瘤学的新型学科——肿瘤生殖学（oncofertility）。

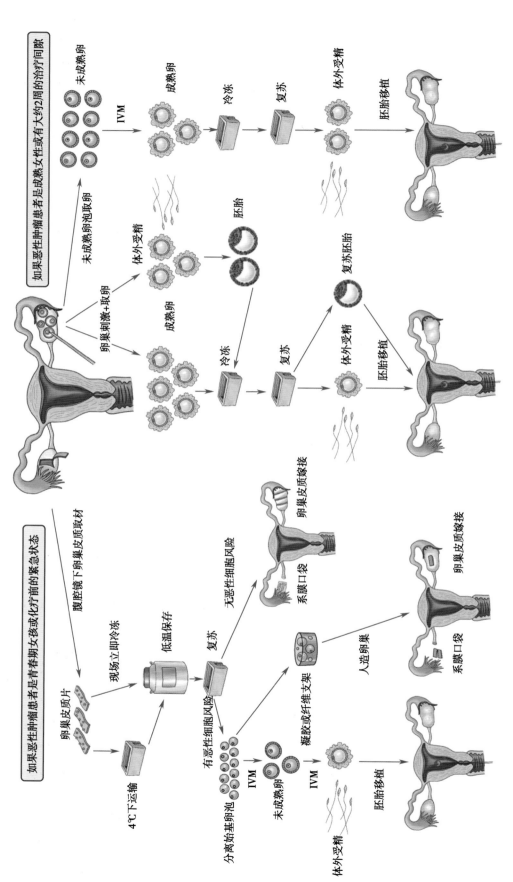

图 4-13 生育力保存示意图

（二）保存方式

女性生育力保存的主要方式有三种：胚胎冷冻、卵母细胞冷冻和卵巢组织冷冻。目前公认的首选方案为胚胎或卵母细胞冷冻。胚胎冷冻目前是首选也是成功率最高的生育力保存方式。卵母细胞冷冻是青春期后或没有配偶的女性患者保存生育力的标准方案。卵巢组织冷冻是青春期前儿童或者因年幼和肿瘤治疗时间紧迫，而进行原始卵泡生育力保存的主要方法。

1. 胚胎冷冻　对于有配偶的育龄期女性，在肿瘤或疾病可能导致卵巢功能丧失的治疗前，在有限的窗口期，进行卵巢刺激获卵、体外受精、胚胎培养、冷冻胚胎或囊胚，这是生育力保存的首选方法。

1983年第1例人类冷冻胚胎解冻移植后活产，目前胚胎冷冻技术已得到广泛应用并获得稳定的成功率。对肿瘤患者的胚胎冻存最早是在2006年，该方法一般是在化疗或放疗前10~14天获取卵母细胞，整个卵巢刺激到取卵和体外受精过程一般需要2~5周时间，由于时间和技术上的原因限制了癌症，尤其是妇科肿瘤患者的应用。

2. 卵母细胞冷冻　从1986年世界首例慢速冷冻卵母细胞婴儿的诞生，到1999年世界首例玻璃化冷冻卵母细胞婴儿的诞生，卵母细胞冷冻效率以及冷冻结果都在一定程度上得到了改善，技术日臻成熟。2012年美国生殖医学会颁布了成熟卵母细胞冷冻保存指南表明卵子冷冻技术已成为女性生育力保存中相对成熟的技术，是青春期后、没有配偶的女性获得生殖细胞冻存的优选技术，目前已有众多临床应用成功的案例。前提是性腺毒性的相关化学治疗可以允许推迟2~3周，实施控制性卵巢刺激以获得目标成熟卵母细胞数。

收集未成熟的卵母细胞是无法接受促排卵患者的另一种选择，可以通过超声介导下的经阴道小卵泡穿刺吸引获得，也可以从切除的卵巢组织皮质内采集，甚至可能从剖宫产的卵巢组织中获取。对青春期前的女孩，或侵袭性或激素敏感性肿瘤不宜卵巢刺激的女性，卵母细胞体外成熟技术（in vitro maturation，IVM）适合所有情况的生育力保存。有配偶者体外受精冷冻胚胎，无配偶者冷冻卵母细胞，给年轻的恶性肿瘤患者卵母细胞冷冻生育力保存的成功带来希望。

尽管卵母细胞冷冻技术已经越来越成熟，它仍存在一些缺陷。由于卵母细胞的结构特殊，冻存耐受性差，成功率还是略低于胚胎冷冻技术，而且成熟卵母细胞的获取需要以促排卵为条件，不适于幼儿和儿童期患者，对癌症患者还存在促排卵药物可能刺激肿瘤细胞生长或推迟肿瘤治疗时机的顾虑。

3. 卵巢组织冷冻保存和移植　卵巢移植的历史最早可以追溯到1902年在《医学记录》上的报道，一位21岁患有硬化性卵巢炎的女孩，接受了异体卵巢移植，4个月后月经恢复，4年后成功妊娠分娩。现代自体冻存卵巢组织移植探索开始于1998年，美国纽约的Oktay医生首次用体外小鼠模型评价肿瘤卵巢组织移植的安全性，随后2000年成功为一位28岁女性移植了自己在11年前冷冻的卵巢组织。1998年德国Donnez教授首次发表了卵巢组织冻存的指征，2004年在《柳叶刀》报道了第一例自体冻存卵巢组织移植后成功妊娠分娩，该病例是一位淋巴瘤患者，6年前冷冻卵巢组织。随后的近20年期间冻存卵巢组织移植后妊娠分娩的病例快速上升，2017年第一例白血病患者冻存卵巢组织自体移植后成功妊娠分娩，截至目前有超过200例成功的病例。

卵巢组织冷冻保存（ovarian tissue cryopreservation，OTC）是一种无须促排卵而实施的生育力保存技术，无须推迟肿瘤治疗时间，是目前可用于青春期前女性和激素依赖性疾病患者唯一的生育力保存方法。在患者成年或结婚后，可将冷冻保存的卵巢组织解冻复苏，在腹腔镜下原位移植有功能卵泡的卵巢组织，恢复排卵和激素分泌的能力，或帮助建立青春期，或直接备孕生育。手术中卵巢组织转运尤为重要，应在切除后立即转移到无菌的卵巢组织培养液中，利用低温装置转运至实验室进行后续的冷冻处理,如当地没有可进行卵巢组织冷冻的机构,则需经专业团队 24 小时内将卵巢组织低温转运至有条件的机构,转运温度需维持在 4~8℃。

尽管 OTC 几年前还被认为是一种实验性技术,但目前大量临床结果表明在原位移植冷冻复苏的卵巢组织后可恢复卵巢内分泌功能自然妊娠或在进行辅助生殖治疗后获得妊娠。但由于大量的冻存卵巢组织并没有被使用,所以不可能准确地获得卵巢组织冷冻移植的成功率,目前已有的报道卵巢组织移植妊娠率为 23%~31%,鉴于这些令人鼓舞的结果,三大指南均提议将卵巢皮质移植作为一项开放技术应用于临床之中。冻存卵巢组织移植后妊娠的概率与卵巢储备功能密切相关,因此适用于年轻女性和儿童,一般建议年龄不超过 35 岁,报道的最小年龄仅有半岁。

(三)适应证范围

1. 恶性肿瘤患者 目前可以进行生育力保存的主要恶性肿瘤类型包括乳腺癌、淋巴瘤、白血病、妇科肿瘤(包括宫颈癌、子宫内膜癌、卵巢肿瘤)等好发于年轻女性的肿瘤,也包括胃肠道肿瘤和骨关节肿瘤等。

许多恶性肿瘤患者在肿瘤明确诊断时,疾病本身就已经对卵巢功能造成了不同程度的损害。然而,对生育能力影响最大的却来自肿瘤治疗常用的化疗(特别是烷化剂化疗)和盆腔放疗。放化疗可引起>50% 的女性早发性卵巢功能不全,影响青春期性腺的发育、性激素的分泌和成人的性功能等。由于肿瘤治疗水平的不断提高,80% 以上的儿童和青少年癌症患者可以长期存活,所以年轻癌症患者生育功能保护越来越受到关注。

2. 造血干细胞移植 造血干细胞移植已成为一些肿瘤性和非肿瘤性全身性疾病的重要治疗手段,特别是在恶性血液病的治疗上,接受造血干细胞移植的女性患者需要积极的化疗和放疗来破坏存在的骨髓功能(清髓),其中 64%~85% 将会发展为卵巢功能不全。大剂量的化疗药或全身放疗会严重影响卵巢功能,有数据表明放疗剂量超过

10Gy,超过 90% 患者卵巢功能衰退。

3. 复发性子宫内膜异位症 卵巢型子宫内膜异位症是造成育龄期女性生育力降低的一种常见慢性疾病,虽是良性病变却具有恶性行为,对患者卵巢功能及生育力造成持续性的破坏。严重或复发性子宫内膜异位症,特别是卵巢内异囊肿会导致卵巢储备降低,激活卵泡募集并随后闭锁,局部炎症因子影响卵泡的成熟,并可能通过作用于 LH 受体引起排卵功能障碍。卵巢内异囊肿切除术也可能会对卵巢储备造成损害,特别是在术后复发的情况下,应进一步考虑保留生育能力的措施。因此,保护卵巢型子宫内膜异位症患者的生育力具有重要的临床意义。

4. 有生育力下降高危风险的非肿瘤性疾病 在多种非肿瘤性疾病的治疗中,也需要关注生育力保存问题(图 4-14),因为这些疾病的治疗可能对育龄期和青春期前女性生育功能造成不同程度的损伤。常见的需要生育力保存的非肿瘤性疾病包括:自身免疫性疾病、下丘脑 - 垂体 - 性腺轴的改变、卵巢炎症、卵巢良性肿瘤、特纳综合征、脆性 X 染色体综合征、半乳糖血症及 β- 地中海贫血等。

5. 非婚妇女的卵子冻存 选择性卵子冷冻详见卵子库。

(四)应用情况、结局

1. 胚胎冷冻技术至今已有 40 多年应用历史,已得到广泛的应用,采用玻璃化冷冻技术后,胚胎的复苏存活率在 95% 以上,成为临床最常用的生育力保存方法。对于成年已婚女性,胚胎冷冻是首选的生育力保存方法,也是目前妊娠率最高的方法。由于缺乏胚胎冷冻后肿瘤患者解冻复苏后移植的成功率,一般从不孕人群冻胚解冻移植的活产率来预测,<35 岁患者的活产率为 46.8%。

2. 单身女性或者女方即使有稳定配偶也可以选择卵母细胞冷冻保存。目前卵母细胞玻璃化冻融后存活率为 80%~95%,胚胎移植周期平均临床妊娠率为 30%。冷冻的卵子利用率直接受女性年龄影响,35 岁前平均冻存 10~20 枚卵子可获得一

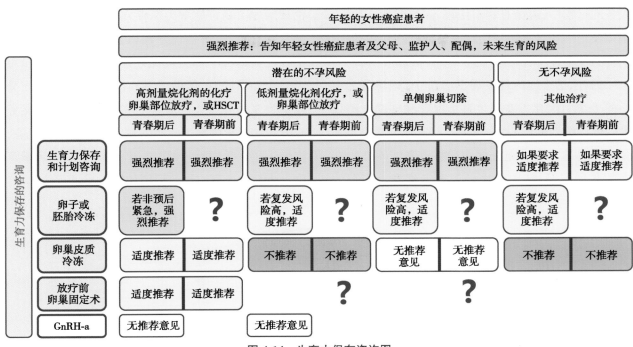

图 4-14　生育力保存咨询图

次活产,35~38 岁需要冻存 20~25 枚,而 38 岁后则需要冻存 20~30 枚以上卵子。因此建议行卵母细胞冷冻的女性年龄不超过 35 岁。

3. 卵巢组织冷冻和移植作为一项新的生育力保存技术,也存在一些值得重视的问题。例如,储备和应用的数量不匹配,使用率仍然偏低。丹麦是欧洲较早进行卵巢组织冷冻的国家,统计表明仅有 14% 患者解冻卵巢并移植,59% 仍然存储着她们的卵巢组织。目前全世界应用的情况是积累了大量卵巢组织冷冻保存的病例,然而解冻复苏后移植仅在全球领先的生育力保存中心常规开展。我们国家开展冻存卵巢组织移植的医院有首都医科大学附属北京妇产医院和上海长征医院,并已经有活产的报道,另外中山大学附属第六医院、江苏省人民医院等陆续有案例报告。

2021 年欧洲五大生育力保存中心一项包括 285 例冻存卵巢组织移植的队列研究结果,其中近 90% 是恶性肿瘤患者。所有患者冻存卵巢组织的平均年龄是 29.3 岁,解冻卵巢组织移植的平均年龄是 34.6 岁。98% 患者选择原位移植,其中 16% 移植在残留卵巢的原位,62% 移植在卵巢下

方的腹膜袋内,20% 患者同时移植在卵巢和腹膜袋。最终随访结果 26% 患者成功妊娠分娩,共出生了 95 个婴儿,其中自然怀孕出生 67 个婴儿,试管婴儿助孕出生 28 个婴儿。另外一项研究发现经过肿瘤放化疗后闭经的患者,在冻存卵巢组织移植后 95% 月经恢复。由此可见冻存卵巢组织自体移植不仅可以改善卵巢功能,还能够为抗癌治疗后的女性提供新的孕育希望。

（五）存在的技术和伦理问题

作为人类主要遗传物质的载体,生育力保存从产生之时就处于伦理漩涡之中,对于生育力保存,不同的国家有不同的伦理政策。例如意大利禁止胚胎冷冻,只允许进行卵母细胞冷冻,其他大多数国家则有条件允许开展医学需要的生育力保存,在我国明确限定了生育力保存的范畴。

在我国,女性恶性肿瘤患者的生育力保存维护了生育权,有利于社会和谐发展,但作为一种新技术,它的应用带来了诸多伦理问题和争议。包括是否有必要进行生育力保存、所保存的生育力资源归属权的问题以及其实施过程中涉及的卫生资源公平公正分配的问题等,只要我们在提供生育力保存

服务的过程中,遵循有利不伤害、知情同意、谨慎应用以及伦理监管等各项伦理原则,就能够不断促进生育力保存技术在临床上进一步开展和应用。

另外,结合国内外发展提出建立"以患者为中心的生育力保存方案",生育力保存和辅助生殖技术需要以患者为中心,为患者及其家庭分享决定和多学科会诊支持。充分多次的咨询和回答技术实施的各种问题,特别是青少年患者生育力保存的

伦理问题。制订生育力保存方案时需要分析方案制订的背景、考虑替代方案和结果,保证选择的方案在任何情况下都是最优方案。伦理方面包含患者完全知情同意,帮助患者知情作好决定,并充分知情将来可能发生的后果。临床医生有伦理义务充分告知患者肿瘤治疗对生育力保存的潜在风险,咨询生殖医学专家并做好医疗记录,提高患者满意度。生育力保存咨询流程图如图 4-15 所示。

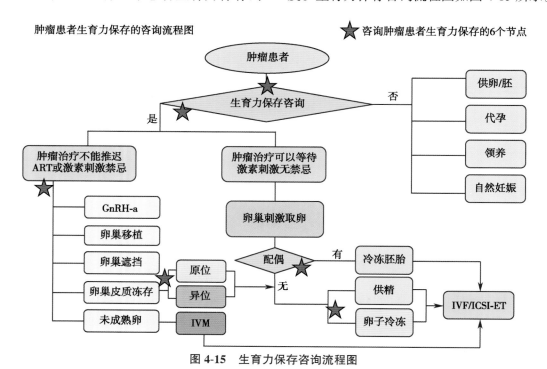

图 4-15　生育力保存咨询流程图

（六）应用前景

因为缺乏大样本和系统的队列研究,生育力保存技术相关研究还不充分。由于卵母细胞冷冻和胚胎冷冻保存在治疗不孕症方面已经建立了完善可靠的技术标准,并且有安全的后代随访结果,因此作为生育力保存的首选方案。但对于其他技术手段,如卵巢组织冷冻和移植及未成熟卵体外培养成熟,需要更多的证据,特别是生育力保存患者应用这些技术后的妊娠结局需要进一步随访。

目前对卵巢组织冷冻最有顾虑的方面,欧洲人类生殖和胚胎学会指南提出对于移植卵巢组织中,可能携带残存的肿瘤细胞和复发风险,对某些肿瘤风险更高。因此相应的原始卵泡分离技术、两步

IVM 技术（原始卵母细胞 - 未成熟卵母细胞 - 成熟卵母细胞）、卵母细胞分割技术、卵母细胞体外激活技术、体外立体凝胶培养系统等新技术都在研究之中,未来人工卵巢等生殖工程技术的应用将会使人类生育力保存获得更远大的发展前景。新技术还需要经过严格的临床试验,使用国际公认的标准,以证明其有效性和安全性,因此生育力保存的道路任重而道远。

五、卵子库的建设和应用

（一）卵子库的意义和国内外现状

在人类辅助生殖技术蓬勃发展的今天,生育力保存、卵母细胞捐赠、非医学卵母细胞冻存的需

求日益增长,人类"卵子库"的建立,一直是生殖医学、胚胎学、遗传学、肿瘤学、社会学、法学和伦理学界热议的话题。卵子库,是指利用低温冷冻技术储存卵母细胞或卵巢皮质,以供未来借助体外受精胚胎移植技术获得生育,而建立的医疗服务机构,也有称为"卵子银行"。构成这个机构的基本要素是卵母细胞和卵巢皮质组织有效安全的低温冻存技术,以及合法合规的行政管理和运行。

1986 年世界首例慢速冷冻卵母细胞的试管婴儿诞生;1999 年玻璃化冷冻技术问世,诞生了该技术的首例卵母细胞冷冻试管婴儿。2002 年,阿根廷建立了全球第一个人类"卵子库";2003 年美国威斯康星大学也宣布人类"卵子库"成立。近 30 年来,以玻璃化冷冻为主导的卵母细胞冷冻技术日渐成熟,在全球范围内掀起了一场"卵子库"热潮。欧美国家卵子冷冻和卵母细胞捐赠开展较为普遍,近年来生育力保存占比逐年增加,无论是鲜胚移植还是冻胚移植后的活产率相对稳定(表 4-8、表 4-9)。

表 4-8　美国 CDC 提供美国辅助生殖中心年报卵母细胞捐赠部分数据(2015—2019 年)

项目	2015 年	2016 年	2017 年	2018 年	2019 年
申报中心数	464 个	463 个	448 个	456 个	448 个
提供卵捐赠服务中心占比	91%	88%	89%	90%	90%
实施卵细胞冷冻中心占比	19.7%	97%	98%	98%	98%
生育力保存周期占比	–	5.3%	5.1%	5.9%	6.9%
新鲜卵捐赠鲜胚移植周期	5 835 个[*]	4 446 个	3 220 个	2 288 个	1 630 个
新鲜卵捐赠鲜胚移植活产率/移植周期	55.6%[*]	54.6%	55.3%	51.7%	53.9%
冷冻卵捐赠鲜胚移植周期	–	2 723 个	3 038 个	3 231 个	2 726 个
冷冻卵捐赠鲜胚移植活产率/移植周期	–	44.9%	46.7%	44.2%	45.8%
冻胚移植周期	12 914 个	12 391 个	14 381 个	16 050 个	17 199 个
冻胚移植活产率/移植周期	42.3%	44.8%	46.5%	47.8%	48.8%

注:*2015 年数据卵子捐赠周期鲜胚移植临床数据未区分新鲜卵子和冷冻卵子。

表 4-9　欧洲体外受精监测联盟(EIM)年报卵子捐赠部分数据(2015—2017 年)

	项目	2015 年	2016 年	2017 年
卵子捐赠	实施国家数目	29 个	26 个	21 个
	总捐卵周期数	64 477 个	73 927 个	69 378 个
	占 ART 总周期百分比(%)	7.58%	8.05%	7.37%
	取卵周期数	31 511 个	33 406 个	34 443 个
	鲜胚移植周期	–	28 451 个	26 447 个
	接受冻卵捐赠周期	13 107 个	11 757 个	14 129 个
	临床妊娠率/移植周期	496%	49.4%	49.2%
	出生子代	19 849 个	22 497 个	21 137 个
生育力保存	实施国家数目	12 个	8 个	15 个
	冷冻卵细胞数[*]	3 659 枚	4 907 枚	6 588 枚
	非医疗因素冻卵国家数目	4 个	3 个	4 个
	实施卵巢皮质冷冻的国家数目	–	9 个	13 个

注:* 卵母细胞冷冻包括非医学指征卵子冷冻。

2002 年以来,国内的卵母细胞冷冻技术相继在北京大学第一医院、山东大学、南京医科大学、安徽医科大学、北京大学第三医院等获得成功,并逐渐在国内多家中心推广。2013 年美国生殖学协会(ASRM)发布指南,认为卵母细胞冷冻可以作为辅助生殖的常规技术,不再被视为研究项目。各国的生殖医学学术组织也逐步发布了有关卵母细胞冷冻、生育力保存、非医学因素的卵母细胞冻存等相关共识和指南,标志着人类"卵子库"的概念和实践,已经被学界和社会广泛接受,成为辅助生殖技术的重要组成部分。

(二)卵子库卵母细胞来源

国际上"卵子库"里冻存的卵母细胞来源主要包括:①机构或中介募集的捐赠者的卵母细胞;②进行辅助生殖助孕女性多余的卵母细胞;③恶性肿瘤或特殊疾病患者冻存的卵母细胞或卵巢皮质;④非医学原因冻存储备的卵母细胞;⑤在女性盆腔外科手术中采集的自然周期卵母细胞;⑥用于科学研究的受试者捐赠的卵母细胞;⑦其他途径获得的各种成熟和未成熟卵母细胞。

冻存的卵母细胞根据获取的时期和成熟度,分为:①成熟的卵母细胞:大多来自卵巢刺激后获得;②未成熟卵母细胞:从未刺激的卵巢皮质中直径 2~9mm 的未成熟卵泡中获得;③含有各级卵母细胞的卵巢皮质组织。

按冻存卵母细胞的使用目的,可分为:①用于捐赠她人;②为自己未来可能的生育需求储备;③用于科学研究的捐赠;④尚未定用途。

(三)卵母细胞冷冻技术的沿革

卵母细胞是人体最大的细胞,富含水分,冷冻中容易出现冰晶,损伤线粒体、细胞器和细胞骨架。因此,卵母细胞的低温冷冻是一项高难度技术,研究进展较为缓慢。经过 20 多年的探索,卵母细胞冷冻由慢速化程序冷冻向玻璃化冷冻改进,冷冻效率实现了巨大的飞跃。

玻璃化冷冻技术是利用高浓度保护性溶液超快速降温,使卵母细胞在冷冻时呈现玻璃化状态,避免了慢速程序化冷冻过程中冰晶形成对细胞器的损伤,可更好地保质卵母细胞中的 mRNA。近年来,随着玻璃化冷冻技术不断优化,卵母细胞解冻复苏率达到 90% 以上,与新鲜卵母细胞具有相似的受精率和妊娠率。日趋成熟的卵母细胞冻融技术成为"卵子库"建设的重要技术基础。

(四)卵子库的临床应用范围

1. 生育力保存 女性恶性肿瘤患者年轻化趋势明显增加,而同时生存期也在明显延长。因手术和放化疗对卵巢生殖细胞造成永久伤害,约 50% 以上的女性患者在肿瘤治愈和缓解后丧失卵巢功能和生育能力,包括一些特殊疾病的女性患者,也面临同样的困境。20 余年来,一个新的学科——肿瘤生殖学(oncofertility)因此诞生,并迅速在全球发展普及。其核心技术是在肿瘤和疾病的治疗前,根据患者个人情况,分别冷冻她们的卵母细胞、胚胎或卵巢皮质组织,待疾病痊愈或缓解后有生育要求时,复苏冻存的生殖细胞,或将复苏的卵巢皮质移植回盆腔部位,进行体外受精胚胎移植术受孕,实现生育力的保存。这种为肿瘤和疾病患者设立的生育力保存"卵子库",目前已经成为女性生育力保存的常规推荐。

2. 卵母细胞捐赠 对于因卵巢功能不全或衰竭、遗传性疾病无法获得健康子代、高龄卵巢储备功能减退的女性,接受卵母细胞捐赠是唯一的生育方式。根据美国、欧洲的数据统计,在所有辅助生殖技术的周期中,卵母细胞捐赠周期持续占 7%~10%。一篇纳入了 57 项赠卵周期研究的 meta 分析对赠卵周期卵巢刺激方案进行分析结果显示,赠卵周期中各种方案获卵数、临床妊娠率、活产率类似;推荐拮抗剂方案联合 GnRH-a 扳机,以减少卵巢过度刺激综合征的发生,提高捐赠者安全性。过去的 40 余年里,捐赠的卵源都是刺激周期获取的新鲜卵母细胞。自从玻璃化冷冻技术成功应用于卵母细胞冻存后,冷冻卵母细胞捐赠大大提高了卵母细胞的捐赠效率,迅速地成为"卵子库"的主体项目,其优点包括:①更优于受者子宫内膜的同步化准备;②更利于捐者和受者的双盲隔离;③更益于捐者的潜伏期检疫;④更便于高效安全的管理和质控。目前国际上报道的"卵子库"提供的冷冻卵母细胞捐赠,其累积活产率已高达 75% 以上。

我国和一些国家的卵母细胞捐赠政策,采用的是"分享"原则,也就是进行辅助生殖技术助孕的女性,在卵母细胞数多于 15~20 枚、预后较好的情况下,捐出 4 枚及以上多余的卵母细胞冷冻。冻存在"卵子库"的卵母细胞,可以根据捐者意愿,或用于自己的生育,也可作为捐赠的卵源。实施分享策略的"卵子库"成为国内现阶段卵母细胞捐赠的主要来源。"卵子库"的研究结果显示,冻融卵母细胞与新鲜卵母细胞相比,在受精率、胚胎质量、出生的新生儿在体重、出生缺陷、围产期并发症方面并无明显差异。江苏省人民医院生殖中心于 2001 年以来实施的"冷冻卵母细胞分享捐赠"项目,获得 82.0% 的复苏率和 33.3% 的临床妊娠率,共有近百对夫妇实现生育。

3. 社会性(非医疗原因)的卵母细胞冷冻　社会性(非医疗原因)卵母细胞冷冻是指非婚女性在没有医学原因的情况下,冷冻保存自己的卵母细胞在"卵子库"里,以备将来在丧失卵巢功能的时候,作为人工助孕生育之用,也被认为是生育力保存的内容之一。自 2012 年欧洲人类生殖与胚胎学学会(ESHRE)首先提到非医疗原因卵母细胞冷冻概念以来,各学术团体也相继出台了相关共识和指南,但考虑到其安全、效率、伦理、成本效益的问题,仍持谨慎态度。2018 年英国人类受精和胚胎学管理局(Human Fertilisation and Embryology Authority,HFEA)规定,非医疗原因卵母细胞冷冻的保存时间限于 10 年。

根据过去近 10 年的研究显示,因为启动冷冻的女性年龄大多在 35 岁以后,卵母细胞的数量和质量开始下降,随着年龄增大,为达到活产需要冻存更多的卵母细胞数。<35 岁的妇女,冷冻 8 枚或 10 枚卵母细胞,可分别获得 40.8% 和 60.5% 的活产,冷冻 10~15 个卵子,累积活产率达 85.2%;但>35 岁的妇女,冷冻 8 枚或 10 枚卵母细胞,累积活产率分别降至 19.9% 和 29.7%;数据建模测算提示,34、37、42 岁的女性,若达到 75% 的活产率,需要分别冻存 10、20 和 61 枚卵母细胞。调查数据显示,在 3~5 年后仅有 6%~9% 女性会使用"卵子库"里冻存的卵母细胞,约 50% 的女性都得到自然妊娠。

(五) 卵子库的伦理问题

1. 肿瘤患者卵母细胞冻存的伦理问题　在"卵子库"的临床应用中,非婚恶性肿瘤患者的卵母细胞冻存是伦理争议最少的项目,目前已经扩大到一些非恶性的、可能累及卵巢储备和生育能力的指征,得到学术界和社会的广泛支持。由此成立了各级的学术团体和机构,以保障该技术规范而健康地进行。但是这项技术还是存在一些伦理问题,随着相应的法律制度不断完善,问题逐一得到讨论和研究。包括:①某些恶性肿瘤,一经诊断,需要尽快治疗,留给卵子库收集卵母细胞的时间十分有限,有时根本完不成促排卵的过程,只能被动采用未成熟卵和卵巢皮质冻存的方法,在数量和质量上有一定的降低;②一些卵巢皮质冷冻组织不可避免地带有残留的癌细胞,给未来原位移植带来恶性肿瘤复发的风险,虽然少见,但是对某些高复发风险的肿瘤还是存在担忧的,目前一些在研新技术有望克服这个弊端;③年轻的恶性肿瘤患者的生存率是"卵子库"的难题,对一些预后较差的肿瘤,患者可能生存不到使用冻存卵母细胞的时间,对于这些卵母细胞的归属和处理,需要法律的严格界定;④对于某类血液系统肿瘤,放化疗对生育力的损伤是有个体差异的,约 50% 的患者未来仍有自然妊娠的机会,因此是否需要进行卵母细胞或卵巢皮质的冻存,存在一定的争议;⑤为获取更多的卵母细胞而使用促排卵药物,存在可能刺激肿瘤细胞生长或推迟肿瘤治疗时机的顾虑。此外,不同促排卵方案或直接取卵后行卵母细胞体外成熟的临床效果尚不明确,后续妊娠的安全性和子代染色体异常的风险需要进一步研究。

值得注意的是,对因癌症或者其他原因需要手术或者放化疗而有可能损伤卵巢功能的妇女,冷冻卵母细胞或卵巢皮质并不是自体生育力保存的唯一选择。其他方式还有:对已婚或已有配偶的妇女冷冻胚胎、应用促性腺激素释放激素激动剂(GnRH-a)或手术改变卵巢生理位置回避放疗区域等,需要根据患者病情、年龄、婚姻状况、治疗方案等综合选择。

2. 卵母细胞捐赠的伦理问题 以卵母细胞捐赠为目的的"卵子库"是生殖医学临床的主要需求。目前国际上均采用玻璃化卵母细胞冷冻技术,多由商业公司、辅助生殖中心通过广告和中介从社会上募集捐赠者,少数募捐者来自亲友。目前根据《人类辅助生殖技术管理办法》的规定,我国的卵母细胞捐赠是分享策略,由进行辅助生殖助孕的女性捐赠多余的卵母细胞,为了便于双盲原则的执行,以及受者灵活的内膜准备,大多也采用了卵母细胞冷冻的"卵子库"方案。涉及的伦理问题包括:①原则上"卵子库"的捐赠者倾向于是已经生育过健康子代、年轻、身心健康的女性,并自愿和知情。但目前分享捐赠者多为不孕症患者,存在潜在的卵源质量的风险;对于年轻未婚的卵母细胞捐赠者,侵入性的获卵过程使未来的生育健康风险增大。②"卵子库"的捐赠者的经费补偿,一直存在很大的争议。和一些国家的商业行为不同,我国规定配子的捐赠应是无偿的,但可支付合理的补偿,如何制定标准需要讨论。③"卵子库"的捐赠者应该接受何种程度的检疫和筛查尚有争议,特别是遗传病携带者的筛查,因为各国的医疗条件、法律和文化不同,存在一定的差异。④考虑高龄女性产科风险增加,且抚养后代的能力下降,受卵者的年龄是否需要限制。⑤"卵子库"对卵母细胞的保存是否应该规定时限,怎样处理逾期的冻存标本。⑥"卵子库"的设置和管理,分布规划都需要进一步讨论和规定。

3. 社会性卵母细胞冷冻的伦理问题 近年来,由于女性参与的社会职责越来越多,生育年龄显著推迟,一些大龄非婚女性将冻存卵母细胞视作是对生育选择的权利。调查提示,许多女性在她们选择冻卵之前并未充分知情相关的权益,对卵母细胞复苏后的妊娠机会并不在意,对获卵所需的医疗步骤和风险知之甚少。因此目前对于非医疗原因的卵母细胞冷冻,业界和社会大众意见不一,反对者认为这项技术存在过度滥用,医疗风险较大,成本效益低下;支持者则认为女性有选择生育的权利,"卵子库"可缓解对错过最佳生育机会的担忧,是提供一种类似保险的生育服务。

社会因素卵母细胞冷冻存在的伦理问题:①潜在地改变女性常规生育模式,诱导女性在适龄期放弃生育机会;②不具备医学指征,对其医疗步骤中获卵的高风险和未来的低利用率,需要充分的知情,特别是为增加活产机而会多次取卵的药物和手术负担;③是否属于辅助生殖技术的实施范畴?与我国《人类辅助生殖技术规范》中"禁止给单身妇女实施人类辅助生殖技术"的伦理原则相悖;④潜在增加了因此导致的高龄妇女的高危妊娠风险,围产期并发症显著增加。

如上所述,在我国生育率下降、人口老龄化、高龄生育等现状之下,"卵子库"的议题得到社会大众的关注,"卵子库"已成为辅助生殖技术中不可或缺的重要项目之一,主要服务于恶性肿瘤患者的生育力保存、卵母细胞的捐赠、非医疗原因的生育储备等。但关于"卵子库"的建立,也需要充分地论证和规范。因为涉及较多的法律、伦理、技术问题,需要召集辅助生殖医学和管理专家,以及相关学科专家、法律工作者、伦理专家及群众代表,组成伦理委员会,制定"卵子库"建设的伦理原则和管理制度,明确和设定监管督查机构的责任和权力,并进行立法,以促进技术提升,加强监管,合理健康地运行"卵子库"的服务,使其真正为人民造福。

六、其他

(一) 代孕

代孕通常指有生育需求的夫妇通过辅助生殖

技术,将配子和/或胚胎移植入第三方女性的子宫,由其代孕母亲代为受孕并孕育胎儿,胎儿出生后委托方获得胎儿抚养权的过程。

代孕的确解决了一部分人因不能生育而失去成为父母权力的问题,但同时也带来了很多法律和伦理问题。对代孕行为,不同的国家、宗教、民族持有不同态度。德国、法国、意大利等欧洲国家完全禁止代孕,即任何机构和个人不得从事代孕行为,否则将受到法律的制裁。还有一部分国家不完全禁止代孕,如英国,自愿代孕是合法的,但商业代孕是禁止的。美国绝大部分州都承认代孕行为,同时还制定了法律规范,只要当事人在法律规定的范围内自愿协商即可。我国法律对代孕问题的态度是明确禁止的。2001 年中华人民共和国卫生部颁布的《人类辅助生殖技术管理办法》明确规定"禁止以任何形式买卖配子、合子、胚胎,医疗机构和医务人员不得实施任何形式的代孕技术"。

我国需要对此项技术立法,明确对代孕的法律立场,严厉打击违法代孕(如商业化代孕)。同时,严谨地论证确有医疗原因的代孕行为,公开透明地解释相关的司法条例,保护妇女儿童的合法权益。

代孕行为的产生是为了解决有生育问题的夫妇,因此代孕的指征应当严格掌控。美国生殖医学协会提出以下代孕医疗指征供医生参考:①子宫缺失(先天或后天的);②严重的子宫异常;③妊娠的绝对心理或医学禁忌;④可能因怀孕而加重对母亲或胎儿造成重大危险的严重心理或医学状况;⑤无生育能力或生理上不能怀孕,如单身男性或同性恋男性夫妇。此外,多次的 IVF/ICSI 助孕,反复种植失败,考虑子宫内膜因素的患者也可以考虑为代孕的适应证。

(二)胚胎捐赠

胚胎捐赠是指将辅助生殖技术助孕后的剩余胚胎,捐赠给其他无法由自身配子获得胚胎的不育夫妇,从而帮助他们达到怀孕的目的。这个技术涉及四方父母,即捐赠的夫妇和接受捐赠的夫妇,在

生物学上等同领养的性质,子代和法定父母无血缘关系。我国第一例胚胎捐赠试管婴儿是 1988 年在中南大学湘雅医学院诞生的。

2003 年我国卫生部颁布的《人类辅助生殖技术管理办法》中的伦理原则条例中,明确规定"禁止实施胚胎赠送"。在一些国家,胚胎捐赠是被允许的。如美国的一些州通过立法来实施胚胎捐赠,明确捐赠方和受捐赠方各自的义务和责任,对胎儿出生后的父母关系做了法律界定,出台了相应的指导意见。例如限制诊疗中心的工作人员不得成为捐赠者或者受捐赠者;对捐赠者进行严格的医学筛查,如感染病病史、遗传病病史及心理咨询;对捐赠者进行充分的法律咨询,如放弃对捐赠胚胎以及后续子代的权力;捐赠者不会获得任何的经济补偿等。

胚胎的权利一直是伦理和法律界争议的热点,胚胎享有人权还是物权?是否可以赠予、买卖和继承?各个国家、民族、宗教都有不同的规定,有的欧洲国家规定,只能冷冻和捐赠配子,不能对胚胎实施任何操作。剩余胚胎的捐赠对捐赠者来说,应该是一种公益或慈善的行为,对受赠者来说,虽然子代没有生物学的遗传关系,但仍然可以获得为人父母的机会。从经济学的角度来说,丢弃这些珍贵的胚胎可能是一种"浪费"。

但是胚胎捐赠同时也可能带来一系列社会和法律问题。首先胚胎捐赠涉及的伦理关系过于复杂,冲击了现行的家庭伦理、传统道德、身份认同制度以及司法系统的基础,并很可能被商业化和资本化裹挟。2006 年美国加利福尼亚州一对夫妇捐赠胚胎后,后来又反悔并通过法律诉讼索要剩余的胚胎。这类案例提示未来潜在的伦理和法律的风险。该类技术出生的孩子,在权益方面更加脆弱,更容易受到伤害和遗弃;在身份认同、残疾和缺陷、疾病的救治上,都可能面临困境。因此,在不被允许实施胚胎捐赠技术的时候,要充分理解伦理和法律层面的难度和复杂;在允许实施胚胎捐赠技术的时候,更需要依托严谨而合理的法律法规和社会体

系来规范和监督,以确保捐赠者、受赠者以及出生子代的合法权益。

(三)基因编辑

基因编辑技术指的是在基因组水平,对有核生物进行的特定基因片段的敲除、插入、替换等修饰的一种基因工程技术,目的是改变生物体的性状和功能。目前常用的基因编辑技术包括锌指核酸酶技术、转录激活样效应因子核酸酶、CRISPR/Cas9系统等。CRISPR/Cas9系统由于其易于设计、可同时编辑多个位点、基因修饰效率高、价格相对便宜等优势,成为目前应用最广泛的基因编辑工具。

近年来基因编辑技术在基础研究方面得到了快速的发展,在农业、植物、医学、生物制药等领域有着广阔的应用空间,未来基因编辑技术将可能带来巨大的社会效益与经济效益。在医学科学研究中,通过对特定基因的敲除或插入,在动物疾病模型,研究该基因的致病机制,可能成为治疗遗传疾病新的手段和方向,目前我国的科学家在地中海贫血、进行性肌营养不良等遗传病的体细胞基因编辑研究,取得了一系列的进展,未来可能使某些遗传病的治愈成为可能。

但是,对生殖细胞系的基因编辑技术,一直是科学界不可逾越的伦理红线。人类配子和胚胎基因编辑涉及可传递的子代选择和物种进化的敏感问题,被全世界科学家和政府共同列为实验的禁地,生殖细胞的基因编辑不仅是一个科学问题,也是一个道德伦理问题。2003年中华人民共和国卫生部颁布的《人类辅助生殖技术和人类精子库伦理原则》指出"禁止以生殖为目的对人类配子、合子和胚胎进行基因操作"。

单纯从技术上来讲,CRISPR/Cas9系统并不是一个完美的工具,它在编辑人类胚胎中存在不少风险:例如脱靶效应,嵌合效应,且可能在基因编辑目标序列周围区域出现大规模的、非预期的DNA重排和缺失。所谓脱靶效应指的是基因组的其他重要部分也可能被编辑,产生不可预知的后果。嵌合效应指的是并不是胚胎中的每个细胞都一定被同步编辑。

更重要的是,人类基因的复杂性和多样性还远未被完全认知,一个基因不仅只有一个功能,一个功能也被多个基因所决定,基因座之间存在许多复杂的系统协同作用。简单粗暴地删除一个基因,带来的潜在风险是不可预测的。在基因编辑技术应用于临床之前,必须确保这些问题得到解决,对配子和胚胎的基因编辑研究,还有很长的路要走。

通常我们运用"波士顿矩阵"来分析一个事件的性质,对基因编辑对象,分体细胞和生殖细胞,对基因编辑技术分为改善性和治疗性。对于体细胞的基因编辑技术,治疗遗传病的目的是最容易被接受的;而生殖细胞的改善性基因编辑技术,就是所谓设计完美婴儿,是最不能被接受的,而治疗性的生殖细胞基因编辑技术则处于巨大争议的漩涡之中。

面对强大的医学基因编辑技术的迅猛发展,我们需要考虑如何加强监管和审核,让基因编辑技术造福人类而不是带来问题,特别是在辅助生殖技术中,对生殖细胞和试管婴儿的基因编辑技术必须遵纪守法,严加管制。

七、卵母细胞线粒体移植及其伦理问题

线粒体移植是一项新的细胞功能干预技术,从正常组织细胞分离"优质"的线粒体,注入患者功能障碍的部位或者损伤的细胞中,即替换"残次"的线粒体,使损伤的细胞获得救治、器官功能得以恢复。动物实验研究显示,线粒体移植治疗对心脏、肝脏、肺和大脑等各种器官的线粒体损伤具有明确的效果;临床应用方面虽有一些案例报道,但临床治疗的确切有效性和安全性有待进一步研究。近年研究表明,线粒体功能障碍影响卵母细胞质量,从而影响妊娠结局。因此,卵母细胞线粒体移植技术可用于阻断后代遗传线粒体DNA (mitochondrial DNA,mtDNA)基因缺陷引起的线粒体疾病,理论上也可以治疗高龄、卵巢反应差和反复体外受精-胚胎移植术(IVF-ET)失败的不孕症,是当前辅助生殖技术领域的研究热点之一。本文介绍卵母细胞线粒体移植的临床应用及其相关伦理问题。

(一)线粒体结构与功能简介

线粒体是寄生于真核细胞内共存的一种微生物,在进化中逐渐演变成稳定的细胞器。呈扁长形,由外膜、内膜、嵴和基质构成。线粒体具有自身基因转录和蛋白合成功能,是一种半自主性细胞器。人mtDNA为双链环状致密结构,全长约16.6kb,包含37个基因,编码22种转运RNA和2种核糖体RNA,目前已知生成13种构成电子传递链的蛋白质。线粒体可以通过物质代谢和呼吸链产生大量腺苷三磷酸(adenosine triphosphate,ATP),ATP是细胞的能量物质,因此线粒体被称为细胞的能量工厂。评估线粒体功能的实验指标,包括mtDNA拷贝数、线粒体结构与分布、线粒体跨膜电位、ATP水平及活性氧(reactive oxygen species,ROS)等。此外,线粒体还参与维持钙离子稳态、脂肪酸氧化、细胞凋亡、嘧啶和血红素合成等重要生理过程。

线粒体可出现2种异常:①mtDNA基因缺陷(突变、微缺失、缺失)导致的线粒体疾病,较为罕见。线粒体异常相关疾病包括糖尿病和肥胖等代谢性疾病、帕金森病和阿尔茨海默病等神经退行性疾病、肌肉萎缩症、心血管疾病和肿瘤等。研究表明,卵巢储备功能减退也与线粒体功能障碍相关。卵母细胞线粒体是早期胚胎发育唯一的能量供应来源,mtDNA基因缺陷可能完全传递给子代,造成不孕不育、流产、线粒体疾病遗传和出生缺陷等不良结局。研究显示,随着年龄增长,mtDNA的突变、片段缺失和微缺失积累,如核苷酸8 469和13 447之间的4 977bp的缺失(ΔmtDNA 4 977),该片段包括编码ATP合酶(ATpase 6)、ATpase 8、细胞色素氧化酶Ⅲ、NADH脱氢酶亚基3(NADH

dehydrogenase subunit 3,ND3)、ND4、ND4L和ND5的基因。ΔmtDNA 4 977还与细胞、组织器官的功能减退和老化相关。②线粒体功能障碍,是细胞衰老和退化最敏感的指标,表现为线粒体膜膜电位降低、呼吸链受抑制、呼吸链酶活性降低,因此ATP合成减少和能量代谢障碍——线粒体膜结构受损、线粒体钙超载及细胞内钙稳态破坏等引起一系列细胞功能损伤。细胞内ROS积聚和氧化应激是线粒体功能障碍的主要原因。

细胞衰老深层次原因至今未完全阐明,目前以线粒体氧自由基理论为主流。一般认为,细胞活动和代谢过程中氧化磷酸化持续产生ROS及各种毒性副产物,是mtDNA缺失和突变的主要机制。不同于核基因组DNA的结构,mtDNA特点是裸露在基质或附着于内膜的双链环状分子,没有形成"染色质"结构也没有组蛋白保护,非常容易受上述ROS和毒性副产物的"攻击"。研究发现,mtDNA突变率比核基因组高20倍。mtDNA拷贝数多的特性使其存在群体混合的现象,即细胞或生物体中存在1种以上的mtDNA碱基序列,这种现象也称为mtDNA异质性。当mtDNA突变负荷超过阈值时才表现出相应的临床表型,该阈值水平取决于mtDNA突变的类型和突变的累积。细胞生命历程中势必会累积越来越多的mtDNA突变,造成细胞老化和人体功能退变。

线粒体功能障碍的治疗包括补充辅酶Q10、褪黑素、白藜芦醇和烟酰胺单核苷酸等抗氧化剂,还有脱氢表雄酮和生长激素等,以减少对线粒体的损伤;而直接有效的方法是线粒体移植治疗。

(二)卵母细胞线粒体移植的原理

卵母细胞内线粒体并非固定不变。随着卵母细胞成熟过程中对能量需求的变化,线粒体的数量、结构及分布也发生变化,是卵母细胞质成熟的主要部分。但是,卵母细胞成熟后,mtDNA停止自我复制,直至囊胚孵化阶段重新恢复mtDNA的自我复制。因此,mtDNA是影响哺乳动物卵母细胞成熟质量的重要因素。同时,成熟卵母细胞中的线粒体含量也有明显的区别,能够正常受精的卵母细胞的线粒体含量通常较高,反之,那些不能完成受精的卵母细胞的线粒体含量较低。卵母细胞中ATP含量低,虽然也具有一定的受精能力,但ATP低至2pmol以下的卵母细胞在受精后难以发育成胚胎。高龄女性卵母细胞mtDNA总拷贝数下降,或者mtDNA总拷贝数下降不明显但完整mtDNA(不含mtDNA突变累积和片段缺少)拷贝数下降,或者mtDNA转录水平下降,均可导致卵母细胞质量降低。因此,通过卵母细胞线粒体移植后,供体细胞"优质"线粒体携带完整mtDNA进入高龄女性的卵母细胞,显著改善卵母细胞质量。线粒体移植的卵母细胞受精后形成的胚胎,随着胚胎发育进程外源性遗传物质(mtDNA)逐渐碎片化、降解,外源性mtDNA会逐渐减少甚至消失;有非常少量的外源性mtDNA可被"同化"并参与胚胎后续的发育,并遗传给子代。

高龄女性卵母细胞质量下降是导致不孕、反复自然流产和出生缺陷的重要因素。在人类和小鼠的研究均证实,卵母细胞中mtDNA含量随着生殖衰老而降低;与年轻女性或卵巢储备正常的女性相比,高龄女性或卵巢储备功能减退患者的卵母细胞mtDNA含量明显降低;不孕女性的未受精卵母细胞中mtDNA拷贝数也较低。通过增加卵母细胞"优质"线粒体数量和完整mtDNA的拷贝数,可改善线粒体功能,实现提高卵母细胞质量、改善妊娠结局的目标。卵母细胞线粒体移植的原理,基本上可以归纳为以下5个方面:

1. 补充"优质"线粒体 卵母细胞线粒体数量过少则"产能"不足,或mtDNA突变累积和缺少致线粒体呼吸链受损也表现为ATP不足,均影响卵母细胞发育成熟、受精及其早期胚胎发育。外源性"优质"线粒体注入卵母细胞可增加完整mtDNA的拷贝数,从数量和质量两方面提高受体细胞线粒体"产能",部分弥补高龄卵母细胞因mtDNA突变所引起的线粒体功能障碍。

2. 提高能量产生效率 ATP的生成依赖于线粒体膜上完整的氧化呼吸链,后者的损伤可导致ATP水平降低、ROS水平升高,也就是线粒体能量产生效率降低。ROS积聚和氧化应激可进一步降低线粒体ATP生成效率。高龄卵母细胞内ROS堆积,诱发氧化应激、影响线粒体ATP生成;纺锤体微管蛋白的聚合-解聚过程因能量不足而阻滞,导致染色体不能正常分离,产生非整倍体胚胎。卵母细胞线粒体移植可提高线粒体ATP生成,提供微管蛋白聚合-解聚过程所需的能量,进而降低胚胎的非整倍体率。

3. 调节线粒体融合与分裂的平衡 细胞内天然存在线粒体融合与分裂之间的动态平衡。高龄卵母细胞中ROS诱发氧化应激,促进线粒体分裂,破坏了线粒体融合与分裂之间的平衡,并产生更多的线粒体碎片。研究发现,高龄卵母细胞ROS积累影响线粒体自噬,进一步影响其囊胚形成和囊胚质量。外源性"优质"线粒体注入卵母细胞后,可能重建线粒体融合与分裂的平衡,以及调节线粒体自噬。

4. 调节内质网-钙-线粒体轴 细胞内钙离子储备-释放的平衡与胚胎发育相关。高龄女性卵母细胞内ROS水平上升,诱发内质网应激和钙释放,细胞质内钙离子浓度骤增(钙振荡),诱发线粒体的钙超载,引起线粒体功能障碍,影响细胞分化和细胞命运。卵母细胞线粒体移植可通过多种途径调节细胞质内钙离子浓度的稳态,减轻线粒体的钙超载,使细胞各项生理活动得以正常进行。

5. 其他机制 如抑制线粒体相关的细胞凋亡信号通路。

(三) 卵母细胞线粒体移植技术

显微操作技术和胚胎植入前遗传学检测技术的应用促进了卵母细胞线粒体移植技术的发展,为阻断线粒体疾病的子代遗传和改善卵母细胞质量提供了新手段。线粒体移植作为改善卵母细胞质量的新方法近年来获得了较多的关注,被称为

"第四代试管婴儿"技术。线粒体移植包括细胞核移植和卵细胞质线粒体移植,前者是将老化卵细胞的细胞核移植入已去除细胞核的健康(年轻)卵细胞质;后者是将健康卵细胞质中的线粒体移植入高龄的卵细胞质,用正常线粒体取代高龄卵细胞中异常的线粒体。线粒体移植技术包括原核移植(pronuclei transfer,PNT)、细胞质移植、纺锤体移植(spindle transfer,MST)和极体移植(pole body transfer,PBT)等。

1. PNT　首先患者和供者的成熟卵母细胞同时进行单精子卵细胞质内注射(ICSI)并同时形成原核。随后将供者受精卵的原核去除,同时将患者受精卵的双原核取出(备用)。最后,将患者的原核移植至去核的供者受精卵中。1990 年国外学者提出应用 PNT 技术预防线粒体疾病下传的设想,受精卵在核转移后 mtDNA 突变仅残留<2%,可减少线粒体疾病的发生,且不影响囊胚形成率和胚胎整倍体率,具有临床应用前景。2013 年 Paull 等体外实验证实 PNT 可以消除 mtDNA 变异。

2. 细胞质移植　在高龄卵母细胞 ICSI 操作时,将少量年轻女性的卵母细胞的细胞质与精子一起注入到高龄卵母细胞内。1998 年 Cohen 等首次报道将该技术应用于高龄不孕女性并获得活产。但是,2015 年 Cree 等随访 17 例通过细胞质移植技术出生的子代,出现 2 例特纳综合征和 1 例广泛性发育障碍,认为线粒体异质性或许通过表观遗传影响子代的性状,也可能操作本身影响染色体的稳定性,给子代带来即时或长期的健康隐患。

3. MST　MST 是在 M Ⅱ 期阻滞的卵母细胞之间转移核基因组。成熟卵母细胞的染色体在 M Ⅱ 纺锤体轴上对齐排列,借助于液晶双折射显微镜观察到纺锤体轴,但是 MST 操作可能导致纺锤体轴上染色体排列不整齐或染色体分散。在线粒体疾病的恒河猴动物模型进行 MST 实验,子代未检测到携带 mtDNA 突变。但是,在人卵母细胞 MST 的体外实验发现,MST 后卵母细胞仍携带少量 mtDNA 突变,MST 卵母细胞受精会有较高的原核数目异常率(48%)。2016 年世界首例 MST "三亲婴儿"于墨西哥诞生,该案例阻断罕见且危及生命的遗传性疾病 Leigh 综合征的子代遗传。

4. PBT　PTB 是用自体极体中的遗传物质代替细胞质内遗传物质的方法。卵母细胞发育成熟经历 2 次减数分裂,产生 2 个极体,第一极体是双倍体,第二极体与成熟卵母细胞一样是单倍体。将小鼠第一极体移植至去核的成熟卵母细胞或去核的受精卵,或者将第二极体移植至去核的成熟卵母细胞进而行 ICSI 形成受精卵,均可能正常发育并产生健康子代。该方法利用自体极体,具有潜在的临床应用价值,除伦理问题外依然存在其他安全性问题。例如,极体排出后活性会随着时间推移逐渐降低,甚至发生退化和凋亡,因此 PBT 应用的极体必须具有较高活力,否则会影响 PBT 后的胚胎发育。人类 PBT 目前应用于胚胎植入前的诊断和研究方面。

(四) 线粒体供体细胞的选择

根据线粒体供体来源,线粒体移植分为异体线粒体移植和自体线粒体移植。异体线粒体移植使胚胎具有 3 套基因组——父母的基因组和供者的线粒体基因组,存在伦理争议;自体线粒体移植是将患者自体其他细胞来源的线粒体移植到卵母细胞内,伦理争议小。通常采取高速离心法分离制备线粒体,悬浮于 10%HSA1020 培养液,移植准备工作同 ICSI,移植到每个卵母细胞的液体约是细胞体积的 1%,约 3 000 个线粒体。

自体线粒体移植的供体细胞,有多种选择。①颗粒细胞:是最早被用于自体线粒体移植的供体细胞。2001 年中国台湾学者 Tzeng 等在国际学术年会上首次报道使用自体颗粒细胞线粒体进行卵母细胞线粒体移植,并成功获得妊娠。②卵巢皮质细胞:2015 年 Oktay 等对 10 例反复种植失败的患者通过腹腔镜取得卵巢皮质,再利用单克隆抗体 anti-DDX 及荧光激活进行分类筛选,筛选得到的卵母细胞通过离心获得线粒体,再通过 ICSI 技术将这些线粒体注射到卵母细胞中(自体线粒体移植),最终 4 例获得临床妊娠。③卵巢干细胞:加拿大 OvaScience 报道使用患者自体卵巢干细胞线粒体进行卵母细胞线粒体移植,成功诞下第一位"干细胞婴儿"。④骨髓间充质干细胞:2018 年方丛等报道了首例应用自体骨髓间充质干细胞来源的线粒体移植入卵母细胞,显著改善了患者卵母细胞质量和胚胎质量,并成功分娩活产男婴。⑤其他组织来源的多能干细胞及诱导型多能干细胞(induced pluripotent stem cells,iPS)。动物实验研究从自体肝脏或脂肪组织来源的干细胞提取线粒体,再移植入高龄小鼠卵母细胞,该卵母细胞受精形成胚胎并显著提高其发育潜能。2017 年,王元芬等报道临床首例自体脂肪间充质干细胞线粒体移植的体外研究,发现移植后的胚胎 mtDNA 拷贝数增加,且不具有致瘤风险,不存在免疫排斥。通过比较多种干细胞,发现人类卵原干细胞具有显著促进卵母细胞能量生成的作用,但卵原干细胞所在的卵巢皮质组织的来源受限。2021 年,Zhang 等将 iPS 来源的线粒体移植入高龄小鼠卵母细胞,可有效提高高龄小鼠卵母细胞质量、胚胎发育潜能和种植率,改善 IVF 结局。

(五)线粒体移植的临床应用实例

1990 年,Ato 等首次提出,卵母细胞线粒体移植技术可应用于预防 mtDNA 突变引起的线粒体疾病的子代遗传;2015 年英国批准去核卵母细胞供体在线粒体疾病治疗的应用。虽然有些国家禁止辅助生殖临床实施卵母细胞线粒体移植技术,但印度、新加坡、德国等国家已经批准临床开展此项技术;大多数国家目前允许开展经过伦理审查批准的临床试验性治疗,尚不作为临床辅助生殖技术的常规应用项目。

1. 相关临床应用案例 2003 年,中国内地学者孔令红等报道经自体颗粒细胞线粒体移植的双胎儿出生。该例患者 37 岁,卵巢反应好,但卵母细胞碎片多、胚胎质量差,2 次移植失败。在其第 3 个促排卵周期取得 10 枚卵母细胞,9 枚成熟,其中 4 枚常规 ICSI 授精,另 5 枚行自体颗粒细胞线粒体移植和 ICSI 授精,线粒体移植的胚胎有 4 枚成功受精,并且胚胎质量显著改善,移植 3 枚胚胎获得 3 胎妊娠,其中 1 胎在妊娠 5 周停止发育,其余双胎发育正常,成功分娩 2 个发育正常的新生儿。2004 年,该团队报道 18 例自体颗粒细胞线粒体移植到 IVF 反复妊娠失败的高龄患者的卵母细胞,发现自体颗粒细胞线粒体移植可显著提高患者的囊胚形成率,其中 7 例获得临床妊娠。临床研究分析卵母细胞线粒体移植的效果及影响因素,可能与卵母细胞的质量、颗粒细胞的质量以及技术操作有关。例如,一些有明显发育缺陷的卵母细胞在线粒体移植后没有效果,包括卵细胞质内有黑颗粒区、有大极体或小极体的卵细胞、透明带间隙过大、卵细胞形态不规则、卵细胞膜失去韧性穿刺注射后不能恢复或卵母细胞膜脆性过大等。

2. 线粒体移植技术的适应证 有学者提出卵母细胞线粒体移植技术的适应证,可作为临床参考。

(1)mtDNA 突变或缺失导致的线粒体疾病:目前已知 700 多种 mtDNA 突变,如 ND5 基因 G13513A 点突变,导致线粒体脑肌病、乳酸中毒和反复卒中样脑部损害。Δ mtDNA 4977 与线粒体疾病有关,并随着年龄的增长而积累。目前认为 mtDNA 4 977bp 片段的缺失与生殖衰老相关,在高龄女性卵母细胞中可观察到 Δ mtDNA 4977 突变频率增加。

(2)卵母细胞线粒体功能障碍:适用人群包括高龄、卵巢反应低下和反复种植失败等患者。原始生殖细胞中线粒体数量<10 个,成熟的卵母细胞中线粒体数量增至 1×10^6 个以上。每个卵母细胞线粒体通常含有 1~2 拷贝的 mtDNA,成熟卵母细胞含有 10^5 以上拷贝的 mtDNA。对 mtDNA 突变动物模型的研究显示出动物早衰,特别是卵巢衰老。携带 mtDNA 聚合酶 γ 的 mtDNA 突变体小鼠表现出与 mtDNA 突变负荷相关的卵巢储备功能下

降,提前出现生育力减退。高龄卵母细胞 mtDNA 拷贝数下降;即便 mtDNA 拷贝数无明显减少,mtDNA 包含更多的突变和缺失,从而导致受精率降低、胚胎发育异常和反复流产等。

(六)线粒体移植的安全性和伦理问题

1. **卵母细胞线粒体移植的安全性问题** ①线粒体异质性:正常胚胎的线粒体来源于母体,具有均一性。移植异体线粒体的卵母细胞形成的胚胎含有两个来源的线粒体,具有异质性(0~80%),后代仍然有发生代谢综合征和线粒体疾病的风险。从长远来看,线粒体异质性给子代健康带来的问题需要重视。比较而言,自体线粒体移植可避免引入第三方遗传物质,具备更好的临床应用前景。②技术存在风险:PNT 和 MST 技术涉及卵母细胞和受精卵重构,存在细胞核和纺锤体损伤的潜在风险。2001 年 Cummins 指出,试图通过细胞质移植改善异常卵母细胞或胚胎可能造成核质相互作用不协调,甚至可能导致无法预期的、更复杂的结局。③有效性仍受质疑:2018 年 Labarta 等单中心、三盲、随机对照研究,入组 59 例平均年龄为(36.3 ± 3.6)岁的患者(体重指数<30kg/m², 抗米勒管激素 ≥4pmol/L,既往获 ≥5 枚成熟卵母细胞、胚胎质量差),56 例经促性腺激素释放激素拮抗剂方案获成熟卵母细胞 503 枚,其中 253 枚进行线粒体移植(自体卵巢皮质取材),研究中期分析显示线粒体移植组受精率、囊胚形成率、胚胎整倍体率、mtDNA 含量和移植胚胎的累积活产率等均与非线粒体移植治疗组相似,即线粒体移植并未改善这类患者的临床结局,研究因此被终止。

2. **卵母细胞线粒体移植的伦理问题** ①第三方基因组:异体线粒体移植使胚胎具有 3 套基因组 DNA,即母亲卵母细胞细胞核基因组、受精精子(父亲)细胞核基因组、供体 mtDNA 的第三方基因组(线粒体供体)。如何判定婴儿的血缘关系成为一大问题,如果还存在供精或者供卵,情况更为复杂。该技术在医学伦理上存在巨大和广泛争议,包括父母认定、家庭价值、供者风险、社会公义和宗教因素等方面。为预防严重线粒体缺陷相关疾病的子代遗传,2015 年英国人类受精和胚胎学管理局批准成立了线粒体捐赠机构;2016 年美国专家小组提出,要遵守接受线粒体捐赠者只能生育男婴这一准则。线粒体捐赠者的 DNA 量实际占子代 DNA 总量<0.1%,不考虑捐赠者为第二位母亲是合理的,但是需要在法律层面规范线粒体捐赠和卵母细胞线粒体移植技术。②技术上的不足:自体线粒体移植可降低 mtDNA 突变的风险,技术改进及其安全性仍需进一步基础实验研究和动物模型的验证。③子代的长期安全性:现有数据表明,通过 MST 技术出生子代的线粒体变异均来自供者,而非生物学母亲,提示可能存在供者线粒体发生遗传缺陷的风险。所以,子代的长期健康仍需要持续跟踪。

线粒体是细胞活动的"能量工厂",对卵母细胞成熟、受精及胚胎早期发育都具有重要作用,高龄女性卵母细胞老化及胚胎质量低下与线粒体结构和功能障碍有关。卵母细胞线粒体移植可改善卵细胞质量和胚胎发育潜能,但其有效性、安全性仍需进一步验证,需要循证医学证据及基础的研究,也需要深入探讨其伦理问题。

八、干细胞诱导卵母细胞生成 + 改善卵母细胞质量

(一)干细胞概述

1. **干细胞的来源和分类** 干细胞(stem cells,SCs)是指一类具有自我复制、更新能力,具有多向分化潜能,可在一定的条件下被诱导分化为组织/器官特异细胞的细胞。自我更新、多向分化潜能是干细胞最重要的两个特征。干细胞通过自我更新维持干细胞的特性,其生长方式有两种:一种是对称分裂,形成两个相同的子代干细胞;另一种是非对称分裂,分裂后一个子细胞仍维持干细胞特征,另一个子细胞不可逆地分化形成功能专一的终末细胞,非对称分裂主要由于调节分化蛋白在母细胞质中不均匀分配所致。干细胞的种类很多,主要分类如下:

4

（1）根据干细胞发育阶段及细胞来源：可以将干细胞分为胚胎干细胞（embryonic stem cells，ESCs）和成体干细胞（adult stem cells，ASCs）。ESCs来源于囊胚内细胞团（inner cell mass，ICM），是一类高度未分化细胞，在一定诱导条件下可分化为内、中、外三个胚层来源的各种体细胞及生殖细胞。ASCs存在于成年动物的多种组织和器官中，在特定条件下可按一定程序分化形成终末功能细胞，在维持组织和器官的生长和衰老动态平衡中发挥重要作用。

（2）根据干细胞的发育潜能：可将干细胞划分为：①全能干细胞（totipotent stem cells，TSCs）：可分化为机体内所有类型细胞，甚至形成一个复杂的有机体；目前认为真正的全能干细胞仅包括受精卵、早期卵裂球细胞。②多能干细胞（pluripotent stem cells，PSCs）：可分化为动物体内多种细胞类型，但不能发育成为完整个体；③亚多能干细胞（multipotent stem cells，MuSCs）；④单能干细胞（unipotent stem cells，USCs）等4类。

一般认为ESCs以及诱导多能干细胞（induced pluripotent stem cells，iPSCs）；通过重编程已分化的成体细胞获得的一类细胞，具有与ESCs类似特征及功能，属于多能干细胞。MuSCs能分化成特定组织/器官的特定族群细胞；一般认为大多数MuSCs只能向特定胚层的细胞分化。USCs仅能分化为单一类型细胞，且自我更新能力有限，如大脑中的神经干细胞。

2. 干细胞的研究简史 一般认为，"干细胞"概念，最早出现在Wilson于1869年所著的《发育和遗传中的细胞》（*The Cell in Development and Inheritance*）。其中的"干"，引申自"树干"，比喻干细胞可像树干一样长出次级枝干、花、叶。20世纪60年代，加拿大科学家Mc-Culloch和Till首先发现并命名了造血干细胞，为骨髓移植治疗白血病奠定了基础。同时期，Kleinsmith和Pierce发现并证实胚胎癌细胞（embryonic carcinoma cells，ECCs）为一种干细胞，ECCs在体外诱导条件下可分化为

三胚层来源的各种细胞，虽然ECCs的致瘤性限制其应用，但使科学家们认识到干细胞具有种系嵌合能力。

1969年，Edwards等人建立了卵细胞体外成熟技术。1978年，第一例试管婴儿诞生，为治疗不孕不育开创了划时代新疗法，同时也为分离具有种系嵌合能力的胚胎干细胞提供了基础。1981年，Evans和Kaufman建立了首株具有体内、体外三胚层分化能力的小鼠胚胎干细胞（mouse embryonic stem cells，mESCs）系。此后Nagy等通过四倍体补偿方法首次证实由囊胚内细胞团建立的ESCs具有发育成完整个体的能力。至此，干细胞被确定为一类具有自我更新能力和分化潜能的细胞，此后基于mESC的基础研究、动物研究获得快速发展。

1998年，Thomson团队分离人囊胚期胚胎内细胞建立了第一株人类胚胎干细胞系，并证实其具有多能干细胞特征；同年，Shamblott团队从早期流产胚胎中建立第一株人胚胎生殖细胞系，同样证实其具有多能干细胞特征。此后，基于胚胎干细胞的基础研究、临床前研究获得迅猛发展，一些临床研究也得到开展，例如证实hESCs来源的多巴胺神经细胞移植可改善灵长类帕金森病症状，hESCs来源的视网膜色素上皮细胞移植可明显提高视网膜黄斑性病变患者的视力。

利用早期胚胎、流产胚胎建立干细胞株涉及伦理争议，一些国家甚至禁止人胚胎干细胞的研究。体细胞重编程技术的出现，帮助多能干细胞临床应用彻底摆脱了伦理争议：日本Yamanaka团队利用转基因方法，于2016年、2017年分别将小鼠成纤维细胞、人成纤维细胞在体外培养条件下转变/重编程为具有多向分化潜能的iPSCs。Yamanaka的重大贡献，使其获得2012年诺贝尔生理学或医学奖。人iPSCs的获得，为医药研发提供了新的工具，也预示个体化治疗成为可能。此后，科学家们致力于提高重编程效率并降低重编程带来的致瘤风险，Hanna团队简化了重编程体系，我国邓宏魁教授团队则建立了完全由化学小分子诱导的重编

程体系。目前,利用 iPSC 诱导分化获得特定功能细胞,继而开展药物筛选或疾病治疗的研究方兴未艾,例如日本科学家 2014 年已开展利用 iPSC 来源的视网膜色素上皮细胞移植治疗视网膜黄斑性病变临床研究,我国科学家 2020 年开展利用 iPSC 来源的心肌细胞治疗心脏疾病临床研究。

除了人类胚胎和重编程来源的多能干细胞之外,科学家们受到克隆羊多利成功的鼓舞,还尝试利用人体细胞核移植方法获得克隆胚胎进而建立胚胎干细胞株,Tachibana 团队 2013 年成功建立了第一株克隆的 hESCs。

不过,目前在临床应用上走得更远的是成体干细胞。造血干细胞是第一种成功应用于临床——移植治疗白血病的成体干细胞,这一创举 1990 年被授予了诺贝尔生理学或医学奖。间充质干细胞(mesenchymal stem cells,MSCs)是一类具有广阔应用前景的成体干细胞,可从骨髓、脂肪、新生儿附属物(羊膜、脐带、胎盘)、牙髓等组织中分离获得。MSCs 可分泌数十种细胞因子,具有免疫调节、改善微环境、促再生等功能,在风湿性关节炎、糖尿病、系统性红斑狼疮、银屑病、肺部疾病、生殖障碍疾病等疾病的治疗上已初步显示安全、有效。截至 2023 年 12 月,国外已批准上市间充质干细胞药物 21 款,国内在进行 I / II 期临床试验的间充质干细胞药物共 51 项。

3. 干细胞应用的临床意义　当前干细胞研究承载着发育生物学、细胞生物学、遗传学和基因组学等多基础学科的基本科学问题,同时也是医学转化研究和临床应用研究的前沿。干细胞治疗将成为手术、化学药物、抗体药物之外的新型治疗手段,包括细胞、组织、类器官、器官替代治疗,以及干细胞衍生物(培养上清、外泌体)治疗,将成为许多疾病的首选治疗方案。

目前世界各国均大力支持干细胞研究,我国也非常重视,2015 年始更是由国家主导启动了干细胞研究专项。我国科学家发表论文数量、质量以及申请的专利数逐年攀升,干细胞研究水平和知名度也逐步提高。基于多年积累,目前已经进入临床转化的快车道,国家医药管理部门也相继出台了系列文件,并于 2018 年 6 月份重启了干细胞药物的临床注册申请。目前我国干细胞药物研发、生产已走上了规范化发展道路,在细胞生物学、发育生物学、生物医药领域具有重大研究价值和临床应用价值,已成为生物学研究的焦点领域。

(二)干细胞和卵母细胞的研究

1. 多能干细胞诱导分化为卵母细胞　据 2019 年《卵子捐赠与供 / 受卵相关问题的专家共识》,我国每年寻求辅助生殖治疗的不孕女性中,有上万患者需要赠卵助孕完成生育难题,但每年能够获得赠卵的患者仅有数百人。理论上,人类 PSCs 在体外诱导条件下,可重现体内生殖细胞发育过程,分化、成熟成为具有功能的卵母细胞;实践中,目前已能体外诱导小鼠 PSCs 获得减数分裂后期卵母细胞、体外诱导人类 PSC 获得减数分裂前期卵母细胞。将来若能突破技术瓶颈,将人类诱导多能干细胞(hiPSCs)分化为成熟卵母细胞,将同时解决卵子来源问题以及亲子伦理问题,帮助需要赠卵助孕患者获得满意临床结局(图 4-16)。

2. 间充质干细胞及其衍生物改善卵母细胞质量

(1)间充质干细胞(mesenchymal stem cells,MSCs):属于亚多能干细胞,是一类目前已进入临床应用阶段的干细胞。MSCs 起源于中胚层,最早从骨髓中分离获得,目前主要包括骨髓间充质干细胞(bone-marrow mesenchymal stem cells,BMSCs)、人脐带间充质干细胞(umbilical cord mesenchymal stem cells,UCMSCs)、脂肪间充质干细胞(adipose-derived mesenchymal stem cells,ADMSCs)、人羊膜间充质干细胞(amnion-derived mesenchymal stem cells,AMSCs),随着研究进展,目前已经从非常多的组织中分离获得 MSCs,例如乳汁、牙髓、经血、外周血、肌肉、胎盘、羊水等。

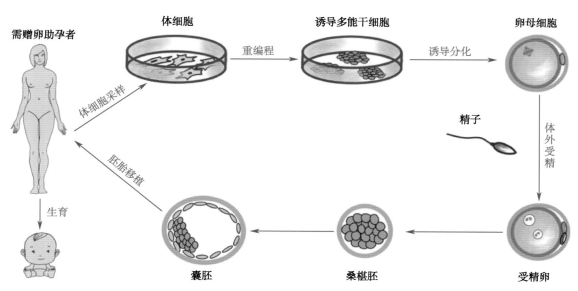

图 4-16 诱导多能干细胞分化为卵母细胞

MSCs 能自我复制、自我更新,能分泌大量细胞因子,具有多向分化潜能,在一定诱导条件下能分化为脂肪细胞、骨细胞以及软骨细胞。MSCs 鉴定标准包括三个指标:①在正常培养时具有黏附塑料培养容器的能力,贴壁生长成纤维状;②高表达 CD105、CD73、CD90(≥95%),不表达造血干细胞的特异表面标记,如 CD11b、CD19、CD49、CD34、CD45、CD79a、HLA-DR;③体外诱导条件下具有向脂肪细胞、成骨细胞和成软骨细胞分化能力。

(2)间充质干细胞的临床研究:MSCs 的优势:①来源广泛,取材无损或损伤较小;②受伦理限制较少,可进行自体或异体移植;③具有强大的自分泌和旁分泌功能,可分泌大量生物活性物质,在组织修复中起到营养支持(改善微环境)和免疫调节作用。目前,MSCs 已广泛应用于退行性疾病(包括卵巢功能减退)、免疫疾病、代谢疾病以及创面等治疗研究,且国外批准上市的干细胞药物绝大多数为 MSCs,我国批准进行临床试验的干细胞药物 90% 以上为 MSCs。

(3)间充质干细胞对卵母细胞质量的改善:人们很早就发现,人类干细胞可以明显延缓组织细胞的衰老进程。在辅助生殖领域,干细胞能否作为有效改善人类生殖功能的新型因子,受到越来越多

的学者和临床工作者的关注。研究显示:①从月经血中分离的人类子宫内膜干细胞(HuMenSCs)移植后,可显著提高卵巢功能早衰(POF)模型小鼠体内卵泡发育相关 AMH、E_2、inhibin α/β 以及 FSHR 的水平,同时卵巢重量、卵泡数量显著提高;②静脉注射人类脐带间充质干细胞(UCMSCs),可显著降低 POF 模型小鼠卵丘细胞的凋亡率,提高 AMH、E_2 水平,同时卵泡数目显著增加;③脂肪来源干细胞(ADSCs)移植也可有效恢复 POF 模型小鼠的生殖功能,提高性激素水平、卵泡数及排卵数,同时降低颗粒细胞凋亡率;④羊膜间充质干细胞(AMSCs)明显改善高龄小鼠血清 AMH 水平、卵泡数、囊胚形成率、产仔数。

这些研究中的干细胞示踪实验显示,MSCs 并没有直接分化为卵细胞,推测 MSCs 分泌的细胞因子、生长激素等因子改善了全身和卵巢微环境,从而改善了卵母细胞的质量。在实际应用中,除体内直接移植 MSCs 之外,还可注射 MSCs 培养上清或培养上清的组分(外泌体),或利用 MSCs 培养上清或培养上清的组分(外泌体)体外与卵母细胞在 IVM 体系中进行共培养改善卵母细胞质量(图 4-17)。

3. 干细胞线粒体置换改善卵母细胞质量 卵母细胞质量决定着受精和早期胚胎发育潜能,在卵母细胞成熟过程中,大量的线粒体被复制出来,功

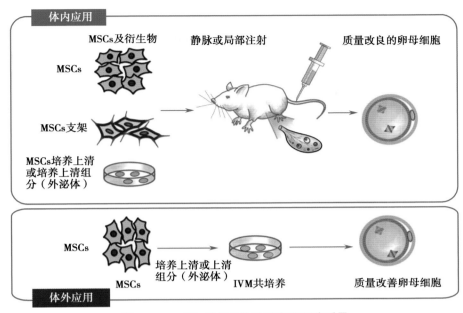

图 4-17　MSCs 及衍生物改善卵母细胞质量

能和空间分布正常的线粒体是受精以及后续胚胎发育的关键。在小鼠实验中,有研究发现向质量低下的卵母细胞中注入功能正常的线粒体,所形成的胚胎碎片减少,植入率升高。高龄 DOR 卵母细胞中观察到由于线粒体 DNA(mtDNA)拷贝数减少和 mtDNA 突变率增加所导致的线粒体功能障碍。功能不足的线粒体会造成卵母细胞受精率低下、胚胎发育不良、自然流产率增加以及出生缺陷发生。已有报道提出线粒体移植可增强线粒体功能,进而改善高龄卵母细胞质量。干细胞,特别是发育时间较短的多能干细胞以及围产组织来源的间充质干细胞(UCMSCs,AMSCs)中所含线粒体功能强、遗传变异风险低,是较理想的线粒体置换疗法线粒体来源,预计可能改善线粒体功能障碍女性卵母细胞质量(图 4-18)。

干细胞来源线粒体改善卵母细胞质量

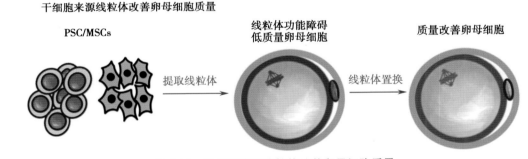

图 4-18　干细胞来源线粒体改善卵母细胞质量

（三）展望

干细胞具有自我更新能力及多向分化潜能,在细胞生物学、发育生物学、生物医药领域具有重大研究价值和临床应用价值。在生殖领域,若将来能够攻克 PSC 分化为成熟卵母细胞/精子技术瓶颈,则无卵/无精导致的不孕不育将成为历史;而充分利用 MSCs 的抗氧化、促再生能力,则可有效改善卵母细胞质量,进而改善临床结局。MSCs 的另外一大功能为免疫调节,随着研究的深入,预计在治疗免疫失衡导致的不孕不育领域,MSCs 也将发挥重要作用。干细胞来源的线粒体伦理争议小,预计干细胞在治疗线粒体功能障碍导致的卵母细胞质量低下方面也将具有重大临床应用价值。

（张　园　王　琳　舒　黎　冒韵东　颜军昊　吴　畏　吴春香　侯　振　崔毓桂　覃莲菊）

参考文献

1. 胡琳莉, 黄国宁, 孙海翔, 等. 促排卵药物使用规范 (2016). 生殖医学杂志, 2017, 26 (4): 302-307.

2. 张巧利, 贾婵维, 周丽颖, 等. 2018 SOGC 多囊卵巢综合征诱导排卵实践指南 (No. 362) 解读. 中华生殖与避孕杂志, 2020, 40 (8): 695-700.

3. 中华医学会妇产科学分会内分泌学组及指南专家组. 多囊卵巢综合征中国诊疗指南. 中华妇产科杂志, 2018, 53 (1): 2-6.

4. 张巧利, 贾婵维, 马延敏, 等. ASRM 不明原因不孕症的循证治疗指南 (2020 版) 解读. 实用妇科内分泌电子杂志, 2021, 8 (5): 1-9.

5. 杨一华, 黄国宁, 孙海翔, 等. 不明原因不孕症诊断与治疗中国专家共识. 生殖医学杂志, 2019, 28 (9): 984-992.

6. 刘平. 黄体的形成与黄体功能不全的发生机制. 中国实用妇科与产科杂志, 2021, 37 (4): 412-414.

7. GOVERNINI L, LUONGO FP, HAXHIU A, et al. Main actors behind the endometrial receptivity and successful implantation. Tissue Cell, 2021, 73: 101656.

8. STEINER N, RUITER-LIGETI J, FRANK R, et al. Do oral ovulation induction agents offer benefits in women 38 to 43 years of age undergoing insemination cycles ? Eur J Obstet Gynecol Reprod Biol, 2021, 258: 273-277.

9. DANHOF NA, WANG R, VAN WELY M, et al. IUI for unexplained infertility-a network meta-analysis. Hum Reprod Update, 2020, 26 (1): 1-15.

10. DE GEYTER C, CALHAZ-JORGE C, KUPKA MS, et al. ART in Europe, 2014: results generated from European registries by ESHRE: The European IVF-monitoring Consortium (EIM) for the European Society of Human Reproduction and Embryology (ESHRE). Hum Reprod, 2018, 33 (9): 1586-1601.

11. BAI F, WANG DY, FAN YJ, et al. Assisted reproductive technology service availability, efficacy and safety in mainland China: 2016. Hum Reprod, 2020, 35 (2): 446-452.

12. COHLEN B, BIJKERK A, VAN DER POEL S, OMBELET W. IUI: review and systematic assessment of the evidence that supports global recommendations. Hum Reprod Update, 2018, 24 (3): 300-319.

13. GEISLER ME, LEDWIDGE M, BERMINGHAM M, et al. Intrauterine insemination-No more Mr. N. I. C. E. guy ? Eur J Obstet Gynecol Reprod Biol, 2017, 210: 342-347.

14. OSMANLıOĞLU Ş, ŞÜKÜR YE, TOKGÖZ VY, et al. Intrauterine insemination with ovarian stimulation is a successful step prior to assisted reproductive technology for couples with unexplained infertility. J Obstet Gynaecol, 2022, 42 (3): 472-477.

15. SOMIGLIANA E, VIGANÒ P, BENAGLIA L, et al. Ovarian stimulation and endometriosis progression or recurrence: a systematic review. Reprod Biomed Online, 2019, 38 (2): 185-194.

16. FRANIK S, ELTROP SM, KREMER JA, et al. Aromatase inhibitors (letrozole) for subfertile women with polycystic ovary syndrome. Cochrane Database Syst Rev, 2018, 5 (5): CD010287.

17. CANTINEAU AE, RUTTEN AG, COHLEN BJ. Agents for ovarian stimulation for intrauterine insemination (IUI) in ovulatory women with infertility. Cochrane Database Syst Rev, 2021, 11 (11): CD005356.

18. HANSEN KR. Gonadotropins with intrauterine insemination for unexplained infertility-time to stop ? Fertil Steril, 2020, 113 (2): 333-334.

19. DANHOF NA, VAN WELY M, REPPING S, et al. Gonadotrophins or clomiphene citrate in couples with unexplained infertility undergoing intrauterine insemination: a cost-effectiveness analysis. Reprod Biomed Online, 2020, 40 (1): 99-104.

20. RAKIC L, KOSTOVA E, COHLEN BJ, et al. Double versus single intrauterine insemination (IUI) in stimulated cycles for subfertile couples. Cochrane Database Syst Rev, 2021, 7 (7): CD003854.

21. 黄荷凤, 陈子江, 刘嘉茵, 等. 生殖医学. 北京: 人民卫生出版社, 2021.

22. 黄荷凤. 实用人类辅助生殖技术. 北京: 人民卫生出版社, 2018.

23. 梁晓燕. 辅助生殖临床技术: 实践与提高. 北京: 人民卫生出版社, 2018.

24. CARVALHO F, COONEN E, GOOSSENS V, et al. ESHRE PGT Consortium good practice recommendations for the organisation of PGT. Human Reproduction Open, 2020, 2020 (3): hoaa021.

25. 中国医师协会生殖医学专业委员会, 单基因病胚胎着床前遗传学检测专家共识. 中华生殖与避孕杂志, 2021, 41 (6): 477-485.

26. 胚胎植入前遗传学诊断/筛查专家共识编写组. 胚胎植入前遗传学诊断/筛查技术专家共识. 中华医学遗传学杂志, 2018, 35 (2): 151-155.

27. CORNELISSE S, ZAGERS M, KOSTOVA E, et al. Preimplantation genetic testing for aneuploidies (abnormal number of chromosomes) in in vitro fertilisation. The Cochrane Database of Systematic Reviews, 2020, 9 (9): CD005291.

28. YAN J, QIN Y, ZHAO H, et al. Live Birth with or without Preimplantation Genetic Testing for Aneuploidy. The New England journal of medicine, 2021, 385 (22): 2047-2058.

29. WU Q, LI H, ZHU Y, et al. Dosage of exogenous gonadotropins is not associated with blastocyst aneuploidy or live-birth rates in PGS cycles in Chinese women. Human reproduction (Oxford, England), 2018, 33 (10): 1875-1882.

30. IRANI M, CANON C, ROBLES A, et al. No effect of ovarian stimulation and oocyte yield on euploidy and live birth rates: an analysis of 12 298 trophectoderm biopsies. Human Reproduction (Oxford, England), 2020, 35 (5): 1082-1089.

31. MCCULLOH DH, ALIKANI M, NORIAN J, et al. Controlled ovarian hyperstimulation (COH) parameters associated with euploidy rates in donor oocytes. Eur J Med Genet, 2019, 62 (8): 103707.

32. CHEN C. Pregnancy after human oocyte cryopreservation. Lancet, 1986, 1 (8486): 884-6.

33. EUROPEAN IVF-MONITORING CONSORTIUM (EIM) FOR THE EUROPEAN SOCIETY OF HUMAN REPRODUCTION AND EMBRYOLOGY (ESHRE), WYNS C, DE GEYTER C, et al. ART in Europe, 2017: results generated from European registries by ESHRE. Hum Reprod Open, 2021, 2021 (3): hoab026.

34. EUROPEAN IVF-MONITORING CONSORTIUM (EIM) FOR THE EUROPEAN SOCIETY OF HUMAN REPRODUCTION AND EMBRYOLOGY (ESHRE), WYNS C, BERGH C, et al. ART in Europe, 2016: results generated from European registries by ESHRE. Hum Reprod Open, 2020, 2020 (3): hoaa032.

35. 孙赟, 黄国宁, 孙海翔, 等. 卵子捐赠与供/受卵相关问题的中国专家共识. 生殖医学杂志, 2018, 27 (10): 932-939.

36. ETHICS AND PRACTICE COMMITTEES OF THE AMERICAN SOCIETY FOR REPRODUCTIVE MEDICINE. Updated terminology for gamete and embryo donors: directed (identified) to replace "known" and nonidentified to replace "anonymous": a committee opinion. Fertil Steril, 2022, 118 (1): 75-78.

37. ETHICS COMMITTEE OF THE AMERICAN SOCIETY FOR REPRODUCTIVE MEDICINE. Financial compensation of oocyte donors: an Ethics Committee opinion. Fertil Steril, 2021, 116 (2): 319-325.

38. ETHICS COMMITTEE OF THE AMERICAN SOCIETY FOR REPRODUCTIVE MEDICINE. Guidance regarding gamete and embryo donation. Fertil Steril, 2021, 115 (6): 1395-1410.

39. ETHICS COMMITTEE OF THE AMERICAN SOCIETY FOR REPRODUCTIVE MEDICINE. Repetitive oocyte donation: a committee opinion. Fertil Steril, 2020, 113 (6): 1150-1153.

40. VAUGHAN S, COWARD JI, BAST RC JR, et al. Rethinking ovarian cancer: recommendations for improving outcomes. Nat Rev Cancer, 2011, 11 (10): 719-725.

41. WANG X, WU SP, DEMAYO FJ. Hormone dependent uterine epithelial-stromal communication for pregnancy support. Placenta, 2017, 60 (Suppl 1): S20-S26.

42. LESSEY BA, YOUNG SL. What exactly is endometrial receptivity? Fertil Steril, 2019, 111 (4): 611-617.

43. ASHARY N, TIWARI A, MODI D. Embryo Implantation: War in Times of Love. Endocrinology, 2018, 159 (2): 1188-1198.

44. ASHARY N, TIWARI A, MODI D. Embryo Implantation: War in Times of Love. Endocrinology, 2018, 159 (2): 1188-1198.

45. WU F, MAO D, LIU Y, et al. Localization of Mucin 1 in endometrial luminal epithelium and its expression in women with reproductive failure during implantation window. J Mol Histol, 2019, 50 (6): 563-572.

46. YE X, HAMA K, CONTOS JJ, et al. LPA3-mediated lysophosphatidic acid signalling in embryo implantation and spacing. Nature, 2005, 435 (7038): 104-108.

47. LU Q, SUN D, SHIVHARE SB, et al. Transforming Growth Factor (TGF) β and Endometrial Vascular Maturation. Front Cell Dev Biol, 2021, 9: 640065.

48. KALAKOTA NR, GEORGE LC, MORELLI SS, et al. Towards an Improved Understanding of the Effects of Elevated Progesterone Levels on Human Endometrial Receptivity and Oocyte/Embryo Quality during Assisted Reproductive Technologies. Cells, 2022, 11 (9): 1405.

49. GHOBARA T, GELBAYA TA, AYELEKE RO. Cycle regimens for frozen-thawed embryo transfer. Cochrane Database Syst Rev, 2017, 7 (7): CD003414.

50. AGHA-HOSSEINI M, HASHEMI L, ALEYASIN A, et al. Natural cycle versus artificial cycle in frozen-thawed embryo transfer: A randomized prospective trial. Turk J Obstet Gynecol, 2018, 15 (1): 12-17.

51. MAHESHWARI A, PANDEY S, AMALRAJ RAJA

E, et al. Is frozen embryo transfer better for mothers and babies？Can cumulative meta-analysis provide a definitive answer？Hum Reprod Update, 2018, 24 (1): 35-58.

52. ZAAT T, ZAGERS M, MOL F, et al. Fresh versus frozen embryo transfers in assisted reproduction. Cochrane Database Syst Rev, 2021, 2 (2): CD011184.

53. SITES CK, WILSON D, BARSKY M, et al. Embryo cryopreservation and preeclampsia risk. Fertil Steril, 2017, 108 (5): 784-790.

54. LAMBALK CB, BANGA FR, HUIRNE JA, et al. GnRH antagonist versus long agonist protocols in IVF: a systematic review and meta-analysis accounting for patient type. Hum Reprod Update, 2017, 23 (5): 560-579.

55. TANNUS S, BURKE Y, MCCARTNEY CR, et al. GnRH-agonist triggering for final oocyte maturation in GnRH-antagonist IVF cycles induces decreased LH pulse rate and amplitude in early luteal phase: a possible luteolysis mechanism. Gynecol Endocrinol, 2017, 33 (9): 741-745.

56. OVARIAN STIMULATION TEGGO, BOSCH E, BROER S, et al. ESHRE guideline: ovarian stimulation for IVF/ICSI†. Hum Reprod Open, 2020, 2020 (2): hoaa009.

57. SIGHINOLFI G, SUNKARA SK, LA MARCA A. New strategies of ovarian stimulation based on the concept of ovarian follicular waves: From conventional to random and double stimulation. Reprod Biomed Online, 2018, 37 (4): 489-497.

58. CARDOSO MCA, EVANGELISTA A, SARTORIO C, et al. Can ovarian double-stimulation in the same menstrual cycle improve IVF outcomes？JBRA Assist Reprod, 2017, 21 (3): 217-221.

59. HASHIMOTO T, KOIZUMI M, DOSHIDA M, et al. Efficacy of the endometrial receptivity array for repeated implantation failure in Japan: A retrospective, two-centers study. Reprod Med Biol, 2017, 16 (3): 290-296.

60. PATEL JA, PATEL AJ, BANKER JM, et al. Personalized Embryo Transfer Helps in Improving In vitro Fertilization/ICSI Outcomes in Patients with Recurrent Implantation Failure. J Hum Reprod Sci, 2019, 12 (1): 59-66.

61. RIESTENBERG C, KROENER L, QUINN M, et al. Routine endometrial receptivity array in first embryo transfer cycles does not improve live birth rate. Fertil Steril, 2021, 115 (4): 1001-1006.

62. COZZOLINO M, DÍAZ-GIMENO P, PELLICER A, et al. Use of the endometrial receptivity array to guide personalized embryo transfer after a failed transfer attempt was associated with a lower cumulative and per transfer live birth rate during donor and autologous cycles. Fertil Steril, 2022, 118 (4): 724-736.

63. RAFF M, JACOBS E, VOORHIS BV. End of an endometrial receptivity array？Fertil Steril, 2022, 118 (4): 737.

64. PRACTICE COMMITTEE OF THE AMERICAN SOCIETY FOR REPRODUCTIVE MEDICINE. Fertility preservation in patients undergoing gonadotoxic therapy or gonadectomy: a committee opinion. Fertil Steril, 2019, 112 (6): 1022-1033.

65. ESHRE GUIDELINE GROUP ON FEMALE FERTILITY PRESERVATION; ANDERSON RA, AMANT F, et al. ESHRE guideline: female fertility preservation. Hum Reprod Open, 2020, 2020 (4): hoaa052.

66. OKTAY K, HARVEY BE, PARTRIDGE AH, et al. Fertility Preservation in Patients With Cancer: ASCO Clinical Practice Guideline Update. J Clin Oncol, 2018, 36 (19): 1994-2001.

67. DONNEZ J, DOLMANS MM. Fertility preservation in women. N Engl J Med, 2017, 377 (17): 1657-1665.

68. 中国妇幼保健协会生育力保存专业委员会. 女性生育力保存临床实践中国专家共识. 中华生殖与避孕杂志, 2021, 41 (5): 383-391.

69. 中华医学会生殖医学分会. 生育力保存中国专家共识. 生殖医学杂志, 2021, 30 (9): 1129-1134.

70. SHAPIRA M, RAANANI H, BARSHACK I, et al. First delivery in a leukemia survivor after transplantation of cryopreserved ovarian tissue, evaluated for leukemia cells contamination. Fertil Steril, 2018, 109 (1): 48-53.

71. COBO A, GARCÍA-VELASCO JA, REMOHÍ J, et al. Oocyte vitrification for fertility preservation for both medical and nonmedical reasons. Fertil Steril, 2021, 115 (5): 1091-1101.

72. DOLMANS MM, VON WOLFF M, POIROT C, et al. Transplantation of cryopreserved ovarian tissue in a series of 285 women: a review of five leading European centers. Fertil Steril, 2021, 115 (5): 1102-1115.

73. TELFER EE, ANDERSEN CY. In vitro growth and maturation of primordial follicles and immature oocytes. Fertil Steril, 2021, 115 (5): 1116-1125.

74. 中国妇幼保健协会生育力保存专业委员会. 女性生育力保存临床实践中国专家共识. 中华生殖与避孕杂志, 2021, 41 (5): 383-391.

75. ESHRE GUIDELINE GROUP ON FEMALE FERTILITY PRESERVATION, ANDERSON RA, AMANT F, et al. ESHRE guideline: female fertility preservation. Hum Reprod Open, 2020, 2020 (4): hoaa052.

76. DONNEZ J, DOLMANS MM. Fertility Preservation in Women. N Engl J Med, 2017, 377 (17): 1657-1665.

77. COELLO A, PELLICER A, COBO A. Vitrification of human oocytes. Minerva Ginecol, 2018, 70 (4): 415-423.

78. 余兰, 杨晓葵, 兰永连, 等. 卵子冷冻在 IVF-ET 中应用的研究. 中国优生与遗传杂志, 2017, 25 (10): 101-102, 112.

79. TAYLAN E, OKTAY K. Fertility preservation in gynecologic cancers. Gynecol Oncol, 2019, 155 (3): 522-529.

80. TALAULIKAR VS, CONWAY GS, PIMBLETT A, et al. Outcome of ovarian stimulation for oocyte cryopreservation in women with Turner syndrome. Fertil Steril, 2019, 111 (3): 505-509.

81. LA MARCA A, MASTELLARI E. Fertility preservation for genetic diseases leading to premature ovarian insufficiency (POI). J Assist Reprod Genet, 2021, 38 (4): 759-777.

82. EUROPEAN IVF-MONITORING CONSORTIUM (EIM)‡FOR THE EUROPEAN SOCIETY OF HUMAN REPRODUCTION AND EMBRYOLOGY (ESHRE), WYNS C, BERGH C, et al. ART in Europe, 2016: results generated from European registries by ESHRE. Hum Reprod Open, 2020, 2020 (3): hoaa032.

83. EUROPEAN IVF-MONITORING CONSORTIUM (EIM) FOR THE EUROPEAN SOCIETY OF HUMAN REPRODUCTION AND EMBRYOLOGY (ESHRE), WYNS C, DE GEYTER C, et al. ART in Europe, 2017: results generated from European registries by ESHRE. Hum Reprod Open, 2021, 2021 (3): hoab026.

84. KAWWASS JF, MONSOUR M, CRAWFORD S, et al. Trends and outcomes for donor oocyte cycles in the United States, 2000-2010. JAMA, 2013, 310 (22): 2426-2434.

85. 孙赟, 黄国宁, 孙海翔, 等. 卵子捐赠与供/受卵相关问题的中国专家共识. 生殖医学杂志, 2018, 27 (10): 932-939.

86. GOLDMAN KN. Elective oocyte cryopreservation: an ounce of prevention? . Fertil Steril, 2018, 109 (6): 1014-1015.

87. BALKENENDE E, VAN ROOIJ FB, VAN DER VEEN F, et al. Oocyte or ovarian tissue banking: decision-making in women aged 35 years or older facing age-related fertility decline. Reprod Biomed Online, 2020, 41 (2): 271-278.

88. GOLDMAN RH, RACOWSKY C, FARLAND LV, et al. Predicting the likelihood of live birth for elective oocyte cryopreservation: a counseling tool for physicians and patients. Hum Reprod, 2017, 32 (4): 853-859.

89. FISCH B, ABIR R. Female fertility preservation: past, present and future. Reproduction, 2018, 156 (1): F11-F27.

90. SALAMA M, ANAZODO A, WOODRUFF TK. Preserving fertility in female patients with hematological malignancies: a multidisciplinary oncofertility approach. Ann Oncol, 2019, 30 (11): 1760-1775.

91. COHEN Y, ST-ONGE-ST-HILAIRE A, TANNUS S, et al. Decreased pregnancy and live birth rates after vitrification of in vitro matured oocytes. J Assist Reprod Genet, 2018, 35 (9): 1683-1689.

92. 马艺, 白符, 刘畅, 等. 推进卵子冷冻技术临床应用的若干思考. 中华生殖与避孕杂志, 2017, 37 (8): 667-670.

93. HILBERT SM, GUNDERSON S. Complications of Assisted Reproductive Technology. Emerg Med Clin North Am, 2019, 37 (2): 239-249.

94. 杨芳, 曹云霞. 选择性卵子冷冻若干伦理问题研究. 中华生殖与避孕杂志, 2018, 38 (8): 662-666.

95. 陆小溦, 郭松, 冯云. 人卵子冷冻技术的伦理思考. 生殖医学杂志, 2017, 26 (3): 224-227.

96. MARTINEZ F, RACCA A, RODRIGUEZ I, et al. Ovarian stimulation for oocyte donation: a systematic review and meta-analysis. Hum Reprod Update, 2021, 27 (4): 673-696.

97. 周旭, 朱兵强. 有限合法: 论代孕的法律规范, 医学与法学, 2021, 13 (5): 52-57.

98. 马旭, 姚天冲. 浅谈代孕有限合法化之依据, 中国卫生法制, 2022, 30 (1): 25-29.

99. PRACTICE COMMITTEE OF THE AMERICAN SOCIETY FOR REPRODUCTIVE M. PRACTICE COMMITTEE OF THE SOCIETY FOR ASSISTED REPRODUCTIVE TECHNOLOGY. Recommendations for practices using gestational carriers: a committee opinion. Fertil Steril, 2022, 118 (1): 65-74.

100. PRACTICE COMMITTEE OF THE AMERICAN SOCIETY FOR REPRODUCTIVE M, THE PRACTICE COMMITTEE FOR THE SOCIETY FOR ASSISTED REPRODUCTIVE TECHNOLOGY. Guidance regarding gamete and embryo donation. Fertil Steril, 2021, 115 (6): 1395-1410.

101. 汪丽青. 论美国的胚胎捐赠立法及对我国的启示. 南京医科大学学报 (社会科学版), 2020, 20 (3): 241-245.

102. Plaza Reyes A, Lanner F. Towards a CRISPR view of early human development: applications, limitations and ethical concerns of genome editing in human embryos. Development 2017, 144 (1): 3-7.

103. 叶少芳. 人胚胎基因编辑的伦理思考. 温州医科大学学报. 2019, 49 (12): 934-937.

104. LEI R, QIU R. Ethical and regulatory issues in human gene editing: Chinese perspective. Biotechnol Appl Biochem, 2020, 67 (6): 880-891.

105. ORMOND KE, MORTLOCK DP, SCHOLES DT, et al. Human Germline Genome Editing. Am J Hum Genet, 2017, 101 (2): 167-176.

106. KAMI D, GOJO S. From Cell Entry to Engraftment of Exogenous Mitochondria. Int J Mol Sci, 2020, 21 (14): 4995.

4

107. 徐彦, 孙晓溪. 卵母细胞线粒体移植技术的研究进展. 上海医学, 2017, 40 (10): 638-640.

108. 王雪莹, 谢聪聪, 姚冠峰, 等. 线粒体的功能及其在生殖中的作用. 中国计划生育学杂志, 2019, 27 (3): 404-408.

109. SENDRA L, GARCÍA-MARES A, HERRERO MJ, et al. Mitochondrial DNA Replacement Techniques to Prevent Human Mitochondrial Diseases. Int J Mol Sci, 2021, 22 (2): 551.

110. PENNINGS G. Enucleated oocyte donation: first for infertility treatment, then for mitochondrial diseases. J Assist Reprod Genet, 2022, 39 (3): 605-608.

111. KRISTENSEN SG, PORS SE, ANDERSEN CY. Improving oocyte quality by transfer of autologous mitochondria from fully grown oocytes. Hum Reprod, 2017, 32 (4): 725-732.

112. 王一川, 刘小静, 叶峰, 等. 线粒体移植的研究进展. 基础医学与临床, 2021, 41 (12): 1838-1842.

113. RODRÍGUEZ-VARELA C, HERRAIZ S, LABARTA E. Mitochondrial enrichment in infertile patients: a review of different mitochondrial replacement therapies. Ther Adv Reprod Health, 2021, 15: 26334941211023544.

114. 刘晓娉, 黄睿. 线粒体与卵子老化. 生殖医学杂志, 2019, 28 (10): 1120-1124.

115. UBALDI FM, CIMADOMO D, VAIARELLI A, et al. Advanced Maternal Age in IVF: Still a Challenge？ The Present and the Future of Its Treatment. Front Endocrinol (Lausanne), 2019, 10: 94.

116. QI L, CHEN X, WANG J, et al. Mitochondria: the panacea to improve oocyte quality？ Ann Transl Med, 2019, 7 (23): 789.

117. JIANG Z, SHEN H. Mitochondria: emerging therapeutic strategies for oocyte rescue. Reprod Sci, 2022, 29 (3): 711-722.

118. PAULL D, EMMANUELE V, WEISS KA, et al. Nuclear genome transfer in human oocytes eliminates mitochondrial DNA variants. Nature, 2013, 493 (7434): 632-637.

119. ZHANG J, LIU H, LUO S, et al. Corrigendum to'Live birth derived from oocyte spindle transfer to prevent mitochondrial disease':[Reproductive BioMedicine Online 34 (2017) 361-368]. Reprod Biomed Online, 2017, 35 (6): 750.

120. 应瑛, 刘见桥. 以辅助生殖技术为基础的临床新技术的发展. 实用妇产科杂志, 2020, 36 (4): 251-253.

121. 王元芬. 自体脂肪间充质干细胞线粒体移植在辅助生殖技术中应用的初步研究. 中国人民解放军医学院, 2017.

122. MOBARAK H, HEIDARPOUR M, TSAI PJ, et al. Autologous mitochondrial microinjection; a strategy to improve the oocyte quality and subsequent reproductive outcome during aging. Cell Biosci, 2019, 9: 95.

123. 方丛, 黄睿, 贾磊, 等. 卵母细胞内注射自体骨髓线粒体获得男婴活产1例病例报道. 中华生殖与避孕杂志, 2018, 38 (11): 937-939.

124. ZHANG C, TAO L, YUE Y, et al. Mitochondrial transfer from induced pluripotent stem cells rescues developmental potential of in vitro fertilized embryos from aging females†. Biol Reprod, 2021, 104 (5): 1114-1125.

125. LABARTA E, DE LOS SANTOS MJ, HERRAIZ S, et al. Autologous mitochondrial transfer as a complementary technique to intracytoplasmic sperm injection to improve embryo quality in patients undergoing in vitro fertilization-a randomized pilot study. Fertil Steril, 2019, 111 (1): 86-96.

126. 张尊月, 王昆华, 唐莉, 等. 人类辅助生殖技术的伦理思考. 医学争鸣, 2019, 10 (6): 38-41.

127. THOMSON JA, ITSKOVITZ-ELDOR J, SHAPIRO SS, et al. Embryonic stem cell lines derived from human blastocysts. Science, 1998, 282 (5391): 1145-1147.

128. 周琪, 郝捷, 王柳. 干细胞实验指南. 北京: 中央广播电视大学出版社, 2015.

129. TAKAHASHI K, YAMANAKA S. Induction of pluripotent stem cells from mouse embryonic and adult fibroblast cultures by defined factors. Cell, 2006, 126 (4): 663-676.

130. TAKAHASHI K, TANABE K, OHNUKI M, et al. Induction of pluripotent stem cells from adult human fibroblasts by defined factors. Cell, 2007, 131 (5): 861-872.

131. GAFNI O, WEINBERGER L, MANSOUR AA, et al. Derivation of novel human ground state naive pluripotent stem cells. Nature, 2013, 504 (7479): 282-286.

132. GUAN J, WANG G, WANG J, et al. Chemical reprogramming of human somatic cells to pluripotent stem cells. Nature, 2022, 605 (7909): 325-331.

133. EDWARDS RG, BAVISTER BD, STEPTOE PC. Early stages of fertilization in vitro of human oocytes matured in vitro. Nature, 1969, 221 (5181): 632-635.

134. EVANS MJ, KAUFMAN MH. Establishment in culture of pluripotential cells from mouse embryos. Nature, 1981, 292 (5819): 154-156.

135. SCHWARTZ SD, HUBSCHMAN JP, HEILWELL G, et al. Embryonic stem cell trials for macular degeneration: a preliminary report. Lancet, 2012, 379 (9817): 713-720.

136. LEE G, PAPAPETROU EP, KIM H, et al. Modelling pathogenesis and treatment of familial dysautonomia

using patient-specific iPSCs. Nature, 2009, 461 (7262): 402-406.

137. WILMUT I, SCHNIEKE AE, MCWHIR J, et al. Viable offspring derived from fetal and adult mammalian cells. Nature, 1997, 385 (6619): 810-813.

138. TACHIBANA M, AMATO P, SPARMAN M, et al. Human embryonic stem cells derived by somatic cell nuclear transfer. Cell, 2013, 153 (6): 1228-1238.

139. 国家卫生和计划生育委员会, 国家食品药品监督管理总局.《干细胞临床研究管理办法 (试行)》, 国卫科教发〔2015〕48 号.

140. 国家卫生和计划生育委员会, 国家食品药品监督管理总局.《干细胞制剂质量控制及临床前研究指导原则》. 国卫办科教发〔2015〕46 号.

141. 国家药品监督管理局药品评审中心.《细胞治疗产品研究与评价技术指导原则 (试行)》. 2017 年 12 月 18 日.

142. 国家药品监督管理局药品评审中心.《人源干细胞产品药学研究与评价技术指导原则(试行)》. 2023 年 4 月 25 日.

143. 国家药品监督管理局食品药品审核检验中心.《细胞治疗产品生产质量管理指南 (试行)》. 2022 年 10 月 31 日.

144. YOSHINO T, SUZUKI T, NAGAMATSU G, et al. Generation of ovarian follicles from mouse pluripotent stem cells. Science, 2021, 373 (6552): eabe0237.

145. JUNG D, XIONG J, YE M, et al. In vitro differentiation of human embryonic stem cells into ovarian follicle-like cells. Nat Commun, 2017, 8: 15680.

146. PITTENGER MF, MACKAY AM, BECK SC, et al. Multilineage potential of adult human mesenchymal stem cells. Science, 1999, 284 (5411): 143-147.

147. LIU H, JIANG C, LA B, et al. Human amnion-derived mesenchymal stem cells improved the reproductive function of age-related diminished ovarian reserve in mice through Ampk/FoxO3a signaling pathway. Stem Cell Res Ther, 2021, 12 (1): 317.

148. MAY-PANLOUP P, BROCHARD V, HAMEL JF, et al. Maternal ageing impairs mitochondrial DNA kinetics during early embryogenesis in mice. Hum Reprod, 2019, 34 (7): 1313-1324.

149. COLELLA M, CUOMO D, PELUSO T, et al. Ovarian Aging: Role of Pituitary-Ovarian Axis Hormones and ncRNAs in Regulating Ovarian Mitochondrial Activity. Front Endocrinol (Lausanne), 2021, 12: 791071.

150. KIRILLOVA A, SMITZ JEJ, SUKHIKH GT, et al. The Role of Mitochondria in Oocyte Maturation. Cells, 2021, 10 (9): 2484.

151. KANG E, WU J, GUTIERREZ NM, et al. Mitochondrial replacement in human oocytes carrying pathogenic mitochondrial DNA mutations. Nature, 2016, 540 (7632): 270-275

152. SILBER SJ, KATO K, AOYAMA N, et al. Intrinsic fertility of human oocytes. Fertil Steril, 2017, 107 (5): 1232-1237.

153. TACHIBANA M, KUNO T, YAEGASHI N. Mitochondrial replacement therapy and assisted reproductive technology: A paradigm shift toward treatment of genetic diseases in gametes or in early embryos. Reprod Med Biol, 2018, 17 (4): 421-433.

卵巢刺激是辅助生殖技术(ART)临床工作的一个关键部分。卵巢刺激的目标并不是促进最多的卵泡发育,ART 治疗结果也不仅仅关注临床妊娠率。欧洲人类生殖和胚胎学会的一份共识文件指出,生殖医学的目标是帮助那些有生育期望的夫妇获得单胎、足月、活产、健康的孩子,为了实现这一目标,人工助孕和辅助生殖技术必须既有效又安全。

评估干预措施的有效性和安全性是临床研究中最重要的内容之一。有效性是指助孕治疗在临床实践中的效果如何,在多大程度上可以帮助患者达到预期目的——生育一个孩子。增加助孕的有效性,就必须增加一对夫妇生育孩子的机会。安全性指的是助孕对母亲或其后代可能产生的负面后果,这些后果可能是助孕过程本身直接造成的损害,也可能是围产期并发症,或者是对母亲或子代的长期健康的影响。因此,有效性和安全性被不同的绩效指标(performance indicators,PI)来衡量和报告,继后所制定的临床决策应该是基于预期效益和风险之间的平衡。有效性和安全性的评估和报告可以不断推动 ART 临床取得更好的结果,最好的方法就是建立关键绩效指标(key performance indicator,KPI)系统。KPI 是一系列报告参数,需要以一定的频率进行定期的监测和报告,可以作为 ART 有效性和安全性的报告系统。

卵巢刺激的有效性和安全性的报告系统,是 ART 周期质量控制的基石。判断一次卵巢刺激成功与否,不能仅从卵巢刺激过程本身来评价,而需要在整个助孕过程的不同步骤中监测相应的生物学和临床指标,包括但不限于卵巢反应、胚胎发育、着床及并发症的相关 KPI,并据此采取措施进行质量控制,减少风险,有助于更好地管理整个助孕过程,改善辅助生殖的临床结局,保障母婴安全。这些评估和报告系统不仅有助于临床工作的持续改进,而且可以纵向监测单个生殖中心一段时间内的治疗结果,并可以进行不同中心之间的横向比较。

目前哪些指标应该纳入 KPI 报告系统尚没有广泛的共识,但监测和评估卵巢刺激治疗效果时,必须能区分哪些取决于卵巢刺激过程的质量,而哪些受限于人类生殖固有的缺陷。因此,本文将讨论三组临床实践中可用于评价卵巢刺激的 KPI,包括确定患者群体的指标、操作步骤的指标和临床结局指标。

一、患者群体的相关 KPI

患者群体特征对 ART 治疗的结果非常重要,旨在评估卵巢刺激结果的 KPI 也应密切监测患者群体。临床实践中我们会发现,ART 患者群体特征会发生一些波动乃至潜在的变化趋势,比如患者不孕病因和助孕指征的比例、患者年龄的变化等,影响 ART 助孕的有效性。出于这些原因,一些专家主张由 37 岁以下进行第一次 ART 助孕的女性人群的 KPI 作为参考结果。近年来,另一种替代方法是以整倍体胚胎移植的数目作为参考。

其次需要确定 ART 助孕的适应证,包括:输卵管因素,男性因素,子宫内膜异位症,不明原因不孕,高育龄或卵巢储备功能减退,需要进行胚胎植入前遗传学检测(PGT)的相关遗传学因素等,以及有医学指征的生育力保存。据此收集相应的 KPI,包括但不限于下述主要的参数:

1. 年龄　卵母细胞的数量和质量随着年龄的增长而下降,年龄是卵巢储备的一个很好的标志。研究证实,年龄与获卵数显著相关,它是卵巢储备和卵巢刺激结果的独立预测因子,是活产最可靠的预测因素,决定了获得可植入的整倍体胚胎的可能性。人们一直尝试确定临界年龄,随年龄增长,卵巢刺激募集的卵母细胞数量会显著减少,多数专家认为 35~37 岁可以作为临界年龄。对于安全性来说,年龄增加也与 ART 成功率降低和产科风险增加相关,包括早孕流产、早产、妊娠糖尿病、高血压疾病、胎儿生长受限、围产期出血和剖宫产。

2. 卵巢储备的评估　卵巢储备是指女性在一定时间内卵巢中存在的卵母细胞的数量和质量,反映了女性对卵巢刺激的充分反应能力。卵巢储备参数可以在一定程度上预测卵巢刺激的反应性,主要包括窦卵泡计数(AFC)、抗米勒管激素(AMH)和基础 FSH 水平,尤其是 AFC 和 AMH 水平,是卵巢刺激有效性的重要标志。

3. 既往卵巢刺激或助孕经历　先前经历的 ART 治疗的次数也会反映 ART 助孕的机会,先前多次助孕失败的女性的成功率会下降。与没有不孕女性相比,IVF 失败的患者存在与年龄无关的较高非整倍体率。

4. 体重和 BMI　肥胖本身就是一个独立的因素,是不孕症和不良助孕妊娠结局的原因。肥胖合并多囊卵巢综合征妇女使问题更加复杂,因为 80% 的这类妇女有胰岛素抵抗和随之而来的高胰岛素血症。肥胖和胰岛素抵抗的女性需要更多的促性腺激素来达到排卵,而且更容易有多卵泡同步发育的倾向,从而有较高的卵巢过度刺激综合征(OHSS)的风险。接受卵巢刺激的肥胖妇女妊娠率较低和流产率增加。体重低于或高于正常范围(18.5~24.9kg/m^2)与手术风险(如 OPU 期间的不良事件)、产科并发症和围产期风险(如 FGR、巨大儿、妊娠糖尿病、畸形等)增加相关。

5. 相关系统性疾病　与 ART 治疗和妊娠相关的系统紊乱可能会影响卵巢刺激的安全性和有效性。如内分泌代谢疾病(如糖尿病、甲状腺疾病)、妇科疾病(如子宫内膜异位症)、自身免疫疾病(如多发性硬化、系统性红斑狼疮)、血栓症、既往腹部手术、单一器官或全身性疾病。对于伴有相关疾病的女性,应根据需要在多学科背景下评估卵巢刺激和助孕的相关风险,是否适合妊娠,以及所需的产科监测。

6. 传染性疾病　相关感染指标的检测,如乙肝、丙肝、梅毒、艾滋病、人乳头瘤病毒、结核菌、风疹、弓形虫等,与助孕围手术期及妊娠期的安全性相关。

7. 男性伴侣情况　尽管男性年龄对 ART 结果的影响受到质疑,但一些极端的男性因素,包括手术提取的精子,可能会负面影响胚胎的整倍体率。

二、卵巢刺激的相关 KPI

1. 取卵术前的周期取消率　周期取消可归因于卵巢低反应、提前排卵等。少于 2~3 个优势卵泡发育的卵巢低反应可能会终止卵巢刺激和取卵术(oocyte pick up,OPU)取消。值得注意的是,卵巢低反应提示了获卵数的下降,而不是质量的下降。研究表明对卵巢刺激反应较低的患者与反应正常且年龄匹配对照组相比,具有类似的囊胚形成率、胚胎整倍体率及活产率。另一方面,卵母细胞质量匹配的情况下,获卵数量的增加对妊娠结局尤其是累积妊娠率有积极意义。当患者发生卵巢低反应时,需要就这些信息与患者充分沟通。

2. 获卵数　卵巢刺激的结果由主导卵泡数量、血浆雌激素水平以及最终获得的卵母细胞和成熟(M Ⅱ)卵母细胞的数量来评估。其中,获卵数是评价卵巢反应性的关键指标,直接关系到患者后续可供受精和培养的基础数量。反映卵巢刺激前评估、卵巢刺激方案的选择及临床取卵技术是否合格的重要指标。

3. 卵母细胞获取率　即 OPU 期间获取的卵母细胞数量与触发当天卵泡数量的比值,这是否需纳入 KPI 仍然是一个有争议的问题,因为受到医生经验的影响而导致可变性太大,且受到卵泡截断值测量的影响,特别是目前还没有对分母中卵泡直径有明确一致的共识。OPU 中是否穿刺较小的卵泡是一个依赖于临床实践的决定,穿刺小卵泡会增加未成熟卵的比例,除非为了预防 OHSS 需要穿刺抽吸小卵泡,而且同时应该考虑到患者自身的安全。因此,卵母细胞获取率(oocyte retrieval rate, ORR)未被纳入公认的卵巢刺激 KPI,但它是胚胎实验室较有用的 KPI。

4. ICSI 周期的 M II 卵母细胞的比例　M II 卵母细胞在 ICSI 中的比例或成熟卵母细胞率在维也纳共识中被归类为参考指标。M II 卵母细胞率 = M II 卵母细胞总数 /ICSI 周期获卵数 ×100%。显然,这一指标只有在收集的卵母细胞在去除卵丘细胞以评估卵母细胞成熟后才能计算出来,这样就仅在 ICSI 周期才可以评估。该指标反映了从获得的卵母细胞中成熟卵母细胞的比率,是卵巢刺激有效性的关键指标。另一种定义是在卵巢刺激周期中,成熟卵母细胞的数量与 16mm 以上卵泡的数量比值,以评估临床医生决定扳机时间的能力。从调查来看,尽管两种定义都可以被接受,但第一种定义似乎更具有倾向性。

5. 全胚冷冻周期率　指形成了可移植胚胎由于各种原因未移植而行全胚冷冻的周期比率,常见的全胚冷冻的原因有 OHSS、GnRH-a 扳机、黄体期促排卵、hCG 日高孕酮、PGD/PGS、微刺激方案促排卵等。全胚冷冻周期率能够间接反映患者群体参数,超促排卵方案选择及临床决策情况。

6. OHSS 率　对卵巢刺激的过度反应会导致 OHSS,ART 刺激周期中最可怕的(有时是致命的)医源性并发症之一,发生率为 1%~4%。中 / 重度 OHSS 周期率指标被认为是评估卵巢刺激安全性的重要参数。中重度 OHSS 发生率 = 中重度 OHSS 周期数 / 新鲜刺激周期治疗周期总数 ×100%。我们的目标是完全避免这种医源性并发症,首先要杜绝的就是发生严重的 OHSS。发生 OHSS 的概率取决于卵巢刺激方案和 Gn 剂量,也取决于患者的反应性。因此,评估在各种刺激方案和不同人群类型下预期的 OHSS 发生率是非常必要的。

7. OPU 的并发症率　应仔细监测 OPU 的并发症,并作为 KPI 的一部分。最常见的并发症是盆腔出血,50% 的病例需要住院治疗。Levi-Setti 等人报道,OPU 的并发症发生率为 0.4%,其中以腹腔积血为主,发生率为 0.23%。OPU 的其他并发症包括感染、膀胱输尿管损伤等。

三、妊娠结局相关 KPI

1. 临床妊娠率　通过超声检查观察到一个或多个孕囊而诊断为临床妊娠,包括正常宫内妊娠、异位妊娠、宫内外同时妊娠,可以仅见孕囊未见胎心。多个孕囊计为一例临床妊娠。临床妊娠虽然不是 ART 治疗的最终指标,但是它是衡量有效性的常用标准,不仅是胚胎培养实验室也是临床患者评估、卵巢刺激方案选择、临床操作技能等综合性参考指标。对于临床妊娠率(clinical pregnancy rate,CPR),国际监测辅助生殖技术委员会(International Committee Monitoring Assisted Reproductive Technologies,ICMART)的术语表建议可以用不同的单位(每启动周期、取卵周期或移植周期)来计算,即临床妊娠率(起始周期 / 取卵周期 / 移植周期)= 临床妊娠患者数 /(起始周期 / 取卵周期 / 移植周期)患者数 ×100%。CPR 是一项关注有效性的指标,并不考虑安全性方面的因素,如异位妊娠或多胎妊娠风险等。因此,当单独使用 CPR 且没有其他参考数据时,可能会导致倾向于多胚胎移植的策略。

2. 多胎妊娠率　一次妊娠同时怀有 2 个或 2 个以上的胎儿时称为多胎妊娠。多胎妊娠率(multiple pregnancy rate,MPR)= 多胎妊娠周期数 / 临床妊娠周期数 ×100%。多胎妊娠是 ART 手术中最常见的医源性并发症之一,是衡量安全性的重要指标。多胎妊娠,尤其是三胎以上,母婴发生早产等不良妊娠结局显著增加。我国原卫生部修订实施的《人类辅助生殖技术规范》〔卫科教发 176 号〕中明确规定"对于多胎妊娠必须实施减胎术,避免双胎,严禁三胎和三胎以上的妊娠分娩",因此在临床操作中需对多胎妊娠率进行严密监控。由于其主要影响因素是移植胚胎数目,为了 ART 的安全性,国际共识是提倡单胚移植或单囊胚移植来降低多胎妊娠或多胎分娩的发生率。

3. 活产率　活产率(live birth rate,LBR)是每启动周期、取卵周期或胚胎移植周期中取得至少一例活产的分娩数。同临床妊娠率一样,在计算活产率时,必须说明分母(起始周期、取卵周期、胚胎移植周期)。虽然 LBR 是一个与许多因素相关的参数,甚至与卵巢刺激无直接相关,但它是一个被普遍接受的衡量 ART 治疗成功的重要参数。

4. 累积活产率　ART 周期中冷冻和延迟胚胎移植的比例增高使得我们必须了解一个取卵周期内所有移植的有效性。关于累积分娩/活产率的定义尚未达成共识,且从目前已经发表的文献中对于累积活产率(cumulative live birth rate,CLBR)的说法也尚未统一,有些学者习惯用累积分娩率。在 ICMART 术语表中,ART 治疗累积成功率的指标为至少有一名活产儿的累积分娩率(cumulative delivery rate with at least one live born baby),将至少有一名活产儿的累积分娩率定义为从一个启动周期或取卵周期获得的至少一名活产儿的总分娩次数(包括新鲜胚胎移植、冷冻/冻融胚胎的后续移植周期),截止到发生一次活产分娩或直到用完所有胚胎,两者以先发生者为准。单胎、双胎或双胎以上活产均仅记为一次活产。由于对单个患者进行数年的随访是困难的,2016 年 ESHRE 提出了"近似累积分娩率"的算法。以新鲜和冷冻周期获得分娩的患者总数为分子,同一年内所有进行 IVF 取卵的患者总数为分母。但是这一结果并不能作为每例患者/每取卵周期实际的累积分娩率,只能作为从国家层面或者某些学组统计多个地区/国家整体累积分娩率的近似算法。根据我国的专家共识,建议统一使用累积分娩率作为 ART 助孕成功率的指标。累积分娩率定义为一次卵巢刺激取卵后新鲜周期以及用完所有胚胎的冷冻周期的首次分娩患者数占起始(或取卵)周期数的百分比,随访时间为 2 年。这一定义涵盖一个完整 IVF 促排卵周期的胎儿分娩机会,给予患者整个治疗的信心,同时能够帮助临床医生评估整个助孕过程的成功率和风险性,更具实践指导意义。

四、小结

临床实践中可以通过一系列的 KPI 参数系统来报告卵巢刺激和 ART 有效性和安全性,主要临床 KPI 分为 3 个主要系列,即患者群体(patients)、ART 中实施的程序(procedures)和结果(outcomes)参数(称为 PPO 系统),这一系统为建立方案、标准操作规程、问题警示和知情同意书签署等实践措施提供信息支持。2017 年中华医学会生殖医学分会发布的《人类辅助生殖技术临床数据质控专家共识》总结归纳了体外受精胚胎移植术临床数据质控参数指标和分析指标。其中参数指标包括了卵巢储备评估和患者评估的分析指标。分析指标包括取消周期率、全胚冷冻周期率、M Ⅱ卵率、临床妊娠率、着床率、早期流产率、异位妊娠率、中重度 OHSS 发生率、多胎妊娠率、分娩率、累积活产率。ART 中卵巢刺激的有效性和安全性报告系统是 ART 中心全面质量管理的一部分。ART 临床实践的发展和转变,如选择性单胚胎移植和全胚冷冻策略,也会带来报告系统的变化和 KPI 的更新。而且,有效性和安全性的报告系统应该在本国或本地区级别上去定义和标准化,以使收集到的数据能够用于标准值的推导。目前国内尚缺乏全面、客观的标准值制定。宋莉等人在 2018 年根据全国范围内的 445 家生殖中心递交的资料,对 2016 年我国内地的辅助生殖技术数据进行了汇总,通过每百万人口体外助孕周期数、临床妊娠率、分娩率、双胎分娩率、出生缺陷率、中-重度过度刺激发生率等数据指标对全国辅助生殖技术服务进行了分地域比较,在一定程度上客观反映了全国辅助生殖技术的可用性、有效性和安全性。

卵巢刺激的安全性和有效性 KPI 报告系统的制定、更新和标准值的建立有利于提高专业能力和行业基准。最后,在"大数据"和个体化/精准医疗共同推进的时代,因为患者和医生可能对有效性和安全性有不同的评价角度,合理的有效性和安全性报告系统可以为不孕症夫妇和医生提供了在共同决策的背景下比较风险和收益的条件,以达到共同决策的目标。

（高姗姗）

参考文献

1. BRAAKHEKKE M, KAMPHUIS EI, MOL F, et al. Effectiveness and safety as outcome measures in reproductive medicine. Human Reproduction (Oxford, England), 2015, 30: 2249-2251.

2. PIRTEA P, DE ZIEGLER D, POULAIN M, et al. Which key performance indicators are optimal to assess clinical management of assisted reproduction cycles?Fertil Steril, 2020, 114 (1): 24-30.

3. 胡琳莉, 黄国宁, 孙海翔, 等. 辅助生殖技术临床关键指标质控专家共识. 生殖医学杂志, 2018, 29 (9): 828-835.

4. HARBIN CONSENSUS CONFERENCE WORKSHOP GROUP. Improving the Reporting of Clinical Trials of Infertility Treatments (IMPRINT): modifying the CONSORT statement. Fertil Steril, 2014, 102 (4): 952-959.

5. SIMON AL, KIEHL M, FISCHER E, et al. Pregnancy outcomes from more than 1,800 in vitro fertilization cycles with the use of 24-chromosome single-nucleotide polymorphism-based preimplantation genetic testing for aneuploidy. Fertil Steril, 2018, 110 (1): 113-121.

6. FRANCO JG, PETERSEN CG, MAURI AL, et al. Key performance indicators score (KPIs-score) based on clinical and laboratorial parameters can establish benchmarks for internal quality control in an ART program. JBRA Assisted Reproduction, 2017, 21 (2): 61-66.

7. PRACTICE COMMITTEE OF THE AMERICAN SOCIETY FOR REPRODUCTIVE MEDICINE. Testing and interpreting measures of ovarian reserve: a committee opinion. Fertil Steril, 2015, 103 (3): e9-e17.

8. TAL R, SEIFER DB. Ovarian reserve testing: a user's guide. Am J Obstet Gynecol, 2017, 217 (2): 129-140.

9. LIU P, XU L, WANG Y, et al. Association between perinatal outcomes and maternal pre-pregnancy body mass index. Obes Rev, 2016, 17 (11): 1091-1102.

10. ESHRE WORKING GROUP ON ULTRASOUND IN ART, D'ANGELO A, PANAYOTIDIS C, et al. Recommendations for good practice in ultrasound: oocyte pick up. Hum Reprod Open, 2019, 2019 (4): hoz025.

11. MORIN SJ, PATOUNAKIS G, JUNEAU CR, et al. Diminished ovarian reserve and poor response to stimulation in patients <38 years old: a quantitative but not qualitative reduction in performance. Hum Reprod, 2018, 33 (8): 1489-1498.

12. SOUSSIS I, BOYD O, PARASCHOS T, et al. Follicular fluid levels of midazolam, fentanyl, and alfentanil during transvaginal oocyte retrieval. Fertil Steril, 1995, 64 (5): 1003-1007.

13. ESHRE SPECIAL INTEREST GROUP OF EMBRYOLOGY AND ALPHA SCIENTISTS IN REPRODUCTIVE MEDICINE. The Vienna consensus: report of an expert meeting on the development of ART laboratory performance indicators. Reprod Biomed Online, 2017, 35 (5): 494-510.

14. ESHRE CLINIC PI WORKING GROUP. The Maribor consensus: report of an expert meeting on the development of performance indicators for clinical practice in ART. Hum Reprod Open, 2021, 2021 (3): hoab022.

15. GOMEZ R, SOARES SR, BUSSO C, et al. Physiology and pathology of ovarian hyperstimulation syndrome. Semin Reprod Med, 2010, 28 (6): 448-457.

16. BANKER M, GARCIA-VELASCO JA. Revisiting ovarian hyper stimulation syndrome: towards OHSS free clinic. J Hum Reprod Sci, 2015, 8 (1): 13-17.

17. FERNÁNDEZ-SÁNCHEZ M, VISNOVA H, YUZPE A, et al. ESTHER-1 and ESTHER-2 Study Group. Individualization of the starting dose of follitropin delta reduces the overall OHSS risk and/or the need for additional preventive interventions: cumulative data over three stimulation cycles. Reprod Biomed Online, 2019, 38 (4): 528-537.

18. LEVI-SETTI PE, CIRILLO F, SCOLARO V, et al. Appraisal of clinical complications after 23,827 oocyte retrievals in a large assisted reproductive technology program. Fertil Steril, 2018, 109 (6): 1038-1043. e1.

19. WYNS C, BERGH C, CALHAZ-JORGE C, et al. ART in Europe, 2016: results generated from European registries by ESHRE. Hum Reprod Open, 2020, 2020 (3): hoaa032.

20. 中国医师协会生殖医学专业委员会, 基于单次促排卵周期的累积分娩活产率专家共识, 中华生殖与避孕杂志, 2018, 38 (12): 963-968.

21. BAI F, WANG DY, FAN YJ, et al. Assisted reproductive technology service availability, efficacy and safety in mainland China: 2016. Hum Reprod, 2020, 35 (2): 446-452.

第六节 诱导排卵和卵巢刺激的质量控制

对排卵功能障碍的诱导排卵和辅助生殖技术中的卵巢刺激,已经经历了漫长的临床实践,逐渐建立了相应的质量控制标准和 KPI 指标。各级医疗机构和生殖中心根据质量管理认证要求,以及国家和国际法规,建立自己的质量管理体系并获得认证。质量管理不仅涉及操作程序、文件、可追溯性和风险最小化,还需要解决长期安全问题。

医疗质量管理(quality management,QM)的概念可以被描述为一个系统的程序,它监控和评估所提供的医疗服务的质量,以确保它们满足或超过患者的期望。为生殖实验室设计的质量管理系统(quality management system,QMS)应整合所有与质量相关的职能和活动,包括质量控制(quality control,QC)、质量保证(quality assurance,QA)和质量改进(quality improvement,QI),并应涉及所有员工和与实验室流程相关的其他人员。

"流程"是质量的最客观和可衡量的一个方面,而 IVF 周期管理基本是基于流程进行的,所以 QC 可以应用于生殖中心内部,比如对整个促排卵周期流程的每个活动进行确定和管理,为每件设备和/或程序建立质量规范,确保其符合既定的限制和标准。质量保证注重文件确保产品或服务满足其要求的质量特征,而质量改进专注于逐步提高与患者护理和内部生产相关的工作和活动的各个方面的质量和效率。

流程和程序是 QMS 的关键元素,识别与实现所有流程和程序非常重要,将所有程序标准化也同样重要,这需要通过制定标准操作规程(standard operating procedure,SOP)并培训团队如何执行来实现。SOP 在质量控制中起着重要作用,应符合详细、客观、可重复的基本要求;SOP 为动态的,需要根据新的知识或执行后出现的变化和错误不断检验/更新。

一、诱导排卵和卵巢刺激的质量控制

(一)诱导排卵的标准操作规程(SOP)

诱导排卵治疗的目的:对无排卵或稀发排卵的女性采用诱导排卵药物来获得类似正常有排卵的周期,以单个卵泡发育成熟排卵为目的。诱导排卵作为排卵功能障碍性疾病和不明原因不孕患者的关键治疗程序,而诱导排卵联合宫腔内人工授精(IUI)可以提高不孕症治疗的效率。诱导排卵 SOP 详见图 4-19。

(二)IVF/ICSI 卵巢刺激的 SOP

卵巢刺激是 IVF 的基本环节,目的在于通过多个卵泡发育、获取多个卵母细胞以期增加形成胚胎数目,最终增加妊娠成功的可能。卵巢刺激的质量控制在于提高卵巢刺激的有效性、安全性以及患者和医务工作者的满意度,基于患者特征和目标获卵数选择适宜的卵巢刺激方案。IVF/ICSI 卵巢刺激 SOP 详见图 4-20。

二、卵巢刺激相关的绩效指标

卵巢刺激相关的绩效指标(performance indicator,PI)作为评价重要医疗服务领域(患者安全性、有效性、公平性、以患者为中心、及时性和效率)的客观衡量标准,PI 系统监管作为全面质量管理体系的一部分。PI 可用于监控内部审计(质量控制和保证),为临床绩效持续改进作贡献;PI 亦可用于外部报告,对医疗服务费用或报销系统产生影响。PI 集中体现以患者为中心,除此之外体现医务人员同理心,治疗前、中、后和等待时间的信息提供。

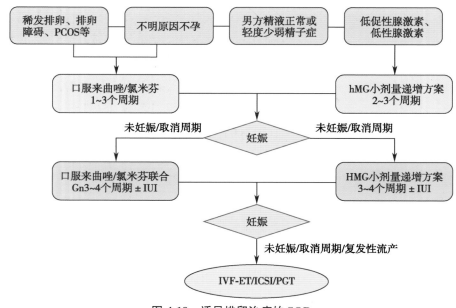

图 4-19 诱导排卵治疗的 SOP

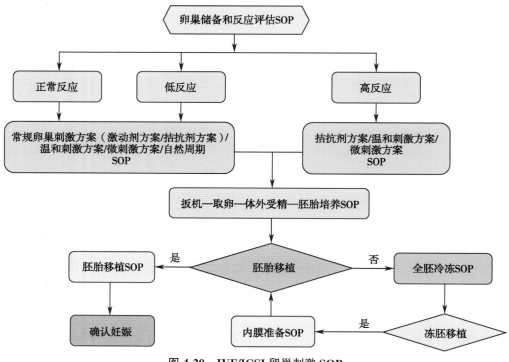

图 4-20 IVF/ICSI 卵巢刺激 SOP

1. 周期取消率（cycle cancellation rate, CCR）= 取消周期数/启动周期治疗的周期数 ×100%

取消周期数定义：在 ART 周期中从使用促性腺激素进行卵巢刺激开始，因各种原因未取卵的周期。

2. 全胚冷冻周期率 = 全胚冷冻周期数/有可移植胚胎的周期数（治疗周期数 – 取消周期数 – 无可移植胚胎周期数）×100%

全胚冷冻周期数的定义：形成可移植胚胎因各种原因未行移植而行全胚冷冻的周期。

无可移植胚胎周期数的定义：进行取卵手术，因各种原因未获得可移植胚胎的周期，包括未取到卵、未成熟、未行授精、未卵裂、无可移植胚胎等周期。

3. ICSI 周期中 M Ⅱ 卵率 =M Ⅱ 卵母细胞总数 /ICSI 获卵数 ×100%

获卵是体外受精和胚胎培养的首要环节，获卵数直接关系到患者后续可供受精和培养的基础数量；获卵数包括赠卵数、未成熟及未行授精的卵数。取卵获得卵母细胞总数和 M Ⅱ 卵率反映患者评估、控制性促排卵方案的选择及临床取卵技术是否合格的重要指标。综合卵巢过度刺激综合征风险及获得较高单个取卵周期活产率，理想获卵数为 10~15 个。因 IVF 无法准确评估卵母细胞 M Ⅱ 情况，所以临床评估 ICSI 周期中 M Ⅱ 卵率。

4. 中重度卵巢过度刺激综合征发生率（rate of cycle with moderate/sever ovarian hyper-stimulation syndrome,mos OHSS）= 中重度卵巢过度刺激综合征周期数 / 新鲜刺激周期治疗周期总数 ×100%

5. 取卵后并发症率（complication rate after oocyte pick up,CoOPU）= 取卵后发生除卵巢过度刺激综合征以外其他需要特别医学干预或收住入院的并发症周期数 / 取卵周期数 ×100%

6. 临床妊娠率（clinical pregnancy rate,CPR）= 临床妊娠周期数 / 胚胎移植周期数 ×100%

7. 多胎妊娠率（multiple pregnancy rate,MPR）= 一次妊娠一个以上胚胎或胎儿周期数 / 临床妊娠周期数 ×100%

三、PI 指标的危险值管理

通常以上一年度相应指标数据作为基数，计算均值及标准差（SD），2 个 SD 之间的数值范围定义为正常范围，2 个 SD 以外的数据定义为异常。当指标在中心设定的统计周期内高于或低于 2 个 SD 值时，启动相应指标的异常数据分析路径。

2021 年欧洲 ESHRE 临床 PI 工作组制定了六大临床 PI 的马里博尔专家共识（Maribor consensus）。根

据已出版文献数据和 11 个国家代表委员会成员收集到的 PI，推算出能力值和基准值；能力值即最低预期值（也就是任何生殖中心均可以达到的），基准值即 benchmark 值（也就是可以作为一个最佳实践目标采用）（表 4-10）。

表 4-10　临床绩效指标（PI）的能力值和基准值

绩效指标 PI	应用群体	能力值	基准值
周期取消率（CCR,%）	参考人群	6	3.5
	低反应人群	40	20
	正常反应人群	20	7
	高反应人群	3	1.5
中重度卵巢过度刺激综合征率（拮抗剂方案）（mosOHSS,%）	参考人群	1.5	0.5
	正常反应人群	3	0.5
	高反应人群	3	1.5
中重度卵巢过度刺激综合征率（激动剂方案）（mosOHSS,%）	参考人群	2.5	1
	正常反应人群	6	2
	高反应人群	11	5.5
ICSI 周期 M Ⅱ 卵率（M Ⅱ %）	参考人群	74	75~90
OPU 后并发症率（CoOPU,%）	参考人群	0.5	0.1
临床妊娠率（CPR,%）	参考人群	不可用[*]	不可用[*]
多胎妊娠率（MPR,%）	参考人群	13	7.5

注：[*] 临床妊娠率因异质性、数据不一致性、数据有效性不足和收集资料的错误，无法定义可以广泛应用的胚胎移植临床结局的能力值和基准值。

四、诱导排卵和卵巢刺激环节的质量工具和方法

为确保诱导排卵和卵巢刺激这一环节的质量控制，可以选择一些质量工具来改进流程、发现问题。柏拉图能够确定要解决问题的优先级；控制图监测流程的稳定性或不稳定性；直方图能针对连续性的资料给出整体数据的变化趋势；因果图又称"鱼骨图"，通过列出可能会影响流程的相关

因素,可分析期望效果与对策之间的关系;系统图或流程图将达成目的、目标所必要的手段和方法形成系统性的图,使其重点明确。

全面质量管理活动中运用一致有效的质量管理方法监督、纠正、改进流程,称为 PDCA(Plan,Do,Check,Action)循环,又称 Deming 环,由美国质量管理专家 Deming 提出,是全面质量管理应该遵循的科学程序。PDCA 环中 P(Plan)即确立目标和为达到目标要经历的过程和采取的措施,如减少促性腺激素用量、更高的妊娠率和患者满意度等;D(Do)即根据计划中所列的过程和操作规范对参与者进行培训,并实施流程;C(Check)即实施后收集数据、分析结果,并与制订的计划进行比较分析,如妊娠率、取消率、多胎率等 PI 是否达到标准;A(Action)即根据分析结果对流程进行纠正和

提高,使其更加规范化,或者建立更优化的标准操作规程(图 4-21)。

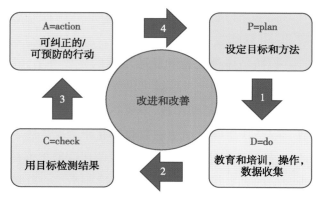

图 4-21 PDCA 方法

(引自:BENTO F,Esteves S,Agarwal A.Quality management in ART clinics:a practical guide.New York:Springer,2013:39-48.)

(黄 洁)

参考文献

1. 中华医学会生殖医学分会第四届委员会. 辅助生殖技术临床关键指标质控专家共识. 生殖医学杂志, 2018, 29 (9): 828-835.
2. ESHRE CLINIC PI WORKING GROUP, VLAISAVLJEVIC V, APTER S, et al. The Maribor consensus: report of an expert meeting on the development of performance indicators for clinical practice in ART. Hum Reprod Open, 2021, 2021 (3): hoab022.
3. 胡琳莉, 孙莹璞. 辅助生殖临床技术的全面质量管理. 中国实用妇科与产科杂志, 2018, 34 (6): 581-583.

第五章

促排卵药物

第一节 诱导排卵和卵巢刺激的药物

一、抗雌激素制剂

（一）枸橼酸氯米芬

口服氯米芬应用于诱导排卵，已经有近 70 年的历史。最早应用于对多囊卵巢综合征（PCOS）、WHO Ⅱ型的持续性无排卵以及其他助孕的目的。经过长久的临床实践，随着不孕不育治疗技术的发展，在辅助生殖技术普及的今天，氯米芬仍然以它的高效、便捷、经济的特点，出现在各种促排卵药物和方案之中，不断拓展应用场景和策略。

1. **结构** 氯米芬（clomiphene citrate, CC），化学名称为 N,N- 二乙基 -2-［4-(1,2- 二苯基 -2- 氯乙烯基) 苯氧基］乙胺，是三苯乙烯类的雌激素受体拮抗剂，具有中度的抗雌激素活性和微弱的雌激素活性，是诱导排卵的经典药物，包含顺式和反式两种异构体，40% 恩氯米芬（enclomiphene）和 60% 的祖氯米芬（zuclomiphene），是至今应用的最为广泛的诱导排卵用药。恩氯米芬的促排卵功能较强，但是服用后药物浓度在体内快速上升，短期内下降至极低水平，祖氯米芬体内代谢速度较慢，有临床数据提示连续每周期服用后，可在体内留存超过一个月时间，但是没有相关副作用报道。

2. **原理和功能** CC 可以结合于下丘脑和垂体的雌激素受体，竞争性地拮抗 17β- 雌二醇的作用，阻断雌激素受体，反馈性地促进下丘脑 GnRH 分泌增加，促进垂体 FSH 和 LH 分泌，诱导卵巢内卵泡的生长发育。CC 的类雌激素作用可增加垂体对 GnRH 的敏感性，增强内源性 Gn 的分泌；其持久的抗雌激素作用可抑制卵泡颗粒细胞雌激素对中枢的负反馈，抑制内源性 LH 峰，因此，约 35% 的氯米芬诱导排卵周期可能发生卵泡不破裂（LUFs）。

CC 的生理作用对中枢、卵巢颗粒细胞、宫颈和内膜的作用模式是不同的，一部分是拟雌激素作用，有利于卵泡发育；一部分是抗雌激素作用，抑制宫颈黏液的分泌和内膜增生，这可能与不同部位的雌激素受体类型有关。这些药理作用都被"物尽其用"地应用在不同需求的诱导排卵方案中。

3. **药代动力学** CC 为片剂，在胃肠道吸收，经肝脏代谢，通过胆汁分泌，半衰期约 5 天，但是在使用的 6 周内均可在机体内代谢和分泌。

4. **规格与剂量** 通常在月经周期的 2~6 天开始口服 5 天，推荐起始剂量是 50mg/d，如果卵巢反应不良，下一周期可以 50mg/d 为单位逐渐递加，为 100mg/d，或 150mg/d。但因对内膜的影响呈剂量依赖性，故现在已极少使用 150mg 的剂量。有文献报道，CC 150mg/d 无反应的女性，绝大部分都需要其他诱导排卵方案或联合方案。若 6 个周期 CC 诱导排卵失败，需要进一步排除其他因素影响，改变诱导排卵策略。

5. **副作用**

（1）主要的副作用：①宫颈黏液黏稠，不利于精子穿透；②内膜变薄，可能不利于胚胎着床，但是临床研究并未发现 CC 引起的内膜厚度降低对妊娠率的影响；③卵泡发生 LUFs。

（2）常见的（发生率>1%）的副作用：情绪波动、潮热、腹胀、胃肠道不适、乳房不适、视觉症状和头痛。

（3）发生率较低（<1%）的副作用：皮疹、抑郁、腹泻、脱发、尿量改变、失眠、眩晕和体重减轻。

6. **风险及并发症**

（1）多胎妊娠：CC 治疗周期多胎妊娠可能性增加，其中双胎妊娠居多。

（2）致畸作用：很少有体外细胞模型的研究提

示对胚胎的不利影响,但临床并未观察到致畸作用,未发现出生缺陷率升高。

(3)卵巢癌:有报道称长期使用 CC(>12 个月)增加卵巢癌风险,但是因证据不足仍无定论。

(4)卵巢过度刺激综合征(OHSS):以轻症为主,重度 OHSS 比较少见。

(二)来曲唑

属于第三代芳香化酶抑制剂,抑制颗粒细胞内的芳香化酶作用,从而使得卵泡膜细胞合成的雄烯二酮无法在颗粒细胞中转化成雌激素。开始是作为治疗乳腺癌的药物问世的。近 20 余年来,其抗雌激素原理的诱导排卵作用才被逐渐关注,经过多年的临床实践,大量高质量的临床研究结果,证实它优越的促排卵效果和很低的副作用,目前已经替代氯米芬成为 PCOS 诱导排卵的一线药物。

1. 结构　来曲唑(letrozole,LE)为第三代芳香化酶抑制剂,为人工合成的苄三唑衍生物。芳香化酶是一种细胞色素 P450 超家族复合酶,主要作用是催化雌激素产生,在机体多种组织中表达,如卵巢、脑、肌肉、肝脏、脂肪、乳房及恶性乳腺肿瘤中。

2. 原理和功能　来曲唑的促排卵机制为,阻断雌激素苯氨酸,使卵泡膜细胞合成的雄烯二酮不能转成雌二醇和雌酮,从而降低外周雌激素水平,通过低雌激素对下丘脑-垂体-性腺轴的负反馈作用,诱导促性腺激素 FSH 和 LH 分泌,促进卵泡生长发育。

随着卵泡的生长发育,颗粒细胞的不断增殖,雌激素分泌逐渐增多,进一步增强 FSH 受体的活性而促进卵泡发育,刺激胰岛素样生长因子(IGF-1)和其他自分泌和旁分泌因子的表达,促使卵泡的健康发育成熟。由于 LE 并不拮抗中枢的雌激素受体,HPO 轴反馈健全,随卵泡颗粒细胞分泌雌二醇和抑制素的增加,负反馈限制了中枢 Gn 的释放,限制了 FSH 阈值的窗口宽度,利于 1~2 枚单主导卵泡发育成熟,显著降低了 OHSS 和多胎妊娠的风险。

因为来曲唑对芳香化酶的抑制,前序产物雄烯二酮有所积蓄,因此产生一定的弱雄激素作用,对早期小窦卵泡生长所需的雄激素环境有利。促进对小卵泡的募集也有利于卵巢储备功能减退的患者。同时其低雌激素的效应,也利于子宫内膜异位症和子宫肌瘤患者的诱导排卵。

3. 规格及剂量　来曲唑为片剂,从月经的第 2~6 天开始口服,推荐起始剂量为 2.5mg/d,连续 5 天;若卵巢反应不佳,可以增加剂量,每次递增剂量 2.5mg/d,最大剂量 7.5mg/d。也可以联合促性腺激素一起使用。

4. 副作用　主要不良反应为胃肠道反应,还有少数患者出现潮热、头痛、背痛等,长期使用有骨痛、体重增加可能。由于哺乳期间用药安全性不明,被归为妊娠 X 类药物,动物模型提示 LE 具有胚胎毒性、胎儿毒性和致畸性,但临床长期使用,尚未观察到对人类出生缺陷的升高作用。

(三)他莫昔芬

1. 结构和原理　他莫昔芬(tamoxifen,Tam)又名三苯氯胺,属于雌激素受体调节剂,与 CC 类似,归类为三苯乙烯类抗雌激素药物。Tam 结构和雌激素类似,存在 Z 型和 A 型两个异构体。在不同部位具有不同的雌激素激动、拮抗或混合作用,可以促进子宫内膜增生,用于诱导排卵和胚胎移植周期内子宫内膜准备。

2. 规格和剂量　Tam 的一般使用剂量通常为 20mg/d,在月经周期的第 2~5 天开始服用,连续 5 天。Tam 口服后立即被吸收,4~7 小时后血中浓度达到高峰,半衰期一般为 86 小时。

3. 副作用　潮热、性功能障碍、肌肉骨骼疼痛或僵硬、骨质疏松等。目前没有确切的证据证实 Tam 使用周期会对子代产生明显的致畸作用。

二、促性腺激素

人类发现并制备外源性促性腺激素制剂始于 20 世纪 30 年代。早期制剂为动物来源(例如孕马血清)或尸检采集的人垂体腺提取物,用于临床也已经有 50 年的历史,对各类排卵功能障碍不孕症的患者进行诱导排卵,并更多地用于辅助生殖技术的卵巢刺激,其药物制备的工业化和规模化速度惊人,涌现了大量的生产促性腺激素的制药企业和跨国公司。随着高纯度液相色谱、基因工程以及生殖生物工程技术的进步,促性腺激素的种类、剂型、给药途径、标称质量、生物效价等方面发展迅猛。

(一) Gn 的结构和功能

人促性腺激素(human gonadotropins,hGn)包括垂体前叶分泌的促黄体生成激素(hLH)和促卵泡激素(hFSH),人胎盘分泌的绒毛膜促性腺激素(hCG),均是由两个非共价连接的蛋白质亚基(α 链和 β 链)组成的复杂异二甲基糖蛋白激素。

Gn 的糖蛋白分子具有 α 和 β 两个亚基,FSH、LH、hCG 的 α 亚基都是相同的(图 5-1),由 92 个氨基酸组成,特异性的差异在于 β 亚基,有 30%~40% 的相似性。FSH 的 β 亚基由 111 个氨基酸组成,负责糖蛋白适当的折叠、组装、受体特异性结合;通过结合卵泡细胞膜的 G 蛋白偶联受体,发挥促进卵泡发育和成熟的生理功能。LH 的 β 亚基由 120 个氨基酸组成,LHβ 核心的结构并不精确,但根据其与不同 LHβ 和 hCGβ 抗体的反应性,它类似于 hCG。FSH、LH 的 G 蛋白偶联受体的分别由 10 个和 11 个外显子组成,其中一些碱基位点的变异影响了 Gn 的生物学活性,在临床上呈现卵巢对 Gn 刺激不同反应的个体化差异。

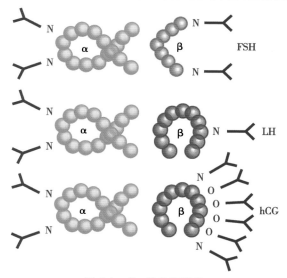

图 5-1 Gn 的分子结构

DESAI A,YASSIN M,CAYETANO A,et al.Understanding and managing the suppression of spermatogenesis caused by testosterone replacement therapy(TRT)and anabolic-androgenic steroids(AAS).Ther Adv Urol,2022,14:17562872221105017

女性垂体 Gn 的同功异构型分布主要取决于其来源、性别、年龄以及卵巢周期。FSH 和 LH 的糖基化在整个月经周期和年龄进程中发生变化。FSHβ 链有 2 个糖化位点,根据每个分支的唾液酸残基,产生 4 种同功异构型(图 5-2),具有不同等电点和分子量的同功异构型,决定了不同时期 Gn 的血浆半衰期和生物活性。例如 hFSH21/hFSH24 的比例,从 21~24 岁女性的 hFSH21 优势到 39~41 岁两者大致平衡,55~81 岁女性的 hFSH24 优势。此外,这些异构型在月经周期中呈现特征性波动,在卵泡早期,酸性异构型占主导地位,在卵泡中期和晚期逐渐向酸性较低的异构型转化。酸性低的异构型的血清半衰期较短,因为清除率较快。在主导卵泡选择和早卵泡期阶段,较长的 hFSH 半衰期确保了对小窦卵泡的持续功效,一旦进入晚卵泡期阶段,则倾向于较短半衰期的异构型,以确保对颗粒细胞和卵母细胞的细胞质最后成熟的支持。LH 糖基类型亦随着年龄的增长,唾液酸化程度更高和磺化程度更低,生物活性降低。各种研究提示,高龄妇女循环 Gn 活性降低,与受体的亲和力低下,作用效力减弱,类固醇生成减少和卵巢功能下降。

(二) Gn 制剂的种类

不同来源 Gn,其糖基化异构型不同,酸碱度和半衰期和生物活性略有所不同。促性腺激素经过细胞内作用后大部分与受体分离而继续运行于血液循环中,有的受体可以再与相应组织受体结合而发挥生物作用,其余的经肝脏代谢,肝脏将激素的唾液酸化部分分解,剩余部分经肾脏排泄。促性腺激素的半衰期及稳定性与唾液酸化成分的比重有密切关系。由于带负电荷的唾液酸残基削弱了糖蛋白和体内存在的肝去唾液酸糖蛋白受体之间的相互作用,该相互作用负责非固有蛋白的内吞清除。因此,糖蛋白上的唾液酸化程度能影响清除率和体内血清半衰期,并且具有高度的临床相关性。通过增加糖蛋白的唾液酸化水平,减少肾小球滤过和肝脏的清除来延长其半衰期,可以增强 Gn 代谢稳定性,Gn 的半衰期可以在体内显著增加。其中,

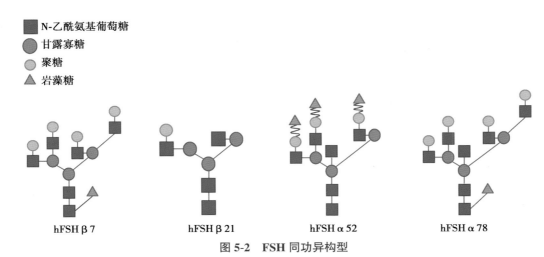

■ N-乙酰氨基葡萄糖

● 甘露寡糖

○ 聚糖

▲ 岩藻糖

hFSH β 7　　　　hFSH β 21　　　　hFSH α 52　　　　hFSH α 78

图 5-2　FSH 同功异构型

［引自：BOUSFIELD GR，HARVEY DJ. Follicle-stimulating hormone glycobiology. Endocrinology，2019，160（6）：1515-1535.］

LH 含涎酸 2%，代谢和排泄较快，半衰期为 30 分钟；FSH 含涎酸 5%，半衰期为 3 小时。

1. 天然 Gn 和基因重组 Gn　①从绝经妇女尿中提取的 Gn，如人绝经促性腺激素（hMG）、尿源性人卵泡刺激素（uFSH）；②从孕妇尿中提取的人绒毛膜促性腺激素（uhCG）。

2. 基因重组 Gn　包括重组 FSH（rFSH）、重组黄体生成素（rLH）和重组 hCG（rhCG）。

（三）促卵泡素

外源性人卵泡刺激素（hFSH）是最重要的促进卵泡和卵母细胞发育成熟的促性腺激素，无论是从尿液中提取和纯化，还是通过重组技术，以 FSHα、β 和 δ（rFSH）的形式获得，几十年来一直用于治疗不孕症的诱导排卵和卵巢刺激。

1. 尿源性 FSH（uFSH）　尿源性促卵泡素（uFSH）是从绝经期妇女尿中提取，经过技术的演进，目前采用的高效液相色谱技术，可以高度纯化过滤掉尿中的 hLH、杂质蛋白和微生物，因此也称 uhFSH-HP，其活性成分是 FSH 及其异构型，纯度达到 95%。目前商品化的 uFSH 注射制剂，均为粉剂，规格为 75U/ 支，使用时注射用水 1ml 溶解稀释，皮下或肌内注射。单剂量注射 75UuFSH，FSH 血浆浓度达到最大的时间分别为 20.5 小时和 17.4 小时，多剂量注射 uFSH，约为 10 小时。

副作用：有报道在应用 uFSH 后可出现注射部位的局部反应，发热，关节疼痛，出现包括胃腔胀满的胃肠症状以及骨盆疼痛或乳房疼痛；根据卵泡的数目发生轻度～中度的卵巢增大，有时伴有卵泡囊肿，严重的卵巢过度刺激综合征较少见。在某些罕见的病例中发生动脉血栓栓塞，与卵巢过度刺激有关。

2. 基因重组 FSH（rFSH）　rFSH 最早问世于 1998 年，为编码 hFSHα 和 β 亚基的基因，通过质粒表达转染进中国仓鼠卵巢（CHO）细胞，能够执行激素产生，蛋白质折叠和糖基化的翻译后步骤，再通过 5 个色谱纯化步骤，分离、纯化得到生化纯度超过 99% 的 FSH 成分。在 2000 年初，rhFSH 的制造工艺得到了改进，以增加比活性指标，按质量标称方法确保批次间一致性，从而标准化卵巢刺激和反应，并允许微调 rhFSH 刺激剂量，提高了卵巢刺激的有效性和安全性。

rFSH 的基础规格为 50~75U/ 支。有粉针剂和水针剂 2 种剂型，粉剂为白色冻干块状物或粉末，水剂为无色澄明液体。水剂的不良反应轻微，可以更高效安全地达到刺激效应。采用注射笔给药的途径是从 rFSH 产品开始的，把水剂药物装载到可重复使用的注射笔装置，可以让患者轻松地自行皮下注射，避免反复到诊所和医院就诊，大大解放了患者的时间和护士们的工作，继后很多各类促性腺激素均采用了这种给药方式。

rFSHα 皮下给药后，绝对生物利用度约为

70%。多次给药后，在3~4天内蓄积3倍达到稳态，在GnRH激动剂降调周期，即使很低的血促黄体激素（LH）水平，FSH仍能有效地刺激卵泡发育和类固醇的生成。

副作用：①常见：头痛、恶心、呕吐、腹胀、腹部痉挛、OHSS、注射部位反应；②不常见：全身过敏反应、血栓、哮喘恶化或加重。目前的研究并未发现rFSH的致畸和母体毒性。

rFSHβ肌内注射或皮下注射后，绝对生物利用度约77%，达峰时间为12小时，半衰期约40小时。重复给药的血浆浓度是相同剂量单次给药的1.5~2.5倍，重复给药可使FSH血浆增加到治疗浓度。

副作用：①常见：头痛、腹胀、腹痛、OHSS、骨盆疼痛、注射部位反应；②不常见：腹泻、恶心、胃部不适、便秘、乳房不适、子宫出血、卵巢囊肿、卵巢囊肿、卵巢扭转、全身超敏反应。

3. rFSH的新型制剂 近年来，为提高临床的有效性、安全性以及患者的依从性，一些新型剂型和规格的制剂问世。

（1）FSHδ：FSHδ于2016年首次在欧洲上市。FSHα和β只有$\alpha^{2,3}$两个位点连接唾液酸，在rhFSH中缺少^{2,6}-连接的唾液酸。而FSHδ包括3~4个唾液化聚糖，具有$\alpha^{2,3}$-和$\alpha^{2,6}$-连接的唾液酸含量。但目前它仍然处于临床观察之下。在体外细胞系实验中，FSHδ与FSHα生物活性相当，然而，在大鼠模型中，FSHδ被证明具有不同的药代动力学和药效学特征，更快的清除率和较低的表观效力。因此，FSHδ不能像其他FSH剂型那样根据生物活性或生物测定指标进行给药，而是按质量给药。III期临床研究中证实，FSHδ与FSHα比较具

有相似的临床有效性，似乎更少的OHSS风险。

（2）长效rFSH：为了克服rhFSH的生物半衰期相对较短、需要每天给药的不便，长效形式的rhFSH——corifollitropin α（CFα）近3~4年完成临床试验，通过转染CHO细胞技术，CFα在FSHβ基础上添加编码hCGβ亚基（hCG-β）的C端延伸的序列，具有4个O链连接糖基化位点，延长65小时的半衰期。单次注射CFα可以取代卵巢刺激首个7天的FSH注射剂量，继而根据需要使用维持剂量支持多个卵泡发育。在人颗粒细胞的原代培养中，CFα被证明可以维持FSHα的特异性作用，更有效地促进芳香酶基因表达。临床试验报告提示，对高反应患者，CFα引发OHSS的风险较高，可能适用于正常或低卵巢反应的个体。

（3）FSHε：被称为FSH-GEX，使用源自人类的白血病细胞系生产，目前尚未完成III期临床试验。FSHε具有高含量的双相N-乙酰葡糖胺，高敏感和高度唾液酸化，特别是富集酸性异构型。在I期临床试验中，FSHε和FSHα具有相似的药代动力学，但药效学活性更高。

（4）生物仿制药Follitropin-α：美国食品药品管理局（FDA）将生物仿制药描述为与参考产品（原研产品）高度相似的生物产品，并且在安全性和有效性方面与参考产品相比没有临床相关差异。事实上，生物仿制药在生物效力、纯度、同种异构型组成和/或各种糖基化谱方面可能仍与原研制品方不同，因此在临床疗效和/或安全性方面存在差异。FSHα的专利在许多欧洲国家于2012年到期。另外还有一些FSHα生物仿制品在局部国家获批。其分子作用机制和结构改造的研究仍然在进行中。

表5-1 健康女性单剂量皮下注射不同FSH 150的药代动力学

平均值	FSH α	FSH β	FSH δ	FSH ε	Follitropin-α
峰剂量	3U/L	8U/L	–[a]	5.2U/L	4.2ng/ml
峰时间	16h	12h	10h	22h	44h
生物利用度	74%	77%	64%	–	58%
半衰期	37h	40h(IM)[b]	40h	29h	70h
清除率	0.6L/h[c]	0.01L/(h·kg)	0.6L/h		0.13L/h

注：[a] 该值未报告，但规定为比FSHα高1.4倍；[b] 肌内注射后测量；[c] 静脉给药后测量。

4. rFSH 与 uFSH 的比较 目前国内外已有大量研究比较了 uFSH 和 rFSH 用于促排卵的临床结局。大部分研究认为，作为利用重组 DNA 技术获得的天然结构的 rFSH，与来自绝经后女性尿液的 uFSH 相比，与受体的亲和力更高。rFSH 目前在体外受精的卵巢刺激方案中被更为广泛地应用，rFSH 的生物活性更高、获得卵母细胞更多、可移植胚胎更多、妊娠率更高、FSH 总用药量更低、卵泡期更短。达到同样程度的卵泡刺激，rFSH 的用量少于 uFSH 的 25%~30%。

但亦有诸多文献报道了相反的结果。2003 年，AL-Inany 荟萃分析了 20 个 uFSH 与 rFSH 的随机对照研究，发现两者的妊娠结局无显著性差异。近来有研究发现，uFSH 与 rFSH 可以获得相同的妊娠结局，但选择使用 uFSH 的妇女 Gn 总量及平均每个卵母细胞需要的 FSH 量显著低于使用 rFSH。尤其在高龄女性中，发现 uFSH 可以达到 rFSH 一样的妊娠结局，但 uFSH 组的 FSH 总量低于 rFSH 组。

这种差异的原因，可能与来源和制备工艺不同有关。来自尿液提纯的 uFSH，其同功异构成分更接近自然激素，含酸性 FSH 亚型的比例较高；而采用重组 DNA 技术的 rFSH 含低酸性亚型的比例较高。体外实验发现，酸性 FSH 异构型与低酸性异构型相比，半衰期更长、免疫反应性更高，但生物活性较低。有研究认为，酸性 FSH 亚型为主的尿源性 FSH 在控制性卵巢刺激中，具有募集卵泡的数量较少、卵泡窦前期生长率较慢、窦状卵泡期生长速度加快、成熟卵泡比例高等特点。

（四）黄体生成素（LH）

外源性 LH 最早在于人绝经后促性腺激素（hMG）中和 FSH 一起从尿液中提取，但因为单纯的尿源性 hLH 的提纯和制备极其困难，产量和成本远不能满足临床要求，因此市场上缺少 hLH 的天然提纯产品。基因重组的 rLH（rLHa）是采用基因工程技术，从中国仓鼠卵巢细胞系获得的。

重组的人 LH 制剂在女性的主要药理作用，是与卵泡膜细胞和颗粒细胞膜上的 LH/hCG 受体结合，促进膜细胞合成雌激素的底物雄烯二酮，支持卵泡的发育和成熟；并在卵泡成熟后，诱导卵母细胞的成熟分裂和排卵，以及黄体的形成。但是，目前对循环 LH 的正常浓度范围尚未形成共识。

1. rLH 制剂 rLH 为白色冻干粉或无色澄清的注射用溶剂，每支含 LH 75U。在无内源性 LH 的干扰下，150U 剂量皮下注射时，其药物血浆峰值浓度（Cmax）为 1.10U/L，绝对生物利用度约为 60%。

副作用：①常见：头痛、腹痛、腹泻、恶心、腹部不适、OHSS、卵巢囊肿、乳头痛、盆腔疼痛、注射部位反应；②不常见：血栓、全身超敏反应。

2. rLH 的临床应用 目前卵巢刺激中 LH 缺乏或添加的实验室诊断标准和临床应用指征，存在一定的争议。目前部分中等质量的临床研究提示，对高龄、低 GnRH 水平、卵巢低反应的妇女，rLH 联合 rFSH 应用比单用 rFSH 可以提高活产率，有效性具有显著差异，而在流产率指标上无明显改善。但在部分中、低质量对平均人群进行的临床研究中，添加 rLH 的效果并不显著。基础和体外研究证明，rLH 对增加卵巢反应性、提高雌激素分泌、改善子宫内膜容受性方面可能优于 hMG。

（五）人绝经后促性腺激素（hMG）

hMG 是人类较早应用于临床诱导排卵的促性腺激素之一，1962 年首次报道诱导排卵的婴儿诞生，1978 年第一例"试管婴儿"诞生，并最先成为体外受精技术的标准卵巢刺激药物。hMG 理论上含有与垂体对应的促性腺激素成分 FSH 和 LH，于 1950 年首次从绝经后妇女的尿液中成功提取并注册，因此得名。它的标准生物剂量单位于 1972 年由世界卫生组织（WHO）制定。但是早期的尿源性 hMG 中未识别的尿蛋白污染物较多。随后，使用多克隆和单克隆抗体技术来生产高度纯化的 FSH 制剂，但损失了其中 LH 的活性，不得不添加 hCG 来配平 FSH 和 LH 的比例。随着近年基因重组技术的发展，尿源性 hMG 逐渐被 rFSH、rLH 和 rhCG

取代,但是作为一种价廉物美的产品,仍然在诱导单卵泡发育排卵的方案中,起到重要的作用。

1. hMG 的临床应用 hMG 每支含 FSH 75U+LH/hCG 75U,为白色或类白色冻干块状物或粉末注射剂。hMG 制剂在我国已应用多年,高纯度 uhMG,hCG 模拟的 LH 活性具有更长的半衰期和更高的生物活性。肌内注射血药浓度达峰时间 4~6 小时,血清雌二醇在给药后 18 小时达峰,升高 88%;静脉注射的血浓度 Cmax 为 24U/L,在 15 分钟达峰,主要经肾脏清除。

副作用:①常见:主要是卵巢过度刺激的症状,表现为下腹不适或胀感、腹痛、恶心、卵巢囊肿,严重有胸闷、气急、尿量减少、胸腹水等症状;注射部位反应。②不常见:血栓、全身超敏反应。

2. rLH 和 hMG 的区别 hMG 中的 LH 活性来源于两种分子:LH 和 hCG,且在 hMG 的高度纯化过程中会进一步降低 LH 的含量,只能通过添加 hCG 以达成稳定的 FSH:LH 活性比例,高纯化 hMG(HP-hMG)含有 1:1 的 FSH 和 LH 生物活性,其中 LH 的活性 95% 来自 hCG。

hCG 是与 LH 具有相似分子结构的异二聚体糖蛋白,由一个与 LH 相同的 α 亚基和一个不同糖基的 β 亚基组成。LH 及 hCG 均可与黄体生成素-绒毛膜促性腺激素受体(LHCGR)结合,发挥生物学功能,因此被认为在临床上具有同等效力。但体外研究发现 LH 和 hCG 的生物学活性和功能仍有一定差异,其半衰期、与受体的亲和性以及激活的细胞内信号级联反应都有所不同。相对来说,LH 对细胞外信号调节蛋白激酶 1 和 2(ERK1/2)和蛋白激酶 B(PKB/AKT)的调节,以及在细胞增殖、分化和存活中发挥的作用更为显著,而 hCG 通过环腺苷酸(cAMP)第二信使刺激类固醇生成的作用更为显著。与 rLH 相比,hMG 卵泡颗粒细胞中 LH/hCG 受体基因的表达水平始终较低。在临床研究中多项研究发现,与 HP-hMG 相比,应用 rFSH+rLH 的卵巢方案中,成熟卵母细胞数和受精卵的数量增加,rFSH+rLH 周期的雌激素和孕激素水平增加更为显著。

（六）人绒毛膜促性腺激素（hCG）

天然的 hCGs 是由胎盘滋养层细胞分泌的,极罕见的来自卵巢生殖细胞肿瘤。外源性 hCG 来源于孕妇尿液的提取(uhCG)和基因重组(rhCG)。第一个市售的 hCG 提取物于 1931 年推出。1939 年国际联盟制定 hCG 国际标准,在早孕妇女尿液中提取的纯化 hCG 制剂,生物活性可高达 8 500U/L。

uhCG 为白色或类白色冻干块状物或粉末注射剂,剂型为每支 5 000U、2 000U、1 000U 和 500U;rhCG 为水针剂,每支为 250μg,等效于 uhCG 6 500U。一般认为最低 3 000U 的剂量可以模拟内源性 LH 峰值的活性,触发卵母细胞减数分裂和卵丘-卵母细胞复合物的排出。用于黄体支持的剂量为每 3 天 2 000U 注射。

uhCG 触发排卵的血药浓度达峰时间约 12 小时,120 小时后降至稳定的低浓度,给药 32~36 小时内发生排卵。24 小时内 10%~12% 的原形经肾脏排出。中国妇女 rhCG 单剂量皮下注射 250μg,达峰剂量(Cmax)为(380.89 ± 177.63)U/L,达峰时间(Tmax)为(27.57 ± 11.98)小时,分布半衰期($T_{1/2a}$)为(19.39 ± 9.18)小时,消除半衰期($T_{1/2b}$)为(77.26 ± 45.17)小时,曲线下面积(AUC)为每小时(48 536.61 ± 30 861.00)U/L。

副作用:①常见:头痛、腹痛、腹泻、恶心、腹部不适、OHSS、卵巢囊肿、盆腔疼痛、注射部位反应;②不常见:乳房肿大、头痛、易激动、精神抑郁、易疲劳;③偶见注射局部疼痛、全身超敏反应;④多卵泡发育引发的多胎妊娠和卵巢过度刺激综合征。与垂体促性腺激素合用时,可使不良反应增加,应慎用。

三、促性腺激素释放激素激动剂和拮抗剂

1971 年,Schally 和 Guillemin 分别从猪和羊的下丘脑中分离出促性腺激素释放激素(gonadotropin-releasing hormone,GnRH),并鉴定出其10肽结构和氨基酸序列,两位学者也因此获得了诺贝尔奖。GnRH由下丘脑分泌,通过门脉系统进入垂体,同垂体前叶细胞膜上的G蛋白偶联受体结合,产生糖蛋白激素FSH和LH,进而刺激卵巢分泌甾体激素。GnRH是以频率为90~120分钟的脉冲的形式分泌,和垂体细胞膜上G蛋白偶联受体的胞外结构域结合,传递信号使受体的胞内三聚体α、β、γ亚基变构,启动腺苷酸环化酶的信号通路,cAMP产生,促进细胞核内的mRNA转录,行使生物学功能。脉冲结束后,三聚体恢复原位,等待下一个脉冲的激活,保持受体呈活性状态。如果持续GnRH刺激会导致受体的三聚体处于持续的变构状态不能复位,也就不能再接受新的信号,有效的受体数量下降或被完全失活,降低或阻断受体对GnRH刺激的反应,这个过程常常被称为"脱敏"。

(一) GnRH

动物提纯的10肽的天然GnRH曾被广泛应用于下丘脑性闭经的治疗,随身携带的微型泵,可按照自然的频率释放GnRH到循环中,模拟脉冲的模式刺激垂体的Gn生成和分泌。随着FSH和LH以及甾体激素制剂的迅速发展,直接的Gn应用和雌孕激素补充远比GnRH泵的性价比高,因此近年来已经极少应用GnRH泵。

20世纪80年代,人们用现代的生物化学合成技术,将天然10肽的GnRH的第6、10位氨基酸置换,改成9个氨基酸的多肽激素,发现它和GnRH受体的亲和力大大增加,不同的替代氨基酸,亲和力增加数百倍,这种持续的对GnRH受体的亲和及占据,被称为"激动剂",其产生的脱敏效应,在临床上作为对FSH、LH、E₂的"降调",用于雌激素依赖疾病的治疗,后来又用于体外受精控制性卵巢刺激的方案;差不多同时,人们又改造了GnRH的氨基酸,获得对GnRH受体直接拮抗的制剂,又称"拮抗剂"。30余年来,激动剂和拮抗剂,在卵巢刺激方案中扮演了重要的角色,促进了辅助生殖技术的快速发展。

(二) 促性腺激素释放激素激动剂(GnRH-a)

1. 合成的GnRH激动剂结构 合成的促性腺激素释放激素激动剂(GnRH-a)来源于天然GnRH第六位甘氨酸被D型氨基酸置换,部分激动剂结构将羧基末端的甘氨酸替换为乙酰胺,其疏水性和抗酶降解性更高,天然GnRH在血浆中的半衰期仅2~6分钟,而GnRH-a的半衰期延长3~10倍,同受体的亲和力增加25~100倍,GnRH-a在体内的作用时间和药物活性均显著高于天然GnRH。

长效GnRH-a同受体初始结合,以其高度的亲和力刺激垂体FSH及LH分泌增加7~10倍(点火效应),也称"升调节";随后持续性强占并逐渐消耗了GnRH受体,引起受体脱敏,抑制GnRH促垂体分泌FSH及LH,产生对FSH、LH、E₂的"降调节"效应,并持续28~30天,最长可达42天,连续每28~30天注射可达到药物性垂体-卵巢去势的作用(图5-3)。GnRH-a对LH的抑制作用强于FSH。

2. GnRH-a的制剂种类 GnRH-a目前在市场上的产品种类很多,分为短效和长效两种规格。GnRH-a的给药途径,包括皮下注射、肌内注射、喷鼻、口服等,药物经肝肾代谢。因为GnRH-a对垂体降调节作用是可逆的。卵巢功能正常的女性停药2周后开始恢复垂体的功能,平均约6周的时间完全恢复。

(1) 短效的制剂规格为0.1mg/支针剂。短效GnRH-a主要通过皮下注射给药,可迅速被机体吸收,曲普瑞林0.1mg注射后,Tmax=(0.63±0.26)小时,Cmax=(1.85±0.23)μg/L,半衰期为(7.6±1.6)小时。短效制剂用药灵活,能够根据降调节程度调整用量,垂体功能恢复快,但是作用时间短,需每日注射维持有效浓度,给药后生物有效性可持续24小时。

(2) 长效的制剂规格多为3.75mg/支针剂。长效制剂单次给药方便,患者依从性好,血药浓度稳定,亮丙瑞林3.75mg注射后,Tmax=3小时,

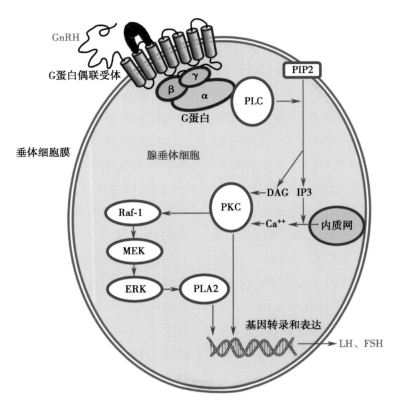

图 5-3 G 蛋白偶联受体

Cmax=(41.76±18.25)μg/L,生物半衰期为(136.51±67.66)小时。注射一支长效 GnRH-a 4 周内血药浓度维持在 0.23μg/L 左右,垂体呈完全去势状态,40~45 天药物可完全吸收,垂体功能恢复。但是长效 GnRH-a 容易造成垂体过度抑制,增加 Gn 用量,延长卵巢刺激时间,对 LH 水平的过度抑制增加卵巢反应不良及慢反应的风险。

3. GnRH-a 在临床的应用

(1)体外受精的控制性卵巢刺激

1)抑制内源性 LH 峰:GnRH-a 在 20 世纪80 年代引入体外受精的卵巢刺激方案。在黄体中期或周期第 1~2 天开始注射,长效剂型可用1.875~3.75mg 一次注射,短效剂型 0.05~0.1mg 每天注射,通常降调节持续 28~35 天或 14 天后进行 Gns 卵巢刺激。主要目的是抑制 LH 的合成和分泌,防止 LH 峰过早出现,增加主导卵泡群的均一性,减少周期取消率。降调节后 FSH 被抑制40%~60%,LH 被抑制了 90% 以上,早发 LH 峰出现率从 14%~20% 降至 1%~2%。合适的降调节可以促进主卵泡群中的卵泡直径趋向一致,即"同步化",当外源性 FSH 超过目标卵泡数的阈值水平时,获得适度的成熟卵泡数。

2)诱导排卵拮抗剂卵巢刺激周期方案的扳机:LH 峰是即将排卵的可靠指标,能够触发排卵的各项生物学事件。hCG 和 LH 具有相同的 α 亚基和 85% 相同的 β 亚基氨基酸残基,它们作用于相同的 LH 受体,且 hCG 来源广泛,药效稳定,因此临床上采用 hCG 替代 LH 诱导卵泡成熟和排卵。但 hCG 的糖基比 LH 的糖基多,半衰期>24小时,显著长于 LH 半衰期 60 分钟,因此 hCG 激发卵巢释放大量血管活性物质,增加 OHSS 风险。拮抗剂方案对于 OHSS 高风险患者,采用GnRH-a 替代 hCG 扳机可以降低 OHSS 发生率。GnRH-a 扳机的原理为 GnRH-A 同受体的结合是可逆的,垂体的反应性得以保持,采用 GnRH-a 扳机时,GnRH-A 同受体分离,GnRH-a 激发垂体释放内源性 LH 峰,从而诱导卵母细胞恢复减数分裂,GnRH-a 诱导 LH 峰的同时也诱导与自然周期中期相似的 FSH 峰,促进颗粒细胞中 LH 受体形成和卵子细胞核成熟、卵丘细胞松散,有效促进排卵和卵子最后成熟。与自然周期的 LH 峰相比,GnRH-a 诱发的 LH 峰的上升支从 14 小时缩短为 4 小时,而且无 14 小时的平台期,但两者的下降支均为 20 小时,GnRH-a 诱导的 LH 峰比自然形成的峰持续时间短,同时 GnRH-a 刺激颗粒细胞对色素上皮衍生因子(pigment epithelial-derived factor,PEDF)的表达和分泌,诱导黄体溶解和减少 LH 分泌,降低雌二醇水平,预防 OHSS 的发生。2006 年一项随机对照研究结果证实采用 GnRH-a 代替 hCG 扳机不影响获卵数、卵母细胞成熟度和胚胎质量,但是显著降低了 OHSS 风险。但是 GnRH-a 会引起不可逆的黄体溶解及颗粒细胞黄素化不全,导致黄体功能不足,另外 GnRH-a 扳机后 LH 升高时间短,作用内膜时间不足影响子宫内膜容受性。临床结局提示 GnRH-a 扳机新鲜周期胚胎移植的妊娠率较低,流产率升高。2006 年的一项荟萃分析提示 GnRH-a 同 hCG 扳机的妊娠率分别为 7.9% 和 30.4%,但是前者的胚胎质量并未受影响,因为复苏周期的妊娠率并不降低。就新鲜周期而言,GnRH-a 扳机比 hCG 扳机更需要个体化、改良的黄体支持方案。鉴于目前 GnRH-a 扳机后的黄体支持仍然存在许多问题,专家建议 GnRH-a 扳机后联合全部胚胎冷冻策略作为弥补方法使用。

(2)雌激素依赖性疾病的治疗

1)良性妇科疾病:GnRH-a 持续用药可以抑制雌二醇分泌,治疗雌激素依赖的疾病,目前应用 GnRH-a 最多的妇科良性疾病包括子宫内膜异位症、子宫腺肌病和子宫平滑肌瘤。

2)子宫内膜异位症:GnRH-a 可以抑制异位子宫内膜组织增殖,可以缓解内异症相关疼痛,减少术后复发,改善内异症患者 IVF 的妊娠结局。

3)子宫腺肌病:应用 GnRH-a 可以快速缓解疼痛,治疗腺肌病引起的月经过多,缩小腺肌病病灶和子宫体积。

4)子宫肌瘤:GnRH-a 可以明显降低肌瘤的炎症反应,减少肌瘤内血管形成并促进细胞凋亡,GnRH-a 被认为最有效的子宫平滑肌瘤术前药物,通过减少雌激素生成缩小肌瘤体积,造成闭经纠正术前贫血,增加手术安全性和促进术后恢复。

5)前列腺癌:前列腺癌是雄激素依赖性疾病,用 GnRH-a 通过降调节抑制雄激素的合成与释放,使睾酮降低至去势水平,达到与双侧睾丸切除治疗同样的效果,由于前列腺癌细胞可表达高水平的 GnRH 受体,应用 GnRH-a 后产生的抗增生效应使患者的全身或局部症状得到减轻。GnRH-a 治疗没有手术去势引起的相关心理问题,且具有能够灵活调节治疗方案等优势,已逐渐成为内分泌治疗的最常用方法。

(3)儿童性早熟:中枢性性早熟是由于下丘脑增加了 GnRH 的分泌和释放量,提前激活性腺轴功能,导致性腺发育和第二性征提前出现。中枢性性早熟是 GnRH 依赖性疾病,患病女童由于雌激素增多使骨成熟异常加速,骨骺提前融合,影响成年身高。GnRH-a 能有效抑制 LH 分泌,使性腺暂停发育、性激素分泌回至青春前期状态,从而延缓骨骺的增长和融合,达到改善成年身高的目的,是治疗中枢性性早熟的首选药物。

4. GnRH-a 的副作用和注意事项

(1)雌激素低下的临床表现:对于生理周期正常的女性,GnRH-a 的应用会抑制患者的卵巢功能,引起雌激素水平低下相关的围绝经期症状,如潮热、盗汗、阴道干燥、性欲下降、情绪波动、烦躁易怒、睡眠障碍等围绝经期症状,长期应用会导致骨密度下降,应用 6 个月以上,平均骨质丢失达 4%~6%,反向添加可以维持 GnRH-a 的疗效,降低潜在的副作用。

(2)卵巢囊肿和阴道少量出血:如果 GnRH-a 在月经周期早卵泡期注射,最初 7 天对垂体分泌 FSH 和 LH 的升调节,可能引起卵泡发育生长,随后的降调节,卵泡生长萎缩可导致雌激素跌落引起的内膜突破性点滴出血;如果卵泡被刺激生长到直径>12mm 而被停滞,可以自发形成卵泡囊肿。预防措施为 GnRH-a 降调时间尽量早在周期第 1 天,或黄体中期,避免卵泡期升调节的促卵泡作用。

(三)促性腺激素释放激素拮抗剂

1. 合成的 GnRH 拮抗剂 促性腺激素释放激素拮抗剂(GnRH-A)最初的设计是为了获得一类比甾体激素特异性更高、副作用更小的新型避孕药而开发的,最早的 GnRH-A 在 1986 年合成并报道,将天然 GnRH 十肽中的第 1、2、3、6、8、10 位点的多个氨基酸改变合成,同内源性 GnRH 竞争性结合受体,直接抑制垂体分泌 FSH 及 LH,而没有激活 GnRH 受体的升调节过程。GnRH-A 的特点包括:

(1)同垂体 GnRH 受体竞争性结合,快速发挥对垂体的抑制作用,GnRH-A 在给药后 4~8 小时内发挥作用,降低垂体分泌 Gn 的水平。

(2)没有激动剂的活性,不会引起 GnRH-a 的点火(flare up)效应。

(3)具有灵活性,可以用在月经周期的任何阶段,且抑制效果呈剂量依赖性。

(4)保留垂体的反应性,停药后 48 小时垂体的功能完全恢复,患者无低雌激素症状。

2. GnRH-A 的制剂种类 第一代 GnRH-A 替换了 GnRH 第 2、3 位点上的氨基酸,但在体内需要高剂量的 GnRH-A 才能降低 Gn 水平;随后,GnRH 又被替换了第 1、6 位点上的氨基酸而引起过敏反应。第二代 GnRH-A(Detirelix、Nal-Glu)由于仍具有较强的组胺能效应未能广泛应用。第三代 GnRH-A(加尼瑞克、西曲瑞克)替代了 GnRH 第 1、2、3、6、10 位点上的氨基酸,基本消除了组胺释放的不良反应,具有安全有效、耐受性好的优点,在临床广泛应用,目前没有因为不良反应取消周期的报道。

(1)西曲瑞克:是第一个用于临床的拮抗剂,为肽类制剂,可被胃肠道中酶破坏,不能口服,药物性状为冻干粉,需要溶解后使用,仅能皮下或肌内注射吸收。注射后起效快速,用药后 1 小时达最大血药浓度,半衰期约为 20 小时,对 LH 水平的抑制程度达 70%。西曲瑞克有 0.25mg 和 3mg 两种剂量,使用方式包括:①单次给药:促排卵第 7 天加用西曲瑞克 3mg,抑制 LH 的有效时间最短 96 小时,最长达 6 天;②多次给药:促排卵的第 5 天或第 6 天,加用西曲瑞克每日 0.25mg 至扳机日。由于单次给药对 LH 抑制效果欠佳,西曲瑞克 0.25mg/d 可以有效地抑制 LH 峰,减少卵子早排风险,同时不影响种植率和妊娠率,因此临床上多采用多次给药方案。

(2)加尼瑞克:规格为 0.25mg,为预充式水针剂,无须混合药液,经皮下注射吸收。加尼瑞克和西曲瑞克具有类似的化学结构,仅第 6 位、第 8 位氨基酸存在不同。药代动力学研究显示,加尼瑞克的达峰时间略长于西曲瑞克(1.14 小时 *vs.* 1 小时),半衰期短于西曲瑞克(16.2 小时 *vs.* 20.6 小时),解离常数大于西曲瑞克(0.405 *vs.* 0.166),即加尼瑞克对 LH 的拮抗效能低于西曲瑞克,但是加尼瑞克的最大血药浓度高于西曲瑞克(11.2ng/ml *vs.* 6.4ng/ml),生物利用度比西曲瑞克稍高(91% *vs.* 85%),目前研究认为两种药物代谢动力学差异对促排卵及临床妊娠结局无显著影响。

(3)非肽类 GnRH-A:目前口服的小分子非肽类 GnRH-A 已经面世,已获批治疗子宫肌瘤与子宫内膜异位症。同传统的注射 GnRH-A 相比,口服药物更加便捷,能减少注射部位的不良反应,患者依从性更好。关于口服 GnRH-A 用于控制性促排卵的治疗尚在 II 期临床试验。

3. GnRH-A 的临床应用 主要应用于体外受精卵巢刺激方案中,抑制内源性 LH 峰的出现。有灵活方案和固定方案两类,一般在促性腺激素刺激后固定的第 5~6 天,或在主导卵泡达 13~14mm 直径、雌激素水平 ≥300mg/L 的灵活时间时添加,每天注射给药直至扳机。

用药的注意事项:GnRH-A 用药后应观察 30 分钟,确认无过敏反应,少数患者存在恶心、呕吐、头痛、乏力等情况。GnRH-A 每日应用间隔 24 小时,多次注射应更换注射部位,便于吸收。

4. GnRH-A 和 GnRH-a 卵巢刺激方案的区别　GnRH-A 同 GnRH-a 在化学结构、作用机制和药物代谢动力学等方面存在差异(表 5-2)。

(1)同激动剂方案促排卵相比,拮抗剂方案的优点:①刺激周期短;② OHSS 发生率低;③促排卵使用 Gn 的剂量和时间都减少,目前已经成为国际主流的卵巢刺激方案。

(2)缺点:①卵泡发育的均一性低于激动剂方案;②获卵数较少。

但是两种方案的卵母细胞成熟率、正常受精率和优质胚胎率没有差异。

表 5-2　GnRH 激动剂和拮抗剂的比较

项目	激动剂	拮抗剂
作用机制	通过 GnRH 受体降调节或脱敏发挥作用,在点火效应后抑制 LH 释放	同内源性 GnRH 竞争性结合 GnRH 受体,抑制垂体释放 LH,无点火效应
化学结构	天然 GnRH 第 6 位氨基酸被置换,第 10 位氨基酸替换为乙酰胺	天然 GnRH 中包括 1、2、3、6、8、10 位点的多个氨基酸的改变
药代动力学特征	皮下注射 0.1mg 的曲普瑞林,2~6 小时达到最大血浆浓度,半衰期约(7.6 ± 1.6)小时,由肝、肾代谢	符合线性药代动力学,最大血药浓度同剂量线性相关,由肝脏代谢。单次皮下注射 0.25mg 加尼瑞克和西曲瑞克 1 小时左右达到最大血浆浓度,半衰期分别为 16 小时和 20 小时。6 小时后 LH 下降最大可达 70%,FSH 达 30%,24~72 小时可恢复至基线水平
副作用	①点火效应引起卵巢囊肿或不规则出血 ②同拮抗剂方案相比,促排卵需要更多的 Gn ③只有 hCG 或 LH 才能激发排卵,由于垂体脱敏,不能使用 GnRH-a 扳机,hCG 扳机增加了 OHSS 风险 ④低雌激素症状,如盗热、潮汗、情绪波动等,长期使用(超过 6 个月)还会引起骨密度下降 ⑤脱敏后垂体抑制时间长,引起随后的月经紊乱	①卵泡均一性低于激动剂方案,获卵数较少 ②注射反应:注射部位发红或疼痛,部分患者可伴有恶心、呕吐、头痛等不适 ③存在黄体功能不足风险
代表性药物	布舍瑞林 戈舍瑞林 亮丙瑞林 曲普瑞林	西曲瑞克 加尼瑞克

(王　琳　鲁　南　袁　纯)

参考文献

1. YOUNG SL, OPSAHL MS, FRITZ MA. Serum concentrations of enclomiphene and zuclomiphene across consecutive cycles of clomiphene citrate therapy in anovulatory infertile women. Fertil Steril, 1999, 71 (4): 639-644.
2. YU J, BERGA SL, MENG Q, et al. Cabergoline Stimulates Human Endometrial Stromal Cell Decidualization and Reverses Effects of Interleukin-1βIn Vitro. J Clin Endo-crinol Metab, 2021, 106 (12): 3591-3604.
3. WANG X, WU SP, DEMAYO FJ. Hormone dependent uterine epithelial-stromal communication for pregnancy support. Placenta, 2017, 60 Suppl 1 (Suppl 1): S20-S26.
4. PRACTICE COMMITTEE OF THE AMERICAN SOCIETY FOR REPRODUCTIVE MEDICINE. Use of clomiphene citrate in infertile women: a committee

opinion. Fertil Steril, 2013, 100 (2): 341-348.

5. DELLAPASQUA S, COLLEONI M. LETROZOLE. Expert Opin Drug Metab Toxicol, 2010, 6 (2): 251-259.

6. GOSS PE, INGLE JN, MARTINO S, et al. A randomized trial of letrozole in postmenopausal women after five years of tamoxifen therapy for early-stage breast cancer. N Engl J Med, 2003, 349 (19): 1793-1802.

7. ISAACS RJ, HUNTER W, CLARK K. Tamoxifen as systemic treatment of advanced breast cancer during pregnancy--case report and literature review. Gynecol Oncol, 2001, 80 (3): 405-408.

8. LUNENFELD B, BILGER W, LONGOBARDI S, et al. The Development of Gonadotropins for Clinical Use in the Treatment of Infertility. Front Endocrinol (Lausanne), 2019, 10: 429.

9. BOSCH E, ALVIGGI C, LISPI M, et al. Reduced FSH and LH action: implications for medically assisted reproduction. Hum Reprod, 2021, 36 (6): 1469-1480.

10. BASSETT RM, DRIEBERGEN R. Continued improvements in the quality and consistency of follitropin alfa, recombinant human FSH. Reproductive Biomedicine Online, 2005, 10 (2): 169-177.

11. BAKER VL, FUJIMOTO VY, KETTEL LM, et al. Clinical efficacy of highly purified urinary FSH versus recombinant FSH in volunteers undergoing controlled ovarian stimulation for in vitro fertilization: a randomized, multi-center, investigator-blind trial. Fertil Steril, 2009, 91 (4): 1005-1011.

12. 叶虹, 黄国宁. 基因重组促卵泡激素 (FSH) 与尿源性 FSH 用于体外受精-胚胎移植体外受精胚胎移植术的 Meta 分析. 生殖与避孕, 2015, 35 (2): 99-108.

13. MOCHTAR MH, DANHOF NA, AYELEKE RO, et al. Recombinant luteinizing hormone (rLH) and recombinant follicle stimulating hormone (rFSH) for ovarian stimulation in IVF/ICSI cycles. Cochrane Database Syst Rev, 2017, 5 (5): CD005070.

14. VAN WELY M, KWAN I, BURT AL, et al. Recombinant versus urinary gonadotrophin for ovarian stimulation in assisted reproductive technology cycles. A Cochrane review. Hum Reprod Update, 2012, 18 (2): 111.

15. RICCETTI L, DE PASCALI F, GILIOLI L, et al. Genetics of gonadotropins and their receptors as markers of ovarian reserve and response in controlled ovarian stimulation. Best Pract Res Clin Obstet Gynaecol, 2017, 44: 15-25.

16. CASARINI L, SANTI D, BRIGANTE G, et al. Two Hormones for One Receptor: Evolution, Biochemistry, Actions, and Pathophysiology of LH and hCG. Endocr Rev, 2018, 39 (5): 549-592.

17. KIRSHENBAUM M, GIL O, HAAS J, et al. Recombinant follicular stimulating hormone plus recombinant luteinizing hormone versus human menopausal gonadotropins-does the source of LH bioactivity affect ovarian stimulation outcome? Reprod Biol Endocrinol, 2021, 19 (1): 182.

18. COPPERMAN AB, BENADIVA C. Optimal usage of the GnRH antagonists: A review of the literature. Reprod Biol Endocrinol, 2013, 11 (1): 20.

19. HUIRNE JA, HOMBURG R, LAMBALK CB. Are GnRH antagonists comparable to agonists for use in IVF? Hum Reprod, 2007, 22 (11): 2805-2813.

20. ORTMANN O, WEISS JM, DIEDRICH K. Embryo implantation and GnRH antagonists: ovarian actions of GnRH antagonists. Hum Reprod, 2001, 16 (4): 608-611.

21. VAN POPPEL H, KLOTZ L. Gonadotropin-releasing hormone: an update review of the antagonists versus agonists. Int J Urol, 2012, 19 (7): 594-601.

22. TARLATZIS BC, FAUSER BC, KOLIBIANAKIS EM, et al. GnRH antagonists in ovarian stimulation for IVF. Hum Reprod Update, 2006, 12 (4): 333-340.

23. OLIVENNES F, ALVAREZ S, BOUCHARD P, et al. The use of a GnRH antagonist (Cetrorelix) in a single dose protocol in IVF-embryo transfer: a dose finding study of 3 versus 2 mg. Hum Reprod, 1998, 13 (9): 2411-2414.

24. HUIRNE JA, LAMBALK CB. Gonadotropin-releasing-hormone-receptor antagonists. Lancet, 2001, 358 (9295): 1793-1803.

25. MCARDLE CA, FRANKLIN J, GREEN L, et al. The gonadotrophin-releasing hormone receptor: signalling, cycling and desensitisation. Arch Physiol Biochem, 2002, 110 (1-2): 113-122.

26. AL-INANY HG, YOUSSEF MA, AYELEKE RO, et al. Gonadotrophin-releasing hormone antagonists for assisted reproductive technology. Obstet Gynecol, 2011, 118 (3): 706-707.

27. THE ESHRE GUIDELINE GROUP ON OVARIAN STIMULATION, BOSCH E, BROER S, et al. ESHRE guideline: ovarian stimulation for IVF/ICSI. Obstet Gynecol, 2011, 118 (3): 706-707.

第二节 诱导排卵和卵巢刺激的辅助用药

人工助孕方案中的诱导排卵和卵巢刺激的促性腺激素、抗雌激素制剂、促性腺激素释放激素激动剂和拮抗剂等药物,是促进卵泡和卵母细胞募集、生长、成熟和排卵的主要制剂,但是还有一些常用的辅助用药,配合促排卵的应用,以期改善机体的内分泌和代谢背景,提高卵泡和卵母细胞质量,促进卵巢刺激的效果。

一、溴隐亭

溴隐亭(bromocriptine)是一种在第二位上被溴取代的麦角酸衍生物,作为一种多巴胺受体激动剂可与垂体的多巴胺受体结合,抑制垂体分泌催乳素。不孕症患者中有9%~17%伴有高催乳素血症,高水平的催乳素可抑制GnRH的脉冲式释放,抑制LH和FSH的分泌,导致排卵功能障碍、黄体功能缺陷。高催乳素血症患者,单独应用溴隐亭治疗3~7个月可恢复排卵;伴有高催乳素血症的PCOS患者及行IVF助孕的女性,在促排卵过程可加用溴隐亭。为减轻不良反应,溴隐亭的初始剂量为每天1.25~2.5mg,推荐餐中或睡前服用,根据患者反应情况,可每3~7天加量1.25mg,每天1次,最大剂量一般不超过7.5mg/d。

此外,溴隐亭作为一种多巴胺受体激动剂,也可用于卵巢过度刺激综合征(OHSS)的预防。OHSS是超促排卵最严重的并发症之一,血管内皮生长因子(endothelial growth factor,VEGF)导致的血管通透性增高在OHSS的发病中起重要作用。多巴胺受体激动剂可诱导VEGF受体2(VEGFR-2)的内吞作用,阻断VEGF与VEGFR-2结合,从而降低血管通透性,预防OHSS的发生。在高风险人群中,与安慰剂比较,多巴胺受体激动剂使中重度OHSS的发生率从27%降至8%~14%,而对活产率未见显著的不良影响。

相对于另一种常用的多巴胺激动剂卡麦角林而言,溴隐亭临床证据较多,胎儿致畸风险较小,而且价格低廉。对OHSS高风险的女性,溴隐亭的给药方案尚无统一推荐,开始用药的时机多为hCG扳机日或者取卵日,每天2.5mg,用药时间4~21天。

二、复方短效口服避孕药

复方短效口服避孕药(oral contraceptive pill,OC)主要成分为人工合成的高效雌激素和孕激素,作为促排卵过程的辅助用药,主要用于以下几种情况:

1. **降低卵巢囊肿的发生率** 刺激方案中降调长方案GnRH-a用药早期的"点火效应",容易形成功能性卵巢囊肿,影响卵泡发育的监测及取卵过程,甚至干扰胚胎与子宫内膜发育的同步性,对妊娠结局产生不利影响。GnRH-a方案前应用口服避孕药抑制卵泡发育及排卵,可降低卵巢囊肿的发生率。研究显示,GnRH-a方案前应用口服避孕药预处理对IVF鲜胚移植的妊娠率及活产率未见明显不良影响。常见的用法是:促排卵前1个月经周期第3~5天开始口服避孕药1片/d,用药21~25天;若是长方案,OC的后5天可叠加应用GnRH-a。

2. **调控月经周期,灵活选择开始促排卵的时间,便于周期规划** 口服避孕药抑制卵泡发育,停药后发生撤退性月经,这一特点被广泛应用于规划促排卵周期的作息日程,可灵活安排取卵时间。然而,有研究显示,GnRH拮抗剂方案前用口服避孕药预处理可能影响鲜胚移植周期的妊娠率及活产率,在这种情况下,进行全胚冷冻,择期冻胚移植可避免口服避孕药对子宫内膜可能的不良影响;拟行鲜胚移植的 GnRH 拮抗剂方案前建议避免口服避孕药预处理。

三、抗氧化剂

细胞内的氧化过程于线粒体内进行,在产生三磷酸腺苷的同时还会产生大量的活性氧(reactive oxygen species,ROS),过量的 ROS 被抗氧化系统清除。若 ROS 与抗氧化系统之间出现不平衡,将导致 ROS 从线粒体释放到细胞质,产生脂质过氧化,引发细胞损伤甚至凋亡,与生育能力下降和胚胎非整倍体率增加相关。常用的抗氧化剂有:N-乙酰-半胱氨酸、褪黑素、L-精氨酸、肌醇、肉碱、硒、维生素 E、维生素 B 族、维生素 C、维生素 D、辅酶 Q10、己酮可可碱、不饱和脂肪酸等。2020 年的一项 Cochrane 荟萃分析,纳入 50 项随机对照临床研究,结果显示,在不孕症患者中,与安慰剂或不用药比较,抗氧化剂可提高活产率及妊娠率,但已有研究的质量较低,存在较大的偏倚风险;不同种类的抗氧化剂是否效果不同仍缺乏证据;哪些人群需要补充抗氧化剂仍有待进一步研究。

四、甲状腺素

甲状腺分泌的激素对于卵泡发育、胚胎着床以及妊娠维持均具有重要的作用,甲状腺功能减退与不孕症及流产密切相关。多个国际指南均推荐在不孕症患者中筛查甲状腺功能,孕前诊断亚临床甲减及甲减的患者建议补充左旋甲状腺素。

而对于甲状腺功能正常者,促排卵过程中补充甲状腺素是否有获益仍存在较大争议。有研究显示,在甲状腺功能正常的患者中,促排卵过程中产生的超生理水平的雌激素将刺激肝脏产生甲状腺素结合球蛋白,导致循环中游离态甲状腺素水平降低,负反馈作用减弱,TSH 升高;在有甲减病史的患者,促排卵过程中 TSH 水平的升高更为明

显。一项随机对照临床研究的结果显示,在甲状腺功能正常而单纯甲状腺自身抗体阳性的患者中,自孕前开始给予左旋甲状腺素治疗并未降低流产率。另一项随机对照临床研究显示,在单纯抗甲状腺 TPO 抗体阳性而甲状腺功能正常的患者中,自孕前开始补充左旋甲状腺素 50μg/d,与安慰剂组比较,并未增加活产率。

五、生长激素

生长激素是垂体前叶分泌的一种多肽类激素,通过刺激肝脏产生胰岛素样生长因子 1(insulin like growth factor-1,IGF-1),发挥促进生长等众多生物学作用。在卵巢组织中,IGF-1 作用于颗粒细胞及卵子,调节细胞增殖分化、类固醇激素合成以及卵子成熟;体外试验显示 IGF-1 可激活始基卵泡的生长并降低 DNA 碎片率。在不孕人群中,血清 IGF-1 水平随年龄增长而逐渐降低,并与促排卵周期取消率呈负相关。生长激素被广泛用于促排卵过程,以期改善卵子质量与数量,尤其是在卵巢低反应患者中;但用药开始的时机、剂量、时程在不同中心之间存在很大变异。然而,添加生长激素是否可改善妊娠结局仍存在争议。2020 年 ESHRE 促排卵指南对在卵巢低反应患者中添加生长激素的建议是"可能不推荐"(probably not recommend)。2021 年 Cochrane 荟萃分析显示,在一般 IVF 人群中添加生长激素的效果仍缺乏证据,已有的 2 项小样本研究未发现其对活产率、妊娠率及获卵数的改善;在卵巢低反应患者中,生长激素补充对临床妊娠率及获卵数似乎有改善作用,但其对最终活产率的作用仍不明确,而且受到纳入分析的研究质量偏低等原因,目前对添加生长激素的效果仍不能得到确切结论,有待于进一步研究。

六、弱雄激素

脱氢表雄酮(dehydroepiandrosterone,DHEA)是合成甾体类激素的底物,女性血清 DHEA 水平在 20~30 岁达到峰值,之后随着年龄增长而逐渐下

降。DHEA 有弱雄激素作用,作为雄激素前体可提高卵泡内雄激素水平,进而促进卵泡募集和发育,同时通过增加血清胰岛素样生长因子 -1(IGF-1)的水平,增强卵巢对促性腺激素的敏感性,促进卵泡生长,减少卵泡闭锁。在卵巢低反应患者中,DHEA在促排卵过程中的应用越来越广泛,但其是否可改善妊娠结局仍存在很大争议。2015 年,Cochrane荟萃分析纳入 17 项随机对照临床研究,结果显示目前没有足够证据支持在卵巢低反应患者中常规应用 DHEA。另有两项荟萃分析则表明,卵巢低反应患者添加 DHEA 在改善卵巢储备、提高卵巢反应、增加获卵数、降低流产率及提高临床妊娠率等方面有一定积极作用。然而现有研究的证据质量等级普遍较低,大多数研究是基于自身前后对照或观察性研究设计,而随机对照试验研究也存在卵巢低反应的定义不统一、样本量有限、DHEA 用药方案不同、缺少安慰剂对照等局限性。2020 年ESHRE 促排卵指南中对在卵巢低反应患者中添加DHEA 预处理的建议是"可能不推荐"(probably not recommend)。

七、维生素

维生素 D 是脂溶性维生素的一种,为环戊烷多菲类化合物,结构类似类固醇衍生物;在动物肝脏、蛋黄、鱼肝油中含量丰富,摄入人体后经小肠吸收,经线粒体羟化酶作用转变为 25- 羟基维生素 D(25-OHD)。正常血清 25-OHD 浓度不低于75nmol/L,低于 75nmol/L(30ng/ml)称为维生素 D不足,而低于 50nmol/L(20ng/ml)称为维生素 D 缺乏。维生素 D 在生育过程中发挥重要作用,对配子的发生、受精、胚胎植入前期,胎儿器官发育等过程均有调节作用,卵泡液中维生素 D 的水平与受精率、胚胎质量、着床率呈正相关;维生素 D 缺乏与先兆子痫、流产和小于胎龄儿等不良结局等密切相关。对我国上海市人群的调查显示,女性中46% 存在维生素 D 缺乏;在 PCOS 患者,维生素D 缺乏的比例远高于非 PCOS 人群。中国居民膳食推荐量建议维生素 D 摄入量 400~2 000U/d,而有研究显示补充 800U/d 可使体内维生素 D 水平达到 30nmol/L,而若达到 50nmol/L 可能需要补充>2 000U/d。最近一项荟萃分析纳入 5 项随机对照临床研究,结果显示补充维生素 D 似乎可提高生化妊娠率(chemical pregnancy rate),而对临床妊娠率、流产率、胚胎质量等均无明显改善;提示补充维生素 D 对促排卵的效果仍有待进一步研究。

维生素 E 又称生育酚,属于脂类维生素,其主要作用是通过消除脂质自由基保护细胞膜免受氧化损伤,广泛用于男性不育的治疗。动物模型结果表明,补充维生素 E 可改善小鼠卵巢老化,且于培养基中补充维生素 E 可促进小鼠胚胎的发育;有研究显示卵泡液中维生素 E 水平与卵母细胞成熟率相关,血清维生素 E 水平与胚胎质量相关。而补充维生素 E 是否可改善促排卵的结局目前研究证据较少。

在市场上应用广泛的孕期复合维生素制剂,含有多种维生素族和叶酸成分,可以补充孕期的维生素缺乏,被常规推荐给备孕的女性口服至怀孕3~10 个月。

八、叶酸

叶酸(folic acid)属于 B 族维生素,其生物活性形式为四氢叶酸,主要参与嘌呤、嘧啶的合成,在蛋白合成及细胞分裂与生长过程中发挥重要作用;此外,叶酸作为甲基供体促进同型半胱氨酸甲基化生成甲硫氨酸(蛋氨酸),是合成抗氧化剂谷胱甘肽的重要中间产物,叶酸可以通过增加细胞内抗氧化剂水平保护细胞免受氧化应激的损伤。孕前及孕期补充叶酸预防胎儿神经管畸形已自 2009 年开始作为国家重大公共卫生项目启动。2017 年中国妇幼保健协会出生缺陷防治与分子遗传分会关于《围受孕期增补叶酸预防神经管缺陷指南》中建议无高危因素的女性自孕前至少 3 个月开始补充叶酸 400~800μg/d,至妊娠满 3 个月;既往有神经管缺陷儿生育史的女性自孕前至少 1 个月开始,每天补充叶酸 4mg,由于国内无 4mg 规格叶酸,可每天补充叶酸片 5mg,至妊娠满 3 个月。

(魏代敏)

参考文献

1. SOKHADZE K, KVALIASHVILI S, KRISTESASHVILI J. Reproductive function and pregnancy outcomes in women treated for idiopathic hyperprolactinemia: A non-randomized controlled study. Int J Reprod Biomed, 2020, 18 (12): 1039-1048.

2. TANG H, MOURAD SM, WANG A, et al. Dopamine agonists for preventing ovarian hyperstimulation syndrome. Database Syst Rev, 2021, 4 (4): CD008605.

3. SPITZER D, WOGATZKY J, MURTINGER M, et al. Dopamine agonist bromocriptine for the prevention of ovarian hyperstimulation syndrome. Fertil Steril, 2011, 95 (8): 2742-2744. e1.

4. XU L, DING L, JIANG J, et al. Effects of oral contraceptive pretreatment on IVF outcomes in women following a GnRH agonist protocol. Reprod Biomed Online, 2019, 39 (6): 924-930.

5. WEI D, SHI Y, LI J, et al. Effect of pretreatment with oral contraceptives and progestins on IVF outcomes in women with polycystic ovary syndrome. Hum Reprod, 2017, 32 (2): 354-361.

6. GRIESINGER G, KOLIBIANAKIS EM, VENETIS C, et al. Oral contraceptive pretreatment significantly reduces ongoing pregnancy likelihood in gonadotropin-releasing hormone antagonist cycles: an updated meta-analysis. Fertil Steril, 2010, 94 (6): 2382-2384.

7. OVARIAN STIMULATION TEGGO, BOSCH E, BROER S, et al. ESHRE guideline: ovarian stimulation for IVF/ICSI†. Hum Reprod Open, 2020, 2020 (2): hoaa009.

8. SHOWELL MG, MACKENZIE-PROCTOR R, JORDAN V, et al. Antioxidants for female subfertility. Cochrane Database Syst Rev, 2020, 8 (8): CD007807.

9. COLICCHIA M, CAMPAGNOLO L, BALDINI E, et al. Molecular basis of thyrotropin and thyroid hormone action during implantation and early development. Hum Reprod Update, 2014, 20 (6): 884-904.

10. PRACTICE COMMITTEE OF THE AMERICAN SOCIETY FOR REPRODUCTIVE MEDICINE. Subclinical hypothyroidism in the infertile female population: a guideline. Fertil Steril, 2015, 104 (3): 545-553.

11. BUSNELLI A, CIRILLO F, LEVI-SETTI PE. Thyroid function modifications in women undergoing controlled ovarian hyperstimulation for in vitro fertilization: a systematic review and meta-analysis. Fertil Steril, 2021, 116 (1): 218-231.

12. WANG H, GAO H, CHI H, et al. Effect of Levothyroxine on Miscarriage Among Women With Normal Thyroid Function and Thyroid Autoimmunity Undergoing In Vitro Fertilization and Embryo Transfer: A Randomized Clinical Trial. JAMA, 2017, 318 (22): 2190-2198.

13. DHILLON-SMITH RK, MIDDLETON LJ, SUNNER KK, et al. Levothyroxine in Women with Thyroid Peroxidase Antibodies before Conception. N Engl J Med, 2019, 380 (14): 1316-1325.

14. KORDOWITZKI P, KRAJNIK K, SKOWRONSKA A, et al. Pleiotropic Effects of IGF1 on the Oocyte. Cells, 2022, 11 (10): 1610.

15. GLEICHER N, DARMON SK, MOLINARI E, et al. Importance of IGF-I levels in IVF: potential relevance for growth hormone (GH) supplementation. J Assist Reprod Genet, 2022, 39 (2): 409-416.

16. SOOD A, MOHIYIDDEEN G, AHMAD G, et al. Growth hormone for in vitro fertilisation (IVF). Cochrane Database Syst Rev, 2021, 11 (11): CD000099.

17. NAGELS HE, RISHWORTH JR, SIRISTATIDIS CS, et al. Androgens (dehydroepiandrosterone or testosterone) for women undergoing assisted reproduction. Cochrane Database Syst Rev, 2015,(11): CD009749.

18. ZHANG Y, ZHANG C, SHU J, et al. Adjuvant treatment strategies in ovarian stimulation for poor responders undergoing IVF: a systematic review and network meta-analysis. Hum Reprod Update, 2020, 26 (2): 247-263.

19. ZHANG M, NIU W, WANG Y, et al. Dehydroepiandrosterone treatment in women with poor ovarian response undergoing IVF or ICSI: a systematic review and meta-analysis. J Assist Reprod Genet, 2016, 33 (8): 981-991.

20. GRZECZKA A, GRACZYK S, SKOWRONSKA A, et al. Relevance of Vitamin D and Its Deficiency for the Ovarian Follicle and the Oocyte: An Update. Nutrients, 2022, 14 (18): 3712.

21. LU HK, ZHANG Z, KE YH, et al. High prevalence of

vitamin D insufficiency in China: relationship with the levels of parathyroid hormone and markers of bone turnover. PLoS One, 2012, 7 (11): e47264.

22. YAO P, LU L, HU Y, et al. A dose-response study of vitamin D3 supplementation in healthy Chinese: a 5-arm randomized, placebo-controlled trial. Eur J Nutr, 2016, 55 (1): 383-392.

23. ZHOU X, WU X, LUO X, et al. Effect of Vitamin D Supplementation on In Vitro Fertilization Outcomes: A Trial Sequential Meta-Analysis of 5 Randomized Controlled Trials. Front Endocrinol (Lausanne), 2022, 13: 852428.

24. BAHADORI MH, SHARAMI SH, FAKOR F, et al. Level of Vitamin E in Follicular Fluid and Serum and Oocyte Morphology and Embryo Quality in Patients Undergoing IVF Treatment. J Family Reprod Health, 2017, 11 (2): 74-81.

5

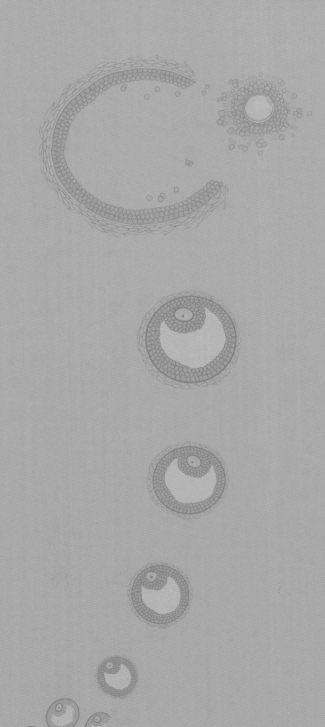

CLINICAL OVULATION
INDUCTION AND
OVARIAN STIMULATION

临床诱导排卵与
卵巢刺激

第六章

诱导排卵和卵巢刺激方案

CLINICAL OVULATION
INDUCTION AND
OVARIAN STIMULATION

临床诱导排卵与
卵巢刺激

宫腔内人工授精（intrauterine insemination, IUI）是一种相对经济、安全、适用各层医疗机构广泛应用的人工助孕技术，在我国被归类为辅助生殖技术。是指在女方的排卵期，采集男方的精液，经过实验室处理去除精浆成分，通过导管将制备的精子悬浮液直接注入女方的宫腔内，以帮助不孕夫妇获得怀孕。授精精液可以来自丈夫（AIH-IUI），也可来自精子库的供精标本（AID-IUI）。宫腔内人工授精是目前不孕症的第一线助孕方法，最接近自然妊娠的形式。虽然单周期妊娠率仅为10%~20%，但多项高质量的随机对照临床试验均发现，3~4个IUI周期的累积妊娠率和1个IVF/ICSI胚胎移植周期的妊娠率无显著统计学差异。在有排卵的女性，IUI可以通过自然周期进行，但是临床研究显示，IUI联合诱导排卵和排卵监测，可以提高妊娠的机会。根据是否使用诱导排卵药物，IUI分为自然周期（nature cycles，NC）和诱导排卵周期（ovulation induction，OI）两类。

IUI助孕技术的适应证非常广泛，没有禁忌证的夫妇均可采用。既往研究报道，IUI联合较大剂量促性腺激素，虽然可以获得较高的妊娠率，但也可引起多卵泡发育的并发症，同时增加了流产率。英国2014年NICE指南推荐，IUI周期进行诱导排卵需要具有指征。近年来，人们对于IUI周期诱导排卵的指征和方案更加趋于谨慎，在活产率和并发症结局之间尽量平衡，原则上追求的是单卵泡发育成熟。

一、抗雌激素药物的诱导排卵方案

（一）枸橼酸氯米芬

抗雌激素类药物的代表是枸橼酸氯米芬，这是一种选择性雌激素受体调节剂，在下丘脑和垂体竞争性阻断雌激素受体，反馈性促进垂体前叶促性腺激素的释放增加，刺激卵泡生长和成熟，也是最早用于诱导排卵和最常用的药物。

1. 诱导排卵方案　氯米芬的使用剂量为每天50~150mg，50mg/d是基础剂量，如果卵巢反应不良，可随后尝试每周期递增50mg，最大剂量为150mg/d，连续3个周期仍无排卵称为氯米芬抵抗，目前已经很少用到150mg/d的剂量。一般在月经周期第3~5天开始口服，连续5天。氯米芬诱导排卵一般不超过连续6个周期，在IUI周期中的卵泡监测、扳机、授精时机同自然周期。

2. 卵泡监测

（1）月经周期28~30天的患者，于月经第11~12天起进行经阴道B超卵泡监测，月经周期<28天或>30天者，首次B超监测时间可以根据月经周期适当提前或推迟。

（2）每个周期首次B超应全面探测：子宫位置、长度、宽度和厚度，内膜厚度、形态，子宫肌层和内膜回声有无异常；双侧卵巢大小、长度、宽度和厚度，储备卵泡（直径<10mm）的数目，有无优势卵泡，有无PCO征象，有无卵巢内赘生物；附件区和盆腔内有无异常回声，特别注意有无输卵管积水等征象。

（3）根据卵泡生长速度和平均直径来决定B超监测间隔的时间。每次监测应注意有无优势卵泡，并测量其最大平面上的横径和纵径，重点注意卵泡张力和卵泡液回声。卵泡直径10~12mm，每3天监测；卵泡直径13~15mm，每2天监测；卵泡直径16~18mm，每天监测。一般控制每个周期监测次数在2~5次。

3. 卵泡扳机与 IUI 优势卵泡平均直径 ≥18~22mm 时给予人绒毛膜促性腺激素(hCG)5 000~10 000U，次日或卵泡破裂当日行 IUI，对于既往有卵泡黄素化综合征(LUFs)的患者注射 hCG 10 000U 或者联合使用 GnRH-a(达菲林 0.2mg)双扳机。扳机后 48 小时复查 B 超，了解卵泡是否破裂。如卵泡已破，给予黄体支持用药。卵泡未排黄素化的患者也建议应用黄体支持 10~12 天。第 13 天查血 hCG。如妊娠，继续黄体支持治疗，停经 45 天复查 B 超。如未孕，则停黄体支持。

4. 方案特点 氯米芬诱导排卵周期的排卵率为 73%~80%，临床妊娠率为 10%~40%，流产率为 17%~30%。造成氯米芬高排卵率、低妊娠率的主要原因可能是其对子宫内膜和宫颈的 β 型雌激素受体的拮抗作用，导致：①宫颈黏液分泌减少；②子宫内膜发育不良，厚度变薄；③部分 PCOS 患者黄体功能不足；④个别报道氯米芬导致视觉障碍、潮热、头晕、恶心和对胎儿的致神经管畸形、尿道下裂等副作用。由于氯米芬对中枢雌激素受体的持续作用长 5~7 天，易刺激多卵泡发育，多胎妊娠发生率为 7%~11%；卵泡持续生长不破裂的发生率为 15%~20%。

(二) 来曲唑

来曲唑(letrozole, LE)是第三代芳香化酶抑制剂，2001 年首次使用在氯米芬反应不良的无排卵患者。其通过抑制芳香化酶活性，限制雄激素向雌激素的转化降低体内雌激素水平，诱导下丘脑 - 垂体 - 性腺轴的负反馈作用，促使促性腺激素水平分泌增加，刺激卵泡的生长发育和成熟。来曲唑导致的芳香化酶抑制，使雌激素的前体物质雄激素蓄积，雄烯二酮、睾酮浓度轻度升高，增加卵泡颗粒细胞 FSH 受体的敏感性，从而促进卵泡的发育。

1. 用药方案 来曲唑的常用方案为每天口服 2.5~5.0mg，月经周期第 3~5 天开始，连续 5 天。若卵巢反应不良，卵泡发育不佳，尝试每周期递增 2.5mg/d，最大剂量为 7.5mg/d，但很少使用。在 IUI 周期中的卵泡监测、扳机、授精时机同氯米芬周期。和氯米芬一样，来曲唑目前列入排卵功能障碍患者的一线诱导排卵用药。对于 PCOS 人群特别是 BMI ≥ 30 者，美国妇产科协会(ACOG)推荐来曲唑作为首选诱导排卵药物。

2. 方案特点 每个来曲唑周期的排卵率为 70%~84%，临床妊娠率为 20%~27%，流产率为 18%~32%，多胎妊娠率约 3.4%。由于来曲唑不直接抑制雌激素受体，随着卵泡生长，雌激素达到一定水平后，负反馈抑制 FSH 持续释放，造成除了优势卵泡以外的其他小卵泡闭锁，避免多卵泡发育，因此多胎率低于氯米芬周期；另外，由于来曲唑不占据雌激素受体，不减少雌激素受体，不拮抗雌激素的作用，故卵泡分泌的雌激素发挥正常作用，内膜的生长发育及宫颈黏液分泌不受影响。

来曲唑对 PCOS 患者诱导排卵的妊娠率不受体重指数(BMI)的影响，对肥胖患者可取得较氯米芬更好的临床结局，对氯米芬抵抗的 PCOS 患者仍可获得 54.6% 的排卵率及 25% 的妊娠率。

来曲唑通过抑制芳香化酶活性，使子宫内膜异位病灶中的雌激素降低，增加子宫内膜整合素 αvβ3 的表达，有利于增加子宫内膜的容受性，改善宫内膜异位症患者的妊娠结局。详见图 6-1、图 6-2。

(三) 他莫昔芬

他莫昔芬为一种选择性雌激素受体调节剂，通过调节含有雌激素受体的细胞、组织、器官的反应，根据靶组织的不同发挥雌激素作用或抗雌激素效应，主要用于预防和治疗雌激素受体阳性的乳腺癌患者。目前一些临床试验表明，他莫昔芬可能会使特定不孕患者群体受益，其通过雌激素和抗雌激素双重效应促进卵泡发育，具有诱导排卵率高、对子宫内膜影响小等特点，在排卵功能障碍、薄型子宫内膜、生育力保存等人群有一定价值。但他莫昔芬在生殖领域使用方法差异较大，多为经验性用药，缺乏大样本研究数据结果支持。

6

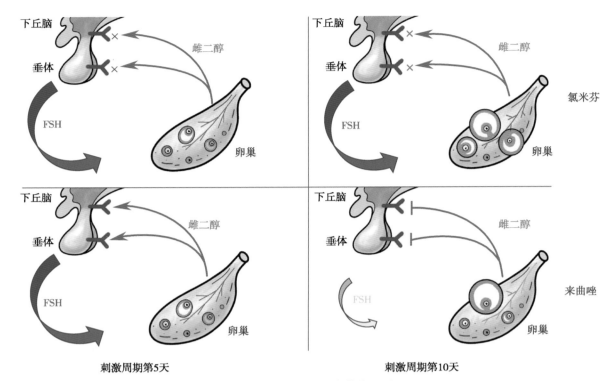

刺激周期第5天　　　　　　　　　刺激周期第10天

图 6-1　来曲唑和氯米芬的差别

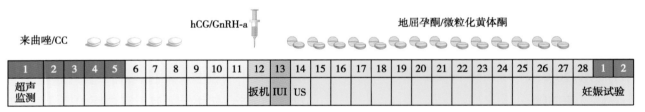

图 6-2　来曲唑或克罗米芬的诱导排卵方案

注:
1. 该方案是临床诱导排卵的经典方案, 适用于各类不孕患者需求, 包括PCOS, 持续性无排卵, 不明原因不孕, 人工授精, 微刺激 IVF, 冻胚移植的内膜准备……。特点是接近自然排卵的生理特征, 目标是1~2枚成熟卵泡发育和排出。
2. 来曲唑的剂量为每天2.5~5.0mg, 氯米芬的剂量为每天50~150mg, 近年来氯米芬150mg/d的剂量已经很少使用, 主要是因为氯米芬对内膜的负面影响较大, 但是增加雌激素并未改善妊娠结局。
3. 对PCOS患者, 单纯来曲唑或氯米芬方案的诱导排卵, 流产率达25%~30%, 联合Gn后, 流产率可降至15%, 因此推荐低剂量Gn的联合方案。

二、促性腺激素的诱导排卵方案

目前 IUI 周期应用的诱导排卵的促性腺激素类药物(Gn)有尿促性腺激素(hMG)、重组人促卵泡激素(rFSH)、尿源性人促卵泡激素(uFSH)。

(一)用药方案

1. 单纯的促性腺激素常规方案　一般为月经周期第3~5 天开始隔天或每天注射 hMG/FSH 75U 直至卵泡成熟,第 11~12 天开始 B 超监测卵泡;如果连续每天注射,通常在刺激 5 天后,B 超监测卵泡,酌情调整用药剂量和监测间隔时间,起始剂量较大,也增加了多卵泡发育的风险。对于中枢性排卵功能障碍患者,多选择连续每天注射用药,通常月经周期第 3 天起,每天注射 hMG/FSH 75~150U,周期第 11~12 天监测卵泡,直至卵泡成熟。在 IUI 周期中的卵泡监测、扳机、授精时机同氯米芬周期

（图 6-3）。

2. 低剂量 FSH 递增方案　月经周期第 3 天开始使用 r-FSH 37.5~75U 启动剂量每天注射，12~14 天后 B 超监测排卵，出现直径 ≥10mm 阈值卵泡时维持原剂量，继续监测卵泡发育；否则每 7 天增加 FSH 37.5U 或原剂量的 50%，直至卵泡成熟（图 6-4）。

（二）方案特点

与单独使用抗雌激素促排卵药物相比，单独 Gn 方案能够明显提高 IUI 周期临床妊娠率，但多

胎并发症也显著增高。2020 年一项随机对照荟萃分析提示，Gn 的活产率或持续妊娠率是单用氯米芬的 1.39 倍，是单用来曲唑的 1.27 倍。在没有严格取消标准（即当 ≥3 个优势卵泡发育时取消周期）的研究中，Gn 方案的多胎妊娠率是单用氯米芬的 2.28 倍。研究认为当 ≥3 个优势卵泡（直径 ≥14mm）时增加的并不是妊娠率，而是多胎妊娠发生率，因此建议诱导排卵周期将优势卵泡控制在 2 个以内。

低剂量递增的外源性 FSH 方案，可以逐渐接

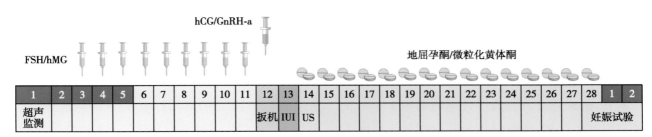

注：
1. 各类促性腺激素均可以使用，最多用的还是 hMG 和 FSH，单日剂量 37.5~150U，特别适合对 PCOS 第二线的"低剂量递增方案"（见下节），逐渐逼近 FSH 阈值，最终获得 1~2 枚成熟卵泡。Gn 的剂量和种类根据病因和卵巢反应而定，例如 IHH 或 FHA 的患者更适合使用 hMG。
2. 单纯 Gn 的促排卵方案，一般只是用在没有中枢反馈的低促性腺激素低性激素的患者，或不宜应用来曲唑或氯米芬的案例，避免对薄型内膜的进一步影响，但是对周期正常的患者，单用 Gn 常常会发生卵泡发育迟缓，或早熟的 LH 峰出现。
3. 单纯 Gn 方案最顾虑的问题就是多卵泡的发育，特别是 OHSS 和双胎妊娠的风险，因此使用时必须具备卵泡监测的条件和处理 OHSS 和多胎妊娠的经验。

图 6-3　促性腺激素的诱导排卵方案

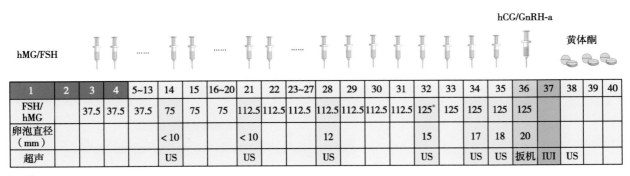

注：
1. 本方案特别适用于对来曲唑或氯米芬抵抗的 PCOS 不孕患者，大多选 FSH，也可用于卵巢储备较多的低促性腺激素不孕患者，多选 hMG，逐渐缓慢递增 Gn 剂量，逼近 FSH 阈值，募集 1~2 枚主导卵泡进入发育成熟，平均需时 20 余天。
2. 该方案的要点是耐心，首个启动剂量根据患者的个体化选择，一般 PCOS 患者可每天 37.5~75U 开始。首次剂量在 14 天后超声监测，主导卵泡直径 ≤10mm 时，剂量增加 50%，7 天后超声监测，直到主导卵泡直径 >10mm 时，剂量则保持不变，根据卵泡大小决定超声监测时间。
3. *如果主导卵泡直径 >10mm，但生长较慢，在一个低剂量 Gn 持续时间较长，为防止雌激素跌落，并且主导卵泡直径已经拉开距离，则可适当增加 Gn，直至卵泡成熟。
4. 在主导卵泡直径 <10mm 时，切忌频繁监测加量，容易导致多卵泡发育。保持每 7 天监测，50% 速度加量，最终达到单卵泡发育的目的。PCOS 患者使用该方案，仍然有 9%~10% 的多胎率。

图 6-4　低剂量 Gn 递增的诱导排卵方案

近 FSH 阈值水平,控制卵泡募集的窗口宽度,避免一次性募集多个优势卵泡生长,是对氯米芬抵抗的 PCOS 患者备受推荐的诱导排卵方案。目前文献提示,FSH 低剂量递增方案在 IUI 周期可以获得更好的临床妊娠率,通过提高单卵泡发育的比例减少周期取消率,更好地控制多胎妊娠、OHSS 的发生。一项 8 370 个 IUI 周期的数据显示 rFSH 低剂量递增方案的临床妊娠率约 20%,双胎率 6%~15%,多胎率 0%~1.3%。目前 FSH 制剂最小剂量及调整单位为 25~37.5U,为低剂量递增方案提供了方便,但鉴于其价格相对昂贵并相对耗时和耗精力,限制了其在 IUI 周期中的广泛应用。

三、抗雌激素药物联合 Gn 方案

(一)用药方案

1. 氯米芬 /Gn 方案 月经周期第 3~5 天开始口服氯米芬 50~100mg 共 5 天,同时隔天肌内注射 Gn(hMG/FSH)75U,例如第 4~8 天开始口服氯米芬 50~100mg/d,第 4、6、8、10 天……隔天注射 Gn 75U,第 11~12 天开始 B 超监测卵泡发育,酌情继续 Gn 的注射,直至卵泡成熟。在 IUI 周期中的卵泡监测、扳机、受精时机同克罗米芬周期。

2. 来曲唑 /Gn 方案 月经周期第 3~5 天开始口服来曲唑 2.5~5.0mg/d 共 5 天,同时隔天肌内注射 Gn(hMG/FSH)75U,例如第 4~8 天口服来曲唑 2.5~5.0mg,第 4、6、8、10 天……隔天注射 Gn 75U,第 11~12 天开始 B 超监测卵泡发育,酌情继续 Gn 的注射,直至卵泡成熟。在 IUI 周期中的卵泡监测、扳机、授精时机同克罗米芬方案(图 6-5)。

(二)方案特点

鉴于单独使用 Gn 方案发生多胎率及卵巢过度刺激综合征的风险较高,在诱导排卵周期中,常将小剂量 Gn 联合氯米芬或来曲唑使用。目前国内外多数回顾性分析结论均支持注射促性腺激素联合口服抗雌激素药物诱导排卵,在 IUI 周期中的临床妊娠率及活产率相对其他方案较高,并且多胎妊娠率较低,还减少了 Gn 的使用剂量。2016 年和 2019 年南京医科大学第一附属医院生殖中心的回顾性队列研究,分别总结分析了 3 万余个 IUI 周期的临床结局,显示来曲唑 +Gn 诱导排卵方案获得临床妊娠率(17.2%)和活产率(12.9%)均高于其他诱导排卵方案,同时多胎率较低。来曲唑 +Gn 可在较低的多胎率的情况下获得与氯米芬联合 Gn 方案相似的活产率,这与来曲唑诱发单卵泡发育的原理,联合 Gn 更好地促进卵母细胞成熟,优化子宫内膜容受性等机制相关,提示来曲唑 +Gn 可以作为目前诱导排卵优先选择的方案。

既往传统的氯米芬 / 来曲唑联合 Gn 的方案,Gn 的添加时机多为口服药物以后的 3~4 天,B 超监测发现卵泡生长不良时开始注射。本中心推荐

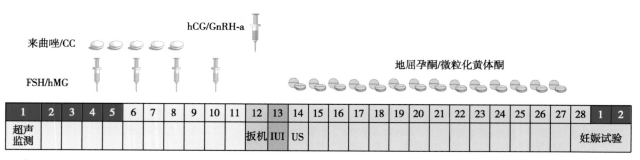

注:
1. 该方案适合绝大多数的不孕患者需求,包括 PCOS,持续性无排卵,不明原因不孕,人工授精,微刺激 IVF,冻胚移植的内膜准备……。特点是接近自然周期的生理特征,目标是 1~2 枚成熟卵泡发育和排出。
2. 特别推荐 Gn 与来曲唑或 CC 同时启动,大量数据证明,该方案的排卵率、刺激天数、取消率、单卵泡率、妊娠率、活产率均明显优于其他方案。特别是对于 PCOS,比单用来曲唑或 CC,明显降低流产率。
3. 关键是 Gn 的低剂量应用,需要持续到卵泡成熟,达≥18~20mm 直径时方可停药,如果中途撤药,会影响卵泡的健康发育。

图 6-5 来曲唑 /CC 联合 Gn 的诱导排卵方案

的卵泡早期来曲唑同时联合低剂量 Gn 的方案与传统方案比较,其排卵效率明显提高,单卵泡率显著增加,妊娠率和活产率均得到改善。

四、IUI 周期的黄体支持

IUI 周期是否需要黄体支持、持续的时间、给药方式和剂量仍存在争议,对临床结局的影响尚不清楚,目前研究结果提示黄体支持可能提高临床妊娠率,但在改善持续妊娠率、活产率、流产率上证据不足,需要更多高质量的研究结果支持。

自然周期中黄体功能因卵泡发育的个体差异而异,排卵功能障碍患者本身存在黄体功能不足可能,诱导排卵后的高雌激素水平可以通过负反馈机制,影响黄体生成素(LH)的分泌,导致黄体功能不足。因此,在 IUI 周期中多数中心常规行黄体支持,包括孕激素、雌激素、hCG 等,其中孕激素最常用。

1. 孕激素包括各种黄体酮针剂、口服黄体酮片、地屈孕酮片、阴道用黄体酮胶囊、凝胶和栓剂等;因为 IUI 周期的黄体支持与 IVF-ET 周期有所不同,其诱导排卵方案并不抑制内源性 LH 释放,保留了不同程度的黄体功能,因此黄体支持使用的黄体酮剂量较低,通常:①黄体酮针剂 20~40mg/d 注射;或②口服地屈孕酮 20mg/d;或③口服微粒化黄体酮胶囊 200~400mg/d;或④微粒化黄体酮栓剂或胶囊 200~400mg/d 阴道用药等。

2. 雌激素多用于改善氯米芬伴发的薄型子宫内膜,2~6mg/d 口服或阴道用药。但目前并未证明添加雌激素可改善氯米芬或来曲唑周期的妊娠率。

3. hCG 可以刺激黄体分泌雌、孕激素,通常在排卵后每 3 天注射 2 000U,注意黄体后期注射对妊娠试验结果的影响,间隔一周可以减除其干扰。在 Gn 周期或多卵泡发育的周期,hCG 增加

OHSS 的风险,在 IUI 周期较少应用。

一般黄体支持时间为 12~14 天,如果妊娠,可延长黄体支持的时间达孕 6~8 周。

五、胰岛素增敏剂和口服避孕药的应用

1. 二甲双胍 大部分无论肥胖或是正常体重的 PCOS 患者,均存在不同程度的胰岛素抵抗。代偿性高胰岛素血症(hyperinsulinemia)与高雄激素血症(hyperandrogenemia)密切相关,互为因果,互相促进,导致持续性无排卵和代谢紊乱。胰岛素增敏剂(二甲双胍、吡格列酮)的临床研究提示能够改善 PCOS 妇女的排卵率,非肥胖的患者使用胰岛素增敏剂,其妊娠率及活产率也明显得到提高,并能够降低流产率。在妊娠早期使用二甲双胍没有增加胎儿畸形的风险也被进一步证实。目前研究认为二甲双胍的使用可以改善高胰岛素血症、减少雄激素的产生、促进卵泡有序生长和多卵泡发育,并减少促性腺激素天数的剂量,降低 OHSS 发生概率,二甲双胍联合口服避孕药,在改善胰岛素抵抗效果上优于单独使用胰岛素增敏剂。

2. 口服避孕药 短效口服避孕药在降低游离雄激素水平,改善多毛、痤疮等高雄激素血症的体征方面广泛应用,但对是否能改善胰岛素抵抗一直存在争议,有的研究甚至认为避孕药可能加重胰岛素抵抗状态及相关的脂代谢紊乱。有生育计划 PCOS 患者的诱导排卵及 IUI 助孕是首要的目标,以调整周期为目标的口服避孕药使患者无法获得受孕机会,降低雄激素水平的必要性目前更是存在争议,避孕药期间控制高雄激素血症是否能增加继后诱导排卵的妊娠率,并没有被证实,目前不建议作为 PCOS 患者诱导排卵前常规的预处理措施。

(刁飞扬 刘金勇)

6

参考文献

1. NANDI A, BHIDE P, HOOPER R, et al. Intrauterine insemination with gonadotropin stimulation or in vitro fertilization for the treatment of unexplained subfertility: a randomized controlled trial. Fertil Steril, 2017, 107 (6): 1329-1335.

2. LIU J, LI T C, WANG J, et al. The impact of ovarian stimulation on the outcome of intrauterine insemination treatment: an analysis of 8893 cycles. BJOG, 2016, 123 (Suppl 3): 70-75.

3. O'FLYNN N. Assessment and treatment for people with fertility problems: NICE guideline. Br J Gen Pract, 2014, 64 (618): 50-51.

4. BALEN AH, MORLEY LC, MISSO M, et a1. The management of anovulatory infertility in women wjth polycystic ovary syndrome: an analysis of the evidence to support the development of global WHO guidance. Hum Reprod update, 2016, 22 (6): 687-708.

5. LEGRO RS. Ovulation induction in polycystic ovary syndrome: Current options. Best Pract Res Clin Obstet Gynaecol, 2016, 11 (37): 152-159.

6. THE COMMITTEES OF THE AMERICAN COLLEGE OF OBSTETRICIANS AND GYNECOLOGISTS. ACOG Committee Opinion No. 738: Aromatase Inhibitors in Gynecologic Practice. Obstet Gynecol, 2018, 131 (6): 1.

7. HOLZER H, CASPER R, TULANDI T. A new era in ovulation induction. Fertil Steril, 2006, 85 (2): 277-284.

8. PALOMBA S. Aromatase inhibitors for ovulation induction. Journal of Clinical Endocrinology and Metabolism, 2015, 100 (5): 1742-1747.

9. LEGRO RS, BRZYSKI RG, DIAMOND MP, et al. Letrozole versus Clomiphene for Infertility in the Polycystic Ovary Syndrome. N Engl J Med, 2014, 371 (2): 119-129.

10. ZHANG J, WANG L, LI C, et al. Letrozole promotes the expression of integrin $\alpha v \beta 3$ and HOXA10 in endometrium of endometriosis. Syst Biol Reprod Med, 2022, 68 (2): 121-128.

11. GARZON S, LAGANÀ A S, BARRA F, et al. Aromatase inhibitors for the treatment of endometriosis: a systematic review about efficacy, safety and early clinical development. Expert opinion on investigational drugs, 2020, 29 (12): 1377-1388.

12. DANHOF N A, WANG R, VAN WELY M, et al. IUI for unexplained infertility a network meta-analysis. Human Reproduction Update, 2020, 26 (1): 1-15.

13. AZMOODEH A, MANESH MP, ASBAGH FA, et al. Effects of Letrozole-HMG and Clomiphene-HMG on Incidence of Luteinized Unruptured Follicle Syndrome in Infertile Women Undergoing Induction Ovulation and Intrauterine Insemination: A Randomised Trial. Global Journal of Health Science, 2016, 8 (4): 244-252.

14. 孙瑜, 王琳, 吴春香, 等. 宫腔内人工授精妊娠结局相关影响因素: 单中心十年 26 473 个周期回顾性队列研究. 中华生殖与避孕杂志, 2019, 39 (10): 788-796.

15. CASARRAMONA G, LALMAHOMED T, LEMMEN C, et al. The efficacy and safety of luteal phase support with progesterone following ovarian stimulation and intrauterine insemination: A systematic review and meta-analysis. Frontiers in Endocrinology, 2022 9 (2): 1-16.

16. SALANG L, TEIXEIRA DM, SOLÀ I, et. al. Luteal phase support for women trying to conceive by intrauterine insemination or sexual intercourse (Review). Cochrane Database of Systematic Reviews, 2022, 8 (8): CD012396.

17. GRAVEN D, BAUOGLU A, SARI S, et a1. The impact of progesterone supplementation on pregnancy rates after intrauterine insemination in patients developing a single follicle. Hum Fertil (Camb), 2016, 19 (2): 111-113.

18. ELGUERO S, WYMAN A, HURD WW, et al. Does progesterone supplementation improve pregnancy rates in clomiphene citrate and intrauterine insemination treatment cycles？ Gynecol Endocrinol, 2015, 31 (3): 229-232.

19. AZARGOON A, JOORABLOO G, MIRMOHAMMAD-KHANI M, et al. Luteal Phase Support in Intrauterine Insemination Cycles: A Randomized Clinical Trial of Vaginal Versus Intramuscular Progesterone Administration. J Reprod Infertil, 2022, 23 (1): 33-38.

20. LORD JM, FLIGHT IHK, NORMAN RJ. Insulin-sensitising drugs (metformin, troglitazone, rosiglitazone, pioglitazone, D-chiro-inositol) for polycystic ovarysyndrome. Cochrane Database Syst Rev, 2003, 2 (3): CD003053.

21. AL-BIATE MA. Effect of metfomin on early pregnancy loss in women with polycystic ovary syndrom. Taiwan J obstet Gynecol, 2015, 54 (3): 266-269.

第二节　体外受精及衍生技术的卵巢刺激方案

一、长方案

（一）概述

自从 GnRH 激动剂（GnRH-a）在 20 世纪 80 年代后期被应用于体外受精技术（IVF）以来，彻底改变了 IVF 的卵巢刺激方案。GnRH-a 可逆性地占据垂体促性腺激素（Gn）受体，有效抑制内源性 LH 峰及防止卵母细胞不可控地排卵，利于刺激多卵泡的生长，自此也形成了"控制性促超排卵（controlled ovarian hyperstimulation，COH）"的概念。GnRH-a 对垂体的降调作为 IVF 卵巢刺激的经典方案，明显改善了临床结局，早发 LH 峰发生率和周期取消率低、卵泡同步性好，妊娠率稳定，取卵时间可控性强，还可以避免周末取卵。尽管 20 年之后 GnRH 拮抗剂方案也被广泛应用于 IVF 卵巢刺激，然而目前对于不同诱导排卵方案的适用人群仍存在争议。长方案仍是目前最常用的卵巢刺激方案之一。

长方案中有数种衍展的 GnRH-a 用药模式，均可实现垂体对 Gn 和性激素的反馈机制脱敏，药物包括长效 GnRH-a（3.75mg/ 支）单次注射、短效 GnRH-a 低剂量（0.05~0.1mg/ 支）每日注射以及喷鼻的剂型。长效 GnRH-a 长方案可能产生垂体过度抑制，从而增加外源性 Gn 的用量和持续时间，使得短效 GnRH-a 长方案一度成为临床最常应用的方案。近年来随着研究者发现改良的长效 GnRH-a 早卵泡期长方案（follicular-phase depot GnRH-a protocol）能改善子宫内膜容受性，新鲜周期的种植率更高，因此逐渐在临床上得到了广泛的应用。

（二）原理和适应证

1. 原理　促性腺激素释放激素（GnRH）是下丘脑分泌的一种十肽激素，脉冲式调节垂体前叶 Gn（FSH 和 LH）的产生和释放。天然的 GnRH 是 1971 年被发现的，10 余年后发现通过置换 GnRH 第 6 位或 C 末端氨基酸，得到九肽的 GnRH 类似物，比天然的 GnRH 稳定性更高，且与受体的亲和力增强 100~200 倍，产生"flare"样的升调节（up regulation）效应，大量 FSH 和 LH 释放，雌激素升高，因此被称作"GnRH 激动剂（GnRH-a）"。当激动剂持续占据垂体 GnRH 受体，在 1~3 周后会导致受体的失活，产生低促性腺激素的降调节（down regulation）状态，如果长期降调节，就能达到暂时抑制排卵、子宫内膜萎缩，减少炎性免疫反应对卵母细胞质量和内膜容受性负面影响的作用。

目前临床常用的激动剂包括：醋酸亮丙瑞林（leuprolide）、曲普瑞林（triptorelin）、布舍瑞林（buserelin）和醋酸戈舍瑞林（goserelin）等（详见第五章），给药途径包括皮下注射、喷鼻、肌内注射。对于长期使用 GnRH-a 降调的女性，由于造成持续的极低雌激素状态，可能引起潮热、出汗、烦躁等围绝经期症状，常联合低剂量雌激素反向添加（add back），以防止骨质流失，减轻自主神经功能紊乱症状。

2. GnRH-a 长方案的适应证　GnRH-a 长方案适用于所有行 IVF 及衍生技术助孕人群的卵巢刺激。

（1）正常反应人群：既往多项研究显示，GnRH-a 长方案对于卵巢正常反应人群活产率与 GnRH 拮抗剂方案相当，然而拮抗剂方案 OHSS 风险降低，因此 2020 年欧洲生殖协会卵巢刺激指南推荐卵巢高反应人群首选拮抗剂方案。然而近期一项随机对照试验（RCT）发现，改良早卵泡期长方案较短效长方案和拮抗剂方案,能显著提高鲜胚移植的活产率,而累积活产率和到达活产时间相当;尽管早卵泡期长方案 Gn 刺激天数和总剂量有所增加,由于单次注射长效 GnRH-a 更便捷,早卵泡期 GnRH-a 可以成为正常反应人群的替代方案。

(2)低反应/卵巢储备功能减退(DOR)人群:GnRH 激动剂方案和拮抗剂方案均可作为 DOR 人群的首选卵巢刺激方案。研究表明该类人群中,采用两种方案安全性和有效性未发现明显差异。年轻 DOR 人群(波塞冬 3 组)采用长方案,可带来提高卵母细胞利用率的临床获益。

(3)子宫内膜异位症人群:GnRH-a 作为二线治疗,可持续降低雌激素,使子宫内膜处于萎缩状态,以缓解子宫内膜异位症和子宫腺肌病引起的疼痛和炎症反应症状。在对子宫内膜异位症患者进行辅助生殖技术助孕时,卵巢刺激前常常会注射 1~3 支 GnRH-a 降调节后,再给外源性 Gn 促卵泡生长,称为"超长方案",但是其临床意义和效果仍然存在较大的争议。

最新 2022 年欧洲生殖协会的子宫内膜异位症诊疗指南,依据目前所有的循证证据,并不建议在 IVF 卵巢刺激前延长 GnRH-a 的使用时间,提示超长降调节后的内异症不孕妇女的活产率并未得到明显改善,临床获益尚不确定。目前低质量的临床研究表明采用 GnRH 拮抗剂或激动剂长方案,对子宫内膜异位症患者临床结局相似,目前 GnRH 激动剂和拮抗剂方案均作为推荐的卵巢刺激方案。也有文献提出对于深部结节型子宫内膜异位症或弥漫性子宫腺肌病,超长方案可能有益。

(4)疑似子宫内膜容受性较差者:一种在卵泡早期长效 GnRH-a 降调 28~35 天后卵巢刺激的"早卵泡期长方案",因其对子宫内膜容受性的改善效果和胚胎种植率的提高,被逐渐广泛地用于临床,因此对子宫内膜病变、倾向于选择新鲜胚胎移植的患者,如宫腔粘连、子宫内膜炎、盆腔炎性疾病后遗症、内膜息肉等常规处理后,推荐早卵泡期长方案的卵巢刺激,以期获得较好的胚胎种植率。

(5)需要较多获卵的患者:对拟行植入前遗传学检测(PGT)、睾丸或附睾穿刺取精、积攒胚胎等需要较多获卵数的患者,因长方案降调的卵泡均一性较好,可能获得更多的卵母细胞和胚胎,因此首选长方案行卵巢刺激。但近期发表的文献显示,短效 GnRH-a 长方案或拮抗剂方案的 PGT 周期,可用于胚胎活检的囊胚数未见差异,胚胎整倍体率及临床妊娠率相似。

3. 长方案的优缺点

(1)GnRH-a 长方案作为经典和成熟的卵巢刺激方案,临床研究较多,应用经验丰富,周期取消率低,卵泡群均一性好,对内源性 LH 控制可靠,内膜的容受性相对较好。

(2)GnRH-a 长方案因为 Gn 刺激剂量相对偏大,时间偏长,卵巢过度刺激综合征(OHSS)的风险较高;且耗时较长,特别是超长方案;不能用 GnRH-a 扳机,也增加了 OHSS 的风险。

(三)方案的介绍

1. GnRH-a 长方案的临床特点

(1)长方案的各种类型:长方案依据 GnRH-a 的剂型可分为长效长方案和短效长方案;根据 GnRH-a 降调节开始的时机分为黄体期长方案、早卵泡期长方案;根据降调节的时长分为常规长方案、超长方案等。根据患者的年龄、助孕的类型、卵巢反应、内膜的容受条件、鲜胚移植的需要等,个体化选择长方案的应用。

(2)长方案降调节的时机:一般长方案 GnRH-a 降调节的时机有两个,一是周期第 22~25 天的黄体中期(周期为 28~30 天者)开始;二是月经周期第 1~2 天早卵泡期开始。前者的黄体中期有时不易把握,后者的月经周期第 1~2 天时机则容易被延迟。

如果在早卵泡期延迟 GnRH-a 的降调节启动,Gn 的"点火"方案(flare up)升调节效应可能和募集卵泡的内源性 FSH 重叠,诱导优势卵泡发育,5~7 天后 Gn 转成降调节水平,优势卵泡生长被中断而进入停滞,容易变成卵泡囊肿,而干扰卵泡群的判断和监测,并可能因内膜的雌激素支持撤退,出现少量子宫出血,增加患者的困惑。

(3)长方案垂体降调节标准:一般当降调节后,血清雌二醇<50pg/ml,LH<2~5U/L,子宫内膜厚度≤6mm,可认为是 GnRH-a 降调节充分,开始给予外源性 Gn 启动促排卵。

(4)Gn 启动剂量和调整:降调节后 Gn 的启动剂量依据患者的年龄、体重、AMH、AFC 和前次卵巢刺激情况决定。根据统计,长方案卵巢刺激的 Gn 总剂量和刺激天数通常多于拮抗剂方案,由此 OHSS 的发生率较高,一般谨慎用于卵巢高反应的患者。

Gn 刺激过程中,阴道 B 超和血清雌二醇水平监测,评估卵巢反应和卵泡发育情况,维持、递增或递减调整 Gn 用量根据目前临床观察的结果,一般不建议频繁地或递增调整 Gn 剂量。尽量选择好启动剂量,持续和固定 Gn 剂量直到扳机日(见第七章)。

(5)长方案的其他制剂添加:因为长方案降调节可能对垂体 LH 的抑制较强,对于卵巢慢反应或低反应、高龄或卵巢储备功能减退(DOR)、低促性腺激素的女性,可添加 hMG 或 rLH,以增加 LH 的作用,促进卵母细胞和卵丘细胞的成熟。

(6)扳机标准及扳机方式:因为长方案的 GnRH-a 垂体抑制作用,无法形成反馈调节的 LH 峰以诱导卵泡和卵母细胞成熟,所以不能用 GnRH-a 激动剂扳机。根据卵泡数目,酌情给予 hCG 4 000~10 000IU 扳机,36~38 小时后取卵。

2. 长方案的临床应用

(1)GnRH-a 黄体期长方案:为防止长效 GnRH-a 制剂对卵巢的过度抑制及 Gn 的剂量消耗增加,拟进行降调 14 天的策略,大多会选择 GnRH-a 黄体期降调节的方案,剂型多为短效 GnRH-a,也可用长效制剂。因为 5~7 天的升调节开始于黄体期,与雌孕激素对下丘脑和垂体的抑制重叠,在月经来潮后形成降调节的持续效果,抑制内源性 LH 峰的出现。

一般在黄体中期(月经前 7 天)开始注射 GnRH-a,0.05~0.1mg/d,或长效 GnRH-a 1.875~3.75mg 一次注射,14 天后开始 Gn 卵巢刺激,短效 GnRH-a 持续用至扳机日。对月经周期不规则,难以确定黄体中期的患者,也可改用短效或长效 GnRH-a 于周期第 1~2 天早卵泡期开始注射,14 天后启动 Gn 卵巢刺激。

该方案的优点是降调时间短,卵泡均一性好,内源性 LH 峰控制可靠,成功率稳定,方案最为成熟。缺点是:①降调 14 天后,有的患者卵巢被抑制过度,需要较大剂量的 Gn 才能达到目标获卵数;②另外,对月经周期不规则的患者,很难算准黄体中期的时间,不得不用基础体温(BBT)、尿 LH 试纸、B 超监测等方案确定排卵后 7 天左右的黄体中期,或改用周期第 1~2 天开始降调的方案。系统综述显示黄体期或卵泡早期开始短效 GnRH-a 降调周期的妊娠率和活产率无显著差异。详见图 6-6。

(2)GnRH-a 早卵泡期长方案:传统的长效制剂的长方案一般于月经周期的第 1~2 天 GnRH-a 1.875~3.75mg 肌内或皮下注射,降调节 14 天达到降调标准后给予外源性 Gn 启动卵巢刺激。

近期应用较为广泛的早卵泡期长效长方案,于月经周期第 1~2 天,B 超显示最大窦卵泡直径<8mm,雌激素水平<180pmol/L,且内膜厚度<5mm 时,长效 GnRH-a 1.875~3.75mg 注射,28~42 天后 Gn 启动促排卵。

该方案的临床实践证明,GnRH-a 长降调>28 天以后卵巢分泌的雌激素水平开始缓慢回升,提示垂体的降调节抑制在减少,此时启动卵巢刺激较 14 天降调方案可降低外源性 Gn 的总剂量,并获得最好的内膜容受性,增加胚胎种植率,对于鲜胚移植特别有利。

该方案的注意事项是在 Gn 的刺激剂量上应有所控制,避免在对 OHSS 的顾虑下,不得不做全胚冷冻而浪费鲜胚移植的最佳时机。另外,对于 LH 水平和功能不足的患者,应及早添加 rLH 或

A. 激动剂长方案（黄体期降调）

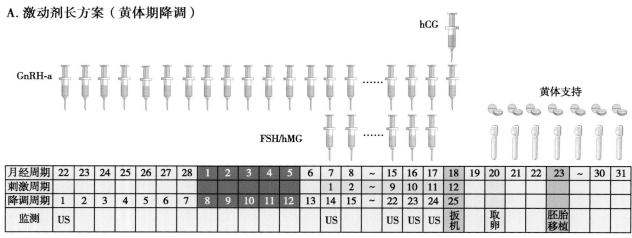

月经周期	22	23	24	25	26	27	28	1	2	3	4	5	6	7	8	~	15	16	17	18	19	20	21	22	23	~	30	31
刺激周期														1	2	~	9	10	11	12								
降调周期	1	2	3	4	5	6	7	8	9	10	11	12	13	14	15	~	22	23	24	25								
监测	US													US				15 US	16 US	17 US	扳机		取卵				胚胎移植	

注：
1. 降调可以用长效GnRH-a或短效GnRH-a，黄体中期启动，降调7~14天。
2. 长方案适用于几乎所有的IVF人群，卵泡直径相对比较均一。
3. Gn的启动剂量75~300IU/d，根据患者的卵巢反应、目标获卵数、AMH、AFC、基础FSH、体重/BMI等指标决定，hCG扳机。
4. 黄体支持可有多种黄体酮制剂、给药途径、剂量的选择。

B. 激动剂长方案（"改良"长方案）

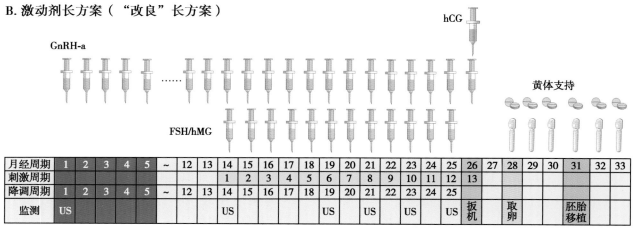

月经周期	1	2	3	4	5	~	12	13	14	15	16	17	18	19	20	21	22	23	24	25	26	27	28	29	30	31	32	33
刺激周期									1	2	3	4	5	6	7	8	9	10	11	12	13							
降调周期	1	2	3	4	5	~	12	13	14	15	16	17	18	19	20	21	22	23	24	25								
监测	US								US			US			US			US			扳机		取卵			胚胎移植		

注：
1. 降调可以用长效GnRH-a或短效GnRH-a，周期第1天降调启动，14天后卵巢刺激启动。
2. 适用于几乎所有的IVF人群，卵泡直径相对比较均一，适用于月经稀发，周期不规则，难以判断黄体中期的患者。
3. Gn的启动剂量75~300IU/d，根据患者的卵巢反应、目标获卵数、AMH、AFC、基础FSH、体重/BMI等指标决定，hCG扳机。
4. 黄体支持可有多种黄体酮制剂、给药途径、剂量的选择。

图 6-6　GnRH-a 黄体期长方案和改良长方案

hMG，防止 LH 活性低下造成的卵泡和卵母细胞成熟不良。详见图 6-7。

（3）GnRH-a 超长方案：GnRH-a 超长方案是指使用长效 GnRH-a 2 支以上的降调节周期（GnRH-a 间隔 28~35 天注射）。主要应用于中、重度的子宫内膜异位症、严重的子宫腺肌病、因故不能按时 Gn 刺激而延期等其他因素的患者，在更长期的 GnRH-a 降调节后完成卵巢刺激。

因为延长 GnRH-a 的降调时间，持续的雌激素低下的作用，对患者造成较大的不适和副作用，因此在患者第 2 支注射，或开始有潮热出汗症状时，及时添加小剂量雌激素（add back）改善绝经后症状，一般雌二醇 0.5~1mg/d 口服，维持缓解症状的最小剂量，直至 Gn 卵巢刺激开始。不会增加子宫内膜异位症的复发。详见图 6-8。

综上所述，GnRH-a 长方案卵巢刺激，经过 30

激动剂长方案（早卵泡期长方案）

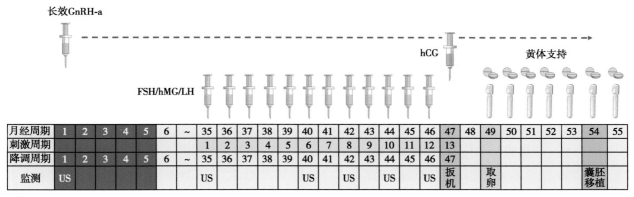

月经周期	1	2	3	4	5	6	~	35	36	37	38	39	40	41	42	43	44	45	46	47	48	49	50	51	52	53	54	55
刺激周期								1	2	3	4	5	6	7	8	9	10	11	12	13								
降调周期	1	2	3	4	5	6	~	35	36	37	38	39	40	41	42	43	44	45	46	47								
监测	US							US					US		US			US		US	扳机	取卵					囊胚移植	

注：
1. 降调用长效GnRH-a，周期第1~2天降调启动，降调30~35天后卵巢刺激启动。
2. 长方案适用于几乎所有的IVF人群，卵泡直径相对比较均一，内膜容受性较好，种植率较高，特别适合鲜胚移植，对子宫内膜不良的人群有益。
3. Gn的启动剂量75~300IU/d，根据患者的卵巢反应、目标获卵数、AMH、AFC、基础FSH、体重/BMI等指标决定，采用hCG扳机。
4. 黄体支持可有多种黄体酮制剂、给药途径、剂量的选择。

图 6-7　GnRH-a 早卵泡期长效长方案

激动剂长方案（超长方案）

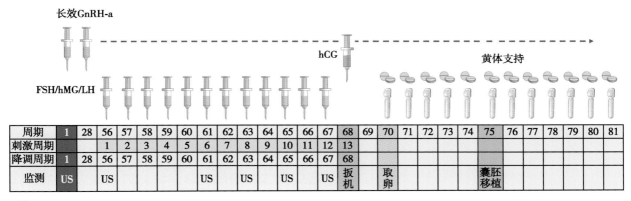

周期	1	28	56	57	58	59	60	61	62	63	64	65	66	67	68	69	70	71	72	73	74	75	76	77	78	79	80	81
刺激周期			1	2	3	4	5	6	7	8	9	10	11	12	13													
降调周期	1	28	56	57	58	59	60	61	62	63	64	65	66	67	68													
监测	US		US					US		US		US		US	扳机		取卵					囊胚移植						

注：
1. 降调用长效GnRH-a，每28~35天1支注射，一般2~3支，月经周期第1~2天降调启动，降调2~3个月后卵巢刺激启动，需要注意添加rLH或hCG。
2. 长方案一般适用于子宫内膜异位症，或因故延迟启动的病例，内膜容受性较好，适合鲜胚移植。
3. 黄体支持可有多种黄体酮制剂、给药途径、剂量的选择。

图 6-8　GnRH-a 超长方案

余年临床实践和发展，成为经典和成熟的促排卵方案，周期取消率低、卵泡同步性好且妊娠率稳定，目前仍为 IVF 卵巢刺激中的主要方案之一。但由于其降调节的低雌激素症状、对黄体功能严重影响、OHSS 发生率偏高、Gn 用量和刺激时间较长，以及可能形成卵泡囊肿和子宫异常出血，在拮抗剂方案问世以后，应用占比逐年降低。新型的、经过改良的早卵泡期长方案，由于其良好的子宫内膜容受性，临床应用和研究日渐广泛，有效性和安全性尚需更多的机制研究和循证证据。

二、短方案

短方案也称"点火"方案，在 GnRH 拮抗剂没有成为主流方案应用于临床之前，GnRH-a 的短方案曾经是体外受精卵巢刺激的主要方案之一，特别是对卵巢低反应的患者。

（一）原理和适应证

1. 原理　促性腺激素释放激素（GnRH）是下

丘脑分泌的一种脉冲式释放的十肽激素。GnRH 激动剂(GnRH-a)通过改变第 6 位和第 10 位氨基酸,使生物效应提高 30~100 倍。GnRH-a 高亲和性和腺垂体细胞膜上的 G 蛋白偶联受体结合,刺激垂体促性腺激素(Gn)FSH 和 LH 的快速释放,出现 Gn 持续 7~14 天的显著上调,继后因持续地占据受体使之"脱敏",造成 Gn 的降调节,实现药物性垂体 - 卵巢去势效应,以期阻断内源性 LH 峰,达到控制性卵巢刺激的作用(详见第五章)。

短方案就是利用 GnRH-a 的特点,在卵泡早期和 Gn 一起给药,叠加内源性 Gn 升调节和外源性 Gn 的作用,实现"点火"式的高水平 Gn 剂量,以尽量募集卵泡,随着 GnRH-a 的降调节,抑制内源性 LH 峰出现。

2. 适应证 原则上,短方案可以适用于任何的控制性卵巢刺激周期。但更适合于卵巢储备功能减退的患者,包括高龄、卵巢储备功能减退(DOR)、卵巢低反应、有限时间内需尽快完成取卵的患者。

(二)方案介绍

1. 预处理 同拮抗剂方案。

2. 具体用法 月经周期第 2 或 3 天开始,GnRH-a 0.05~0.1mg/d,和外源性 Gn 同时注射,直至 hCG 扳机,在卵泡早期形成内源性和外源性 Gn 的叠加,形成"点火"效应,提高血中 Gn 的水平,提高募集卵泡生长的效率,并通过 7 天后的降调,抑制 LH 峰的出现。激动剂短方案的 Gn 启动剂量通常为 150~300U/d,根据患者年龄、卵巢储备、体重等多个方面决定。详见图 6-9。

3. 扳机

扳机时间:根据主导卵泡群的直径、目标获卵数及激素(E_2、LH、P)水平决定扳机时间。和其他方案的扳机标准大致相同,当 3 个主导卵泡直径 ≥17mm,或 2 个主导卵泡直径 ≥18mm 时,或 50% 的主导卵泡群直径 ≥16mm,给予 hCG 5 000~10 000 单位扳机。

4. 移植策略 根据患者的个体情况,可以进行鲜胚移植,如存在 OHSS 高风险或其他不适宜移植的患者,可行全胚冷冻后择期复苏周期胚胎移植。

(三)方案的特点

既往研究显示,超过 35 岁或以上的高龄女性,相比较黄体期 GnRH-a 长方案,短方案的高评分胚胎、胚胎种植率、妊娠率均呈现下降趋势。目前,随着拮抗剂方案不断优化,GnRH-a 短方案在临床应用的占比逐渐减少,但对于某些患者的具体情况,

A. 短方案

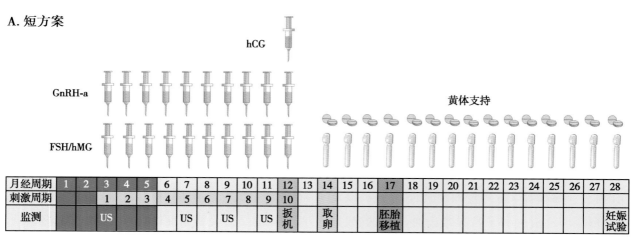

1. 短方案适用于几乎所有的 IVF 人群,特别是卵巢低反应、不宜用拮抗、希望鲜胚移植的患者。
2. Gn 的启动剂量 75~300IU/d,根据患者的卵巢反应、目标获卵数、AMH、AFC、基础 FSH、体重/BMI 等指标决定。
3. 黄体支持可有多种制剂、给药途径、剂量的孕酮制剂选择。

B. 超短方案

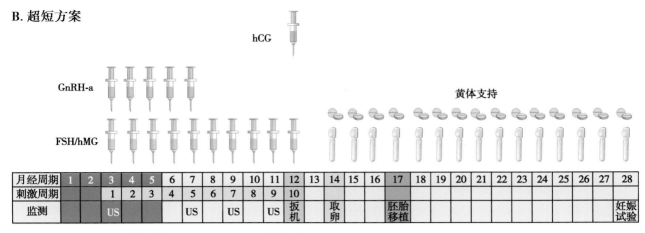

1. 超短方案适用于卵巢显著低反应、仅有1~2枚主导卵泡发育的患者。
2. 周期中需严密监测卵泡直径、E_2水平、内源性LH峰，防止卵泡早排。
3. Gn的启动剂量75~300IU/d，根据患者的卵巢反应、目标获卵数、AMH、AFC、基础FSH、体重/BMI等指标决定。
4. 黄体支持可有多种制剂、给药途径、剂量的孕酮制剂选择。

图 6-9　短方案和超短方案

如卵巢储备功能减退、卵泡早排史、不适宜长方案的患者,仍然可以采用短方案进行卵巢刺激。

三、拮抗剂方案

(一)概述

拮抗剂方案是 21 世纪初正式在体外受精周期临床应用的卵巢刺激方案。随着 GnRH 拮抗剂的问世和临床实验,获得了大量的实践数据和经验。在体内,GnRH-A 拮抗剂可快速竞争性结合 GnRH 受体,阻断 GnRH 结合受体,阻断二聚体的形成和信号的传递,抑制 FSH(40%~60%)+LH(90%)释放,因此相较于激动剂方案,拮抗剂方案更加灵活、起效快、作用时间短;垂体功能恢复快;对内源性 LH 的抑制可靠,可用 hCG 或 GnRH-a 扳机的优点,受到广大医生的青睐,逐渐成为近年来辅助生殖促排卵的常用方案和全球体外受精卵巢刺激的主流方案,应用占比也从 2014 年的 6% 上升到 2021 年的 37%。

近 20 余年来高质量临床研究的证据提示,拮抗剂方案对卵巢过度刺激综合征的预防效果显著高于激动剂降调方案,因此被广泛推荐。但是拮抗剂方案也存在一定的不足,主要表现在对内膜种植窗接受性的影响,使刺激周期鲜胚移植的妊娠率比 GnRH-a 降调方案略有降低,并且在临床应用上需要一定的经验积累和学习曲线。因此需要不断优化拮抗剂方案中的关键节点,改善临床结局,提高患者的治疗效率。

(二)原理和适应证

1. 原理　促性腺激素释放激素(GnRH)是下丘脑分泌的一种脉冲式释放的肽类物质。GnRH 拮抗剂是通过将 GnRH 具有药理活性的氨基酸进行置换,得到与 GnRH 结构类似的化合物,延长了半衰期,并通过竞争性阻断 GnRH 受体,直接、快速抑制内源性 LH 的分泌,给药后血清 FSH 及 LH 水平在数小时内降低。目前已经上市并在临床应用的拮抗剂主要有两种:西曲瑞克(cetrorelix),其 1、2、3、6、10 位点的氨基酸得到替代;加尼瑞克(ganiretix)还替代了第 8 位点的氨基酸。

在 IVF/ICSI 周期卵巢刺激过程中,利用拮抗剂与垂体 GnRH 受体竞争性结合,迅速可靠抑制过早的 LH 峰。由于拮抗剂无垂体激发的升调节现象,且抑制效果呈剂量依赖型,因此拮抗剂方案可有效避免卵泡囊肿的形成;拮抗剂保留垂体的反应性,停药后垂体功能恢复快,一般停药后 2~4

6

天垂体功能即可恢复,对下一个周期影响很小,并且可以用 GnRH-a 扳机。

2. **适应证**　原则上 GnRH 拮抗剂方案适用于所有行体外受精及衍生技术助孕的人群。

(1)正常反应人群:正常反应人群应用拮抗剂方案,启动灵活、简单快捷、患者依从性较好,卵巢过度刺激综合征(OHSS)发生率低,可有效提高诱导排卵的安全性,是正常反应人群最常用的促排卵方案。预期的正常反应人群主要包括:年龄<35 岁女性、卵巢储备功能正常(AMH>1.1ng/ml、AFC>5~7 枚、基础 FSH<10U/L)、既往无卵巢低反应或高反应的 IVF 周期取消史。

(2)高反应人群:由于高反应人群易出现 OHSS 风险,因此拮抗剂方案是相对合适的方案。对于存在卵巢 PCO 样改变、PCOS 患者、年轻瘦小等高危人群,拮抗剂方案联合 GnRH-a 扳机后全胚冷冻,可显著减少 OHSS 的发生,且可获得与激动剂长方案相当的活产率,因此 2020 年欧洲人类生殖与胚胎学学会在关于卵巢刺激的指南中推荐拮抗剂方案为 PCOS 人群首选方案。

(3)低反应/卵巢储备功能减退(DOR)人群:拮抗剂方案和激动剂方案均是 DOR 首选的常规卵巢刺激方案,研究显示从安全性和有效性角度考虑,两种方案未见明显差异。目前临床多采用波塞冬卵巢低反应临床分型,对可能需要多个周期 IVF 的 DOR 患者,拮抗剂方案更加实用方便。

(4)适宜全胚冷冻的人群:对于存在输卵管积水、子宫肌瘤、子宫内膜不典型增生或其他因素需进行累积胚胎,待药物或手术后再择期进行复苏移植的患者,例如拟行剖宫产瘢痕憩室修复手术的患者,可累积胚胎/囊胚冷冻,等子宫修复手术后再行冻胚移植;拟行胚胎植入前遗传学检测的患者。

(5)有限时间内需尽快完成 IVF/ICSI 助孕的人群:肿瘤放、化疗前需进行生育力保存,或自身时间因素需尽快完成 IVF/ICSI 助孕的夫妇,优先选择拮抗剂方案。

(6)其他:无法忍受 GnRH-a 的低雌激素症状、中枢性排卵功能障碍、前一个周期 GnRH-a 长方案卵巢反应不良、体重减轻较快的患者等,可优先选择拮抗剂方案。

(三)方案介绍

GnRH 拮抗剂方案在开始使用时,常常出现刺激周期妊娠率下降的情况,通常低于 GnRH-a 的激动剂刺激周期,引起医生的恐慌和不解,甚至放弃使用拮抗剂方案。经过一段时间的摸索和经验积累,可以逐步掌握规律,明显提高妊娠率,但在刺激周期,拮抗剂方案还是略低于激动剂长方案的鲜胚成功率,而复苏周期则完全不受影响。

1. **拮抗剂多次应用灵活方案**　拮抗剂添加时机主要基于优势卵泡直径及激素水平判断,在外源性 Gn 刺激 4~5 天进行 B 超监测,当主导卵泡直径 13~14mm 时,或在主导卵泡直径>12mm 和血清雌二醇>3 000pmol/L 时,添加拮抗剂 0.25mg/d,直至 hCG 扳机日。目前对于拮抗剂添加时间尚无统一标准,多数研究者认为当上述任何一项达标准时即可添加拮抗剂。建议根据文献推荐并结合本单位的数据分析和临床经验,制定拮抗剂的添加标准。详见图 6-10。

2. **拮抗剂单次/多次应用固定方案**　在外源性 Gn 刺激的第 5~6 天,无论卵泡直径或雌激素水平,均给予单剂量拮抗剂 3mg/单次或 0.25mg/d 多次注射,直至 hCG 扳机日。固定方案的拮抗剂添加的时机比较容易把控,能够更便捷地进行临床应用。根据既往随机对照试验(randomized controlled trial,RCT)和荟萃分析的结果,固定方案和灵活方案的临床结局相似。详见图 6-11。

3. **CC 全程联合拮抗剂方案**　拮抗剂方案在临床应用中也得到一定的拓展。克罗米芬(CC)是一个经典的促排卵药物,它的中枢抑制机制不仅可以反馈性诱导内源性 FSH 和 LH 分泌,促使卵泡发育,同时也可以抑制内源性 LH 峰的触发排卵。所以 CC 全程和外源性 Gn 合并使用,是卵巢刺激的方案之一,和拮抗剂方案的联合应用,能更有效

拮抗剂灵活方案

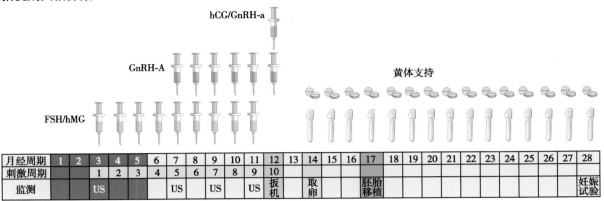

月经周期	1	2	3	4	5	6	7	8	9	10	11	12	13	14	15	16	17	18	19	20	21	22	23	24	25	26	27	28
刺激周期			1	2	3	4	5	6	7	8	9	10																
监测			US				US		US		US	扳机		取卵			胚胎移植											妊娠试验

注:
1. 拮抗剂灵活方案中添加GnRH-A制剂一般是根据:①主导卵泡直径>13mm,或②雌二醇水平>3 000pmol/L开始。
2. 拮抗剂适用于几乎所有的IVF人群,特别是卵巢高反应、PCOS、或严重DOR的患者,可以用HCG或激动剂扳机,有效降低OHSS风险。
3. Gn的启动剂量75~300IU/d,根据患者的卵巢反应、目标获卵数、AMH、AFC、基础FSH、体重/BMI等指标决定。
4. 黄体支持可有多种制剂、给药途径、剂量的孕酮制剂选择。

图 6-10 拮抗剂灵活方案

拮抗剂固定方案

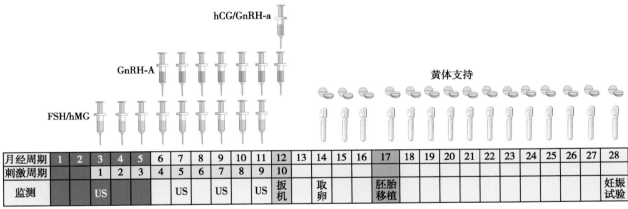

月经周期	1	2	3	4	5	6	7	8	9	10	11	12	13	14	15	16	17	18	19	20	21	22	23	24	25	26	27	28
刺激周期			1	2	3	4	5	6	7	8	9	10																
监测			US				US		US		US	扳机		取卵			胚胎移植											妊娠试验

注:
1. 拮抗剂固定方案中添加GnRH-A制剂一般是固定在周期第6~7天开始,标准化的起始时间,较容易管理。
2. 拮抗剂适用于几乎所有的IVF人群,特别是卵巢高反应、PCOS、或严重DOR的患者,可以用HCG或激动剂扳机,有效降低OHSS风险。
3. Gn的启动剂量75~300IU/d,根据患者的卵巢反应、目标获卵数、AMH、AFC、基础FSH、体重/BMI等指标决定。
4. 黄体支持可有多种制剂、给药途径、剂量的孕酮制剂选择。

图 6-11 拮抗剂固定方案

6

地控制 LH 出峰,并具有 Gn 使用量小、促排卵效果好、经济方便的优点。

在辅助生殖技术统计报表中,CC 联合 Gn 及拮抗剂方案被归类为拮抗剂方案进行分类登记。

(四)应用特点

1. 预处理 应用预处理的主要目的为了提供起始周期、启动日卵泡发育的同步,力求主导卵泡群的均一性、工作日安排等。目前的观点认为对于月经周期规律且无特殊情况的患者,无须进行预处理,建议直接促排卵。

(1)口服避孕药(oral contraceptive,OC):主要是针对高反应人群、月经稀发或闭经、持续性无排卵、启动日基础卵泡大小不一、基础 LH 水平较高、月经周期不规律及基础 LH 高的 PCOS 患者,或者是便于周末工作时间控制。

OC 预处理可以是一个周期(21 天),也可以是半个周期(14 天),在撤药性出血的第 3 天,开始进入拮抗剂刺激周期。需注意的是近期的研究显示,拮抗剂方案应用 OC 预处理显著降低鲜胚移植的活产率。

(2)雌激素:雌激素用于刺激周期前的预处理是由法国的 Frandmena 首先提出,主要适用于周期第 2~3 天高 FSH 的低储备 / 低反应(DOR/POR)人群,或启动日卵泡直径参差不齐的患者。于黄体中期开始口服雌二醇制剂 2~4mg/d,直到周期第 3 天 Gn 刺激启动。

此预处理可以使刺激周期早卵泡期的 FSH 降低,卵泡发育较为均一化,提高每周期的获卵数、可用胚胎数、活产率、减少周期取消率;正常反应人群应用雌激素预处理并不改善鲜胚移植的活产率、临床妊娠率,因此不推荐常规使用;不能忽视的是无论正常或低反应人群,雌激素预处理组 Gn 总量和刺激天数均有延长,拮抗剂天数也相应增加。

(3)孕激素:目前研究未发现孕激素对拮抗剂方案结局有显著不良影响;PCOS 女性如果周期正常或稀发(周期<40 天),可等待自然月经来潮,但是对于月经周期过长或闭经的患者,推荐采用孕激素撤退出血后启动拮抗剂方案。

建议以口服地屈孕酮(20mg/d×10 天)或天然微粒化黄体酮(200~400mg/d×10 天)为首选,如果服用中出现突破出血,即停药为周期开始。对于 DOR/POR 人群,孕激素预处理可显著降低卵泡不同步率,增加获卵数。

(4)拮抗剂:主要适用于 DOR/POR 人群,防止黄体期 - 早卵泡期转化时血 FSH 水平提前升高,降低周期取消率,可能增加获卵数和临床妊娠率。具体用法为月经前 4 天起,每日注射 GnRH 拮抗剂 0.25mg,直至月经来潮开始 Gn 刺激,或在月经来潮第 2~3 天开始每日注射 GnRH 拮抗剂 0.25mg 共 3~4 天后进行 Gn 刺激。

2. 启动剂量 拮抗剂的启动剂量主要根据患者 AMH、AFC、年龄、体重、体重指数(BMI)、既往卵巢反应性,设计本周期 Gn 启动剂量,而以年龄、AMH、AFC、体重尤为重要。

建议拮抗剂方案的 Gn 足剂量启动,2020 年欧洲人类生殖与胚胎学学会关于卵巢刺激指南推荐:①对于高反应人群 100~150U 启动,研究显示 100 与 150U 启动剂量在刺激后 18 个月的累计活产率未见差异,然而启动量 100U 可能有 13.38% 低反应发生率;②正常反应人群 Gn 的启动剂量为 150~225U;③建议 DOR/POR 人群的启动剂量为 225~300U,当 Gn 启动量超过 300U 时,未带来更高的临床获益。

拮抗剂方案 Gn 足量启动后,不建议调整 Gn 的剂量,目前有限的数据未显示 Gn 剂量调整会改善患者的临床结局。

3. 添加的注意事项

(1)应密切监测患者的卵泡直径、E_2 和 LH 水平,及时添加拮抗剂,避免因添加延迟造成的内源性 LH 早发峰。

(2)注意在添加拮抗剂时产生的 LH 抑制作用,对卵巢基础 LH 低下的患者,可能导致 E_2 下降和卵泡发育停滞,因此对某些特殊人群,特别是下丘脑 - 垂体功能不足和 DOR 的患者,可以在添加拮抗剂的同时适量补充少量 hMG 或 rLH,以利于卵泡发育成熟,目前研究证据提示,在拮抗剂方案的 IVF 周期中,添加 rLH 对高龄 DOR 人群有益。

(3)避免在添加拮抗剂的同时递减 Gn 的剂量,易造成 E_2 水平的降落。

(4)当 LH>10U/L 或者>2 倍基础值时,需要警惕出现 LH 峰。

4. 扳机时间与方式

(1)扳机时间:根据主导卵泡群的直径大小和目标获卵数决定扳机时间。目前大多数观点建议当 3 个主导卵泡直径 ≥17mm 或 2 个主导卵泡径线 ≥18mm 时给予扳机,也应同时综合考虑孕酮和 LH 的水平。

(2)扳机的方式

1)hCG 扳机:常用的扳机方式,对 OHSS 高风险人群慎用。剂量为 5 000~10 000U。对 OHSS 风险高的患者可降低剂量扳机,最低不低于 3 000U。

2）双扳机（GnRH-a+hCG）：是目前临床常用的拮抗剂方案的扳机新策略，GnRH-a 0.1~0.2mg 联合低剂量 hCG 1 000~2 000U 注射，特别适合 GnRH 拮抗剂方案刺激周期中，具有 OHSS 风险、计划鲜胚移植、获卵困难史、卵母细胞成熟度低下史、反复种植失败史的患者，弥补 GnRH-a 扳机导致的黄体功能受损。据多个研究提示可显著提高患者卵母细胞成熟度和胚胎质量，比 hCG 扳机有相当或更优的临床结局（见第七章第五节）。

3）GnRH-a 扳机：GnRH-a 扳机仅适合于 GnRH 拮抗剂方案和其他没有 GnRH-a 降调的刺激方案，联合全胚冷冻 - 复苏周期移植是目前降低 OHSS 风险的有效方式。多项指南和共识推荐 OHSS 高风险患者的拮抗剂方案选择 GnRH-a 扳机。因为 GnRH-a 对黄体功能的抑制，新鲜周期胚胎移植的种植率明显降低，因此可以全部胚胎冷冻，择期复苏周期胚胎移植。

5. 移植策略　既往报道拮抗剂方案的鲜胚移植成功率略低于激动剂长方案，但是随着对拮抗剂应用的经验增加和扳机方案的改良，仍然可以获得优良的胚胎种植率，因此提倡优先鲜胚移植。高质量的多中心 RCT 研究显示对于月经规律且有排卵的女性，拮抗剂方案鲜胚移植周期与全胚冷冻 - 复苏移植周期的活产率相当；回顾性研究也提示 DOR 和低反应患者的鲜胚移植活产率高于复苏胚胎移植周期。

目前全胚冷冻 - 复苏移植主要针对卵巢过度刺激综合征倾向、内膜因素、积攒胚胎、PGT 周期、生育力保存或因故不能鲜胚移植的部分特殊人群。研究显示，PCOS 女性或高反应女性（获卵 15 枚或以上），全胚冷冻 - 复苏周期移植可有效降低迟发型 OHSS 风险，且冻胚复苏周期的活产率显著高于鲜胚移植周期；另一项高质量的多中心 RCT 研究显示，拮抗剂方案中在新鲜周期进行囊胚移植的活产率显著低于全胚冷冻 - 复苏周期囊胚移植活产率，如患者拟行囊胚培养，可考虑进行全胚冷冻 - 复苏周期行囊胚移植。

拮抗剂方案因其应用的便利性，可根据患者情况，灵活选择鲜胚移植或冻胚移植策略。在刺激过程中如果发现内膜息肉、宫腔积液、高孕酮水平（≥1.5ng/ml）或高雌激素水平（E_2>5 000pg/ml）导致内膜不同步等情况，可行全胚冷冻 - 复苏周期移植。

综上所述，GnRH 拮抗剂的卵巢刺激方案，经过 20 年的临床实践和优化，已经成为体外受精及其衍生技术的主流促排卵方案，对其生理和药理机制、卵泡发育、黄体功能、内膜容受性等特征进行了广泛的研究，发现 GnRH 拮抗剂方案使用便捷、节约时间、成功率相当，特别是联合 GnRH-a 扳机的优势，可以显著减少 OHSS 的发生率，是一种高效、安全且经济的卵巢刺激方案，也是卵巢温和刺激方案的代表。它的主要缺点是对黄体功能的降低和胚胎着床的不利，但是在冻胚 - 复苏移植周期则不受影响，为此也带动了对胚胎移植策略的研究和探讨，并形成了相应的解决方案，在体外受精技术的控制性卵巢刺激中占有越来越重要的地位。

四、CC 全程 ± 拮抗剂方案

体外受精（IVF）技术发展的 40 多年以来，传统的卵巢刺激方案得到改进，实验室技术提高，IVF 助孕结局已经有了较大的改善。传统的卵巢刺激方案虽然获得较多同步发育的卵泡，但卵巢过度刺激综合征（OHSS）发生的风险增加，超生理剂量的促性腺激素（Gn）还可能影响子宫内膜的容受性，从而影响胚胎着床。"试管婴儿之父"爱德华兹教授，曾经担忧过这些非生理的、价格昂贵的、过程烦琐的 IVF 卵巢刺激以及技术操作，偏离了辅助生殖技术的初衷，希望尽可能简化和减少卵巢刺激，降低 IVF 助孕的负担。

体外受精的卵巢温和刺激方案是在 1999 年由 Fauser 教授等率先使用的，2007 年才有明确的定义，即低剂量 Gn 联合或不联合抗雌激素药物和 / 或拮抗剂，获得少于 8 个卵母细胞，以减轻 IVF 的不适感、减少 OHSS 发生的风险、降低社会成本和患者的经济成本。早期体外受精曾最常用的卵巢

6

刺激方案,是克罗米芬(CC)联合促性腺激素,近20余年来又过渡到 GnRH 激动剂和拮抗剂参与的控制性促排卵(COS)方案。

尽管 COS 已经被广泛用于常规的 IVF 周期,但是经典的 CC 联合 Gn 的卵巢刺激方案仍然被很多医生应用,特别是在日本,并已经被证明是安全、高效、廉价的促排卵策略,不仅获得了良好的妊娠结局,还有了进一步的改良和变通。利用 CC 对中枢雌激素受体的强力抑制,CC 全程联合低剂量 Gn(75~125U/d)的卵巢温和刺激方案,在临床得到了大量实践。

(一)克罗米芬(CC)的刺激方案

CC 是最早用于临床诱导排卵助孕的一线药物。20 世纪 80 年代初 CC 即被应用于体外受精胚胎移植术(IVF-ET)的卵巢刺激。CC 是一种非甾体三苯基乙烯衍生物,同时具有雌激素激动剂以及拮抗剂的特性,即选择性雌激素受体调节剂。CC 与雌激素的结构相似性使其可以与中枢雌激素受体(ER)结合,这种结合会持续很长一段时间,最长可达数周,而不像天然雌激素那样仅结合数小时。与下丘脑和垂体雌激素受体的长时间结合,最终消耗了 ER 的功能。

CC 促排卵作用的发挥有赖于下丘脑 - 垂体 - 卵巢轴正负反馈机制的完整性。CC 促排卵成功的两个主要前提:一是体内有一定水平的内源性雌激素;二是能够具备产生反馈调节的完整下丘脑 - 垂体轴。中枢是 CC 的主要作用部位,通过抑制垂体和下丘脑的雌激素受体,反馈性地促 FSH 的分泌。下丘脑 ER 的耗竭干扰了对循环雌激素水平的正确反馈,使中枢误认为雌激素处于低浓度状态,因而产生更多的 GnRH 进入垂体门脉系统,促进垂体分泌 FSH 和 LH 使卵泡生长。CC 对下丘脑以及垂体的抗雌激素作用是刺激卵泡生长的主要作用机制。

CC 的拟雌激素特性仅当内源性雌激素水平极低时才会表现出来,否则表现为抗雌激素作用。CC 的珠氯米芬成分在体内的清除速度明显慢得

多,在用药结束一个多月后,仍可在血液循环中检测到。且珠氯米芬连续应用可能会在体内叠加累积。虽然其可能在循环中残留很久,但大约 85% 的药物会在 6 天后被清除。由于 CC 在中枢雌激素受体的持续而强大的结合能力以及很长的半衰期,无法像自然周期那样对成熟卵泡的雌激素峰产生正反馈反应而诱导内源性 LH 峰出现,因此利用 CC 作为中枢抑制剂预防早发的 LH 峰,同样可以达到一定程度的"控制"效应。

传统的联合 CC 的 IVF 促排卵方案,CC 的使用在周期的第 9 天停止,这将导致在第 13~14 天由于正反馈的出现导致 LH 峰早现。1988 年,Messinis 等人报道延长服用克罗米芬会阻断正反馈并阻止 LH 峰的出现。2007 年,Teramoto 等报道了 CC 全程使用至扳机日前一天的卵巢刺激方案。但是 CC 的抗雌激素作用,对子宫内膜增殖产生抑制,导致 CC 周期的内膜明显变薄;其作用使宫颈内膜腺体黏液分泌量减少、性状黏稠,不利于精子穿行。近 30% 的患者出现内膜过薄,不仅影响了子宫内膜的厚度,而且使子宫内膜腺体的密度减低。

(二)CC 全程 ± 拮抗剂方案适应证

按照国际温和方案学会的标准,刺激周期 Gn <150U/d 的剂量,无论是否联合抗雌激素口服促排卵药,都属于温和刺激的范畴。CC 全程 ± 拮抗剂方案符合卵巢温和刺激方案的定义,适宜于所有 IVF 周期的患者。

1. 优点 ①减少了 Gn 的使用剂量,使刺激温和且降低费用;②一定程度地抑制中枢内源性 LH 峰;③ CC 诱导的内源性 Gn 和外源性 Gn 注射联合,增加了卵巢的反应性;④因为没有直接抑制 GnRH 受体,所以可以采用 GnRH-a 扳机,特别是针对那些卵巢高反应、难治性 PCOS 和 OHSS 高风险患者,配合全胚冷冻策略,防止 OHSS 发生。

2. 缺点 ①因 CC 对内膜厚度和形态的负面作用,不适合鲜胚移植;②在较多卵泡发育、雌激素水平较高的情况下,不清楚抑制内源性 LH 峰的

效应边界,如果拮抗剂应用延迟,有可能出现早发性 LH 峰。

前瞻性队列研究表明,使用 CC 联合低剂量 Gn 的刺激方案可以被认为是预后良好患者 IVF 的方案选择。Cochrane Database 的系统综述结果表明,无论是在接受 IVF 助孕的普通人群还是低反应人群,比较 CC 联合 Gn 方案与 GnRH 激动剂或拮抗剂方案,未发现对活产率或妊娠率的影响。对于卵巢低反应的患者,CC 联合 Gn 温和刺激方案就妊娠率而言,与常规刺激方案没有显著区别,但前者的安全性更高和成本更低。因此,美国生殖医学学会(ASRM)推荐对卵巢低反应患者采用温和刺激方案。大量研究表明 CC 可降低外源性 Gn 的使用剂量,降低 IVF 成本,提高促排卵效率达到同样的临床结局,而非直接提高活产率。但该方案对累积妊娠率的影响还有待随机对照试验的证实。

因此,此方案对于考虑经济负担、高龄或卵巢低反应、OHSS 高风险以及难治性 PCOS 患者是值得推荐的。但因为对内膜的不利影响,一般不考虑鲜胚移植,而选择全胚冷冻。

(三) CC 全程 ± 拮抗剂方案

CC 全程 +Gn ± 拮抗剂方案起始于月经周期第 3 天,CC 50mg/d+Gn75~125U/d 一起使用直到扳机日,Gn 的剂量通常为常规剂量的 1/3~1/2,5 天后 B 超监测,如果卵泡偏多,雌激素水平超过 3 000pmol/L,担心有内源性 LH 峰早现,可以加用拮抗剂 0.25mg/d 注射。有 OHSS 风险的患者,可用 GnRH-a 扳机,一般本周期选择全胚冷冻。详见图 6-10。

通常 CC 的中枢抑制作用,无须再用拮抗剂,根据临床经验,与拮抗剂方案相比,单纯全程 CC+Gn 的方案,其卵泡早排率并未增加,但是目前还缺乏高质量的临床研究依据。通常以下情况倾向于加用拮抗剂:①在高反应患者的卵泡监测中,一旦 E_2 水平较高或卵泡数较多时,担忧早熟的 LH 出峰,还是预防性地用拮抗剂作为保险;②密切监测 LH 水平,在有上升趋势(较基础 LH 升高 3 倍左右或 >10U/L)时,建议拮抗剂添加。详见图 6-12。

CC 全程 +Gn 方案周期中,当至少有 4 个卵泡直径达 16~18mm,或 2~3 个卵泡直径达 18mm 以上时,给予 hCG 和 / 或 GnRH-a 进行扳机,36~37 小时取卵,体外培养第 3 天根据内膜、激素及胚胎情况,选择行胚胎移植或全胚冷冻。胚胎移植后的黄体支持根据是否进行胚胎移植来决定,如果胚胎

氯米芬联合拮抗剂方案

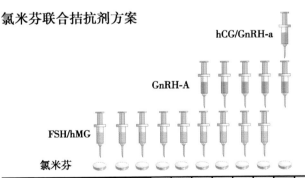

1. 对于 PCOS、卵巢反应较差、不准备鲜胚移植、希望降低费用的患者,全程氯米芬控制内源性 LH 峰,是个很经济实用的方案,不一定需要添加拮抗剂,一般在多卵泡发育、雌激素水平较高时,可联合拮抗剂双重保险,抑制 LH 峰出现。
2. 适用于几乎所有的 IVF 人群,特别是卵巢高反应、PCOS 的患者,可以用 HCG 或激动剂扳机,有效降低 OHSS 风险。
3. Gn 的启动剂量75~300IU/d,根据患者的卵巢反应、目标获卵数、AMH、AFC、基础 FSH、体重/BMI 等指标决定。
4. 黄体支持可有多种制剂、给药途径、剂量的孕酮制剂选择,不准备移植的周期,可仅用黄体酮或地屈孕酮黄体支持,预防黄体期缩短月经提前来潮。

图 6-12 CC 全程 ± 拮抗剂方案

移植,常规 IVF 的黄体支持方案都可使用,如可给予微粒化黄体酮软胶囊 400mg/d 阴道用药和地屈孕酮片 20mg/d 口服进行黄体支持。

如果可移植胚胎评分较低且少,内膜 ≥ 8mm,权衡冷冻胚胎和新鲜胚胎移植的利弊,也可以采用鲜胚移植。江苏省人民医院生殖中心的既往数据统计,当移植日内膜厚度达到 9mm 以上时,鲜胚移植成功率与常规刺激方案相近,此时可以考虑鲜胚移植策略。

(四)CC 全程 ± 拮抗剂方案的临床应用

迄今为止,关于 CC 促排卵方案 IVF 的最大样本研究来自日本,囊括了共 43 433 个周期的病例。方案是从周期第 3 天开始口服 CC,剂量为 50mg/d,一直持续到扳机前一天。如果周期第 8 天的超声监测显示卵泡生长良好,则加用 150U 的 hMG 或 FSH。有 3.5% 的周期可能会因 LH 峰早现而紧急取卵,早排率在 2%~3%,证实了 CC 防止早发 LH 峰的作用。本中心数据显示 CC 与拮抗剂在卵巢刺激中对早发 LH 峰抑制作用比较,结果显示两者均有较好的抑制效果,但拮抗剂比 CC 的抑制作用更明显,两组在 Gn 用量、刺激天数、获卵数、可移植胚胎数、优质胚胎数、受精率、卵母细胞成熟率、周期取消率方面均无明显差异。但 CC 为口服药物,价格便宜,使用方便,减轻了肌内注射造成的不适感。CC 和低剂量 Gn 联合全程的卵巢温和刺激方案,在过程中监测激素水平,适时选择添加拮抗剂,是 IVF 促排卵方案的有利选择之一。

五、微刺激 / 自然周期方案

(一)概况

1977 年,帕特里克·斯特普托医生和罗伯特·爱德华兹博士在女性自然周期获得成熟卵母细胞,并在体外成功受精形成胚胎后移植到子宫腔内获得成功活产。随着半个多世纪以来促排卵药物的相继诞生和飞速进步,在辅助生殖技术中自然周期方案的应用被控制性超促排卵(controlled ovarian hyper-stimulation,COH)方案取代。但是使用大剂量促性腺激素(Gn),存在多胎妊娠和卵巢过度刺激综合征(OHSS)的风险,给患者带来了很大的精神、健康和经济压力,许多夫妇因此而停止继续助孕。

大量研究表明,常规大剂量卵巢刺激方案对高龄、卵巢功能减退、反复助孕失败的患者,并不能改善妊娠结局。最近的一项大型随机对照试验发现,FSH 剂量的增加与获得的卵母细胞数量直接相关,但质量良好的囊胚数并没有增加,而囊胚形成率和受精率则与刺激剂量呈负相关。基础和临床研究还表明,大剂量 Gn 的刺激后,卵巢局部的氧化应激系统失衡,过氧化物 - 氧自由基的浓度显著升高,破坏了卵泡发育依赖的线粒体功能,诱导颗粒细胞凋亡,导致卵母细胞质量恶化。2007 年,试管婴儿之父罗伯特·爱德华兹博士反思了当时辅助生殖技术的问题,提出应采用自然 / 温和刺激的方案使患者受益,并预见低剂量温和刺激、自然周期卵母细胞体外成熟的卵巢刺激方案,具有更为广阔的发展前景。

自然周期 / 微刺激方案就是不用或应用极少量的促排卵药物,获得和自然周期接近的卵母细胞数量,具有简单、便捷、经济、可反复实施的特点,避免卵巢刺激以及造成的卵巢负担,对于预后特别良好的年轻女性、不宜卵巢大剂量刺激、常规周期反复胚胎评分低下、严重卵巢储备功能减退的患者,是一种适宜的选择。近年来,逐渐受到行业内的重视,在辅助生殖技术中占一席之地。

2007 年,成立了国际温和刺激方案辅助生殖技术协会(ISMAAR),广泛实践和推广温和 / 微刺激 / 自然周期的卵巢刺激方案,目前全球范围内,英国的自然周期在全部 ART 周期中占比 1%,美国占比 3%,日本采用自然周期 / 微刺激方案最多,占比约 30%~40%。

(二)定义

微刺激促排卵方案(minimal/mild stimulation)指通过应用低剂量的 Gn 和 / 或联合应用 GnRH 拮抗剂(GnRH-ant)的卵巢刺激方案,包括两大类:

一是低剂量的 Gn 刺激，剂量 ≤150U/d，也称温和刺激方案（mild stimulation）；二是口服抗雌激素类的促排卵药物，单独或联合 ≤75U/d 的低剂量 Gn，也称微刺激方案（minimal stimulation）。目前这两种方案的定义并未统一。也有观点认为限制目标卵子数 ≤3 枚的方案才被定义温和/微刺激方案。目前大多数医生倾向于使用 Gn 剂量的定义标准。

自然周期 IVF 指在不用刺激药物的情况下，获取有排卵的女性体内自然发育成熟的卵母细胞，进行体外受精胚胎移植技术。根据国际温和刺激方案辅助生殖技术协会（ISMAAR）于 2007 年发布的定义，自然周期定义为不使用促性腺激素或任何其他刺激卵泡生长的药物，允许卵泡自然发育和成熟，并且在黄体期没有使用任何药物的 ART 周期。由于自然周期在大多数情况下只有一个卵泡可用，因此也可以定义为"单卵泡 IVF"。卵泡募集、卵母细胞获取以及黄体形成的过程实际上是"自然的"，但体外受精的过程与经典 IVF 完全相同。

孕激素控制的卵巢刺激方案（PPOS），因使用的 Gn 剂量大多超过 225U/d，严格来说不属于微刺激方案。

（三）微刺激/自然周期方案与常规刺激方案的比较

与常规促排卵方案 IVF 相比，微刺激/自然周期方案 IVF 有以下优点：没有超生理剂量促排药注射，实施周期灵活，子宫内膜同步，取卵损伤轻微，无须麻醉，心理压力较低，卵巢刺激的并发症极少，周期助孕的成本低，微刺激方案比自然周期还降低了无获卵的风险，患者舒适度及接受度较高，特别是经过前次多个周期助孕失败的患者。

活产率（live birth rates，LBR）是 IVF 的最终目标，随着获卵数的增加，LBR 逐渐提高。而自然周期/微刺激方案获得的卵母细胞数量减少，这是该方案最受争议的原因。据统计，对于正常卵巢反应者，约 2.9~3.5 次自然周期/微刺激方案可得到和一次常规刺激方案相似的妊娠率，单周期自然/微刺激方案 IVF 的妊娠率显著低于常规刺激方案，

但是累计活产率相似。从助孕时间及费用方面计算，一个常规刺激周期达到妊娠的时间（TTP）可能相对短一些，但费用是一个微刺激/自然周期方案的 2~3 倍，累计妊娠率两者无显著差异。

尽管辅助生殖技术的进步巨大，总体妊娠率和活产率有所提高，但仍有大约 9%~24% 接受 IVF 的妇女的卵巢对常规刺激方案反应较差。对高龄、卵巢储备功能减退、卵巢低反应、反复助孕失败的患者，目前临床上普遍采用增加 Gn 剂量、弱雄激素预处理、抗氧化剂、添加 rLH、生长激素等方法，目前均未获得可靠的循证证据。2018 年美国生殖医学协会（ASRM）报告，低 Gn 剂量的微刺激方案的成熟卵母细胞数、优质胚胎数优于常规促排卵方案。一项针对 2 002 例符合波塞冬 2 型和 4 型的卵巢储备功能减退（DOR）患者，共 3 056 次胚胎移植周期的回顾性队列研究，发现与常规促排卵方案相比，微刺激周期每个移植胚胎的活产率无明显差异，但是累计活产率优于常规促排卵方案。许多研究表明，常规刺激方案采集的平均每个卵母细胞的着床率低于自然周期，卵巢低反应患者的自然周期 IVF 的成功率高于常规刺激方案者，原理目前尚不清楚，可能与大剂量刺激导致的超生理性雌二醇浓度和低 LH 浓度，使子宫内膜容受性下降有关。自然周期 IVF 的胚胎评分似乎也更好。然而，尚没有明确的证据表明自然周期 IVF 出生的孩子比常规刺激方案出生的孩子更健康。卵巢功能减退患者因卵巢储备的下降，每周期出现优质卵子的概率降低，数个周期反复取卵更容易提高获得高质量卵细胞的概率，从而提高累计妊娠率，在时间和经济成本上，微刺激/自然周期方案优于常规卵巢刺激方案。

（四）微刺激/自然周期方案的适应证

微刺激/自然周期方案适用于所有的进行体外受精胚胎移植技术助孕的个体，但因获卵数低，内源性黄体生成素（LH）峰诱导的排卵常常提早发生，增加了周期取消率，较少在临床中常规应用。目前多应用于：①不宜使用常规剂量药物刺激者；

②高龄伴卵巢储备严重低下者;③卵巢低反应,反复大剂量 Gns 刺激无效者;④反复 IVF 周期失败者;⑤排卵功能障碍、人工授精、胚胎移植的周期;⑥任何愿意进行微刺激 / 自然周期助孕的女性。根据患者当个周期的具体情况,微刺激和自然周期方案可以交替使用。

(五)常用的微刺激 / 自然周期方案的使用方法

1. 微刺激 / 自然周期方案的种类　目前运用于临床的微刺激方案包括:①低剂量 Gn 的拮抗剂方案;②雌激素受体抑制剂(氯米芬)/芳香化酶抑制剂(来曲唑)单纯或联合低剂量 Gn 方案;③上述①②方案联合黄体期促排卵的"双刺激取卵"方案。微刺激方案中,患者于月经周期第 3 天时 B 超检查窦卵泡大小和数目,清晨空腹血清 FSH、LH、E_2 水平,当基础 FSH<16U/L,E_2<80pg/ml,最大的窦卵泡直径<8mm,可采用微刺激方案,如不满足上述条件则采用自然周期方案。

目前常用的自然周期方案有两种:①自然周期方案:按照患者既往周期卵泡生长规律,于周期第 3 天开始 B 超和激素监测排卵,也可根据适时卵泡直径,"顺势"取卵(图 6-13);②改良自然周期:于月经周期第 3~4 天开始每天或隔天注射 Gn(FSH 或 HMG)75 单位直到卵泡成熟扳机。自然或改良自然周期中,患者于月经周期第 3 天 B 超检查窦卵泡大小和数目,清晨空腹血清 FSH、LH、E_2 水平。

2. 微刺激 / 自然周期方案的监测和扳机　微刺激或自然周期中,根据患者的月经周期长短及卵泡大小决定 B 超监测间隔时间。周期为 28~30 天者,一般于周期第 10~12 天第二次 B 超监测,主导卵泡直径达 14mm 时,监测血清 LH、E_2、P 值。

主导卵泡群成熟时可以扳机。扳机时机的把握是获卵的关键因素。推荐的扳机标准:①主导卵泡直径>15mm,血 LH<10U/L,或当日 LH/ 基础 LH>3,P<3nmol/ml,每个主导卵泡平均 E_2 约为 300pg/ml 时,皮下注射 GnRH-a 0.1~0.2mg,或 hCG 5 000U 扳机,35~36 小时取卵;②当扳机时血 LH>20U/L,24 小时候取卵,扳机后加用 COX-2 抑制剂(非甾体抗炎药,如吲哚美辛、布洛芬、吲哚美辛等),预防卵泡提前破裂。使用 GnRH-a 扳机,诱发的是内源性 LH 峰值,更接近自然生理状态。单卵泡发育时,GnRH-a 扳机对黄体和内膜的影响较小。

3. 微刺激 / 自然周期方案的应用

(1)微刺激方案(图 6-14):①周期第 3 天开始氯米芬:25~50mg/d,或来曲唑 2.5mg/d,共 5 天,刺激 5 天后 B 超监测,主导卵泡直径达 16~17mm,监测血清 LH、E_2、P 值。②氯米芬 / 来曲唑方案联合低剂量 Gn 方案,在周期第 3 天 FSH 或 hMG 75U/d

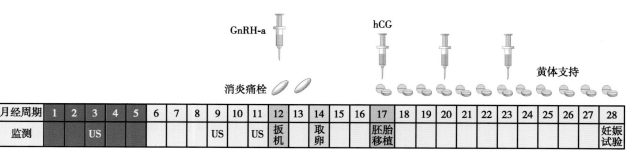

注:
1. 该方案适合严重卵巢低反应、或既往多个刺激周期胚胎评分低下患者的 IVF。周期第 9~11 天开始 B 超和激素监测,等主导卵泡直径≥15mm,监测血清 LH 峰值,雌二醇水平达平均 300pg/ml/主导卵泡时,GnRH-a 0.1mg 注射,消炎痛栓 25mg 塞肛,扳机后 35~36 小时取卵。
2. 黄体支持可以加用 HCG 2 000 单位/(次·3d),并在妊娠试验测定血 HCG 前一周停止。

图 6-13 自然周期方案

或隔天注射,直至卵泡成熟。上述①②方案中,氯米芬 25~50mg 可以从周期第 3 天用至扳机日,抑制内源性 LH 峰的出现,如果内膜厚度<8mm,可冷冻胚胎。

该方案的优点是可以避免自然周期卵泡发育不良的情况,缺点是氯米芬抗雌激素作用对子宫内膜厚度的影响,但目前尚未有降低子宫内膜容受性的证据。来曲唑方案的缺点是卵母细胞早排的风险较高,与自然周期相似,通常较少应用。

注意事项:①自然周期 / 氯米芬周期中雌二醇水平达平均每个主导卵泡 300pg/ml 时扳机;来曲唑周期血清雌激素水平较低,扳机时机选择以卵泡大小为主。②微刺激周期仅有 1~2 枚主导卵泡发

育时,可通过严密监测,掌握及时扳机的时机,可以不用拮抗剂抑制 LH 峰;如果主导卵泡>2 枚,或雌二醇水平偏高,可以用拮抗剂或氯米芬抑制内源性 LH 峰。③对于排卵紊乱的 DOR 患者,无论在周期的任何时段,有成熟卵泡时可随即顺势取卵。

(2)双刺激方案(图 6-15):周期第 3 天开始氯米芬 ± Gn 刺激,可加或不加拮抗剂,卵泡直径达16~17mm、E$_2$ 水平达平均 300pg/(ml·主导卵泡)时,hCG/GnRH-a 扳机,注意直径<10~12mm 的卵泡不取卵。取卵后 3~5 日若窦卵泡数目>3 枚,直径<8mm,开始第二次 Gn 刺激,因黄体期中枢处于抑制状态,hMG 量至少需要 150U/d 注射直至卵泡成熟扳机。第二次取卵时,注意区别黄体囊肿。

A. 微刺激方案-1

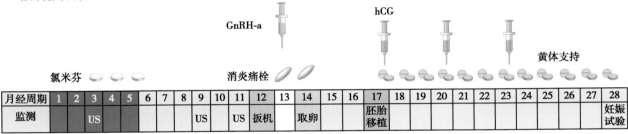

注:
1. 该方案适合严重卵巢低反应、或既往多个刺激周期胚胎评分低下患者的IVF。
2. 周期第3天基础FSH<16IU/L,E$_2$<80pg/ml,窦卵泡直径<8mm,氯米芬25mg/d,共3天,周期第7~9天B超监测,等主导卵泡直径≥15mm,监测血清LH峰值,雌二醇水平达平均300pg/ml/主导卵泡时,GnRH-a 0.1mg注射,消炎痛栓25mg塞肛,扳机后35~36小时取卵。
3. 黄体支持可以加用HCG 2 000单位/(次·3d),并在妊娠试验测定血HCG前一周停止。

B. 微刺激方案-2

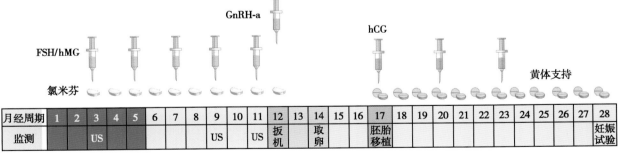

注:
1. 该方案适合严重卵巢低反应、或既往多个刺激周期胚胎评分低下患者的IVF。
2. 周期第3天基础FSH<16IU/L,E$_2$<80pg/ml,窦卵泡直径<8mm,氯米芬25mg/d±Gn75单位/隔天或每天注射,等主导卵泡直径≥15mm,监测血清LH峰值,雌二醇水平达平均300pg/ml/主导卵泡时,GnRH-a 0.1~0.2mg注射,扳机后35~36小时取卵。
3. 仅有1~2枚主导卵泡发育时,可通过严密监测,及时掌握扳机时机,GnRH-a 扳机0.1~0.2mg注射,可加消炎痛栓25mg塞肛;如果主导卵泡>2枚,或雌二醇水平偏高,可以加用拮抗剂或氯米芬抑制内源性LH峰。
4. 根据内膜情况(通常≥8mm)酌情胚胎移植。黄体支持可以加用HCG 2 000单位/(次·3d),并在妊娠试验测定血HCG前一周停止。

C. 微刺激方案-3

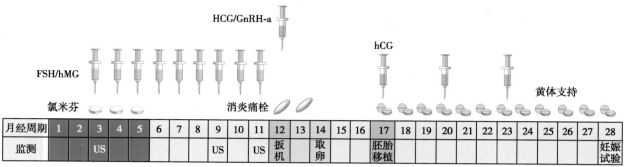

注：
1. 该方案适合卵巢低反应、或既往多个刺激周期胚胎评分低下患者的IVF。
2. 周期第3天基础FSH < 16IU/L，E₂ < 80pg/ml，窦卵泡直径 < 8mm，氯米芬50mg/d，共3天 + Gn75单位/隔天或每天注射，等主导卵泡直径 ≥ 15mm，监测血清LH峰值，雌二醇水平达平均300pg/ml/主导卵泡时，HCG/GnRH-a注射，扳机后35~36小时取卵。
3. 仅有1~2枚主导卵泡发育时，可通过严密监测，及时掌握扳机时机，可以不用拮抗剂抑制LH峰，消炎痛栓25mg塞肛，如果主导卵泡 > 2枚，或雌二醇水平偏高，可以用拮抗剂或氯米芬抑制内源性LH峰。
4. 根据内膜情况（通常 ≥ 8mm）酌情胚胎移植。黄体支持可以加用HCG 2 000单位/（次·3d），并在妊娠试验测定血HCG前一周停止。

D. 微刺激方案-4

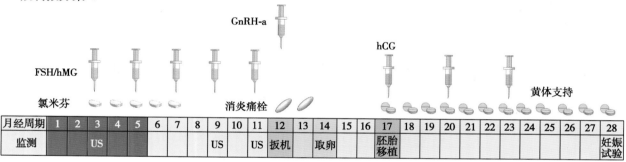

注：
1. 该方案适合严重卵巢低反应、或既往多个刺激周期胚胎评分低下患者的IVF。
2. 周期第3天基础FSH < 16IU/L，E₂ < 80pg/ml，窦卵泡直径 < 8mm，氯米芬25mg/d，共3~5天 + Gn75单位/隔天或每天注射，等主导卵泡直径 ≥ 15mm，监测血清LH峰值，雌二醇水平达平均300pg/ml/个主导卵泡时，消炎痛栓25mg塞肛，GnRH-a 0.1mg注射，扳机后35~36小时取卵。
3. 仅有1~2枚主导卵泡发育时，可通过严密监测，及时掌握扳机时机，GnRH-a扳机，消炎痛栓塞肛；如果主导卵泡 > 2枚，或雌二醇水平偏高，可以加用拮抗剂或氯米芬抑制内源性LH峰。
4. 根据内膜情况（通常 ≥ 8mm）酌情胚胎移植。黄体支持可以加用HCG 2 000单位/（次·3d），并在妊娠试验测定血HCG前一周停止。

图 6-14　A~D 微刺激方案

在黄体期第二次刺激中，可以加用黄体酮制剂增强对内源性LH峰的抑制，如果第二次刺激仅有单卵泡发育，医生有卵泡监测的经验，也可以不用黄体酮抑制。

注意事项：该方案适合肿瘤患者生育力保存、卵巢储备功能减退、卵巢低反应的患者，利用卵泡波的规律，增加获卵的机会。双刺激方案的优点是最大限度地增加获卵的数目，提高获卵效率；缺点是加大 hMG 的使用剂量，同时无法新鲜胚胎移植，必须全胚冷冻，增加患者的费用和等待时间。

（3）PPOS 方案：周期第 3 天开始甲羟孕酮 10mg/d 口服，同时 hMG 刺激，等主导卵泡成熟达标，hCG/GnRH-a 扳机后，黄体期也可以酌情行二次刺激取卵，方法同前。黄体酮仍然可以作为内源性 LH 峰抑制剂持续应用。PPOS 方案优点是利用孕激素预防卵母细胞早排；缺点是孕激素对内膜的不利影响，必须全胚冷冻，延长到达妊娠的时间。

4. 微刺激／自然周期中预防卵泡早排的辅助措施　预防卵泡早排是微刺激／自然周期方案的

双刺激方案

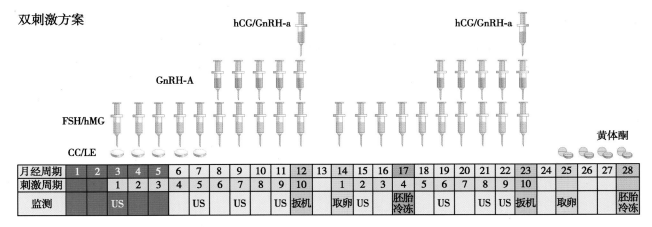

注：
1. 该方案适合肿瘤患者生育力保存、卵巢低反应的患者的IVF，利用卵泡波的规律，增加获卵的机会。
2. 周期第3天开始氯米芬50mg/d，共3~5天±Gn75单位/隔天或每天注射，拮抗剂控制内源性LH峰，等主导卵泡群直径≥15~17mm时，HCG/GnRH-a扳机后35~36小时取卵，注意其余直径<12mm的卵泡不取卵。取卵日开始第二次Gn刺激，主导卵泡成熟时取卵，注意区别黄体囊肿和卵泡。
3. 在黄体期第二次刺激中也可以加用黄体酮制剂，以抑制内源性LH峰的出现，如果第二次刺激仅有单卵泡发育，并有对卵泡监测的经验，也可以不用黄体酮抑制。

图 6-15　双刺激方案

关键点之一，克罗米芬、GnRH 拮抗剂、非甾体抗炎药（NSAID）的适时使用，可以帮助降低卵泡早排率。

（1）氯米芬全程：低剂量氯米芬持续口服可以预防/延迟 LH 峰，降低卵泡早排风险。每天服用氯米芬 25~50mg/d 直到扳机为止。其中的珠氯米芬成分，清除速度慢，可形成卵泡囊肿。氯米芬全程方案卵泡早排的风险为 0.7%~3%；而卵泡早期克罗米芬 50mg/d 口服 3 天的方案，卵泡早排的风险为 3%~5%。

（2）GnRH 拮抗剂（GnRH-ant）：如果 LH 尚未开始出现，或卵泡直径尚未达标而需要推迟一天排卵，可以考虑使用 GnRH-ant。如果注射 GnRH-ant>2 天，须添加促性腺激素，否则雌激素水平可能下降。如果在卵泡直径仍然<15mm，但 E_2 水平已经较高，LH 可能会被诱导的情况下，可以使用 GnRH-ant（详见拮抗剂方案）。

（3）非甾体抗炎药：前列腺素 E_2（PGE_2）是排卵发生的关键激素，非甾体抗炎剂药（NSAID）可以抑制环氧化酶（COX）催化 PGE_2 合成。据报道，在 LH 峰出现前或刚开始时，口服或阴道使用非甾体抗炎药，如吲哚美辛或布洛芬，可通过降低卵泡

液中 PGE_2 以及炎症细胞因子（如白细胞介素 8）的浓度，从而抑制排卵过程，预防卵子早排。吲哚美辛、布洛芬和其他非甾体抗炎药不会引起严重的胃肠道副作用，一些报道甚至提倡在每个 IVF 周期中使用，应该从最小剂量开始，在 LH 升高或扳机后使用。有研究表明，在 LH 开始激增时给予布洛芬 400mg×3 次/d，2 天后取卵，卵子早排率为20.6%。

微刺激/自然周期方案和常规卵巢刺激方案相比，具有不同的适应人群，成本、负担和风险亦不同，不应相互竞争，而应视为互补。可以根据患者夫妇的情况和意愿，以及医生团队的相关经验，提供合理的 IVF 卵巢刺激方案。

六、IVM 方案

（一）概述

体外成熟（in vitro maturation，IVM）是指对未成熟卵母细胞进行体外培养使之恢复减数分裂进程，发育到第一次减数分裂完成阶段的技术。目前临床 IVM 技术通常是指辅助生殖和生育力保存中，在卵泡直径 4~13mm 时获取 GⅤ期或ＭⅠ期的未成熟卵母细胞，体外培养至第一极体排出的核

成熟阶段,进行体外受精或卵母细胞冷冻保存。随着生殖生物学技术的发展,进一步的 IVM 技术包括从卵巢皮质中获得的原始卵泡或窦前卵泡,进行更早的体外成熟培养至窦卵泡阶段,再进行第二步 IVM,培养至成熟卵母细胞阶段。

实际上人类最早的 IVF 操作正是基于 IVM 卵母细胞进行的,Menkin 和 Rock 等首先证实,体外培养观察到哺乳动物卵母细胞会在一定时间内发展出减数分裂和发育的能力,并完成了人类体外成熟卵母细胞的成功受精。而 Edwards 则提出了具有里程碑意义的细胞核成熟动力学过程,证实卵母细胞会在 36 小时左右进入第二次减数分裂中期(M Ⅱ)阶段。这为 IVF 的临床应用奠定了重要理论基础,也为未来 40 余年卵母细胞生物学的发展提供了一个研究平台。Cha 等于 1991 年首次报道了来自未成熟卵母细胞的 IVM 婴儿出生,此后 IVM 也开始广泛服务于临床。Edwards 教授还建议把 IVM 技术列为辅助生殖未来主要发展的技术之一。

(二)原理

在女性卵巢发育过程中,卵母细胞停滞在第一次减数分裂。未成熟卵母细胞的成熟过程是生发泡破裂(germinal vesicle break down,GVBD)恢复完成第一次减数分裂,并进入第二次减数分裂,继而停滞于中期的过程。在该过程中除核成熟外还伴随着细胞质的成熟,两者需协调同步以确保卵母细胞的发育潜能,进而实现受精和早期胚胎生长。

目前对于卵母细胞成熟的评估主要还是形态学上的,核成熟的形态学标志包括由 LH 激增引起的 GVBD 和减数分裂恢复后的第一极体的排出,细胞质成熟在显微镜下则难以评估。但达到形态学标准并不意味着卵母细胞就获得了受精和支撑早期胚胎发育的能力,还需要完成配子重塑,以接受和整合雄性基因组,细胞核进行重编程,以实现受精卵的全能性以及胚胎基因组的激活。这取决于卵细胞质内相关因子的积累和表观遗传调控等复杂级联过程的顺利完成,多组学测序初步描绘

了人类卵母细胞成熟期间的转录组和翻译组的特征。早期哺乳动物研究就已提示卵母细胞恢复并完成减数分裂的能力与卵泡直径密切相关。IVM 主要对象是从直径<14mm 卵泡中抽取的 G Ⅴ 期和 M Ⅰ 期卵母细胞。

(三)IVM 的适应证

1. 多囊卵巢综合征(PCOS) IVM 最初提出是用于控制 OHSS,特别适用于 PCOS 患者。由于 IVM 过程可不需或仅需少量、短时的促性腺激素刺激,对于卵巢高反应患者能够有效减少卵巢过度刺激的风险。相比于常规体外受精(IVF)的卵巢刺激,IVM 方案可消除 OHSS 的发生。

2. 生育力保存 随着生育力保存方面研究进展,IVM 的适应证又进一步扩大至部分肿瘤或破坏卵巢储备疾病的患者。当然,成熟卵母细胞和/或胚胎的深低温保存是目前最成熟的生育力保存方法,但其局限性也很明显:一方面超生理水平的 E_2 对雌激素敏感性疾病相对禁忌,另一方面对于部分需要紧急进行化疗或放疗患者来说,10 天左右的卵巢刺激过程也是无法等待的。IVM 可以避免卵巢刺激并在月经周期任何一时间节点直接取卵,因而可成为紧急保留生育能力的优选方案。

3. 卵巢组织冷冻保存 70%~90% 的青春期前白血病患者治疗后会发生卵巢功能衰竭,进行卵巢皮质组织冷冻是生育力保存的首选。但某些肿瘤在皮质组织容易有癌细胞浸润,未来移植则会有携带恶性细胞的风险,因此 IVM 也是目前唯一可行的选择。在冷冻卵巢皮质的同时,也可从剩余卵巢组织中分离未成熟卵母细胞进行体外培养,约 30%~50% 的成熟率,将形成的成熟卵母细胞冷冻保存,避免卵巢皮质组织里的肿瘤细胞携带。新近研发的未成熟卵母细胞的两步 IVM 技术,包括原始卵母细胞 IVM 至 G Ⅴ 期,再 IVM 至成熟卵母细胞,可以基本避开了组织细胞的污染,有望很快用于临床。

4. 卵巢抵抗或不明原因的卵泡发育障碍 非预期低反应患者有充足的窦卵泡储备,但可能因

为受体功能的缺陷,对卵巢刺激抵抗导致卵泡发育停滞,也称"卵巢抵抗综合征";或部分患者在常规刺激周期中卵泡不明原因发育不良,可用低剂量hCG(3 000~4 000)或 GnRH 激动剂(0.2mg)扳机后提前取卵并 IVM。

(四)IVM 方案介绍

1. 临床刺激方案　目前临床 IVM 方案多在早卵泡期开始 FSH 连续刺激 3~6 天,推荐剂量150U/d,待主导卵泡发育至直径 10~12mm 左右应用 hCG 预处理(hCG priming),36 小时后取卵。但FSH 和 hCG 应用并不是必需的,表 6-1 和表 6-2分别总结了既往对 IVM 相关研究的结果。

(1)自然周期:一般来说,IVM 取卵之前无须促性腺激素(Gn)刺激,可直接抽取小卵泡里的未成熟卵,直径 4~5mm 的卵泡最为适宜。

(2)FSH 刺激:从横断面研究来看,在 IVM 周期中不用 FSH 预刺激也同样可以,但在 PCOS/PCOM(卵巢多囊样变)女性中使用外源性 FSH的临床妊娠率似乎更高一些(21.9%~41.9% *vs.*17.4%~25.8%)。在两项小样本前瞻性随机试验中,Mikkelsen 等证实在 PCOS/PCOM 患者中 FSH 刺激周期临床妊娠率为 29%,显著高于未刺激周期,提示 FSH 刺激可能更适于 PCOS/PCOM 患者。

(3)hCG 刺激:事实上在 IVM 周期中应用hCG 并不是传统意义上的扳机,更准确地说也算是一种卵巢的预刺激,一般是在取卵前 36 小时单次应用 hCG 10 000U。既往对 PCOS/PCOM 患者IVM 结局报道显示,hCG 预处理周期临床妊娠率约为 21.5%~29.9%,与未刺激周期结局基本相当。Chian 等的前瞻性随机试验显示,hCG 处理后体外核成熟率显著增加(M Ⅱ率),但妊娠率并无显著差异。在有规律周期的女性中,hCG 刺激可能会导致较低的妊娠和植入率。因此 hCG 刺激可能也更适于 PCOS/PCOM 女性。

(4)FSH 联合 hCG:Lin 等研究了 PCOS 患者在 FSH 刺激后 hCG 预刺激的影响,结果并未发现两者联用较单用 FSH 有额外的益处。Fadini 等在月经规律、基础 FSH<12U/L,并排除了 PCOS、内异症、高催乳素血症的女性中也进行了前瞻性试验,结果发现 FSH 联合 hCG 方案较单用或不用者临床妊娠率显著增加,结果与前述研究存在异议,这可能由于较小的样本量影响了统计学效力。

表 6-1　PCOS/PCOM 不同 IVM 方案临床妊娠率

项目	N	卵巢刺激	扳机	临床妊娠率
Cha,2000	94	无	无	27.1%
Cha,2005	203	无	无	21.9%
Soderstrom,2005	20	无	无	22.2%
	28	无	无	41.9%
Mikkelsen,2001	24	FSH	无	33.0%
	12	无	无	0
Lin,2003	35	FSH	hCG	31.4%
	33	无	hCG	36.4%
Child,2001	53	无	hCG	23.1%
	68	无	hCG	29.9%
Child,2002	107	无	hCG	21.5%
LeDu,2005	45	无	hCG	22.5%
Chian,2000	13	无	hCG	38.5%
	11	无	无	27.3%

表 6-2　非 PCOS/PCOM 女性不同 IVM 方案临床妊娠率

项目	N	卵巢刺激	扳机	临床妊娠率
Mikkelsen,2000	87	无	无	17.4%
Yoon,2001	63	无	无	17.6%
Mikkelsen,2001	132	无	无	18.0%
Soderstrom,2005	191	无	无	25.8%
Mikkelsen,1999	22	FSH	无	14.6%
	10	无	无	33.3%
Child,2001	56	无	hCG	4.0%
Fadini,2009	72	无	无	15.3%
	66	无	hCG	7.6%
	75	FSH	无	17.3%
	87	FSH	hCG	29.9%

2. IVM 的过程要点

(1)麻醉:因为 IVM 没有或仅有很少的 Gn 刺

激,卵巢正常或略大,在盆腔的游离度较大,容易引起因卵巢牵拉所致的副交感神经症状。因此 IVM 取卵时建议行异丙酚静脉麻醉,以减少患者的疼痛和不适。

(2)取卵操作:IVM 取卵可以用常规 17~19G 的单腔取卵针,也有一种 IVM 专用的取卵针,针尖斜面较平缓,利于针孔全部进入小卵泡抽吸。负压的选择有较大差异,有的倾向于加大负压到 120mmHg,有的则建议降低负压到 100~110mmHg。

(3)卵母细胞采集:未成熟卵的采集,通常使用含肝素的抗凝液,将含未成熟卵的卵泡液稀释,在立体显微镜下,或用网孔 0.2μm 的筛具,回收未成熟的卵母细胞。未成熟卵母细胞的卵丘细胞包裹紧密,培养成熟后卵丘细胞充分扩散并可机械性去除。

(4)IVM 成熟培养:IVM 的培养液系统有多种商业产品提供,也可自行配制,通常使用前需要在培养箱平衡 2~4 小时。一般 hCG 预刺激后的未成熟卵,培养 24~36 小时可观察到第一极体排出,预示成熟;而未行 hCG 预刺激的卵细胞,则大多需要体外培养 36~48 小时。

(5)授精方式:因为未成熟卵母细胞体外培养的时间较长,推测透明带易增厚或变硬,所以通常卵母细胞 IVM 成熟后的授精方式采用 ICSI 技术,继后同常规步骤。

(6)卵母细胞或胚胎冷冻:因为未成熟卵采集时间和内膜发育严重不同步,而且临床观察发现未成熟卵的冷冻复苏效果很差,因此常规将卵母细胞培养成熟后冷冻,或体外受精形成胚胎后冷冻,择期冻胚移植。

总体来说,IVM 是一项重要的辅助生殖技术,对某些特殊患者非常有益,因为避免了药物卵巢刺激,不会发生 OHSS,药费低廉,具有很好的应用前景。但是还需要深入对卵母细胞成熟机制的生殖生物学基础研究,提高和优化体外成熟系统的有效性和安全性,改善未成熟卵的成熟效率和发育潜

能,提高妊娠率和活产率,降低流产率。同时也需要更大样本的临床研究和探索。

七、非常规方案和顺势简约方案

(一)概述

世界上第一例成功的试管婴儿是自然周期取卵,在此之前曾尝试过促排卵获得卵母细胞,但均未获得成功分娩。而现在辅助生殖技术中已经能够成熟地应用超控制性促排卵(control ovary stimulation,COS)来获得更多的卵母细胞和胚胎,和更高的成功妊娠机会。常用的方案有 GnRH 激动剂长方案、超长方案、短方案,GnRH 拮抗剂方案及温和 / 微刺激方案(mild/minimal stimulation protocol)等。

GnRH 激动剂长方案和 GnRH 拮抗剂方案是体外受精(IVF)技术使用最广泛的卵巢刺激方案,也是一定卵巢功能范围女性的首选方案。这些方案都有标准化的模式,并且在临床应用有相当长的时间。

近年来,越来越多的研究关注卵巢低反应人群,因为改善这部分人群的生育力是对辅助生殖技术的一大挑战。2014 年匡延平发表了"上海方案"的研究成果,为低反应人群短时间内得到较多的卵母细胞提出了新的解决方案。随后有较多研究进一步探讨双刺激方案(double-simulation protocol)、灵活刺激方案等,以拯救那些储备和反应极差的不孕女性的卵巢,尽可能获得可能导致活产的卵母细胞和胚胎。目前对于这些方案尚无标准适用人群与公认的规范用法,暂时称为非常规卵巢刺激方案。

(二)卵巢灵活刺激方案的原理

早先卵巢灵活刺激方案已应用于罹患癌症的进行生育力保存的女性,因等待常规卵巢刺激方案会耽误肿瘤治疗的时机,在紧急情况下,可以在月经周期任何一天开始卵巢刺激,获得成熟卵母细胞,不会影响卵母细胞的产量和成熟度。有研究显示,月经周期的任何一时间随机启动卵巢刺激,获

得的卵母细胞数量、成熟卵母细胞数量、受精率等，与长方案的结果相似。同时也发现，将卵泡晚期与黄体期卵巢刺激比较，获卵指标无差别。黄体或黄体期孕酮水平的存在不会对卵泡发育、获卵数和/或受精率产生不利影响。因此随机启动卵巢刺激比在月经期开始的常规促排卵方案时间上更灵活，周期治疗时间也短；在选择意愿性冻卵的患者中也有相似的情况。这些研究和实践，也是对传统的"卵泡发育理论"的补充。

在临床实践中发现，窦卵泡的募集、选择、发育、成熟，在月经期的任意时间都有可能发生，在高龄或卵巢储备功能减退的女性中尤为明显。甚至在部分患者，因下丘脑 - 垂体 - 卵巢轴的周期已经紊乱，偶然在月经期就可以看到已经发育接近成熟的卵泡，常常和上一周期未完全吸收的黄体囊肿混淆，如果检测激素可以发现，雌激素水平可能和卵泡直径相符，而孕酮水平不高（<1ng/ml），证明是黄体 - 卵泡过渡期提早发育的主导卵泡，适时 hCG 扳机后 35~36 小时取卵，仍然可能获得优质卵母细胞与胚胎。日本的辅助生殖技术人群的年龄较大，有的中心 40 岁以上的女性超过 50%，随时和偶然的卵泡监测已经成为常规，报道过类似灵活取卵获得妊娠的案例。

对于一些高龄、严重卵巢储备功能减退的女性，反复不能获得卵母细胞或胚胎的患者，我们可以观察到在优势卵泡发育的同时，有部分小卵泡同期发育。优势卵泡发育成熟 LH 峰或 hCG 扳机后，这部分小卵泡可在 Gn 峰值的带动下进一步较快生长，继后即使没有 Gn 的作用也可以发育接近成熟，再一次 hCG 扳机后认可获得健康卵母细胞。因此推测，自然周期中，下丘脑 - 垂体 - 卵巢轴诱发的排卵只有 1 次，但等待发育的卵泡在月经周期的整个过程都存在，因此在周期的任意时间给予外来的 Gn 作用，只要能超过 FSH 阈值，都会有成熟卵泡发育，此期间则获得优质卵母细胞的概率可能要高于卵泡早期。

这些来自临床实践的观察，已经获得具有可重复性的结果。B 超测得有卵泡启动生长的情况下，顺其自然，给予少剂量 hMG 促进卵泡的进一步发育与成熟。我们称之为"顺势简约方案"，或"顺势方案"，属于灵活刺激方案的一种，顾名思义，在月经周期的任何一时间，使用最少的药物，顺其自然，做最简单的卵巢刺激。

（三）顺势方案的适应证和特点

顺势简约方案理论上可以在任何人群应用，涵盖所有的适应证，在有正常排卵周期的女性，同自然周期或改良自然周期。但顺势方案多用在严重的卵巢储备功能减退、紧急生育力保存的情况下。

1. 优点

（1）可在月经任何一时间启动，不需要提前预处理。

（2）不刻意追求卵泡发育的同步性，因为卵巢储备功能减退患者本身的卵泡数量少，大剂量刺激也很难达到储备正常患者的效果。

（3）Gn 刺激时间比卵泡期常规启动时间短，Gn 启动剂量与总用量少。

（4）获得的卵母细胞质量可能优于常规方案。

（5）一个周期内较易实施"双刺激"方案，两次取卵。

（6）价格低廉，节约时间成本。

2. 缺点

（1）提前排卵的发生率高，卵泡监测需要经验，特别关注 LH 的变化，也可能出现隐匿性的 LH 峰，诱发提早排卵。

（2）如果联合使用拮抗剂抑制 LH 峰的出现，也可能因过度抑制 LH 使颗粒细胞功能异常，卵泡的发育成熟受限，个体差异较大。

（3）常常无法移植鲜胚，而需行冻胚移植，增加了冷冻胚胎冻融复苏带来的风险。

（四）顺势方案用法介绍

1. 卵泡期启动　无论早卵泡期或晚卵泡期，只要有直径>10mm 的卵泡，小剂量 FSH 或 hMG 开始，卵泡发育至直径 15mm 开始监测激素水平，E_2>250pg/（ml·主导卵泡），而 P 和 LH 未升高时，hCG 扳机后 35~36 小时取卵，酌情移植新鲜胚胎。

2. **黄体期启动** 排卵后如有直径 10mm 卵泡,可以开始 FSH 或 hMG 注射,卵泡发育成熟,常规扳机取卵,胚胎培养后冷冻,择期冻胚移植。

3. **双刺激方案** 卵泡期促排卵过程同上,取卵后隔日复查 B 超,如有直径 8~10mm 及以上的卵泡,可继续使用 hMG 75~150U 注射,卵泡发育至直径 18mm 时,hCG 扳机取卵。该方案中,当排卵后黄体期 P 升高,LH 处于低水平,因此较少出现 LH 峰及自发排卵,需要外源性 hCG 扳机。在高龄患者,也会出现卵泡发育不良,黄体期 P 不足,E_2 与 P 的负反馈抑制作用减弱,内源性 LH 峰出现诱发排卵,但大多数情况下不需要拮抗剂抑制 LH 峰的出现。

4. **注意事项** 顺势方案 B 超监测中见卵巢内或边缘有无回声占位,较难区分是优势或闭锁卵泡或生理性无功能囊肿,可以结合激素水平来判断。如雌激素水平>100pg/ml,可以尝试使用小剂量 hMG,观察卵泡发育情况及激素水平变化,如使用 1~2 天,无回声区有增长趋势或雌激素水平与 LH 均有上升,可判断为卵泡,考虑继续用药,监测至发育成熟,尝试取卵。在这里取卵前卵泡成熟大小及能否获卵与诊疗者经验有很大关系,但要注意符合患者的周期与排卵规律。

(五)病例列举

1. **例 1** 患者 26 岁,AMH:0.25ng/ml。月经规律,周期 26~28 天,有双侧卵巢巧克力囊肿剥除及畸胎瘤手术史,经期 B 超双侧卵巢显示欠清。因"原发性不孕 2 年,卵巢储备功能减退,子宫内膜异位症"行体外助孕治疗。

第一周期自然周期取卵,卵泡发育至 1.7cm 扳机,未能获卵。第二周期月经期窦卵泡极少,放弃周期。在月经 13 天 B 超监测左侧附件区可见 1.9cm×1.5cm 液囊 1 个,内呈无回声,超声显示似在卵巢边缘,不能确定是否是卵泡。

雌激素水平在 254pg/ml,遂考虑卵泡可能性大,参照患者月经周期时间,hCG 扳机顺势取卵,获卵 1 枚,D3 优胚 1 枚,内膜薄情况下鲜胚移植,患者获单胎足月产。扳机当日内分泌检查与 B 超结果如表 6-3 所示。

表 6-3 扳机当日内分泌检查与 B 超结果

监测项目	月经周期
	第 13 天
右侧(卵泡)	0.4cm
左侧(卵泡)	卵巢外似见 1.9cm×1.5cm 液囊
内膜	0.65cmA
LH	12.46U/L
E_2	254pg/ml
P	0.37ng/ml
hCG	10 000IU 扳机

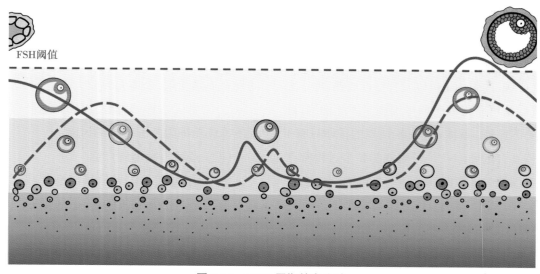

图 6-16 DOR 周期的卵泡波

2. 例 2　患者 40 岁，AMH<0.06ng/ml，月经不规律 2 年，经期 B 超提示右侧卵巢小卵泡 1 个，左侧卵巢小卵泡 1 个，第一、二周期两次微刺激方案均未获卵。第三周期获卵方案如表 6-4 所示。

表 6-4　第三周期获卵方案

监测项目	刺激天数 / 周期天数		
	1/4	2/5	3/6
左侧（卵泡）	1.2cm	1.3cm	1.4cm
右侧（卵泡）	0.2cm	0.2cm	0.2cm
LH	16.40U/L	16.92U/L	17.40U/L
E$_2$	140.5pg/ml	137.9pg/ml	133.5pg/ml
P		0.21ng/ml	0.28ng/ml
hMG	150IU	150IU	300IU
hCG			8 000IU 扳机

3. 例 3　患者 42 岁，月经规律，AMH：0.15ng/ml，经期 B 超提示 AFC：右 1 个，左 2 个。既往 2 次短方案、1 次微刺激方案 IVF，均无卵泡生长发育取消周期；第四周期月经第 10 天 hMG 顺势注射，获卵 2 枚，鲜胚移植 2 枚，单胎足月产。

这个卵泡晚期启动方案有点类似于改良自然周期，在卵泡已出现优势生长的情况下，顺势给予 hMG，推动卵泡的发育，适时扳机取卵，获得较常规方案更好质量的临床结局。第四周期顺势方案如表 6-5 所示。

表 6-5　第四周期顺势方案

监测项目	刺激天数 / 周期天数		
	1/10	2/11	3/12
右侧（卵泡）	1.0cm	1.1cm	1.2cm
左侧（卵泡）	1.45cm	1.5cm	1.65cm
内膜	1.2cmA	1.2cmA	1.25cmA
LH	9.93U/L	10.74U/L	5.51U/L
E$_2$	332.2pg/ml	544.1pg/ml	445.2pg/ml
P	0.31ng/ml	0.28ng/ml	0.23ng/ml
hMG	150IU×1 天	150IU×1 天	
hCG			8 000IU 扳机

4. 例 4　患者 30 岁，原发性不孕 4 年，月经不规律，AMH：3.625ng/ml，经期 B 超提示 AFC 右侧 8 个，左侧 6 个。

第一周期短方案，获卵 6 枚，形成 2 枚鲜胚移植未孕；第二周期长方案，获卵 3 枚，无可移植胚胎。第三周期长方案，取卵后黄体期顺势促排卵，获卵 2 枚，形成优质囊胚 2 枚。移植冻胚 1 枚，临床妊娠，足月分娩 1 名健康女婴。长方案促排卵后接顺势连续刺激如表 6-6 所示。

表 6-6 长方案促排卵后接顺势连续刺激

监测项目	Gn 天数 / 周期天数		
	1/20	6/22	8/24
右侧（卵泡）	1.55cm × 1 个 1.0cm × 1 个	1.85cm × 1 个	2.3cm × 1 个
左侧（卵泡）	1.3cm × 1 个 0.6cm × 1 个	1.4cm × 1 个 0.6cm × 2 个 0.4cm × 3 个	2.0cm × 1 个 0.6cm × 2 个
LH	0.29U/L	0.18U/L	0.1U/L
E$_2$	455.4pg/ml	1 110pg/ml	1 322pg/ml
P	12.7ng/ml	31.37ng/ml	31.89ng/ml
Gn	175U × 2 天	175U × 2 天	
hCG			6 000U 扳机

5. 例 5 患者 31 岁，月经规律，AMH：3.1ng/ml，经期 B 超示双侧卵巢多囊样改变。因"原因不明性不孕"行 IVF。

第一周期 IVF 拮抗剂方案，因疫情影响，月经期未来诊。月经 12 天 B 超提示无优势卵泡，遂顺势促排卵，获卵 7 枚，6 枚成熟卵，异常受精率为 84%。取卵后次日 B 超提示右侧卵泡 14.5mm，左侧卵泡 16.5mm，hMG 225U 注射连续 3 天，卵泡达 19mm 时扳机，获卵 4 枚，ICSI 授精，获优质囊胚 4 枚。第一次取卵获得优质囊胚 1 枚。复苏周期冻囊胚移植，持续妊娠中。卵巢多囊样表现患者连顺势续刺激监测情况如表 6-7 所示。

顺势双刺激可以在大多数常规方案之后进行，只要有已经启动或发育的小卵泡就可以继续。第二次刺激的时间根据卵泡的直径不同，但往往较第一次刺激时间短，费用也比较低。目前本中心在第二次刺激使用的都是 hMG，获得较好的卵母细胞质量。无论第几次刺激或使用哪种常规方案，LH 都处于较低水平，提前排卵的概率较低，其实并不需要使用拮抗剂。

笔者也曾有在取卵后隔日 B 超根据卵泡大小直接扳机的经验，甚至不需要 hMG 继续刺激。拮抗剂促排卵后接顺势连续刺激如表 6-8 所示。

表 6-7 卵巢多囊样表现患者顺势连续刺激

监测项目	刺激天数 / 周期天数						
	1/12	6/17	8/19	11/22	26	28	29
右侧（卵泡）	0.5cm × 1 个 0.3cm × 2 个 0.2cm × 3 个	1.0cm × 1 个 0.9cm × 1 个 0.7cm × 1 个 0.6cm × 1 个 0.4cm × 3 个 0.3cm × 3 个	1.4cm × 1 个 1.25cm × 1 个 0.9cm × 1 个 0.8cm × 2 个 0.6cm × 6 个 0.4cm × 5 个	2.1cm × 1 个 1.5cm × 1 个 1.2cm × 1 个 0.7cm × 4 个 0.6cm × 3 个 0.5cm × 3 个	1.45cm × 1 个 1.4cm × 1 个 1.3cm × 1 个 1.1cm × 2 个 1.0cm × 1 个 0.9cm × 2 个	1.85cm × 1 个 1.6cm × 1 个 0.9cm × 1 个 0.6cm × 1 个	1.9cm × 1 个 1.8cm × 1 个 0.8cm × 1 个

续表

监测项目	刺激天数 / 周期天数						
	1/12	6/17	8/19	11/22	26	28	29
左侧（卵泡）	0.4cm×4个 0.3cm×6个	1.1cm×1个 1.0cm×1个 0.8cm×1个 0.7cm×2个 0.5cm×4个 0.4cm×3个	1.7cm×1个 1.3cm×1个 1.1cm×1个 1.0cm×2个 0.9cm×2个 0.7cm×3个	2.1cm×1个 1.9cm×1个 1.5cm×1个 1.45cm×1个 1.1cm×1个 1.0cm×1个	1.6cm×1个 1.55cm×1个 1.5cm×1个 1.4cm×1个 1.3cm×1个 1.1cm×1个	1.85cm×1个 1.8cm×1个 1.7cm×1个 1.65cm×1个 1.3cm×1个 1.1cm×1个	1.9cm×1个 1.85cm×1个 1.7cm×1个 1.65cm×1个 1.3cm×1个 1.1cm×1个
LH	8.52U/L	5.41U/L	11.4U/L	8.62U/L		2.63U/L	0.88U/L
E$_2$	21.4pg/ml	150pg/ml	352pg/ml	1 351pg/ml	1 269pg/ml	1 557pg/ml	1 840pg/ml
P	0.47ng/ml		0.14ng/ml	0.21ng/ml	20.28ng/ml	36.5ng/ml	44.8ng/ml
Gn	225U×5 天	225U×2 天	300U	300U	225U	225U	
GnRH-a			0.25mg×3 天				

表 6-8　拮抗剂促排卵后接顺势连续刺激

监测项目	Gn 天数 / 月经天数				
	1/MC2 第 1 次刺激	5/MC6	7/MC8	8/MC10 第 1 次扳机	MC14 第 2 次扳机
右侧（卵泡）	0.6cm×1个 0.5cm×1个 0.3cm×3个	1.4cm×1个 1.2cm×1个 1.0cm×1个 0.8cm×3个	1.45cm×2个 1.4cm×1个 1.3cm×3个 1.0cm×2个	2.0cm×1个 1.95cm×2个 1.75cm×1个 1.65cm×1个	1.1cm×2个
左侧（卵泡）	0.6cm×1个 0.3cm×2个	1.0cm×1个 0.4cm×2个 0.3cm×3个	1.1cm×1个 0.9cm×1个 0.7cm×1个 0.5cm×3个	1.25cm×1个 1.2cm×1个 1.1cm×1个 0.9cm×2个	2.1cm×2个 1.9cm×1个 1.85cm×2个 1.65cm×1个 1.6cm×1个
LH		1.56U/L	2.46U/L	2.76U/L	
E$_2$		565pg/ml	1 452pg/ml	3 613pg/ml	1 910pg/ml
P			0.44ng/ml	0.77ng/ml	56.23ng/ml
Gn	225U×4 天	225U×2 天	225U×2 天		
hCG				6 000U 扳机	5 000U 扳机

顺势简约方案是在常规方案应用失败的低反应人群中的探索与尝试的,还需要大样本的临床研究去摸索应用规范与适用人群。

八、高孕激素状态下的促排卵方案

（一）概述

在体外受精超促排卵周期中,使用促性腺激素募集多个卵泡发育,为了防止卵泡提前排卵,常规的卵巢刺激方案通常需要使用促性腺激素释放激素(GnRH)激动剂和 GnRH 拮抗剂来抑制 LH 峰出现。然而,GnRH 类似物也存在一些缺点,包括费用高、可管理性差、操作烦琐以及药物的副作用。随着胚胎冷冻保存技术的发展和"全胚冷冻"策略的出现,卵巢刺激方案的选择不再受到月经周期的

6

限制,冷冻胚胎移植也可以避免超生理水平的激素环境对子宫内膜容受性的潜在不利影响,并减少卵巢过度刺激综合征的发生。上海交通大学医学院附属上海第九人民医院的匡延平教授于2014年率先研究和建立了高孕激素状态下的卵巢刺激方案,也被国际上称为"上海方案(Shanghai protocol)",经过多年的探索和实践,目前已经推广为常规的卵巢刺激方案之一。详见图6-17。

(二)原理

1. 高孕激素状态抑制内源性LH的理论基础 GnRH由起源于下丘脑弓状核的神经元以脉冲形式释放,促性腺激素FSH、LH的分泌主要受到下丘脑GnRH、卵巢类固醇激素如雌二醇、孕激素以及其他因子的正、负反馈调节。雌二醇水平在诱导垂体分泌LH的调控中起核心作用,而LH峰是排卵的关键。自然周期中,卵泡早期颗粒细胞分泌的雌二醇较低,对LH产生负反馈,而卵泡晚期当雌激素超过阈值浓度(约150~200pg/ml)时,雌激素发挥正反馈作用,垂体及下丘脑促进LH的分泌形成LH峰诱导卵泡排出。

最初关于避孕的研究表明,在月经周期与人类女性相似的灵长类动物中,使用左炔诺孕酮可以防止内源性LH峰的出现,而对于下丘脑已经被破坏并使用GnRH泵模拟刺激的灵长类,戊酸雌二醇可以在24小时内诱导LH峰,此时使用左炔诺孕酮不能阻断雌二醇诱导的LH峰,这说明孕激素对于LH峰的抑制是通过下丘脑作用的。孕激素主要作用于下丘脑弓状核和前腹侧室旁核中的受体,抑制雌二醇诱导的LH和促性腺激素释放激素(GnRH)的分泌,降低LH的脉冲频率。雌、孕激素对下丘脑-垂体-卵巢(HPO)轴的正负反馈调节起着关键作用,在添加雌激素前先给予添加孕激素,或同时给予雌、孕激素,可以抑制雌激素诱导的LH峰。

孕激素对促性腺激素的刺激或抑制作用取决于使用的时间。LH峰的形成被认为存在两个不同的时期:一个是依赖雌二醇的时期,另一个是不依赖雌二醇的时期。孕激素的抑制作用发生在雌二醇诱导的LH峰上升期,可能是通过抑制连接雌二醇受体神经元和GnRH神经元两者间神经系统

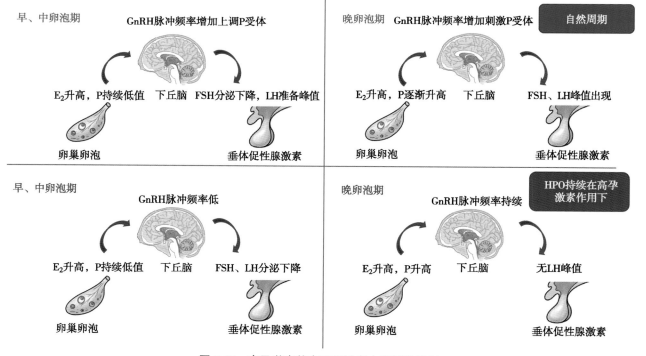

图6-17 高孕激素状态下促排卵方案假设机制

的信号转导实现。关于孕酮对内源性 LH 峰的确切抑制机制,尚有很多未知,值得进一步探索。

2. 卵泡募集理论 传统的理论认为,只有在卵泡期,才会有一群单队列的窦卵泡生长。但 Baerwald 等通过对 50 名月经周期规律的女性每日进行超声监测,发现在同一月经周期中存在 2~3 个卵泡波(见第一章)。其中 68% 的女性有 2 个卵泡波,32% 的女性有 3 个卵泡波,常常随着内源性 FSH 的波动而产生。根据是否被选择为主导卵泡,卵泡波可以分为大卵泡波或小卵泡波,大多数女性每个周期只在一个大卵泡波中有优势卵泡的发育到成熟。

根据 FSH 的阈值原理,在周期的任何时期,只要出现 FSH 的升高,就会有卵泡波的出现,如果循环中 FSH 超过阈值水平,就会有优势卵泡被选择。在黄体期雌孕激素抑制 FSH 和 LH 处于低值时,期间会有小波峰的 FSH 升高而诱导小卵泡波出现,但不会出现 LH 峰值。在高剂量孕激素状态下,可有效控制雌激素升高对中枢的正反馈作用,给予外源性 FSH 刺激卵泡的生长,同样达到控制性促超排卵的效用。

卵泡生长是一个不连续的过程,但可以不依赖于月经周期。FSH 阈值和卵泡波理论挑战了传统理论,为黄体期促排卵方案提供了理论依据。

(三)高孕激素状态下促排卵方案的适应证

高孕激素状态下的促排卵方案(PPOS)可用于各种体外受精助孕人群的卵巢刺激,但比较倾向于以下情况:

1. 需要在短时间尽多获卵的患者,如恶性肿瘤女性的生育力保存、盆腔手术前积攒胚胎。

2. 卵巢储备减退(DOR)女性,有取消周期风险。

3. 高 LH 血症,疑似对卵母细胞质量产生不利影响的患者。

4. 既往 GnRH 激动剂或拮抗剂中枢抑制不理想的患者。

5. 其他常规卵巢刺激方案效果不理想的患者。

6. 拟全胚冷冻的患者,OHSS 高风险患者、胚胎植入前遗传学检测(PGT)周期等。

(四)各种高孕激素状态下促排卵方案

1. 黄体期促排卵方案 由于排卵后的黄体会分泌大量的孕激素,在黄体期,机体处于内源性高孕激素水平状态。最初的黄体期促排卵方案(luteal phase ovarian stimulation,LPS)用于肿瘤患者的紧急生育力保存。研究发现在黄体期促排卵不会出现早发 LH 峰,并推测内源性的高孕激素水平足以抑制 LH 峰,无须额外使用 GnRH 激动剂或拮抗剂。虽然黄体期促排卵所获得的成熟卵母细胞是在高孕激素水平下发育的,但其受精和形成优质胚胎的能力并没有下降,与卵泡期所获得的卵母细胞有相同的发育潜能,在冷冻胚胎移植后也可以获得较好的种植率和临床妊娠率。对于卵巢低反应人群,回顾性的研究发现,应用 LPS 方案获得的卵母细胞数及优质胚胎数较卵泡期刺激方案增加,取消率也下降。但是,LPS 方案使用的促性腺激素的用量及刺激时间要高于卵泡期的刺激方案,因此不推荐正常反应的人群使用黄体期促排卵方案。

2. 双刺激方案 在黄体期促排卵的基础上,对于卵巢功能减退的患者,2014 年匡延平等首先提出了双刺激方案(double stimulation/duo-stimulation),也称"上海方案",即在卵泡期采用微刺激方案促排卵,在优势卵泡成熟进行取卵后,卵巢内如果还有直径小于 8mm 的小卵泡,可以在黄体期继续使用促排卵药物,促进小卵泡的发育直到成熟并取卵。在同一月经周期的卵泡期和黄体期均进行促排卵,共取卵 2 次。发现黄体期得到的卵母细胞数高于卵泡期取卵,卵泡期和黄体期获得的胚胎的发育潜力没有显著差异,此方案的周期取消率显著降低。双刺激方案在有限的促排卵周期内提高卵细胞输出率,为这类患者争取了宝贵的时间,获得更多有发育潜能的胚胎。该方案以卵泡募集理论为基础,并提出了卵泡期使用的 FSH 可能会有利于后续的卵泡波,窦卵泡在生长发育的过程

6

中对 FSH 敏感性可能比预期的更早。

3. 卵泡期高孕激素状态下的促排卵方案 由于证实了黄体期内源性孕激素足以抑制 LH 峰,研究者们尝试在卵泡期口服外源性孕激素补充 GnRH 激动剂或拮抗剂的作用。2015 年,匡延平等在一项随机对照研究中首次提出了卵泡期高孕激素状态下的促排卵方案(progestin primed ovarian stimulation, PPOS)的方案:即从月经第 3 天起联合使用醋酸甲羟孕酮(MPA)和 hMG150~225U/d 促排卵,根据卵泡的发育情况和激素水平调整药物用量,在卵泡生长至成熟后注射促性腺激素释放激素激动剂(GnRH-a)0.1mg 或者联合使用 hCG1 000U 诱发排卵,34~36 小时后取卵。选择 MPA 是由于它是一种人工合成的孕激素类药物,具有较强的孕激素活性和轻度的雄激素作用,服用后不影响内源性孕酮水平的测定且价格便宜。在此之后,国内外学者关于 PPOS 的研究及报道越来越多。MPA、地屈孕酮、天然孕激素均可用于 PPOS 方案中。详见图 6-18。

A. PPOS方案

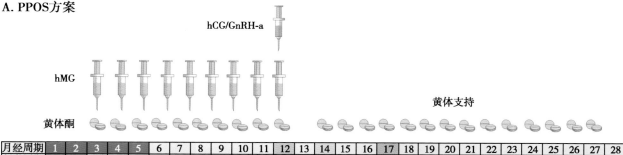

1. PPOS方案适用于几乎所有的IVF人群,特别是卵巢低反应患者,可以用HCG或激动剂扳机,有效降低OHSS风险,价格低廉。
2. PPOS方案的内膜不适于鲜胚移植,均为全胚冷冻,继后择期复苏周期胚胎移植。
3. 卵泡期孕激素制剂可为安宫黄体酮(10mg/d)、地屈孕酮(30mg/d)、地诺孕酮等,因多为合成黄体酮制剂,需要患者知情同意。
4. Gn的启动剂量HMG 150~300IU/d,根据患者的卵巢反应、目标获卵数、AMH、AFC、基础FSH、体重/BMI等指标决定。
5. 黄体支持可有多种制剂、给药途径、剂量的孕酮制剂选择,与胚胎移植无关。

B. PPOS的双刺激方案

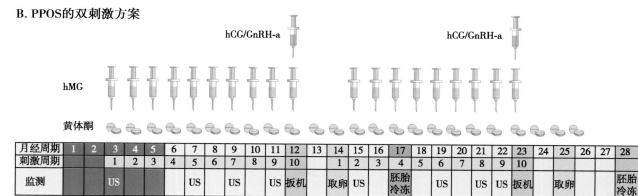

注:
1. PPOS双刺激方案适合肿瘤患者生育力保存、卵巢低反应的患者的IVF,利用卵泡波的规律,增加获卵的机会。周期第3天开始黄体酮±Gn刺激,等主导卵泡直径达17mm时,hCG/GnRH-a扳机后35~36小时取卵,注意其余直径<12mm的卵泡不取卵。取卵日后1~2天观察窦卵泡,开始第二次Gn刺激,主导卵泡成熟时取卵,注意区别黄体囊肿和卵泡。
2. 在黄体期第二次刺激中可以继续黄体酮制剂口服,以抑制内源性LH峰的出现,如果第二次刺激仅有单卵泡发育,并有对卵泡监测的经验,也可不用黄体酮抑制。
3. 本方案不适宜鲜胚移植,两次获胚均冷冻,继后择期复苏周期胚胎移植。

C. 双刺激方案

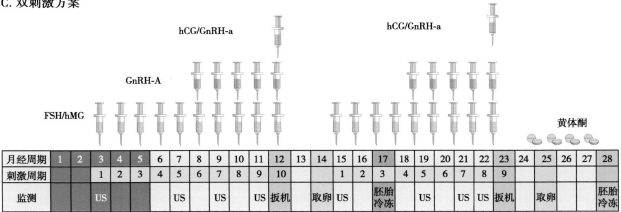

月经周期	1	2	3	4	5	6	7	8	9	10	11	12	13	14	15	16	17	18	19	20	21	22	23	24	25	26	27	28
刺激周期			1	2	3	4	5	6	7	8	9	10			1	2	3	4	5	6	7	8	9					
监测			US				US		US		US	扳机		取卵	US		胚胎冷冻		US			US	扳机		取卵			胚胎冷冻

注:
1. 该方案适合肿瘤患者生育力保存、卵巢低反应的患者的IVF,利用卵泡波的规律,增加获卵的机会。周期第3天开始CC ± Gn刺激,等主导卵泡直径达17mm时,hCG/GnRH-a扳机后35~36小时取卵,注意其余直径<12mm的卵泡不取卵。取卵日开始第二次Gn刺激,主导卵泡成熟时取卵,注意区别黄体囊肿和卵泡。
2. 在黄体期第二次刺激中可以加用黄体酮制剂,以抑制内源性LH峰的出现,如果第二次刺激仅有单卵泡发育,并有对卵泡监测的经验,也可以不用黄体酮抑制。

D. LPS方案

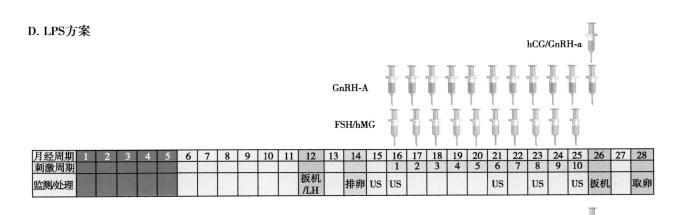

月经周期	1	2	3	4	5	6	7	8	9	10	11	12	13	14	15	16	17	18	19	20	21	22	23	24	25	26	27	28
刺激周期																1	2	3	4	5	6	7	8	9	10			
监测/处理												扳机/LH		排卵	US	US					US		US		US	扳机		取卵

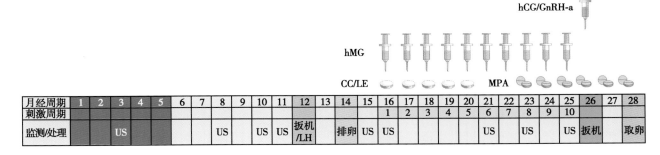

月经周期	1	2	3	4	5	6	7	8	9	10	11	12	13	14	15	16	17	18	19	20	21	22	23	24	25	26	27	28
刺激周期																1	2	3	4	5	6	7	8	9	10			
监测/处理			US					US		US	US	扳机/LH		排卵	US	US					US		US		US	扳机		取卵

6

E. PPOS方案-上海方案

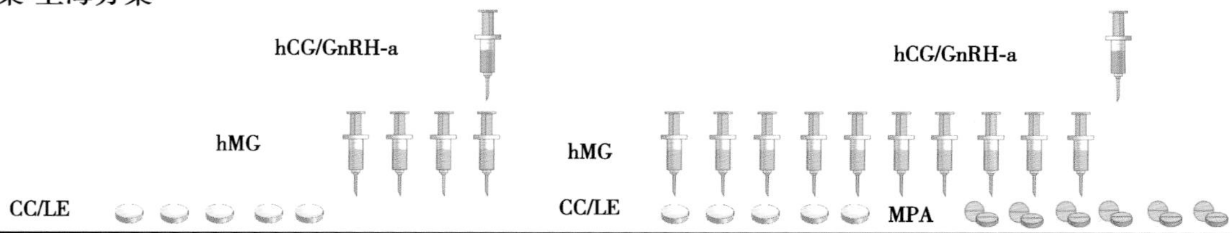

注:
1. 高孕激素刺激方案主要由LPS、Duostim、PPOS三种方案组成,主要特点是无论在卵泡期、黄体期或两个期,都可以各种组合在任何卵泡成熟的时机取卵,有时用拮抗剂、有时用黄体酮抑制内源性LH峰,灵活性很大。
2. 高孕激素刺激方案适合肿瘤患者生育力保存、卵巢低反应的患者的IVF,利用卵泡波的规律,增加获卵的机会。卵泡期刺激主导卵泡直径达17mm时,hCG/GnRH-a扳机后35~36小时取卵,注意其余直径<12mm的卵泡不取卵。取卵日开始第二次可以继续Gn刺激,主导卵泡成熟时取卵,注意区别黄体囊肿和卵泡。
3. 在黄体期第二次刺激中可以加用黄体酮制剂,以抑制内源性LH峰的出现,如果第二次刺激仅有单卵泡发育,并有对卵泡监测的经验,也可以不用黄体酮抑制。

图 6-18 高孕激素状态下的促排卵方案

(五)高孕激素状态下促排卵方案的特点

1. PPOS 方案的优点　临床研究证明,无论是黄体期内源性的高孕激素水平,还是卵泡期添加外源性的高孕激素,均可抑制 LH 峰的发生。

(1)与自然周期或微刺激方案相比,PPOS 方案能够更好地抑制早发 LH 峰,避免提前排卵,对于低反应人群可以降低周期取消率,提高优质胚胎率;但多数研究都显示两者的妊娠结局差异无统计学意义。

(2)对于正常反应或高反应人群,与传统的短方案或拮抗剂方案相比,PPOS 方案可以有效控制早发性 LH 峰,且并不影响卵母细胞和胚胎的质量。

(3)对于 PCOS 患者,从卵泡早期给予口服孕激素可以通过降低 GnRH 脉冲的频率来抑制黄体生成素(LH)的合成和分泌,可以完全或部分纠正 PCOS 女性卵泡内环境中异常高的 LH 水平和高雄激素血症,从而达到改善卵母细胞质量的目的。

(4)此外,PPOS 方案可以使用短效 GnRH 激动剂扳机以及全胚胎冷冻的策略也可能降低 OHSS 的风险。相比需要注射的激动剂或拮抗剂,口服孕激素制剂更加方便,价格低,可以减轻患者的负担。

2. 高孕激素状态下促排卵方案的缺点

(1)卵泡期延长的高孕酮暴露以及孕激素制剂如 MPA 的安全性是大家关注的热点。MPA 在动物实验中存在剂量相关的致畸性和毒性,但在治疗剂量内的 MPA 使用并没有观察到胎儿畸形风险的增加。

(2)PPOS 方案中使用的外源性促性腺激素的用量增加,推测可能是由于该方案中 LH 的水平较低所致,而促性腺激素用量增大可能会导致胚胎非整倍体概率增高。虽然目前的一些研究表明,与拮抗剂方案相比,PPOS 方案获得囊胚的整倍体率及整倍体囊胚数量相当,但仍需要移植后的新生儿出生随访证据。

(3)目前已有的研究均未表明 PPOS 方案对子代的安全性与传统 COH 方案相比存在明显差异,子代的先天畸形率也并未见增加,但这些研究子代出生的样本量均较小且多为回顾性研究。

(4)PPOS 方案必须全胚胎冷冻后进行复苏周期移植,尽管目前玻璃化冷冻技术已比较成熟,保障了冷冻胚胎的复苏率和移植后的种植率及临床妊娠率,但冷冻胚胎移植的子代安全性目前仍存在争议。复苏周期移植延长了患者助孕的时间,增加了来院就诊次数,其整体的卫生经济学效益仍有待进一步的研究。

高孕激素状态下的促排卵方案还有许多尚待研究的问题,包括该方案的内分泌机制及特殊的生理学表现。在高孕激素状态下促排卵方案广泛用于临床前,仍然需要更深入的基础研究和更严格的随机对照试验及更长时间的临床随访来阐明这些问题,更需关注其对生殖、产科、长期新生儿结局的安全性影响。

九、生育力保存卵巢刺激方案

女性肿瘤患者生育力保存的主要技术有三种:胚胎冷冻、卵母细胞冷冻和卵巢组织冷冻。其中胚胎冷冻和卵母细胞冷冻技术已相对成熟,都需要控制性促排卵。卵巢组织冷冻需要手术中切除卵巢组织,冻存卵巢组织的移植已经陆续在临床开展。

控制性促排卵的目的在于减少并发症的同时尽可能获得多的卵母细胞,从而能在取卵后立即进行抗肿瘤治疗。常规促排卵方案包括短效长方案和拮抗剂方案,卵巢刺激一般在降调节后 2 周或者月经周期第 3 天开始。由于肿瘤治疗的紧迫性,卵巢刺激也可以在月经周期的任意时间开始,我们称之为随机启动方案。随机启动方案包括晚卵泡期和黄体期启动方案。目前认为随机启动方案与常规方案效果相当,但一般需要适当增加促排卵药的

使用剂量。生育力保存卵巢刺激方案见图 6-19。

(一)常规方案

1. GnRH 激动剂方案　月经来潮后 3 周即黄体中期开始短效 GnRH-a 降调 2 周,然后 Gn 刺激 2 周左右,一般需要 6~8 周时间完成(见本章长方案)。

2. GnRH 拮抗剂方案　月经来潮第 3 天启动周期,Gn 刺激 2 周左右,主导卵泡直径超过 12mm 加用拮抗剂,一般需要 2~3 周时间完成(见本章拮抗剂方案)。

3. 高孕激素状态下的促排卵方案(PPOS 方案)　月经来潮第 3 天启动周期,甲羟孕酮 6~10mg+hMG 刺激 10 天左右,一般需要 2 周时间完成(见本章 PPOS 方案)。

4. 常规方案应用注意事项

(1)促性腺激素:包括基因重组 FSH(rFSH)、高纯度尿源性 FSH(HP-uFSH)、绝经后尿促性腺激素(hMG)等。根据年龄、体重指数、AFC 及 AMH 确定刺激剂量,通常 225~300U/d 启动。

(2)来曲唑:雌激素依赖肿瘤(乳腺癌,特别是 ER 阳性者,子宫内膜癌),2.5~5.0mg/d,和 Gn 同时于周期第 3 天开始应用,监测血清 E_2 水平<500pg/ml,必要时可增加至 10mg/d。

(3)扳机时机,当 2 枚主导卵泡直径超过 18mm,

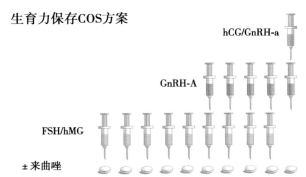

生育力保存COS方案

月经周期	1	2	3	4	5	6	7	8	9	10	11	12	13	14	15	16	17	18	19	20	21	22	23	24	25	26	27	28
刺激周期			1	2	3	4	5	6	7	8	9	10																
监测			US					US		US	US	扳机		取卵			胚胎冷冻											

图 6-19　生育力保存卵巢刺激方案

hCG 或 GnRH-a 扳机,扳机后 36 小时取卵,受精方式选择单精子卵细胞质内注射(ICSI)。

(二)紧急方案和非常规方案

因为肿瘤治疗的紧迫性,要求首次就诊 2~3 天内开始启动卵巢刺激,可以选用随机启动方案。随机启动方案根据末次月经,B 超和孕酮水平确定周期阶段,包括晚卵泡期和黄体期启动方案。

1. 晚卵泡期启动方案 自发排卵或诱导排卵后开始 Gn 启动,优势卵泡直径>12mm,孕酮<2ng/ml 开始加用拮抗剂。

2. 黄体期启动方案 排卵后开始促排卵,黄体期观察到生长卵泡直径<8mm,孕酮水平>3ng/ml,Gn 启动。当卵泡直径超过 12mm 时酌情加用拮抗剂(见本章 PPOS 方案)。

在近期对乳腺癌患者研究中,比较常规方案和随机启动方案促排卵行生育力保存的结局,其中常规方案 109 周期,随机方案 35 周期,未发现两种方案的卵巢刺激结果(获卵数,M Ⅱ卵母细胞数,受精率等)有显著差别。晚卵泡期启动方案中的 LH 水平没有影响到主卵泡群生长,和常规方案相似。随机启动方案较常规方案刺激时间及 Gn 总量显著增加。

3. 双重刺激 卵巢储备功能减退患者可以考虑一个月经周期两次刺激取卵,即在卵泡期刺激扳机取卵之后,直接进行黄体期促排卵,通常在取卵后 3~5 天开始。一般双重刺激需要 4 周时间。

(三)IVM、卵巢皮质冻存方案说明

1. 卵巢组织冷冻前的处理 应在 IVF 实验室,无菌的生物安全柜中进行。小心地分离卵巢皮质,切割成 5~10mm^2 大小、约 1mm 厚的方形组织片,转入卵巢组织专用冷冻保存液中处理,采用密闭式冷冻装置进行冷冻保存。在处理卵巢组织过程中,应仔细查找发育卵泡,并收集其中未成熟卵母细胞,应用未成熟卵母细胞体外成熟技术(IVM)进行培养,有可能获得成熟卵母细胞,进行冷冻保存或体外受精后胚胎冻存。

2. IVM 技术 用于生育力保存的研究数据仅限于卵母细胞成熟率,关于后续的受精和胚胎着床的资料很少,更缺乏长期的安全性评估,该技术在生育力保存中被归类为"新技术"。IVM 在卵巢刺激方案不可行的情况下取卵,或者卵巢组织冷冻过程中分离皮质时进行。

青春期后患者需要紧急化疗行卵巢皮质组织冷冻之前,可以提前 3 天注射 75~150U/d 尿促性素(hMG),hCG10 000U 注射预处理后,阴道超声介导下取得未成熟卵,也可不用 hCG 直接取卵;或在切片卵巢组织过程中仔细分离皮质中的未成熟卵母细胞。获卵后行 IVM 体外成熟 24~48 小时,冷冻保存成熟卵母细胞。

3. 方案说明

(1)方案选择理论依据:传统观念认为,在月经周期仅有一个窦卵泡群可被 FSH 募集,其他卵泡闭锁。最近观点认为,在一个周期中可有 2~3 个卵泡波群,对应于晚卵泡期和黄体期,卵泡在超过 FSH 阈值的促性腺激素刺激下,卵泡可以不闭锁而持续生长发育。这就为随机启动方案提供了理论依据。

(2)来曲唑的应用:肿瘤患者生育力保存促排方案中,对于雌激素敏感的肿瘤患者,特别是雌激素受体阳性的乳腺癌患者,应通过添加芳香化酶抑制剂来降低体内雌激素水平。目前没有发现来曲唑的联合应用会降低成熟卵母细胞数及受精率,也没有发现其增加子代出生缺陷的风险。一项近期研究,选择 20 个随机启动方案,71 个常规方案因乳腺癌雌激素受体阳性加用来曲唑,当主导卵泡直径超过 12mm 加用拮抗剂,结果显示,来曲唑显著降低了血清 E$_2$ 水平,而刺激时间、Gn 剂量及促排卵结局均没有差异。

(3)常规方案和随机启动方案的优缺点

1)随机启动方案比常规方案减少 2~3 周等待的时间,也就是减少了肿瘤治疗延误时间,特别是需要紧急行放化疗的患者。

2)随机启动方案在获卵数及受精率等的实验

室指标,与常规方案没有显著差异。

3)随机启动方案缺少种植率和妊娠率的结果数据,需要更多的妊娠率和活产率结果来评价方案的有效性。

（王 菁 马 翔 孟 艳 高 彦 陈子江 崔琳琳

丁玲玲 吴春香 侯 振）

参考文献

1. XU B, GEERTS D, HU S, et al. The depot GnRH agonist protocol improves the live birth rate per fresh embryo transfer cycle, but not the cumulative live birth rate in normal responders: a randomized controlled trial and molecular mechanism study. Hum Reprod, 2020, 35 (6): 1306-1318.

2. TOFTAGER M, BOGSTAD J, LOSSL K, et al. Cumulative live birth rates after one ART cycle including all subsequent frozen-thaw cycles in 1050 women: secondary outcome of an RCT comparing GnRH-antagonist and GnRH-agonist protocols. Hum Reprod, 2017, 32 (3): 556-567.

3. OVARIAN STIMULATION T, BOSCH E, BROER S, et al. ESHRE guideline: ovarian stimulation for IVF/ICSI (dagger). Hum Reprod Open, 2020, 2020 (2): hoaa009.

4. BECKER CM, BOKOR A, HEIKINHEIMO O, et al. ESHRE guideline: endometriosis. Hum Reprod Open, 2022, 2022 (2): hoac009.

5. MICHAELI J, DIOR UP, FAINARU O, et al. Long-term pituitary down-regulation pretreatment for endometriosis-chronicles of guidelines and recommendations. Reprod Biomed Online, 2022, 45 (5): 843-846.

6. ZACÀ C, BAZZOCCHI A, PENNETTA F, et al. Cumulative live birth rate in freeze-all cycles is comparable to that of a conventional embryo transfer policy at the cleavage stage but superior at the blastocyst stage. Fertil Steril, 2018, 110 (4): 703-709.

7. OVARIAN STIMULATION TEGGO, BOSCH E, BROER S, et al. ESHRE guideline: ovarian stimulation for IVF/ICSI†. Hum Reprod Open, 2020, 2020 (2): hoaa009.

8. LAMBALK CB, BANGA FR, HUIRNE JA, et al. GnRH antagonist versus long agonist protocols in IVF: a systematic review and meta-analysis accounting for patient type. Hum Reprod Update, 2017, 23 (5): 560-579.

9. FARQUHAR C, ROMBAUTS L, KREMER JA, et al. Oral contraceptive pill, progestogen or oestrogen pretreatment for ovarian stimulation protocols for women undergoing assisted reproductive techniques. Cochrane Database Syst Rev, 2017, 5 (5): CD006109.

10. WEI D, SHI Y, LI J, et al. Effect of pretreatment with oral contraceptives and progestins on IVF outcomes in women with polycystic ovary syndrome. Hum Reprod, 2017, 32 (2): 354-361.

11. OUDSHOORN SC, VAN TILBORG TC, EIJKEMANS MJC, et al. Individualized versus standard FSH dosing in women starting IVF/ICSI: an RCT. Part 2: The predicted hyper responder. Hum Reprod, 2017, 32 (12): 2506-2514.

12. LENSEN SF, WILKINSON J, LEIJDEKKERS JA, et al. Individualised gonadotropin dose selection using markers of ovarian reserve for women undergoing in vitro fertilisation plus intracytoplasmic sperm injection (IVF/ICSI). Cochrane Database Syst Rev, 2018, 2 (2): CD012693.

13. LIN MH, WU FS, HWU YM, et al. Dual trigger with gonadotropin releasing hormone agonist and human chorionic gonadotropin significantly improves live birth rate for women with diminished ovarian reserve. Reprod Biol Endocrinol, 2019, 17 (1): 7.

14. GAO F, WANG Y, FU M, et al. Effect of a "Dual Trigger" Using a GnRH Agonist and hCG on the Cumulative Live-Birth Rate for Normal Responders in GnRH-Antagonist Cycles. Front Med (Lausanne), 2021, 8: 683210.

15. HE Y, TANG Y, CHEN S, et al. Effect of GnRH agonist alone or combined with different low-dose hCG on cumulative live birth rate for high responders in GnRH antagonist cycles: a retrospective study. BMC Pregnancy Childbirth, 2022, 22 (1): 172.

16. ESHRE GUIDELINE GROUP ON OVARIAN STIMU-LATION, BOSCH E, BROER S, et al. Erratum: ESHRE guideline: ovarian stimulation for IVF/ICSI. Hum Reprod Open, 2020, 2020 (4): hoaa067.

17. LAMBALK CB, BANGA FR, HUIRNE JA, et al. GnRH antagonist versus long agonist protocols in IVF: a systematic review and meta-analysis accounting for patient type. Hum Reprod Update, 2017, 23 (5): 560-579.

18. WEI D, LIU JY, SUN Y, et al. Frozen versus fresh single blastocyst transfer in ovulatory women: a multicentre, randomised controlled trial. Lancet, 2019, 393 (10178): 1310-1318.

19. FAUSER BC, DEVROEY P, MACKLON NS. Multiple

birth resulting from ovarian stimulation for subfertility treatment. Lancet, 2005, 365 (9473): 1807-1816.

20. KAMATH MS, MAHESHWARI A, BHATTACHARYA S, et al. Oral medications including clomiphene citrate or aromatase inhibitors with gonadotrophins for controlled ovarian stimulation in women undergoing in vitro fertilisation. Cochrane Database Syst Rev, 2017, 11 (11): CD008528.

21. HART RJ. Stimulation for low responder patients: adjuvants during stimulation. Fertil Steril, 2022, 117 (4): 669-674.

22. MOFFAT R, HANSALI C, SCHOETZAU A, et al. Randomised controlled trial on the effect of clomiphene citrate and gonadotropin dose on ovarian response markers and IVF outcomes in poor responders. Hum Reprod, 2021, 36 (4): 987-997.

23. LABARTA E, MARIN D, REMOHÍ J, et al. Conventional versus minimal ovarian stimulation: an intra-patient comparison of ovarian response in poor-responder women according to Bologna Criteria. Reprod Biomed Online, 2018, 37 (4): 434-441.

24. NARGUND G, DATTA AK, CAMPBELL S, et al. The case for mild stimulation for IVF: recommendations from The International Society for Mild Approaches in Assisted Reproduction. Reprod Biomed Online, 2022, 45 (6): 1133-1144.

25. PRACTICE COMMITTEE OF THE AMERICAN SOCIETY FOR REPRODUCTIVE MEDICINE. Comparison of pregnancy rates for poor responders using IVF with mild ovarian stimulation versus conventional IVF: a guideline. Fertil Steril, 2018, 109 (6): 993-999.

26. VON WOLFF M, FÄH M, ROUMET M, et al. Thin endometrium is also associated with lower clinical pregnancy rate in unstimulated menstrual cycles: a study based on natural cycle IVF. Front Endocrinol (Lausanne), 2018, 9: 776.

27. VON WOLFF M. The role of Natural Cycle IVF in assisted reproduction. Best Pract Res Clin Endocrinol Metab, 2019, 33 (1): 35-45.

28. EDWARDS RG. Maturation in vitro of mouse, sheep, cow, pig, rhesus monkey and human ovarian oocytes. Nature, 1965, 208 (5008): 349-351.

29. CONTI M, FRANCIOSI F. Acquisition of oocyte competence to develop as an embryo: integrated nuclear and cytoplasmic events. Hum Reprod Update, 2018, 24 (3): 245-266.

30. HU W, ZENG H, SHI Y, et al. Single-cell transcriptome and translatome dual-omics reveals potential mechanisms of human oocyte maturation. Nat Commun, 2022, 13 (1): 5114.

31. HENDRICKSON PG, DORÁIS JA, GROW EJ, et al. Conserved roles of mouse DUX and human DUX4 in activating cleavage-stage genes and MERV1/HERV1 retrotransposons. Nat Genet, 2017, 49 (6): 925-934.

32. ZHENG X, GUO W, ZENG L, et al. In vitro maturation without gonadotropins versus in vitro fertilization with hyperstimulation in women with polycystic ovary syndrome: a non-inferiority randomized controlled trial. Hum Reprod, 2022, 37 (2): 242-253.

33. HO VNA, BRAAM SC, PHAM TD, et al. The effectiveness and safety of in vitro maturation of oocytes versus in vitro fertilization in women with a high antral follicle count. Hum Reprod, 2019, 34 (6): 1055-1064.

34. VAIARELLI A, CIMADOMO D, UBALDI N. What is new in the management of poor ovarian response in IVF？Curr Opin Obstet Gynecol, 2018, 30 (3): 155-162.

35. MADANI T, HEMAT M, ARABIPOOR A. Double mild stimulation and egg collection in the same cycle for management of poor ovarian responders. J Gynecol Obstet Hum Reprod, 2019, 48 (5): 329-333.

36. HE W, LI X, ADEKUNBI D, et al. Hypothalamic effects of progesterone on regulation of the pulsatile and surge release of luteinising hormone in female rats. Sci Rep, 2017, 7 (1): 8096.

37. ATA B, CAPUZZO M, TURKGELDI E, et al. Progestins for pituitary suppression during ovarian stimulation for ART: a comprehensive and systematic review including meta-analyses. Hum Reprod Update, 2021, 27 (1): 48-66.

38. MASSIN N. New stimulation regimens: endogenous and exogenous progesterone use to block the LH surge during ovarian stimulation for IVF. Hum Reprod Update, 2017, 23 (2): 211-220.

39. CHEN Q, WANG Y, SUN L, et al. Controlled ovulation of the dominant follicle using progestin in minimal stimulation in poor responders. Reprod Biol Endocrinol, 2017, 15 (1): 71.

40. TURKGELDI E, YILDIZ S, CEKIC SG, et al. Effectiveness of the flexible progestin primed ovarian stimulation protocol compared to the flexible GnRH antagonist protocol in women with decreased ovarian reserve. Hum Fertil (Camb), 2022, 25 (2): 306-312.

41. BEGUERÍA R, GARCÍA D, VASSENA R, et al. Medroxyprogesterone acetate versus ganirelix in oocyte donation: a randomized controlled trial. Hum Reprod,

2019, 34 (5): 872-880.

42. LA MARCA A, CAPUZZO M, SACCHI S, et al. Comparison of euploidy rates of blastocysts in women treated with progestins or GnRH antagonist to prevent the luteinizing hormone surge during ovarian stimulation. Hum Reprod, 2020, 35 (6): 1325-1331.

43. HUANG J, XIE Q, LIN J, et al. Neonatal outcomes and congenital malformations in children born after dydrogesterone application in progestin-primed ovarian stimulation protocol for IVF: a retrospective cohort study. Drug Des Devel Ther, 2019, 13: 2553-2563.

44. XI Q, TAO Y, QIU M, et al. Comparison between PPOS and GnRHa-long protocol in clinical outcome with the first IVF/ICSI cycle: a randomized clinical trial. Clin Epidemiol, 2020, 12: 261-272.

45. ZOLFAROLI I, FERRIOL GA, MORA JH, et al. Impact of progestin ovarian stimulation on newborn outcomes: a meta-analysis. J Assist Reprod Genet, 2020, 37 (5): 1203-1212.

46. PRACTICE COMMITTEE OF THE AMERICAN SOCIETY FOR REPRODUCTIVE MEDICINE. Fertility preservation in patients undergoing gonadotoxic therapy or gonadectomy: a committee opinion. Fertil Steril, 2019, 112 (6): 1022-1033.

47. ESHRE GUIDELINE GROUP ON FEMALE FERTILITY PRESERVATION. ESHRE guideline: female fertility preservation. Hum Reprod Open, 2020, 2020 (4): 1-17.

48. OKTAY K, HARVEY BE, PARTRIDGE AH, et al. Fertility Preservation in Patients With Cancer: ASCO Clinical Practice Guideline Update. J Clin Oncol, 2018, 36 (19): 1994-2001.

49. 中国妇幼保健协会生育力保存专业委员会. 女性生育力保存临床实践中国专家共识. 中华生殖与避孕杂志, 2021, 41 (5): 383-391.

50. 中华医学会生殖医学分会. 生育力保存中国专家共识. 生殖医学杂志, 2021, 30 (9): 1129-1134.

6

第三节　诱导排卵和卵巢刺激的监测

一、激素检测

卵巢刺激周期的卵泡监测是极其重要的,其中激素水平的监测反映了卵泡生长发育是否健康正常,刺激剂量是否有不足,或者过量,是否能在适当的时机触发排卵(扳机),以获得理想的卵母细胞成熟率,还可以预测卵巢刺激的并发症的发生。在一个刺激周期中,需要精心设计激素监测的节点,很好地解释它们对临床的意义,也避免过度检查和监测,以免增加患者的时间和经济负担。一般来说,刺激周期的监测节点主要有以下方面,根据刺激方案的不同,有各自的设计。

(一)指标和意义

1. E_2　E_2 的合成与卵泡的发育相关,所以以血清 E_2 浓度是评价卵泡成熟最有意义的指标,其中每个卵泡的 E_2 水平比总的血清 E_2 水平更具有指导意义,一般以每个直径>14mm 的卵泡 E_2 水平在 200~300pg/ml 提示卵泡成熟,可获得最高的种植率和临床妊娠率,如果低于 200pg/ml,提示卵母细胞可能不成熟;超过 300pg/ml,提示卵母细胞可能已老化或染色体异常。在 IVF 周期卵巢刺激过程中,临床医生也常用 E_2 水平评估卵巢过度刺激综合征(OHSS)的发病风险。

关于卵巢刺激过程中产生的超生理水平的 E_2 水平对 IVF-ET 结局的影响,学术界一直存在争议。多卵泡发育是引起 E_2 水平升高的原因。既往研究认为,hCG 注射日血清 E_2 水平过低提示患者卵巢对刺激的反应不良,获卵数少,可供移植的胚胎数量相应少,妊娠结局较差,这一点已获多数学者的认同。但近年来大量研究表明 hCG 日 E_2 水平与临床妊娠率并无相关性。有研究对小鼠的胚胎与内膜共培养体系中同时加入不同浓度的 E_2,培养至 2~5 天,发现随着 E_2 剂量及培养天数的增加,胚胎种植率明显下降,提示母胎界面高 E_2 水平在胚胎卵裂期产生了毒性,影响了胚胎对子宫内膜的黏附。有学者按 hCG 日血清 E_2 百分位数将病例分为低反应组(1 199~3 047pg/ml)、中等反应组(3 048~4 127pg/ml)及高反应组(>4 128pg/ml),结果显示高反应组胚胎种植率显著下降,而各组间受精率、卵裂率及优质胚胎率无差异,各组间后续复苏周期种植率、继续妊娠率亦无差异,故认为晚卵泡期的高 E_2 水平对卵母细胞的质量没有影响,可能通过影响子宫内膜的容受性进而导致种植率及妊娠率下降。

在刺激周期中,血清 E_2 的持续升高,是卵泡健康发育的指标,如果持平或下降,则提示卵泡很可能提早失去 FSH 的支持,并可能诱导内源性 LH 峰的出现,需要根据卵泡群时机及时处理(见第七章)。

2. LH　LH 对卵泡发育成熟的完成和卵母细胞发育潜力的获得有重要的作用。只有在次级卵泡形成后,卵泡膜细胞才开始表达 LH 受体。雌激素在早期以负反馈方式调节 FSH 的分泌,随着卵泡生长雌激素分泌增多,在卵泡晚期以正反馈方式诱导 LH 峰。自然周期卵泡晚期 E_2 达峰值后,诱导 LH 值陡峭上升,LH 峰调控卵母细胞的成熟、排卵以及卵泡黄素化。卵泡期过高的 LH 水平或过早的内源性的 LH 峰对 IVF-ET 结局有不良影响,因此诱导排卵过程中对 LH 的监测非常重要。

在没有使用 GnRH 激动剂(GnRH-a)或 GnRH 拮抗剂(GnRH-ant)抑制内源性 LH 峰的周期中,单纯使用 Gn 卵巢刺激的情况下,由于多卵泡同时发育，雌激素水平远远高于自然周期，在卵泡早中期，中小卵泡分泌较多的促性腺激平抑因子（GnSAF），可抑制内源性 LH 的分泌，同时抑制素 B（inhibin B）的分泌也大大增加，有效抑制了垂体的 FSH 和 LH 的分泌。随着卵泡的发育，尤其在卵泡生长不均匀的情况下，较大卵泡分泌的 GnSAF 下降，在主导卵泡群直径未达标前就会出现内源性 LH 峰，其发生率为 14%~50%。而使用 GnRH-a 或 GnRH-ant，能有效抑制内源性 LH 峰，在经典 GnRH-a 长方案中，LH 水平维持在 0.5~2.5U/L，早发 LH 峰的发生率降至 0~2%。

目前多数研究者认为，在卵巢刺激周期，卵泡发育尚未达标，而出现血 LH 水平达到或超过 10U/L，称为早熟的 LH 峰（pre-mature LH surge）。此标准并非金标准，在 GnRH-a 长方案中，血 LH 水平一般维持在 0.5~10U/L 之间，但存在个体差异。因此有学者认为血 LH 值>12.4U/L，同时 P>2ng/ml 为早熟 LH 峰的判定标准。为了尽可能地纠正个体差异引起的偏差，也有学者认为，LH 值必须连续 2 天大于基础水平，而第 2 天必须 ≥ 前 1 天。早熟的内源性 LH 峰，可使减数分裂提前激活，卵泡环境改变，启动过早排卵或卵母细胞过早黄素化及闭锁，使获卵率降低，卵母细胞质量下降而降低受精率和着床率，并增加早期流产率。在 GnRH-a 长方案中有效的降调节的情况下，发生早熟 LH 峰的概率很低。在短方案（flare up）、超短方案或拮抗剂方案中，在卵泡期出现血 LH 升高，应该及时给予 GnRH 拮抗剂以抑制内源性 LH 的分泌，并有效维持血 LH ≤ 10U/L。

在 GnRH-a 降调节周期，过低的血清 LH 水平影响 E₂ 的合成，可能导致卵泡发育障碍及卵子成熟障碍，但目前国内外尚没有统一的标准界定低 LH 水平，即所谓血清 LH 值"没有天花板，没有地板"之说。有研究报道 200 个正常卵巢功能的妇女进行 IVF/ICSI 时，以 Gn 刺激的第 8 天（晚卵泡期）血清 LH 浓度分为两组，虽然 LH<0.5U/L 组妊娠率和 LH ≥ 0.5U/L 组两组无显著差异，但血

清 E₂ 浓度明显低于 LH ≥ 0.5U/L 组，且早期流产率是 LH ≥ 0.5U/L 组的 5 倍。当垂体过度抑制后，早卵泡期血清 LH<1.0U/L 时，血清及卵泡液中 E₂ 的浓度、卵母细胞成熟和受精能力都下降，获得的胚胎减少，适量的添加外源性 LH 可能改善卵巢内环境，提高 IVF 的获卵数和受精。最近，有研究对 35 岁以上进行 IVF 治疗的患者，GnRH-a 长方案降调节后，添加 150U rLH 与添加 75U rLH 两组比较，在获卵数和胚胎数无差别的情况下，添加 150U rLH 的组别临床妊娠率明显提高，提示添加 rLH 对高龄患者也有益处。

3. P　孕激素在卵泡期一直处于低水平状态，当 LH 峰作用后下调 17a- 羟化酶活性，使甾体激素合成转向 δ4 通路以利于 P 合成，故 P 主要在黄体期分泌。血清孕酮在卵泡期保持<1ng/ml 水平，于排卵后迅速升高，并稳步上升，刺激内膜向分泌期转变，直至排卵后 1 周达到峰值。

卵巢刺激周期中虽然有降调节的应用，但晚卵泡期血清 P 升高的现象仍然存在，发生率报道从 12%~71% 不等。卵泡过早黄素化是 P 水平过早升高的后果，但发生原因有两种观点：一种认为是由于 LH 峰的早现，但在 GnRH-a 普遍使用后，刺激周期中血清 LH 已被抑制在较低水平，在卵泡未成熟前极少出现早发 LH 峰；另一种观点认为是由于多个卵泡的同时发育，每个卵泡分泌的孕激素累积产生的结果。有部分研究者认为女性患者在 hCG 日血清孕酮水平升高会影响 IVF 成功率。尽管该观点被争论了很多年，但对 12 项研究的荟萃分析发现，在 hCG 日孕酮水平升高和不升高之间的 IVF 临床妊娠率差异无统计学意义（P>0.05）。最近又有研究表明在卵巢低反应（1~5 个卵母细胞）或正常反应（6~18 个卵母细胞）患者 hCG 日孕酮>1.5ng/ml 时受孕率降低，而在卵巢高反应患者（>18 个卵母细胞）中则差异无统计学意义。对赠卵者的研究表明 hCG 日血清 P 升高与否，其受卵者的卵母细胞受精率、卵裂率、着床率及临床妊娠率差异均无统计学意义，提示晚卵泡期 P 升高不

影响卵母细胞质量。Meta 分析显示 hCG 日血清 P 升高（>1.5ng/ml）可显著降低 IVF 的临床妊娠率，推测主要为提前升高的 P 刺激子宫内膜提前向分泌期转化，影响子宫内膜容受性所致。电镜下观察发现在 IVF 周期中晚卵泡期的血清 P 水平提前升高可使子宫内膜的胞饮突过早形成，从而提前关闭种植窗，降低胚胎种植率。

4. FSH 卵巢对促性腺激素（Gn）的反应性是预测 IVF 结局的关键因素之一，而卵巢的反应性与卵巢储备功能有关。月经周期第 2~3 天血清 FSH 水平通常被视为基础值，是评价卵巢储备和卵巢反应最常用的指标。当始基卵泡池数目减少，个体的 FSH 阈值升高，对垂体促性腺激素反应降低，卵泡数少而雌激素水平低，负反馈使内源性 FSH 分泌增加，以维持卵泡的正常发育。近年遗传学研究发现，FSH 受体基因的变异，也会降低卵巢对外源性 FSH 刺激的反应。基础 FSH 升高预示着卵巢反应不良，获卵率、Gn 刺激剂量加大，妊娠率下降，周期取消率增加。基础 FSH 水平为设计外源性 FSH 的刺激剂量提供重要的依据。

当卵巢功能减退、卵泡发育不良时，黄体细胞的抑制素 A（inhibin A）分泌减少，故黄体末期 FSH 升高导致卵泡过早募集及 E_2 提前升高，因此会表现出基础 E_2 升高，FSH 在正常范围的现象。当基础 E_2 水平在 29.92~49.86pg/ml 时为正常水平，过高或过低提示卵巢储备功能减退。对基础 E_2 水平与 IVF-ET 结局的关系研究显示，基础 E_2 ≥79.78pg/ml 者，尽管 FSH ≤15U/L，仍有较高的周期取消率和较低的妊娠率。

FSH 作为重要的反映垂体状态的指标，降调节方案中降调节后 FSH 水平在一定程度上代表垂体被抑制的深度。研究表明降调节后 FSH 水平能够预测获卵数和妊娠结局。

5. P/E_2 形态学研究表明子宫内膜对雌/孕激素比值很敏感。正常月经周期中，雌/孕激素遵循一定的变化规律和合适的比例，两者协同作用使子宫内膜为胚胎植入作好准备。在 IVF-ET 周期中由于募集较多卵泡，多个卵泡同时发育使血清 E_2 呈超生理水平，同时降调造成的 LH 分泌不足、穿刺卵泡造成大量的颗粒细胞丢失，孕酮产生相对不足。从而取卵后加重雌/孕激素的比例失调，致使内膜腺体与间质发育不同步，内膜发育与胚胎不同步，从而影响胚胎着床，影响妊娠率。一般认为当 P/E_2 比值过高（>2.0）或过低（<0.5）时，子宫着床环境与移植胚胎着床率均明显降低。因此，在 IVF 周期中，黄体期补充外源性 E_2、P 应使雌孕激素水平维持在合适范围内，从而提高临床妊娠率。

（二）卵巢刺激方案中的激素监测节点、指标

1. 卵巢储备功能评估 基础 FSH 水平是预测妊娠结局的一个重要的指标。当基础 FSH ≥15U/L，尤其是 ≥25U/L，妊娠率显著下降。但目前对基础 FSH 的预测价值仍有异议，年龄、遗传因素、医源性损伤，都使 FSH 阈值升高，卵泡对 FSH 的敏感性降低，提示着卵巢反应下降。因此，在基础 FSH 水平正常的情况下，FSH/LH 比值升高能更早地提示卵巢储备功能减退。但到何种程度会影响卵巢反应尚无定论，从 ≥2.0 至 ≥3.6 不等，目前一般将 FSH/LH>2 作为预测指标，特别是 FSH 和 LH 均在正常范围时，更有提示作用。还有研究将 FSH/LH>3 作为 IVF 预后不良的独立预测因子，当 FSH/LH ≥3 时，Gn 用量明显增加，IVF 周期取消率增加，获卵数、M II 卵数及优质胚胎数均明显减少，临床妊娠率及持续妊娠率均明显降低。所以性激素监测中，临床上通常以月经周期第 2~3 天血清 FSH、LH、E_2 水平以及 FSH/LH 比值评估卵巢反应。

2. GnRH-a 降调 Gn 启动的指标 在 GnRH 激动剂周期中，垂体降调节程度是通过评估血清 E_2 和孕酮水平来进行的，理论上达到充分降调的雌孕激素水平应该被抑制，通常的标准是雌二醇水平<50pg/ml，孕酮<1.0ng/ml。但 2020 年欧洲生殖年会指南提出，鉴于没有明确证据表明基线 E_2 对 IVF/ICSI 女性的预测作用，因此不能给出任何建议，提示 Gn 启动日进行 E_2 测定目前循证依

据还不明确。

在对女性卵泡发育的观察中,发现每个周期之间的卵巢基础状态和反应存在一定差异,特别是卵巢储备低下的女性,决定这些差异的原因尚不清楚。因此在每个 IVF 周期的 Gn 启动日,都会评估本周期的基础 FSH 和 E_2 值,以及窦卵泡计数,以确定和预测本周期的 Gn 起始剂量和卵巢的反应。

3. Gn 刺激后第 4~5 天卵巢反应性评估　中卵泡期通常采用血清 E_2 和超声检查来评估卵泡发育。在 2020 年 ESHRE 指南中提出,并不常规建议在刺激中期改变 Gn 剂量,E_2 水平仅用来预测 OHSS 或不良反应。如果每隔一天 E_2 上升 50%~100%,促性腺激素的剂量就不应改变。2016 年 ASRM 关于预防和治疗中重度 OHSS 的指南提出,"合理的证据"表明,血清 E_2 浓度升高、多卵泡发育和高获卵数,与 OHSS 风险增加有关,hCG 扳机日 E_2 水平超过 3 500pg/ml 提示 OHSS 风险增高,WHO 指导小组认为在 OHSS 高风险女性中应当保留超声和 E_2 联合监测。

4. hCG "扳机" 日　与卵泡成熟相关的扳机时间的决定是多因素的,需要考虑到生长卵泡群的大小、扳机日期的激素水平、刺激持续时间、患者负担、财务成本、之前周期的经验和本中心的操作常规。大多数情况下,卵母细胞的最终成熟是在直径 16~22mm 的几个主导卵泡中触发的。晚卵泡期需要通过 E_2、LH、P 等指标综合确定 "扳机" 及取卵的时机,胚胎移植计划的初步制订。

对卵巢储备严重低下的高龄、DOR、POI 患者,或波塞冬 2~4 组患者的微刺激 / 自然周期方案中,晚卵泡期的 E_2、LH、P 值的监测是十分个体化和精细的,因为多为 1~2 个主导卵泡,通常经验性地依据激素监测决定扳机时机,当 E_2 水平达 300pg/(ml·卵泡),同时 LH 和 P 尚未出现升高,卵泡直径 ≥14mm,都可以作为 hCG 或 GnRH-a 扳机的指标。

（三）监测方案的应用原则

2020 年 ESHRE 发布 IVF/ICSI 卵巢刺激指南提出,卵巢刺激需要同时考虑到卵巢反应最佳、活产率、安全性、患者依从性等问题和个体化。关于激素监测部分,指南中提出在超声监测过程中,不建议常规增加 E_2 测量;不建议增加 E_2、P、LH 联合测量;不建议仅根据单个卵泡 E_2 水平决定 hCG 扳机时机;不建议根据 E_2/ 卵泡比例决定扳机时间。

卵巢刺激周期密切而频繁地抽血进行激素监测,既费时、费钱又不方便。近年对于无创性、极简的监测方案的呼声越来越高,人们更期望少数超声监测或者唾液 / 尿液中进行激素监测。既往大量关于激素和超声的精密监测的研究表明,我们对刺激周期卵泡发育和成熟生理的理解还是不透彻、不完整的。鉴于目前的研究结论,由于不精确的设计和纳入研究的偏倚风险,证据等级是不高的。所以 IVF/ICSI 中卵巢刺激的监测项目是有争议的,目前在各个生殖中心仍存在差异。随着技术的革新和对卵巢生理研究的进展,未来的卵巢刺激将朝着更安全、更方便、更经济、更加个体化的方向迈进,减少患者痛苦、增加疗效和费用性价比以及更为人性化的助孕方案应是每一位生殖医生关注的目标。

二、超声卵泡监测

在诱导排卵和卵巢刺激的过程中,超声检查对卵巢储备功能的评估及卵泡生长情况的监测尤为重要。与激素测定相比,超声检查简便无创,可以进行直观、精确的评估与监测,从而进一步指导临床用药,改善患者的妊娠结局。

（一）超声卵泡监测内容

在诱导排卵过程中,进行卵泡监测的超声医师应明确监测的具体内容,避免遗漏卵泡发育的重要信息,同时也应重视测量的规范化和操作的熟练度,保证检查质量的同时提高检查效率。超声卵泡监测的主要内容包括基础窦卵泡的数目和直径、主导卵泡或主导卵泡群的直径和数目、卵泡的生长速度。

1. 基础窦卵泡数计数　在诱导排卵周期的第 1~4 天或卵巢刺激的第 1 天,经阴道超声

(transvaginal ultrasound, TVS)可检测到卵巢内直径 2~9mm 的窦卵泡数(antral follicle count, AFC), AFC 是评估卵巢储备的重要指标之一。既往大量研究显示 AFC 可作为预测卵巢对外源性促性腺激素反应性的独立指标。Jayaprakasan 等研究发现当两侧卵巢 AFC ≤ 5~7 枚时,提示卵巢储备不良,卵巢低反应的发生率及周期取消率升高,妊娠率下降。而 AFC ≥ 16~20 枚与卵巢高反应相关,警示卵巢刺激中有发生卵巢过度刺激综合征(OHSS)的风险。AFC 与 FSH、INH-B 相结合可明显提高卵巢反应的预测率。刺激周期启动日的基础 AFC 的数量和直径,还可以帮助临床医生预测本周期的获卵数、卵泡群的均一性及决定 Gn 的启动剂量。因此,AFC 有助于临床制订个体化的刺激方案,获得目标优质卵母细胞数量。

超声进行 AFC 检查时,首先应识别卵巢位置,随后进行纵切面和横切面两个平面方向的连续扫查,以确定哪个平面的图像质量最佳。确定最佳扫查切面后,将卵巢图像置于屏幕中央并放大至合适的大小,调整超声仪器、优化图像质量,尽量增大卵泡液与卵巢间质间的对比度。计数卵泡数量时从卵巢一侧缓慢向另一侧移动探头。促排卵启动当日卵泡直径均应 ≤ 10mm,计数直径 4~10mm 的卵泡的总个数;卵泡直径 > 10mm 时,测量卵泡的两条径线。当对一个平面的计数结果不确定时,必须在另一个平面上重复此过程。当无法确定无回声结构为卵泡或血管的断面时,可以借助彩色多普勒来辨别。

2. 卵泡直径的测量 卵泡直径是卵泡监测的主要指标。正常情况下卵巢皮质内存在大量始基卵泡,由于体积过小,超声无法观察,目前超声所能观察到的最小卵泡直径是 2mm;在自然周期第 8~12 天超声可以辨认出主导卵泡,直径 ≥ 10mm 的卵泡可确定为生长卵泡,≥ 14mm 的卵泡为主导卵泡,直径 18~25mm 的卵泡为成熟卵泡。

在卵泡监测过程中应统一测量方法和手法,规范化的卵泡测量是准确性的前提。常用测量卵泡大小方法有面积测量法及 3D-sonoAVC 容积测量法,其中面积测量法在临床上应用更广泛,即测量卵泡最大切面内相互垂直的两条径线。

在卵泡测量过程中还需要注意测量的手法,尽量将卵泡的边界显示清晰,减少人为误差;卵泡测量要从一侧内壁测到另一侧内壁,统一测量标准,避免产生检查医师间的结果差异;测量不规则形卵泡时,不要测量其对角线,避免高估卵泡大小;监测过程中探头不要过度用力,避免压瘪卵泡,影响结果准确度;卵泡直径、个数要准确,避免出现前后不一致、与临床其他检查结论相差甚远的情况。

除了通过二维超声来计数 AFC 及测量卵泡直径,还可以应用部分超声仪器自带的三维超声自动容积计数技术(sonography-based automated volume calculation, SonoAVC)对卵泡进行三维重建,自动测量并以 3D 彩色模式显示卵泡数目和单个卵泡的直径和体积。与人工计数相比,SonoAVC 可减少计数卵泡时间,减少非球形卵泡测量的差异性,避免了重复计数同一卵泡。Kyei-Mensah 等分别在二维及三维水平上,应用现有二维及三维自动测量法测量卵泡体积,结果显示三维超声测量卵泡大小具有较高的精确度,而二维测量结果与实际卵泡容积相比可能存在 2.5~3.5ml 的误差。但 SonoAVC 在实际应用中也存在一定的局限性,主要是初始测算还不够完善,常常导致计数错误,需额外培训以修正误差,包括纠正一些尚未被识别的卵泡和被误认为卵泡的非卵泡结构。因此,考虑性价比,目前仍建议在临床实践中以二维超声手工计数卵泡数目及测量卵泡直径。

3. 卵泡生长速度 监测排卵时,通过对卵泡增长速度的动态评估,可以了解卵泡的生长发育情况,预测排卵时间。自然周期卵泡生长速度范围为 1.7~3.0mm/d,促排卵周期卵泡生长速度较快,为 2.5~2.7mm/d,近排卵前卵泡的最大生长速度可达 2.0~3.0mm/d。

4. 血流情况 近年来还有很多研究通过监测

卵巢动脉血流、卵巢间质血流及卵泡周围血流的各项参数,包括收缩期峰值血流速度(peak systolic velocity,PSV)、阻力指数(resistance index,RI)、搏动指数(pulsatility index,PI)以及收缩期/舒张期流速比值(S/D)等来预测卵巢储备功能、卵泡的成熟度及预测排卵,但是具体哪些超声参数与卵巢储备及卵泡的成熟度有直接关系,尚未有明确定论。

(二)超声卵泡监测

根据患者本身情况不同可将促排卵分为诱导排卵(ovulation induction,OI)及控制性卵巢刺激(controlled ovarian stimulation,COS)。OI 是指通过药物诱导单卵泡发育,主要针对排卵功能障碍的患者;而 COS 主要应用于辅助生殖技术周期,在可控制内源性 LH 峰的情况下,采用外源性促性腺激素(Gn)刺激多个卵泡同时生长发育及成熟。在 OI 及 COS 周期中,根据年龄、卵巢储备及对药物反应性不同,B 超的卵泡监测涉及不同时机,其声像图表现也不一致。

1. OI 周期 患者于周期第 1~4 天进行经阴道超声检查(在连续 OI 周期中也可以仅在第一个周期进行即可),排除卵巢囊肿,评估卵巢基础状态。促排卵药物应用后第 8 天(周期的第 11~12 天)开始监测,可观察到卵巢内主导卵泡直径大约 12~14mm,卵泡直径 ≤ 12mm 时,3 天复查超声;当卵泡直径>12mm 时,2 天复查;卵泡直径>16mm 时,应每天监测直至卵泡直径达 18~20mm,注射 hCG 扳机。

2. COH 周期 外源性 FSH 超过阈值的窗口宽度,决定了有多少优势卵泡被募集生长。无论是 GnRH-a 降调的长方案,还是 GnRH-ant 拮抗的短方案,均于外源性 Gn 刺激启动日,行阴道超声检查,排除卵巢囊肿,进行窦卵泡计数,结合患者的病史、基础激素值、体重以及目标卵泡数,决定 Gn 刺激的启动剂量。

Gn 刺激的第 4~5 天进行阴道超声检查,测量各个卵泡直径,观察卵泡生长速度和主导卵泡群的均一性,根据卵巢反应及卵泡生长情况,每隔 1~3 天复查一次,必要时增减药物的剂量。当 2 个卵泡直径 ≥18mm 或者 3 个卵泡直径 ≥17mm 或者 4 个卵泡直径 ≥16mm 时,可以注射 hCG/GnRH-a 扳机。也有人认为当 60% 的卵泡直径 ≥17mm,平均每个卵泡血雌激素水平在 250~300pg/ml,才是注射 hCG/GnRH-a 的最佳时机。

三、子宫内膜的超声评估

子宫内膜的监测一定是伴随卵泡监测进行的,切不可脱离对卵泡大小的测量而单独评估子宫内膜。辅助生殖卵巢刺激周期中,子宫内膜暴露于超生理剂量的激素环境,内膜的厚度、形态及血流将产生相应改变,因此需要通过子宫内膜的形态学指标(子宫内膜厚度、子宫内膜回声、子宫内膜容积、子宫内膜蠕动征)及血流动力学指标(子宫动脉血流、子宫内膜 - 内膜下血流)来间接评估子宫内膜容受性。

但是在刺激周期中对内膜异常的干预度是很低的,对内膜容受性的评估和改善缺少高质量的循证证据,因此为了避免对内膜指标的过度解释和无效干预,2017 年 ESHRA 对卵巢刺激周期中内膜的评估,推荐仅在扳机日进行一次,作为对胚胎种植率的预测和咨询。

(一)子宫内膜形态学评估

对于子宫内膜形态学评估,除了临床上常规应用的内膜厚度、内膜回声分型外,还包括对子宫内膜容积、子宫内膜蠕动征的超声评估。

1. 子宫内膜厚度 TVS 测量子宫内膜厚度应于子宫正中矢状面测量内膜前后两侧最厚处厚度,测量点应落在内膜与肌层的交界处;若存在宫腔积液,应分别测量前、后壁内膜的厚度,液体厚度不计算在内膜厚度范围内。

育龄期女性正常周期内膜厚度一般不超过 12mm,增生早期内膜厚度为 4~6mm,增生中晚期可达 7~8mm;分泌期内膜进一步增厚,厚度常可达 12mm,偶可达 15mm;月经期内膜厚度为 2~3mm,因此在 B 超监测报告中,需要注明检查的周期天数。

既往研究认为内膜厚度<6mm 或>14~15mm 均不利于胚胎着床，而另一部分研究则认为内膜过薄的临界值为 7mm。综合既往大部分的研究结果，认为内膜厚 6~14mm 对胚胎种植是可接受的。

对于薄型内膜表现的患者，需根据既往记录的内膜最厚值，酌情选择胚胎移植。例如在患者过去监测记录中，卵泡成熟时或黄体期的内膜厚度不超过 6mm，就不必在本周期因内膜 6mm 而取消移植；如果本次监测内膜厚度未达到既往监测记录的最佳值，则可以综合临床和胚胎信息，决定是否等待再行复苏周期胚胎移植。

2. 子宫内膜分型 子宫内膜超声评价的另一重点在于内膜回声及分型。内膜回声同样也随着月经周期变化而产生相应改变。临床上通常采用 Gonen 对内膜回声分型标准，将子宫内膜分为 A、B、C 三型。A 型内膜表现为前壁内膜 - 肌层分界线、后壁内膜 - 肌层分界线与宫腔线均表现为清晰的线状高回声，三线之间的两层内膜回声为均匀低回声，称"三线征"；B 型内膜"三线征"隐约可见，内膜表现为均一的中等强度回声，宫腔线尚清晰；C 型内膜呈均匀性高回声，宫腔线显示不清。Zhao 等在研究内膜分型与 IVF 周期临床结局的相关性时发现，hCG日 A 型或 B 型内膜的妊娠率显著高于 C 型内膜。

超声除了监测内膜厚度及分型，对内膜形态不良，如内膜线不连续、内膜息肉、内膜异常回声等，均应在报告中正确地描述，提供临床处理的依据。

3. 子宫内膜容积 经阴道三维超声可以通过三维容积成像联合虚拟器官计算机辅助分析技术（virtual organ computed-aided analysis technique, VOCAL）测量子宫内膜容积。与二维测量内膜厚度相比，内膜容积测量可更多地提供内膜信息。既往研究通过比较体外受精刺激周期妊娠组与未妊娠组子宫内膜容积，得出一个相对的诊断界值，即当内膜容积<2ml 时，妊娠率和胚胎植入率降低；而内膜容积>2.5ml 的患者具有较高的临床妊娠率；内膜容积<1ml 时，妊娠不能发生。

很多研究推荐了内膜容积测量的有效性及精确性，但仍有质疑超声测量子宫内膜容积对预测 ART 妊娠结局的价值。

4. 子宫内膜蠕动征 子宫内膜蠕动是由于子宫内膜 - 肌层结合带收缩引起子宫内膜发生的波形运动。子宫内膜蠕动波的形式分为 5 种，分别为：①无运动：即内膜处于"静止"状态，无明显运动。②正向运动：运动方向由宫颈至宫底，幅度较大，具有一定的节律性，多发生于增生期。③负向运动：运动方向由宫底至宫颈，幅度较大，具有一定的节律性。负向运动多发生于分泌期。④相向运动：宫底、宫颈部的内膜同时开始收缩，方向指向宫腔，呈一种向心运动，在黄体早期出现，频率较高，幅度较低。⑤不规则运动：运动幅度较小，无明显方向性和节律性（图 6-20）。

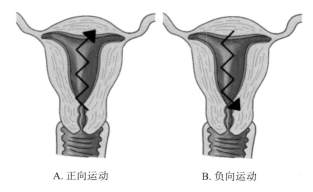

A. 正向运动　　　　B. 负向运动

图 6-20　子宫内膜蠕动波

蠕动波的强弱和运动模式也是评价内膜容受性的指标之一。IVF 控制性促排卵会改变子宫内膜蠕动模式，使子宫内膜蠕动频率增加。有研究报道，在胚胎移植前对 292 例不孕患者进行蠕动波检测，发现蠕动波频率在<2 次 /min 时，妊娠率最高；超过 3 次 /min 后，临床妊娠率急剧降低；>4 次 /min，临床妊娠率为零。IVF 刺激周期中血清高雌激素水平会导致子宫内膜蠕动波类型复杂多变，可能改变了子宫内膜容受性。

（二）子宫内膜血流动力学评估

近年来研究者们提出将内膜血流灌注情况作为内膜容受性评价的另一超声指标。其中包括对子宫动脉血流、内膜及内膜下血流的评估。

1. 子宫动脉血流　子宫动脉血流评估参数包括收缩期峰值流速（peak systolic velocity，PSV）、阻力指数（resistive index，RI）及搏动指数（pulsatility index，PI）。最常用的容受性监测指标为子宫动脉 PI 和 RI，在作为子宫内膜容受性参考指数的问题上存在一定分歧，目前临床上大多将两者进行联合评估。子宫动脉 PI、RI 数值低，表示血管阻力低，卵巢和子宫血流灌注良好；PI、RI 数值过高，反映血管阻力高，子宫动脉血流灌注减少。舒张末期血流消失提示内膜容受性低下。

Steer 等根据移植日子宫动脉 PI 值将研究组分为低阻力组（PI：10~1.99）、中阻力组（PI：2.0~2.99）和高阻力组（PI>3.0），结果显示中阻力组具有最高移植成功率及临床妊娠率，而高阻力组无 1 例妊娠；Smart 等通过测量黄体中期子宫动脉 PI、RI 值，发现不明原因不孕组 PI、RI 值显著高于妊娠组。另有研究提示黄体中期子宫动脉 PI、RI 增高与复发性流产存在相关性。

子宫动脉血流参数对内膜的容受性具有一定的评估价值，可能有助于评估移植的效果。但是也有部分研究认为子宫动脉血流参数在妊娠组与非妊娠组间不存在显著差异。因此，子宫动脉血流参数能否作为反映子宫内膜容受性的指标有待进一步研究。

2. 子宫内膜及内膜下血流　采用二维彩色多普勒、二维能量多普勒、三维超声能量多普勒测量内膜及内膜下血流的灌注逐渐进入临床研究。三维能量多普勒获得的子宫内膜血流参数包括血管化指数（vascularization index，VI）、血流指数（flow index，FI）及血管化血流指数（vascularization flow index，VFI）。

Kim 等在鲜胚移植周期应用三维能量多普勒超声观察移植日内膜血流情况，发现妊娠组子宫内膜的 VI、FI、VFI 显著高于非妊娠组，临界值分别为 0.95、12.94 及 0.15，而两组间内膜下血流各参数均无统计学差异。Mishra 在冻胚移植周期中的研究同样发现，妊娠组子宫内膜 VI、FI、VFI 显著高于非妊娠组，两组间内膜下血流参数 VI、VFI 有显著差异，FI 无明显差异。目前，对于内膜及内膜下血流形态、数目及频谱表现对临床妊娠率的预测已有了相对一致的认识，即内膜血流丰富、阻力指数低提示内膜容受性好，胚胎移植率及妊娠率较高，但对于频谱多普勒及三维能量多普勒各参数的具体界值仍未有定论。

超声对子宫内膜的评估需要综合以上各项指标进行分析，任何一个单独指标里单一的参数评价子宫内膜容受性都存在一定的局限性。期待未来能够建立一个公认的多变量评分系统，以更合理、更全面地评价子宫内膜容受性，指导临床胚胎移植。

四、其他监测

（一）C 反应蛋白

C 反应蛋白（C reactive protein，CRP）由肝脏合成，可作为炎症或感染的早期标志物。CRP 在血液中的浓度通常低于 10mg/L，而在感染或炎症性疾病期间，血 CRP 水平在最初的 6~8 小时内迅速升高，并在 48 小时后达到峰值至 350~400mg/L。CRP 可以激活免疫系统的经典辅助级联反应，增强吞噬细胞的活性。

在整个月经周期中血 CRP 水平存在显著差异。CRP 在卵泡期下降，并在预期排卵日达到最低水平（中位数：0.45mg/L），之后 CRP 在黄体期逐渐增加并在月经期间达到最高水平（中位数：0.74mg/L）。研究表明，血清 CRP 水平在卵巢刺激过程中也存在波动，刺激药物启动日的血清 CRP 水平为 2.6mg/L，在人绒毛膜促性腺激素（hCG）注射日达到 3.7mg/L，在取卵（OPU）日达到峰值（6.3mg/L）。这些结果表明在 COH 期间血清 CRP 水平呈上升趋势。

目前已发表的较少的研究数据表明，CRP 是预测 ART 成功的指标之一。卵巢刺激期间、取卵日血清 CRP 浓度过高可能与种植失败有关，而胚胎植入期间高水平的 CRP 水平却与妊娠率呈正相关。正常月经周期和 ART 周期中 CRP 水平的变化，以及 CRP 与胚胎植入之间的关联，推测 CRP 可能是 ART 成功的重要因素。然而，ART 周期中 CRP 水平的评估及其治疗还存在一些争议。女性生殖系统中 CRP 水平的评估很困难，血液浓度不能准确反映生殖系统局部水平。此外，CRP 很容易受到各种因素的影响，包括内源性和外源性激素、潜在的炎症性疾病、年龄和体重指数（BMI）等，已经证明 CRP 水平与内脏肥胖和 BMI 呈正相关。此外，CRP 等炎症因子也会随年龄而改变。

因此，在卵巢刺激过程中监测 CRP 作为预测 ART 结果的潜在指标目前还需要谨慎考虑，还需要更多大样本的研究数据来支持。

（二）D- 二聚体

COH 过程中的超生理量的雌、孕激素可导致机体凝血功能变化，引起微循环不同程度的障碍，血液处于高凝状态，这是导致血栓形成的重要原因，也可能引发不良妊娠事件。因此，在促排卵治疗前及促排卵过程中需对高危人群进行系统评估及监测。

生理状况下，机体内凝血与纤溶系统处于动态平衡。但在病理情况下，该平衡被打破，当纤溶系统被激活时，纤溶酶降解纤维蛋白单体和纤维蛋白生成纤维蛋白降解产物，此时会特异性产生 D- 二聚体，D- 二聚体水平的高低与继发性纤溶强度呈正相关，是反映纤溶活性的理想指标，在临床上已被视为判断体内高凝状态和内源性纤溶系统的标志物。

卵巢刺激促排卵过程中，超生理量的雌二醇可使体内凝血因子活化，同时纤溶系统也相应活跃，导致 D- 二聚体水平上升，而这种改变与获卵数及 hCG 日雌二醇水平关系密切。凝血与纤溶系统失衡容易导致血栓栓塞性疾病的发生。同时，局部微血栓的形成使胚胎植入和胎盘血液循环受损，这也是导致反复种植失败和复发性流产的原因。

研究发现，在 IVF 助孕之前，一些女性的 D-二聚体浓度升高，但这种升高与周期的妊娠结果无关。此外，助孕前 D- 二聚体水平升高的患者，在整个 IVF 周期中 D- 二聚体仍持续保持较高水平，这表明对于一些特殊患者，D- 二聚体具有凝血和纤溶系统的个体特征，并不一定代表病理过程。

由于高凝和血栓形成导致的 D- 二聚体水平升高是"迟发的"，而不是早期发生的，在促排卵过程中，在 hCG 触发排卵后一周左右，D- 二聚体水平显著增加。也可能与取卵手术造成的出血和创口有关，使 D- 二聚体短时间升高。目前的研究表明 D- 二聚体浓度变化与最终妊娠结局无关，但是在促排卵过程中，D- 二聚体的异常升高要警惕血栓性疾病的发生，特别是有血栓家族史和 OHSS 风险的患者，需要同时监测多个凝血或纤溶指标，结合临床，关注卵巢刺激的安全性。

（三）CA-125

CA-125 是一种高度糖基化的跨膜糖蛋白，在胚胎发育过程中由体腔上皮大量产生，主要存在于腹膜、输卵管、子宫内膜表面及宫颈上皮等。目前 CA-125 已被广泛应用于临床卵巢上皮性肿瘤的监测与诊断中，同时在非肿瘤性疾病如子宫内膜异位症及炎症时 CA-125 也是重要的监测指标。

有研究提示血清 CA-125 水平在 IVF-ET 周期中存在一定的变化，在促排卵前一周期的黄体期、卵巢刺激第 7 天、hCG 板机前一日及 hCG 日，血清 CA-125 水平呈上升趋势，持续到之后的移植日。在降调节周期中，由于 GnRH 激动剂的作用，血清 CA-125 水平呈下降趋势。但也有研究结果认为 CA-125 在 IVF 周期中实际是稳定的。目前研究的观点认为虽然 COH 期间血清中 CA-125 可能存在波动，但这种波动与卵母细胞受精、胚胎质量及妊娠结局无显著相关性。

OHSS 病理生理过程为卵巢刺激后多卵泡同时发育，分泌大量雌激素，卵巢内产生大量的细胞因子和炎性因子，导致体腔毛细血管的通透性增加，体液向第三体腔转移，形成胸腔积液和腹水累及胸膜及腹膜，同样可引起 CA-125 升高。

因此,在促排卵过程中监测 CA-125 的水平具有一定的临床意义,但目前仍无法将 CA-125 作为判断妊娠结局及 OHSS 严重程度的预测指标。

(四) 其他

炎症系统参与女性生殖系统从卵泡发育到胚胎植入和怀孕的整个过程。目前认为,导致不孕的常见原因如子宫内膜异位症、多囊卵巢综合征(PCOS)或肥胖等,均与炎症的发生有关。同时,卵巢刺激可能会改变全身的炎症性血液学参数。目前关于炎症因子作为监测卵巢刺激指标的研究较少,常用的炎性标志物主要有:白细胞计数(WBC)、中性粒细胞 / 淋巴细胞比率(NLR)、单核细胞 / 淋巴细胞比例(MLR)、血小板 / 淋巴细胞(PLR)、平均血小板体积(MPV)等。

对 PCOS 不孕患者中肥胖与 IVF 妊娠结局之间关系的研究发现,平均血小板体积(MPV)与临床妊娠率、种植率呈负相关,血小板 / 淋巴细胞比(PLR)与流产呈正相关。最近一项针对不明原因不孕患者的研究发现,淋巴细胞计数与受精率呈正相关,PLR 与种植率呈负相关。还有研究也发现 hCG 阳性患者的 PLR 较低。因此,高 PLR(血小板升高和 / 或淋巴细胞减少)可能与流产增高或种植率下降有关。

由于研究较少,目前没有充分的证据表明炎症血液学标志物(WBC、NLR、MLR、PLR、MPV 和 PDW)在预测 IVF 妊娠结局方面的重要作用。在这些参数中,PLR 似乎可能是一种用于评估种植成功的新标记,但还需要更大规模的前瞻性研究来进行评估。

（钱　易　李　梅　吴春香）

参考文献

1. ULLAH K, RAHMAN TU, PAN HT, et al. Serum estradiol levels in controlled ovarian stimulation directly affect the endometrium. J Mol Endocrinol, 2017, 59 (2): 105-119.

2. ZHANG W, LIU Z, LIU M, et al. Is it necessary to monitor the serum luteinizing hormone (LH) concentration on the human chorionic gonadotropin (HCG) day among young women during the follicular-phase long protocol？ A retrospective cohort study. Reprod Biol Endocrinol, 2022, 20 (1): 24.

3. SECKIN B, TURKCAPAR F, OZAKSIT G. Elevated day 3 FSH/LH ratio: a marker to predict IVF outcome in young and older women. J Assist Reprod Genet, 2012, 29 (3): 231-236.

4. ESHRE GUIDELINE GROUP ON OVARIAN STIMU-LATION, BOSCH E, BROER S, et al. ESHRE guideline: ovarian stimulation for IVF/ICSI (dagger). Hum Reprod Open, 2020, 2020 (2): hoaa009.

5. PRACTICE COMMITTEE OF THE AMERICAN SOCIETY FOR REPRODUCTIVE MEDICINE. Prevention and treatment of moderate and severe ovarian hyper-stimulation syndrome: a guideline. Fertil Steril, 2016, 106 (7): 1634-1647.

6. LA MARCA A, SUNKARA SK. Individualization of controlled ovarian stimulation in IVF using ovarian reserve markers: from theory to practice. Hum Reprod Update, 2014, 20 (1): 124-140.

7. JAYAPRAKASAN K, CAMPBELL B, HOPKISSON J, et al. A prospective, comparative analysis of anti-Müllerian hormone, inhibin-B, and three-dimensional ultrasound determinants of ovarian reserve in the prediction of poor response to controlled ovarian stimulation. Fertil Steril, 2010, 93 (3): 855-864.

8. OCAL P, SAHMAY S, CETIN M, et al. Serum anti-Müllerian hormone and antral follicle count as predictive markers of OHSS in ART cycles. J Assist Reprod Genet, 2011, 28 (12): 1197-203.

9. 陈智毅. 生殖超声诊断学. 北京: 科学出版社, 2018: 134.

10. HUYGHE S, VEREST A, THIJSSEN A, et al. The prognostic value of perifollicular blood flow in the outcome after assisted reproduction: a systematic review. Facts Views Vis Obgyn, 2017, 9 (3): 153-156.

11. 黄荷凤. 实用人类辅助生殖技术. 北京: 人民卫生出版社, 2018: 249.

12. MAHAJAN N, SHARMA S. The endometrium in assisted reproductive technology: How thin is thin？ J Hum Reprod Sci, 2016, 9 (1): 3-8.

13. SINGH N, BAHADUR A, MITTAL S, et a1. Predictive value of endometrial thickness, pattern and sub-endometrial

blood flows on the day of hCG by 2D doppler in in-vitro fertilization cycles: A prospective clinical study from a tertiary care unit. J Hum Reprod Sci, 2011, 4 (1): 29-33.

14. CRACIUNAS L, GALLOS I, CHU J, et al. Conventional and modern markers of endometrial receptivity: a systematic review and meta-analysis. Hum Reprod Update, 2019, 25 (2): 202-223.

15. GONEN Y, CASPER RF. Prediction of implantation by the sonographic appearance of the endometrium during controlled ovarian stimulation for in vitro fertilization (IVF). J In Vitro Fert Embryo Transf, 1990, 7 (3): 146-152.

16. ZHAO J, ZHANG Q, WANG Y, et al. Endometrial pattern, thickness and growth in predicting pregnancy outcome following 3319 IVF cycle. Reprod Biomed Online, 2014, 29 (3): 291-298.

17. ZHU L, CHE HS, XIAO L, et al. Uterine peristalsis before embryo transfer affects the chance of clinical pregnancy in fresh and frozen-thawed embryo transfer cycles. Hum Reprod, 2014, 29 (6): 1238-1243.

18. SMART AE, OBAJIMI GO, ADEKANMI AJ, et al. A Comparative Study of Uterine Artery Doppler Parameters and Endometrial Characteristics in Women with Unexplained Infertility and Fertile Women at a Nigerian Teaching Hospital. West Afr J Med, 2022, 39 (5): 451-458.

19. EL-MASHAD AI, MOHAMED MA, FARAG MA, et al. Role of uterine artery Doppler velocimetry indices and plasma adrenomedullin level in women with unexplained recurrent pregnancy loss. J Obstet Gynaecol Res, 2011, 37 (1): 51-57.

20. PRASAD S, GOYAL R, KUMAR Y, et al. The relationship between uterine artery two-dimensional color doppler measurement and pregnancy outcome: a prospective observational study. J Reprod Infertil, 2017, 18 (2): 251-256.

21. KIM A, JUNG H, CHOI WJ, et al. Detection of endometrial and subendometrial vasculature on the day of embryo transfer and prediction of pregnancy during fresh in vitro fertilization cycles. Taiwan J Obstet Gynecol, 2014, 53 (3): 360-365.

22. MISHRA VV, AGARWAL R, SHARMA U, et al. Endometrial and subendometrial vascularity by three-dimensional (3D) power doppler and its correlation with pregnancy outcome in frozen embryo transfer (FET) cycles. J Obstet Gynaecol India, 2016, 66 (Suppl 1): 521-527.

23. TASDEMIR N, SAHIN A, CELIK C, et al. Evaluation of human chaperonin 10 and high-sensitivity Creactive protein levels of infertile women who underwent ovulation induction and intra-uterine insemination. J Obstet Gynaecol, 2015, 35 (7): 707-710.

24. BUYUK E, ASEMOTA OA, MERHI Z, et al. Serum and follicular flfluid monocyte chemotactic protein-1 levels are elevated in obese women and are associated with poorer clinical pregnancy rate after in vitro fertilization: a pilot study. Fertil Steril, 2017, 107 (3): 632-640. e3.

25. YILDIZFER F, DONMA O, YEN M, et al. In vitro fertilization, levels of pro-inflflammatorry factors and lipid peroxidation. Int J Fertil Steril, 2015, 9 (3): 277-284.

26. WYCZALKOWSKA-TOMASIK A, CZARKOWSKA-PACZEK B, ZIELENKIEWICZ M, et al. Inflammatory markers change with age, but do not fall beyond reported normal ranges. Arch Immunol Ther Exp, 2016, 64 (3): 249-254.

27. BROUILLET S, BOURSIER G, ANAV M, et al. C-reactive protein and ART outcomes: a systematic review. Hum Reprod Update, 2020, 26 (5): 753-773.

28. DIBA-BAGTASH F, FARSHBAF-KHALILI A, GHASEMZADEH A, et al. Maternal C-reactive protein and in vitro fertilization (IVF) cycles. J Assist Reprod Genet, 2020, 37 (11): 2635-2641.

29. DI NISIO M, PORRECA E, DI DONATO V, et al. Plasma concentrations of D-dimer and outcome of in vitro fertilization. J Ovarian Res, 2014, 7: 58.

30. ZORINA IV, SHIBEKO AM, VUIMO TA, et al. An enhanced clot growth rate before in vitro fertilization decreases the probability of pregnancy. PLoS One, 2019, 14 (5): e0216724.

31. ÇAKıROĞLU Y, VURAL F, VURAL B. The inflammatory markers in polycystic ovary syndrome: association with obesity and IVF outcomes. J Endocrinol Invest, 2016, 39 (8): 899-907.

32. CHO S, CHO H, NAM A, et al. Neutrophil-to-lymphocyte ratio as an adjunct to CA-125 for the diagnosis of endometriosis. Fertil Steril, 2008, 90 (6): 2073-2079.

33. MERTOGLU C, GUNAY M, GUNGOR M, et al. A Study of Inflammatory Markers in Gestational Diabetes Mellitus. Gynecol Obstet Reprod Med, 2019, 25: 7-11.

34. MADENDAG Y, SAHIN E, AYDIN E, et al. Neutrophil to Lymphocyte Ratio and Platelet to Lymphocyte Ratio Can be Useful Markers for Distinguishing Uterine Adenomyosis and Leiomyoma. Gynecol Obstet Reprod Med, 2018, 24: 147-150.

35. TOLA EN. The association between in vitro fertilization outcome and the inflammatory markers of complete blood count among nonobese unexplained infertile couples. Taiwan J Obstet Gynecol, 2018, 57 (2): 289-294.

36. OZGU-ERDINC AS, COSKUN B, YORGANCI A, et al. The Role of Inflammatory Hematological Markers in Predicting IVF Success. JBRA Assist Reprod, 2021, 25 (1): 71-75.

第七章

卵巢刺激的关键节点

临床诱导排卵与
卵巢刺激

第一节 卵巢刺激前的评估

卵巢刺激是辅助生殖治疗的关键步骤,而患者个体对促性腺激素刺激的反应可能有相当大差异性,"个体化方案"也成为卵巢刺激所努力的方向。个体化卵巢刺激方案的基础,是在卵巢刺激前对患者进行各方面的充分评估,包括卵巢反应的相关指标、患者的基本特征和相关病史等。在此基础上,与患者充分沟通,可以更合理地制订卵巢刺激方案、调整药物剂量、控制 LH 水平、判断扳机时间等,使临床医生能够更好地实施个性化诱导排卵和卵巢刺激,减少并发症和治疗失败的风险,同时最大限度地增加获得持续妊娠的机会。卵巢刺激前最重要的就是对卵巢反应的评估。

一、卵巢反应的定义和分类

(一) 卵巢反应

卵巢反应是指卵巢对促性腺激素(gonadotropins,Gn)的反应状态,包括卵泡发育、激素水平、Gn 用量、获卵数、周期取消率及妊娠率。目前主要通过两种策略或路径去定义不同卵巢反应。一种是在卵巢刺激前识别卵巢储备标志物。这些参数包括年龄、平均月经周期长度、窦腔卵泡计数(antral follicle count,AFC)、基础内分泌和抗米勒管激素(anti-Müllerian hormone,AMH)。这种策略是在治疗前就对患者进行分类,判断患者是否为"预期反应不良者"。然而,卵巢反应与卵巢储备标志物虽然具有很好的相关性,但个体病例的预测能力较低,在实际卵巢刺激时,出现与预期反应不符的现象并不罕见,只依赖卵巢储备对患者卵巢反应进行分类容易出现错误。另一种策略是治疗期间的实际反应,包括卵泡发育、E_2 水平和获卵数。这种策略的优势在于避免基于"预期反应"错误分类的

风险,而且当讨论的概念是卵巢"反应"而不是卵巢"储备"时,应用实际测量到的卵巢反应参数似乎更加合乎逻辑。目前大部分卵巢反应的定义会同时采用这两种策略,但仍然相对缺乏共识和一致性。

最佳卵巢反应没有绝对的标准,而是根据风险收益的平衡去定义的。对卵巢刺激"正常范围"的卵泡反应,估计在经阴道取出时产生 5~15 个卵母细胞。在这个范围之外,"低"卵巢反应很可能与低生育结局和高周期取消风险相关,而"高"反应易导致卵巢过度刺激综合征(OHSS)的危险。

(二) 分类

根据患者评估的分析指标,可将患者分为以下三类:

1. 低反应人群(poor ovarian response,POR) 卵巢低反应是卵巢对 Gn 刺激反应不良的病理状态,主要表现为卵巢刺激周期发育的卵泡少、血 E_2 峰值低、Gn 用量多、周期取消率高、获卵少,同时患者具有较高的流产率、较低的妊娠率和较重的经济负担。POR 是生殖临床医生最具挑战性的问题之一,根据不良反应定义的不同,POR 的发生率在 9%~24% 之间。目前国际上比较公认的 POR 标准有博洛尼亚标准和波塞冬标准。

(1) 在 2011 年欧洲人类生殖与胚胎学学会(ESHRE)提出的博洛尼亚标准基于 3 个条件,满足 3 条中的 2 条即可诊断为 POR:①高龄(≥40 岁)或具有卵巢低反应的其他危险因素;②之前有卵巢低反应病史(常规刺激方案获卵数 ≤3 个);③卵巢储备功能检测结果异常如:AFC<5~7 个,或者 AMH<0.5~1.1ng/ml。如果患者不属于高龄或者卵巢储备功能检测结果正常,患者连续两个周期应用

最大化卵巢刺激后仍出现 POR 也可诊断。

POR 的博洛尼亚标准的优点在于方便用于临床结局的预测和咨询，但存在临床应用的局限性，这种分类标准描述了一个高异质性的患者群体，临床治疗后结局差异很大。例如年轻女性存在低储备而发生 POR，年轻女性卵巢储备正常但出现过 2 次 POR、>40 岁女性卵巢储备正常但出现 1 次 POR，这三类患者在临床中分布需要考虑不同的再次促排卵策略。但是基于博洛尼亚标准无法区分这三类患者。这些争论导致了 POR 的波塞冬标准的发展。

（2）2016 年波塞冬标准，概念上从"低反应"（POR）变为"低预后"，将患者划分为更具同质性的亚组。

1）该标准的理念从临床角度出发，除了取出的卵母细胞数量外，在处理患者时还必须考虑可能影响治疗结果的各种特征，即：①与年龄相关的胚胎 / 囊胚非整倍体率，这可能显著改变具有相同获卵数女性的预后；②卵巢对外源性促性腺激素的"敏感性"，这可能与特定的遗传特征有关。

2）同时该标准提出临床相关标准，可以一定程度上帮助指导医生管理患者：①引入了两种新的反应受损类别：a."次优反应"，定义为基础 4~9 个卵母细胞，在任何年龄，与正常反应者（即拥有 10~15 个卵母细胞的人）相比，这与活产率明显较低有关；b."低反应"，即需要更大剂量的促性腺激素和更长时间的刺激才能获得足够数量的卵母细胞（超过 3 个）。②结合"定性"和"定量"参数，即：a. 患者年龄和预期非整倍体率；b. 生物标志物和功能标志物（如 AMH 和 AFC）。

3）根据女性年龄、卵巢储备标志物（AMH 和 / 或 AFC）、以往卵巢刺激周期获得的卵母细胞数量，波塞冬标准提出以下四组不同程度的低预后分类：

组 1：<35 岁患者并具有良好卵巢储备（AFC ≥ 5 个，AMH ≥ 1.2ng/ml），但出现意外差的或不理想的卵巢反应。该组进一步分为：亚组 1a，获卵数少于 4 个；亚组 1b，获卵数 4~9 个。

组 2：≥35 岁患者并具有良好卵巢储备（AFC ≥ 5 个，AMH ≥ 1.2ng/ml），但出现意外差的或不理想的卵巢反应。该组进一步分为：2a，获卵数少于 4 个；亚组 2b，获卵数 4~9 个。

组 3：<35 岁患者且其卵巢储备功能减退（AFC <5 个，AMH<1.2ng/ml）。

组 4：≥35 岁患者且其卵巢储备功能减退（AFC<5 个，AMH<1.2ng/ml）。

波塞冬分类旨在强调在卵母细胞质量和数量方面与较差或次优治疗结果相关的差异，从而为不孕症的临床管理和研究创造更多同质组。并且强调了年龄和整倍体胚胎的联系。波塞冬标准引入了一种成功治疗的新衡量标准，或者称之为一种新的预测工具，称为"ART 计算器"，可根据相关预测因子计算胚胎为整倍体的概率，估计每个患者获得至少 1 个整倍体胚胎进行移植所需的卵母细胞数，这对于低预后人群更实用，更具有前瞻性。其实无论应用哪种标准，影响卵巢反应的因素是复杂和多态性的，例如体重、卵巢手术等，临床上很难仅凭两方面的指标来决定 Gn 剂量。但是波塞冬分类无疑对促排卵方案的标准化管理有参考价值。

（3）2020 年在辅助生殖技术治疗低预后人群诊疗中国专家意见中，专家组认为新的波塞冬标准在一定程度上优化了低预后分类，但并没有包括卵巢储备良好、获卵数较多，但胚胎质量差（除外男性因素）的患者。对于没有卵巢低反应的低预后患者，临床医生仍需要不断深入探索，归纳总结提高成功率的切实有效措施。

2. 高反应人群（hyper ovarian response，HOR）　目前没有对高反应的统一判断标准，一般认为卵巢高反应者是在控制性卵巢刺激中对外源性促性腺激素特别敏感的女性，表现为卵泡大量募集发育及雌激素水平的快速上升。常见的诊断标准：在卵巢刺激中发育卵泡（>12~14mm）数>20 个，E_2 峰值>4 000~5 000pg/ml，和 / 或获卵数>15 个。易发生卵巢高反应的人群特点：妇女年龄<35 岁；瘦小体型；PCOS；卵巢多囊样改变；

AMH>4.5ng/ml,既往周期出现卵巢高反应。AMH和AFC对高应答者具有较高的预测价值,两者之间具有良好的相关性。一旦预测患者属于高反应风险人群,就可以对卵巢刺激方案进行个性化定制,包括方案选择和Gn起始剂量的确定。

3. 正常反应人群(normal ovarian response, NOR) 卵巢正常反应的定义或诊断,尚无统一的共识或者指南,目前对于正常反应患者的分类经常是基于排除低反应患者和高反应患者,而非应用具体标准进行定义,主要根据年龄、卵巢储备功能以及既往促排卵周期中是否存在卵巢低反应或高反应史,综合评价卵巢是否属于正常反应。一般认为符合卵巢正常反应的标准为:年龄<35岁;卵巢储备功能正常(1~1.4ng/ml<AMH<3.5~4.0ng/ml;6个<AFC<15个;FSH<10mU/ml);既往无卵巢低反应或高反应的IVF周期取消史。

二、评估卵巢反应性的相关指标

对卵巢反应的准确预测使临床医生能够选择适当的方案,制定合理的启动剂量,优化促排卵的结果,预防OHSS等并发症。评估主要包括一些影响治疗结果的重要参数,特别是女性的年龄、卵巢储备和体重指数。

(一)年龄

年龄是影响女性生育能力的重要因素,女性卵巢中卵母细胞的数量和质量随着年龄的增长而下降,而且对外源性促性腺激素的反应能力下降、获卵数目减少、卵母细胞非整倍体增加、优质胚胎率下降、胚胎着床率及妊娠率下降。研究提示年龄是影响累积分娩率的直接影响因素。而且应该意识到活产最可靠的预测因素仍然是女性的年龄,因为年龄决定了获得可植入的整倍体胚胎的可能性。

(二)卵巢储备相关指标

卵巢储备是指女性在一定时间内卵巢中存在的卵母细胞的数量和质量,被认为反映了女性对卵巢刺激的充分反应能力。需要区分"真实卵巢储备"和"功能性卵巢储备",前者反映了卵泡的静止池,只能通过组织学检查准确确定,后者可以通过目前可用的检测手段测量。目前有众多的卵巢反应性标记物可以评估"功能性卵巢储备",从而预测卵巢反应的能力。评估卵巢储备的各项参数通常对获卵数有很好的预测价值,但在预测持续妊娠及活产方面的价值有限,因为这些结果不仅仅是卵巢刺激的结果,还受到实验室条件、胚胎移植质量、任何宫内/宫外病理、子宫内膜接受性和黄体期支持的影响。卵巢储备相关指标(ovarian reserve tests,ORT)主要包括卵泡数、抗米勒管激素、卵泡刺激素的检测。2020年ESHRE体外受精卵巢刺激指南中提出:AFC和AMH对卵巢刺激高反应和低反应的预测优于其他ORT指标。

1. 窦卵泡数(AFC) AFC是经阴道超声扫描在月经第2~3天检测到卵巢中出现的卵泡数,通常通过计数两个卵巢中所有可识别的直径为2~9mm的窦卵泡来估计。AFC是预测获得的卵母细胞数量和卵巢刺激反应的良好指标:正常反应人群AFC一般为7~14个;低反应者为<5~7个;高反应人群AFC>20个或符合卵巢多囊样改变(至少单侧卵巢AFC>12个)。

优点:检测无创,易于执行、快速出结果;缺点:受到超声设备及技术人员经验的影响,且AFC的大小范围及截断值缺乏准确性及一致性。

2. 抗米勒管激素(AMH) AMH是一种二聚糖蛋白,是转化生长因子b(TGF-b)家族的一员。AMH由生长中的小卵泡的颗粒细胞产生,不依赖促性腺激素,在月经周期之间和周期内保持相对一致。正常人窦卵泡内AMH浓度随着卵泡直径的增加逐渐降低,在8mm左右急剧下降。

在辅助生殖治疗中,AMH是评价卵巢储备功能、预测卵巢刺激反应的良好指标,也可直接预测获卵数。一般情况下,卵巢低反应患者AMH水平<0.5~1.1ng/ml(博洛尼亚标准);正常反应患者的AMH水平高于1~1.4ng/ml、低于3.5~4.0ng/ml;AMH>4.5ng/ml是卵巢高反应的预测指标。评估卵巢储备及预测获卵数方面,AMH优于年龄,但在预测持续妊娠及活产方面，其价值低于年龄，原因在于 AMH 并不能很好地反映卵母细胞的非整倍体率。

优点：检测方便，不受月经周期的影响；缺点：受到试剂盒检测标准、换算单位不同的限制，缺乏良好的（检验）室间一致性。

3. 基础 FSH　指月经周期第 2~4 日的血清 FSH 水平，是评价 ORT 的一项常用指标，也是最早应用于评价 ORT 的指标。其水平随着年龄的增加而增加。虽然 FSH 是卵巢对刺激反应的一个合理的预测指标，但对于妊娠的预后却不太可靠，再次强调了年龄对妊娠评估的重要性。

尽管 FSH 仍然被广泛使用，但其存在几个缺点：在连续周期的 FSH 值差异较大，采血必须在周期的第 2~4 天之间进行。在 40 岁以下，FSH 作为预测值的可靠性要低得多。在区分不良反应者、正常反应者和高反应者方面，它不如 AMH 和 AFC 计数更有价值。

（三）体重指数

体重指数包括 BMI、体重、腰臀比等，最常用的标志物参数为 BMI。BMI 也有助于决定促性腺激素的起始剂量，BMI 高者体表面积相对较大，对 Gn 的吸收率低于 BMI 正常者，且由于雌二醇（E_2）代谢不足和性激素结合球蛋白降低，卵巢对 Gn 的反应性和敏感性下降，故 BMI 高者的 Gn 使用时间延长、Gn 用量增加。一项回顾性分析发现对于年轻且卵巢储备功能良好、首次行 IVF 长方案助孕的患者，BMI 是累积分娩率的重要影响因素。而且肥胖与较高的流产率、较高的新生儿并发症、先天性畸形和妊娠相关并发症的患病率有关。然而在辅助生殖技术中，关于肥胖对卵母细胞质量、胚胎发育、成熟卵母细胞数量减少、着床率和妊娠率降低的影响的报道尚有争议。而瘦小体形是卵巢高反应的风险因素之一。

（四）既往卵巢反应

前一周期 Gn 总量超过 3 000U、平均每日 Gn ≥ 300U、获卵数 < 4 个、直径 16~22cm 的发育卵泡 < 3 个，预示本周期可能出现卵巢低反应。博洛尼亚标准中患者不属于高龄，或者卵巢储备检测结果正常，患者连续两个周期应用最大化卵巢刺激后仍出现 POR，也可诊断卵巢低反应。而既往出现 OHSS，则需要适当控制启动剂量，并考虑选择更好控制 OHSS 风险的拮抗剂方案等。

（五）促性腺激素及其受体基因变异的检测与筛查

一些基因关联性研究已经确定了促性腺激素及其受体的特定单核苷酸多态性（single nucleotide polymorphisms，SNPs），它们可能影响卵巢反应。其中包括 FSH 受体（FSHR）基因、FSHβ 链（FSHB）基因、LHβ 链（LHB）基因和 LH/hCG 受体（LHCGR）基因的 SNPs。当卵巢的低反应是非预期的，无法用年龄、卵巢储备标志物等参数解释时，特定的遗传变异可能是卵巢低反应的致病因素。

尽管仍然缺乏一些变异型的数据，现有的证据支持了促性腺激素和促性腺激素受体的 SNP 变异与卵巢刺激结果之间的联系。如果识别能够预测卵巢反应的遗传变异，可以为根据个体基因谱定制卵巢刺激方案及 Gn 用量铺平道路。然而现有的数据仍然存在争议、矛盾或局限性。药物基因组学方法（即基于患者基因谱的个体化治疗）是否可以促进针对患者的个体卵巢刺激方案是值得期待的。未来的卵巢刺激前评估可能会在考虑到年龄和卵巢储备的基础上，并根据 SNP 型判断患者对 Gn 类型和剂量的反应，以改善性价比、持续妊娠和每个起始周期的活产率。

（六）有关卵巢反应的其他标准

近年来出现了一些新的卵巢反应预测标准，以参数组合的方式，从不同角度或不同需求出发，试图更合理判断卵巢对 Gn 药物的反应性。

1. 卵泡输出率　卵泡输出率（follicular output rate，FORT）= hCG 日排卵前直径 16~22mm 卵泡数 × 100%/3~8mm AFC。

FORT 是卵巢对 Gn 敏感性的评估指标。FORT 与年龄、BMI、E_2、FSH 无关，提示窦卵泡对

Gn 的反应性可能并未因年龄增长而降低,高龄患者低反应可能只是卵泡数量下降而非敏感性下降。

2. 卵泡输出指数 卵泡输出指数(follicle-to-oocyte index,FOI)= 获卵数 / 窦卵泡数 ×100%。FOI 是卵巢低反应患者的预测指标,反映了卵泡生长对外源性 Gn 反应的动态特性。

3. 卵巢敏感性指数 卵巢敏感性指数(ovarian sensitivity index,OSI)=rFSH 总剂量 / 获卵数。OSI 与 AMH 水平一致,可能作为 AMH 的替代物来评估体外助孕周期中卵巢对 FSH 的反应性。由于易计算和无成本,可以在没有 AMH 测量条件或需限制成本的发展中国家使用。可以用于估计下一体外助孕周期中 rFSH 的剂量。

4. 卵泡敏感性指数 卵泡敏感性指数(follicular sensitivity index,FSI)= 排卵前(直径 16~22mm)卵泡数(PFC)×10 000/ 窦卵泡数(AFC)(直径 3~10mm)× FSH 总剂量。FSI 与获卵数呈正相关,有望成为定义卵巢反应不良的或良好的绝对标准,可以指导同一夫妇再次体外受精周期的管理,并作为卵巢反应不良周期取消的参考标准。

5. 卵巢反应性预测指数 卵巢反应性预测指数(ovarian response prediction index,ORPI)= AMH × AFC(直径<10mm)/ 患者年龄。ORPI 是正常有排卵的不孕女性卵巢高反应的预测指标。

综上,卵巢反应性的评估是个体化促排卵方案的关键环节,卵巢反应性的主要预测因子包括年龄、ORT 指标(AMH、AFC、FSH)、BMI 及既往促排卵的反应等。对于单一指标来说,各有其优缺点。年龄 +AMH+AFC 的多指标预测高于单一指标。近年来出现的新的卵巢反应预测因子,包括 FORT 等组合指标对当周期的预测价值较高,但还没有充分证据证实其对下一周期的指导作用,仍需要更多的循证支持。而药物基因组学方法(即基于患者基因谱的个体化治疗)是否可以实现针对患者,尤其是曾发生非预期卵巢反应不良的患者,制订个体卵巢刺激方案,是值得期待的。

三、卵巢刺激前需评估的其他因素

多年来生殖医学临床医师在内分泌、超声及其他检验的辅助下,已经可以在卵巢刺激前对卵巢反应进行较好的评估。但是在制订卵巢刺激方案时,除外卵巢反应,还要考虑其他可能影响方案制订的重要因素,包括患者的适应证、既往史、可接受性及费用等。因此在卵巢刺激前需要全面了解与卵巢刺激相关的一些病史及检验结果等信息,并与患者充分沟通。这些相关信息可能与卵巢反应并不直接相关,但会直接影响医生及患者对促排卵用药种类、剂量、方案及疗程的决定。本章节仅介绍与卵巢刺激相关的部分情况,并未扩展至所有妊娠禁忌或风险的疾病(如严重的精神疾病等)及社会经济方面。

1. 月经史和生育史 特别是关于月经周期的长度和持续时间,月经周期的异常往往提示无排卵、多囊卵巢综合征或 POI 等情况,而这些情况预示不同的卵巢反应。对于准备生育二孩或三孩的女性,临床医生可考虑适当控制获卵数。

2. 高雌激素禁忌或相对禁忌的疾病(史) 乳腺肿瘤、血栓性疾病、子宫内膜异常增生、卵巢肿瘤、肝功能异常等。这些情况往往需要和相应的学科协作治疗,对于有血栓性疾病史或肝功能异常患者需要在相关指标得到一定控制,相对安全的情况下进行卵巢刺激。对于有乳腺肿瘤及子宫内膜异常增生病史的患者,卵巢刺激方案的选择一方面考虑为了降低促排卵期间雌激素水平,建议联合使用芳香化酶抑制剂如来曲唑进行促排卵,并注意控制 Gn 用量;对于子宫内膜癌前病变或原位癌除来曲唑外,也可采用孕激素降调节促排卵方案。另一方面注意肿瘤患者进行生育力保存时的时间紧迫,往往可采用顺势方案进行卵巢刺激(见第七章第三节),必要时采用 IVM 方案(见第七章第三节)、自然周期方案。

3. 子宫内膜异位症病史、卵巢手术史等 相关疾病一方面可能降低卵巢储备,另一方面可能增加了取卵手术的难度和并发症风险。子宫内膜异位症患者可考虑超长方案或长方案。

4. 与排卵功能障碍相关的内分泌性疾病　高催乳素血症、胰岛素抵抗、甲状腺功能异常、肾上腺皮质增生症等。在卵巢刺激前的评估中，如果患者患有上述内分泌疾病，建议患者在卵巢刺激前药物调整合理的水平，一方面可以改善卵巢刺激的效果，一方面可以增加患者持续妊娠的机会。

5. 既往的不良环境暴露及生活习惯　如长期不良职业暴露（辐射、化工、农药等）、吸烟、酗酒等，这些因素可能潜在的影响卵巢反应性及最终的治疗结局。一般建议患者停止接触不良环境，或者改正不良嗜好后一段时间再进行辅助生殖相关治疗。

6. 体外助孕的指征及男性伴侣相关情况　如PGT周期及穿刺取精/显微取精周期，可能需要适当增加获卵数；如各种原因进行生育力储备的周期，可能需要考虑促排卵时间安排，部分情况需要尽量降低血清雌激素水平的要求。

卵巢刺激前对卵巢反应的充分评估是优化助孕周期结果的关键节点，是个体化促排卵方案的基石。卵巢反应的评估主要包括生物学指标如年龄、ORT指标、BMI等，而且未来遗传学指标检测会成为有效的补充。卵巢反应的评估结果还有助于患者的咨询与知情同意，有助于患者对预期卵巢反应的充分认知，特别是可能的不良治疗结果，如取消周期、延长促排卵时间、增加的治疗负担和降低妊娠率等。除外对卵巢反应的评估，患者的助孕指征及其经济、心理及习惯同样与卵巢刺激方案的制订有重要的联系。

（高姗姗）

参考文献

1. HUBER M, HADZIOSMANOVIC N, BERGLUND L, et al. Using the ovarian sensitivity index to define poor, normal, and high response after controlled ovarian hyperstimulation in the long gonadotropin-releasing hormone-agonist protocol: suggestions for a new principle to solve an old problem. Fertil Steril, 2013, 100 (5): 1270-1276.

2. 李蓉, 杨蕊, 刘嘉茵. 卵巢低反应的再思考. 中华生殖与避孕杂志, 2019, 39 (9): 695-698.

3. ABOULGHAR M, RIZK B. Ovarian Stimulation. 2nd Edition. British: Cambridge University Press, 2022: 166.

4. FERRARETTI AP, LA MARCA A, FAUSER BC, et al. ESHRE consensus on the definition of "poor response" to ovarian stimulation for in vitro fertilization: the Bologna criteria. Hum Reprod, 2011, 26 (7): 1616-1624.

5. POSEIDON GROUP (PATIENT-ORIENTED STRATEGIES ENCOMPASSING INDIVIDUALIZED OOCYTE NUMBER); ALVIGGI C, ANDERSEN CY, et al. A new more detailed stratification of low responders to ovarian stimulation: from a poor ovarian response to a low prognosis concept. Fertil Steril, 2016, 105 (6): 1452-1453.

6. ESTEVES SC, ALVIGGI C, HUMAIDAN P, et al. The POSEIDON criteria and its measure of success through the eyes of clinicians and embryologists. Front Endocrinol (Lausanne), 2019, 10: 814

7. 中国 ART 治疗低预后人群诊疗专家意见编写组. 基于 Delphi 法的辅助生殖技术治疗低预后人群诊疗中国专家意见. 中华生殖与避孕杂志, 2020, 40 (5): 353-360.

8. 胡琳莉, 黄国宁, 孙海翔. 等. 辅助生殖技术临床关键指标质控专家共识. 生殖医学杂志, 2018, 29 (9): 828-835.

9. 乔杰, 马彩虹, 刘嘉茵, 等. 辅助生殖促排卵药物治疗专家共识. 生殖与避孕, 2015, 35 (4): 211-212.

10. SCHEINHARDT MO, LERMAN T, KÖNIG IR, et al. Performance of prognostic modelling of high and low ovarian response to ovarian stimulation for IVF. Hum Reprod, 2018, 33 (8): 1499-1505.

11. DE NEUBOURG D, BOGAERTS K, BLOCKEEL C, et al. How do cumulative live birth rates and cumulative multiple live birth rates over complete courses of assisted reproductive technology treatment per woman compare among registries？Hum Reprod, 2016, 31 (1): 93-99.

12. PRACTICE COMMITTEE OF THE AMERICAN SOCIETY FOR REPRODUCTIVE MEDICINE. Testing and interpreting measures of ovarian reserve: a committee opinion. Fertil Steril, 2015, 103 (3): e9-e17.

13. FINDLAY JK, HUTT KJ, HICKEY M, et al. What is the "ovarian reserve"？Fertil Steril, 2015, 103 (3): 628-630.

14. TAL R, SEIFER DB. Ovarian reserve testing: a user's guide. Am J Obstet Gynecol, 2017, 217 (2): 129-140.

15. CONFORTI A, TÜTTELMANN F, ALVIGGI C, et al. Effect of Genetic Variants of Gonadotropins and Their Receptors on Ovarian Stimulation Outcomes: A Delphi Consensus. Front Endocrinol (Lausanne), 2022, 12: 797365.

16. GENRO VK, GRYNBERG M, SCHEFFER JB, et al. Serum anti-Müllerian hormone levels are negatively related to Follicular Output RaTe (FORT) in normo-cycling women undergoing controlled ovarian hyperstimulation. Hum Reprod, 2011, 26 (3): 671-677.

17. ALVIGGI C, CONFORTI A, ESTEVES SC, et al. Understanding Ovarian Hypo-Response to Exogenous Gonadotropin in Ovarian Stimulation and Its New Proposed Marker-The Follicle-To-Oocyte (FOI) Index. Front Endocrinol (Lausanne), 2018, 9: 589.

18. HASSAN AMA, KOTB MMM, AWADALLAH AMA, et al. Follicular sensitivity index (FSI): a novel tool to predict clinical pregnancy rate in IVF/ICSI cycles. J Assist Reprod Genet, 2017, 34 (10): 1317-1324.

19. PELUSO C, OLIVEIRA R, LAPORTA GZ, et al. Are ovarian reserve tests reliable in predicting ovarian response ? Results from a prospective, cross-sectional, single-center analysis. Gynecol Endocrinol, 2021, 37 (4): 358-366.

7

第二节 卵巢刺激的预处理

预处理是指在正式进入辅助生殖技术的卵巢刺激之前,将患者机体调节到最佳状态,以改善刺激的效果和临床结局的一个步骤。卵巢刺激的理想结果,包括适量的外源性促性腺激素剂量及相应的主导卵泡数目,主导卵泡群的卵泡直径均匀一致且生长速度正常,没有或很低的并发症风险,能获得质量较好的成熟卵母细胞,患者无明显的不适和痛苦,医生较易控制卵巢刺激的时间和结果等。例如,对于月经不调的患者,通过激素的预处理控制卵巢刺激的启动时间;对于超重或肥胖的患者,先行减重后再进行卵巢刺激;对于有卵巢过度刺激风险的患者,预防性口服二甲双胍,还包括维生素的补充、心理疏导、抗氧化剂的服用等。除了卵巢刺激前的预处理,人工助孕周期还包括子宫内膜、免疫调节、盆腔环境等方面的预处理措施。

一、刺激周期的启动

(一)口服避孕药

在众多的卵巢预处理方案中,性激素类药物使用最多。最常用的药物之一就是口服短效避孕药(OC),如去氧孕烯炔雌醇、炔雌醇环丙孕酮、屈螺酮炔雌醇等,由低剂量雌激素和较大剂量孕激素构成。在辅助生育技术的卵巢刺激中,主要利用雌孕激素对中枢的负反馈作用,抑制异常升高的内源性LH或FSH,诱导子宫内膜的人工周期,控制诱导排卵和卵巢刺激的启动时间,改善卵泡发育的同步性。但是近期也有一些比较研究,提示(OC)的预处理导致较低的临床妊娠率。

1. OC 预处理的指征

(1)OC可以在卵巢刺激前,通过抑制排卵,预防卵泡囊肿或黄体囊肿的发生,特别是未破裂卵泡

黄素化综合征(LUF)。

(2)OC可以通过雌孕激素抑制中枢的作用,降低多囊卵巢综合征(PCOS)患者升高的LH和雄激素水平,但是对于目标为单卵泡的诱导排卵周期,目前并没有证据提示PCOS患者的OC预处理能改善促排卵的临床结局。

(3)对于月经周期紊乱和持续性无排卵的患者,使用OC一个周期,诱导的撤药性子宫出血,可控制周期启动的准确日期,甚至用短效避孕药调整周期,避开周末取卵,使卵巢刺激更加具有规划性,以便合理安排助孕规划。

(4)在卵巢刺激周期前使用OC,还可以避免意外妊娠,保证助孕计划的顺利进行。

2. OC 预处理的争议　目前一些临床研究表明,对月经稀发或PCOS患者的拮抗剂刺激方案,与孕激素和自然周期相比,并没有提高妊娠率,反而不利于妊娠结局。

2019年欧洲人类生殖和胚胎学学会(European Society of Human Reproduction and Embryology, ESHRE)控制性促排卵的指南中,不推荐OC预处理用于促性腺激素释放激素拮抗剂(GnRH-ant)方案前,认为其可能对子宫内膜容受性产生负面影响,从而降低妊娠率,因而使用OC的适应证及使用的时间需要医生根据具体情况、权衡利弊后定夺。

3. OC 预处理用法

(1)促排卵前1个月经周期第3~5天开始口服避孕药1片/d,共21天。

(2)对多囊卵巢综合征较高LH或雄激素者,需连续服用2~3个周期,继后拮抗剂方案刺激。

(3)若为高FSH血症,可以周期服用OC 7~14

天,等 FSH 降至 12U/L,再使用 Gn 促排卵。

（4）如为卵巢功能性囊肿者,服用 OC 2~3 个周期,若囊肿直径仍然 >3cm 并持续存在,建议腹腔镜检查。

（5）对子宫内膜增生症伴或不伴不典型增生患者,内膜转化治疗可作为预处理的一部分,OC 2#/d 共 3~4 个周期,停药前内膜病理确定转化效果良好,可直接行拮抗剂方案卵巢刺激。

（二）雌激素

对于黄体-卵泡过渡期卵泡提早被 FSH 波募集,或周期第 3 天 FSH 升高,卵泡直径差异较大,可应用雌二醇黄体期预处理,可纠正和改善早卵泡期窦卵泡的不均一性。适用于高龄、卵巢储备降低、月经周期缩短、周期第 3 天窦卵泡参差不齐、预计获卵泡数目减少的患者。

使用方法为于前一周期黄体中期（约为月经周期第 21 日）,口服天然雌二醇每天 4mg,直至下个月经第 2 日,月经第 3 日开始使用 Gn 促排卵。

临床应用显示黄体期应用雌激素预处理可显著增加优质胚胎数、成熟卵细胞数,但妊娠率和活产率似乎未明显升高,且拮抗剂方案前的雌激素预处理,Gn 刺激天数延长,总剂量增加,而获卵数、种植率及临床妊娠率则无明显改善。2019 年 ESHRE COS 指南亦不推荐拮抗剂前常规使用雌激素预处理。

（三）孕激素

孕激素是最常用的预处理激素之一。此类预处理对于月经稀发、继发闭经、周期紊乱或黄体期缩短的患者较为合适,可以控制周期启动的时间。一般无排卵周期在出血第 15~18 天,或有排卵周期排卵后,口服地屈孕酮 20mg/d,或微粒化黄体酮 200~400mg/d,共 10 天,撤药性出血后进入卵巢刺激周期;若是长方案,黄体期用孕激素第 6 天后同时叠加 GnRH-a 降调节。

二、改善代谢的预处理

（一）胰岛素受体增敏剂

1. 二甲双胍 二甲双胍是目前研究最广泛和深入的胰岛素增敏剂,其通过抑制肝糖输出,增加外周组织对葡萄糖的摄取发挥降糖、降低胰岛素的作用,同时降低体内雄激素水平,且安全性较高。肥胖的 PCOS 患者,尤其是伴有胰岛素抵抗、糖耐量异常的患者最为必要。二甲双胍还可协同增加氯米芬（CC）敏感性,联合应用后其促排卵成功率较单独应用 CC 增加 4~9 倍。

临床研究证据还发现,二甲双胍可以明显减轻卵巢过度刺激综合征的程度,特别是 PCOS 和卵巢高反应患者,可使 OHSS 风险降低 70%~80%。另外,研究还发现,二甲双胍预处理,可改善卵巢对促排卵药物的反应性,增加获卵率,同时对卵母细胞质量、子宫内膜容受性等均有益处。

二甲双胍的预处理,目前国内较为常用的剂量是 800~1 500mg/d 随餐服用。对于月经规律者,推荐黄体中期开始口服至妊娠;月经不规律者,推荐黄体酮撤退后月经第 1 天起口服至妊娠,也可以在促排卵前 3 个月长程预处理。

二甲双胍的使用剂量也和其受体的基因型有关,有研究对二甲双胍受体基因进行测定,可以个体化制定有效剂量,减少副作用。二甲双胍的副作用主要是胃肠道反应,包括恶心、头晕、腹泻等,可以渐进性服用使消化道耐受,达到可耐受的最大剂量。

2019 年 ESHRE COS 指南不推荐 PCOS 人群在拮抗剂方案前或期间常规添加二甲双胍,认为证据质量和结论差异大,但在临床中应用仍较广泛,尚需大样本数据论证。目前尚无证据表明早孕期服用二甲双胍会增加子代畸形的发病率。

2. 肌醇 肌醇作为一种胰岛素增敏剂和抗氧化剂,具有降糖、抗氧化等治疗作用,也可作为磷脂前体参与哺乳动物卵母细胞中重要的细胞内信号的产生、参与多精子的抑制、减数分裂的完成及随后的胚胎发育等过程,目前该类药物在辅助生殖领域的应用还处于探索阶段,临床各项研究表明肌醇类药物在提高卵子与精子质量、改善 PCOS 患者的卵母细胞质量、增加患者对促排卵药物的敏感性以及减少促排卵药物的使用剂量上具有很大潜在优势。

3. 司美格鲁肽 司美格鲁肽是一款新型长效胰高血糖素样肽 -1 受体激动剂，最初开发用于治疗 2 型糖尿病，2021 年 6 月美国食品药品监督管理局批准了司美格鲁肽注射液用于肥胖症的治疗，荟萃分析发现司美格鲁肽可以减轻肥胖 PCOS 患者体重、睾酮水平并改善排卵，联合二甲双胍治疗可增加自然妊娠率和体外受精妊娠率。除减轻体重外，司美格鲁肽还可以改善胰岛素抵抗、减少炎症、减少氧化应激，并调节脂质代谢等，但目前仍没有指南或者共识推荐其在非肥胖 PCOS 患者中应用。

（二）生活方式的调整

1. 体重 在自然妊娠过程中，低体重和超重均影响生殖能力。已经有大量的研究证明，与正常体重夫妇相比，超重夫妇的自然受孕时间延迟一年以上的概率为 1.4 倍。在 IVF 周期的研究表明，相比体重正常的女性，肥胖者虽然没有明显降低活产率，但明显增加外源性 Gn 的剂量和刺激的时间，理论上影响卵母细胞质量，降低子宫内膜的容受性，增加流产率。在接受赠卵的肥胖患者中，其临床结局也是受到影响的。受卵者随着体重指数的增加，胚胎植入率、妊娠率和活产率均显著下降，同时体重超标的孕妇患妊娠高血压、妊娠糖尿病的风险明显增加。

因此控制体重对超重和肥胖的不孕女性，在人工助孕促排卵前，是非常重要的预处理方案。

2. 减少吸烟、饮酒和药物依赖 ART 助孕成功除取决于医疗技术外，患者的不良行为习惯也与 ART 助孕结局甚至胎儿生长发育息息相关。促排卵前或促排卵过程中吸烟暴露明显增加了 Gn 用量、无可移植胚胎的周期取消率增加，同时吸烟也影响胎儿的生长、发育，造成人口质量的下降。流行病学研究发现酒精摄入对受精、胚胎质量和着床等结果的负面影响，每周饮酒量 >84g 女性的 IVF/ICSI 妊娠率较戒酒者明显下降，活产率降低；每周饮酒量 >84g 的男性饮酒也与 IVF/ICSI 的活产率呈负性相关。女性药物依赖，不仅损害了女性自身的身心健康，也给下一代带来不良影响。建议辅助生殖机构人员在开始卵巢刺激之前，应该充分采集病史了解不孕夫妇可改变的不良行为习惯，鼓励其进行生活习惯的纠正，包括戒烟、戒酒等。

3. 心理调整 研究表明，女性长期处于紧张焦虑和恐惧不安的心理状态，不仅会引起自主神经功能紊乱，还会影响性激素的分泌，造成生殖功能失调，对生育过程感到忧虑的妇女与不太忧虑的妇女相比，前者的获卵数和受精卵数分别比后者减少了 20% 和 19%。

接受卵巢刺激的女性，周期中多次注射、反复抽血检测、药物不良反应、长期请假离职、对助孕结果的担忧等紧张情绪，都可能形成较大的心理压力，影响患者促排卵的舒适度和安全感，可能对刺激结果造成负面的影响。因此，在有条件的生殖中心，预处理的内容应该包括充分的心理咨询，特别是对植入前遗传学检测、生育力保存、第三方供受者以及焦虑敏感性格的患者等，医院应提供良好的心理支持，有利于妊娠结局和诊疗体验。

三、维生素和叶酸补充

（一）维生素 D 族

维生素 D 水平与妊娠的关系，近些年来成为国外研究热点，相关研究很多，据统计，93% 的不孕妇女维生素 D 低。低维生素 D 水平容易导致体外受精失败，补充足够后可使体外受精的成功率提高 4 倍以上；孕期维生素 D 缺乏，还增加先兆子痫、妊娠糖尿病的发生危险；对于复发性流产，维生素 D 可减少蜕膜和母胎界面的炎症，作为免疫疗法可能有效；维生素 D 还可降低感染率和早产。人体维生素 D 有两个来源：一是体内自然生成，一般通过日晒和食物补充；二是外源性补充，建议口服 2 000~4 000U/d。

7

（二）复合维生素

其他的维生素对妊娠也有不同的影响：维生素 A 有助于人体细胞的增殖和生长，骨骼和牙齿也受其影响；维生素 B_2 在蛋白质、脂肪和碳水化合物的代谢中起重要作用；维生素 C 可以增加铁的吸收率；维生素 E 是生物膜的保护剂，可以提高微粒体上酶蛋白的合成与线粒体氧化磷酸化作用，还有研究发现，在女性促排卵过程中添加维生素 E 可以改善子宫内膜厚度。为了防止某些维生素的缺乏影响受孕，在临床一般建议备孕夫妇服用每日 1 片复合维生素制剂，以满足每日所需的适量维生素，并作为人工助孕促排卵前的常规预处理制剂。值得注意的是过量服用维生素片也会导致不孕概率大增。

（三）叶酸

叶酸是一种水溶性 B 族维生素，为人体细胞生长和繁殖所必需的成分，与维生素 B_{12} 一起共同促进红细胞的成长和成熟，是同型半胱氨酸（HCY）代谢过程中起重要生物学作用的辅酶。当体内叶酸缺乏时，可能导致 HCY 代谢过程出现障碍。孕期叶酸缺乏会干扰胎儿大脑和神经系统的正常发育，严重时会造成无脑儿和脊柱裂、唇腭裂等先天畸形，也可因胎盘发育不良而造成胎儿生长受限、早产和低出生体重等。

调查资料显示，中国膳食叶酸摄入量一般达不到推荐摄入量，由于营养结构的原因，内地人群体内叶酸普遍处于低水平状态。饮食缺乏和吸收不良是人体叶酸缺乏的最主要原因。一般建议孕前 3 个月每天服用 400μg 叶酸，对有胎儿神经管畸形史或流产史，同时伴有同型半胱氨酸升高的女性，建议每日服用 800~1 000μg 叶酸至孕 3 个月。中美合作项目组发表的一项关于叶酸应用效果的评估研究证实，从怀孕的第 1~3 个月，妇女每天补充 680μg 的叶酸当量，可以有效降低高危人群神经管缺陷的发生率。

叶酸过高同样可能导致胎儿发育异常，所以不能盲目补叶酸，建议孕期行叶酸的检测与监测指导治疗。

四、卵巢微环境

（一）抗氧化剂

卵巢功能减退可能与卵母细胞的氧化应激过度活跃有关，可引起线粒体功能障碍，卵母细胞凋亡加快，卵巢储备下降，卵巢反应性降低。抗氧化剂的补充，如辅酶 Q10、维生素 E、维生素 C、白藜芦醇、褪黑素等是临床常用的抗氧化剂，在动物实验和体外试验中，证明可以修复卵母细胞线粒体基因表达，辅酶 Q10 还被证明在试验中增强其他抗氧化剂，如维生素 E、抗坏血酸、硫辛酸等的抗氧化作用，提高卵母细胞质量。适用于卵巢储备减少、胚胎质量低下的患者，常规使用剂量维生素 C<1 000mg/d，维生素 E 200~300mg/d，辅酶 Q10 300~500mg/d，在刺激周期前 2~3 个月服用至取卵日。文献报道一般可以服用 6~9 个月。

（二）弱雄激素

雄激素在窦前卵泡和小窦卵泡的募集中发挥重要的调节作用。窦卵泡体外试验证明，低剂量雄激素预处理能增加颗粒细胞 FSH 受体的表达，提高卵泡对 FSH 的敏感性，增加芳香化酶活性。在卵泡生长后，卵泡环境由雄激素的优势环境逐渐转为雌激素的优势环境，利于卵泡的成熟发育。理论上，对卵巢储备低下的女性，添加弱雄激素预处理，可以增加小卵泡的募集。目前临床常用的雄激素为 DHEA。

1. **脱氢表雄酮（DHEA）** 是一种内源性类固醇激素，由卵巢卵泡膜细胞分泌，以硫酸酯（DHEA-S）的形式进入血液循环中，具有弱雄激素作用，是参与卵泡激素合成必不可少的前体物质。试验发现 DHEA 可提高血清胰岛素样生长因子（IGF-1）水平，提高卵巢对外源性 Gn 的反应，增加卵泡募集和获卵率。预处理剂量多为每日 75~100mg，从促排卵前 6~12 周不等开始口服，并持续至整个周期至取卵日。

2015 年发表的中华医学会生殖医学分会专家编写的《辅助生殖促排卵药物治疗专家共识》推荐

DHEA 主要用于卵巢反应不良（POR）、卵巢储备功能减退（DOR）和卵巢功能不全/衰竭（POI/POF）患者。但是否增加临床妊娠率及活产率尚待大样本的随机对照试验研究。

2. 芳香化酶抑制剂（来曲唑）　因为抑制芳香化酶的活性，减少雄烯二酮向雌激素的转化，降低雌激素的合成，临床上用于乳腺癌的抗雌激素治疗和诱导排卵。因其芳香化酶活性的阻断，而使前体物质雄烯二酮的堆积，形成弱雄激素的卵巢环境。但是来曲唑在临床上极少单纯作为弱雄激素预处理使用，剂量一般为 2.5~5.0mg/d 口服。

（三）生长激素

生长激素是垂体前叶分泌的肽类激素，可提高细胞的能量代谢和增殖能力，促使卵泡细胞 FSH、LH 受体表达，改善卵泡颗粒细胞的老化状态；在小鼠模型上 GH 可改善卵母细胞的线粒体功能，在人类研究中得到证实，有效提高人体卵母细胞质量，并对子宫内膜亦有改善作用。

目前用于卵巢刺激预处理的基因重组生长激素的治疗剂量和时机尚未统一，目前推荐 2~3U/d 小剂量长期注射，在 Gn 启动前 4~6 周甚至更长时间前开始，至取卵日。多用于高龄、卵巢储备低下、卵母细胞质量差的患者的卵巢刺激的预处理，但对正常人群的作用则未得到证实。

因为生长激素对细胞增殖的刺激原理，对糖尿病、肿瘤、子宫内膜异位症、子宫肌瘤患者的卵巢刺激预处理，尚持保守态度，为相对禁忌。

2019 年欧洲人类生殖与胚胎学学会 COS 指南并不推荐 POR 患者在促排卵前或期间辅助 GH 预处理。现有的研究及共识尚未纳入生长激素长程预处理相关的研究，远期仍需要更多的证据指导其应用，特别是非 POR 低预后的患者，如反复助孕失败，胚胎评分低下者的临床应用尚存在争议。由于生长激素给药方案非常不统一，研究证据的质量等级差异较大，以及缺乏大样本人群的安全性数据，目前卵巢刺激的预处理一般为经验性用药。

五、生殖内分泌调整

排卵功能障碍相关的一些生殖内分泌疾病，包括甲状腺疾病、高催乳素血症、中枢性闭经（IHH）、先天性肾上腺皮质增生症（CAH）等，在卵巢刺激之前，需要进行治疗和调整，作为预处理的重要部分。

（一）甲状腺疾病

1. 甲状腺功能亢进　甲亢在得到确诊并需要严格控制病情后，才能进行辅助生殖的卵巢刺激，在妊娠后还要严密监测，防止甲状腺危象。抗甲状腺制剂包括甲巯咪唑、丙基硫氧嘧啶，严重者还用 β 受体阻滞剂、放射性核素等治疗。抗甲状腺制剂可能通过胎盘对胎儿的甲状腺产生拮抗，因此需要在内分泌科医生的指导下，控制甲亢的药物维持剂量达到安全水平才能进行人工助孕的卵巢刺激。亚临床甲亢亦是如此。

2. 甲状腺功能减退　甲减对胎儿的发育和生长是非常不利的，可以补充甲状腺素制剂替代和补充治疗及预处理，使促甲状腺素（TSH）水平达到正常（约 2.5mU/L），游离 T_3（FT_3）、游离 T_4（FT_4）水平正常，在卵巢刺激以前调整好口服剂量，维持至分娩以后。常用的药物有甲状腺素 20~40mg/d、左甲状腺素钠片（优甲乐）25~50mg/d、雷替斯 25~50μg/d 口服。亚临床甲减也同样，一般服用剂量会低一些。

3. 自身免疫性甲状腺疾病　常见的有桥本甲状腺炎和自身免疫性甲状腺病，两者的区别在于前者的甲状腺抗体升高伴 TSH 水平升高，有的患者游离 T_3（FT_3）、游离 T_4（FT_4）降低，而后者仅有甲状腺抗体升高，TSH 正常。桥本甲状腺炎的预处理方法同甲减和亚甲减；自身免疫性甲状腺病的甲状腺素补充存在争议，近期研究证明，甲状腺素服用和不服用预处理，两组的临床妊娠结局无差异。

（二）高催乳素血症

高催乳素血症对卵泡发育、成熟和黄体功能都有不利影响，因此在不孕患者是需要常规治疗的，多巴胺受体激动剂溴隐亭是非常有效的治疗药物。一般为 1.25~2.5mg/d 起始，根据血清催乳素（PRL）的适当水平，调整溴隐亭的剂量，作为人工助孕促排卵的预处理药物，服用至妊娠停药，中间切忌停药，以防 PRL 反跳升高。

注意溴隐亭的服用指征，如果血清 PRL 单次升高，需要重新复查确定，排除药物、身体不适、刺激性饮食、乳房和乳头的刺激和挤压的干扰。如果 PRL 水平反复升高明显（PRL>1 000mU/L），必要时需行增强头颅 MRI，排除垂体腺瘤的存在。

（三）先天性肾上腺皮质增生症（CAH）

CAH 是一种常染色体隐性遗传病，最常见的类型为 21-羟化酶基因杂合变异，出现持续性无排卵和高雄激素血症。诱导排卵的预处理一般可根据硫酸脱氢表雄酮（DHEA-S）的水平，口服糖皮质激素，通常为醋酸泼尼松 5~10mg/d，直至分娩后可改服地塞米松（可通过胎盘屏障）。

六、自身免疫疾病和易栓症的预处理

对疑似和诊断自身免疫性疾病的患者，经免疫专科医生的诊疗和咨询，在辅助生殖技术卵巢刺激之前的预处理，存在较大的争议。根据 2021 年《复发性流产合并血栓前状态诊治中国专家共识》，对于这类人群推荐了筛查和诊疗意见，但提出证据等级不高。

结合卵巢刺激前预处理的需要，建议：①针对血栓前状态（PTS）的患者，首选的治疗和预处理为低分子量肝素和低剂量阿司匹林（75~100mg/d 口服）；②针对高风险抗磷脂抗体谱（aPLs）携带者，可单用低剂量阿司匹林；③针对常规治疗失败的产科抗磷脂综合征（obstetric antiphospholipid syndrome，OAPS）患者，可常规口服低剂量阿司匹林和羟氯喹（200~400mg/d）预处理；④针对诊断"非标准的"抗磷脂综合征（antiphospholipid syndrome，APS）和无血栓事件的患者，全面评估后可单选低剂量阿司匹林预处理，或胚胎移植时联合低分子量肝素治疗；⑤对于一过性 aPLs 抗体阳

性，而无血栓风险和反复妊娠丢失史的患者，不建议常规药物的预处理。

七、盆腔和子宫内膜的预处理

对卵巢刺激前的预处理，因为有体外受精周期胚胎移植的计划，广义上也包括了子宫内膜容受性相关的预处理内容。无论是刺激周期还是复苏周期的胚胎移植，理论上预处理应尽量接近胚胎移植时间。

（一）宫腔镜

对疑似宫腔病变，包括子宫内膜增生症、内膜息肉、黏膜下肌瘤、宫腔粘连、有复发性流产史的子宫畸形、反复种植失败等，应该在制订卵巢刺激方案时，纳入宫腔镜检查的预处理计划，对有胚胎移植的周期，进行子宫内膜腔的准备。

（二）腹腔镜

对疑似盆腹腔病变，符合手术指征的患者，在实施辅助生殖技术前，也应将腹腔镜的诊断和处理纳入预处理计划，包括积攒胚胎患者的手术时机安排。

对疑似盆腔子宫内膜异位症、可能影响胚胎种植的子宫肌瘤和子宫腺肌病、卵巢肿瘤或异位囊肿、输卵管积水等，可进行腹腔镜的诊断和治疗，也可联合宫腔镜同时进行。

（三）子宫内膜容受性

1. **子宫内膜炎** 宫腔镜诊断、包括病理学和免疫组织化学检查依据或高度疑似子宫内膜炎和息肉的患者，在辅助生殖技术的预处理中，给予口服抗生素治疗，通常为多西环素 0.2mg/d，共 14 天，继后可常规用乳酸杆菌胶囊阴道用药，建立乳酸杆菌优势的内膜环境。

2. **子宫内膜增生** 对伴或不伴非典型增生的子宫内膜增生症，拟行人工助孕的患者，可口服短效避孕药（1~2#/d）或黄体酮（甲羟孕酮 10mg/d 或地屈孕酮 20~30mg/d 或微粒化黄体酮 400~600mg/d）3~4 个周期预处理，复查内膜病理学检测阴性，可尽快实施辅助生殖技术。如果伴有不典型增生，

也可加用左炔诺孕酮宫内节育系统(曼月乐)宫内节育器,必要时戴节育器行高孕激素卵巢刺激(PPOS 方案)积攒胚胎,继后择期行复苏周期胚胎移植。

卵巢刺激方案前的预处理是一个综合性的临床评估和治疗,为人工助孕尽量创造一个优良的成功条件。要求方案制订者对医学临床有全面的知识和经验,对患者的个体情况有深入和周到的了解,对每一种预处理的药物、方案和手术有很好的把控能力。良好的预处理是人工助孕方案获得预期结局的重要保障。

(蒋春艳　高　彦)

参考文献

1. FARQUHAR C, ROMBAUTS L, KREMER, JA, et al. Oral contraceptive pill, progestogen or oestrogen pretreatment for ovarian stimulation protocols for women undergoing assisted reproductive techniques. Cochrane Database Syst Rev, 2017, 5 (5): CD006109.

2. OVARIAN STIMULATION TEGGO, BOSCH E, BROER S. et al. ESHRE guideline: ovarian stimulation for IVF/ICSI†. Hum Reprod Open, 2020, 2020 (2): hoaa009.

3. 王丽媛, 甄秀梅, 王丽娜, 等. 卵巢储备功能减退患者辅助生殖技术前预处理的研究进展. 生殖医学杂志, 2022, 31 (11): 1601-1606.

4. RUSSO M, FORTE G, OLIVA M, et al. Melatonin and Myo-Inositol: Supporting Reproduction from the Oocyte to Birth. Int J Mol Sci, 2021, 22 (16): 8433.

5. 梁守婧, 田沛哲, 张翠莲, 等. 肌醇类药物应用对助孕技术结局的影响. 中国计划生育和妇产科, 2021, 13 (9): 45-49.

6. ABDALLA MA, DESHMUKH H, ATKIN S, et al. The potential role of incretin-based therapies for polycystic ovary syndrome: a narrative review of the current evidence. Ther Adv Endocrinol Metab, 2021, 12: 2042018821989238.

7. SALAMUN V, JENSTERLE M, JANEZ A, et al. Liraglutide increases IVF pregnancy rates in obese PCOS women with poor response to first-line reproductive treatments: a pilot randomized study. Eur J Endocrinol, 2018, 179 (1): 1-11.

8. LIU X, SHI S, SUN J, et al. The influence of male and female overweight/obesity on IVF outcomes: a cohort study based on registration in Western China. Reprod Health, 2023, 20 (1): 3.

9. ROCKHILL K, TONG VT, BOULET SL, et al. Smoking and Clinical Outcomes of Assisted Reproductive Technologies. J Womens Health (Larchmt), 2019, 28 (3): 314-322.

10. MÍNGUEZ-ALARCÓN L, CHAVARRO JE, GASKINS AJ. Caffeine, alcohol, smoking, and reproductive outcomes among couples undergoing assisted reproductive technology treatments. Fertil Steril, 2018, 110 (4): 587-592.

11. RAO W, LI Y, LI N, et al. The association between caffeine and alcohol consumption and IVF/ICSI outcomes: A systematic review and dose-response meta-analysis. Acta Obstet Gynecol Scand, 2022, 101 (12): 1351-1363.

12. MALEKI-SAGHOONI N, AMIRIAN M, SADEGHI R, et al. Effectiveness of infertility counseling on pregnancy rate in infertile patients undergoing assisted reproductive technologies: A systematic review and meta-analysis. Int J Reprod Biomed, 2017, 15 (7): 391-402.

13. SKORACKA K, RATAJCZAK AE, RYCHTER AM, et al. Female Fertility and the Nutritional Approach: The Most Essential Aspects. Adv Nutr, 2021, 12 (6): 2372-2386.

14. MICHELS KA, WACTAWSKI-WENDE J, MILLS JL. et al. Folate, homocysteine and the ovarian cycle among healthy regularly menstruating women. Hum Reprod, 2017, 32 (8): 1743-1750.

15. 帅领, 刁瑞英, 吴莎, 等. 早发性卵巢功能不全患者辅助生殖药物预处理新进展. 国际生殖健康/计划生育杂志, 2021, 40 (1): 53-59.

16. 国家妇幼健康研究会生殖免疫学专业委员会专家共识编写组. 复发性流产合并血栓前状态诊治中国专家共识. 中华生殖与避孕杂志, 2021, 41 (10): 861-875.

7

第三节　卵巢刺激方案的选择

卵巢刺激方案作为体外受精（ART）过程中的关键步骤,在辅助生殖助孕过程中发挥着核心而重要的作用。目标是获得适量的、高质量的、能产生至少一个健康活产的卵母细胞。在 IVF 及衍生技术的病例讨论中,卵巢刺激方案的内容占据了最大的部分。很多患者和医生,都相信有一个最好的促排卵方案,选对了方案就可获得成功,一旦没有成功,首先怀疑的是卵巢刺激方案没有选对。这个观点也对,但也是偏颇的。

一、卵巢刺激方案选择指标

一个切实有效的诱导排卵方案主要体现在三个方面:

1. 有效性　主要评估指标包括每起始周期的累积活产率（CLBR）或每移植周期的活产率（LBR）;其次还应兼顾每起始周期的持续妊娠率、临床妊娠率及每个取卵周期的获卵数、M Ⅱ成熟卵母细胞数等方面。

2. 安全性　安全性的指标包括不同程度的卵巢过度刺激综合征（OHSS）、周期取消、出血、感染、卵巢扭转发生率、围产期并发症、对母婴健康的长期影响以及其他相关的不良事件。

3. 适合性　患者的体验,包括治疗的依从性、脱失率、卫生经济学、生活质量（quality of life,QoL）和患者体验感等多个方面。

二、卵巢刺激方案的种类

按方案种类,目前临床最常用的主流方案包括:① GnRH 激动剂（GnRH-a）长方案;② GnRH 拮抗剂（GnRH-A）方案;③温和刺激方案（mild stimulation）;④微刺激／自然周期方案（minimal stimulation/nature cycle）;⑤高孕激素方案（PPOS）。

对不同方案的选择原则是在标准化基础上的个体化策略,不同方案的制订需要根据患者的年龄、病因、助孕方式、卵巢反应性评估、并发症的风险、胚胎移植策略等方面进行综合考虑,没有"最好"的方案,只有"合适"的方案。

三、卵巢刺激方案选择的影响因素

1. 年龄　既往研究显示,超过 40 岁女性每 IVF/ICSI 周期活产率约为 12.2%,超过 42 岁仅为 4.2%;<35 岁女性每取卵周期的累积活产率超过 60%,而超过 43 岁女性每取卵周期的累积活产率仅 7%;可见随着年龄增加,生育力显著下降,是影响活产率的主要危险因素。

在方案选择的年龄依据中通常把年龄分为几个层群:<35 岁;≥35 岁 <40 岁;≥40 岁 <45 岁;≥45 岁。通常 ≥45 岁的女性,被认为是生育的终结年龄,成功率 <1.0%,不再鼓励使用自体的卵母细胞助孕。

（1）<35 岁:可以选择任何卵巢刺激方案。对于其中年轻高反应女性,推荐选择拮抗剂方案。

（2）≥35 岁 <40 岁:可以选择任何卵巢刺激方案。对卵巢正常或偏低储备女性,因 OHSS 的发生风险低,为获得更好的鲜胚移植成功率,倾向于选择长方案。

（3）≥40 岁 <45 岁:属于高龄、卵巢储备功能减退（DOR）的人群,卵母细胞质量和数量都显著低下,活产率降低,流产率增高。目前的临床研究结果认为:①拮抗剂方案比较激动剂长方案,不降低成功率,且 Gn 用量减少,便于重复周期应用;②微刺激／自然周期方案适用于卵巢储备严重低

下或多次 IVF 失败的患者;③短方案(点火效应)也适合这个人群。

(4)≥45 岁:不建议进行自体卵母细胞的辅助生殖技术助孕,妊娠率近似为零。可考虑供卵的人工助孕方法。

2. 不孕因素

(1)多囊卵巢综合征(PCOS):可以采用任何促排卵方案。基于降低 OHSS 的考虑,首选 GnRH 拮抗剂方案;对于顽固性(难治性)PCOS 患者,可行 CC 全程联合拮抗剂方案。

(2)子宫内膜异位症:为抑制盆腔异位内膜和卵巢内异囊肿造成的子宫内炎性环境,通常首选 GnRH-a 早卵泡期长方案,或超长方案,降调时间一般为 1~3 个月。但该方案循证医学研究的质量并不高。

(3)低促性腺激素低性腺激素(HH):因下丘脑或垂体功能异常,例如 Kallmann 综合征患者,其 FSH、LH 水平低下,通常不需要抑制内源性 LH 峰,但对功能性下丘脑性闭经(FHA)女性,因存在下丘脑功能复活的可能,首选拮抗剂方案。

(4)遗传性疾病:拟行 PGT 助孕的患者,一般首选 GnRH-a 长方案,以期卵泡均一性生长,尽可能争取偏多的获卵数(15~20 枚),特别是接受 PGT-SR 的患者。

(5)男方梗阻性无精症:因患者行睾丸或附睾采集精子创伤较大,且精子少而珍贵,为尽可能节约精子,避免反复穿刺,推荐首选长方案刺激,尽量使主导卵泡群直径均一化,获得充足的获卵数。

(6)肿瘤生育力保存:诱导排卵方案应遵循随时启动、方便快捷、安全有效的原则,缩短患者治疗时限,推荐以拮抗剂方案为首选的刺激方案。对依赖雌激素生长的肿瘤,建议来曲唑联合 Gns 的拮抗剂方案;对不依赖雌激素生长的肿瘤,建议拮抗剂方案或 PPOS 方案;需尽快进行肿瘤治疗的患者,可选择小剂量 Gns 刺激 3~5 天联合未成熟卵体外成熟(IVM)方案。

(7)输卵管因素、男性少弱精子症、不明原因不孕的患者:可根据其他指标选择刺激方案。本中心的资料显示,对不明原因不孕患者,采用早卵泡期长方案,活产率显著高于拮抗剂方案。

3. 按患者的卵巢反应

(1)对于卵巢正常反应的患者:即在常规 Gn 的刺激剂量(≥150U/d),有 ≥3 枚主导卵泡生长,或获卵 ≥3 枚卵母细胞的患者,原则上可以采用以上任何方案进行卵巢刺激。此外,根据患者的年龄、助孕方式、内膜条件、OHSS 风险、既往促排卵史等因素,选择卵巢刺激方案。为了在有限的时间内最大限度地利用卵巢储备,提高一次取卵周期获胚率,方案以"高效、快捷、患者依从性好"的拮抗剂方案为主要刺激策略。

2020 年欧洲人类生殖与胚胎学学会指南推荐:①具备鲜胚移植条件的患者:研究显示激动剂长方案单周期活产率显著高于拮抗剂方案,尤其早卵泡长方案显著提高患者鲜胚移植活产率,因此推荐激动剂长方案为主;②不具备鲜胚移植条件女性:更多考虑患者的依从性、脱失率、卫生经济学、生活质量(QoL)和患者体验感及 OHSS 风险,选择拮抗剂或 PPOS 方案诱导排卵。

(2)卵巢低反应患者:即在常规 Gn 的刺激剂量(≥150U/d),有 <3 枚主导卵泡生长,或获卵 <3 枚卵母细胞的患者。低反应人群是目前诱导排卵方案的讨论热点,2018 年美国生殖医学会发布的生殖医学实践指南提出:有充分证据表明低反应患者采用低剂量温和刺激(Gn150U/d)与常规刺激(Gn300U/d)方案,两组临床妊娠率无显著性差异;2022 年一项荟萃分析包括 14 项低反应人群的 RCT 研究显示,温和方案(Gn ≤150U)和常规刺激方案的活产率、累积活产率未见差异。采用 CC 或 LE 联合低剂量 Gn(≤150U/d)温和 / 微刺激方案与常规 Gn 剂量刺激方案相比,临床妊娠率没有显著差异,而温和刺激方案性价比更高。

博洛尼亚和波塞冬标准,对这类患者做出了统一的定义和分型。原则上可以采用以上任何方案进行卵巢刺激,通常根据患者的个体条件,加大 Gn 的启动剂量,以尽可能获得足够获卵数为目的,获卵数和活产率成正比关系。根据波塞冬标准的分型,目前推荐:①波塞冬1组或3组(年龄<35岁):期待最大化提高患者单周期活产率和一次取卵周期的累积活产率,推荐激动剂长方案;然而需注意平衡好1组患者的OHSS风险。②波塞冬2组与4组:研究显示,常规拮抗剂方案与激动剂长方案在鲜胚周期活产率、累积活产率效率相当,因此推荐可作为常规刺激方案的2种主要方案,并建议Gn启动量为150~300U/d,Gn启动日添加黄体生成素(LH)。

大量的临床研究提示,卵巢储备严重低下、对大剂量Gn反应不良、反复刺激不能达到预期获卵的患者,由于大剂量Gn的刺激,卵巢内氧化应激反应失衡,过多氧自由基生成,造成对线粒体能量机制的破坏,原则上应尽量避免持续多个周期大剂量的卵巢刺激。动物实验证明,在4~5个大剂量Gn的刺激周期以后,卵巢的微环境和超微结构遭到很大破坏,卵母细胞的质量也更加低下。2007年以来提出的温和/微刺激的理念,得到了广泛的关注和实践。

目前对卵巢低反应患者的刺激方案选择,有以下几点共识得到了一定的证据论证:

1)对卵巢低反应患者,激动剂方案和拮抗剂方案的临床结局无显著性差异。

2)对严重卵巢储备低下的患者,采用微刺激/自然周期方案,可获得和拮抗剂及激动剂方案一致的临床结局,且成本较低,患者依从性高,可以作为DOR患者的主要刺激方案。

3)对于卵巢储备低下,AMH≥1.0ng/ml者,可采用大剂量Gn的刺激方案1~2个周期,如果不能达到预期的获卵数和妊娠成功,建议改成微刺激/自然周期方案。

4)对卵巢储备低下和低反应患者,加大Gn剂量超过300U/d,并不能再增加妊娠率和活产率。

5)黄体期双重刺激(DuoStim)方案,整倍体囊胚率以及囊胚发育速率、发育质量均与常规刺激没有差别。

(3)卵巢高反应患者:原则上任何上述的卵巢刺激方案都可以采用。卵巢高反应患者刺激方案选择的主要考虑因素是并发症,卵巢过度刺激综合征(OHSS)决定因素其实是Gn的剂量与hCG扳机剂量。但是临床多个高质量的研究证明,GnRH拮抗剂方案,因其启动时卵泡直径的不均一性,可明显降低OHSS的发生。因此在国际国内的各个指南中,明确推荐对于卵巢高反应患者,首选拮抗剂方案促排卵,并辅助GnRH-a扳机。

4. 患者的子宫内膜条件

(1)目前对子宫内膜粘连、子宫内膜炎、子宫息肉术后、瘢痕子宫、子宫腺肌病等子宫内膜病变的患者,一些临床研究证明,长方案和超长方案的鲜胚移植可能增加胚胎种植率,具体的机制尚不十分清楚,可能与GnRH-a对细胞因子和炎性反应的有效抑制有关。

(2)对子宫内膜增生症伴或不伴不典型增生且有生育要求的女性,内膜需要一直在大剂量孕激素的控制之下,每3~6个月进行内膜的病理学监测,待内膜转化后,常常采用体外受精技术及时助孕。根据卵巢储备和反应,首选长方案进行卵巢刺激,对伴随PCOS的女性,适当降低Gn刺激剂量,预防OHSS;或也可应用拮抗剂方案并全胚冷冻,择期复苏冻胚移植。对于放置左炔诺孕酮宫内节育系统宫内节育器治疗子宫腺肌病的女性,可根据高孕激素的刺激原理,采用PPOS方案积攒胚胎,等内膜转化成功,取出节育器后尽快进行内膜准备和复苏冻胚移植,以缩短胚胎准备的时间,争取尽早妊娠。

(3)对于严重卵巢低反应患者,根据患者的卵泡波规律,可采用"双刺激"的刺激方案(DuoStim),争取最大机会获卵,行胚胎冷冻,择期复苏冻胚移植;或可采用"顺势"取卵的策略,冷冻胚胎择期移植。在2018年一项双刺激方案的研究显示,65.5%人群获得1枚整倍体胚胎,达到20.7%的持续妊娠率。但双刺激方案还需更多的循证数据验证其在高龄DOR患者的有效性(见第

（4）对采用 IVM 方案的女性，卵母细胞体外成熟并体外受精的过程，和子宫内膜发育完全不同步，一般均采用冷冻胚胎、择期复苏移植的策略。

5. 并发症风险　降低 OHSS 风险，一直是卵巢刺激方案面临的挑战。制订刺激方案前，必须充分评估和识别 OHSS 高风险人群，包括既往有 OHSS 史者、对卵巢刺激的敏感倾向、PCOS 患者、卵巢多囊样改变、年轻或瘦小的女性等。

对于预期高反应患者，一项拮抗剂方案联合 GnRH 激动剂扳机和全胚冷冻患者的回顾性研究，通过分析 Kaplan-Meier 生存曲线结果显示：该方案有效降低 OHSS 发生率，且如果 6 枚胚胎移植，其累积活产率可达 76.6%（95% 置信区间：69.1~84.1）；无论高反应或正常反应人群，拮抗剂方案均显著降低 OHSS 风险，是预期 OHSS 风险人群的首选方案。

6. 综合评估　此外，还需参考患者时间安排、经济状况、既往是否存在卵巢或盆腔手术史、既往卵巢反应性、体重、配偶的因素、患者夫妇的认知程度等多方面综合评估，选择相应的诱导排卵方案，达到高的有效性、安全性和依从性，低的风险性的卵巢刺激目标。

四、拮抗剂方案与激动剂长方案的比较

（一）孕期并发症及子代安全性

目前研究显示两种方案的子代出生缺陷率未见显著差异。一项来自拮抗剂和激动剂长方案的 RCT 后续研究发现，两组鲜胚移植后的出生孕周、新生儿体重、早产等未见差异；而来自 2022 年一篇回顾性研究，分析 2 505 对首次接受体外受精夫妇的孕期及子代情况，通过匹配性检验校正基线偏倚后，拮抗剂共 471 个鲜胚移植周期共包括 166 例单胎妊娠，激动剂共 588 个鲜胚移植周期共包括 187 例单胎妊娠，两组活产率为 44.6% vs. 48.8%、母亲并发症、早产（9.0% vs. 6.4%）及低体重出生儿

（17.5% vs. 24.1%）未见差异；拮抗剂方案显著降低 OHSS 发生率（2.9% vs. 6.0%，$P = 0.002$）。

（二）有效性

拮抗剂方案鲜胚移植成功率一直是临床关注的热点问题，2014 年一项纳入 23 个 RCT 研究针对预期卵巢正常反应人群荟萃分析，提示拮抗剂方案与激动剂方案鲜胚移植活产率无显著差异；然而在降低 OHSS 风险方面，拮抗剂方案显著优于激动剂方案患者。2018 年另一项回顾性分析纳入 1 233 名 DOR 患者（AMH<1.1ng/ml），结果显示波塞冬 3 组（年龄<35 岁）患者，拮抗剂方案较激动剂方案新鲜周期活产率、着床率显著下降，而波塞冬 4 组（年龄>35 岁）拮抗剂方案与激动剂方案两组的新鲜周期活产率、着床率相当。2021 年一项针对正常人群的回顾性研究显示，比较激动剂黄体中期长方案，拮抗剂方案的鲜胚种植率、活产率显著低于激动剂长方案，然而两种方案的冻胚移植周期在活产率、种植率未见明显差异。荟萃分析也发现较早卵泡长方案，拮抗剂方案的鲜胚移植种植率、活产率呈现显著下降趋势。

尽管现有的一些国内外证据认为拮抗剂方案已可达到与传统激动剂长方案相当的活产率，然而大量研究观察到，拮抗剂方案新鲜胚胎移植的妊娠率仍然低于激动剂长方案，是否影响黄体功能，或子宫内膜容受性，目前存在争议。

如果以累积活产率为主要观察终点，2017 年一篇荟萃分析结果提示，每患者采用拮抗剂方案的持续妊娠率 / 活产率低于激动剂长方案（RR 0.89；95% 置信区间：0.82~0.96）；分层分析发现，PCOS 女性或 POR 女性，拮抗剂方案不影响患者的持续妊娠率 / 活产率，且有效控制 OHSS 发生，因此这两类人群可优选拮抗剂方案。

同年，来自丹麦的一项大型 Ⅳ 期、开放标签、随机分为拮抗剂与激动剂长方案的临床研究，共纳入 1 050 名平均年龄 32 岁、BMI ≈ 24kg/m² 、首次接受 ART 助孕的正常反应人群，随机分组后随访 2 年的活产率，结果显示使用 GnRH 拮抗剂（34.1%）

7

和 GnRH 激动剂(31.2%)后的累积活产率相当，拮抗剂平均获得活产的时间为 11 个月，激动剂为 11.5 个月。另一项来自国内的比较拮抗剂和激动剂方案累积活产率的大样本研究结果显示，在低卵巢储备(AFC ≤ 7 枚)患者(OR 0.62；95% 置信区间：0.41~0.94)，尤其年龄<30 岁女性，拮抗剂方案累积活产率显著低于激动剂长方案；而在卵巢高储备(AFC>24 枚)患者(OR 1.43；95% 置信区间：0.96~2.12)，尤其年龄<30 岁女性或 PCOS 女性，拮抗剂方案累积活产率显著高于激动剂长方案；对于年龄>40 岁女性，无论储备卵泡多少，两种方案的累积活产率未见差异。

2021 年一项来自真实世界研究显示，在次优反应人群(获卵 4~9 枚)，拮抗剂方案累积活产率显著低于激动剂长方案。因此，基于累积活产率，对于年轻低储备或次优反应人群患者，较激动剂长方案，拮抗剂方案临床获益不显著，推荐优选激动剂长方案。

（马　翔）

参考文献

1. VAIARELLI A, CIMADOMO D, UBALDI N, et al. What is new in the management of poor ovarian response in IVF？ Curr Opin Obstet Gynecol, 2018, 30 (3): 155-162.

2. LAMBALK CB, BANGA FR, HUIRNE JA, et al. GnRH antagonist versus long agonist protocols in IVF: a systematic review and meta-analysis accounting for patient type. Hum Reprod Update, 2017, 23 (5): 560-579.

3. 中华医学会妇产科学分会内分泌学组及指南专家组. 多囊卵巢综合征中国诊疗指南. 中华妇产科杂志, 2018, 53 (1): 2-6.

4. 中国医师协会妇产科医师分会子宫内膜异位症专业委员会, 中华医学会妇产科学分会子宫内膜异位症协作组. 子宫内膜异位症长期管理中国专家共识. 中华妇产科杂志, 2018, 53 (12): 836-841.

5. 中国医师协会妇产科医师分会, 中华医学会妇产科学分会子宫内膜异位症协作组. 子宫内膜异位症诊治指南(第三版). 中华妇产科杂志, 2021, 56 (12): 812-824.

6. BECKER CM, BOKOR A, HEIKINHEIMO O, et al. ESHRE Endometriosis Guideline Group. ESHRE guideline: endometriosis. Hum Reprod Open, 2022, 2022 (2): hoac009.

7. 钱易, 张园, 马翔, 等. 比较早卵泡期长效长方案和拮抗剂方案在不明原因不孕人群中的应用. 中华生殖与避孕杂志, 2021, 41 (11): 957-965.

8. HUANG MC, TZENG SL, LEE CI, et al. GnRH agonist long protocol versus GnRH antagonist protocol for various aged patients with diminished ovarian reserve: A retrospective study. PLoS One, 2018, 13 (11): e0207081.

9. 卵巢储备功能减退临床诊治专家共识专家组, 中华预防医学会生育力保护分会生殖内分泌生育保护学组. 卵巢储备功能减退临床诊治专家共识. 生殖医学杂志, 2022, 31 (4): 425-434.

10. VAIARELLI A, CIMADOMO D, ALVIGGI E, et al. The euploid blastocysts obtained after luteal phase stimulation show the same clinical, obstetric and perinatal outcomes as follicular phase stimulation-derived ones: a multicenter study. Hum Reprod, 2020, 35 (11): 2598-2608.

11. CHEN H, TENG XM, SUN ZL, et al. Comparison of the cumulative live birth rates after 1 in vitro fertilization cycle in women using gonadotropin-releasing hormone antagonist protocol vs. progestin-primed ovarian stimulation: a propensity score-matched study. Fertil Steril, 2022, 118 (4): 701-712.

12. PRACTICE COMMITTEE OF THE AMERICAN SOCIETY FOR REPRODUCTIVE MEDICINE. Comparison of pregnancy rates for poor responders using IVF with mild ovarian stimulation versus conventional IVF: a guideline. Fertil Steril, 2018, 109 (6): 993-999.

13. OVARIAN STIMULATION TEGGO, BOSCH E, BROER S, et al. ESHRE guideline: ovarian stimulation for IVF/ICSI†. Hum Reprod Open, 2020, 2020 (2): hoaa009.

14. GENG Y, XUN Y, HU S, et al. GnRH antagonist versus follicular-phase single-dose GnRH agonist protocol in patients of normal ovarian responses during controlled ovarian stimulation. Gynecol Endocrinol, 2019, 35 (4): 309-313.

15. XIA M, ZHENG J. Comparison of clinical outcomes between the depot gonadotrophin-releasing hormone agonist protocol and gonadotrophin-releasing hormone antagonist protocol in normal ovarian responders. BMC Pregnancy Childbirth, 2021, 21 (1): 372.

16. SUNKARA SK, RAMARAJU GA, KAMATH MS. Management Strategies for POSEIDON Group 2. Front Endocrinol (Lausanne), 2020, 11: 105.

17. TOMÁS C, TOFTAGER M, LØSSL K, et al. Perinatal outcomes in 521 gestations after fresh and frozen cycles: a secondary outcome of a randomized controlled trial comparing GnRH antagonist versus GnRH agonist protocols. Reprod Biomed Online, 2019, 39 (4): 659-664.

18. ZHU J, XING W, LI T, et al. GnRH Antagonist Protocol Versus GnRH Agonist Long Protocol: A Retrospective Cohort Study on Clinical Outcomes and Maternal-Neonatal Safety. Front Endocrinol (Lausanne), 2022, 13: 875779.

19. YANG R, GUAN Y, PERROT V, et al. Comparison of the Long-Acting GnRH Agonist Follicular Protocol with the GnRH Antagonist Protocol in Women Undergoing In Vitro Fertilization: A Systematic Review and Meta-analysis. Adv Ther, 2021, 38 (5): 2027-2037.

20. TOFTAGER M, BOGSTAD J, LØSSL K, et al. Cumulative live birth rates after one ART cycle including all subsequent frozen-thaw cycles in 1050 women: secondary outcome of an RCT comparing GnRH-antagonist and GnRH-agonist protocols. Hum Reprod, 2017, 32 (3): 556-567.

21. ZHANG W, XIE D, ZHANG H, et al. Cumulative Live Birth Rates After the First ART Cycle Using Flexible GnRH Antagonist Protocol vs. Standard Long GnRH Agonist Protocol: A Retrospective Cohort Study in Women of Different Ages and Various Ovarian Reserve. Front Endocrinol (Lausanne), 2020, 11: 287.

22. YANG J, ZHANG X, DING X, et al. Cumulative live birth rates between GnRH-agonist long and GnRH-antagonist protocol in one ART cycle when all embryos transferred: real-word data of 18, 853 women from China. Reprod Biol Endocrinol, 2021, 19 (1): 124.

7

第四节　卵巢刺激的促性腺激素启动剂量

控制性卵巢刺激（controlled ovarian stimulation，COS）作为体外受精及衍生技术（in vitro fertilization，IVF）的关键步骤，使用外源性促性腺激素（Gn），诱导多个卵泡的同步发育和成熟，最大限度地提高单个周期内成功妊娠的概率，半个世纪以来在世界范围内得到广泛应用。其中卵巢刺激的启动剂量被认为是 COS 的关键环节，决定了可达到活产的目标获卵数目和卵巢过度刺激的风险。选择合适的促性腺激素刺激启动剂量，就是卵巢刺激成功的要素。

一、目标获卵数

促性腺激素启动剂量的选择没有绝对的标准，无论采用何种卵巢刺激方案，都应该根据不同人群、不同个体的目标卵泡（卵母细胞）数来确定个体化的启动剂量。平均获得的卵母细胞数 / 卵泡数大约是 5~15 枚。

2011 年，从英国国家数据库中统计的共400 135 个新鲜试管婴儿周期，发现平均获卵数达约 15 枚时，达到最高活产率，获卵数增加并不能提高活产率。但是，获卵数增多，也带来了卵母细胞、胚胎浪费的现象。2008 年，美国耶鲁大学生殖中心的教授 Dr.Patrizio 发现，虽然获卵数目众多者怀孕率很高，但卵细胞的利用率显著降低。对于年轻、预后较好的人群，1~2 个可移植胚胎就可达到怀孕目的，剩余的多个胚胎可能造成很大的胚胎浪费和管理上的困扰。因此，大部分生殖中心刺激周期的目标获卵数被定义为 10~15 枚。江苏省人民医院生殖中心对 21 586 例周期结局进行分析，结果显示获卵 8~10 枚即可获得 80% 累积活产率。因为每个患者的个体条件、卵巢反应、助孕方案不尽相同，获卵数不可能完全符合预期，因此"目标获卵数"其实是一个概念，应该是对不同个体寻求最大化活产率、最大化卵细胞利用率、与合理安全性的权衡。

二、决定促性腺激素启动剂量的因素

设定 Gn 启动剂量的基本依据是卵巢的反应性和目标获卵数，是由患者的个体参数所构成的一个综合评估系统，很多的研究希望通过测量标尺、数学模型、人工智能算法等方法，建立个体化 Gn 启动剂量的参考值，以获得预期的卵母细胞数。也有的研究基于大数据的分析背景，认为过于精准的启动剂量并未改善最终的活产率，因此建议简化 Gn 启动剂量的测算。这些观点经过多年多个临床研究的证据支持，虽然存在争议，但更趋向于简化、标准化、智能化的目标。

（一）患者的个体参数

1. 年龄　是预测卵巢反应、确定促性腺激素启动剂量最重要的因素之一。随年龄增加，卵巢反应下降，卵巢对于促性腺激素应答能力下降。女性35 岁以上人群提示卵巢储备功能下降，年龄 40 岁以上预示卵巢低反应，因此，对于高龄人群可以适当增加启动剂量。但女性实际年龄和卵巢年龄并不绝对一致，因此年龄并不能作为单一预测标准。

2. 卵巢的基础储备　窦卵泡计数（AFC）是指月经初期行阴道超声测量双侧卵巢中直径 2~9mm 的窦卵泡个数总和，反映了卵巢的基础储备，对于该周期控制性促排卵的获卵数具有很好的预测性。经阴道超声行 AFC 计数简便易行、重复性好、无创、经济，临床应用较为广泛。

3. 体重或 BMI　超重或肥胖患者，体内脂肪组织增多,外周转化雌激素水平升高,对 HPO 负反馈增加,抑制 Gn 产生。研究显示,超重或肥胖不孕女性 COS 促排卵过程中,Gn 用量和使用天数随 BMI 增加而增大。因此,临床实践中会根据助孕女性 BMI 和体重,调整 Gn 启动剂量。

4. **基础 FSH(bFSH)** bFSH 水平被用于预测卵巢反应已有 30 年历史,bFSH 水平与 IVF 的临床妊娠率成负相关。卵巢功能减退女性,早卵泡期雌激素过早升高,解除了垂体对 FSH 分泌抑制,bFSH 处于较高水平。随着 FSH 值的升高,卵泡的发育及卵母细胞的质量降低,刺激后卵巢的反应性也随之变差。bFSH 可作为预测卵巢反应,确定启动剂量的重要参考指标之一。

5. **抗米勒管激素(AMH)** AMH 是卵巢内窦前和小窦状卵泡的颗粒细胞分泌的一种转化生长因子,具有调节卵泡生长发育、募集始基卵泡发育选择的作用,其水平不随月经周期的变化而波动。AMH 敏感性高,重复性和稳定性好,整个月经周期保持恒定,且客观。在临床实践中,已经成为预测卵巢反应的重要常见指标之一。但受到检测试剂标准的影响,不同中心标准相差较大。

6. **基因组分析** 近年来,多项研究结果表明,FSHR、LHR 及 ESR 基因多态性和 COS 过程中卵巢反应有一定的相关性,可能和卵巢刺激过程中非预期卵巢低反应、OHSS 的发生密切相关。基因多态性伴随 FSHR、LHR 及 ESR 相关蛋白表达差异,影响受体后甾体激素的表达和功能,影响卵泡的募集和发育。

7. **既往卵巢刺激史** 既往助孕过程中卵巢对于 Gn 的反应可作为再次促排卵药物剂量选择的直接依据。因此,对于既往有卵巢刺激史的患者,需要详细地了解既往促排卵过程中的药物使用剂量和卵巢反应,以提供相应依据。

目前,对于 Gn 起始剂量,国外指南并无明确的推荐,2015 年国内辅助生殖促排卵药物治疗专家共识建议,Gn 的启动剂量需要根据患者的年龄、基础窦卵泡(AFC)、基础 FSH 和体表面积综合决定;≥35 岁者可用 225~300U/d 启动;30~35 岁者可用 150~225U/d 或更低剂量启动;<30 岁者可用 112.5~150.0U/d 启动。2022 年国内辅助生殖领域拮抗剂方案标准化应用专家共识建议,患者 AMH、AFC、年龄、BMI、既往卵巢反应是确定 Gn 启动剂量的评估标准。其中年龄、BMI 及既往卵巢反应是需要着重考量的因素。根据卵巢反应人群分类评估 Gn 启动剂量:高反应人群 100~150U/d;正常反应人群 150~225U/d;低反应人群 225~300U/d。

(二)卵巢反应和起始剂量

根据 2020 年欧洲人类生殖与胚胎学学会的卵巢刺激指南,把对外源性促性腺激素的反应,分为卵巢正常反应、卵巢高反应和卵巢低反应三大类。

1. **卵巢正常反应** 卵巢正常反应是介于高、低反应标准之间的卵巢指标。通常认为,在外源性 Gn150U 的刺激后,获得>3 个或<15 个卵泡,或获卵>3 个或<15 个。既往无因卵巢反应原因的 IVF 周期取消史。

在卵巢正常反应人群中,推荐标准化启动剂量。2011 年发表的 10 项研究得出结论,不管采用低剂量还是高剂量外源性 Gn,其临床妊娠率相当;在低启动剂量(Gn 剂量为 100U)组中,获得的冷冻胚胎数量较少;而比较 150U 与 200~250U 剂量组,其冷冻胚胎数量相当。2020 年欧洲人类生殖与胚胎学学会超促排卵指南推荐,建议在卵巢正常反应人群中,最佳的 Gn 启动剂量在 150~225U/d 之间。

2. **卵巢高反应** 尽管国内外尚无卵巢高反应判定和预测统一标准,但卵巢高反应判定最常用的标准包括:常规剂量 150U 刺激后,获卵数>15 个或 20 个和/或扳机日雌二醇浓度>11 010pmol/L(3 000ng/L)。卵巢高反应是卵巢刺激并发症的高危因素,卵巢高反应的预判对于降低中、重度 OHSS 的发生,减少血栓、卵巢破裂、取卵出血等并发症非常关键。卵巢高反应危险因素包括,年龄较小、体重较轻、AMH 较高、AFC 较多、基础 FSH 值

7

较低、月经周期不规律等。对于卵巢高反应人群，应更注重安全性，适当降低 Gn 启动剂量。

高反应人群的 Gn 启动剂量一般不建议低于 100~112.5U/d。一项开放性、多中心的随机对照研究，共纳入 521 名 AFC>15 个的高反应患者，患者随机接受 FSH 标准启动剂量 150U/d（n=266）或个性化启动剂量 100U/d（n=255）的刺激，比较 18 个月的累积活产率，结果显示，低启动剂量组因卵泡发育不良的周期取消率是常规 150U 剂量组的近 6 倍（20.9% $vs.$ 3.4%），卵巢反应不良的发生率也增加了 4 倍（34% $vs.$ 7.5%）、获卵数更低（8.8 个 $vs.$ 13.2 个）。因此，为了避免非预期低反应出现，高反应人群的 Gn 启动剂量不建议低于 100U/d。

3. 卵巢低反应 卵巢低反应的定义，目前包括 2 种广泛应用的标准。

（1）2011 年欧洲人类生殖与胚胎学学会对 POR 的诊断标准（博洛尼亚标准）：至少满足以下 3 条中的 2 条即可诊断为 POR：高龄（≥40 岁）或存在卵巢反应不良的其他危险因素；前次 IVF 周期卵巢低反应，常规剂量获卵数 ≤3 个；卵巢储备下降（如 AFC<5~7 个或 AMH<0.5~1.1mg/L）。如果年龄或卵巢储备功能检测正常，患者连续 2 个周期应用最大化的卵巢刺激方案仍出现低反应也可诊断。

（2）2016 年欧洲人类生殖与胚胎学学会（ESHRE）提出了低反应人群波塞冬标准，根据女性年龄、卵巢生化指标［例如窦卵泡计数（AFC）和抗米勒管激素（AMH）］；促排卵周期的卵巢反应，将低反应人群分成 4 个亚组，目的在于标准化低反应人群，选择更加合适的启动剂量，提高获卵数和累积活产率（图 7-1）。对于 DOR/POR 人群而言，通常认为能够达到最大化获卵，从而增加胚胎移植机会是主要的目的。

对于预期低反应人群，因其 FSH 阈值较高，需要增加 Gn 启动剂量，扩宽卵泡募集的窗口。但是 Gn 剂量并非越高越好。研究显示，450U/d 的启动量相较于 300U/d 的启动量，并不能显著提高获卵数和活产率，反而可能增加卵母细胞的非整倍体风险。因此，对于低反应人群，不建议>300U/d 的启动量。2020 年欧洲人类生殖与胚胎学学会超促排卵指南推荐，卵巢低反应人群中最佳启动 Gn 剂量在 150~300U/d 之间。

（三）促排卵方案和启动剂量

目前 IVF 助孕的常规促排卵方案包括：激动

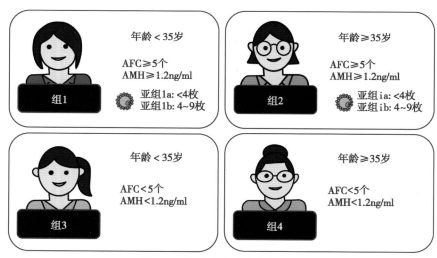

图 7-1 低反应人群波塞冬标准
［引自：ESTEVES SC，ROQUE M，BEDOSCHI GM，et al.Defining Low Prognosis Patients Undergoing Assisted Reproductive Technology：POSEIDON Criteria-The Why. Front Endocrinol（Lausanne），2018，9：461.］

剂长方案/超长方案、拮抗剂方案、短方案(点火效应)、孕激素抑制方案、温和/微刺激方案;不同促排卵方案,由于卵泡募集和发育模式的差异,内、外源性促性腺激素协同,移植策略的倾向,目标获卵数的预期等不同,在 Gn 启动剂量的制定中也存在一些差异。

1. 激动剂长方案/超长方案　垂体受到降调抑制,Gn 启动日卵泡发育的均一度较好,内膜容受性较好,并且希望尽量鲜胚移植。因此,在常规基础上,启动剂量相对节制,避免过多卵泡发育、增加 OHSS 的风险。

2. 拮抗剂方案　特别是没有经过 OC 预处理的周期,卵泡群直径差异分布较大,有 OHSS 风险时可选择 GnRH-a 扳机,或全胚冷冻,因此常规足量启动剂量为 150~225U,避免因启动剂量不足导致卵泡参差不齐、卵巢低反应的周期取消。一项回顾性研究,分析了英国 Hammer Smith 体外受精中心 2012 年 1 月—2016 年 1 月的 1 034 个 IVF 周期,rFSH 刺激 5 天之后中位卵泡数大小,结果显示,拮抗剂方案 Gn 启动剂量不足时,卵泡同步性更差,成熟卵母细胞数更少。

3. PPOS 方案　高孕激素的卵巢抑制下,启动剂量一般会适当增加,多从 225~300U 开始。

4. 微刺激方案　平均目标获卵数仅为 1~3 枚,一般 Gn 启动剂量不超过 75U/d,常联合氯米芬 25~50mg/d 口服。

(四) 个体化还是标准化的启动剂量

关于 COS 的外源性 Gn 的起始剂量,很多的研究希望通过测量标尺、数学模型、人工智能算法等方法,制定个体化 Gn 启动剂量避免卵巢非预期高反应或者低反应的出现。Marca 等对 346 例预期正常反应女性行短效长方案助孕、平均获卵数为 9.4 枚的临床数据进行分析,多元回归模型结果显示年龄、AFC、AMH 和 bFSH 等卵巢功能评估指标和获卵数显著相关,并基于此勾画了个体化 Gn 启动剂量的列线图,可以直接根据年龄、AFC、AMH 和 bFSH 在图中确认启动剂量。2021 年 Li 等通过对 198 例预

期正常反应拮抗剂方案平均获卵数 13.1 枚的临床数据分析,提出了拮抗剂方案预测卵巢反应的数学公式并构建列线图,通过 BMI、AMH 联合 AFC 对卵巢功能进行评估,计算卵巢反应总得分,并在列线图上勾画出相应得分的启动剂量,简化临床操作。也有的研究基于大数据的分析背景,认为过于精准的启动剂量并未改善最终的活产率。2018 年,Cochrane Database 对 20 项研究共 6 088 例受试者进行分析发现,无论是低反应、正常反应还是高反应人群,个体化启动剂量和 150U 标准化启动剂量相比,均不明显改变活产率和持续妊娠率,因此建议简化 Gn 启动剂量的测算。但考虑个体化启动剂量可以显著降低预期高反应人群 OHSS 的发生率,提高 IVF 助孕的安全性,目前仍然认为,个体化 FSH 起始剂量可以作为基本共识来实践应用。

三、启动剂量的固定、递增、递减

刺激方案和 Gn 起始剂量决定以后,平均的卵巢刺激天数在 9~11 天。通常的流程是在刺激 4~5 天后,B 超和激素监测卵泡发育情况,此后,大多数医生认为需要根据卵泡直径和激素水平调整 Gn 的剂量直到 hCG 扳机,或维持原剂量,或增加剂量(递增),或减少剂量(递减)(图 7-2)。但也有很多医生认为,只要确定了启动剂量,在卵泡中晚期调整 Gn 的剂量,并不能改善临床结局,反而增加了医师和患者的监测成本和经济负担。

(一) 启动剂量的固定、递增、递减方案

1. 固定方案　是指在整个促排卵过程中维持启动剂量不变,直至 hCG 日。卵泡发育生理的研究提示,卵泡生长过程中,促性腺激素、旁分泌和自分泌因子的协调作用,促使卵泡颗粒细胞增殖,雌激素合成增加,形成卵泡生长依赖的雌激素环境,并不完全依赖外源性 Gn 的剂量,卵泡的反应也有一定的滞后。因此启动卵巢刺激方案后 Gn 剂量相对固定,过程中不需要频繁 B 超和激素监测,不必过度干预 Gn 的剂量和卵泡发育。

2. 递减方案　递减方案是模拟自然周期 FSH

的生理水平,在 Gn 足量启动 3~5 天后,逐步减少 Gn 剂量,关闭外源性 Gn 募集卵泡的窗口。特别适用于高反应人群,适时减少主导卵泡群的数目,降低 OHSS 风险。对于 OHSS 高风险的患者,在主导卵泡群直径>14~15mm 后,可停止 Gn 给药,降低雌激素水平,但不影响卵泡的继续发育成熟,称作"滑板效应(coasting)"。但也要注意 Gn 递减的剂量范围,在中卵泡期(刺激的 5~8 天),一般建议每次递减的 Gn 剂量不超过 25~37.5U,以避免雌激素水平骤减对卵泡发育的负性影响,在添加拮抗剂时的减量需要特别注意。

3. 递增方案 在基础刺激的 4~5 天后,B 超和激素监测提示卵巢反应低于预期,或监测中卵泡生长缓慢或停滞,增加外源性 Gn 剂量可以加宽卵泡募集窗口,从而增加募集卵泡数量,尽可能纠正低反应的结局。特别是对于出现非预期慢反应时(慢反应的定义为:①卵泡刺激的第 6~8 天没有直径>10mm 的卵泡;②卵泡刺激第 6 天血雌二醇<180~200ng/L;③卵泡发育缓慢,由直径增长 1~2mm/d 减缓至增长<2mm/3d)。但是需要注意,当错过主导卵泡群的募集窗口期,递增 Gn 剂量并不会增加主导卵泡数目,仅会增多小卵泡被募集,Gn 总量和雌激素水平都相应增加,对于高反应人群还会升高 OHSS 风险。因此,对递增方案仍存在较大争议。详见图 7-2。

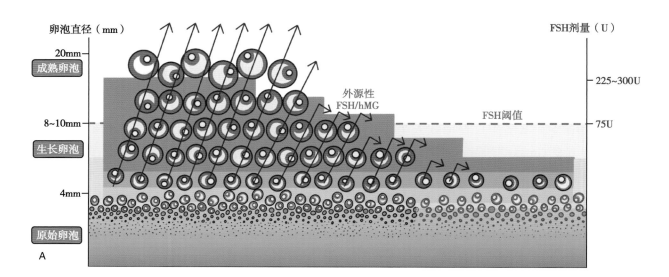

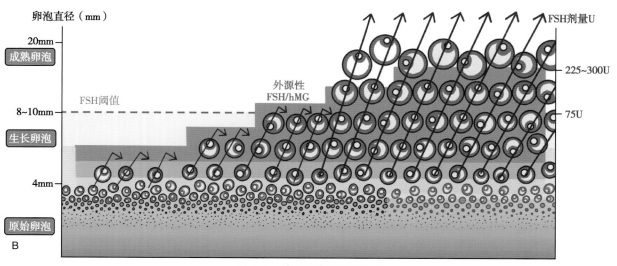

图 7-2 递增方案和递减方案

（二）关于 Gn 剂量固定和非固定的争议

在卵巢刺激过程中，Gn 剂量固定或进行剂量调整，都是常见的应用模式。2021 年发表的一项系统综述，纳入 18 项研究，结果显示卵巢刺激期间 FSH 剂量调整的估计发生率高达 45%。此外，一项美国的现实研究分析了电子病历数据库中的数据，报告了刺激周期中有 40.7% 的 FSH 剂量调整率。这意味着 COS 期间的剂量调整在临床实践中很常见。

调整剂量是否会改善临床结局，现有的研究结果存在争论。一些研究结果认为在选择合适的初始剂量后，不应在刺激周期内再调整 Gn 的剂量，剂量应该相对固定；而一些研究结果更支持递减或递增 Gn 剂量，以期降低非预期高反应或低反应，尽可能改善临床结局。早期一项前瞻随机研究比较了短方案中对卵巢反应不良的人群加量和固定剂量的临床结局，结果显示，hMG 加量并不能增加获卵数。2000 年，一项回顾性研究发现对于高反应人群的长方案刺激中，递减方案可以降低 OHSS 风险，提高安全性。2004 年，一项 RCT 研究发现了正常反应人群使用 hMG/ 拮抗剂方案鲜胚移植周期中，添加拮抗剂同时增加 hMG 剂量不会增加获卵数、可移植胚胎数、着床率、临床妊娠率。2006 年，一项纳入了 460 个刺激周期的回顾性研究提示，在长方案鲜胚移植周期中，Gn 的剂量调整不影响持续妊娠率。考虑到以上研究的争议性，欧洲人类生殖与胚胎学学会（ESHRE）2020 指南中不建议在 COS 期间调整 FSH 的剂量。

现有的临床研究存在较多的局限性，COS 方案不统一，使用 Gn 药物差异较大，rFSH 相关研究较少；研究中纳入的多为卵巢低反应、高反应人群，对正常反应人群的研究很少；多为回顾性研究，少数前瞻性研究但样本量少；研究终点多为当周期移植的临床妊娠率，而非累积活产率。江苏省人民医院生殖中心对 2012—2017 年共 5 419 例首次进行 IVF/ICSI 助孕的人群数据进行回顾性分析，经过倾向性匹配校正基线后，结果显示，对于正常反应人群，GnRH 激动剂长方案中，Gn 启动剂量制定后，Gn 剂量全程固定可以显著提高 2 年内的累积活产率，同时显著降低 Gn 使用剂量，减少患者和医护人员的负担。

由此我们认为，设计合理的 Gn 起始剂量，耐心监测卵巢反应，尽量避免在刺激期间调整 Gn 的剂量，这将大大简化 COS 方案，减少患者的焦虑和医生的工作负担。期待未来开展多中心大样本前瞻性研究来明确不同卵巢反应人群、不同 COS 方案中 Gn 固定或调整剂量策略的获益。

四、LH/hCG 的添加

自然周期卵泡生长过程中，随着 FSH 水平逐渐降低，LH 水平逐渐升高，提示晚卵泡期的 LH 对卵泡和卵母细胞的促成熟作用至关重要。目前认为，尽管控制性促排卵方案中的 GnRH-a 或 GnRH-A 对 LH 有抑制作用，但大多数患者并未出现 LH 水平低下的情况，单用 FSH 就可以完成促卵泡的成熟。但对于部分特殊人群，如低促性腺激素性性腺功能减退症性闭经、高龄、卵巢储备低下、功能性下丘脑性闭经、卵巢慢反应、长时间 GnRH-a 降调等患者，LH 的生物效应明显不足，添加 LH 可以改善卵巢反应、促进卵泡 / 卵母细胞成熟。

（一）LH/hCG 的添加的理论依据

根据"两细胞两促性腺激素"理论，在早卵泡期，LH 主要作用于卵泡膜细胞，产生雄激素；FSH 的主要作用在颗粒细胞中，诱导芳香化酶，使雄激素向雌激素的转化。从中卵泡期开始，LH 受体开始在颗粒细胞表达，LH 水平逐渐升高，协同 FSH 刺激颗粒细胞增殖，增加芳香化酶活性，雌激素分泌增多，促使晚卵泡期卵泡 / 卵母细胞的健康发育和成熟。

然而，在 COS 方案中是否常规添加 LH，存在很大的争议。因 LH 和 hCG 除了含糖基量的不同，其分子结构完全一样，因此添加 LH 意指给予基因重组 rLH 或含 hCG 的尿促性腺激素

7

（hMG）。研究表明，控制性促排卵过程中，GnRH-a 和 GnRH-A 都能够明显抑制内源性 LH 的分泌，因个体 GnRH 受体基因的多态性变异，对抑制的反应有所差别，有的患者出现 LH 水平的急剧下降，影响卵泡/卵母细胞的发育和成熟；降低的内源性 LH 还会升高甾体激素合成途径中 3β- 羟基类固醇脱氢酶 -Ⅱ(3β-HSD-Ⅱ)/17α- 羟化酶(17α-OH) 的比值，使孕烯醇酮向孕酮合成通路转化，晚卵泡期血孕酮水平异常升高，导致胚胎种植率下降。

（二）促排卵中添加 LH 的争议

尽管理论上认为，控制性超促排卵周期中存在 LH 抑制，但是是否会影响卵泡成熟和妊娠结局，目前仍未达成共识。有研究显示，极低的 LH 水平足以满足正常卵泡发生和卵母细胞成熟。也有部分研究发现，刺激周期中 LH 水平低于 0.5U/L 的阈值时，与不良临床结局相关。

在目前的临床实践中，缺乏补充 LH 的高质量的临床证据，亦鲜有涉及 rLH 和 hMG 方案之间的比较差异的前瞻性研究。特别对于常规 IVF 助孕人群，添加 LH 是否会对妊娠结局带来获益仍然在辩论之中。

一项回顾性研究结果显示，对于正常反应人群黄体期长方案促排卵过程中，添加 rLH 或 hMG 并不能显著改善临床妊娠率和持续妊娠率。系统评价和荟萃分析提供的证据也表明，无论使用 GnRH 激动剂或拮抗剂方案，添加 rLH 或 hMG 都不能显著改善正常反应人群 COS 临床结局。但也有研究提出不同的结论，一项荟萃分析对 2002—2007 年发表的研究进行统计，对使用 rFSH 和 hMG 进行比较，高纯度尿源性 hMG（HP-hMG）的持续妊娠率显著更高。一项纳入了 7 项 RCT 的荟萃分析显示，尽管没有报道活产率，但添加 LH 可以显著提高胚胎植入率和临床妊娠率。

对高龄和卵巢低反应患者的 rLH 添加证据较多。一项纳入 12 项 RCT 研究的荟萃分析结果显示，对于 35~39 岁人群，添加 LH 可以增加胚胎植入率和临床妊娠率，但不能增加获卵数。2019 年

一项系统综述结果显示，对于低反应人群，LH 添加可以显著提高获卵数、胚胎植入率和临床妊娠率，不改变流产率。最新一项纳入 30 项研究系统综述结果显示，LH 添加可以改善卵巢低反应人群的获卵数及植入率，也能提高 36~39 岁女性促排卵周期的胚胎植入率。

但是关于活产率的研究并不多，是否会增加活产率，仍然存在争议。一项 RCT 结果表明，在 35 岁及以上女性的 GnRH-a 长方案周期中添加 LH 后活产率略有增加；但在 35 岁以上拮抗剂方案促排卵中并不能提高活产率。最近一项荟萃分析中提示，添加 rLH 并不能显著增加活产率，但证据质量非常低。

综上，现有数据表明，对于未经选择的促排卵人群，在卵巢刺激期间补充外源性 LH 并不能改善助孕结局，因此不建议在正常反应的人群中常规添加 LH。

（三）特殊人群的 LH/hCG 补充

目前临床对于低促性腺激素性性腺功能减退症性闭经（HH）、高龄、卵巢储备低下、功能性下丘脑性闭经、卵巢慢反应等患者，添加 LH 以改善临床结局，已经有广泛共识。

1. 先天性低促性腺激素性性腺功能减退症的性腺功能不良 包括：① LH 基因变异，常规刺激中表现为低 LH；②有 LH 受体（LH receptor，LHR）基因变异，常规刺激中表现为 LH 功能低下；③低促性腺激素性性腺功能减退症（HH）患者。对该类患者在刺激周期中需要添加较大剂量的 LH/hMG。

2. 非先天性 FSH/LH 缺乏 包括：①高龄（年龄>38 岁）；②非预期卵巢低反应（获卵数≤3）；③卵巢储备低下（DOR/POR）；④卵巢慢反应；⑤功能性下丘脑性闭经（FHA）人群等，添加 LH 可改善获卵及临床妊娠结局。

3. 其他潜在的 rLH 扩展应用 包括：①子宫内膜异位症，基础研究提示其异常升高的细胞因子可能下调 LH 受体的活性；②长时间 GnRH-a 的降

调周期,注射 2~3 支 GnRH-a 的超长方案,其颗粒细胞上的 LH 受体下调显著,LH 活性低下;③既往有 hCG 扳机日孕酮升高史,提示 LH 依赖的 17α-羟化酶活性不足;④既往有获卵困难、获卵率低、卵母细胞成熟度低的病史,推测 LH 的功能不良。这类患者虽然在体外试验和临床观察中提示添加 LH 有益,但缺乏前瞻性大样本的临床研究。

一些研究关注了补充 LH 的开始时间。既往研究表明,在刺激的早期开始(第 1 天)和晚期开始(第 7 天)补充 LH,两组间持续 / 妊娠和活产率并没有差异。最近的一项回顾性研究结果显示,在

正常反应早卵泡期激动剂长方案促排卵过程中,LH 延迟添加可以显著提高临床妊娠率、降低流产率。

从上面的讨论中可以清楚地看出,总体而言,对于卵巢低反应人群,添加 LH 可能会提高胚胎植入率和妊娠率,但并没有显著改善活产率。在 LH 制剂选择和添加时机方面及卵巢刺激期间,任何具有或不具有 LH 活性的促性腺激素,都可以在刺激开始时使用。但现有的研究证据仍存争议,需要进一步研究。

(张 园 马 翔)

参考文献

1. LENSEN SF, WILKINSON J, LEIJDEKKERS JA, et al. Individualised gonadotropin dose selection using markers of ovarian reserve for women undergoing in vitro fertilisation plus intracytoplasmic sperm injection (IVF/ICSI). Cochrane Database Syst Rev, 2018, 2 (2): CD012693.

2. ESTEVES SC, ROQUE M, BEDOSCHI GM, et al. Defining Low Prognosis Patients Undergoing Assisted Reproductive Technology: POSEIDON Criteria-The Why. Front Endocrinol (Lausanne), 2018, 9: 461.

3. SUNKARA SK, RITTENBERG V, RAINE-FENNING N, et al. Association between the number of eggs and live birth in IVF treatment: an analysis of 400 135 treatment cycles. Hum Reprod, 2011, 26 (7): 1768-1774.

4. PATRIZIO P, SAKKAS D. From oocyte to baby: a clinical evaluation of the biological efficiency of in vitro fertilization. Fertil Steril, 2009, 91 (4): 1061-1066.

5. ZHU M, WANG S, YI S, et al. A predictive formula for selecting individual FSH starting dose based on ovarian reserve markers in IVF/ICSI cycles. Arch Gynecol Obstet, 2019, 300 (2): 441-446.

6. LA MARCA A, SUNKARA SK. Individualization of controlled ovarian stimulation in IVF using ovarian reserve markers: from theory to practice. Hum Reprod Update, 2014, 20 (1): 124-140.

7. 乔杰, 马彩虹, 刘嘉茵, 等. 辅助生殖促排卵药物治疗专家共识. 生殖与避孕, 2015, 35 (4): 211-223.

8. 中国女医师协会生殖医学专业委员会专家共识编写组. 辅助生殖领域拮抗剂方案标准化应用专家共识. 中华生殖与避孕杂志, 2022, 42 (2): 109-116.

9. ESHRE Guideline Group on Ovarian Stimulation; Bosch E, Broer S, et al. Erratum: ESHRE guideline: ovarian stimulation for IVF/ICSI. Hum Reprod Open, 2020, 2020 (4): hoaa067.

10. OUDSHOORN SC, VAN TILBORG TC, EIJKEMANS MJC, et al. Individualized versus standard FSH dosing in women starting IVF/ICSI: an RCT. Part 2: The predicted hyper responder. Hum Reprod, 2017, 32 (12): 2506-2514.

11. ABBARA A, PATEL A, HUNJAN T, et al. FSH Requirements for Follicle Growth During Controlled Ovarian Stimulation. Front Endocrinol (Lausanne), 2019, 10: 579.

12. LA MARCA A, PAPALEO E, GRISENDI V, et al. Development of a nomogram based on markers of ovarian reserve for the individualisation of the follicle-stimulating hormone starting dose in in vitro fertilisation cycles. BJOG, 2012, 119 (10): 1171-1179.

13. LI Y, DUAN Y, YUAN X, et al. A Novel Nomogram for Individualized Gonadotropin Starting Dose in GnRH Antagonist Protocol. Front Endocrinol (Lausanne), 2021, 12: 688654.

14. FATEMI H, BILGER W, DENIS D, et al. Dose adjustment of follicle-stimulating hormone (FSH) during ovarian stimulation as part of medically-assisted reproduction in clinical studies: a systematic review covering 10 years (2007-2017). Reprod Biol Endocrinol, 2021, 19 (1): 68.

15. MAHONY MC, HAYWARD B, MOTTLA GL, et al. Recombinant Human Follicle-Stimulating Hormone Alfa

7

Dose Adjustment in US Clinical Practice: An Observational, Retrospective Analysis of a Real-World Electronic Medical Records Database. Front Endocrinol (Lausanne), 2021, 12: 742089.

16. MARTIN JR, MAHUTTE NG, ARICI A, et al. Impact of duration and dose of gonadotrophins on IVF outcomes. Reprod Biomed Online, 2006, 13 (5): 645-650.

17. VAN SANTBRINK EJ, FAUSER BC. Urinary follicle-stimulating hormone for normogonadotropic clomiphene-resistant anovulatory infertility: prospective, randomized comparison between low dose step-up and step-down dose regimens. J Clin Endocrinol Metab, 1997, 82 (11): 3597-3602.

18. VAN HOOFF MH, ALBERDA AT, HUISMAN GJ, et al. Doubling the human menopausal gonadotrophin dose in the course of an in-vitro fertilization treatment cycle in low responders: a randomized study. Hum Reprod, 1993, 8 (3): 369-373.

19. ABOULGHAR MA, MANSOUR RT, SEROUR GI, et al. Reduction of human menopausal gonadotropin dose before coasting prevents severe ovarian hyperstimulation syndrome with minimal cycle cancellation. J Assist Reprod Genet, 2000, 17 (5): 298-301.

20. ABOULGHAR MA, MANSOUR RT, SEROUR GI, et al. Increasing the dose of human menopausal gonadotrophins on day of GnRH antagonist administration: randomized controlled trial. Reprod Biomed Online, 2004, 8 (5): 524-527.

21. ABOULGHAR MA, MANSOUR RT, SEROUR GI, et al. Increasing the dose of human menopausal gonadotrophins on day of GnRH antagonist administration: randomized controlled trial. Reprod Biomed Online, 2004, 8 (5): 524-527.

22. KIRSHENBAUM M, GIL O, HAAS J, et al. Recombinant follicular stimulating hormone plus recombinant luteinizing hormone versus human menopausal gonadotropins-does the source of LH bioactivity affect ovarian stimulation outcome？Reprod Biol Endocrinol, 2021, 19 (1): 182.

23. G A R, CHEEMAKURTHI R, PRATHIGUDUPU K, et al. Role of Lh polymorphisms and r-HLH supplementation in GnRh agonist treated ART cycles: A cross sectional study. Eur J Obstet Gynecol Reprod Biol, 2018, 222: 119-125.

24. KOL S. LH Supplementation in Ovarian Stimulation for IVF: The Individual, LH Deficient, Patient Perspective. Gynecol Obstet Invest, 2020, 85 (4): 307-311.

25. SHOHAM Z. The clinical therapeutic window for luteinizing hormone in controlled ovarian stimulation. Fertil Steril, 2002, 77 (6): 1170-1177.

26. XIA X, SHI Y, GENG L, et al. A cohort study of both human menopausal gonadotropin (HMG) and recombinant luteinizing hormone addition at early follicular stage in in vitro fertilization outcome: A STROBE-compliant study. Medicine (Baltimore), 2019, 98 (19): e15512.

27. ALVIGGI C, CONFORTI A, ESTEVES SC, et al. Recombinant luteinizing hormone supplementation in assisted reproductive technology: a systematic review. Fertil Steril, 2018, 109 (4): 644-664.

28. AL-INANY HG, ABOU-SETTA AM, ABOULGHAR MA, et al. Highly purified hMG achieves better pregnancy rates in IVF cycles but not ICSI cycles compared with recombinant FSH: a meta-analysis. Gynecol Endocrinol, 2009, 25 (6): 372-378.

29. HILL MJ, LEVENS ED, LEVY G, et al. The use of recombinant luteinizing hormone in patients undergoing assisted reproductive techniques with advanced reproductive age: a systematic review and meta-analysis. Fertil Steril, 2012, 97 (5): 1108-1114. e1.

30. CONFORTI A, ESTEVES SC, HUMAIDAN P, et al. Recombinant human luteinizing hormone co-treatment in ovarian stimulation for assisted reproductive technology in women of advanced reproductive age: a systematic review and meta-analysis of randomized controlled trials. Reprod Biol Endocrinol, 2021, 19 (1): 91.

31. CONFORTI A, ESTEVES SC, DI RELLA F, et al. Correction to: The role of recombinant LH in women with hypo-response to controlled ovarian stimulation: a systematic review and meta-analysis. Reprod Biol Endocrinol, 2019, 17 (1): 31.

32. MATORRAS R, PRIETO B, EXPOSITO A, et al. Mid-follicular LH supplementation in women aged 35-39 years undergoing ICSI cycles: a randomized controlled study. Reprod Biomed Online, 2011, 22 (Suppl 1): S43-51.

33. KÖNIG TE, VAN DER HOUWEN LE, OVERBEEK A, et al. Recombinant LH supplementation to a standard GnRH antagonist protocol in women of 35 years or older undergoing IVF/ICSI: a randomized controlled multi-centre study. Hum Reprod, 2013, 28 (10): 2804-2812.

34. MOCHTAR MH, DANHOF NA, AYELEKE RO, et al. Recombinant luteinizing hormone (rLH) and recombinant follicle stimulating hormone (rFSH) for ovarian stimulation in IVF/ICSI cycles. Cochrane Database Syst Rev, 2017, 5 (5): CD005070.

35. HUANG C, SHEN X, MEI J, et al. Effect of recombinant LH supplementation timing on clinical pregnancy outcome in long-acting GnRHa downregulated cycles. BMC Pregnancy Childbirth, 2022, 22 (1): 632.

自然周期卵母细胞的成熟及排卵需要内源性LH峰的激发。而在卵巢刺激过程中,常使用促性腺激素释放激素激动剂(GnRH-a)或促性腺激素释放激素拮抗剂(GnRH-ant)抑制早发的LH峰,以更好地控制性促排卵,因此需要在卵泡发育成熟时,添加外源性药物模拟或激发LH峰,促使卵母细胞成熟和触发排卵。正确掌握扳机时机及用法是获得高质量卵母细胞的关键。

一、扳机时机的选择

过早使用扳机,卵泡尚未完全成熟,卵泡颗粒细胞上的LHCG受体不够丰富,不能对hCG或LH作出充分的反应,卵丘复合物不够松散且紧附于卵泡壁,从而导致获卵率及卵母细胞成熟率低,且胞质与胞核成熟度的同步性差,影响受精及胚胎发育。过晚使用扳机,卵母细胞可能过熟或提前排卵,可能会伴有雌激素水平的跌落和孕激素水平的升高,颗粒细胞黄素化,影响卵母细胞质量。因此正确的扳机时机是安全且有效的获得足够数量优质卵母细胞的关键步骤。扳机时机的选择目前尚未有统一标准,常需综合参考卵泡群的直径、外周血激素水平、刺激天数、既往IVF周期情况等。

(一)卵泡群直径

主导卵泡群径线和数目是临床最为重要的参考指标。自然周期排卵前卵泡成熟的标准为≥18~20mm。目前临床多采用的扳机标准为:至少2~3个主导卵泡直径≥17~18mm时。2020年欧洲人类生殖与胚胎学会卵巢刺激指南提出根据卵泡径线进行扳机的标准尚未明确,临床医生仍应根据患者自身情况进行个体化的选择。由于卵泡径线受操作者测量的影响,未来可根据自动化

采集卵泡图像和人工智能测量算法,开展临床研究来确定最优化的卵泡群的径线及数目。

高龄及卵巢储备低下人群,容易出现卵泡提前成熟和黄素化。Wu等研究报道在高龄患者中(年龄≥43岁),当主导卵泡直径达16mm时提前进行扳机可提高获卵率、可移植胚胎数及临床妊娠率。而在非高龄的卵巢储备低下人群中发现当主导卵泡直径在16~18mm进行扳机可获得最佳妊娠率。因此,对于高龄及卵巢储备低下人群,扳机时机可适当提前至主导卵泡径线16mm,以预防卵泡早排及黄素化。

(二)性激素水平

雌二醇(estradiol,E_2)是由颗粒细胞分泌,随着卵泡的生长发育E_2水平增加,自然周期E_2峰值可达200~600pg/ml,正反馈促进LH峰,诱导卵泡细胞成熟和排卵,因此血E_2水平是扳机时机选择的重要参考指标。血中E_2水平与卵泡的数目及大小呈正相关。扳机日E_2水平过低,提示卵巢反应不良,周期取消的可能性较大。当超预期多卵泡发育,血雌激素水平高,提示OHSS发生风险高,可参考雌激素水平适当的提前扳机,避免雌激素水平进一步升高,降低OHSS发生风险。当E_2水平经历峰值上升后维持在平台期或开始下降,提示颗粒细胞功能下降或提前排卵的可能性,可考虑提前扳机。目前的研究提示扳机日E_2水平对IVF鲜胚移植结局的影响尚存争议,这可能与促排卵方案、药物的类型及纳入研究人群不同相关。单个卵泡E_2水平较总E_2水平更能客观反映卵母细胞质量,当单个卵泡E_2水平过高(≥750pg/ml)或过低(<100pg/ml)时都可能影响卵母细胞质量,降低受精率,影响IVF结局。

自然周期卵泡生长发育过程中,排卵前孕酮（progesterone,P$_4$）水平开始轻度升高,排卵后急剧升高,因此 P$_4$ 水平也是一个重要的参考指标。卵巢刺激过程中,P$_4$ 水平与发育卵泡数目及成熟度有关。卵巢刺激过程中 P$_4$ 上升提示隐匿性早发 LH 峰的发生,卵泡已黄素化并有提前排卵可能。P$_4$ 水平上升有可能会影响取卵周期的子宫内膜容受性,当 hCG 日 P$_4$ 水平>1.5ng/ml 时影响鲜胚移植妊娠率,应考虑取消鲜胚移植进行全胚冷冻。

适当 LH 水平是卵母细胞发育和成熟所必需的,排卵前 LH 峰促进卵母细胞成熟和排卵。卵巢刺激过程中 LH 水平提前上升常提示垂体降调节不够充分或拮抗剂添加不够及时,早发的 LH 峰可能会导致提前排卵,常需根据卵泡的大小及 LH 水平等指标安排紧急取卵、提前扳机或取消周期。为了避免提前自发排卵的发生,LH 水平亦是适时扳机的参考指标之一。

（三）其他因素

促性腺激素（gonadotropin,Gn）使用天数、患者年龄、卵巢储备、促排卵方案及既往 IVF 概况等亦是影响扳机时机的因素。Gn 刺激天数是否影响 IVF 结局尚存争议,不同促排卵方案及不同人群的研究结论不尽相同。Yang 等研究提示在拮抗剂方案中卵巢正常反应患者,Gn 刺激 ≤6 天时,降低 M Ⅱ 卵及活产率,而在卵巢低反应患者中,Gn 刺激 ≤6 天则不影响。但有研究提示在常规促排卵方案中 Gn 刺激 ≥13 天时导致 M Ⅱ 卵率下降,过熟卵率增加,IVF 妊娠率下降。合适的 Gn 使用天数与卵巢反应性、促排卵方案等密切相关,仍需高质量的临床研究来探索。扳机选择时也应综合考虑既往 IVF 周期情况,若既往 IVF 周期中存在卵母细胞成熟率低,可适当加强及延迟扳机;若既往存在过早黄素化、卵母细胞早排及高空卵泡率,可提前扳机。

二、扳机药物选择

常用的扳机药物包括 hCG,以模拟 LH 的作用,或 GnRH-a 激发内源性 LH 峰或重组 LH 直接作用。

（一）hCG

hCG 是应用最早且有效的扳机药物,可与卵泡颗粒细胞 LHCG 受体直接结合,模拟 LH 峰,诱导卵母细胞成熟,可应用于所有的促排卵方案。hCG 药物主要有尿源型 hCG（u-hCG）和基因重组型 hCG（r-hCG）,两种类型 hCG 均能有效促进卵母细胞成熟。但 u-hCG 价格便宜,是目前国内临床应用最广泛的扳机药物。决定 u-hCG 扳机剂量的因素包括 E$_2$ 水平、卵泡数目、既往卵母细胞成熟率、OHSS 风险及患者体重或 BMI 等。u-hCG 常用剂量为 4 000~10 000U。hCG 是 OHSS 发生的风险因素,对于 OHSS 高危患者（如卵巢高反应、多囊卵巢综合征等）可避免选择 hCG 扳机或尽量降低 hCG 剂量,有报道 GnRH-a 方案 hCG 扳机最低有效剂量为 3 000U。

（二）GnRH-a

GnRH-a 与垂体 GnRH 受体结合,产生点火效应,快速促使内源性 FSH 及 LH 分泌,形成内源性 LH 峰。GnRH-a 扳机只可应用于非垂体降调节的方案,如拮抗剂方案及微刺激方案等。常用的 GnRH-a 药物剂量及剂型未统一,包括曲普瑞林 0.1~0.4mg,布舍瑞林 0.5mg,醋酸亮丙瑞林 1.0~1.5mg。GnRH-a 与 hCG 扳机效果相比,能显著降低 OHSS 发生的风险,尤其适应于 OHSS 高危且采用全胚冷冻人群。但 2014 年 Youssef 等纳入 13 项 RCTs 研究报道单用 GnRH-a 扳机的活产率显著低于 hCG 扳机,这可能与 GnRH-a 存在溶解黄体作用,导致黄体功能相对不全有关。单用 GnRH-a 扳机时强化黄体支持可改善 IVF 妊娠结局。GnRH-a 与 hCG 作用特点及效果比较见表 7-1。

GnRH-a 扳机并不适用于所有人群,部分女性可能存在对 GnRH-a 反应不良,发生率约 2%~5%。GnRH-a 扳机 10~12 小时后检测血清 LH<15U/L 和 P$_4$<3ng/ml 提示 GnRH-a 反应不良,会导致空

卵泡综合征发生率增加和 M II 卵率下降。扳机日 LH 水平是 GnRH-a 反应不良的风险因素,当扳机日 LH<1.0U/L,GnRH-a 反应不良的发生风险随 LH 水平下降而增加,LH<0.5U/L 时 GnRH-a 反应不良风险高达 10%~25%,因此应慎用 GnRH-a 单扳机。BMI>22kg/m² 及 Gn 用量过大(>3 800U/周期)及基础 LH<1.0U/L 时,亦是 GnRH-a 反应不良的危险因素。因此在临床工作中,应根据患者 BMI、Gn 用量、基础及扳机日 LH 水平综合评估单用 GnRH-a 反应不良的风险。如果存在 GnRH-a 反应不良时,可选择再次行 hCG 扳机。

GnRH-a 扳机可能存在反应不良或黄体功能不足的问题,双扳机(GnRH-a 联合小剂量 hCG)既可降低 GnRH-a 反应不良发生的风险,又可改善黄体功能增加活产率。双扳机时 hCG 剂量的选择根据卵巢反应性进行调整,通常在 500~2 000U。

表 7-1 hCG 与 GnRH-a 扳机作用异同

项目	hCG	GnRH-a
机制	代替 LH 作用	促进垂体 FSH 和 LH 释放
LH/hCG 峰持续时间	>120 小时	24~36 小时
与内源性 LH 峰持续时间比较	延长	缩短
黄体	延长	缩短
受体	LH 受体	GnRH 受体
受体部位	卵巢	垂体、卵巢、子宫内膜
获益	半衰期>24 小时与受体结合能力强,妊娠率优于 GnRH-a	存在类似自然的排卵前 LH 峰和 FSH 峰避免 OHSS 发生增加卵母成熟率
缺点	易诱发 OHSS 可能影响下一周期卵泡发育	黄体功能不足妊娠率低、流产率高
适用人群	所有 IVF 周期	非 GnRH-a 降调周期 OHSS 高危

(三)重组 LH

外源性重组 LH 亦可用于诱导卵母细胞成熟,其更接近自然 LH 峰,可显著降低 OHSS 发生风险。但重组 LH 需使用 3 000~5 000U 才能达到促进卵母细胞成熟的有效作用,且价格昂贵,性价比低,作为扳机应用受限。

三、扳机后的取卵时间

在 LH 作用下,卵母细胞成熟及排卵是一个连续的过程,需要一定的时间。因此合适的扳机至取卵时机对于获得足够的优质卵母细胞十分重要。扳机后取卵时间间隔太短,卵母细胞不够成熟,可能影响获卵率,而间隔时间太长,可能发生自发排卵。20 世纪 80~90 年代的研究提示自然周期 LH 上升后至排卵的平均时间为 32 小时(95% 置信区间:24~38 小时),氯米芬促排卵周期 hCG 扳机后平均排卵时间为 38.3 小时(95% 置信区间:34~46 小时)。早期卵巢刺激扳机后多在 34~36 小时后取卵。随着 GnRH-a 和 GnRH-ant 的广泛应用,内源性 LH 峰得到了一定的控制,扳机后取卵间隔时间无统一标准。常用的取卵间隔时间是 34~38 小时,不同取卵间隔时间的临床效果无显著差异。甚至有研究发现,延长取卵间隔时间至 41 小时未增加早发排卵率、M II 卵率、受精率等。这提示扳机后取卵时机具有一定的时间跨度而不影响促排卵效果。然而在不同人群中的亚组分析发现年龄 ≥40 岁人群扳机后,取卵间隔时间 ≥36.5 小时虽然不增加成熟获卵率,但可增加 IVF 鲜胚移植妊娠成功率。目前关于扳机后取卵间隔时间的研究多为回顾性研究,未有证据提示扳机后最佳的取卵时间点。同时这些研究样本量较小,人群区分度小,难以明确不同亚群如高龄、卵巢储备低下人群等的扳机后取卵时间是否影响 IVF 结局。未来仍需要有大样本的高质量临床研究来提供循证医学证据。

卵巢刺激的扳机是卵巢刺激过程中的最后关键步骤,与 IVF 治疗结局密切相关。在卵巢刺激过程中常根据卵泡径线,成熟卵泡数目、LH/E₂/P 水平及既往 IVF 情况综合决定扳机时机。根据卵巢反应性、超促排卵方案及是否合并 OHSS 风险合理选择扳机的药物及剂量。扳机后至取卵时间常为 34~38 小时。但时至今日，最佳的扳机时机及取卵时间仍有待高质量临床研究提供证据。

（孙 赟）

参考文献

1. OVARIAN STIMULATION T, BOSCH E, BROER S, et al. ESHRE guideline: ovarian stimulation for IVF/ICSI (†). Hum Reprod Open, 2020, 2020: hoaa009.

2. WU YG, BARAD DH, KUSHNIR VA, et al. Aging-related premature luteinization of granulosa cells is avoided by early oocyte retrieval. J Endocrinol, 2015, 226 (3): 167-180.

3. Wu YG, Barad DH, Kushnir VA, et al. With low ovarian reserve, Highly Individualized Egg Retrieval (HIER) improves IVF results by avoiding premature luteinization. J Ovarian Res, 2018, 11 (1): 23.

4. BU Z, WANG K, GUO Y, et al. Impact of estrogen-to-oocyte ratio on live birth rate in women undergoing in vitro fertilization and embryo transfer. Int J Clin Exp Med, 2015, 8: 11327-11331.

5. VAR T, TONGUC E, DOGAN M, et al. Relationship between the oestradiol/oocyte ratio and the outcome of assisted reproductive technology cycles with gonadotropin releasing hormone agonist. Gynecol Endocrinol, 2011, 27 (8): 558-561.

6. VENETIS CA, KOLIBIANAKIS EM, BOSDOU JK, et al. Progesterone elevation and probability of pregnancy after IVF: a systematic review and meta-analysis of over 60 000 cycles. Hum Reprod Update, 2013, 19 (5): 433-457.

7. YANG YC, LI YP, PAN SP, et al. The different impact of stimulation duration on oocyte maturation and pregnancy outcome in fresh cycles with GnRH antagonist protocol in poor responders and normal responders. Taiwan J Obstet Gynecol, 2019, 58 (4): 471-476.

8. CHUANG M, ZAPANTIS A, TAYLOR M, et al. Prolonged gonadotropin stimulation is associated with decreased ART success. J Assist Reprod Genet, 2010, 27 (12): 711-717.

9. YOUSSEF MA, ABOU-SETTA AM, LAM WS. Recombinant versus urinary human chorionic gonadotrophin for final oocyte maturation triggering in IVF and ICSI cycles. Cochrane Database Syst Rev, 2016, 4 (4): Cd003719.

10. YOUSSEF MA, VAN DER VEEN F, AL-INANY HG, et al. Gonadotropin-releasing hormone agonist versus HCG for oocyte triggering in antagonist-assisted reproductive technology. Cochrane Database Syst Cochrane Database Syst Rev, 2010,(11): CD008046.

11. LAWRENZ B, COUGHLAN C, FATEMI HM. Individualized luteal phase support. Curr Opin Obstet Gynecol, 2019, 31 (3): 177-182.

12. KUMMER NE, FEINN RS, GRIFFIN DW, et al. Predicting successful induction of oocyte maturation after gonadotropin-releasing hormone agonist (GnRHa) trigger. Hum Reprod, 2013, 28 (1): 152-159.

13. MEYER L, MURPHY LA, GUMER A, et al. Risk factors for a suboptimal response to gonadotropin-releasing hormone agonist trigger during in vitro fertilization cycles. Fertil Steril, 2015, 104 (3): 637-642.

14. ABBARA A, CLARKE SA, DHILLO WS. Novel Concepts for Inducing Final Oocyte Maturation in In Vitro Fertilization Treatment. Endocr Rev, 2018, 39 (5): 593-628.

15. NARGUND G, REID F, PARSONS J. Human chorionic gonadotropin-to-oocyte collection interval in a superovulation IVF program. A prospective study. J Assist Reprod Genet, 2001, 18 (2): 87-90.

16. REICHMAN DE, MISSMER SA, BERRY KF, et al. Effect of time between human chorionic gonadotropin injection and egg retrieval is age dependent. Fertil Steril, 2011, 95 (6): 1990-1995.

7

第六节 卵巢刺激的黄体支持

早在辅助生殖技术应用初期,生殖医学家就发现自然周期与卵巢刺激周期黄体功能可能存在差异。育龄期女性自然月经周期黄体功能不足的发生率为 3%~10%。而在辅助生殖技术(assisted reproductive technology, ART)卵巢刺激过程中,黄体功能不足的发生率几乎为 100%。卵巢刺激过程中黄体功能不足发生的原因主要为:①促性腺激素释放激素激动剂(GnRH-a)或促性腺激素释放激素拮抗剂(GnRH-ant)常用于抑制早发的黄体生成素(LH)峰,直接抑制 LH 脉冲分泌;②取卵时抽吸出大量的颗粒细胞,导致黄体颗粒细胞数量减少;③卵巢刺激取卵后会产生超生理水平的雌孕激素,负反馈抑制垂体内源性 LH 分泌;④高剂量雌激素有溶黄体的作用。内源性 LH 分泌的减少及黄体颗粒细胞数量的减少,会导致黄体提前溶解,孕激素合成下降,造成黄体功能不足。黄体功能不足对 ART 妊娠结局的负面影响得到了临床实践的验证,卵巢刺激周期行黄体支持治疗的必要性已成为共识。2015 年 Cochrane 研究纳入 5 项 RCT 进行荟萃分析提示卵巢刺激周期鲜胚移植时用孕激素进行黄体支持可显著改善妊娠结局。

一、黄体支持常用的药物及使用途径

常用的黄体支持药物包括人绒毛膜促性腺激素(human chorionic gonadotropin, hCG)、孕激素类药物、雌激素类药物及 GnRH-a 等。

(一) hCG

hCG 是胎盘滋养细胞分泌的一种糖蛋白,分子结构域与 LH 高度相似,可与黄体细胞的 LH 受体结合,持续促进雌孕激素分泌维持妊娠黄体功能。2015 年 Cochrane 荟萃分析结果提示 hCG 与孕激素类药物一样能够显著改善鲜胚移植的妊娠结局。但 hCG 半衰期长及活性强,会促进黄体细胞 VEGF 等血管活性物质的释放,显著增加卵巢过度刺激综合征(ovarian hyperstimulation syndrome, OHSS)的发生风险。因此 hCG 在临床作为黄体支持的常规使用受到限制。

(二) 孕激素类药物

孕激素主要由卵巢黄体和胎盘分泌,促进子宫内膜由增殖期向分泌期转化,促进子宫内膜进入容受态及蜕膜化,直接调控胚胎植入。同时孕激素还可以抑制子宫收缩和调控母胎界面的免疫耐受,参与调控妊娠维持。孕激素类药物是 ART 助孕临床应用最广泛的黄体支持类药物。

临床常用的孕激素类药物包括:

1. 肌内注射用黄体酮 主要为油剂型黄体酮和 17α- 羟乙酸孕酮酯,17α- 羟乙酸孕酮酯属于合成类孕激素,目前国内尚无。油剂型黄体酮吸收迅速,无肝脏的首过效应,生物利用度高,血中孕酮浓度高,黄体支持效果确切,价格低廉,但患者需每日注射,注射部位疼痛,容易形成硬结。

2. 口服用黄体酮 剂型包括微粒化黄体酮胶囊和地屈孕酮。黄体酮胶囊存在肝脏的首过效应,生物利用度低,易产生头晕及嗜睡等不良反应。地屈孕酮经过肝脏的首过效应后的代谢产物仍有生物活性,生物利用度较高,患者依从性好,副作用小。

3. 阴道用黄体酮 剂型包括黄体酮缓释凝胶和微粒化黄体酮胶囊,这类药物经阴道上皮迅速吸收,并扩散至子宫,产生子宫首过效应,其特点是子宫局部孕酮浓度高,患者使用方便,无疼痛及硬结。但阴道用药可能会产生药物载体阴道蓄积,导致阴道不适。

目前的循证医学证据提示,肌内注射、口服用药及阴道用药在卵巢刺激和鲜胚移植周期黄体支持的有效性无显著差异。基于近期多中心 RCT 研究(LOTUS Ⅱ)中国人群亚组的经济效益分析结果提示以每例活产为计,口服地屈孕酮的成本为黄体酮凝胶的 1/4。另一项偏好性研究提示,通过问卷调查评估患者满意度,结果显示地屈孕酮组患者绝对满意比例显著高于阴道凝胶组。基于不同用药途径的有效性无显著差异,在临床工作中,应根据患者的实际情况,结合药物安全性、用药成本及患者偏好倾向性、患者依从性等方面综合考虑选择合适的黄体支持药物。

孕激素类药物的使用剂量尚无统一标准,各个生殖中心结合自身用药经验个体化应用。2021年中国《孕激素维持妊娠与黄体支持临床实践指南》推荐口服地屈孕酮每日 30mg;或口服微粒化黄体酮每日 200~300mg,分 1 次或 2 次服用,单次剂量不得超过 200mg;黄体酮阴道缓释凝胶每日 90mg;微粒化黄体酮胶囊每日 600mg,分 3 次给药,单次剂量不超过 200mg;肌内注射黄体酮每日 20mg。

(三)雌激素类药物

正常卵巢黄体也可分泌少量雌激素,雌孕激素共同作用调控胚胎植入。有研究提示在长方案或拮抗剂方案中使用孕激素的同时添加雌激素进行黄体支持,其临床妊娠率优于单用孕激素,但目前多数研究显示孕激素联合 2~6mg 的雌激素进行黄体支持,其活产率并未优于单用孕激素。因此,卵巢刺激周期应用孕激素进行黄体支持是否需要添加雌激素尚存较大争议。2020 年欧洲人类生殖与胚胎学学会卵巢刺激指南中不推荐常规添加雌激素进行黄体支持。

(四)GnRH-a

GnRH 是下丘脑分泌的肽类激素,可促进垂体前叶分泌卵泡生成素(follicle stimulating hormone,FSH)和 LH,其半衰期只有 2~4 分钟。而 GnRH-a

是将天然 GnRH,第 6 和 10 位氨基酸替换,半衰期延长至 1~6 小时,生物活性是天然 GnRH 的 50~100 倍。GnRH-a 亦可与 GnRH 受体结合促进垂体分泌 LH,从而促进黄体合成雌孕激素,达到黄体支持的作用,但不适用于超长方案等垂体降调较深的患者。目前一些小样本 RCT 研究提示黄体期单次或多次短效 GnRH-a 注射作为黄体支持可显著改善妊娠结局,但亦有研究提示 GnRH-a 存在溶解黄体作用,影响胚胎种植。因此 GnRH-a 在黄体支持中的作用尚存争议,有待大样本的 RCT 研究进一步验证。2020 年欧洲人类生殖与胚胎学学会卵巢刺激指南不推荐将 GnRH-a 作为黄体支持常规应用。

二、黄体支持启动和停用时机

(一)启动时机

目前对于鲜胚移植周期黄体支持启动的时机尚无统一标准。研究报道黄体支持启动的时间从取卵前至胚胎移植后 4 天不等。目前的研究证据提示与未进行黄体支持相比,取卵前启动黄体支持未改善妊娠结局,而与取卵后启动黄体支持相比,取卵前进行可能会使子宫内膜容受窗提前,导致子宫内膜与胚胎发育不同步,影响胚胎植入,降低临床妊娠率。因此在临床常不推荐在取卵前启动黄体支持。

而在取卵日至胚胎移植之间开始启动黄体支持均可显著改善鲜胚移植妊娠结局,取卵后当日至取卵后 3 天内的妊娠结局并未有显著差异。而在取卵后超过 3 天再启动黄体支持会显著降低临床妊娠率。因此 2021 年中国孕激素维持妊娠与黄体支持临床实践指南推荐补充孕激素作为黄体支持的启动时间为取卵当日至取卵后 3 天内。

(二)停用时机

对于鲜胚移植黄体支持停用时机目前亦尚无统一标准。至于黄体支持停用时机,各个生殖中心略有不同,多为经验性用药,目前尚无确切有效的循证医学证据明确最佳黄体支持停用时机。目前的研究报道黄体支持停用时机为 hCG 阳性时至妊娠 12 周不等。Watters 等小样本前瞻性研究荟萃分析研究提示 hCG 阳性时停用黄体支持并未增加流产率和降低活产率,不建议延长黄体支持持续时间。妊娠黄体与胎盘孕酮合成转化的时机为 8~10 周,真实世界数据调研提示,超过 50% 的临床医生选择于妊娠 8~10 周停用黄体支持。未来仍需要大样本的前瞻性研究明确缩短黄体支持持续时间是否会影响 IVF 妊娠结局。

(三)不同促排卵方案的黄体支持选择

在卵巢刺激过程中,临床常根据患者年龄、体重及卵巢储备等指标制订个体化的促排卵方案。鉴于促排卵方案及卵巢反应性不尽相同,影响扳机药物或剂量的选择,造成对黄体功能的影响程度不同,因此应选择合理的个体化黄体支持药物及方案。

1. GnRH-a 方案的黄体支持 GnRH-a 方案包括 GnRH-a 超长方案、GnRH-a 长方案、GnRH-a 短方案等。GnRH-a 长期应用会使垂体脱敏产生降调节,只能采用 hCG 扳机诱导卵母细胞成熟,hCG 剂量常根据卵巢反应性及 OHSS 发生风险等进行调整。取卵后一般采用孕激素进行黄体支持。卵巢低反应人群可选择 hCG 进行黄体支持,刺激黄体分泌内源性雌 / 孕激素比例,及产生有利于子宫内膜 - 蜕膜转化相关的因子。一般不建议在卵巢正常反应及高反应人群鲜胚移植周期采用 hCG 进行黄体支持,以免增加卵巢过度刺激综合征发生的风险。

2. GnRH-ant 方案的黄体支持 GnRH-ant 方案可应用于不同卵巢储备及反应性人群,作为常规促排卵方案的应用趋势逐年增加。GnRH-ant 与 GnRH 受体结合是可逆的,并且不下调垂体的 GnRH 受体表达,因此既可选择 hCG 又可选择 GnRH-a 扳机。不同的扳机方式黄体支持方案有所区别。

(1)GnRH-a 扳机的黄体支持:卵巢高反应人群常选择单用 GnRH-a 扳机以避免 OHSS 的发生,因此一般不进行鲜胚移植。若单用 GnRH-a 扳机仍考虑鲜胚移植时,因 GnRH-a 存在溶解黄体作用,应强化黄体支持,常用的方法有:①加大孕激素用量,并添加 2~6mg 雌激素,可适度改善单用 GnRH-a 扳机的临床妊娠率。②添加小剂量 hCG1 000~2 000U,单用 GnRH-a 扳机取卵后 48 小时添加 2 000U 的 hCG 可达到与 hCG 扳机后孕激素黄体支持相似的妊娠率,但不建议在卵巢高反应人群应用。③补充 rLH 强化黄体。rLH 可与黄体 LH 受体结合刺激雌孕激素合成,可在一定程度改善单用 GnRH-a 妊娠结局,同时其并不增加 OHSS 发生风险。但 rLH 半衰期短,使用剂量大且价格昂贵,临床应用受到一定限制。

(2)hCG 扳机的黄体支持:GnRH-ant 方案若选择 hCG 进行扳机,OHSS 发生风险显著增高,但其持续妊娠率显著高于 GnRH-a 扳机。因此 hCG 扳机多用于 GnRH-ant 方案的卵巢正常反应及低反应人群。hCG 扳机时,采用常规的黄体支持方案即可。

(3)GnRH-a 联合小剂量 hCG 双扳机的黄体支持:常用的方法是 GnRH-a 0.2mg 联合 hCG 1 000~2 500U,双扳机对黄体功能影响较小,可选择常规剂量孕激素进行黄体支持,但仍需警惕小剂量 hCG 扳机带来的 OHSS 发生风险。

3. 非常规方案的黄体支持 依据患者的具体情况及不同生殖中心对促排卵方案的经验特点,会采用微刺激方案、黄体期促排卵或高孕激素促排卵方案。微刺激方案多采用氯米芬或来曲唑单独口服,或联合促性腺激素,常用于卵巢低储备人群或常规卵巢刺激方案反复失败的人群。氯米芬具有抗雌激素作用,会影响子宫内膜厚度和容受性。若刺激全程使用氯米芬至扳机日,常取消鲜胚移植。对于早卵泡期使用氯米芬,后添加促性腺激素促排卵至扳机日,根据内膜情况考虑是否行鲜胚移植,可采用 hCG 进行扳机和常规黄体支持。来曲唑促排卵对子宫内膜影响较小,选用常规黄体支持。黄体期促排卵或高孕激素促排卵通常行全胚冷冻,无须考虑黄体支持。

ART 技术经历了 40 余年的发展,卵巢刺激周期黄体支持的必要性已得到了充分的认证。但时至今日,黄体支持药物类型、剂量、途径及起始和停用时机仍有争议,无法达成共识,谋求标准化的黄体支持是临床研究的重要目标,从而可以高效地应用于大范围人群。但在临床工作中,患者类型、促排卵及扳机等方案不同导致对黄体功能的影响程度不同,常需制订个体化的黄体支持方案,以优化特殊人群的临床结局。追求标准化及个体化黄体支持并非泛泛而谈,需联合高质量的前瞻性随机对照研究和真实世界数据的研究,前者可获得标准化的数据,后者可获得真实世界个体化数据。标准化基础上联合个体化方能实现恰当的黄体支持,避免过度或不足。

(孙 赟)

参考文献

1. VAN DER LINDEN M, BUCKINGHAM K, FARQUHAR C, et al. Luteal phase support for assisted reproduction cycles. Cochrane Database Syst Rev, 2015, 2015 (7): Cd009154.
2. GRIESINGER G, BLOCKEEL C, SUKHIKH GT, et al. Oral dydrogesterone versus intravaginal micronized progesterone gel for luteal phase support in IVF: a randomized clinical trial. Hum Reprod, 2018, 33 (12): 2212-2221.
3. TOMIC V, TOMIC J, KLAIC DZ, et al. Oral dydrogesterone versus vaginal progesterone gel in the luteal phase support: randomized controlled trial. Eur J Obstet Gynecol Reprod Biol, 2015, 186: 49-53.
4. 中国医师协会生殖医学专业委员会. 孕激素维持妊娠与黄体支持临床实践指南. 中华生殖与避孕杂志, 2021, 41 (2): 95-105.
5. GIZZO S, ANDRISANI A, ESPOSITO F, et al. Which luteal phase support is better for each IVF stimulation protocol to achieve the highest pregnancy rate？ A superiority randomized clinical trial. Gynecol Endocrinol, 2014, 30 (12): 902-908.
6. JEE BC, SUH CS, KIM SH, et al. Effects of estradiol supplementation during the luteal phase of in vitro fertilization cycles: a meta-analysis. Fertil Steril, 2010, 93 (2): 428-436.
7. OVARIAN STIMULATION T, BOSCH E, BROER S, et al. ESHRE guideline: ovarian stimulation for IVF/ICSI (†). Hum Reprod Open 2020, 2020 (2): hoaa009.
8. SONG M, LIU C, HU R, et al. Administration effects of single-dose GnRH agonist for luteal support in females undertaking IVF/ICSI cycles: A meta-analysis of randomized controlled trials. Exp Ther Med, 2020, 19 (1): 786-796.
9. BECKERS NG, MACKLON NS, EIJKEMANS MJ, et al. Nonsupplemented luteal phase characteristics after the administration of recombinant human chorionic gonadotropin, recombinant luteinizing hormone, or gonadotropin-releasing hormone (GnRH) agonist to induce final oocyte maturation in in vitro fertilization patients after ovarian stimulation with recombinant follicle-stimulating hormone and GnRH antagonist cotreatment. J Clin Endocrinol Metab, 2003, 88 (9): 4186-4192.
10. MOHAMMED A, WOAD KJ, MANN GE, et al. Evaluation of progestogen supplementation for luteal phase support in fresh in vitro fertilization cycles. Fertil Steril, 2019, 112 (3): 491-502. e3.
11. DE ZIEGLER D, PIRTEA P, ANDERSEN CY, et al. Role of gonadotropin-releasing hormone agonists, human chorionic gonadotropin (hCG), progesterone, and estrogen in luteal phase support after hCG triggering, and when in pregnancy hormonal support can be stopped. Fertil Steril, 2018, 109 (5): 749-755.
12. WATTERS M, NOBLE M, CHILD T, et al. Short versus extended progesterone supplementation for luteal phase support in fresh IVF cycles: a systematic review and meta-analysis. Reprod Biomed Online, 2020, 40 (1): 143-150.
13. DI GUARDO F, MIDASSI H, RACCA A, et al. Luteal Phase Support in IVF: Comparison Between Evidence-Based Medicine and Real-Life Practices. Front Endocrinol (Lausanne), 2020, 11: 500.
14. LAWRENZ B, COUGHLAN C, FATEMI HM. Individualized luteal phase support. Curr Opin Obstet Gynecol, 2019, 31: 177-182.
15. KOL S, SEGAL L. GnRH agonist triggering followed by 1500 IU of HCG 48 h after oocyte retrieval for luteal phase support. Reprod Biomed Online, 2020, 41 (5): 854-858.
16. YOUSSEF MA, VAN DER VEEN F, AL-INANY HG, et al. Gonadotropin-releasing hormone agonist versus HCG for oocyte triggering in antagonist-assisted reproductive technology. Cochrane Database Syst Rev, 2011,(1): Cd008046.

第七节　卵母细胞的实验室评估

辅助生殖技术帮助千万不孕夫妇获得生育,通过卵母细胞和精子在体外受精,发育成胚胎,对女方进行宫腔内移植后,胚胎着床并胎儿发育。使用外源性促性腺激素的控制性促排卵(COS),目的是通过卵巢刺激,得到一批具有受精和发育潜能的优质卵母细胞,卵母细胞的质量是决定胚胎质量和成功率的最主要因素。

一、卵丘卵母细胞复合体的形态学评价

当卵泡发育成熟后,在注射 hCG 大约 36~38 小时后,通过超声引导经阴道行负压抽吸取卵手术。当获得抽吸出来的卵泡液后,胚胎师立即在 100 倍的立体显微镜下检查卵泡液,从颗粒细胞簇中检出卵丘卵母细胞复合体(cumulus-oocyte complex,COC),并尽快将其放入 37℃ 培养箱中培养。

胚胎师对 COC 的评价主要通过光学显微镜进行形态学观察,一般将 COC 分为 5 级:1 级 COC,为成熟卵泡或排卵前卵泡获得的 COC,其卵丘细胞与放射冠扩张程度好,呈疏松状,透明带与胞质清晰,卵丘颗粒细胞呈松散扩张状态,充分聚集,评为:卵母细胞成熟较好;2 级 COC,卵丘扩张,放射冠稍紧致,卵丘颗粒细胞聚集好,评为:卵母细胞接近成熟;3 级 COC,卵丘与放射冠致密,卵母细胞胞质内可见生发泡,卵丘颗粒细胞致密,呈分散状态,评为:未成熟卵母细胞;4 级 COC,卵丘细胞过度扩张、呈碎片状,放射冠呈放射状态,但常有碎片或不规则状,可见透明带,卵丘颗粒细胞少,呈分散状,评为:过熟卵母细胞;5 级 COC,几乎不含卵丘颗粒细胞,胞质色暗,呈不规则状,透明带清晰,卵丘颗粒细胞小块凝集状,评为:闭锁卵母细胞。

越来越多的研究发现,1 级 COC 的囊胚形成率和优质囊胚率都显著高于其他级别组,提示形态学分级可以在一定程度上预测卵母细胞的发育潜能。在刺激周期中,获取的一批 COC 中发育潜力可能存在较大差异,可以通过形态学观察来预测卵母细胞的质量及后续胚胎评分。然而,这种评估是相当局限的,因为颗粒细胞的质量和卵丘细胞及放射冠扩张程度并不总是能反映出卵母细胞成熟的可靠指标,另外,COC 形态还可能与所使用的卵巢刺激方案以及 hCG 扳机的时机相关。也有研究认为 COC 的形态与卵母细胞核成熟、受精率和胚胎发育没有相关性。在 2011 年颁发的阿尔法生殖医学科学家和 ESHRE 特刊胚胎学兴趣小组出版的共识文件中,专家们也认为没有足够的有效证据支持 COC 形态与胚胎发育潜力之间存在相关性,对于 COC 仅仅用"好坏"(0 或 1)评分可能更具有临床指导意义。如果将 COC 形态与其他指标相结合来评估,可能会更加全面预测卵母细胞的发育潜力,如取卵过程中,观察到 COC 形态异常并伴有暗色血凝块的存在,这可能是卵泡成熟不理想的指标,预示着卵母细胞发育潜力较差。

二、卵母细胞的成熟度评价

卵母细胞成熟包括核成熟和胞质成熟。为了获得充分的发育能力以满足后续受精和胚胎生长的需求,卵母细胞须以协调的方式同步地完成核成熟和细胞质成熟。一般认为,在体内两者可以充分协调同步,而经卵巢刺激后取出的卵母细胞的核成熟常常是先于胞质成熟的,并且卵母细胞群的成熟

度也存在差异。因此,准确评估卵母细胞成熟度可以帮助临床医生对卵巢刺激方案和扳机时机的判断和质控。

(一)核成熟

卵泡内卵母细胞发育的过程中,细胞核的进程阻滞在第一次减数分裂的前期,染色质经历从细线期-偶线期-粗线期-双线期,相互识别、配对、联会和重组,RNA 转录和蛋白质合成,排列在两侧纺锤体的赤道板上,与当卵泡成熟分泌的 E_2 诱导内源性 LH 峰时,触发卵丘-卵母细胞复合体排出。卵母细胞的核成熟过程,包括第一次减数分裂的恢复、生发囊泡破裂(GVBD)、纺锤体的形成排列、同源染色体分离和第一极体(PB1)的排出,第一极体的出现标志着卵母细胞的核成熟。此时卵母细胞停滞在第二次减数分裂中期阶段(M Ⅱ),在精子的激活下,含有同源单倍染色体的卵母细胞边缘出现纺锤体排列,姐妹染色体分离,第二极体(PB2)排出并靠近 PB1,完成第二次减数分裂。第二极体的出现标志着卵母细胞的受精。目前,利用偏振光显微镜结合图像处理软件可以对卵母细胞减数分裂纺锤体等双折射结构进行无创可视化,观察纺锤体的位置和外观,识别卵母细胞所处的时期,更好地评估卵母细胞的细胞核成熟度。

在 ICSI 周期中,胚胎师捡卵后 2~4 小时,拆除卵丘颗粒细胞,暴露出卵母细胞的轮廓,观察到第一极体。计算第一极体排出的 M Ⅱ 期卵母细胞的比例(M Ⅱ 期卵母细胞/所有获得的卵母胞 ×100%),以评判卵母细胞的成熟度,最适的成熟度一般为 75%~90%,<75% 被判断为"低卵母细胞成熟度";>90% 可能存在"卵母细胞过熟",这也是监控临床卵巢刺激方案的质控指标之一,由胚胎师反馈给临床医生。IVF 周期因为是在授精16~18 小时后拆除卵丘颗粒细胞,不能当时观察第一极体,因此不参与卵母细胞成熟度的计算,但可以在授精次日作为参考和补充验证。

(二)胞质成熟

良好的卵巢储备和适当的卵巢刺激,获得核成熟和胞质同步成熟,是优质卵母细胞的理想标准。胞质成熟阶段需要进行充分的物质储备,以满足受精和植入前胚胎发育的需要,如酶、蛋白质、能量等。胞质成熟的特征是转录活性的降低和核仁形态的改变。在超微结构水平上,细胞器的分布发生改变,皮质颗粒朝向卵母细胞皮质移动,而线粒体向内部迁移,预示着卵母细胞胞质的成熟。此时卵母细胞变得高度极化,肌动蛋白细胞骨架改变,覆盖于第二次减数分裂中期纺锤体上的肌动蛋白增厚,阻止精子由此区域进入卵胞质内部。在分子水平上,细胞质成熟伴随着募集特定的母源 mRNAs,完成蛋白质翻译。同时,细胞质内也在同步进行着蛋白质的翻译后修饰过程。但目前还没有可靠的光镜下形态学指标直接评估卵母细胞的胞质成熟状况,一般通过早期胚胎发育结果进行回溯性评估。

三、卵母细胞的形态学评价

为了准确地评估卵母细胞形态,要剥除卵丘颗粒细胞,在显微镜下观察。一个典型的成熟的卵母细胞应有一个完整透明的透明带结构,正常的卵周间隙,单个完整的、大小合适的极体,折光性浅和中等颗粒状的细胞质,不含其他易见内含物。卵母细胞形态的变化也可能是由其他内在因素(如年龄和遗传缺陷)或外部因素(如刺激方案、培养条件和营养)引起的。如卵巢刺激后取出的大多数卵母细胞表现出一种或多种与上述理想形态的偏差。目前,有关卵母细胞形态的改变对胚胎发育和着床的影响的研究也发表了相互矛盾的结果,因此评估卵母细胞形态,并确定某种指标与质量/生存能力和临床结果的相关性,是一项困难的任务。

(一)卵母细胞胞质内异常

1. 胞质的形态学表现 卵母细胞细胞质的情况可以作为临床结局的潜在预测因素,但在众多已发表的研究中,对多种形态特征的不同定义和分组导致分析变得困难。文献中使用的术语为:深色细胞质、深色细胞质-颗粒状细胞质、深色细胞质伴有轻度颗粒状、细胞质呈深色颗粒状外观、弥漫性细胞质颗粒状等。不同实验室对这些类型颗粒的定义存在主观性,对于临床结果的预测价值有限。根据目前的证据推测,不同类型颗粒仅代表卵母细胞之间的差异性,而不是真正影响发育的畸形状态。

(1)中心颗粒状胞质:位于细胞质中心,边界清晰的颗粒状,因为它的颜色比正常细胞质明显深,容易区分。将其命名为中心位置颗粒细胞质(centrally located granular cytoplasm,CLCG)。CLCG 是卵母细胞一种罕见的形态学特征,为细胞质中一个大的、暗色的海绵状颗粒区,其严重程度与颗粒区直径和颜色深度有关。很多的研究表明,卵母细胞出现中心颗粒状胞质,会增加流产率。此外,在 ICSI 周期中 CLCG 的出现与妊娠率和着床率呈负相关。基于证据证明,告知患者 M Ⅱ 卵母细胞的这种形态缺陷和降低的植入结果有关,以及由此产生的胚胎非整倍体风险的增加是很重要的。需要更多的研究来解释 CLCG 出现的亚细胞和分子机制。

(2)折光体:折光体也称为细胞质内含物,可以是深色的聚集物、碎片、斑点和致密的颗粒(脂滴和脂褐素)。折光体主要与人卵母细胞中脂褐变的发生有关。通过透射电镜观察,研究证实了 5μm 以上的折光体具有脂褐素内含物的典型形态,由脂质和致密颗粒物质组成。脂褐素小体在人卵母细胞减数分裂成熟过程中均可检测到。而普通光学显微镜可识别的折光体的平均直径约为 10μm。折光体主要成分为脂褐素,而卵母细胞中脂褐素的积累可能发生在卵母细胞生长阶段,与卵泡发育状况有关,如卵泡周围血液循环和卵泡液微环境的异常可能造成这种折光体增多。原因可能是氧化应激造成脂质代谢的异常,导致脂褐变而形成折光体。此外,胞质中折光体的出现对临床结果的个体预测价值也是有限的。只有当折光体其直径超过 5μm 时,才会对受精和胚胎发育产生不利影响。

(3)液泡:液泡是充满液体的膜结合细胞质包涵体,很像卵泡周围的空腔液体。不同卵母细胞中可能含有不同大小和数量的液泡,其形成的机制目前尚不清楚。推测可能是卵母细胞自发形成的,抑或是由光滑内质网和 / 或高尔基复合体形成的小泡融合而成。在临床观察中,M Ⅱ 期卵母细胞空泡发生率为 3.1%~12.4%。多空泡化更为少见,其发生率仅约为 1%~1.5%。越来越多的研究证实,液泡的出现会显著降低卵母细胞的受精率,较大的或者多个液泡对卵母细胞的危害更大。其中的原因可能是液泡占位影响了卵母细胞的细胞骨架,改变了细胞的动力结构,从而导致受精失败、卵裂异常或者细胞质分裂模式异常。此外,液泡也可能影响胚胎的非整体性,降低和冷冻存活率。

(4)滑面内质网簇(sERCs):早期的研究认为,M Ⅱ 期卵母细胞细胞质中出现 sERCs 是重要的缺陷之一,IVF 周期中,M Ⅱ 卵母细胞中 sERCs 发生率在 5%~10%,该比例很可能被低估。通过透射电镜分析,发现至少有三种等级的 sERCs,分别为:大(18μm)、中(10~17μm)、小(2~9μm)。与液泡最大的区别是 sERCs 没有从卵质体积部分中分离出来的被膜,看起来像是半透明的液泡。sERCs 的形成机制尚不清楚,有研究认为可能与卵母细胞成熟过程中内质网的功能和结构改变有关。根据伊斯坦布尔胚胎评估共识研讨会的资料,有 sERCs 的卵母细胞应谨慎处理,可能会导致胎儿发育风险增加。有文献报道来源于含有 sERCs 的卵母细胞的胚胎移植后,出生的后代出现 Beckwith Wiedemann 综合征、膈疝、多种畸形和室间隔缺损的病例。令人欣慰的是,目前报道 sERCs 来源的 M Ⅱ 卵母细胞胚胎移植后,也有正常健康的婴儿出生。有系统综述报道 sERCs 和胎儿畸形之间不存在明确的关联。以上结果可能在未来修订共识中提供重要的参考,尽管如此,我们也要谨慎对待出现这些异常的卵母细胞。

2. 胞质外结构评估 胞质外结构包含了透明带、PB1 和卵周间隙。卵泡生长过程中的任何干扰都可能严重改变卵母细胞的形态,产生不同预后的卵母细胞。胞质外的特征包括：PB1 碎片化和异常、异常的透明带、卵周围间隙大、卵母细胞形状异常等。极体形态，特别是大极体，可以被认为是卵母细胞成熟度不够的标志。有证据提示，含有显著大的第一极体的卵母细胞具有较高的非整倍体发生率，一致认为这种卵母细胞不应考虑进行授精。此外，巨大卵母细胞一般也建议废弃处理。阿尔法生殖医学科学家和 ESHRE 特刊胚胎学兴趣小组出版的共识指出，除了大极体和巨大卵母细胞外，没有足够的证据支持这些胞质外形态学异常会导致特异性的预后。

（1）透明带形态异常：在卵泡发育过程中的任何异常，都可能影响卵母细胞透明带相关因子的分泌，进而导致透明带畸形或三维结构的变化，甚至是透明带缺失。一般是由于基因缺陷导致糖蛋白基质的形成受阻，建议用 ICSI 进行受精，也可能实现妊娠。有较厚的透明带的卵母细胞（>20μm）也可能导致常规 IVF 的受精率偏低，对 ICSI 的受精可能没有影响。通过辅助孵化，透明带较厚的囊胚也可以正常着床。因为透明带内外层的结构和厚度存在差异，除了常规光学显微镜评价透明带外，这种多层结构也可以用偏振光显微镜进行定量分析。有研究表明，透明带厚度与双折射成正比，与植入前胚胎发育也有关。

（2）透明带颜色异常：经卵巢刺激获得的卵母细胞，经常发现有的卵母细胞透明带显示为暗色或褐色，一般临床称之为棕色卵，其典型特征是：颜色较深、透明带偏厚、卵周间隙偏小、细胞质颗粒状。有文献报道，透明带颜色异常比较常见，发生率 9.5%~25.7%。目前尚不完全清楚暗色或棕色透明带/卵母细胞产生的原因。大多数情况下，卵母细胞本身也会受到影响。有临床数据表明，棕色卵虽然透明带变厚，但并不影响受精率、胚胎评分、着床率以及活产率。鉴于棕色卵母细胞透明带较厚，因此，推测激光辅助孵化可以增加胚胎着床率。

（3）形状异常：正常的卵母细胞为球形，但临床中也可见形状异常的卵母细胞，如椭圆形、草履虫形等，这种形态异常的卵母细胞是可以受精的，也可以成功活产。目前有关形态异常程度，仍没有一个具体量化指标，描述也不够精确。有研究用圆度指数作为量化指标来评估卵母细胞形态，其结果表明，形态异常程度与受精和胚胎质量并无关联。椭圆形卵母细胞的形成有两种可能的机制，一种可能性是由于卵母细胞穿刺和/或脱颗粒过程中的机械应力使卵变形，这种因素导致的变形，可以在培养一天后恢复正常。另外一种可能是卵母细胞在卵泡内成熟过程出现异常情况相关，这种因素导致的形状异常可能是病理卵母细胞形成的主要原因。

（4）卵周间隙：卵周间隙的大小与卵母细胞的成熟期密切相关。在 G V 期（前期 I），卵周间隙的扩张很小，减数分裂恢复后开始增加。在 M I 时，可以清晰看到 PVS 出现，等到 M II 期时，卵周间隙最大。有研究表明，临床中可能高达 50% 的卵母细胞显示大的 PVS。而 PVS 较大的卵母细胞，受精率降低，表明较大的 PVS 不利于受精和合子形态。但患者参数如女性年龄和适应证似乎并不影响 PVS 的评分。有研究认为，过熟卵的 PVS 增大。在第一极体形成过程中，如果较大比例的细胞质与单倍体染色体一起排出，将产生一个大的极体，也会伴有较大的 PVS，结果是出现一个大的第一极体和一个大的 PVS。

（5）第一极体形态：第一极体（PB1）的排出被认为标志着核成熟的完成，此时卵母细胞处于第一次减数分裂的中期 II 期（M II 期）。人类卵母细胞成熟后，PB1 的寿命通常较短，退化早，因此，理论上可以通过 PB1 形态判断卵母细胞的成熟时间。Ebner 等人研究发现含有完整 PB1 的卵细胞的囊胚形成率增加，也具有更高的着床率和妊娠率。但也有研究表明，PB1 的形态对预后没有预测作用。

（6）卵周间隙的碎片和粗颗粒：正常情况下，卵周间隙中仅仅有排出的极体。但有些卵母细胞会存在大量的细胞碎片。形态学上，有时很难区分严重破碎的 PB1 或 PVS 中的碎片。关于卵周间隙碎片的来源，有两个理论来解释：一是通过超微结构观察发现,碎片来自卵丘颗粒细胞的外颗粒细胞基质和微丝成分;二是放射冠颗粒细胞在成熟早期可以通过透明带并到达卵胞膜外,等到成熟分裂过程结束后,这些细胞成分残留在 PVS 中。有研究认为,PVS 的颗粒出现与卵母细胞所处成熟阶段相关,此外也可能与卵巢刺激中使用的促性腺激素的剂量相关。研究发现,卵母细胞 PVS 中粗颗粒的存在与否不影响受精率、卵裂率。但 PVS 中存在粗颗粒的卵母细胞组的胚胎植入率和妊娠率都显著降低。

四、展望

对卵母细胞进行形态评估的最终目的是期望能将利用形态学特征来预测卵母细胞与其质量和生存能力进行关联,并可以为临床活产和子代安全方面提供依据,从而提高人类辅助生殖的整体效率。但遗憾的是,在已发表的研究中,由于材料的异质性以及主观性,目前对 M Ⅱ 期卵母细胞形态评估只能提供有限的预测价值。目前的研究,对于卵母细胞的形态学预测价值并没有明显进展,很多结果甚至相互矛盾。因此,需要更为客观的标准、更好的评价指标,才能更精准地预测胚胎发育潜能。

近年来,对卵母细胞质量的生物学标记研究快速发展,可能与形态学评估形成良好的互补,甚至替代形态学评价。但目前形态学仍然是唯一可以临床应用的方法,不能低估它的预测价值。除了针对卵母细胞形态进行预测胚胎发育潜能的价值之外,我们也需要特别注意的是,应将卵母细胞畸形与遗传疾病联系起来,这是非常有价值和稀缺的信息。对卵母细胞质量的新生物标记的快速发展和持续的研究,可能使其在未来作为形态学评估的补充或替代。然而,我们仍不能低估形态学评估的预测价值,在 IVF 实验室常规应用之前,形态评估仍然是唯一的选择方法。

(蔡令波)

参考文献

1. ALPHA SCIENTISTS IN REPRODUCTIVE MEDI-CINE AND ESHRE SPECIAL INTEREST GROUP OF EMBRYOLOGY. The Istanbul consensus workshop on embryo assessment: proceedings of an expert meeting. Hum Reprod, 2011, 26 (6): 1270-1283.

2. RAMA RAJU GA, PRAKASH GJ, KRISHNA KM, et al. Meiotic spindle and zona pellucida characteristics as predictors of embryonic development: a preliminary study using PolScope imaging. Reprod Biomed Online, 2007, 14 (2): 166-174.

3. RIENZI L, VAJTA G, UBALDI F. Predictive value of oocyte morphology in human IVF: a systematic review of the literature. Hum Reprod Update, 2011, 17 (1): 34-45.

4. EBNER T, MOSER M, TEWS G. Is oocyte morphology prognostic of embryo developmental potential after ICSI? Reprod Biomed Online, 2006, 12 (4): 507-512.

5. RIENZI L, UBALDI FM, IACOBELLI M, et al. Significance of metaphase Ⅱ human oocyte morphology on ICSI outcome. Fertil Steril, 2008, 90 (5): 1692-1700.

6. YAKIN K, BALABAN B, ISIKLAR A, et al. Oocyte dysmorphism is not associated with aneuploidy in the developing embryo. Fertil Steril, 2007, 88 (4): 811-816.

7. OTSUKI J, NAGAI Y, CHIBA K. Lipofuscin bodies in human oocytes as an indicator of oocyte quality. J Assist Reprod Genet, 2007, 24 (7): 263-270.

8. MITCHELL M, ARMSTRONG DT, ROBKER RL, et al. Adipokines: implications for female fertility and obesity. Reproduction, 2005, 130 (5): 583-597.

9. EBNER T, MOSER M, SOMMERGRUBER M, et al. Occurrence and developmental consequences of vacuoles throughout preimplantation development. Fertil Steril, 2005, 83 (6): 1635-1640.

10. MATEIZEL I, VAN LANDUYT L, TOURNAYE H, et al. Deliveries of normal healthy babies from embryos originating from oocytes showing the presence of smooth endoplasmic reticulum aggregates. Hum Reprod, 2013, 28 (8): 2111-2117.

11. Sá R, CUNHA M, SILVA J, et al. Ultrastructure of tubular

smooth endoplasmic reticulum aggregates in human meta-phase Ⅱ oocytes and clinical implications. Fertil Steril, 2011, 96 (1): 143-149. e7.

12. EBNER T, MOSER M, SHEBL O, et al. Prognosis of oocytes showing aggregation of smooth endoplasmic reticulum. Reprod Biomed Online, 2008, 16 (1): 113-118.

13. ESFANDIARI N, BURJAQ H, GOTLIEB L, et al. Brown oocytes: implications for assisted reproductive technology. Fertil Steril, 2006, 86 (5): 1522-1525.

14. EBNER T, SHEBL O, MOSER M, et al. Developmental fate of ovoid oocytes. Hum Reprod, 2008, 23 (1): 62-66.

15. MIAO YL, KIKUCHI K, SUN QY, et al. Oocyte aging: cellular and molecular changes, developmental potential and reversal possibility. Hum Reprod Update, 2009, 15 (5): 573-585.

16. YOUNIS JS, RADIN O, MIRSKY N, et al. First polar body and nucleolar precursor body morphology is related to the ovarian reserve of infertile women. Reprod Biomed Online, 2008, 16 (6): 851-858.

17. FANCSOVITS P, TóTHNé ZG, MURBER A, et al. Corre-lation between first polar body morphology and further embryo development. Acta Biol Hung, 2006, 57 (3): 331-338.

18. VLAISAVLJEVIC V, APTER S, CAPALBO A, et al. The Maribor consensus: report of an expert meeting on the development of performance indicators for clinical practice in ART. Hum Reprod Open, 2021, 2021 (3): hoab022.

7

第八节 卵巢刺激的故障解决

一、卵巢刺激的"慢反应"

顾名思义,"慢反应"是指 IVF 刺激周期中的卵巢反应低于预期水平,表现为卵泡直径增长较慢或停滞,雌二醇水平增长较慢,甚至持平或下降,一般是指患者 IVF 术前卵巢各项评估指标正常的患者。但是目前还缺乏统一的定义和描述。

(一) 慢反应的主要原因和机制

一般考虑其主要机制是患者个体 FSH 阈值水平偏高,或外源性促性腺激素(Gn)的刺激剂量不足。原因可能涉及以下几个方面:

1. Gn 的刺激剂量不足,或个体 FSH 阈值较高,如果外源性的 Gn 水平,不能超过 FSH 的阈值"门槛",不能激活卵母细胞发育和卵泡细胞增殖,卵泡会处于"阻滞的"状态。

2. 下丘脑及垂体的功能低下,不能产生足够的 GnRH,或对雌二醇的反馈"迟钝",多见于特发性或功能性的低促性腺激素性性腺功能减退症患者。

3. 某些患者的卵巢储备指标都是正常的,甚至表现为"卵巢多囊性改变",但存在卵泡发育的先天性缺陷,其中一部分患者可能找到某个与卵泡发育相关的基因变异,对 Gn 的刺激不敏感,从患者较高的基础 FSH 水平可能发现端倪。

4. 其他可能存在的卵泡发育不良的功能性潜在机制。

(二) 慢反应的处理方案

1. 前次因 Gn 剂量不足所致慢反应,建议再次诱导排卵时予以增加启动日的 Gn 刺激剂量。

2. 添加基因重组黄体生成素(rLH)或含有类 LH 制剂的药物(如尿促性素),推荐 LH 每日剂量为 75~150U。

3. 由于 GnRH-a 降调节而出现的垂体过度抑制状态,建议诱导排卵以 FSH 联合 rLH 或含有类 LH 制剂的药物(如尿促性素)足量启动。

4. 调整诱导排卵方案,如采用口服克罗米芬联合 Gn 的全程刺激方案、拮抗剂方案、短方案(点火效应)等。

5. 对反复出现的非预期慢反应,可考虑全基因组(WGS)或全外显子组(WES)筛查,或 FSH/LH 受体的基因检测。

二、卵巢非预期低反应

非预期卵巢低反应是指基础血清卵泡刺激素(FSH)及雌二醇(E₂)等激素水平均正常、卵巢储备功能(AMH 及 AFC)正常的女性,在 IVF 周期给予标准的促性腺激素剂量(FSH/hMG>150U/d),仍然出现卵巢低反应征象,主导卵泡数≤3 枚,或获卵数≤3 枚,称为未预期的卵巢低反应(unexpected poor ovarian response)。

(一) 非预期卵巢低反应的可能原因

1. **下丘脑 - 垂体 - 卵巢功能紊乱** 高龄、超重或肥胖快速减重后都是影响卵巢反应的因素。伴随着女性年龄增大,卵巢反应下降,有时卵巢储备看似正常,肥胖过度减重的女性,可能造成中枢神经系统功能紊乱,LH 分泌不足或活性低下,卵巢出现非预期低反应现象。

2. **盆腔因素** 既往有卵巢或盆腔手术史,或盆腔重度粘连等机械因素,影响卵巢血液供应,降低卵巢对 Gn 的敏感性。

3. **不恰当的卵巢刺激方案** 过度的 GnRH-a 降调节抑制卵巢反应性,或促性腺激素(Gn)启动剂量不足,或 FSH 启动时机不合适,没有顺应内源性卵泡波的节律,常常导致 Gn 刺激剂量和预期卵巢反应不一致。

4. 遗传因素 Gn 受体缺陷或多态性,如促卵泡激素(FSH)受体或促黄体素(LH)受体基因变异,降低 Gn 的生物学效应,或存在其他引起卵泡发育和成熟的基因变异。

(二)目前临床尝试改善卵巢非预期低反应的策略

1. 高龄或 LH 活性不足的女性,建议启动日添加重组黄体生成素(rLH),一般推荐 75~150U/d。有研究显示,高龄女性添加 LH 可显著增加患者的获卵数及临床妊娠率。

2. 根据前一周期的卵巢反应,启动日给予足量的 FSH,一般足量 FSH 不超过 300U/d;但如果效果不佳,不建议反复多周期大剂量的卵巢刺激。

3. 调整诱导排卵方案,有研究显示,双刺激方案(Duosim 方案)可显著增加波塞冬 1 组亚优反应人群(年龄<35 岁、AMH 及 AFC 水平正常,获卵<4~9 枚 = 的临床妊娠率。因此,对于非预期低反应人群,可改用双刺激方案,或采用克罗米芬联合促性腺激素方案,或微刺激方案,以增加卵巢反应性,和提高性价比。

4. 生长激素的预处理,目前临床研究显示生长激素可提高卵巢反应性和临床获益,对于卵巢低反应患者可采用生长激素预处理策略,提前 4~8 周给予每日小剂量(2U)肌内注射的方案。

5. 未成熟卵母细胞体外成熟(IVM)技术,对一些不明原因的非预期卵巢低反应者,反复刺激均不能获得满意卵泡生长,如窦卵泡计数(AFC)充沛,可考虑试行小卵泡穿刺获得未成熟卵,经体外成熟培养后授精,部分患者可能获得成功。

6. 对少数不明原因非预期低反应患者,促性腺激素受体的基因多态性(SNP)可能部分地解释这种不良反应;约有 10%~15% 的基础 FSH 水平正常妇女中出现的"低反应(hypo-responders)"现象,需要加大 FSH 的刺激剂量才能有效。未来期待精准医学的遗传筛查技术的进展,应用人工智能对卵巢反应准确预测、促排卵方案的优化和高效。

非预期卵巢低反应是一个很复杂的临床问题,很多案例机制不明,处理起来相对棘手。一般不建议反复盲目地卵巢刺激,需要根据患者的情况,仔细地个体化分析,充分知情同意,尝试地设计和试行合理的助孕方案。

三、晚卵泡期卵泡直径大小不一

在 IVF 助孕的卵巢刺激周期中,最理想的结果是得到直径大致均一的卵泡群,获得 8~10 枚成熟卵母细胞,得到至少 1 个健康活产。因为卵巢的储备和反应的个体化差异,在实现目标获卵数,制订卵巢刺激方案时,并会参考患者的数个生理指标,决定促性腺激素的启动剂量。通常对卵巢高反应者,为了防止卵巢过度刺激,并不追求卵泡群多个卵泡直径的均一性,反而希望卵泡大小略拉开距离,避免过多获卵。拮抗剂方案能减少卵巢过度刺激综合征的原理,即在早卵泡期启动刺激时,卵泡直径的不均一。在卵巢刺激的过程中,发现卵泡的直径参差不齐,预计成熟卵泡群的数目达不到预期,医生和患者常常焦虑,会想方设法弥补这个结果。

虽然临床的统计数据证实,体外受精的妊娠率和活产率与获卵数呈正相关,但随着卵巢刺激的经验不断积累,以及胚胎室技术的进步,临床上并不过于执着地追逐获卵数目和卵泡均一化,也不建议因此而轻易取消周期。通常对于卵泡直径不均一的发生,会从以下几个方面考虑,并给予合理的解释和处理。

(一)卵巢刺激的第 1 天

通常在刺激启动开始时,会有第一个基础状态的超声监测和激素测定,测量卵巢内直径 2~8mm 的窦卵泡数,此时最大直径的窦卵泡一般不超过 8mm,一旦有 1 枚或以上卵泡直径超过,伴基础雌二醇水平偏高,提示该卵泡的促性腺激素受体、卵母细胞和卵丘的旁分泌及自分泌机制、雌激素的微环境等条件,进入卵泡成熟发育的轨道,成为生长最快的主导卵泡,容易和其他卵泡拉开距离。这在卵巢功能减退、前一个周期黄体功能不足、黄体-卵泡过渡期提前的患者,尤其常见。因此在促性腺激素启动日的窦卵泡测量,可预期到后续卵泡大小参差不齐的可能。

对应采取的措施包括:①如果为严重 DOR 患者,卵巢储备较差,预计获卵数很少,可以不放弃此周期,采用微刺激的 Gn 剂量,≤150U/d,保证 1~2 枚主导卵泡成熟,尽可能获卵和胚胎移植;②如果为正常卵巢储备的患者,可以考虑取消本周期刺激,采用短效避孕药,或黄体期雌二醇 2~4mg/d,或黄体期黄体酮的预处理方法(见预处理章节),尽可能使下个刺激周期开始时的卵泡直径<8mm,增加卵泡同步发育的机会;③如果是在降调后的长方案周期,或因故不能取消本周期刺激,就只能加大起始 Gn 剂量,扩宽卵泡募集的窗口,尽可能争取多一点的生长卵泡进入卵泡群,并给患者充分的咨询。切不可因担心主导卵泡生长快而降低 Gn 起始剂量,这样只能使成熟卵泡群更小,获卵数更少。

(二)卵巢刺激的第 5~6 天

一般在卵巢刺激的第 5~6 天,会有一次卵泡监测评估,此时主卵泡群进入直径 10~12mm 阶段,雌激素水平开始升高,卵泡颗粒细胞自分泌的雌激素微环境已经形成,卵泡进入自发生长的过程。此时如果卵泡群的直径相差较大,说明对应这个患者的 FSH 阈值水平,起始的 Gn 剂量可能不足,没有形成合适"宽度"的卵泡募集窗口,基本没有很好的办法来改善卵泡的均一性。此时如果加大 Gn 剂量,只能进一步募集下一级的小卵泡,并不能增加主卵泡群的卵泡数目,反而升高了来自中小卵泡的雌激素水平,加大卵巢过度刺激综合征的风险。

如果在刺激的第 5~6 天,主导卵泡直径还<10mm,雌激素水平相对较低,通常会考虑可能有"慢反应"的情况,可以考虑适当增加 Gn 的剂量,和 LH/hCG 的添加。但是特别注意,对基础卵泡数量较多的"高反应"个体,增加剂量不宜过大过快,

监测不必过勤,给卵泡足够的反应时间,在主导卵泡直径<12mm 时,观察间隔不应少于 3 天。

(三)卵巢刺激的第 8~10 天

此时正常的卵巢刺激已经达到或接近尾声,主卵泡群的卵泡直径已经既成事实,如果卵泡直径参差不齐,应该仔细选择合适的主卵泡群,确定扳机时间。通常 4 枚以上直径 ≥16mm 的主卵泡群,是正常预期的扳机标准和时机(见扳机章节)。如果不够,或观察到直径 14~16mm 的卵泡群充裕,在对内源性 LH 峰充分控制的条件下,可延长刺激一天,等待主导卵泡群的扩大。在主导卵泡群达标的情况下,不鼓励为贪图获卵数而过于延期扳机,以免卵母细胞"过熟",而影响质量,或引发卵泡提早排逸。

总体来说,成熟卵泡数目还是由促性腺激素的起始剂量决定的,卵泡中晚期的生长依赖卵泡自身的雌激素环境,此时卵泡的生长速度不受促性腺激素的控制。因此,在刺激 5~7 天后,主导卵泡群的卵泡数很难再有改变,靠增加促性腺激素来增加成熟卵泡数目和改变卵泡参差不齐的状态,基本是无效的。

四、hCG 日孕酮水平升高

孕酮(progesterone,P)是卵巢黄体分泌的一种天然孕激素,在体内诱导子宫内膜由增生期向分泌期的转变,是维持妊娠所必需的甾体激素。自然周期中,月经中期低水平 P 的分泌协助排卵前雌激素正反馈诱发黄体生成素(LH)和卵泡刺激素(FSH)峰值分泌,从而促使排卵发生和排卵后黄体生成。排卵后,在内源性 LH 的作用下,P 由黄体卵泡膜细胞和颗粒细胞共同产生。

值得注意的是,大多数循环 P 水平(~95%)是在 LH 作用下,在颗粒细胞内通过 3β-HSD 催化孕烯醇酮转化产生的。妊娠早期,人绒毛膜促性腺激素通过合胞体滋养层细胞,刺激黄体产生 P 并维持妊娠,直到胎盘类固醇激素的生成建立。因此孕酮水平升高(progesterone elevation,PE)及持续高水

平被认为是维持至关重要的因子，负责启动子宫内膜容受期直至胚胎植入。

（一）hCG 日 PE 的界定值

目前临床主要将 hCG 日 P 水平或 P/E_2 水平作为 PE 的评估指标。大多数研究定义认为当 hCG 日孕酮水平 $>0.8\sim2ng/ml$ 或 $P/E_2>1$ 时，视为 PE。基于临床的界定值标准不一、人群特征存在差异和不同的治疗方案，研究报道 hCG 日 PE 发生率波动在 13%~71% 不等。

近年来临床的研究发现，不同反应人群 hCG 日 PE 的界定值可能存在差异。在一项纳入 3 296 例患者的回顾性研究中发现，如果以孕酮水平 $>1.5ng/ml$ 为界值，高反应人群（获卵 >18 枚）hCG 日孕酮升高发生率达 19%，而低反应人群（获卵 $1\sim5$ 枚）发生率为 4.5%；在孕酮正常组，低反应组和高反应组的持续妊娠率分别为 29.9% vs. 39.2%；在孕酮升高组，低反应组和高反应组的持续妊娠率分别为 18.2% vs. 43.2%，可见在低反应组当 $P>1.5ng/ml$ 进行胚胎移植显著降低临床妊娠率，而在高反应组 $P>1.5ng/ml$ 进行胚胎移植对于临床妊娠率影响不大。

另一项纳入 2 850 例高反应人群研究中，根据 hCG 日孕酮水平分为 6 组，只有当孕酮 $>1.8ng/ml$ 时显著降低患者鲜胚移植的临床妊娠率。推测与高反应人群可以获得更多的高评分胚胎及囊胚，从而抵消部分高孕酮对于子宫内膜容受性的影响。在随后的一项纳入 482 例回顾性研究证实了这一结果，研究者采用拮抗剂联合 rFSH 方案，发现无论是否 hCG 日孕酮水平 $>1.5ng/ml$，如果进行囊胚移植，两组临床妊娠率无差异；而移植第三天卵裂期胚胎，当 $P>1.5ng/ml$ 时则显著降低临床妊娠率。

另一项来自中国学者的研究发现，高反应人群（获卵 ≥20 枚；$n=2\ 023$）当 hCG 日孕酮界值 $>2.75ng/ml$，低反应人群（获卵 ≤4 枚；$n=27$）hCG 日孕酮界值 $>1.5ng/ml$，及正常反应人群（$n=8\ 205$）hCG 日孕酮界值 $>1.75ng/ml$ 时，胚胎移植的临床妊娠率显著下降。目前正常反应或低反应人群，临床经

验性多采用孕酮 $>1.5ng/ml$ 作为升高的界值，而高反应人群需要更多的数据明确孕酮升高的界值。

临床还需关注晚卵泡期持续孕酮升高的状态，Lee 等研究发现，卵巢刺激周期中孕酮升高的总体发生率为 28.4%，其中 83.2% 患者孕酮升高 1 天，12.7% 持续升高 2 天，4.1% 持续升高 3 天；如果患者持续孕酮升高 2 天或以上，将伴随着临床妊娠率的显著下降（39.4 vs. 20.7%），然而研究未显示孕酮升高影响其后冻胚移植的临床妊娠率。另一项对于 1 591 例 PGT-A 助孕的研究也证实 hCG 日 PE 对于胚胎质量及整倍体率并未带来负性影响。

（二）PE 的病因及处理方案

1. **早发性 LH 峰出现**　LH 升高与 PE 的发生是相关的，提早的 LH 峰值诱导孕酮的升高。目前早发性 LH 峰常用的参考指标为：$LH>10U/L$ 或者 >2 倍基础 LH 值。研究显示，无 GnRH-a 降调和 GnRH-ant 拮抗的促排卵周期早发性 LH 峰发生率约 50%；克罗米芬/来曲唑诱导排卵的发生率为 40%~80%；随着 GnRH 激动剂和拮抗剂药物开发和临床广泛的应用，有效地降低了诱导排卵周期早发性 LH 峰的出现，激动剂长方案可有效阻止 95%~98% 患者出现早发性 LH 峰；拮抗剂方案早发性 LH 峰发生率约 8% 左右，显著高于激动剂长方案，多见高反应人群、PCOS、肥胖及高龄人群。

因此，为有效避免拮抗剂方案中早发性 LH 峰，建议可采用拮抗剂固定方案；或在拮抗剂灵活方案中，根据患者卵泡直径、雌激素水平及 LH 水平的变化，及时添加拮抗剂（具体见拮抗剂方案）。肥胖患者应动态密切监测 LH 和 P 变化趋势，必要时增加 GnRH 拮抗剂剂量至 0.5mg/d 或 0.75mg/d；PCOS 或高反应人群建议采用：①克罗米芬联合 Gn 联合拮抗剂方案；或②酌情降低 Gn 启动量；或③晚卵泡期降低 FSH 应用剂量，从而预防早发性 LH 峰及 P 水平的升高。

2. **卵泡期 LH 水平过低或活性不足**　在体内，孕烯醇酮合成雄烯二酮有 $\triangle 4$ 和 $\triangle 5$ 两条途径。卵巢在排卵前以 $\triangle 5$ 途径合成雌激素，排卵

后主要通过△4和△5两条途径合成雌激素,由17α-羟化酶(17α-OHP)和3β-羟基类固醇脱氢酶-Ⅱ(3β-HSD-Ⅱ)的相互平衡和协同,决定是否进行产生孕酮的△4途径。LH作用于17α-羟化酶,在卵泡膜细胞内P转化成雄激素,通过卵泡颗粒细胞转化为雌激素(△5途径)。如果卵泡期LH水平不足或活性过低,可能出现从△4通路生成P,导致PE发生。

临床实践中,LH缺乏或功能不足常见于:①先天性FSH/LH缺乏:中枢性低促性腺激素性性腺功能减退症;②有LH/FSH基因多态性和LH受体(LHR)基因变异者;③高龄或GnRH-a降调抑制,LH活性降低者。建议以上患者在卵巢刺激启动时联合应用rLH或含有LH制剂的hMG;高龄患者(年龄>35岁)、前次周期非预期低反应者、卵巢储备下降低反应者(DOR/POR)、慢反应史、应用长效GnRH-a垂体被过度抑制等情况,建议添加rLH 75~150U/d,在hCG日可明显控制P过高的情况。

3. 卵巢高反应 在临床观察到控制性促排卵(COS)过程中,血清P水平通常反映的是每个发育卵泡分泌的正常P量的累加,多卵泡发育可能引起PE现象;高E_2水平意味着卵巢高反应状态及多卵泡发育,高的P水平和活性干扰子宫内膜基因表达,影响内膜容受性。

临床实践中对于高反应人群多采用拮抗剂方案,可用个性化Gn启动剂量或用CC联合Gns的温和刺激方案,个性化的Gn启动剂量主要参考患者AMH、AFC、年龄、体重指数(BMI)及既往卵巢反应进行确定。

4. 持续高剂量的FSH刺激 诱导排卵中如果给予持续高剂量的FSH刺激,会诱发颗粒细胞大量增生,合成类固醇激素的能力增强,从而诱导更多的P水平增加。在2项分别纳入1 506例接受GnRH拮抗剂方案的女性(年龄18~36岁)及1 390例接受GnRH拮抗剂方案的女性(年龄35~42岁)的研究中发现,相较于持续给予大剂量的FSH应用,在晚卵泡期降低FSH应用的剂量,可以有效地降低hCG日P升高的发生率,因此推荐希望降低hCG日孕酮水平达到鲜胚移植条件的周期,可以通过降低晚卵泡期FSH刺激强度起到改善目的,但是也有研究想通过coasting方案降低PE,并未获得同样效果。

五、空卵泡综合征

在辅助生殖刺激周期中,实施卵巢刺激的目的是希望获得理想成熟的卵母细胞,最终形成可移植的胚胎以获得临床活产。然而,有时候会出现扳机日各种指标良好而取卵日反复冲洗后依然无法获得卵母细胞的现象,称为"空卵泡综合征(empty follicle syndrome,EFS)"。空卵泡综合征首次在1986年被报道,至今为止报道发生率为0.2%~7%。EFS的正确分型对临床治疗和预后非常关键。2008年,Stevenson等首次提出真性空卵泡综合征(genuine empty follicle syndrome,GEFs)与假性空卵泡综合征(false empty follicle syndrome,FEFs)的概念。GEFs受多个因素影响,临床处理相对复杂且预后不良。取卵时FEFs发生,首先应排除人绒毛膜促性腺激素(β-hCG)水平过低(通常<40U/L),不能有效激发卵母细胞和卵丘细胞成熟,这可能由人为或药物使用不当所造成。如果在取卵过程中出现空卵泡综合征,或获卵数显著低于穿刺卵泡数,一般从以下几个方面分析解决:

(一)真性空卵泡综合征

指正常刺激周期后,取卵日hCG水平、卵泡发育和血激素水平正常,然而却未能获卵。通常这类患者注射hCG进行挽救无效。有报道,在空卵泡综合征中,GEFs约占1/3比例,与染色体或基因变异、卵巢功能异常等有关。

1. 染色体或基因变异 随着高通量测序技术的临床应用,越来越多的EFS遗传因素被发现。

(1)黄体生成素/绒毛膜促性腺激素受体(LHCGR):早在2011年Yariz等对患EFS的家系姐妹中进行全外显子测序,发现LHCGR基因发生纯合错义突变,该姐妹对hCG无反应,出现临床空卵泡综合征。由于 LHCGR 基因编码人绒毛膜促性腺激素(hCG)和黄体生成素(LH)的受体,因此,如果该基因变异,会出现卵母细胞完全无法获得的"空卵泡综合征"。

近年来,国内外的学者陆续报道了 LHCGR 基因变异会导致空卵泡综合征的临床表型。Yuan 等报道一例散发的 GEFs 患者,尽管外周血液循环 LH 水平正常,卵巢储备功能、对外源性 Gns 反应性均正常,然而出现 2 次 IVF 助孕周期空卵泡现象,进行测序发现 LHGR[c.1345G>A(p.Ala449Thr)]的新发纯合突变,进一步动物实验的功能研究显示,该突变对不同浓度的 hCG 或 LH 反应性不同,高浓度(≥1.0U/L)时该突变体可被 hCG 或 LH 激活,低浓度(<1.0U/L)时呈现部分抵抗 LH/hCG 的作用。Chen 等于 2017 年在同一家系中 2 例 EFS 的患者发现 LHCGR 基因突变;这些研究为我们揭示了 EFS 的遗传发病机制,而功能研究也为临床处理提供了思路。针对 LHCGR 基因变异,目前有研究者采用"促性腺激素释放激素激动剂(GnRH-a)联合 hCG"的双扳机策略,并延长扳机到取卵(OPU)时间为 38~40 小时以上,从而获得成功妊娠的报道,为 LHCGR 基因变异提供了临床解决方案。

(2)卵母细胞透明带基因突变:人卵透明带(zona pellucida,ZP)是包绕在卵母细胞周围的一层半透明的、由 ZP1~4 四种糖蛋白构成的膜状结构,其形态和结构与卵母细胞质量密切相关。2014 年,中南大学肖红梅团队在《新英格兰医学杂志》发表文章,首次报道了卵母细胞透明带缺失与 ZP1、ZP2、ZP3、ZP4 基因突变有关。随后大量研究揭示了 ZP 基因与真性空卵泡综合征密切相关。Sun 等在对来自同一家系的两位反复 EFS 的患者行全外测序发现存在 ZP1 基因突变,进一步分析证实突变的 ZP1 可以阻断 ZP1 与 ZP2、ZP3 之间的相互作用,引发透明带异常,导致 EFS;同年,复旦大学桑庆、王磊教授团队也报道 ZP1、ZP2、ZP3 变异可导致空卵泡综合征,该研究团队对来自 6 个独立家庭的 7 名 EFS 的患者进行全外测序,发现 3 例 ZP1 纯合突变(c.1708G>A,p.Val570Met;c.1228C>T,p.Arg410Trp;c.507del,p.His170Ilefs*52),1 例 ZP1 复合杂合突变(c.1430+1G>T,p.Cys478X;c.1775-8T>C,p.Asp592Glyfs*29),1 例 ZP2 纯合突变(c.1115G>C,p.Cys372Ser),和 1 例 ZP3 纯合突变(c.763C>G,p.Arg255Gly)。

Dai 等进一步动物实验的研究发现,ZP1 基因突变者在周期开始时窦卵泡内可见卵母细胞,晚卵泡期透明带内的卵母细胞却消失了,表明卵母细胞发生了退化。2021 年国内赵涵教授团队在对 35 名真性空卵泡综合征患者测序发现,携带 ZP 基因突变的患者比例高达 1/2 以上,该研究再次证明了 ZP 基因是以卵母细胞退变为特征的真性空卵泡综合征的主要致病基因。因此,如果临床出现高度疑似真性 EFS 的患者,建议高通量测序明确 ZP 基因的突变。目前对于 ZP 基因突变所致的 EFS,建议供卵助孕治疗。

(3)染色体异常:Vujisic 等报道一例 32 岁继发不孕女性,既往有自然流产病史,之后在接受辅助生殖周期助孕中,多次采用各个刺激方案均未获卵,行染色体检查提示该女性存在 2 号染色体臂间倒位:46,XX,Inv(2)(p11q21)。生物信息学显示 2 号染色体断裂点涵盖了编码抑制素 βb 基因,如果缺失可能出现空卵泡综合征、卵巢老化及卵巢储备减退。这为 EFS 的遗传学基础提供了新的证据。

2. 卵巢功能减退

(1)年龄:研究显示,随着女性年龄增加,女性卵巢储备功能下降,伴随着活产率下降,流产率和空卵泡发生率也会增加,尤其年龄超过 44 岁的女性。Zreik 等研究发现,女性年龄 35~39 岁时空卵泡发生率 24%,而超过 40 岁的女性空卵泡发生率高达 57%。Baum 等观察到 EFS 常常和高龄、长时间不孕、高 FSH 水平、卵巢储备功能减退及卵巢低反应相关;Chiara Benedett 等研究也发现 40 岁或以上女性空卵泡发生率较正常年轻女性高 5 倍

（6.3% *vs.* 1.8%）。

（2）卵巢储备功能减退或老化：其中部分患者与年龄相关。一项在对 219 名女性实施 439 个 IVF 助孕周期发现，空卵泡综合征、卵巢低反应与高龄、基础 FSH 升高、hCG 日低雌激素水平、优势卵泡少等显著相关。同样，EFS 常见于微刺激或温和方案中，可能与这两种方案与卵巢低储备相关。

（二）假性空卵泡综合征

1. hCG 剂量不足 包括生物活性不足、肌内注射剂量不够、使用时间不对、代谢清除率异常等情况。

正常卵泡排出需要 LH 峰出现，卵母细胞重启减数分裂、颗粒细胞扩散、黄素化、卵泡壁破裂、卵子排出。如果扳机日 hCG 药物活性不足、肌内注射剂量不够，可能不足以启动排卵的生物学事件，出现空卵泡现象。通常临床在 hCG 扳机后 36 小时左右取卵，提前取卵可能引起颗粒细胞对 hCG 的反应不足，卵母细胞不能在恰当的时间成熟，而获卵困难。此外，如果出现 EFS，还应考虑 hCG 自身的药代动力学问题，肥胖患者、hCG 不同给药途径等体内代谢清除速度存在一定差异，因此出现 EFS 还需考虑这些因素。

对于扳机日 hCG 最低剂量目前报道有所不同，通常临床推荐最小剂量 5 000U，然而有研究报道 1 例扳机日给予 hCG 2 000U 肌内注射后获得成熟卵母细胞、胚胎最终移植成功分娩的病例，提示低剂量的 hCG 依然有可能触发卵母细胞成熟的可能。

目前有多项关于取卵日血 hCG 水平最低临界值的报道，Stevenson 等将血 hCG<40U/L 水平设为再次追加注射 hCG 的标准。如果取卵日出现 EFS，建议：①追问病史，了解 hCG 扳机应用情况；②进行血 hCG 水平测定。如果血 hCG 低于 40U/L，考虑卵母细胞重新启动减数分裂需要 hCG 峰值浓度持续 14~18 小时，至少 28 小时后才可获得成熟卵母细胞，因此一方面可以适当延长 hCG 暴露时间，另一方面可以考虑追加 hCG 重新扳机取卵。

有研究报道，在数个成熟卵泡未获卵后停止取卵，6 小时后再次取卵获得成功。Christopoulos 等报道 6 名患者在使用 GnRH-a 触发扳机后发生 EFS，5 例患者经 hCG 再次肌内注射 36 小时获得成熟卵母细胞。

2. 不同促排卵方案 在一项激动剂、拮抗剂及微刺激等三种卵巢刺激方案回顾性研究发现，空卵泡发生率为 2.38%，其中拮抗剂方案的空卵泡综合征的发生率最高。然而，考虑到诱导排卵方案选择与患者年龄、卵巢储备、卵巢反应性等多个因素有关，因此目前对于诱导排卵方案与 FEFS 之间的关系尚不明确。

3. 扳机药物 hCG 与 GnRH-a 是常用的触发卵母细胞成熟的扳机药物。为避免卵巢过度刺激综合征（OHSS）风险，通常采用拮抗剂方案联合 GnRH-a 扳机，然而在临床实践中，发现 GnRH-a 扳机可能引发空卵泡综合征的发生率升高，约 0.5%~3.4%，推测可能与不同人群的临床特征、内分泌功能等因素造成中枢对 GnRH-a 反应性不同所致。2022 年一项荟萃分析提示：GnRH-a 扳机后次日如果黄体生成素（LH）水平上升<15U/L，与空卵泡发生密切相关，建议追加 hCG 剂量扳机。

与 GnRH-a 反应性不佳相关因素包括：过高或过低体重指数（BMI）、使用短效避孕药预处理、扳机日过低 LH 水平、高剂量促性腺激素（Gn）刺激时间过长等。因此，如果合并有空卵泡高风险的因素，可采用 GnRH-a 联合 hCG 双扳机策略进行预防，同时需要预防 OHSS 风险。

六、晚卵泡期雌激素下降

在辅助生殖刺激周期中，理论上无论是哪一种方案，都有可能偶然出现晚卵泡期的雌二醇水平下降，给临床医生带来很大困惑和压力。刺激周期的卵泡期雌二醇水平较升高，标志卵泡的健康发育，中晚卵泡期通常以每天约 1 000pmol/L 以上的速度上升。如果在扳机前，卵泡群直径还没有达标的时候，发生了非预期的雌激素水平下降，有报道其发生率约 12%。可能导致周期的取消、获卵数减少、成熟卵的比例下降,通常在卵巢低反应、加拮抗剂后或递减促性腺激素的周期发生,也有的并没有明显原因,对临床结局的报道不一致。通过纠正,有少数患者在下一个刺激周期中重复出现,但大多都能恢复正常。如果在扳机前监测到血清雌二醇水平的自发性下降,一般从以下几个方面分析解决:

(一)实验室雌激素检测的误差

在卵巢刺激过程中,在晚卵泡期阶段一般比较依赖激素的监测,以适时评估卵泡发育的进展、卵巢过度刺激的风险、早熟的内源性 LH 峰的出现、孕酮水平的提前升高等情况。实验室的激素检测大多采用化学发光法,在有效的实验室质控管理下,检测值一般是比较稳定而精确的。但是,如果偶然发生设备、试剂、标准品更换、人员操作失误、机器出现故障等情况,而且同一天所有患者送检的雌二醇水平普遍低于预期,可能出现无法参考的雌二醇水平结果。

需要立即进行标本核验,或送去在同一实验室质控标准体系中的其他相同设备复核检验。如果无法做到以上措施,不必紧张,特别是不要引起患者的焦虑,可以请有经验的医师,参考其他指标,例如孕酮、LH、B 超,综合分析判断卵泡情况,酌情及时按下列方案处理。如果确属检验误差,卵泡发育正常,可以维持监测,密切观察。

(二)促性腺激素的剂量不足

自然周期卵泡期的卵泡发育处于促性腺激素强烈依赖阶段,FSH 浓度超越阈值并持续一个时段,募集和支持主导卵泡的发育,但随着中晚卵泡期抑制素 B 的分泌、颗粒细胞 FSH 受体的敏感性增加,对 FSH 剂量的需求逐渐减弱,但卵泡发育仍然持续,雌激素水平不断升高,直至卵泡成熟。但是刺激周期中,在抑制内源性促性腺激素和多卵泡发育的场景下,对 FSH 和 LH 的需求是增加的,直到成熟卵泡群颗粒细胞产生的雌激素浓度能够维持生存,即使撤掉 FSH,2~3 天内也不会影响主导卵泡的发育潜能,仍然可以获得健康的卵母细胞,

即 "coasting" 机制。但是个体卵泡群的 FSH 和雌激素阈值究竟应该是多少,目前尚不知晓。一旦过早地发生外源性 FSH 剂量不足,多个生长卵泡失去支持无法维系,雌激素水平就发生 "跌落",甚至诱导出一个 "孱弱" 的内源性 LH 峰。如果不能及时挽救,可能影响卵母细胞的质量和发育能力。

因此,在制订 COS 方案时,FSH 启动剂量需要足够,剂量不足或 FSH 阈值偏高时(参照基础 FSH 值偏高)有雌激素水平中途下降的风险。如果此时卵泡群直径离达标尚早,LH、P 水平还没有升高,可尽早添加 FSH,次日继续观察雌激素的回升情况;如果雌激素下降水平过大,或有 LH、P 升高趋势,也可果断 hCG 扳机取卵行 IVM,可能给一部分卵母细胞体外继续发育成熟的机会。

有一部分患者卵巢刺激中的雌激素下降现象,可能和卵泡发育的先天缺陷有关,特别是有排卵功能障碍、长期原发性不明原因不孕、诱导排卵中卵泡反复发育不良史的病例,常常伴有肥胖、胰岛素抵抗和代谢紊乱,其中的发生机制目前还不清楚的,推测与遗传机制和卵泡细胞内分泌及旁分泌/自分泌反应异常有关,尚需要临床研究的进一步证据收集、积累和验证。

(三)GnRH/Gn 受体的基因变异

下丘脑神经元分泌的 GnRH,和垂体分泌的 FSH/LH,都是作用于靶细胞膜上的 G 蛋白偶联受体,激活腺苷酸环化酶和 cAMP 的信号通路,诱导合成相应的激素产物。G 蛋白偶联受体的基因变异位点是很多的,造成生物学功能的程度和效果不同,和临床对药物反应的个体差异。有激活和失活两种功能状态,也可表现为很多不同的激活和失活程度,对于失活的受体变异,卵泡刺激机制是受损的。

GnRH 受体的功能不良,降调的作用可能减弱,刺激周期多卵泡的雌激素水平远高于生理状态,提早给予中枢负反馈信号,或模拟生理性的雌激素峰值后的下降,诱发内源性 LH 峰的产生;FSH/LH 受体的功能不良,直接表现为 FSH 阈值升

高(见第一章),不得不需要外源性促性腺激素更大的代偿剂量,才能维持卵泡生长,如果剂量不足,跌破卵泡生长所需阈值,就可能出现卵泡发育停滞,雌激素水平下降。

近年来在临床上,逐渐发现一些 GnRH 和 FSH/LH 受体基因编码和调控区域的变异,改变了卵巢刺激中对常规 Gn 剂量的反应,如果出现预期之外的雌激素水平中途下降,需要考虑到这种可能性,一方面提高 FSH 刺激剂量,另一方面下调 FSH 阈值(例如减重、改变生活方式、卵巢机械性刺激等)。

(马 翔 刘嘉茵)

参考文献

1. HE W, LIN H, LV J, et al. The impact of luteinizing hormone supplementation in gonadotropin-releasing hormone antagonist cycles: a retrospective cohort study. Gynecol Endocrinol, 2018, 34 (6): 513-517.

2. LENSEN SF, WILKINSON J, LEIJDEKKERS JA, et al. Individualised gonadotropin dose selection using markers of ovarian reserve for women undergoing in vitro fertilisation plus intracytoplasmic sperm injection (IVF/ICSI). Cochrane Database Syst Rev, 2018, 2 (2): CD012693.

3. COZZOLINO M, CECCHINO GN, TROIANO G, et al. Growth hormone cotreatment for poor responders undergoing in vitro fertilization cycles: a systematic review and meta-analysis. Fertil Steril, 2020, 114 (1): 97-109.

4. ZAL F, AHMADI P, DAVARI M, et al. Glutathione-dependent enzymes in the follicular fluid of the first-retrieved oocyte and their impact on oocyte and embryos in polycystic ovary syndrome: A cross-sectional study. Int J Reprod Biomed, 2020, 18 (6): 415-424.

5. ZHANG Y, ZHANG C, SHU J, et al. Adjuvant treatment strategies in ovarian stimulation for poor responders undergoing IVF: a systematic review and network meta-analysis. Hum Reprod Update, 2020, 26 (2): 247-263.

6. ALVIGGI C, CONFORTI A, SANTI D, et al. Clinical relevance of genetic variants of gonadotrophins and their receptors in controlled ovarian stimulation: a systematic review and meta-analysis. Hum Reprod Update, 2018, 24 (5): 599-614.

7. PARDIÑAS ML, NOHALES M, LABARTA E, et al. Elevated serum progesterone does not impact euploidy rates in PGT-A patients. J Assist Reprod Genet, 2021, 38 (7): 1819-1826.

8. 中国女医师协会生殖医学专业委员会专家共识编写组. 辅助生殖领域拮抗剂方案标准化应用专家共识. 中华生殖与避孕杂志, 2022, 42 (02): 109-116.

9. DRAKOPOULOS P, RACCA A, ERRÁZURIZ J, et al. The role of progesterone elevation in IVF. Reprod Biol, 2019, 19 (1): 1-5.

10. REVELLI A, CAROSSO A, GRASSI G, et al. Empty follicle syndrome revisited: definition, incidence, aetiology, early diagnosis and treatment. Reprod Biomed Online, 2017, 35 (2): 132-138.

11. YAKOVI S, IZHAKI I, BEN-AMI M, et al. Does the empty follicle syndrome occur in cases of low number of maturing follicles in assisted reproduction? Gynecol Endocrinol, 2019, 35 (4): 305-308.

12. YUAN P, HE Z, ZHENG L, et al. Genetic evidence of "genuine" empty follicle syndrome: a novel effective mutation in the LHCGR gene and review of the literature. Hum Reprod, 2017, 32 (4): 944-953.

13. SUN L, FANG X, CHEN Z, et al. Compound heterozygous ZP1 mutations cause empty follicle syndrome in infertile sisters. Hum Mutat, 2019, 40 (11): 2001-2006.

14. ZHOU Z, NI C, WU L, et al. Novel mutations in ZP1, ZP2, and ZP3 cause female infertility due to abnormal zona pellucida formation. Hum Genet, 2019, 138 (4): 327-337.

15. DAI C, CHEN Y, HU L, et al. ZP1 mutations are associated with empty follicle syndrome: evidence for the existence of an intact oocyte and a zona pellucida in follicles up to the early antral stage. A case report. Hum Reprod, 2019, 34 (11): 2201-2207.

16. YANG P, CHEN T, LIU Y, et al. The critical role of ZP genes in female infertility characterized by empty follicle syndrome and oocyte degeneration. Fertil Steril, 2021, 115 (5): 1259-1269.

17. YAKOVI S, IZHAKI I, BEN-AMI M, et al. Does the empty follicle syndrome occur in cases of low number of maturing follicles in assisted reproduction? Gynecol Endocrinol, 2019, 35 (4): 305-308.

18. REVELLI A, CAROSSO A, GRASSI G, et al. Empty

follicle syndrome revisited: definition, incidence, aetiology, early diagnosis and treatment. Reprod Biomed Online, 2017, 35 (2): 132-138.

19. SINGH N, DALAL V, KRIPLANI A, et al. Empty Follicle Syndrome: A Challenge to Physician. J Hum Reprod Sci, 2018, 11 (3): 274-278.

20. GANER HERMAN H, HOROWITZ E, MIZRACHI Y, et al. Prediction, assessment, and management of suboptimal GnRH agonist trigger: a systematic review. J Assist Reprod Genet, 2022, 39 (2): 291-303.

21. KAILASAM C, GRIFFITH H, WILSON P, et al. The effect of early coasting on blastocyst development and outcome following blastocyst transfer in IVF/ICSI programme. JBRA Assist Reprod, 2018, 22 (4): 301-306.

22. CHENG J, YANG S, MA H, et al. Estradiol (E2) Reduction Adversely Affect the Embryo Quality and Clinical Outcomes of In Vitro Fertilization and Embryo transfer (IVF-ET). J Healthc Eng, 2022, 2022: 2473876.

23. LU X, KHOR S, ZHU Q, et al. Decrease in preovulatory serum estradiol is a valuable marker for predicting premature ovulation in natural/unstimulated in vitro fertilization cycle. J Ovarian Res, 2018, 11 (1): 96.

24. LAWRENZ B, COUGHLAN C, MELADO L, et al. Step-Down of FSH-Dosage During Ovarian Stimulation-Basic Lessons to Be Learnt From a Randomized Controlled Trial. Front Endocrinol (Lausanne), 2021, 12: 661707.

25. GRIN L, BERKOVITZ-SHPERLING R, ZOHAV E, et al. Do spontaneously decreasing estradiol levels prior to triggering of ovulation adversely impact in vitro fertilization outcomes？ Clin Exp Reprod Med, 2020, 47 (3): 213-220.

26. YANG J, FENG T, LI S, et al. Human follicular fluid shows diverse metabolic profiles at different follicle developmental stages. Reprod Biol Endocrinol, 2020, 18 (1): 74.

27. DALEWYN L, DESCHEPPER E, GERRIS J. Correlation between follicle dimensions recorded by patients at home (SOET) versus ultrasound performed by professional care providers. Facts Views Vis Obgyn, 2017, 9 (3): 153-156.

7

第八章

卵巢刺激的并发症

卵巢过度刺激综合征（ovarian hyperstimulation syndrome，OHSS）是以增加卵子和胚胎数目为目的，使用药物诱导排卵过程中导致的一种严重医源性并发症。其严重的表现形式是卵巢增大和多个囊肿，血液浓缩和第三间隙积液。严重的临床综合征可能并发肾衰竭和少尿、失血性休克、血栓形成和死亡。轻症可无症状或仅表现为恶心、呕吐、腹胀、腹泻等，发生率为20%~33%；中度是在轻症基础上的腹胀、腹水、卵巢增大，发生率为3%~6%；而重度OHSS可出现大量的胸腹水、急性呼吸窘迫综合征（acute respiratory distress syndrome，ARDS）、肝肾功能损害、血栓形成甚至死亡，发生率在0.1%~2%。2019年中国疾病预防控制中心报告的中重度OHSS发生率为1.2%，维持在较低的水平。

一、病理特征和发病机制

OHSS病因目前尚不明确，可能是由多因子多机制导致的，与血管内皮生长因子（VEGF）及其他细胞因子和炎症介质的过度作用，以及卵巢肾素血管紧张素系统、中枢神经系统、组胺和胰岛素代谢系统不同程度的紊乱有关。病理改变的卵巢呈显著的间质水肿，散布多个出血性卵泡和卵泡膜-黄体囊肿，局域性的皮质坏死和新生血管化。第二个病理现象是急性的体液转移，表现为血管通透性增加，水分流失到第三腔隙（胸腹腔、组织间隙），导致血液浓缩、器官灌注减少、凝血机制的失衡和血栓栓塞的风险增加。在发病机制中，hCG和VEGF两个因子发挥着至关重要的作用。

1. VEGF　VEGF作用于血管内皮细胞的VEGF受体2（VEGFR2）使其磷酸化，进而调控两

类连接蛋白，血管内皮钙黏蛋白（VE-Cadherin）、紧密连接蛋白Nectin2及Claudin 5。升高的VEGF抑制这3种连接蛋白的表达，从而使内皮细胞间连接变松散，血管通透性增加。大量模式动物和体外试验研究提示，VEGF可能是引起血管通透性增加的主要原因，在血管内皮细胞培养中，同时加入重组VEGF抗体和OHSS患者的腹水后，明显拮抗了VEGF导致的血管通透性。

2. hCG　研究表明，内、外源性的hCG均可增加黄素化颗粒细胞表达VEGF，尤其是卵巢高反应的患者增加更为明显。注射hCG后，卵泡液及外周血中VEGF水平迅速升高，48小时达高峰，从而导致血管通透性的增加。

3. 卵巢肾素-血管紧张素系统　人卵泡膜细胞能合成肾素原和活化肾素，卵巢中的肾素-血管紧张素系统与类固醇激素的合成、排卵、卵泡闭锁、黄体形成和卵巢血管新生都紧密相关。OHSS患者的卵泡液及血浆中肾素活性升高，hMG和hCG可诱发卵泡液肾素活性并刺激卵泡液肾素原生成。肾素催化血管紧张素原转化成血管紧张素-1，血管紧张素-1被血管紧张素转化酶催化形成血管紧张素-2，血管紧张素-2可以促进血管生成，增加血管通透性，可能在增加"第三间隙"水肿、血管内液不足方面起一定作用。

4. 其他细胞因子　表皮生长因子受体（EGFR）又称为HER1（ErbB1），和HER2（ErbB2）都属于酪氨酸激酶家族。它的配体有表皮生长因子（EGF）、双调蛋白（amphiregulin，AREG）、β细胞素（recombinant Betacellulin，BTC）等。EGFR和它的共同受体HER2都表达于卵巢的颗粒细胞，AREG是其表达最丰富的配体。有研究发现在LH/hCG

作用下,AREG 在颗粒细胞中转录水平及卵泡液中蛋白表达水平均迅速提高,并能增加 VEGF 的生成。OHSS 患者 EGFR 和 HER2 的表达水平增高,对 LH/hCG 的反应更敏感,从而致病。

5. 炎症因子　试验显示,在 OHSS 患者的卵泡液中加入含 IL-8 抗体的卵泡液后,显著挽救其增加血管通透性的效应,说明卵泡液中的 IL-8 对于血管通透性发挥着促进作用。溶血磷脂酸与颗粒细胞表面的溶血磷脂酸受体结合,激活 MAPK 通路和肿瘤坏死因子,从而促进 IL-8 的表达增加,IL-8 与血管内皮细胞表面受体结合,激活 VEGF2 受体,使内皮细胞间的紧密连接以及黏着连接打开,提高血管通透性。

在小鼠 OHSS 模型中,IL-6 与可溶性的白介素受体结合,复合物作用于卵巢血管内皮,通过激活信号转导及转录激活因子 3(STAT3)以及 ERK 通路,促进内皮细胞表达 VEGF,进而使血管通透性增加。

6. 抗米勒管激素(AMH)　AMH 能够显著降低 FSH 引起的人颗粒黄体细胞的芳香化酶以及雌激素表达,而敲低 AMH 受体 2(AMHR2)能够逆转 AMH 对于芳香化酶表达的抑制作用。但是临床实践中发现血清 AMH 升高的女性通常对超促排卵中使用的外源性促性腺激素的反应更强,发生 OHSS 风险也会增加。最近的研究发现 OHSS 患者颗粒细胞 AMH 受体表达显著降低,在 AMHR2 表达下调的 OHSS 模型鼠中,小鼠对 FSH 反应增加,OHSS 症状更加明显,AMH 信号通路异常如何参与 OHSS 的发生有待进一步研究。

7. 阿片肽受体　Beata 发现人卵巢颗粒细胞有阿片肽受体 OPRMl 的存在,激动该受体可促进黄素化颗粒细胞表达 VEGF;反之,OPRMl 拮抗剂纳洛酮可抑制 VEGF 表达。也有其他研究发现卵泡液中的 OPRMl 的配体 β 内啡肽水平在排卵前显著增高,这些均提示卵巢颗粒细胞的阿片肽受体可能参与 OHSS 的发病机制(图 8-1)。

二、高危因素

临床观察发现,发生 OHSS 的高危因素包括:①年龄<33 岁;②血清 AMH 水平高(>3.4ng/ml 的患者更倾向于发生 OHSS,统计敏感度为 90.5%);③多囊卵巢综合征(PCOS)或高基础卵泡数(AFC);④既往有 OHSS 病史(中重度 OHSS,尤其是有住院治疗史);⑤既往诱导排卵史提示卵巢高反应;⑥早期妊娠状态;⑦使用 hCG 作为黄体支持制剂;⑧低体重等。

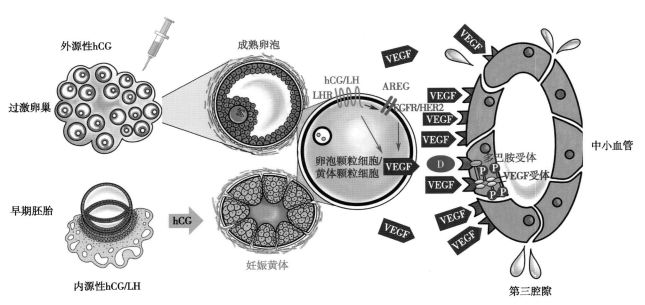

图 8-1　OHSS 发病机制模式图

8

青年女性的卵巢内促性腺激素受体的水平高,血清 AMH 值较高,对促性腺激素产生过度反应的可能性增加。PCOS 患者卵巢高反应的预测界值为 AMH：9.74ng/ml。对于 AMH>3.4ng/ml 的女性,以及 AMH>9.74ng/ml 的 PCOS 患者,应谨慎选择促排卵方案和剂量,谨防卵巢高反应的发生。卵巢的反应性还受 FSH 受体基因表型的决定,携带 pN680S 多态性(Ser/Ser)纯合子者对 FSH 的敏感性低,而 Ser680Asn 基因型则可预期发生 OHSS。骨形态发生蛋白(BMP15)的突变及 VEGF+405cc 基因型均可能与 OHSS 的发生相关。辅助生殖技术中卵巢刺激高敏反应的特征是血清雌激素(E_2)浓度明显增高(≥5 000pmol/L)和出现大量卵泡(≥18 个直径≥14mm 卵泡)。E_2 浓度高并非 OHSS 诊断所必需的依据,单独 E_2 水平也不是可靠的预测 OHSS 发生的指标。但是 E_2 联合 AFC 水平对预测 OHSS 的发生有高度敏感性和特异性。许多研究表明,PCOS 是 OHSS 的重要高危因素。胰岛素与 FSH 可能具有协同作用,胰岛素抵抗患者的卵巢对 FSH 的敏感性进一步提高,发生 OHSS 的危险性更大。

三、诊断

典型的 OHSS 表现为不同程度的腹胀、腹泻、恶心、呕吐,体重快速增加、少尿或无尿、血容量不足、电解质紊乱、血液浓缩、第三腔隙积液、呼吸窘迫综合征,高凝状态及多器官功能衰竭。根据发病时间,临床上可分为早发型 OHSS 和晚发型 OHSS。Mathur 等明确了 OHSS 早发型和晚发型的时间界定：早发型 OHSS 发生在取卵日 9 天以内(≤9 天),主要是由外源性 hCG 导致,与卵巢对刺激的超强反应有关；晚发型 OHSS 发生在取卵日 10 天以后(≥10 天),主要由早期植入胚胎产生的内源性 hCG 所致。晚发型 OHSS 的临床表现往往更严重。该疾病通常为自限性,如未孕,病程持续 2 周后缓解,如妊娠则延长至 20~40 天,症状更严重。

过去提出了多种诊断 OHSS 的分类分级方法,以指导临床预防及治疗。1989 年 Golan 的 5 级分类法,根据临床症状、体征和辅助 B 超检测,分为 3 度和 5 级,轻度：1 级是腹胀和 / 或腹部不适；2 级是在 1 级基础上加恶心、呕吐和 / 或腹泻,卵巢增大至直径 5~12cm。中度：3 级是轻度 OHSS 基础上加超声有腹水证据。重度：4 级是中度 OHSS 基础上加临床腹水证据和 / 或胸腔积液、呼吸困难；5 级是血液浓缩致血黏度增加,血容量改变,凝血异常和灌注量减少导致肾等器官的功能减退。按 Golan 分类法,实施 COH 的女性基本都有不同程度的 OHSS 发生,真正需要关注的是重度 OHSS 患者。有观点认为 Golan 的分类只有重度患者才能称为 OHSS,其余只能称为卵巢过度刺激(OHS)。

1992 年,Navot 等将严重 OHSS 在实验室检查的基础上进一步分为重度和极重度。2010 年 Humaidan 根据阴道超声和实验室检查,将 OHSS 分为轻、中、重度,客观地将症状与严重程度联系起来。在 Humaidan 体系里,轻度、中度和重度 OHSS 的区别在于体液转移到体腔的程度,中度 OHSS 为 500ml,而重度 OHSS 以血液浓缩和低血容量引起的肝肾功能障碍的实验室体征为特征。2016 年英国皇家妇产科学院发布了循证指南,以帮助临床医生诊断和管理 OHSS 患者。

四、预防

虽然不可能完全消除 OHSS,但通过早期识别危险因素和对接受诱导排卵或卵巢刺激的妇女进行仔细的临床管理,可以显著降低发病率。OHSS 的预防可分为一级预防和二级预防,一级预防是促排卵前的预防,主要在于选取个体化促排卵方案；二级预防是促排卵后的预防。因此,随着辅助生殖技术的观念和技术的演进,也有学者提出"消灭卵巢过度刺激综合征(OHSS free)"的目标。

(一)个体化促排卵方案

1. 减少 Gn 暴露剂量　常规对排卵功能障碍和人工授精周期的诱导排卵,应尽量减少 Gn 的剂量。PCOS 作为已知的 OHSS 危险因素,可以采用

来曲唑 ± 低剂量 Gn,或低剂量 Gn 递增方案,可以减少主导卵泡的数目、较高的单卵泡率,降低周期取消率、降低 OHSS 发病率。

IVF/ICSI 周期的卵巢刺激,应适量减少 FSH 刺激的时间:对于疑似 OHSS 危险因素的患者,可采用温和刺激的拮抗剂方案。由于内源性 FSH 未被抑制,拮抗剂方案需要的外源性 Gn 剂量与长方案相比明显减少,且因不经过降调节处理而导致卵泡发育不完全同步,优势卵泡数和获卵数也比长方案少。因此,拮抗剂方案可明显降低重度 OHSS 发病率、周期取消率、OHSS 住院率等。

2. 减少或避免使用 hCG 高剂量 hCG 是诱发 OHSS 的重要因素,扳机时可以依据 hCG 日血清 E_2 水平决定 hCG 的用量。与传统的使用 10 000U 剂量 hCG 相比,在 E_2 2 000~3 000pg/ml 时降低 hCG 至 3 300~5 000U 扳机;当血清 $E_2 > 3 000pg/ml$,主导卵泡直径 ≥ 14mm 时,可先行"滑行疗法",停止使用 Gn 数天,等 E_2 降至安全范围时再使用 hCG 扳机,可以降低早发型 OHSS、重度 OHSS 的发生,且并不影响妊娠率。hCG 半衰期长,且有诱发 OHSS 的风险,对 OHSS 高风险人群,在拮抗剂方案或没有降调的方案中,推荐使用 GnRH-a"扳机"。

(二)卵巢刺激后的预防

1. 药物 目前认为 VEGF 是引起 OHSS 患者血管通透性增加的主要因子,溴隐亭和卡麦角林均是麦角衍生物类多巴胺受体激动剂(DRa),国内外学者研究发现其可以降低中重度 OHSS 的程度,机制是 Dra 可结合 VEGFR2,抑制其磷酸化,拮抗其活性,从而阻断了 VEGF 信号通路,导致血管生成减少,血管通透性降低。在 OHSS 高风险病例:①溴隐亭 2.5mg 塞肛,每日 1 次,连续使用 16 天可显著降低早发型 OHSS 的发生率。②卡麦角林用法是 0.25~0.5mg 口服,每日 1 次,共 8 天 ~3 周,注意长期使用可能导致心脏瓣膜功能障碍的并发症。③喹高利特(quinagolide)是非麦角类多巴胺受体 2 激动剂,不增加心血管并发症的发生率,可显著降低 OHSS 发生率,且不影响胚胎着床及后续妊娠。但大剂量使用可抑制胃肠道蠕动,致呕吐、便秘,也可出现头晕、嗜睡等中枢神经不良反应。口服多巴胺受体激动剂最好在 hCG 注射前几小时,在 hCG 激发 VEGF 生成前发挥作用。④促性腺激素释放激素(GnRH)拮抗剂醋酸西曲瑞克也可减少中重度 OHSS 发生率,具体作用机制可能是通过抑制颗粒细胞表面的 GnRH 受体,进而减少颗粒细胞 VEGF 产生。⑤胰岛素增敏剂二甲双胍亦具有稳定血管的作用,IVF 前使用二甲双胍可以明显减少 OHSS 发病率。

2. 避免使用 hCG 作为黄体支持 对于有 OHSS 发生危险因素的患者,可以采用孕激素代替 hCG 进行黄体支持,降低 OHSS 的发生率。可以获得相似的临床妊娠率和流产率,以及更高的活产率。

(三)未成熟卵母细胞体外成熟(IVM)

对于 PCOS 或其他高危 OHSS 风险的患者,进行 IVM 可以减少 Gn 用量或完全不用 Gn 对患者卵巢的刺激,体外成熟的卵母细胞的体外受精一般会选择冷冻胚胎,择期复苏冻胚移植,可完全避免 OHSS 的发生(见第六章)。

(四)取消新鲜胚胎移植,全胚冷冻

妊娠导致的内源性 hCG 分泌会加重迟发型 OHSS 的发生,所以对于"hCG 扳机"日 E_2 水平较高、卵泡数较多或已经出现 OHSS 症状者,可以考虑取消本周期胚胎移植,全部胚胎冷冻保存,择期在以后的复苏周期行冻胚移植。这种方式不能完全避免早发型 OHSS 的发生,但可以避免迟发型 OHSS,因此近年来,许多生殖中心甚至全部周期采用全胚冷冻的方案。但是近期有很多研究提示,根据国际现行的统计方法,取消鲜胚移植、全部胚胎冷冻的策略,大大降低了刺激周期的活产率,增加了胚胎冷冻造成的潜在风险,包括先兆子痫、胎盘异常、巨大儿的风险,目前尚在临床研究观察之中。

五、治疗

由于 OHSS 发病机制尚不明确,大多数 OHSS 是一种自限性疾病,仅需要支持治疗和严密监测即可。严重的 OHSS 需要住院治疗缓解症状和控制疾病进一步发展。OHSS 诊断和处理的主要原则是早期识别、及时评估和合理治疗中重度患者。

（一）轻度 OHSS

轻度 OHSS 可以嘱患者避免剧烈运动，休息并多饮水，宜食用清淡、高蛋白食物。大多患者为自限性，一周内可恢复。门诊严密观察、监护并对症处理。症状加剧者应继续观察 4~6 天，预防其转变为中、重度 OHSS。

（二）中度 OHSS

中度 OHSS 患者在门诊监护管理时，需仔细评估，包括体重和腹围的测量和超声检查，观察腹水情况和卵巢的大小。

患者每日饮用液体量不低于 1 000ml；无须严格卧床休息，避免增加血栓形成的风险；不建议使用非甾体抗炎药，防止其可能危及肾功能；如果恶心伴体重每日增加 1kg 以上，或尿量减少（<500ml/d），应及时、尽早前往医院行超声及实验室检查。

（三）重度和极重度 OHSS 的治疗

1. 支持性管理　每日记录液体出入量、血细胞比容、腹围、体重，对症使用止吐、止痛药物，鼓励患者口服摄入液体以维持血管内容量、纠正电解质失衡。测定生命体征、血常规、水电解质、肝肾功能、凝血功能。减少液体向胸腹腔渗漏，降低细胞因子反应，可使用泼尼松、地塞米松和氢化可的松等。

2. 扩容治疗　当患者不能饮用水或出现严重血液浓缩时，积极进行补液治疗。初始治疗采用晶体液，如生理盐水 500~1 000ml 静脉滴注。1 小时后查尿量，如 >50ml/h，可继续用 5% 葡萄糖生理盐水慢速维持。如后续尿量维持在 125~150ml/h，每 4 小时查血细胞比容和尿量，如维持正常则口服液体 1 000ml/d。

如使用盐水后尿量未恢复者，改用胶体液扩容。25% 白蛋白 100~200ml 以 50ml/h 限速静脉滴注，输注完毕 1 小时后复查血细胞比容，尽量将胶体液均匀分次持续滴注，直至血细胞比容下降至 36%~38%。白蛋白与羟乙基淀粉都作为胶体溶剂，通过改变血液渗透压，结合、中和或灭活卵巢分泌的损坏血管的物质。2018 年进行的对羟乙基淀粉的安全性研究中发现，尽管肾损害的风险较对照组升高，但是没有统计学差异。在输注白蛋白时，间或可用低分子右旋糖酐 250~500ml 静脉滴注，可通过降低血液黏性、改善微循环、降低凝血因子活性，对防止血栓形成有一定帮助。但要注意监护呼吸窘迫综合征的伴发。

3. 胸、腹水穿刺引流　胸、腹腔或阴道进行穿刺引流严重的积液，适用于大量胸、腹水造成严重腹痛、脉搏血氧测定提示的肺功能损害、少尿和肌酐浓度增加，提示呼吸窘迫和肾功能损害患者。超声引导下的穿刺不增加流产率，腹腔穿刺引流腹水，可迅速恢复肾血流量、尿量增多；胸腔穿刺可将含有大量纤维蛋白的积液尽早排出，有利于肺复张、肺功能恢复，且有利于防止积液包裹，胸膜肥厚粘连。

穿刺注意事项：需在补液、利尿及超声引导下进行；操作时注意监测心率、血压；不宜过快或一次过量地引流腹水导致血流动力学剧烈变化；反复穿刺或放置引流管时，应注意防止感染。

4. 预防血栓治疗　OHSS 血栓形成的报告发病率范围为 0.7%~10%。在因 OHSS 入院、严重 OHSS 病例以及具有血栓形成危险因素的个体中需严密监测血细胞比容、D- 二聚体、血液黏稠度等指标，可使用弹力支撑长筒袜，必要时使用低分子量肝素，预防血栓形成。若下腔或下肢静脉血栓形成，可于放射介入下在腹腔静脉置网，预防栓子脱落；在保证安全的情况下，进行溶栓或血栓切除术，同时防止栓子脱落引起重要脏器血管栓塞。

5. 疼痛的管理　可待因具有镇痛作用，注射用阿片类药物可用于更严重的疼痛。然而，严重疼痛的发生应寻找原因或伴发的问题，如卵巢扭转、囊肿破裂或异位妊娠。因非甾体抗炎药能损害肾功能，应避免使用。

6. 保肾治疗　发病早期因为血容量不足导致的少尿，需及时扩充血容量，避免肾血管灌注量不足。病情严重时肾缺血或肾血管血栓形成，可导致急性肾功能损伤,发生少尿或无尿,可在补充血容量的基础上,多巴胺 0.18mg/(kg·h)静脉给药,以扩张肾血管,增加肾血流。在未充分扩容前禁用利尿剂。

7. 护肝治疗　高雌激素和血管渗透性增加等病理改变,可导致肝细胞功能下降和胆汁淤积,转氨酶和胆红素升高。对重度 OHSS 患者需注意监测肝功能,给予保肝治疗,防止发展为肝功能衰竭。

8. 卵巢黄体破裂或扭转　OHSS 的患者多伴有增大明显的卵巢和多个黄体囊肿。如果卵巢黄体囊肿破裂伴内出血,一般情况下,在出血量<500ml,处于休克代偿阶段时,心率和脉搏<110 次/min,血压稳定(也可能有其他原因导致的一过性血压降低),应由经验丰富的医生在密切观察监护的条件下,晶体、胶体液扩容,适当使用止血药物止血,尽量避免剖腹手术;如果止血困难,休克进行性加重,必要时可行剖腹或腹腔镜探查,在保护卵巢的基础上进行止血手术。

患者因排卵刺激而卵巢增大和重心偏移,卵巢蒂扭转的风险增大。根据临床腹痛伴恶心、呕吐的典型症状,卵巢显著增大伴蒂部压痛的体征,伴超声多普勒血流分析可以诊断。

9. 终止妊娠　当极严重 OHSS 患者合并妊娠,经上述处理仍不能缓解症状和恢复重要器官功能,在极端情况危及生命,或患者知情并反复要求的情况下,可实施终止妊娠,随后可明显改善 OHSS 的症状,病情很快恢复。但对造成重要脏器功能损伤的个体,需要继续严密观察和随访。

六、自发性卵巢过度刺激综合征

不同于医源性 OHSS,自发性卵巢过度刺激综合征(spontaneous ovarian hyperstimulation syndrome,sOHSS)是在无药物诱发排卵史的情况下发生,发病率极低。轻度 sOHSS 可以自愈,重度 sOHSS 延误诊治可能导致严重并发症而危及患者生命。其病因不明,可发生于妊娠 8~14 周,极罕见可发生于未妊娠状态。

sOHSS 发病机制目前尚不清楚,可能与多胎妊娠、高 LH 血症、妊娠期滋养细胞疾病、甲状腺功能减退、垂体促性腺激素腺瘤、LH 受体(LHHR)基因突变、突发的心理创伤等有关。

sOHSS 患者出现症状后要及时就诊,一线临床医生需提高对这种临床罕见病例的认识,做到早期诊断、早期对症综合治疗。

1. 注意病史的采集,注意高 LH 血症史、甲减史、hCG 水平、肿瘤标志物、临床表现以及非孕期的心理创伤史等,注意鉴别诊断,不可随便干预。

2. 对妊娠期卵巢增大和多黄体囊肿征象的女性,大多无须特殊处理,密切观察母亲和胎儿的一般情况,到妊娠中期以后一般都能自行恢复正常。

3. 必要时可以进行肿瘤标志物、影像学和基因等检测,鉴别垂体腺瘤、基因变异、恶性肿瘤等。

(胡艳秋)

参考文献

1. PAPANIKOLAOU EG, POZZOBON C, KOLIBIANAKIS EM, et al. Incidence and prediction of ovarian hyperstimulation syndrome in women undergoing gonadotropin-releasing hormone antagonist in vitro fertilization cycles. Fertil Steril, 2006, 85 (1): 11-120.

2. BROWN HM, RUSSELL DL. Blood and lymphatic vasculature in the ovary: development, function and disease. Hum Reprod Update, 2014, 20 (1): 29-39.

3. ATA B, YAKIN K, ALATAS C, et al. Dual renin-angio-tensin blockage and total embryo cryopreservation is not a risk-free strategy in patients at high risk for ovarian hyperstimulation syndrome. Fertil Steril, 2008, 90 (3): 531-536.

4. FANG L, YU Y, LI Y, et al. Upregulation of AREG, EGFR, and HER2 contributes to increased VEGF expression in granulosa cells of patients with OHSS. Biol Reprod, 2019, 101 (2): 426-432.

5. CHEN SU, CHOU CH, LIN CW, et al. Signal mechanisms of vascular endothelial growth factor and interleukin-8 in

ovarian hyperstimulation syndrome: dopamine targets their common pathways. Hum Reprod, 2010, 25 (3): 757-767.

6. WEI LH, CHOU CH, CHEN MW, et al. The role of IL-6 trans-signaling in vascular leakage: implications for ovarian hyperstimulation syndrome in a murine model. J Clin Endocrinol Metab, 2013, 98 (3): 472-484.

7. CHANG HM, KLAUSEN C, LEUNG PC. Antimullerian hormone inhibits follicle-stimulating hormone-induced adenylyl cyclase activation, aromatase expression, and estradiol production in human granulosa-lutein cells. Fertil Steril, 2013, 100 (2): 585-592.

8. WANG L, LI H, AI J, et al. Attenuated AMH signaling pathway plays an important role in the pathogenesis of ovarian hyperstimulation syndrome. Am J Transl Res, 2015, 7 (10): 1925-1938.

9. LUNGER F, VEHMAS AP, FURNROHR BG, et al. Opiate receptor for blockade on human granulosa cells inhibits VEGF release. Reprod Biomed Online, 2016, 32 (3): 316-322.

10. ABOULGHAR MA, MANSOUR RT. Ovarian hyperstimulation syndrome: classifications and critical analysis of preventive measures. Hum Reprod Update, 2003, 9 (3): 275-289.

11. ILIODROMITI S, ANDERSON RA, NELSON SM. Technical and performance characteristics of anti-Müllerian hormone and antral follicle count as biomarkers of ovarian response. Hum Reprod Update, 2015, 21 (6): 698-710.

12. MATHURRS, AKANDEAV, KEAY SD, et al. Distinction between early and late ovarian hyperstimulation syndrome. Fertil Steril, 2000, 73 (5): 901-907.

13. HUMAIDAN P, QUARTAROLO J, PAPANIKOLAOU EG. Preventing ovarian hyperstimulation syndrome: guidance for the clinician. Fertil Steril, 2010, 94 (2): 389-400.

14. ROYAL COLLEGE OF OB&GYN. The Management of Ovarian Hyperstimulation Syndrome (Green-top Guideline No. 5). 2016.

15. GAAFAR SS, EL-GEZARY DA, EL MAGHRABY HA. Early onset of cabergoline therapy for prophylaxis from ovarian hyperstimulation syndrome (OHSS): A potentially safer and more effective protocol. Reprod Biol, 2019, 19 (2): 145-148.

16. ROLLENE NL, AMOLS MH, HUDSON SBA, et al. Treatment of ovarian hyperstimulation syndrome using a dopamine agonist and gonadotropin releasing hormone antagonist: a case series. Fertil Steril, 2009, 92 (3): 1169.e15-1169. e17.

17. KAMPMEIER TG, ARNEMANN PH, HESSLER M, et al. Effects of resuscitation with human albumin 5%, hydroxyethyl starch 130/0.46%, or crystalloid on kidney damage in an ovine model of septic shock. Br J Anaesth, 2018, 121 (3): 581-587.

第二节 双胎及多胎妊娠

一、医源性多胎妊娠

一次妊娠宫腔内同时有两个或两个以上胎儿时称为多胎妊娠，以双胎妊娠多见。自然妊娠的条件下多胎妊娠的发生率遵循 $1/89^{n-1}$ 的规律，然而近 30 多年来，多胎妊娠的发生率快速上升，人群总体双胎妊娠率增加了 50%~70%，三胎率增加了 400%。据统计，包括美国、欧洲、亚洲、非洲在内的 112 个国家中，有 74 个国家的双胎出生率增长超过了 10%，其中，超过 90% 的多胎妊娠与药物诱导排卵和辅助生殖技术（ART）的胚胎移植数目有关。2013 年，在美国，不孕症治疗引起的双胎占 1/3；活产双胎率在 42 岁以上妇女中达 8.2%，35 岁以下者达 28.3%，此后双胎率开始缓慢而持续地降低，2018 年美国辅助生殖技术协会数据分别为 5.1% 和 10.4%。根据中华医学会生殖医学分会年度数据报告，2017 年我国体外受精胚胎移植术周期的多胎妊娠率 25.89%~35.60%。相对于单胎妊娠，多胎妊娠增加了妊娠合并症和并发症，增加了围产期母儿的并发症发病率及死亡率，对孕妇健康及围产儿健康构成威胁，隶属于医源性疾病。2003 年开始，国际学术组织已经明确将 ART 导致的双胎及以上多胎妊娠，定义为 ART 的并发症，多年来减少医源性多胎已经成为行业共识，并有许多国家制定了限制多胎妊娠的相关法规。

（一）IVF/ICSI-ET 与多胎妊娠

IVF/ICSI-ET 技术为全球的不孕夫妇带来了新的希望，但因为长久以来较低妊娠率一直困扰着医生和患者，都迫切期待成功妊娠，部分夫妇甚至期待通过胚胎移植实现双胎生育。不可否认，2 个胚胎移植可以比 1 个胚胎增加临床妊娠率、持续妊娠率和活产率，一项 Meta 分析的结果显示双胚胎移植的持续妊娠率是单胚胎移植的 1.64~2.60 倍，活产率是单胚胎移植的 1.44~2.42 倍，但是多胎妊娠率明显增加。目前的胚胎移植策略主要分为卵裂期胚胎移植和囊胚移植两种，单卵裂期胚胎移植妊娠成功率为 30%~35%，移植 2 枚卵裂期胚胎临床妊娠率可达 50%~60%，但多胎风险也增加至 20%~30%。单囊胚移植妊娠率为 50%~70%，而双囊胚移植的多胎妊娠率则高达 34%~50%。

（二）诱导排卵与多胎妊娠

对排卵功能障碍患者或人工授精伴随的诱导排卵周期，但药物刺激 ≥2 枚成熟卵泡也与多胎妊娠增加有关。诱导排卵药物的理想结果是单卵泡发育并成熟，但是由于卵巢反应的个体差异，可能会募集多个卵泡同时发育，导致多胎妊娠的发生。克罗米芬诱导排卵的多胎妊娠率为 5%~10%，其中双胎妊娠占 95%，三胎妊娠和四胎妊娠分别占 3.5% 和 1.5%。来曲唑作为第三代高选择性芳香化酶抑制剂，与克罗米芬相比，每患者的活产率、排卵率、单卵泡发育率较高，多胎妊娠率较低，目前已经成为多囊卵巢综合征诱导排卵的首选药物。Gn 诱导排卵导致的多胎妊娠的发生率与使用剂量有关，使用低剂量 Gn 递增方案或配合严格的取消政策（≥3 枚优势卵泡取消周期）时，与口服药物（氯米芬、来曲唑）相比，活产率不会增加，双胎率约 9%；如果使用较高 Gn 剂量，活产率也并未增加，但是多胎妊娠的风险增加至 16%~40%，其中双胎妊娠占 75%。

（三）多胎妊娠类型及特点

多胎妊娠可由单枚卵母细胞受精后分裂而成的单卵多胎，也可由多枚卵母细胞分别与精子受精形成多枚胚胎的多卵多胎。ART 技术产生的多胎妊娠以多卵胚胎为主,各自的遗传基因不完全相同,所有的双卵双胎都是双绒毛膜双羊膜囊,具有各自独立的胎盘,也可融合成一个胎盘,但血液循环各自独立。

ART 子代中单卵双胎妊娠的发生率为 0.80%~4.76%,显著高于自然妊娠的 0.27%~1.6%,可能和 ART 过程中卵巢刺激、卵母细胞透明带操作以及体外培养等干预有关。单卵双胎绒毛膜性主要取决于受精卵发生分裂的时期:①分裂发生在早期胚泡(受精后 3 日)将导致双绒毛膜双羊膜囊(dichorionic diamnionic,DCDA),占 30% 左右;②分裂发生在囊胚种植期(受精后的第 4~8 日),此时胚胎已分化出滋养细胞,羊膜囊尚未形成,导致单绒毛膜双羊膜囊(monochorionic diamnionic,MCDA),在单卵双胎中占 68%;③分裂发生在受精后的第 9~12 日发生分裂,此时胚胎羊膜囊已经形成,则会发育为单绒毛膜单羊膜囊(monochorionic monoamnionic,MCMA),占 1%~2%;④分裂发生在受精后 13 日甚至更晚,原始胚盘已经形成,将形成

不同形式的连体双胎,极其罕见,发生率为单卵双胎的 1/1 500。

三胎及以上多胎妊娠则是任何形式的单卵和多卵胚胎的组合,四胎及以上多胎妊娠又称为高序列多胎妊娠。多胎妊娠的类型如图 8-2 所示。

二、多胎妊娠的母婴并发症

与单胎妊娠相比,多胎妊娠作为异常妊娠的一种,在整个妊娠过程中各种母婴并发症的发生率均明显升高。有多中心大样本研究分析发现多胎妊娠人群中,孕中晚期的双胎及多胎妊娠使妊娠期高血压、子痫前期、妊娠糖尿病、胎盘早剥、贫血、子宫收缩乏力、产后出血等发生率显著增加,甚至危及孕产妇生命。双胎妊娠的子痫前期的发生率约为单胎妊娠的 2.6 倍,三胎妊娠中的发生率则更高。妊娠糖尿病的发生率也与胚胎个数有关,单胎发生率约为 3%,双胎约为 6%~8%,三胎则可高达 10%以上。多胎妊娠也额外增加了剖宫产率及相关的风险。

除了双胎妊娠本身的一些并发症以外,伴随

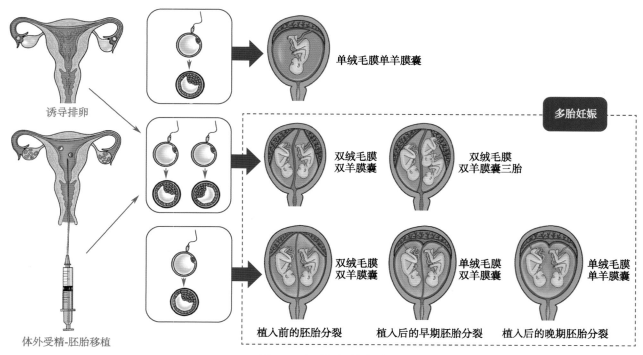

图 8-2 多胎妊娠的类型

8

ART 技术应用的双胎妊娠还包括高龄、不孕因素、卵巢刺激和辅助药物及其他干预措施等高危因素，显著增加和 / 或加重孕产期并发症。研究表明，IVF 的年龄 >45 岁妇女的双胎妊娠较同龄单胎和年轻双胎妊娠者，胎盘缺血性疾病、妊娠糖尿病、先兆子痫、剖宫产率等围产期并发症风险显著增加。和自然妊娠单绒双羊双胎妊娠相比，IVF/ICSI 单绒双羊双胎妊娠的总体存活率降低，晚期流产率升高。

此外，ART 的多胎妊娠者由于 hCG 水平较同期单胎妊娠者高，其 OHSS 发生率明显高于 ART 单胎妊娠者，且 OHSS 发生时间早，病程长，进展迅速，伴随较重的妊娠反应、大量腹水和胸腔积液、肝肾功能损害及全身严重的高凝状态等危象。

多胎妊娠对子代的危害更是不容忽视，其流产率、早产率及胎儿生长受限或胎儿畸形的风险均显著增加。一项纳入 1 790 例 ART 受孕和 3 400 例自然受孕的母亲，通过产前、出生时、出生后 6 个月及 12 个月四个时点的随访，提示通过辅助生殖技术（ART）受孕的子代出生缺陷风险增加，一定程度上由双胎妊娠大幅度增加所导致。

双胎妊娠并发症中最严重的是自发性早产，是导致围产儿死亡率增高及婴儿短期与长期预后不良的主要原因。单胎早产发生率为 10%，双胎可达 58%，三胎可高达 92%。随着胎儿数量的增多，平均的分娩孕周也随之下降。12% 的双胎、36% 的三胎和 60% 的四胎在妊娠 32 周前分娩。早产儿和低出生体重儿是新生儿脑瘫的两大主要因素。有研究显示多胎妊娠的围产儿死亡率明显高于单胎，双胎妊娠是单胎的 4 倍，三胎妊娠高达 6 倍，且胎龄越低、出生体重越低，死亡风险越大，出生体重 <1 500g 的极低出生体重儿中脑瘫患儿的发生率为 3.97%。早产导致胎儿的低出生体重已成为预测双胎发病率和死亡率最重要的因素。与单胎妊娠相比，双胎和三胎发生低出生体重儿（<2 500g）的风险是其 9 倍和 15 倍，出现极低出生体重儿（<1 500g）的风险是其 10 倍和 31 倍。25%

的双胎、75% 的三胎以及所有的四胎生后需进入新生儿重症监护室。

三、医源性多胎妊娠的预防

由于多胎妊娠对母婴存在潜在危害，ART 行业内逐步认为这种风险不可接受，一项针对 2011—2019 年年龄 >38 岁（39~44 岁）IVF 获得 2 个孩子的回顾性队列分析，结果提示 2 次单胎妊娠的妊娠期高血压、严重的产前子痫、剖宫产、早产、产后出血等围产期指标明显优于双胎妊娠，提示两次单胎的结局比单次双胎要好得多。降低 ART 多胎妊娠率，安全、舒适地获得单胎足月分娩已成为评价一个生殖中心及其 ART 成功与否的标志。

（一）严格诱导排卵药物指征和取消标准

诱导排卵（宫内人工授精）是排卵功能障碍、不明原因不孕及男方轻度少弱精子症的一线助孕方案。但当促排卵药物的过度、过量使用，以及有些对促排卵药物非常敏感的患者，在诱导排卵过程中可能会出现多卵泡发育的情况，85% 的四胎及以上妊娠由单纯使用促排卵药物导致。在诱导排卵方案制订前应根据患者具体情况、促排卵药物的特点及不同的助孕方案，严格按照国家药物应用相关法规和诱导排卵技术规范，安全、合理、经济选择使用诱导排卵药物。2012 年，英国国家健康与临床促进会（National Institute for health and Clinical Excellence，NICE）指南推荐在氯米芬治疗第一个周期就需要进行严密的超声监测以减少多胎妊娠的风险。对于 PCOS 患者，与氯米芬相比，来曲唑诱导排卵可增加活产率，不增加多胎妊娠率；对于不明原因不孕夫妇行 IUI 助孕时，与单纯口服氯米芬或来曲唑相比，添加 Gn 在提高活产率的同时，多胎妊娠率也在增加。因此，来曲唑被推荐为一线诱导排卵用药，而低剂量的 Gn 则为二线诱导排卵方案（见第六章）。并且规定，在不具备卵泡监测条件的机构，不建议使用含 Gn 方案的诱导排卵。

当诱导排卵周期出现多个卵泡发育时，可通过取消性交或人工授精、抽吸多余卵泡和转为 IVF

8

等方法降低多胎妊娠率。体外受精周期中大约60%的卵母细胞成功受精并发育成胚胎,等效于诱导排卵周期的3枚优势卵泡。2002年美国妇产科医师协会(American College of Obstetricians and Gynecologists,ACOG)指南推荐,当诱导排卵周期卵泡直径>15mm的卵泡数≥3个时,建议取消周期或及时转为IVF;但是在决定是否取消周期时,还应考虑患者年龄和既往助孕失败的周期数。最早在1984年有学者提出在hCG日或LH峰值出现时抽吸多余的卵泡以减少多胎妊娠率,但是由于很难将多余卵泡全部吸掉,同时增加手术的风险及费用,且降低多胎妊娠率的有效性缺乏大样本的临床研究,因此在1998年后就很少有类似报道。

(二)推行单胚胎移植

控制和减少移植胚胎数目是预防ART多胎妊娠的重要措施,单胚胎移植是降低多胎妊娠率的最佳选择,也是全球ART助孕的目标和趋势。一项Meta分析结果提示,与移植2枚胚胎相比,选择性单胚胎移植可降低多胎妊娠率、早产儿及低体重儿发生率,虽然也降低了每移植周期的临床妊娠率,但并不降低累计妊娠率。北欧一项多中心随机前瞻性研究指出,单胚胎移植与移植2枚胚胎比较,妊娠率、活产率无明显差别,但多胎妊娠率明显降低(0.8% vs. 33%);美国2004—2013年IVF大样本回顾性分析结果显示,单胚胎移植与移植2枚胚胎相比,双胎妊娠率从49%降至2%,两者累积活产率并无差异;并有数据表明在2005—2013年,<35岁的不孕症患者的单胚胎移植率从3%升高到23%。2016年国际辅助生殖技术监测委员会对61个国家近2 500个ART中心的调研显示:全球IVF/ICSI助孕的趋势为单胚胎移植比率增加、平均移植胚胎数目降低、多胎妊娠率下降。2018年中华医学会生殖医学分会《关于胚胎移植数目的中国专家共识》建议选择性单胚胎移植,我国ART双胎妊娠控制已初显成效,根据中华医学会生殖医学分会数据上报系统,全国221家生殖中心ART数据提示2019年我国新鲜周期的多胎妊娠率为26.04%,FET周期多胎妊娠率为21.53%,显著低于2017年。

既往研究发现,单囊胚移植可能增加单绒毛膜双胎和单合子双胎甚至三胎的发生,发生率约在2%~4%,原因不明,疑似的相关因素包括年龄、辅助孵出、授精方式、胚胎活检、冻融等,但都缺乏足够的循证研究依据。

(三)多胎妊娠减胎术

多胎妊娠减胎术(multifetal pregnancy reduction,MFPR)对于减少多胎妊娠、降低孕产妇和围产儿发病率和死亡率,是一种有效的补救措施。Cochrane数据显示三胎妊娠减为双胎,与持续三胎妊娠相比,妊娠丢失、产前并发症、早产、低体重儿、剖宫产和新生儿死亡风险与自然受孕双胎类似。高序多胎妊娠减胎可降低子痫前期的发生,发生率由三胎妊娠的30%降低为双胎的14%。荟萃分析数据显示15周前双胎妊娠减为单胎可降低早产风险以及增加出生体重。

根据患者情况可减至单胎或双胎,但应充分告知风险并建议减胎,合并有妊娠期并发症者及高龄、瘢痕子宫、子宫畸形及宫颈功能不全患者合并双胎妊娠,更应积极建议减为单胎。多胎妊娠减胎,目标胎儿的选择应基于孕周、减胎技术的可用性和绒毛膜性。如单绒毛膜胎儿减胎,对另一个胎儿的负面影响尚不清楚,因此通常对单绒单羊双胎的减胎持谨慎态度,对高序多胎妊娠,尽量选择其中的单绒毛膜双胎或多胎实施减胎。

选择性减胎目的是减灭多胎妊娠中的异常胎儿。风险要高于多胎妊娠减胎风险,因为减胎孕周较晚(胎儿异常诊断孕周一般在18~22周后,其余减胎孕周多为10~12周前)。高序多胎妊娠选择性减胎较双胎选择性减胎的妊娠丢失率要高(11.1% vs. 2.4%),尽管有较高的妊娠丢失率,但减胎后的孕周却会延长。

虽然多胎妊娠减胎术已被证实是安全有效的,但作为一种有创性的医疗措施,减胎术后流产是最大的风险,出血及感染的并发症也不容忽视,减胎后围产期风险仍高于原来为单胎的妊娠者。一项长达 10 年的回顾性研究在调整了年龄、不孕持续时间、不孕类型、胚胎状态、体重指数和影响单胚胎移植的因素后，多因素回归分析显示与单胚胎移植单胎妊娠相比，减胎术后或自发性减胎后的单胎妊娠者，其流产、早产、小于胎龄儿、妊娠糖尿病及胎膜早破的风险显著增加，活产率降低、低出生体重新生儿的风险增加。所以，减胎术仅应作为多胎妊娠的补救措施，不应成为控制多胎妊娠的首选方法。

四、医源性多胎妊娠母儿保健

多胎妊娠的并发症较多，孕期需系统规范管理，可通过主导卵泡数目、移植胚胎数目、妊娠 6~10 周孕囊数目进行绒毛膜性判断，早孕期阴道超声是排除宫内合并宫外妊娠（复合妊娠）的重要手段，联合腹部超声可提高复合妊娠的诊断率。

妊娠中期建议每月至少进行 1 次超声评估和脐血流多普勒检测，妊娠晚期适当增加产前检查次数，便于准确评估胎儿宫内健康状况。单绒毛膜双羊膜囊双胎由于存在较高的围产儿发病率和死亡率，建议自妊娠 16 周开始至少每 2 周进行 1 次超声检查，评估双胎的生长发育、羊水分布和胎儿脐动脉血流等，并酌情检测胎儿大脑中动脉血流和静脉导管血流。产前检查需要充分告知孕妇存在发生不可预测的胎儿死亡风险。

应根据绒毛膜性、胎方位、孕产史、妊娠期合并症及并发症、子宫颈成熟度及胎儿宫内情况等综合判断，制订个体化的分娩方案。对于无并发症及合并症的双绒毛膜双胎可期待至孕 38 周时尝试阴道分娩。无并发症及合并症的单绒毛膜双羊膜囊双胎及双绒毛膜双羊膜囊双胎可在严密监测下至妊娠 37 周阴道试产。单绒毛膜单羊膜囊双胎建议孕 32~34 周行剖宫产终止妊娠，复杂性双胎需要结合每个孕妇及胎儿的具体情况制订个体化的分娩方案。

多胎妊娠最常见并发症是早产以及早产儿发病与死亡。诸多干预措施如：使用孕酮、宫颈环扎、卧床、宫缩抑制剂等以期延长孕周改善预后，但并没有被证实能降低多胎妊娠的新生儿发病率与死亡率。多胎新生儿易患感染、新生儿呼吸窘迫综合征、颅内出血等，单卵双胎儿还可能存在双胎输血综合征，病情复杂且变化快，需针对具体情况制定对策，及早发现问题并及时处理，降低新生儿死亡风险。

总之，诱导排卵和 ART 助孕后的多胎妊娠及其所带来的母儿风险不容忽视，谨慎规范使用诱导排卵药物及卵巢刺激技术，控制移植胚胎数目，减少多胎妊娠率是在 ART 助孕中应该充分重视的问题，多胎妊娠减胎术作为补救措施为高风险多胎妊娠提供进一步的安全防护。多胎妊娠孕期按照高危妊娠进行管理，加强产前监测，及时处理，必要时及时终止妊娠，加强对新生儿的护理，无论何时出现母儿并发症，尽量使妊娠结局最优化及母儿发病率和死亡率最小化。

（蒋春艳）

参考文献

1. 孙贻娟, 黄国宁, 孙海翔, 等. 关于胚胎移植数目的中国专家共识. 生殖医学杂志, 2018, 27 (10): 940-945.
2. 高红, 王蔼明, 林莉, 等. 新鲜周期选择性单囊胚与双囊胚移植临床结局的比较. 生殖医学杂志, 2017, 26 (12): 1182-1186.
3. MONDEN C, PISON G, SMITS J. Twin Peaks: more twinning in humans than ever before. Hum Reprod, 2021, 36 (6): 1666-1673.
4. 中华医学会生殖医学分会年度报告: 2017 年辅助生殖技术数据分析.
5. LEE AM, CONNELL MT, CSOKMAY JM, et al. Elective single embryo transfer-the power of one. Contracept

Reprod Med, 2016, 1: 11.

6. EUM JH, PARK JK, KIM SY, et al. Clinical outcomes of single versus double blastocyst transfer in fresh and vitrified warmed cycles. Clin Exp Reprod Med, 2016, 43 (3): 164-168.

7. ZADEHMODARES S, NIYAKAN M, SHARAFY SA, et al. Comparison of Treatment Outcomes of Infertile Women by Clomiphene Citrate and Letrozole with Gonadotropins Underwent Intrauterine Insemination. Acta Med Iran, 2012, 50 (1): 18-20.

8. JESSICA RZ, PETER GL, NANCY T, et al. Gonadotropins versus oral ovarian stimulation agents for unexplained infertility: a systematic review and meta-analysis, Fertil Steril, 2020, 113 (2): 417-425.

9. BERGH C, KAMATH MS, WANG R, et al. Strategies to reduce multiple pregnancies during medically assisted reproduction. Fertil Steril, 2020, 114 (4): 673-679.

10. ASTON KI, PETERSON CM, CARRELL DT. Monozygotic twinning associated with assisted reproductive technologies: a review. Reproduction, 2008, 136 (4): 377-386.

11. 陈娜, 李晶宇, 崔琳琳. 辅助生殖技术单卵双胎风险因素研究进展. 中华生殖与避孕杂志, 2022, 42 (2): 204-208.

12. MEYER R, ORVIETO R, ISRAEL A, et al. Outcomes of singleton versus twin pregnancies in the fifth and sixth decades. Eur J Obstet Gynecol Reprod Biol, 2018, 231: 255-261.

13. LV H, DIAO F, DU J, et al. Assisted reproductive technology and birth defects in a Chinese birth cohort study. Lancet Reg Health West Pac, 2021, 7: 100090.

14. COUCK I, PONNET S, DEPREST J, et al. Outcome of selective intrauterine growth restriction in monochorionic twin pregnancies at 16, 20 or 30 weeks according to the new consensus definition. Ultrasound Obstet Gynecol, 2020.

15. 乔杰, 马彩虹, 刘嘉茵, 等. 辅助生殖促排卵药物治疗专家共识. 生殖与避孕, 2015, 35 (4): 211-223.

16. DICKEY RP. Strategies to reduce multiple pregnancies due to ovulation stimulation. Fertil Steril, 2009, 91 (1): 1-17.

17. THURIN A, HAUSKEN J, HILLENSJÖ T, et al. Elective singleembryo transfer versus double-embryo transfer in in vitro fertilization. N Engl J Med, 2004, 351 (23): 2392-2402.

18. MERSEREAU J, STANHISER J, CODDINGTON C, et al. Patient and cycle characteristics predicting high pregnancy rates with single-embryo transfer: an analysis of the Society for Assisted Reproductive Technology outcomes between 2004 and 2013. Fertil Steril, 2017, 108 (5): 750-756.

19. DYER S, CHAMBERS GM, DE MOUZON J, et al. International Committee for Mornitoring Assited Reproductive Technologies world report: assisted reproductive technology 2008, 2009 and 2010. Hum Reprod, 2016, 31 (7): 1588-1609.

20. WANG C, TANG F, SONG B, et al. The clinical outcomes of selective and spontaneous fetal reduction of twins to a singleton pregnancy in the first trimester: a retrospective study of 10 years. Reprod Biol Endocrinol, 2022, 20 (1): 71.

21. 中华医学会围产医学分会胎儿医学学组, 中华医学会妇产科学分会产科学组. 双胎妊娠临床处理指南 (2020年更新). 中华围产医学杂志, 2020, 23 (8): 505-516.

第三节　卵巢扭转和破裂

一、卵巢扭转

辅助生殖技术中卵巢刺激导致的多卵泡发育使卵巢体积增大，穿刺取卵后形成大小不等的黄素化囊肿，形态多不规则，比重分布不均，此时卵巢自身的改变或外力作用增加了卵巢扭转的发生风险。

（一）发生机制

卵巢借系膜、卵巢悬韧带及卵巢固有韧带固定于盆腔侧壁并与子宫相连，致使卵巢有较大的移动性。卵巢和/或输卵管可在血管韧带轴上部分或完全旋转，使卵巢和输卵管一起的"附件"扭转，引起卵巢动静脉压迫梗阻和血栓形成，导致卵巢水肿、缺血和相关炎症反应，最终卵巢坏死。卵巢自发扭转极少发生，51%的病例伴有附件病变，而卵巢囊肿是最常见的原因。诱导排卵导致卵巢体积增大、多发黄体囊肿、重心改变等特点，成为诱发卵巢蒂扭转发生的高危因素。扭转风险最高的是中等直径（60~90mm）的卵巢，而直径<50mm和>100mm的卵巢因活动受限发生扭转的可能性较小。穿刺取卵手术的机械性冲击是另外一个诱发卵巢扭转发生的危险因素。

（二）发生率

卵巢扭转的发生率约为1/150万，占妇科急诊手术的2.7%。辅助生殖技术助孕患者卵巢扭转的发病率约为0.1%，是正常人群的5~11倍。据统计，约12%~25%的附件扭转发生在妊娠后。

（三）临床表现

多数患者缺乏特异性临床表现。突发性患侧下腹部疼痛最常见，疼痛较局限，可表现为持续性剧烈疼痛、间歇性绞痛或逐渐加重的疼痛，多伴有剧烈的恶心、呕吐。疼痛常发生于剧烈运动、撞击后，医源性操作如妇科检查，辅助生殖技术取卵手术后的突发下腹痛应警惕卵巢蒂扭转的可能。

（四）诊断依据和辅助检查

1. 体格检查局限性腹部压痛，部分患者腹部触诊时可扪及腹部肿块，少数患者存在腹膜刺激症状。

2. 超声检查目前是协助诊断附件扭转的首选影像学检查。彩色多普勒超声可用于评估卵巢血供，但阴性预测价值较低，显示正常的血流动力学并不能完全排除附件扭转。

3. MRI表现不具有特异性，典型征象包括卵巢不对称性增大、间质水肿、蒂部扭曲呈鸟嘴征、结节征或漩涡征，可伴有条索征或悬挂征。囊性肿物扭转可有局部囊壁增厚、液平面等征象。因费用昂贵且检查时间较长，在临床上不建议作为疑似附件扭转的首选影像学辅助检查。

4. CT灵敏度较低，影像学表现与MRI类似，主要用以协助非妇科疾病如消化系统和泌尿系统疾病引起的相关急腹症的鉴别诊断。

5. 目前实验室检查缺乏诊断附件扭转的特异性指标。某些血清特殊标志物对于附件扭转的早期识别诊断具有预测价值。如D-二聚体、缺血修饰白蛋白（ischemia modified albumin，IMA）、白细胞介素-6（interleukin，IL-6）、超敏C反应蛋白（high-sensitivity C-reactive protein，hs-CRP）水平的升高。

（五）处理和预防

处理需综合考虑多种因素，从扭转发生到治疗的间隔时间越长，卵巢受损可能性就越大。因此对于高度疑似的患者，需及时手术干预。手术方式分为两种，保守性手术（复位扭转保留患侧附件）和根治性手术(切除患侧附件),术中观察卵巢的外观颜色并不能判断卵巢组织是否已经完全坏死,即使卵巢表面呈黑紫色,或者经扭转复位后颜色仍无明显恢复,保守性手术后91%~100%的卵巢功能可以恢复,且卵巢扭转复位并不会增加栓塞的发生率。

腹腔镜手术的患者比经腹手术的患者术后并发症更少,住院时间更短,患者满意度更高。附件扭转复位后有复发的风险,可行附件固定术,将卵巢固定在特定位置,限制其活动范围,从而进一步阻止卵巢再扭转。可将卵巢固定于盆腔的侧壁、子宫的后方或骶、主韧带上,或者采用卵巢韧带折叠的方式,将卵巢韧带对合缝合减少韧带的长度,但此种手术务必需要清晰地判断输尿管及相关盆腔大血管的解剖位置,注意在术中避开这些重要结构并操作轻柔。目前此种术式仍存在许多争议。

卵巢缺血的时间决定着扭转复位后的卵巢功能,扭转复位越早,保留卵巢功能的机会就越大,不可逆的卵巢坏死一般发生于扭转发生后36小时或更长时间,此时可以考虑被迫行根治性手术。

诱发排卵过程中药物使用剂量的控制,减少卵巢过度增大和卵巢过度刺激的发生,避免剧烈运动或突然的体位改变,取卵手术穿刺动作的轻柔,避免卵巢旋转是预防卵巢扭转发生的关键环节。

二、卵巢破裂

诱导排卵后多卵泡发育、卵巢体积增大、盆腔粘连导致卵巢活动度差、取卵后残余卵泡形成多个高张力黄素化囊肿、穿刺操作粗暴、外力因素可以使卵巢发生破裂。

(一)发生机制

诱导排卵使卵泡生长过多、过快,卵泡内压力不断增大,卵巢扭转后黄素化囊肿内静脉梗阻、高度充血或血管破裂出血,此时卵巢脆性增加,加上外力性挤压(如妇科检查、经阴道超声检查、卵泡穿刺)、过度增加腹压、性生活、妊娠等因素可能导致卵巢破裂的发生。近些年来辅助生殖技术中抗凝药物的使用也增加了卵巢出血进而破裂的风险。

(二)发生率

关于诱导排卵过程中直接或间接的卵巢破裂发生率鲜有报道。但伴有上皮性囊肿、子宫内膜异位囊肿的卵巢,在某些因素作用下导致卵巢局部或囊壁破裂,引起急腹症并不少见,发生率约0.3%~3%。

(三)临床表现

卵巢破裂的临床表现取决于溢入盆腹腔的囊性物性质、数量、速度、血管破裂出血量、破裂口的大小等。诱导排卵后卵巢体积增大,突发持续性剧烈腹痛、恶心、呕吐伴肛门坠胀,应高度怀疑卵巢黄体破裂。

(四)诊断依据和辅助检查

1. 突然发生的持续性剧烈腹痛、恶心、呕吐伴肛门坠胀,内出血量大时导致的血压下降甚至休克。

2. 腹部检查有明显压痛、反跳痛、肌紧张,移动性浊音可阳性,原来腹部可触及的肿物消失。

3. 盆腔检查宫颈举痛及摇摆痛,直肠子宫陷凹及盆腔触痛。

4. 患者急性病容、发热、白细胞及中性粒细胞轻度升高,有内出血者血红蛋白下降。

5. 盆腔超声发现不规则囊肿、直肠子宫陷凹有液性暗区。

6. 阴道后穹窿穿刺可抽出溢入盆腔的囊肿成分或游离血。

(五)处理和预防

卵巢破裂的处理依病情轻重而定。因卵巢刺激引起的黄体囊肿破裂,多数患者在保守治疗过程中,腹盆腔内积血可以很快吸收。腹痛大多数在24小时内可以得到缓解,若腹腔内出血多,伴血压下降或休克的患者,应及时手术治疗。

卵巢破裂是一种自限性疾病,如果患者生命体征平稳,血常规检查贫血较轻,B超动态观察腹腔内出血量无进行性增多,腹痛逐渐缓解,脉搏、血压及血红蛋白无明显改变者,保守治疗多可以获得较好效果。处理原则包括卧床休息、抗感染、止血药物治疗。

若患者病情危重、内出血症状明显、持续加重无缓解、血液生化指标提示进行性低血容量、并伴休克倾向者，则需要积极手术止血，以免延误治疗，危及生命。术中根据卵巢破口情况及有无其他合并症决定手术范围。卵巢刺激后，卵巢内多个黄体囊肿，组织松脆，很难缝合。对局限性卵巢破裂者可行压迫、电凝、缝合修补、卵巢楔形切除术或卵巢部分切除术，电凝的深度要掌握好，不能过深也不能过浅，亦不能反复电凝，否则焦痂形成，脱落后可能再次出血。对难以缝合的黄体囊肿，可剥除囊肿内容物后再修补止血。如果卵巢破裂呈破碎状难以缝合，或病情紧急、休克进一步加重，或形成大血肿并与周围组织广泛粘连时，在对侧卵巢完好的情况下可以选择切除患侧卵巢，但需与患者及患者家属充分知情同意。

预防诱导排卵导致的卵巢破裂发生的措施，同样包括对药物使用剂量的控制、减少卵巢过度增大和卵巢过度刺激的发生、避免突然的外力冲击及医源性操作诱因、取卵手术中减少操作幅度、经阴道超声和妇科检查尽量轻柔、减少增加腹压动作等。

（六）鉴别诊断

卵巢扭转和破裂作为妇科急腹症应与生殖系统、消化系统和泌尿系统等其他急腹症鉴别，包括异位妊娠、盆腔炎、阑尾炎、肾结石病等。

1. 典型的异位妊娠的三联症是停经、腹痛及不规则阴道出血。检测血/尿 hCG 可作为鉴别诊断手段，如妊娠合并黄体破裂，往往鉴别诊断较困难，通常在术中才能确诊。

2. 急性阑尾炎患者有典型的转移性腹痛，右下腹腹膜刺激症状明显，即腹肌紧张及压痛、反跳痛明显，阑尾炎患者血红蛋白通常在正常范围，白细胞和中性粒细胞增高，后穹窿穿刺有助于诊断。

3. 泌尿系统结石患者常突发腹部阵发性绞痛，常伴有腰部疼痛，因结石损伤黏膜，尿常规可有镜下血尿，严重时可有肉眼血尿。

4. 急性盆腔炎患者腹膜刺激征局限于病变局部，体温及白细胞升高，妇科检查宫颈举痛或子宫局部压痛明显。

（刘金勇）

参考文献

1. RABINOVICH I, PEKAR-ZLOTIN M, BLIMAN-TAL Y, et aI. Dermoid cysts causing adnexal torsion: what are the risk factors？ Eur J Obstet Gynecol Reprod Biol, 2020, 8 (251): 20-22.

2. HILBERT SM, GUNDERSON S. Complications of Assisted Reproductive Technology. Emerg Med Clin North Am, 2019, 37 (2): 239-249.

3. BUŽINSKIENĖ D, MONGIRDAS M, MIKĖNAS S, et al. Chemical peritonitis resulting from spontaneous rupture of a mature ovarian cystic teratoma: a case report. Acta Med Litu, 2019, 26 (4): 217-226.

4. 袁航, 张师前, 赵霞, 等. 女性附件扭转治疗的中国专家共识 (2020 年版). 实用妇产科杂志, 2020, 36 (11): 822-826.

5. CILGIN H, SIMSEK M, BAL R. Can adnexal torsion be predicted by measuring plasma heat shock protein 70 level？ An experimental study. Arch Gynecol obstet, 2017, 296 (5): 941-946.

6. ADEYEMI-FOWODE O, MCCRACKEN KA, TODD NJ. Adnexal Torsion. J Pediatr Adolesc Gyencol, 2018, 31 (4): 333-338.

7. BERTOZZI M, ESPOSITO C, VELLA C, et al. Pediatric Ovarian Torsion and its Recurrence: A Multicenter Study. J Pediatr Adolesc Gynecol, 2017, 30 (3): 413-417.

一、取卵术后出血

超声引导下阴道穿刺取卵术后出血与阴道穿刺部位出血、卵泡腔内出血、误穿盆腔大血管、卵巢表面或盆腔脏器被穿刺针损伤等有关,是卵泡穿刺的并发症之一。由于症状隐匿,临床表现不典型,病情危重时甚至可以危及生命。

（一）发生机制

穿刺取卵术是一种非直观性操作。首先从解剖结构来说,穿刺针需经过阴道壁、卵巢,部分情况可经过宫颈、盆腔静脉丛、膀胱以及其他盆腔脏器,可能损伤宫颈及阴道壁微小血管和盆腔静脉丛,导致阴道出血,也可能穿刺盆腔大血管或者其他盆腔脏器导致出血;其次诱导排卵导致多卵泡发育,卵巢体积增大,脆性增加,血管丰富,多点穿刺容易导致出血发生。近些年抗凝药物在辅助生殖领域的广泛使用,也增加了取卵术后出血的风险。

取卵术后出血的高危因素包括:

1. 既往盆腹腔手术史　盆腹腔粘连导致卵巢活动度下降,穿刺针在取卵过程中对卵巢组织的切割性损伤更大,使出血风险增加。

2. 既往取卵史　卵巢表面存在多个陈旧性伤口,卵巢瘢痕比正常卵巢组织更脆弱,再次穿刺时损伤愈合时间更长。

3. 低 BMI 的多囊卵巢综合征患者　卵巢对诱导排卵的刺激更加敏感,穿刺的卵泡数多,卵巢组织更脆,且雌激素峰值更高,容易出现术后卵巢出血。

4. 凝血功能障碍　血友病、血小板减少、凝血因子异常、抗凝药物的使用等导致凝血机制缺陷或障碍导致出血。

5. 取卵术后出血　可能与取卵数多、取卵手术时间长、操作者经验有关。

（二）发生率

取卵后出血总体发生率约为 0.24%,主要包括阴道出血及盆腹腔内出血两种。最常表现为阴道部位出血,文献报道发生率为 1.4%~18.4%,盆腹腔内出血发生率为 0.06%~0.35%,腹膜后出血罕见。33.3% 的出血在取卵后的 1 小时内出现症状,93.3% 在 24 小时之内出现腹膜炎等表现。

（三）临床表现

阴道壁出血多表现为阴道内积血或血凝块,清除积血后多可见活动性出血点或伤口。盆腹腔内出血主要为急腹症表现,弥漫性腹痛、腹胀、恶心、呕吐、里急后重、头晕等。大量出血可引起休克危及生命。

（四）诊断依据和辅助检查

接受辅助生育女性多数年轻,耐受能力强,自我调节能力好,多数取卵后出血表现不明显,严重出血患者血流动力学不稳定,出现面色苍白、呼吸加快、心动过速、血压下降等表现。

1. 血液检查　血红蛋白下降和血细胞比容进行性下降。

2. 超声检查　方便快捷,可作为初步检查手段,盆腔液性暗区深度变化常代表出血量的多少,但取卵后的盆腹腔内出血是在高雌激素水平、高凝状态下发生,易于凝血块的形成,如既往有盆腹腔手术、盆腔粘连的患者,出血易被包裹,形成凝血块,超声提示的盆腹腔液性暗区不能准确评估出血量,应根据患者的症状、体征、血红蛋白的变化来综合判断出血量。

3. CT 可检查是否有盆腹腔内出血,但不是常规的检查方法。

4. 选择性血管造影检查,对于盆腔血管损伤的患者可迅速有效地进行放射诊断和治疗,特别是隐蔽性出血。

(五) 处理和预防

阴道壁出血,通常会自发止血或可通过局部压迫止血,若压迫止血无效,可用无菌纱布填塞止血。极少数阴道壁或宫颈裂伤需要手术缝合止血。

盆腹腔内出血优先选择保守治疗,保守治疗无效可选用手术治疗。病情稳定,血红蛋白下降<40g/L,辅助检查估计出血量较少可在严密监测病情变化下,给予止血、补液支持、输注成分血、预防感染、卧床休息等治疗,约 2/3 患者在观察中可以自行止血。血红蛋白下降>40g/L,估计出血量较多需立即建立 2 条静脉通道,及时输血及抗休克治疗,同时加强心电监护、留置导尿、记录出入量。经过积极治疗出现进行性血红蛋白下降、血压下降,在监测生命体征、抗休克治疗的同时,行腹腔镜或开腹探查术,电凝及缝合止血可达到良好效果,如卵巢出血仍无法制止,可考虑对卵巢进行楔形切除或全切除手术,拖延手术可增加卵巢切除的风险。

取卵手术简单易行,但仍然无法完全避免盆腹腔内出血的发生。重视高危因素、谨慎操作、动作轻柔、及时识别出血发生,是预防取卵术后出血的关键。穿刺前应在超声引导下仔细观察穿刺区域中的血管回声,选择最佳穿刺点,尽量减少穿刺进针次数,探头旋转及摆动幅度不要过大,对于取卵位置困难的患者,根据获卵情况及风险,综合取舍。直径较细的取卵针在取卵过程中导致的出血量更少,手术创伤更小,相对较安全。

(六) 鉴别诊断

取卵手术后盆腹腔出现性质不明的积液主要鉴别诊断是卵巢过度刺激综合征,其通常发生在取卵术后一周左右,主要临床表现是腹胀和呼吸困难,血液检查表现为血液浓缩和低蛋白血症,盆腹腔穿刺液通常为清亮的漏出液。取卵后出血通常发病急,临床表现是血红蛋白进行性下降甚至休克表现,血液检查表现为血红蛋白进行性下降,盆腹腔穿刺液为不凝血性液体。

二、取卵术后感染

阴道超声引导下穿刺取卵手术后并发感染主要有盆腔炎、输卵管卵巢脓肿、腹膜炎、术后不明原因发热及骨髓炎等。

(一) 发生机制

1. 研究发现多数取卵后盆腔脓肿患者的感染病原体与阴道菌群一致,因此推测取卵后感染可能与阴道病原体通过穿刺针被带入盆腔,取卵时穿刺损伤卵巢皮质导致病原菌的进一步扩散有关。

2. 既往存在盆腔炎性疾病的患者取卵,穿刺可以使原有慢性感染被重新激活引起病原菌的繁殖。

3. 盆腔粘连,特别是子宫内膜异位症合并子宫内膜异位囊肿的患者,囊肿内陈旧性积血为细菌生长提供良好的培养基,取卵操作又会促进感染的播散,取卵穿刺后易并发盆腔脓肿的形成,即使没有并发囊肿的盆腔子宫内膜异位症患者由于免疫系统功能降低,也增加了盆腔感染的发生风险。

4. 穿刺针导致肠管损伤引发病原菌感染。

(二) 发生率

取卵术盆腔感染的发生率约为 0.01%~1.3%,因其相对较低的发病率,在临床上容易被忽视,其中盆腔脓肿的发生率约为 0.03%~0.24%,对患者危害最严重,易导致早产、流产和羊膜 - 绒毛膜炎,甚至脓毒血症、感染性休克等。

(三) 临床表现

取卵后盆腔感染的发生时间从术后到妊娠的早期和中期均有可能,一般急性感染的潜伏期是 2~3 天。临床表现的形式虽然多种多样,但仍以腹痛和发热为主,可出现恶心、呕吐、精神状态差,患者出现下腹压痛、反跳痛、宫颈举痛、子宫或附件区压痛等。

(四) 诊断依据和辅助检查

取卵患者既往有盆腔炎、输卵管积水、盆腔手术史和卵巢子宫内膜异位囊肿等高危因素，术后2~3天出现不明原因发热、腹痛等急性炎症表现，均应高度怀疑盆腔感染的发生。

1. 血液检查包括白细胞升高、血沉和C反应蛋白升高。

2. B超提示直肠子宫陷凹或附件区包块。

3. B超显示不清，可行CT进一步明确病灶位置，若患者合并妊娠或卵巢体积增大，难以明确盆腔内脓肿与卵巢关系时可选择行磁共振成像检查。

（五）处理和预防

取卵术后盆腔感染患者约34%~87.5%通过内科保守治疗，可使病情得到治愈。抗感染治疗需及时配合病原学及药敏试验结果，使用敏感的抗生素。临床上使用单一抗生素治疗时效果欠佳，常使用第二代头孢菌素与抗厌氧菌药合用。

急性腹膜炎症状的晚期出现应考虑已经发生脓肿破裂，内科治疗效果不佳、感染难以控制需要进一步手术清除脓肿，包括影像学引导下置管引流、开腹或腹腔镜手术脓肿引流、切除炎性组织以避免更严重的感染性休克发生。盆腔脓肿患者常合并肠管的粘连水肿，需谨慎小心分离粘连，避免肠管损伤，若脓肿发生于输卵管、卵巢，则可能对卵巢功能有不利影响。

取卵前充分的阴道准备是减少盆腔感染的重要环节之一，碘伏棉球清洗、消毒外阴和阴道后生理盐水灌洗阴道比单纯用生理盐水更能有效预防感染。避免多次经阴道穿刺、尽量减少对卵巢穿刺次数是预防盆腔感染的主要措施。常规预防性抗生素的应用可减少阴道细菌的种植感染，因抗生素使用指征不严格且增加患者经济负担尚存争议。子宫内膜异位囊肿由于假包膜和陈旧性出血的保护，预防性抗生素难以控制子宫内膜异位囊肿内阴道细菌的种植感染，所以取卵术中应避免穿刺子宫内膜异位囊肿，并常规抗生素预防感染。

（六）鉴别诊断

取卵术后感染需与其他外科急腹症相鉴别，术后2~3天发生的急性感染具有较强的诊断依据。盆腔脓肿局限于右下腹B超探及液性区，需与阑尾炎相鉴别，出现恶心、呕吐等消化系统症状，需与胃肠道疾病相鉴别。

（刘金勇）

参考文献

1. ÖZALTıN S, KUMBASAR S, SAVAN K. Evaluation of complications developing during and after transvaginal ultrasound—guided oocyte retrieval. Ginekol Pol, 2018, 89 (1): 1-6.

2. SPENCER ES, HOFF HS, STEINER AZ, et al. Immediate ureterovaginal fistula following oocyte retrieval: a case and systematic review of the literature, 2017, 9 (2): 125-130.

3. LEVI-SETTI PE, CIRILLO F, SCOLARO V, et al. Appraisal of clinical complications after 23,827 oocyte retrievals in a large assisted reproductive technology program. Fertil Steril, 2018, 109 (6): 1038-1043.

4. VILLETTE C, BOURRET A, SANTULLI P, et al. Risks of tubo-ovarian abscess in cases of endometrioma and assisted reproductive technologies are both under-and overreported. Fertil Steril, 2016, 106 (2): 410-415.

5. FOUKS Y, AZEM F, MANY A, et al. Fertility outcomes in patients with tubo-ovarian abscesses after an oocyte retrieval: a longitudinal cohort analysis. Arch Gynecol Obstet, 2019, 300 (3): 763-769.

第五节 反复妊娠丢失

一、反复妊娠丢失的定义及病因

反复妊娠丢失（recurrent pregnancy loss，RPL）的临床定义一直存在争议，2013 年美国生殖医学协会（ASRM）将 -RPL 定义为 2 次或 2 次以上的临床妊娠（即通过超声或组织病理学检查证实的妊娠，明确排除生化妊娠）丢失，未强调流产的连续性及流产的孕周。2017 年欧洲人类生殖与胚胎学会（ESHRE）将 RPL 定义为连续发生 2 次及以上妊娠 24 周前的胎儿丢失，包括生化妊娠和未知部位妊娠，但不包括葡萄胎、已确诊的异位妊娠和着床失败。在国内，2016 年中华医学会妇产科学分会制定的复发性流产诊治的专家共识将 RPL 定义为 3 次或 3 次以上的胎儿丢失。近年来 RPL 的发病率逐年增高。反复妊娠丢失定义中关于妊娠丢失的次数和是否需要连续性仍存在很大争议。

育龄期女性 RPL 发生率为 1%~5%，该类患者再次妊娠发生自然流产的概率高达 70%~80%。RPL 病因复杂，主要包括染色体或基因异常（胚胎、夫妻双方的染色体或基因异常）、母体免疫学异常及血栓前状态、生殖道解剖结构异常、内分泌因素、感染因素等。其中，胚胎染色体异常所致的流产占 50%~70%，是引起 RPL 的最常见因素。多囊卵巢综合征（polycystic ovary syndrome，PCOS）、胰岛素抵抗（insulin resistance，IR）、肥胖及代谢综合征患者的一系列排卵功能障碍性疾病及诱导排卵助孕，与妊娠丢失存在一定的关联，往往伴随着较高的 RPL 率。其发生机制和处理方案，还缺乏足够的临床研究和循证证据。

（一）PCOS 和胰岛素抵抗

PCOS 以持续无排卵、高雄激素血症为主要临床特征。代谢型特征的患者，多伴有肥胖、高胰岛素血症、糖脂代谢障碍等代谢综合征的表现。临床观察发现，PCOS 患者伴有较高的流产率及反复妊娠丢失率，文献报告分别为 20%~40% 及 13%~18%。但研究结果认为，PCOS 并不是导致 RPL 的直接原因，PCOS 所伴随的高胰岛素血症 / 胰岛素抵抗才是 RPL 的独立影响因素，是 PCOS 引起 RPL 的核心环节。PCOS 患者胰岛素抵抗的发生率高达 50%~80%，发生 RPL 的 PCOS 患者，其胰岛素抵抗的发生率高达 56%。此外，PCOS 常常伴随的血栓前状态（prothrombolic state，PTS）、血清黄体生成素（luteinizing hormone，LH）水平升高、高雄激素血症（hyperandrogenism，HA）、肥胖、高催乳素血症等，均参与 RPL 的发生。

（二）胰岛素抵抗和血栓前状态

高胰岛素环境以及胰岛素抵抗程度加重后出现的糖代谢异常，在早期生殖活动中对卵母细胞、妊娠早期胎盘滋养层细胞和胚胎都有着直接的损害，降低胚胎的质量，同时也对子宫内膜容受性造成不良影响，最终导致妊娠丢失。除了直接作用，高胰岛素血症增加同型半胱氨酸（homocysteinemia，HCY）及血浆纤溶酶原激活物抑制物 1（plasminogen activator inhibitor-1，PAI-1）水平，三者协同诱发血栓前状态，参与 RPL 发生：

1. 高胰岛素血症改变 HCY 代谢酶相关基因表达，导致高同型半胱氨酸血症（hyperhomo-cysteinemia，HHcy）。HHcy 是血栓前状态的独立危险因素，通过影响一氧化氮的释放，造成氧化应激损伤累积，直接损伤血管内皮细胞，引起血小板黏附聚集，凝血因子活化，促进胎盘或子宫螺旋动脉血栓形成。

2. 高胰岛素血症还与 PAI-1 表达升高相关。PAI-1 在纤溶酶原活化过程中抑制纤溶酶形成，参与纤溶系统调控。在胰岛素抵抗时,胰岛素水平升高,血浆 PAI-1 及 HCY 水平随之升高,导致血液高凝,血栓形成。研究发现有 RPL 史的 PCOS 患者,其 PTS 发生率高达 70.7%。PCOS 血栓前状态导致胎盘局部的微血栓形成,进而发生胎盘的微血管梗阻,造成妊娠丢失,尤以早孕期妊娠为著。

(三)高雄激素血症和子宫容受性改变

高雄激素血症是 PCOS 发生病理基础的核心环节。PCOS 所伴随的高 LH 和高胰岛素水平是高雄激素血症形成的主要原因,而高雄激素干扰 LH 的脉冲释放,并通过干扰骨骼肌和脂肪组织中的胰岛素活动加重胰岛素抵抗,形成恶性循环。高雄激素的卵巢微环境一方面直接影响卵泡发育,另一方面造成血管生成失调,诱发子宫内膜炎症状态,改变胚胎种植相关细胞因子(子宫内膜蛋白 PP14、CDKN2a 等)的表达,导致子宫内膜容受性降低,造成妊娠丢失。高雄激素参与 RPL 发生的机制,尚期待更多高质量临床及基础研究。

实际研究中发现,PCOS 患者的高血清 LH 水平并没有对妊娠结局产生负面影响。在诱导排卵前进行避孕药预处理以抑制体内高 LH 水平,并不能明显改善患者的妊娠结局。高 LH 水平与 RPL 的相关性存在争议。因此,2019 年欧洲人类生殖与胚胎学学会指南不推荐对 RPL 患者常规行 LH 检测。

(四)肥胖及代谢综合征

PCOS 患者中,35%~68% 合并超重(BMI >25kg/m²)或肥胖(BMI>30kg/m²),且多为中央型肥胖。肥胖加重 PCOS 患者的糖脂代谢紊乱,往往伴随着胰岛素抵抗、高血脂和高瘦素水平,其代谢综合征发病率显著增加,进而降低卵巢对促性腺激素(gonadotropins,Gn)的反应性,影响卵母细胞成熟,降低胚胎质量,干扰子宫内膜容受性,导致妊娠丢失。

除了不良代谢影响,肥胖患者卵泡膜细胞对 LH 敏感性增强,雄激素的产生增加。同时,相对不足的 FSH 不能充分将雄激素芳香化为雌激素,造成卵泡局部高雄激素状态,导致卵泡发育和成熟障碍,加剧 PCOS 症状,影响妊娠结局。肥胖是造成 RPL 的独立影响因素。

(五)其他因素

PCOS 患者的高雄激素、高催乳素水平及紊乱的代谢状态影响下丘脑 - 垂体 - 卵巢(hypothalamic-pituitary-ovary,HPO)轴功能,排卵后黄体不能正常发育而产生黄体功能不足(luteal phase deficiency,LPD);PCOS 患者长期稀发排卵或无排卵,其子宫内膜缺乏周期性雌孕激素刺激,造成内膜局部代谢失调、容受性降低,诱发子宫内膜病变。以上因素都可能增加 PCOS 患者早期流产的风险。

二、和诱导排卵方案的关系

对于有生育要求、存在排卵功能障碍的 PCOS 患者,首选诱导排卵方式助孕。传统的一线治疗药物是枸橼酸氯米芬(CC)和来曲唑(letrozole,LE)。较枸橼酸氯米芬而言,来曲唑的半衰期短且无雌激素受体拮抗作用,因此对子宫内膜更为友好;并且单卵泡发育率高,多胎妊娠风险低。2018 年一篇 Meta 分析纳入了 14 项、近 3 000 例无排卵 PCOS 患者,比较了来曲唑与氯米芬诱导排卵的妊娠结局,发现来曲唑组的妊娠后活产率高于氯米芬组(n=2 954;OR 1.68,95% 置信区间:1.42~1.99),而两组流产率相近,均为 19% 左右(n=1 210;OR 0.94,95% 置信区间:0.70~1.26)。在 2018 年美国妇产科医师学会(ACOG)颁布的指南中,来曲唑已取代氯米芬成为 PCOS 诱导排卵的一线药物。

常用的促性腺激素包括人类绝经期促性腺激素(hMG)、高纯度 FSH(HP-FSH)和基因重组 FSH(rFSH)。可作为 PCOS 诱导排卵的二线治疗配合来曲唑 / 氯米芬使用,也可作为低促性腺激素性性腺功能减退人群的一线用药。

(一)诱导排卵和流产率

对 PCOS、WHO Ⅱ、人工授精、冻胚移植患者的诱导排卵方案,目标是有 1~2 个成熟卵泡发育成熟并排卵,形成类似自然周期的卵泡发育、黄体形成,促使子宫内膜发育与胚胎着床同步,以期保障胚胎健康着床,防止妊娠丢失。不同的诱导排卵方案,临床的流产率呈现差异。

本中心回顾性分析了 5 109 对不孕夫妇,共 8 893 周期 IUI 助孕结局,发现较自然周期,诱导排卵周期在提高妊娠率及 / 或活产率的同时,流产率也随之升高,差异具有统计学意义(表 8-1)。和自然周期相比,单用氯米芬或来曲唑诱导排卵的流产率明显升高,活产率并未获得改善。在联合 Gn 使用后,与自然周期相比,LE/CC+hMG 的诱导排卵方案虽未降低流产率,但妊娠率及活产率均显著提高。来曲唑 +hMG 方案,较氯米芬 +hMG 可以获得更高的妊娠率及活产率(表 8-2)。联用 Gn 诱导排卵可有效提高妊娠率,降低流产率的观点也被其他报道证实。因此,本中心对于存在排卵功能障碍的人群,特别是 PCOS 患者,首选用来曲唑联合 Gn 的诱导排卵方案。

表 8-1　自然周期及诱导排卵周期妊娠结局比较

项目	自然周期	诱导排卵周期	P
周期数	2 591	6 302	
妊娠率	9.3%(241/2 591)	11.65%(734/6 302)	0.001
流产率	14.52%(35/241)	19.62%(144/734)[*]	0.045
双胎率	0(0/241)	4.9%(36/734)	*NS*
异位妊娠率	4.15%(10/241)	5.99%(44/734)	*NS*
活产率	7.56%(196/2 591)	8.66%(546/6 302)[*]	0.047

注:*$P<0.05$。

表 8-2　自然周期及各诱导排卵方案妊娠结局比较

项目	NC	CC	LE	hMG	CC + hMG	LE + hMG	P
妊娠率	9.3%(241/2 591)	9.92%(274/2 761)	7.87%(27/343)	10.56%(68/644)	13.47%[*](270/2 005)	17.3%[*](95/549)	0
流产率	14.52%(35/241)	23.36%[*](64/274)	25.93%(7/27)	14.71%(10/68)	15.19(41/270)	23.16%%(22/95)	0.037
双胎率	0(0/241)	4.01%(11/274)	0(0/27)	4.41%(3/68)	6.3%(17/270)	5.3%(5/95)	NS
异位妊娠率	4.15%(10/241)	5.11%(14/274)	11.11%(3/27)	5.88%(4/68)	8.15%(22/270)	1.05%(1/95)	NS
活产率	7.56%(196/2 591)	7.1%(196/2 761)	4.96%(17/343)	8.39%(54/644)	10.3%[*](207/2 005)	13.11%[*](72/549)	0

注:*$P<0.05$。

(二)卵巢刺激和流产率

早期自发性妊娠丢失在自然受孕和体外受精助孕后的妊娠中都难以避免,其发生率相近。20~29 岁女性流产率约 10.1%,流产率随年龄逐步升高,43 岁以上女性流产率高达 39.3%。常规控制性卵巢刺激(controlled ovarian stimulation,COS)方案是否造成鲜胚移植后流产率升高,尚缺乏大样本 RCT 研究证实。2004 年一篇样本量近 7 000 例的回顾性研究,在调整年龄、既往流产史等因素后发现,相较于自然受孕,IVF 或 ICSI 鲜胚移植周期的流产率有所升高(OR=1.34;95% 置信区间:1.19~1.51)。移植后妊娠伴发迟发型 OHSS 的患者,早期流产率进一步升高。推测大剂量 Gn 刺激的 COS 过程造成非生理状态的高雌孕激素环境,具有溶黄体的作用,并在一定程度上打破了卵巢氧化应激平衡,过量募集卵泡,耗氧量增加,卵母细胞减数分裂、发育潜能和表观遗传修饰异常,核胞质成熟度不同步,导致异常受精、胚胎非整倍体率升高,流产率增加。该不良因素对高龄 DOR 患者影响更加显著。

近年来,有学者提出对高龄 DOR 患者采用温

8

和、接近生理的微刺激或自然周期刺激方案,减少卵泡发育过程中的氧化自由基过量产生,以期提高卵子质量。该方案具有可重复周期、多次获卵的优势,每移植周期临床妊娠率与常规诱导排卵方案相似,并且减轻了患者的经济负担,对常规 COS 卵巢反应不良,或不宜 COS 的患者,是一个值得推荐的选择。

(三)黄体支持和妊娠丢失

1. **黄体支持在 ART 助孕中的必要性** 在自然月经周期中,育龄期妇女黄体功能不足(luteal phase defect,LPD)的发生率为 3%~10%,临床表现为不孕和复发性流产;在控制性卵巢刺激的鲜胚移植周期中,黄体功能不足普遍存在,具有 A 级证据强度。相关原因包括:① COS 过程中 GnRH-ant 或 GnRH-a 抑制内源性 LH 峰的出现,在降低卵子早排风险的同时,影响后续黄体孕激素的分泌,溶黄体过程提前出现;②卵巢刺激周期中大量卵泡生长,超生理量的雌孕激素,对 HPO 轴产生负反馈作用,抑制 LH 的释放;③取卵时卵泡的抽吸伴随着颗粒细胞损耗,使后续黄体形成不良。因此,在 IVF 助孕中,为了降低鲜胚移植的流产率,改善妊娠结局,需强化黄体支持。Cochrane 2015 年 Meta 分析提示,在卵巢刺激周期黄体早期进行黄体支持,可以提高鲜胚移植的持续妊娠率和活产率($n=642$,$OR=1.77$,95% 置信区间:1.09~2.86),降低流产率($n=140$,$OR=1.51$,95% 置信区间:0.37~6.21)。

在冻胚移植周期中,激素补充周期自身黄体功能完全缺失,内膜的转化、胚胎的着床和早期妊娠的维持完全依赖于外源性孕激素,黄体支持必不可少。既往回顾性研究显示,即使是存在自身黄体的自然周期,黄体支持虽然不能改善自然周期移植的临床妊娠率和胚胎种植率,但可以明显降低流产率(8.5% *vs.* 24.1%,$P<0.05$),提高活产率(37.2% *vs.* 24.1%,$P<0.05$)。

2. **IVF/ICSI 周期的黄体支持方式** 雌孕激素是最常用的传统黄体支持药物,2019 年 ESHRE 的卵巢刺激指南中推荐运用孕激素进行黄体支持,在取卵后当日到取卵 3 天之内及时开始孕激素补充。多项研究表明,孕激素用于黄体支持可显著增加临床妊娠率及活产率,降低流产率;不同给药途径的孕激素疗效无显著差异。而是否将雌激素作为常规黄体支持药物仍有一定争议。多项 RCT 研究显示 IVF/ICSI 周期中采用孕激素联合雌激素进行黄体支持,其临床妊娠率、活产率及持续妊娠率较单用孕激素无显著差异。2019 年欧洲人类生殖与胚胎学学会的卵巢刺激指南中不推荐应用孕激素进行黄体支持时额外添加雌激素。

与常规黄体支持药物相比,使用 hCG、GnRH-a 进行黄体支持不仅刺激内源性雌孕激素分泌,还可以刺激其他与胚胎种植相关的细胞因子表达,更加全面地维持黄体功能,其作用更加符合生理。然而,鉴于 hCG 黄体支持增加 OHSS 的发生率,2019 年的欧洲人类生殖与胚胎学学会指南中不推荐在 hCG 扳机中应用 hCG 进行黄体支持。

2015 年国内黄体支持专家共识认为,GnRH-a 用于黄体支持可改善临床妊娠结局而不增加 OHSS 风险,其相关机制包括:①直接作用于垂体,引起内源性 LH 分泌,以及后续松弛素、子宫内膜基质血管生长因子、MMPs 等细胞因子的释放,维持黄体功能,保证胚胎滋养层的健康植入;②与子宫内膜 GnRH 受体结合,抑制胚胎毒性抗体产生,增加子宫内膜黏附分子表达,提高子宫内膜容受性;③作用于胚胎 GnRH 受体,调节胚胎滋养层细胞 hCG 分泌,促进胚胎发育。2016 年纳入 8 项 RCT 共 2 776 名患者的 Meta 分析比较了标准黄体支持方案与添加 GnRH-a 的黄体支持方案不同临床结局,发现在拮抗剂及早卵泡期长方案中添加 GnRH-a 进行黄体支持均不增加流产率。亚组分析进一步显示,在拮抗剂 COS 方案的黄体支持中添加 GnRH-a 可以获得更高的活产率(OR 1.26,95% 置信区间:1.04~1.53)。该结论与 2020 年纳入 8 项 RCT 共 2 250 名患者的 Meta 分析结果一致。但考虑到目前尚缺乏 GnRH-a 黄体支持后的 OHSS 风险、妊娠相关结局和对新生儿长期观察的数据,因此 2019 年的欧洲人类生殖与胚胎学学会指南仍强调仅将 GnRH-a 黄体方支持方案作为临床研究使用。

3. RPL 患者的黄体支持　临床上出于预防和治疗 RPL 的目的,倾向于妊娠后监测血清孕酮水平和大剂量补充黄体酮。然而,在生理条件下,维持早期正常妊娠的血清孕酮水平仅 20~30ng/ml 就足够了,且孕酮水平存在明显的个体差异,波动很大,受孕激素脉冲峰值、孕激素受体功能及外用黄体酮的影响,瞬时监测的孕酮值并不完全反映血中的孕酮水平。因此,在早孕期不需要常规测定孕酮水平,推荐以更为敏感和特异的 hCG 测定评估妊娠状态。而至孕 45 天,B 超可见胎心搏动后,血清孕酮和 hCG 均不再具有监测意义。

到目前为止,尚没有高质量证据支持外源性黄体酮补充对 RPL 患者妊娠结局的改善作用。2015 年一项 RCT 研究将 836 例 RPL 患者随机分配至孕激素黄体支持或安慰剂组,结果发现两组的临床妊娠率、12 孕周时持续妊娠率、异位妊娠率、自然流产率以及新生儿结局均没有显著差异。

2021 年网状 Meta 的预设亚组分析显示,曾经历过妊娠丢失且出现妊娠早期出血(即先兆流产)的患者,使用阴道微粒化黄体酮可以一定程度上提高活产率(*RR* 1.08,95% 置信区间: 1.02~1.14,*P*=0.02)。对于有 RPL 史但当前妊娠无活动性出血的患者,孕激素使用并不能改善妊娠结局。基于此,2021 年 NICE 指南 NG126 推荐对确定宫内妊娠、出现早期阴道流血的患者,如果既往有流产史,可以使用阴道微粒化黄体酮(400mg,每日 2 次),但对于没有自然流产史的患者尚无证据支持孕激素治疗的有效性。

（徐嗣亮）

参考文献

1. ESHRE GUIDELINE GROUP ON RPL, BENDER ATIK R, CHRISTIANSEN OB, et al. ESHRE guideline: recurrent pregnancy loss. Hum Reprod Open, 2018, 2018 (2): hoy004.

2. PRACTICE COMMITTEE OF THE AMERICAN SOCIETY FOR REPRODUCTIVE MEDICINE. Definitions of infertility and recurrent pregnancy loss: a committee opinion. Fertil Steril, 2020, 113 (3): 533-535.

3. COYLE C, CAMPBELL RE. Pathological pulses in PCOS. Mol Cell Endocrinol, 2019, 498: 110561.

4. MAYRHOFER D, HAGER M, WALCH K, et al. The Prevalence and Impact of Polycystic Ovary Syndrome in Recurrent Miscarriage: A Retrospective Cohort Study and Meta-Analysis. J Clin Med, 2020, 9 (9): 2700.

5. PATHARE ADS, HINDUJA I, MAHADIK RC. Basic aspects of endometrial receptivity in PCOS patients. Mol Biol Rep, 2022, 49 (2): 1519-1528.

6. ZHANG Y, ZHAO W, XU H, et al. Hyperandrogenism and insulin resistance-induced fetal loss: evidence for placental mitochondrial abnormalities and elevated reactive oxygen species production in pregnant rats that mimic the clinical features of polycystic ovary syndrome. J Physiol, 2019, 597 (15): 3927-3950.

7. OVARIAN STIMULATION TEGGO, BOSCH E, BROER S, et al. ESHRE guideline: ovarian stimulation for IVF/ICSI†. Hum Reprod Open, 2020, 2020 (2): hoaa009.

8. BANKER M, PATEL A, DESHMUKH A, et al. Comparison of Effectiveness of Different Protocols Used for Controlled Ovarian Hyperstimulation in Intrauterine Insemination Cycle. J Obstet Gynaecol India, 2018, 68 (1): 65-69.

9. AMERICAN COLLEGE OF OBSTETRICIANS AND GYNECOLOGISTS' COMMITTEE ON PRACTICE BULLETINS—GYNECOLOGY. ACOG Practice Bulletin No. 194: Polycystic Ovary Syndrome. Obstet Gynecol, 2018, 131 (6): e157-e171.

10. SHEN JD, SUN FX, QU DY, et al. Chromosome abnormality rate and related factors of spontaneous abortion in early pregnancy. Zhonghua Fu Chan Ke Za Zhi, 2019, 54 (12): 797-802. Chinese.

11. PRACTICE COMMITTEES OF THE AMERICAN SOCIETY FOR REPRODUCTIVE MEDICINE AND THE SOCIETY FOR REPRODUCTIVE ENDOCRINOLOGY AND INFERTILITY. Diagnosis and treatment of luteal phase deficiency: a committee opinion. Fertil Steril, 2021, 115 (6): 1416-1423.

12. DEVALL AJ, PAPADOPOULOU A, PODESEK M, et al. Progestogens for preventing miscarriage: a network meta-analysis. Cochrane Database Syst Rev, 2021, 4 (4): CD013792.

13. WISE J. NICE recommends progesterone to prevent early miscarriage. BMJ, 2021, 375: n2896.